HANDBUCH DER ALLGEMEINEN PATHOLOGIE

HERAUSGEGEBEN VON

H.-W. ALTMANN · F. BÜCHNER · H. COTTIER · E. GRUNDMANN
G. HOLLE · E. LETTERER · W. MASSHOFF · H. MEESSEN
F. ROULET · G. SEIFERT · G. SIEBERT

NEUNTER BAND

ERBGEFÜGE

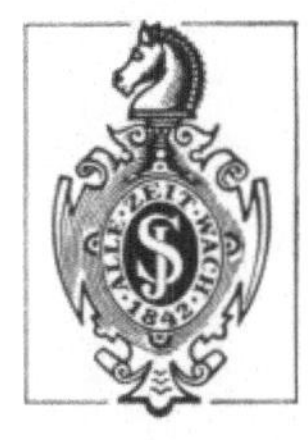

SPRINGER-VERLAG
BERLIN · HEIDELBERG · NEW YORK
1974

ERBGEFÜGE

BEARBEITET VON

G. FLATZ · W. FUHRMANN · H. W. GOEDDE · G. JÖRGENSEN
H. KÖSSEL · TH. KOSKE-WESTPHAL · F. MAINX · E. PASSARGE
G. RÖHRBORN · W. SCHLOOT

REDIGIERT VON

FRIEDRICH VOGEL

MIT 264 ABBILDUNGEN

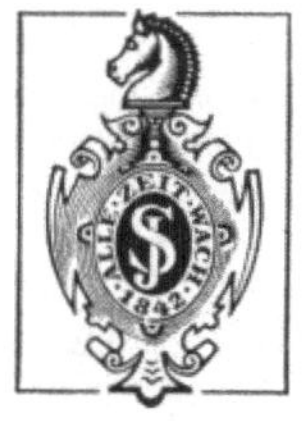

SPRINGER-VERLAG
BERLIN · HEIDELBERG · NEW YORK
1974

ISBN 978-3-642-86619-7 ISBN 978-3-642-86618-0 (eBook)
DOI 10.1007/978-3-642-86618-0

Softcover reprint of the hardcover 1st edition 1974

Library of Congress Catalog Card Number 56-2297.

Gesamtherstellung: Universitätsdruckerei H. Stürtz AG Würzburg

Vorwort

Das Spektrum der Krankheiten, mit denen der Arzt — und damit auch der Pathologe — konfrontiert wird, hat sich in den letzten Jahrzehnten verändert, und es verändert sich weiter. So ist es gelungen, viele Krankheiten, die durch äußere Ursachen hervorgerufen sind, mehr und mehr zu beherrschen. Das gilt vor allem für Infektionskrankheiten, aber auch für viele Ernährungsstörungen. Das hat unter anderem zu einer erheblichen Erhöhung der Lebenserwartung geführt, und die relative Bedeutung innerer Krankheitsursachen hat stark zugenommen. Diese inneren Krankheitsursachen sind aber häufig genetisch bedingt. So richtet sich die allgemeine Aufmerksamkeit mit Recht immer mehr auf die in der menschlichen Bevölkerung vorhandene genetische Variabilität in ihrer Bedeutung für das Krankheitsgeschehen.

Dieser erhöhten Aufmerksamkeit kommt eine besonders rasche Entwicklung unserer Forschungsmethoden und Erkenntnisse auf dem Gebiet der Genetik im allgemeinen und der Humangenetik im besonderen entgegen. Hier waren es Fortschritte vor allem auf zwei Gebieten, die uns neue Erkenntnisse über die genetische Grundlage von Krankheiten und Mißbildungen beim Menschen erbracht haben: Einmal die Entwicklung der Methoden zur Darstellung und Untersuchung menschlicher Chromosomen seit Mitte der 50er Jahre, und zum zweiten die neuen Erkenntnisse über die molekularbiologischen Grundlagen der Gene und ihrer Wirkung, wie sie seit ca. 20 Jahren in rascher Folge erarbeitet werden.

Beide Arbeitsgebiete wurden bei der Disposition dieses Bandes berücksichtigt. Die Ergebnisse sind jedoch eingebettet in das Gesamtgebiet der menschlichen Erbpathologie, wie sie sich seit der Wiederentdeckung der Mendelschen Gesetze im Jahre 1900 entfaltet hat.

So erschien es uns sinnvoll, mit einem Beitrag über die „allgemeinen Grundlagen der Genetik" zu beginnen. Dieser Beitrag soll die Leser in leicht verständlicher Form in die Problematik einführen, die dann in den weiteren Kapiteln vertieft wird. Das 2. Kapitel „Molekulare Grundlagen der Genetik" bringt eine Darstellung aus der Sicht des Molekularbiologen; der Arzt und Pathologe wird hier viele Anregungen für seine Arbeit finden, wenn sie auch vorwiegend indirekter Natur sein werden; den unmittelbaren Bezug herzustellen ist ihm weitgehend selbst überlassen.

Sich die Voraussetzungen dafür anzueignen, dazu soll ihm der 3. Beitrag (Formale Genetik des Menschen) helfen; es führt nur zu Verwirrung, wenn man sich in die molekularen Vorgänge vertieft, ohne zuvor die Mendelschen Erbgänge verstanden zu haben.

In das Gebiet der Chromosomenforschung führt der 4. Beitrag ein; hier wurde besonderer Wert auch auf die Methoden und auf die Darstellung des menschlichen Karyotyps in seinen Variationen gelegt. Etwas kurz kommen dabei die Beziehungen zwischen dem Karyotyp und dem Phänotyp — insbesondere bei Trägern numerischer und struktureller Chromosomenaberrationen: Eine Lücke, die durch den unerwarteten Ausfall eines an sich vorgesehenen Kapitels gerissen wurde, konnte hier nur unvollkommen geschlossen werden.

Recht übergangslos steht neben diesem Beitrag der fünfte — über „Biochemische Genetik des Menschen". Diese Übergangslosigkeit ist sachlich bedingt:

Die molekularbiologischen Folgen der Chromosomenaberrationen sind noch weitgehend unbekannt — ganz im Gegensatz zu den biochemischen Folgen vieler Genmutationen im molekularen Bereich, die zu „mendelnden" Erbkrankheiten führen. Das Kapitel über biochemische Genetik baut also auf dem Kapitel über molekulare Grundlagen auf und bietet gleichzeitig die notwendige Ergänzung zur formalen Genetik.

Wir sind gewöhnt, daß Erbanlagen von Generation zu Generation weitergegeben werden, und es ist noch nicht allzu lange her, seit wir wissen, eine wie große Bedeutung solche genetische Varianten haben, die durch Neumutationn immer wieder neu entstehen. Neumutationen können ohne bekannte Ursache „spontan" auftreten; sie können aber auch durch ionisierende Strahlen oder chemische Mutagene „induziert" werden. In dieses Gebiet soll der 6. Beitrag einführen.

Im 7. Beitrag geht es um Erscheinungen, die schon immer das besondere Interesse des Pathologen gefunden haben: Die angeborenen Mißbildungen. Gerade zum Verständnis ihrer Ursachen hat die Humangenetik viel beigetragen; insbesondere indem sie uns lehrte, daß viele Mißbildungen nicht ausschließlich genetisch verursacht, aber auch nicht ausschließlich durch Umweltfaktoren erzeugt sind, sondern daß peristatische Faktoren mit der genetischen Variabilität hier zusammenwirken. Eine solche Wechselwirkung findet sich auch bei sehr vielen häufigen Erkrankungen; sie wird unter dem Gesichtspunkt der Genetik im 8. Beitrag abgehandelt. Genau wie bei den Mißbildungen haben die Humangenetiker auch hier gelernt, in den Begriffen des multifaktoriellen genetischen Systems mit Schwellenwert zu denken.

Der 9. Beitrag (Populationsgenetik) schließlich erinnert uns daran, daß sich genetische Veränderungen nicht nur auf das Individuum und die Familie, sondern auch auf die Bevölkerung als ganze auswirken.

Naturgemäß ist es innerhalb eines Bandes nicht möglich, einen einigermaßen vollständigen Überblick über den Stand der Humangenetik im Hinblick auf das Krankheitsgeschehen beim Menschen zu geben. Die getroffene Auswahl repräsentiert die persönlichen Interessengebiete der Autoren und des Herausgebers. Trotzdem hoffen wir, dem Pathologen eine Orientierungshilfe auf diesem sich rasch entwickelnden Gebiet gegeben zu haben.

Dem Springer-Verlag und insbesondere Herrn Bergstedt danken wir für die hartnäckige Geduld, mit der sie dazu geholfen haben, daß dieser Band über alle Hindernisse hinweg fertiggestellt werden konnte.

Heidelberg, Im Sommer 1974 F. Vogel

Mitarbeiterverzeichnis

Flatz, G., Prof. Dr., Institut für Humangenetik, Medizinische Hochschule, Roderbruchstraße 101, D-3000 Hannover (Deutschland)

Fuhrmann, W., Prof. Dr., Institut für Humangenetik der Universität, Am Schlangenzahl 29, D-6300 Gießen (Deutschland)

Goedde, H. W., Prof. Dr., Institut für Humangenetik der Universität, Martinistraße 52, D-2000 Hamburg 20 (Deutschland)

Jörgensen, G., Prof. Dr., Institut für Humangenetik der Universität, Nikolausberger Weg 5a, D-3400 Göttingen (Deutschland)

Kössel, H., Prof. Dr., Institut für Biologie III der Universität, Schänzlestraße 9—11, D-7800 Freiburg/Brsg. (Deutschland)

Koske-Westphal, Thea, Dr., Institut für Humangenetik, Martinistraße 52, D-2000 Hamburg 20 (Deutschland)

Mainx, F., Prof. Dr., Institut für Allgemeine Biologie der Medizinischen Fakultät der Wiener Universität, Schwarzpanierstraße 17, A-1090 Wien IX (Österreich)

Passarge, E., Privatdozent Dr., Institut für Humangenetik der Universität, Martinistraße 52, D-2000 Hamburg 20 (Deutschland)

Röhrborn, G., Prof. Dr., Institut für Anthropologie und Humangenetik der Universität, Neuenheimer Feld 328, D-6900 Heidelberg (Deutschland)

Schloot, W., Privatdozent Dr., Institut für Humangenetik der Universität, Martinistraße 52, D-2000 Hamburg 20 (Deutschland)

Inhaltsverzeichnis

Allgemeine Grundlagen der Genetik

Von

FELIX MAINX

Mit 9 Abbildungen

Einleitung

In diesem Kapitel sollen die Grundlagen der allgemeinen und experimentellen Genetik insoweit dargestellt werden, als dies zum Verständnis der anderen Kapitel dieses Bandes notwendig erscheint. Dabei sollen vor allem die Methoden, deren sich die Vererbungsforschung bedient sowie die Eignung verschiedener Objekte für die Bearbeitung allgemeiner und spezieller Probleme der Genetik besprochen werden. Damit soll auch das Verständnis für die Möglichkeiten genetisch bedingter Pathogenese bei Tier und Mensch geweckt werden. Obwohl keineswegs an eine Darstellung der geschichtlichen Entwicklung der Genetik gedacht ist, wird der Aufbau dieses Kapitels durch die Betonung der methodischen Forschungswege teilweise der geschichtlichen Entwicklung des Faches folgen müssen.

Das Problem der Vererbung im Lebendigen stellte sich dem Menschen durch die Beobachtung, daß auffallende, von der Norm abweichende Eigenschaften einzelner Individuen oft bei deren Nachkommen wieder auftreten. Als der Mensch Ackerbauer und Viehzüchter wurde, zeigte ihm bald die Erfahrung, daß sich bei der Auswahl von Individuen mit besonders erwünschten Eigenschaften zur Fortzucht der Ertrag oder die Eignung der Zuchtrassen verbessern ließ (Selektionszucht) und daß durch die Kreuzung zwischen Linien mit verschiedenen wertvollen Eigenschaften Rassen von erwünschter Qualität zu erzielen waren (Kombinationszucht). Der Versuch einer gedanklichen Auseinandersetzung mit diesen Erscheinungen mußte trotz vieler treffender Beobachtungen so lange scheitern, als die Erschließung der Eigenart des lebendigen Organismus und besonders der Prozesse der geschlechtlichen Fortpflanzung auf wissenschaftlicher Basis noch nicht möglich war[1]. Mit dem Fortschreiten der biologischen Erkenntnisse wurde auch das Problem der kontinuierlichen Erhaltung des Artcharakters durch die Folge von geschlechtlich erzeugten Generationen zu einer zentralen Frage der Genetik. Die Verwendung des Begriffes „Vererbung" auf entsprechende Beobachtungen an Lebewesen mußte von Anfang an irreführend sein. So wie ein äußerer Besitz vom Vater auf den Sohn „vererbt" wird, so schienen gewisse „Eigenschaften" der Vorfahren bei den Nachkommen wieder aufzutreten. Es liegt in der Natur des abstrahierenden, begrifflichen Denkens des Menschen, daß er einem Lebewesen gewisse „Eigenschaften" zuschreibt, durch die er es charakterisiert, als ob der Organismus „an sich" als „Träger von Eigenschaften" vorhanden wäre und gewisse Eigenschaften dem Individuum nur wie ein äußerer Besitz anhaften würden oder als ob das Individuum wie ein Mosaik aus solchen „Eigenschaften" zusammengesetzt wäre.

Erst in der modernen Biologie konnte eine Lösung von diesem formalistischen Denken die Einsicht bringen, daß alle „Eigenschaften", die wir bei der morpho-

[1] LESKY 1950, STUBBE 1963, BARTHELMESS 1952.

logischen Betrachtung oder der physiologischen Untersuchung abstrahierend an einem Lebewesen feststellen, nur die äußeren Anzeichen für ein systemhaft geordnetes Geschehen sind, in dem eine Unzahl von Kausalketten zu einem Netzwerk von Wechselwirkungen vereinigt sind und in dem das Erbgut die Rolle eines spezifisch strukturierten Steuerungszentrums spielt. Damit ist aber die anfängliche Problemstellung der Vererbungsforschung weit über ihr ursprüngliches Aufgabengebiet hinausgewachsen. In fruchtbarer Synthese mit der Cytologie, der Entwicklungsphysiologie, der Biochemie, der aufstrebenden Virologie und Bakteriologie hat die Genetik den Anstoß zu jener erstaunlichen Entwicklung der biologischen Forschung gegeben, die heute oft als Molekularbiologie bezeichnet wird. Die entscheidensten und schwierigsten Fragen der Struktur und Funktion im Lebendigen haben neue und bis auf den Grund gehende Lösungen gefunden. Die Biologie hat damit eine neue und bedeutende Aufgabe als Grundlagenwissenschaft der Medizin übernommen.

A. Die klassische Genetik und die Methoden ihrer Begründung

Die Entwicklung der Genetik seit 1900 erreicht mit der Konzeption des klassischen Genbegriffes einen ersten Höhepunkt. Das Erbgut erweist sich als ein System, das aus einer großen Anzahl von materiellen Einheiten, den Genen, besteht. Das Gen wird im kreuzungsanalytischen Versuch als Wirkungseinheit und als Spaltungseinheit experimentell faßbar, wenn mindestens zwei verschiedene Zustandsformen des Gens, zwei verschiedene Allele des Gens bekannt sind. Die Allele eines Gens können durch einen diskontinuierlich eintretenden Prozeß, die Mutation, ineinander übergehen. Das Gen ist damit auch die Mutationseinheit. Die Gene lassen sich als Rekombinationseinheiten in linearer Anordnung in den Chromosomen lokalisieren. Das Gen ist daher auch eine Lokalisationseinheit. Die Allele eines Gens sind äquilokale Einheiten. Die Individualisierung eines bestimmten Gens ist durch den übereinstimmenden Befund dieser Definitionsmöglichkeiten gegeben. Durch die Aufklärung der Struktur und der Wirkungsweise des Erbgutes in der jüngsten Entwicklung der Genetik (s. Abschnitt C und D) hat der klassische Genbegriff seine Geschlossenheit verloren. Er ist aber auch weiterhin nicht nur didaktisch, sondern auch methodisch wertvoll, da die Genetik der höheren Organismen, auch die des Menschen, in den meisten Fällen die durch den klassischen Genbegriff gesteckten Grenzen der Untersuchung nicht überschreiten kann.

1. Die kreuzungsanalytische Methode. Das Gen als Spaltungs- und Rekombinationseinheit

Die kreuzungsanalytische (auch bastardanalytische, erbanalytische oder genanalytische) Methode steht nicht nur historisch am Beginn der Entwicklung der modernen Vererbungsforschung, nachdem die von J. G. Mendel 1865 aufgestellte Hypothese im Jahre 1900 in ihrem großen heuristischen Wert erkannt worden ist. Diese Methode der planmäßigen Kreuzung vermutlich erbverschiedener Individuen oder Linien und der Analyse ihrer Nachkommenschaft ist vielmehr auch heute noch der erste Schritt zur Bearbeitung einer jeden genetischen Frage bei vielzelligen Organismen oder kernhaltigen Protisten. Die bevorzugten Objekte der experimentellen Genetik sind deshalb solche Organismen, bei denen sich der Durchführung bastardanalytischer Versuche nicht allzugroße Schwierigkeiten entgegenstellen. Beim Menschen sind wir auf das in Form der natürlichen Familienkreise vorliegende Material angewiesen, für dessen genanalytische Auswertung besondere Methoden ausgearbeitet wurden (s. Kapitel Fuhrmann).

a) Die Mendelschen Regeln

Als GREGOR MENDEL[2] seine Hypothese der Vererbung aufstellte, wußte man noch nichts von Chromosomen, auch die Rolle des Zellkerns bei den Befruchtungsvorgängen war noch nicht bekannt. Wenn er trotzdem zur Überzeugung kam, daß „die unterscheidenden Merkmale zweier (scil. erbverschiedener) Pflanzen zuletzt doch nur auf Differenzen der Beschaffenheit und Gruppierung der Elemente beruhen können, welche in den Grundzellen derselben in lebendiger Wechselwirkung stehen", so klingt dies wie eine Vorahnung der späteren Entwicklung der Genetik. Es spricht einiges dafür, daß MENDEL seine Hypothese noch vor der Durchführung seiner ausgedehnten Kreuzungsversuche konzipiert hat[3]. Er hatte eine ausgesprochene Vorliebe für mathematische Kombinatorik, die ihm die Richtung für die Versuchsanstellung gewiesen hat. In bewußter experimenteller Selbstbeschränkung wählte er zur Kreuzung Rassen, die sich nur in einem oder wenigen konstanten Merkmalen voneinander unterscheiden, legte aber Wert auf die Aufzucht einer zahlenmäßig großen Nachkommenschaft in den der Kreuzung folgenden Generationen und auf die Feststellung der relativen Häufigkeit, mit der die verschiedenen Merkmalsträger in diesen Generationen vertreten waren. Die volle Bestätigung seiner Hypothese durch die Versuchsergebnisse ließen ihn mit Recht vermuten, damit allgemeingültige Regeln der Vererbung gefunden zu haben. Aus der Situation der biologischen Wissenschaft seiner Zeit wird es verständlich, daß seine Zeitgenossen den großen heuristischen Wert dieser Hypothese nicht erkannt haben. Die in ihr angenommene Atomisierung des biologischen Geschehens stand in Widerspruch zur herrschenden ganzheitlichen Auffassung des Organismus, ein Umstand, der es bis in die jüngste Zeit manchem Biologen erschwerte, die Bedeutung der Genetik für das Verständnis des Lebensgeschehens voll zu würdigen.

Die Mendelsche Hypothese nimmt Determinanten an, auf deren Vorhandensein die erblichen Unterschiede zwischen Individuen oder Zuchtrassen beruhen. Diese wurden von MENDEL nur einmal „Faktoren" genannt, sonst „Elemente" oder sie wurden einfach mit der Eigenschaft bezeichnet, die sie bewirken sollen. Später wurde für sie die Bezeichnung Erbfaktoren, Faktoren (BATESON 1901) oder Erbanlagen üblich. MENDEL nimmt an, daß in allen Teilen des Organismus diese Faktoren stets in Paaren vorhanden sind, daß diese Paare aber bei der Gametenbildung getrennt werden und jeder Gamet nur einen Faktor enthält. Durch die Befruchtung werden die Faktoren wieder zu Paaren vereinigt. Er beobachtete, daß alle Individuen der durch die Kreuzung in beiden reziproken Richtungen erzeugten Hybriden sich in der Ausprägung des im Kreuzungsgang verfolgten Merkmals stets einheitlich verhalten (Uniformitäts-Regel). In den meisten Fällen zeigte diese Generation nur das eine der in die Kreuzung eingebrachten Merkmale. Dieses wurde dominant genannt, während das andere, im Bastard nicht sichtbare Merkmal als rezessiv bezeichnet wurde. Richtiger ist es, die Erbfaktoren selbst in ihrer Wirkungsweise als dominant bzw. rezessiv zu bezeichnen. In anderen Fällen zeigte der Bastard eine intermediäre Ausprägung in dem betrachteten Merkmalspaar. Nach der schon von MENDEL eingeführten Symbolschreibung wird der dominante Erbfaktor mit einem großen, der rezessive mit dem entsprechenden kleinen Buchstaben symbolisiert. Die reinerbigen Ausgangstypen wären demnach AA und aa zu schreiben, sie enthalten jeweils nur Paare aus gleichartigen Erbfaktoren. Dieser Zustand wurde später homozygot genannt, während der Zustand des Bastards Aa als heterozygot bezeichnet wurde (BATESON 1902). Vermehrt man die Bastardgeneration durch

[2] MENDEL 1865. [3] FISHER 1936.

Selbstbefruchtung (bei Pflanzen) oder durch Paarung zwischen ihren Individuen, so findet man in der nächsten Generation bei Dominanz das Auftreten der zwei äußerlich verschiedenen Typen in einem bestimmten Zahlenverhältnis (Spaltungs-Regel). Die Mendelsche Hypothese erklärt dies wieder durch die Annahme von der Trennung des Erbfaktorenpaares Aa und die Aufteilung der Faktoren A bzw. a auf die Gameten. Durch die regellose Paarung von je zwei Gameten entstehen in dem Kollektiv der nächsten Generation mit einer statistischen Erwartung 25% AA, 50% Aa und 25% aa, daher das Zahlenverhältnis 3:1 zwischen den beiden unterscheidbaren Typen bei Dominanz von A über a. Den Beweis für die Heterozygotie von $^2/_3$ der das dominante Merkmal zeigenden Individuen der Spaltungsgeneration kann man, ebenso wie für die Bastardgeneration, dadurch erbringen, daß man sie mit dem rezessiv Homozygoten aa kreuzt, wobei sich entsprechend der Mendelschen Hypothese die Typen Aa und aa im Zahlenverhältnis von 1:1 ergeben. Erbfaktoren, die sich auf ein bestimmtes Merkmal des Organismus beziehen und die sich in eine Kreuzung eingebracht nach diesem für einen monohybriden Erbgang bezeichnenden Schema verhalten, wurden später (BATESON 1902) als allelomorphe Faktoren oder Allele bezeichnet. A und a bilden ein Allelpaar, das im Organismus im homo- oder heterozygoten Zustand vorliegen kann, während die Gameten nur jeweils ein oder das andere Allel des Paares enthalten können.

MENDEL hat die Anwendung seiner Hypothese experimentell auch für Beispiele demonstriert, bei denen die Ausgangsrassen in zwei oder drei verschiedenen Merkmalspaaren erblich voneinander verschieden waren. Hier müssen zwei bzw. drei verschiedene Allelpaare angenommen werden. Das dihybride Schema sei hier formal wiedergegeben, wobei es für das Ergebnis gleichgültig ist, ob die dominanten Allele von der mütterlichen oder väterlichen Seite in die Kreuzung eingebracht werden und in welcher Richtung die Kreuzung durchgeführt wird. Die Generation, in der die Kreuzung durchgeführt wird, wird mit P (parentes), die Hybridgeneration mit F_1, die Spaltungsgeneration mit F_2 (Filialgenerationen) bezeichnet.

P		AA bb	x	aa BB	
Gameten		A b		a B	
F_1		Aa Bb			
Gameten	AB	Ab	aB	ab	
		A B	A b	a B	a b
Kombination weiblicher	A B	AA BB	AA Bb	Aa BB	Aa Bb
und männlicher Gameten	A b	AA Bb	AA bb	Aa Bb	Aa bb
im Befruchtungsvorgang	a B	Aa BB	Aa Bb	aa BB	aa Bb
F_2	a b	Aa Bb	Aa bb	aa Bb	aa bb

Wie das Schema zeigt, bildet der dihybride Bastard vier verschiedene Gametensorten, wenn, wie die Hypothese annimmt, die Aufteilung der Allelpaare Aa und Bb unabhängig voneinander erfolgt. Für die F_2-Generation ergeben sich bei Dominanz von A über a und von B über b vier äußerlich unterscheidbare Typen: 1. mit Dominanz in beiden Merkmalen, 2. mit Dominanz in dem einen und Rezessivität in dem anderen, 3. mit Rezessivität in dem einen und Dominanz in dem anderen und endlich 4. mit Rezessivität in beiden Merkmalen. Diese vier

Typen müssen entsprechend dem Schema der Kombination zwischen weiblichen und männlichen Gameten in einem statistisch zu erwartenden Häufigkeitsverhältnis von 9:3:3:1 in dem Kollektiv der F_2-Generation auftreten. Man kann dieses Verhältnis auch als das Ergebnis zweier unabhängig voneinander verlaufenden Spaltungen im Verhältnis von 3:1 auffassen (Regel der freien Kombination). Die Homozygotie bzw. Heterozygotie beider Allelpaare läßt sich für die verschiedenen Typen der F_2 durch Kreuzung mit dem doppelt rezessiv Homozygoten aa bb nachweisen.

Die Mendelsche Hypothese gestattet uns die folgende Vorhersage für das Ergebnis polyhybrider Kreuzungen, unter der Voraussetzung, daß in den verschiedenen Allelpaaren Dominanz herrscht.

Zahl der Allelpaare	Zahl der verschiedenen Gametensorten	Zahl der unterscheidbaren Typen in F_2	Häufigkeitsverhältnis der Typen in F_2
1	$2^1 = 2$	$2^1 = 2$	3: 1
2	$2^2 = 4$	$2^2 = 4$	$(3:1)^2 = 9:3:3:1$
3	$2^3 = 8$	$2^3 = 8$	$(3:1)^3 = 27:9:9:9:3:3:3:1$
n	2^n	2^n	$(3:1)^n$

Dieses Schema ist nur bei unbeschränkter Gültigkeit der Mendelschen Regeln von der Uniformität der F_1 und von der freien Kombination in der F_2 anwendbar. MENDEL hat in seinem Versuchsgut keine Ausnahmen erlebt. Daß beide Regeln nur beschränkte Gültigkeit haben können, ergibt sich aus den Befunden der Cytogenetik.

Die Annahme, daß den Erbfaktoren der Mendelschen Hypothese distinkte, materielle Einheiten zugrunde liegen, war der eine der Wege, die zur Begründung des Begriffs des Gens (JOHANNSEN 1909) führten. Das Gen wird als Wirkungseinheit aufgefaßt, die Allele als verschiedene Zustandsformen ein und desselben Gens, die sich auf das durch das Gen bewirkte Merkmal verschieden auswirken. Die weiteren Definitionsmöglichkeiten für den Begriff des Gens ergaben sich aus den Ergebnissen der Mutationsforschung und der Cytogenetik (s. Absatz 2 und 3). Ein Gen zeigt sich als Spaltungseinheit nach dem monohybriden Schema, wenn zwei verschiedene Alle dieses Gens gegeben sind und diese in eine Kreuzung eingeführt werden. Das Vorhandensein eines Gens kann überhaupt nur dann ermittelt werden, wenn für den Erbversuch mindestens zwei verschiedene Allele des Gens zur Verfügung stehen. An einer dihybriden Kreuzung sind demnach zwei verschiedene, nicht-allele Gene mit je zwei Allelen beteiligt. Bei verschiedenen Objekten zeigte sich eine Erscheinung, die als multiple Allelie bezeichnet wird. Es traten Serien von Erbfaktoren auf, die sich in verschiedener Weise auf ein und dasselbe Merkmal auswirken und die im heterozygoten Zustand zueinander im Verhältnis der Dominanz und Rezessivität stehen bzw. eine intermediäre Ausprägung des Merkmals bewirken. Je zwei Faktoren aus einer solchen Serie spalten miteinander nach dem monohybriden Schema; mehr als zwei Faktoren aus der Serie können im Erbgut eines Organismus nicht vorhanden sein. Definitionsgemäß sind daher solche multiple Allele verschiedene Zustandsformen ein und desselben Gens. Da durch die Kreuzungsanalyse der Genbestand eines Organismus, sein Genom, ermittelt werden kann, spricht man auch von Genanalyse oder Erbanalyse. Das Ziel und die Möglichkeiten dieser Methodik sind allerdings nur die formale Zuordnung von erbbedingten „Merkmalen“ oder „Eigenschaften“ zu den hypothetisch angenommenen Genen und deren Allelen, ohne daß zunächst Aussagen über die Natur des Gens und die Art seiner Wirkung möglich sind.

b) Die Objekte der genanalytischen Forschung

Mendel hat mit Blütenpflanzen, vor allem mit Erbsen und Bohnen, gearbeitet. Nach 1900 wurde die genanalytische Methode sowohl in der Grundlagenforschung wie auch auf den Gebieten der praktischen Tier- und Pflanzenzucht mit Erfolg bei den verschiedensten Objekten verwendet. Blütenpflanzen bieten den Vorteil, daß die künstliche Bestäubung zur Erzielung einer Kreuzung leicht durchzuführen ist und daß mit einem Fruchtansatz meist eine große Anzahl von Nachkommen in Form der Samen produziert wird. Da die meisten Blütenpflanzen Zwitter sind, bietet die Selbstbefruchtung willkommene Möglichkeiten zur Erbanalyse und zur Reinzucht von Stämmen. Der Anbau von Pflanzen ist bei größeren Versuchszahlen allerdings aufwendig, vor allem aber ist die Dauer einer Generation von meistens einem Jahr ein Nachteil, da dadurch Erbversuche viel Zeit erfordern. Unter den Blütenpflanzen sind es vor allem der Mais, dann die Tabakpflanze und das Gartenlöwenmaul, bei denen umfangreiche Genanalysen vorliegen. Die Genanalyse von Säugetieren, die wegen ihrer Vergleichbarkeit mit dem Menschen ein besonderes Interesse beanspruchen, ist leider keine sehr dankbare Aufgabe. Von den Kosten und Schwierigkeiten ihrer Haltung abgesehen, ist die geringe Zahl von Nachkommen eines Pärchens und die lange Dauer einer Generation ein erschwerender Umstand. Am besten bearbeitet ist die Maus[4], ferner andere Nagetiere wie die Ratte, das Kaninchen und Meerschweinchen, auch für die verschiedenen Nutztiere des Menschen liegen, vor allem aus der praktischen Züchtung, zahlreiche genanalytische Daten vor. Das gleiche gilt für einige Vögel. Bei einigen Süßwasserfischen, deren Fruchtbarkeit sehr groß ist und die leicht zu halten sind, wurden umfangreiche Genanalysen durchgeführt.

Unter den wirbellosen Tieren sind es einige Insektengruppen, die günstige Voraussetzungen für die genanalytische Arbeit bieten. Hier ist vor allem die Fruchtfliege Drosophila melanogaster zum Standardobjekt der Genetik geworden. Ihre Haltung auf kleinstem Raum erfordert fast keine Kosten, ihre Entwicklung ist gut zu kontrollieren, ihr Körperbau ist reich an verschiedensten Merkmalen, deren genetische Grundlagen untersucht werden können. Ein Pärchen liefert bis 350 Nachkommen, die Dauer einer Generation beträgt bei optimalen Bedingungen nur 10 Tage. Die Handhabung der Fliegen in Narkose und die Durchführung von planmäßigen Kreuzungen ist sehr einfach. Hinzu kommt noch der Vorteil einer Analyse des Chromosomenbaus anhand der sog. Riesenchromosomen (s. Absatz 3). Durch die Beiträge von weit über tausend Forschern ist im Laufe von 60 Jahren an dieser Fliege das Musterbeispiel einer Genanalyse geschaffen worden[5]. Große Sammlungen von wertvollen Erbstämmen ermöglichten die Bearbeitung der schwierigsten Probleme der Cytogenetik und der Mutationsforschung. Die allgemeinen Erfahrungen der Genetik zeigen, daß die vielen mit Drosophila erzielten Ergebnisse von grundlegender Bedeutung auch für andere Organismen und auch für den Menschen maßgeblich sind. Unter den Schmetterlingen liegen für den Seidenspinner sehr umfangreiche genanalytische Untersuchungen vor.

Von besonderer Bedeutung für die Bearbeitung bestimmter Fragenkomplexe wurde die genanalytische Arbeit mit Pilzen aus den Gruppen der Ascomyceten und Basidiomyceten[6]. Die Möglichkeit einer Kontrolle des Stoffwechsels von Pilzen in Reinkultur und andere technische Vorteile ihrer Handhabung boten die

---

[4] Grüneberg 1952. [5] Bridges und Brehme 1944. [6] Esser und Kuenen 1965.

Gelegenheit für eine weitgehende Analyse des Genoms. Die Arbeit mit Viren und Bakterien war bahnbrechend für die jüngste Entwicklung der Genetik (s. Abschnitt D), doch handelt es sich bei diesen Organismen nicht mehr um eine Genanalyse im klassischen Sinn.

c) Der statistische Charakter der Mendelschen Regeln

Schon GREGOR MENDEL hat es richtig erkannt, daß die Voraussage über die Zahlenverhältnisse der verschiedenen Merkmalsträger in einer Spaltungs- oder Rückkreuzungs-Generation den Charakter einer statistischen Aussage hat. Seine Hypothese beruht ja auf der Annahme, daß die paarweise Vereinigung von je zwei Gameten aus einem Kollektiv von zwei, vier oder mehr verschiedenen Gametensorten zufällig erfolgt, d.h. daß für den Einzelfall keine kausale Voraussage möglich ist, welcher Gamet mit welchem zur Paarung kommt. Dies hat zur Folge, daß man für das relative Häufigkeitsverhältnis der verschiedenen Merkmalsträger in der F_2-Generation bei wiederholter Durchführung des gleichen Kreuzungsversuches eine Streuung um die theoretisch geforderten Werte zu erwarten hat, deren Umfang sich aus der Wahrscheinlichkeitsrechnung ergibt. Wenn man die relativen Anteile der verschiedenen Typen in der F_2 eines Versuches in % (p) ausdrückt, muß man jeder dieser Angaben die Berechnung des mittleren Fehlers hinzufügen, um den Grad der statistischen Sicherung der gefundenen Werte zu charakterisieren. $m = \pm \sqrt{\frac{p \cdot (100 - p)}{n}}$, wobei n die Gesamtzahl der Individuen ist und p der Prozentsatz, in dem die eine Kategorie aufgetreten ist. In 68% aller gleichartig durchgeführten Versuche wird der tatsächlich gefundene Wert innerhalb des Bereichs $\pm m$ von dem nach den Mendelschen Regeln zu erwartenden Wert abweichen. Innerhalb des Bereichs von $\pm 2m$ sind schon 95% aller Versuchsergebnisse zu finden, nur 5% der Ergebnisse werden noch stärkere Abweichungen zeigen. Diese Überlegung dient dazu, den Grad der Abweichung konkreter Versuchszahlen von den nach MENDEL theoretisch zu erwartenden als mehr oder weniger wahrscheinlich zu charakterisieren. Da mit steigendem n der mittlere Fehler relativ kleiner wird, haben Aussagen von größeren Versuchszahlen stärkere Beweiskraft. Allerdings nimmt m nur proportional mit $\sqrt{n}$ ab, d.h. um den Fehler einer statistischen Feststellung auf die Hälfte zu reduzieren, muß man nicht doppelt so große, sondern viermal so große Versuchszahlen erreichen.

Eine andere, in der Praxis häufig angewandte Methode, die es auch erlaubt, das empirische Zahlenverhältnis der F_2- oder Rückkreuzungstypen bei di- oder polyhybriden Kreuzungen fehlerkritisch zu prüfen, ist die χ^2-Methode, die den Grad der Übereinstimmung mit der theoretischen Erwartung für eine größere Zahl von Gliedern angibt. Man teilt die im ganzen Versuch erreichte Individuenzahl nach dem theoretischen Verhältnis (etwa 9:3:3:1 oder bei Rückkreuzung 1:1:1:1) auf und kommt so für jede Kategorie zur Erwartungszahl e. Die im Versuch in jeder Kategorie konkret vorliegende Zahl sei k. Bei einem Versuch mit vier Gliedern ist

$$\chi^2 = \frac{(k_1-e_1)^2}{e_1} + \frac{(k_2-e_2)^2}{e_2} + \frac{(k_3-e_3)^2}{e_3} + \frac{(k_4-e_4)^2}{e_4}.$$

Die folgende χ^2-Tabelle gibt in % (p) die Wahrscheinlichkeit an, mit der die gefundenen Werte mit den theoretisch erwarteten übereinstimmen. Man sucht das errechnete χ^2 für die im Versuch vorliegende Zahl von Gliedern auf und liest in der obersten Kolumne das zugehörige p ab.

Zahl der Glieder	95%	80%	70%	50%	30%	20%	5%	1%
2	0,004	0,06	0,15	0,46	1,07	1,64	3,84	6,64
3	0,10	0,45	0,71	1,39	2,41	3,22	5,99	9,21
4	0,35	1,01	1,42	2,37	3,67	4,64	7,82	11,35
5	0,71	1,65	2,20	3,36	4,88	5,99	9,49	13,28
6	1,15	2,34	3,00	4,35	6,06	7,29	11,07	15,09

Ein p von 5% bedeutet, daß nur bei 5% derartig durchgeführter Versuche so starke Abweichungen der empirischen von den theoretisch erwarteten Zahlen noch durch die Zufallsstreuung bewirkt sind. Man wird daher bei einem $p=5\%$ die empirisch gefundenen Werte als verdächtig abweichend ansehen müssen und bei einem $p=1\%$ kaum mehr annehmen dürfen, daß die gefundenen Werte mit der Hypothese übereinstimmen. Bei den in den späteren Abschnitten dieses Kapitels zitierten Beispielen sind vielfach die Größen m oder p angegeben. Die Begründung der hier geschilderten fehlerkritischen Methoden sowie andere in der Genetik gebräuchliche Methoden der Statistik finden sich bei Weber (1967) und Linder (1960).

Die Zahlenverhältnisse in genanalytischen Versuchen müssen nicht nur einer fehlerkritischen Prüfung unterworfen werden, sondern oft auch einer biologischen Kritik. Es ist möglich, daß bestimmte Erbkombinationen, die sich durch eine Kreuzung ergeben, eine geringere Vitalität zeigen als andere und daher unter den gegebenen Versuchsbedingungen teilweise in frühen Entwicklungsstadien absterben und nicht zu erfassen sind. Auch die Erscheinungen einer unvollkommenen Penetranz oder einer schwankenden Manifestation (s. später) bestimmter Erbkombinationen können die Spaltungszahlen verfälschen. Aus der Erfahrung am jeweiligen Objekt ergeben sich Möglichkeiten und Grenzen einer solchen biologischen Kritik.

d) Beispiele für genanalytische Versuchsergebnisse und deren Interpretation

Von den Allelen eines Gens wird meist ein Allel als das „Normal-Allel" oder „Wild-Allel" bezeichnet, da es für die Ausprägung des betreffenden Merkmals in der natürlich lebenden Population des Organismus verantwortlich ist. Oft bezieht sich diese Bezeichnung aber auch auf jenes Allel, das in einem bestimmten, als Bezugsstamm gewählten Zuchtstamm vorliegt. Nach der in der Drosophilagenetik entwickelten und vielfach auch für andere Organismen übernommenen Symbolschreibung wird dieses Normalallel mit + bezeichnet, während das Allel mit abweichender Erbwirkung durch eine Abkürzung für das abweichende Merkmal bezeichnet wird, z.B. e für „ebony" ist gleich schwarze Körperfarbe. Ist das Allel mit abweichender Wirkung über das Normalallel dominant oder semidominant, wird es mit großem Anfangsbuchstaben geschrieben, z.B. B für „Bar" ist gleich bandförmige Augen. Wenn man das zugehörige Normalallel besonders charakterisieren will, gibt man dem betreffenden Symbol das Zeichen + als Exponent. Der heterozygote Zustand wäre in diesen Fällen zu schreiben: e^+/e und B^+/B oder einfacher +/e und +/B.

Bei der Maus gibt es eine Mutante mit weißgeflecktem Fell (s/s). Nach Kreuzung mit einem Normalstamm ist die F_1 normal ausgefärbt (+/s), in der F_2-Generation zeigte sich als das Ergebnis mehrerer Versuchsreihen[7] eine Aufspal-

[7] Grüneberg 1952.

tung in 803 normal gefärbte (+/+ und +/s) und 269 weißgefleckte (s/s) bei einer Gesamtzahl von 1072 Tieren. Die Übereinstimmung mit dem Schema eines monohybriden Erbganges ist mit $p=90\%$ sehr gut. Ein Stamm von Drosophila mit braunen Augen und schwarzer Körperfarbe weicht sichtlich in zwei verschiedenen Merkmalen von der Wildform mit dunkelroten Augen und brauner Körperfarbe ab. Kreuzt man mit der Wildform, so gleicht die F_1 in beiden Merkmalen der Wildform, in der F_2 ergeben sich 283 Fliegen mit normalen Merkmalen, 94 mit braunen Augen, aber normaler Körperfarbe, 91 mit schwarzer Körperfarbe, aber normalen Augen und 28 mit braunen Augen und schwarzer Körperfarbe. Es liegt ein dihybrider Erbgang vor, der mit $p=90\%$ eine gute Übereinstimmung mit der Theorie zeigt. Die Symbolschreibung für die Kreuzung wäre $bw^+/bw^+ e^+/e^+ \times bw/bw\ e/e$, für die F_1 $bw^+/bw\ e^+/e$. Die gleichen Ergebnisse für die F_1 und die F_2 hätte man hier erhalten, wenn man zwei Stämme miteinander gekreuzt hätte, die je eines der abweichenden Merkmale zeigen, also den braunäugigen Stamm mit normaler Körperfarbe $bw/bw\ e^+/e^+$ mit dem rotäugigen mit schwarzer Körperfarbe $bw^+/bw^+ e/e$, auch dann wäre die F_1-Generation mit $bw^+/bw\ e^+/e$ im Aussehen normal.

Der äußere Aspekt von erbbedingten Unterschieden zwischen Individuen oder Rassen gibt zunächst noch keine Auskunft darüber, welche genische Verschiedenheit diesen Unterschieden zugrunde liegt. Kreuzt man einen weißäugigen Stamm von Drosophila mit der rotäugigen Wildform, so ist die F_1 rotäugig, die F_2 zeigt aber vier verschiedene Typen: rote Augen, hellrote Augen, braune Augen und weiße Augen im Zahlenverhältnis 9:3:3:1. Der scheinbar einfache Unterschied in einem Merkmal ist hier dihybrid bedingt. Das Beispiel wäre zu schreiben: $st^+/st^+ bw^+/bw^+ \times st/st\ bw/bw$, die F_1 ist doppelt heterozygot $st^+/st\ bw^+/bw$. Der homozygote Zustand st/st bw/bw ergibt im Zusammenwirken die weiße Augenfarbe. Man spricht von Polygenie, wenn ein bestimmtes „Merkmal" in seiner Ausbildung von mehreren verschiedenen Genen abhängt. Bei Drosophila kennt man ca. 50 verschiedene Gene, deren Normalallele in ihrem Zusammenwirken die normale Augenpigmentierung bedingen. Ihre abweichenden Allele ergeben dann im Zusammenwirken ihrer verschiedenen möglichen Kombinationen die verschiedensten Variationen in der Ausfärbung der Augen. Darunter gibt es auch ein Gen, dessen rezessives Allel w/w allein weiße Augen bedingt. Fliegen mit der Erbkonstitution w/w sind von solchen mit st/st bw/bw äußerlich nicht zu unterscheiden. An diesem Beispiel soll gezeigt werden, daß der Begriff Genotypus, die Angabe der genischen Konstitution, gegenüberzustellen ist dem Begriff Phänotypus, der Beschreibung der morphologisch oder physiologisch feststellbaren Merkmale oder Eigenschaften. Inwieweit phänotypisch gleiche oder phänotypisch verschiedene Typen genotypisch verschieden sind, zeigt nur der genanalytische Versuch. Ein anderes Beispiel aus der älteren Züchtererfahrung bezieht sich auf die Kreuzung zwischen zwei Hühnerrassen, bei denen die Hähne durch die Kammform „Erbsenkamm" und „Rosenkamm" ausgezeichnet sind. Kreuzt man diese beiden Rassen, so haben alle Hähne der F_1 eine neue Kammform, den „Walnußkamm", in der F_2 gibt es eine Aufspaltung von ca. 9:3:3:1 in Walnußkamm zu Erbsenkamm zu Rosenkamm zu normalem einfachem Kamm. Hier sind die „Normalallele" von zwei Genen $e^+/e^+ r^+/r^+$, die (neben anderen Genen) die einfache Kammform der Wildform bedingen, rezessiv. Das dominante Allel E bedingt den Erbsenkamm, wenn r^+/r^+ homozygot ist, das dominante Allel R den Rosenkamm, wenn e^+/e^+ homozygot ist, die dominanten Allele E und R bedingen in ihrem Zusammenwirken den Walnußkamm.

An diesen wenigen Beispielen sollte gezeigt werden, daß im Prinzip jedes „Merkmal" polygen bedingt ist und daß die Ausprägung eines Merkmals von der

Art des Zusammenwirkens der verschiedenen Allele vieler Gene abhängt. Dies ist bei dem komplexen Systemcharakter eines Organismus auch nicht anders zu erwarten.

Oft zeigt sich das Zusammenwirken verschiedener Gene dadurch, daß die Auswirkung eines Gens durch ein anderes Gen verdeckt erscheint. Ein weißer (Albino-) Stamm der Maus wurde mit dem Normalstamm gekreuzt. Die F_1 war normal. In der F_2 ergab sich eine Aufspaltung in normal gefärbte, gescheckte und weiße Mäuse im Zahlenverhältnis 9:3:4. Dies ist, wie weitere Analysen der verschiedenen Typen bewiesen, ein verdecktes Zahlenverhältnis 9:3:3:1. Der Albino-Stamm, homozygot im rezessiven Allel für weiße Farbe, enthielt das rezessive Allel eines anderen Gens, das die Scheckung bewirkt. Beim Albino kann sich aber die Scheckung nicht zeigen. Diese Erscheinung wird Epistasie bzw. Hypostasie genannt. Die Wirkung des die Albino-Eigenschaft bewirkenden Allels des einen Gens ist epistatisch über die Wirkung des die Scheckung bewirkenden Allels des anderen Gens. Bei diesem Beispiel ist die epistatische Wirkung durchaus verständlich, in anderen Fällen jedoch nicht ohne weiteres einzusehen. Zwischen Epistasie und Dominanz muß scharf unterschieden werden. Dominant und rezessiv bezeichnet die Möglichkeiten der Wechselwirkung zwischen den Allelen ein und desselben Gens, also zwischen Erbfaktoren, die nach dem monohybriden Schema spalten. Epistatisch und hypostatisch bezeichnet die Wechselwirkung zwischen den Allelen verschiedener, nicht-alleler Gene, eine Wechselwirkung, die sich nur im dihybriden Kreuzungsversuch zeigen kann. Bei den verschiedensten Objekten wurden Gene gefunden, deren Wirkung sich nur darin äußert, daß sie die Ausprägung eines durch ein anderes Gen bewirkten Merkmals modifizieren, verstärken oder abschwächen. Man bezeichnet sie als Modifikationsgene oder Modifikatoren. Ihr Vorhandensein ist vielfach dafür verantwortlich, daß verschiedene mit den gleichen Erbfaktoren durchgeführte Kreuzungsanalysen manchmal in ihren Ergebnissen voneinander abweichen. Sie sind wahrscheinlich auch die Ursache für die Erscheinung des sog. Dominanzwechsels, d.h. der Erscheinung, daß ein bestimmtes Allel eines Gens sich in manchen Kreuzungen als dominant, in anderen als rezessiv gegenüber seinem Allel erweist.

Wirken die Allele verschiedener Gene für die Ausbildung eines Merkmals in der gleichen Richtung, so können die Spaltungszahlen in Kreuzungsversuchen entsprechend verändert sein. Ein Zahlenverhältnis von 15:1 in der F_2 weist darauf hin, daß hier zwei verschiedene Gene mit ihren Dominanz-Allelen allein oder zusammen ein Merkmal bewirken, so daß das alternative Merkmal nur bei den doppelt rezessiv Homozygoten erscheint. Für die Ausprägung von quantitativen Merkmalen, wie z.B. der Körpergröße, der Proportion bestimmter Körperteile oder von bestimmten physiologischen Leistungen ist häufig eine größere Zahl von Genen verantwortlich, die additiv wirken können. Man spricht dann von Polygensystemen, deren kreuzungsanalytische Auflösung schwierig ist.

Sonderfälle mit abweichenden Spaltungszahlen sind dann gegeben, wenn das Allel, das ein abweichendes Merkmal bedingt, homozygot letal wirkt. Bei der Maus ist ein dominantes Allel bekannt, das eine gelbe Farbe des Fells und eine Neigung zur Fettsucht bewirkt. Diese Mäuse geben, miteinander gekreuzt, stets gelbe und normale im Zahlenverhältnis 2:1, in der Kreuzung mit dem Normalstamm gelb und normal im Zahlenverhältnis 1:1. Eine Reinzucht des Stammes ist nicht möglich. Dies beruht darauf, daß die Homozygoten des dominanten Allels in sehr frühem Entwicklungsstadium absterben. Diese am 6. Tag der Gravidität noch vor der endgültigen Implantation absterbenden Früchte konnten auch festgestellt werden[8], sie stellen das im Zahlenverhältnis fehlende $^1/_4$ der

[8] Robertson 1942.

Gesamtzahl dar. In anderen derartigen Fällen sind die dominant Homozygoten schon als befruchtete Eier letal und entziehen sich daher dem unmittelbaren Nachweis. (Über rezessive Letalfaktoren s. Absatz 2 und Abschnitt B.)

Die Erscheinung der Prädetermination bewirkt eine Verschiebung der Aufspaltung um eine Generation. Bei verschiedenen Schnecken gibt es rechts- und linkswindende Erbrassen. Kreuzt man diese in beiden Richtungen, so zeigt die F_1-Generation stets die Windungsrichtung der Schale der Mutter, es scheint eine rein mütterliche, matrokline Vererbung vorzuliegen. In der nächsten Generation sind jedoch in beiden reziproken Kreuzungen die Schalen nur linkswindend und in der F_3 tritt eine monohybride Spaltung ein in links- und rechtswindend im Verhältnis von 3:1. Dies kommt daher, daß die Windungsrichtung der Schale bereits in den Differenzierungen der Oocyte vor der Befruchtung festgelegt wird, also unter dem Einfluß des mütterlichen Genoms, wobei das Allel für die Linkswindung dominant ist[9].

Von schwankender Expressivität spricht man, wenn ein durch ein bestimmtes Allel bewirktes Merkmal in seiner Ausprägung variiert, von unvollkommener Penetranz, wenn die Wirkung eines Allels nicht bei allen erbgleichen Individuen, sondern nur bei einem Teil von ihnen überhaupt in Erscheinung tritt. Penetranz und Expressivität können von der Zusammensetzung der übrigen Gengesellschaft, vom „genischen Hintergrund", abhängen, können aber auch von Außenfaktoren beeinflußt sein. Das gleiche gilt von dem Zeitpunkt in der Entwicklung, in dem eine Genwirkung manifest wird. Man spricht vom typischen Manifestationsalter oder von den besonderen Manifestationsbedingungen, die die innere oder äußere Voraussetzung für die Manifestation einer Genwirkung sind.

Ein besonderes Beispiel für die vom übrigen Genom abhängige Manifestation bestimmter Merkmale ist die Erscheinung der sog. geschlechtsbegrenzten Vererbung oder geschlechtskontrollierten Manifestation. Verschiedene Rassen von Hühnervögeln zeigen oft auffallende Unterschiede in der Befiederung des Hahnes. Die dafür verantwortlichen Allele verschiedener Gene werden aber erblich auch durch die Hennen übertragen. Bei diesen manifestieren sich diese sekundären Geschlechtsmerkmale allerdings nicht. Die Ausbildung der sekundären Geschlechtsmerkmale wird hier bekanntlich hormonal gesteuert. Dafür, daß diese Steuerung im männlichen Sinn erfolgt, ist aber das genotypisch festgelegte männliche Geschlecht die Voraussetzung. Bei Schmetterlingen, bei denen die sekundären Geschlechtsmerkmale in ihrer Ausbildung nicht hormonal bedingt sind, sondern unmittelbar vom Genom der Gewebe abhängen, gibt es gute Beispiele für die geschlechtskontrollierte Manifestation. Beim afrikanischen Papilio dardanus sehen die Männchen in allen Teilen des ausgedehnten Wohngebietes gleich aus, die Weibchen zeigen jedoch in verschiedenen Gegenden große Unterschiede in Gestalt und Färbung. Das Weibchen gleicht den verschiedenen in diesen Gebieten vorkommenden giftigen Schmetterlingsarten und ist dadurch vor Feinden geschützt (Mimikry). AusgedehnteKreuzungsversuche[10] haben gezeigt, daß auch die Männchen aus den verschiedenen Teilen des Wohngebietes die unterschiedlichen Allele besitzen, durch die die Weibchenformen so verschieden sind, nur manifestieren sich diese im männlichen Gesamtgenom nicht. Oft haben die Allele bestimmter Gene in den beiden Geschlechtern eine verschieden starke Penetranz. Dies verfälscht dann die Spaltungszahlen und erschwert den Beweis eines regelhaften Erbganges. Die geschlechtsbegrenzte Vererbung oder geschlechtskontrollierte Manifestation darf nicht mit der geschlechtsgebundenen oder besser X-chromosomalen Vererbung (Absatz 3) verwechselt werden.

[9] Boycott et al. 1930. [10] Sheppard 1963.

e) Erbgut und Umwelt

Merkmale und Eigenschaften eines Organismus unterliegen in ihrer Ausprägung in gewissen Grenzen dem modifizierenden Einfluß der Umweltbedingungen, besonders während der Entwicklung des Individuums. Darauf beruhende Unterschiede, die nicht erbbedingt sind, werden Modifikationen genannt. So sind auch von der Norm abweichende erbbedingte Merkmale in ihrer Manifestation oder Penetranz manchmal von Umweltfaktoren abhängig. Eine durch Homozygotie im rezessiven Allel c^n bedingte Erbrasse des Kaninchens, das sog. Russenkaninchen, zeigt ein weißes Fell, nur die Behaarung an Extremitäten, Schwanz, Ohren und Nase ist schwarz. Die tiefere Körpertemperatur an den Acren während der Entwicklung stellt hier den auslösenden Faktor für die Schwarzfärbung dar. Wenn man nach Ausrupfen der weißen Haare an einem Areal des Rumpfes das Tier bei tiefer Temperatur hält, sind die nachwachsenden Haare schwarz. Nach Ausrupfen der schwarzen Haare an Ohr und Nase und Haltung des Tieres bei hoher Temperatur werden die nachwachsenden Haare weiß[11]. Solche und unzählige andere Erfahrungen über das Wechselspiel zwischen der Wirkung des Genoms als Steuerungszentrum und den modifizierenden Einflüssen der Umwelt zeigen, daß das, was vererbt wird, nicht eine Summe von Merkmalen oder Eigenschaften ist, sondern eine erbbedingte Reaktionsnorm auf die während der Entwicklung und des Lebens herrschenden Umweltbedingungen. Für manche Eigenschaften sind die Grenzen, innerhalb derer eine Modifikation durch Umwelteinflüsse möglich ist, weit gesteckt. Andere wieder treten unter allen mit dem Leben vereinbaren Umständen in streng erbbedingter Ausprägung auf. Für das Studium der Wechselwirkung zwischen Erbgut und Umwelt bieten die bei manchen Tieren, z.B. beim Rind, vorkommenden eineiigen Zwillingspaare willkommene Möglichkeiten. Hier hat man die Gelegenheit, Zwillingspartner unter verschiedenen Umweltbedingungen zu untersuchen, die im Erbgut miteinander völlig übereinstimmen. Bei der großen genischen Mannigfaltigkeit innerhalb der Art ist eine solche Übereinstimmung sonst nicht zu erwarten. Auch phänotypisch gleichartige Individuen einer Art erweisen sich bei näherer Untersuchung als genotypisch verschieden in Merkmalen, deren Ermittlung etwa erst durch eine biochemische Untersuchung oder durch die Prüfung quantitativer Unterschiede möglich ist.

Es ist methodisch bedingt, daß die genanalytische Forschung zunächst auffallende, meist morphologisch feststellbare erbliche Unterschiede zum Gegenstand ihrer Untersuchung gemacht hat und zunächst einen einfachen formalgenetischen Zusammenhang zwischen solchen Merkmalen und einem Gen bzw. seinen Allelen, statuiert. Daß dieser Zusammenhang nicht einfach ist, zeigt eine genauere Analyse der Genwirkung, die sich meist als pleiotrop (polyphän) erweist. Das rezessive Allel eines bestimmten Gens der Maus bewirkt nicht nur Zwergwuchs und eine verkürzte Lebensdauer, diese Mäuse sind auch in beiden Geschlechtern unfruchtbar, zeigen ein ängstliches Verhalten, sind erhöht kälteempfindlich, ertragen aber besser den Hunger. Dieser Fall von Pleiotropie ist verständlich, da die genbedingte Unterentwicklung des Hypophysenvorderlappens die Ursache für die verschiedenen Symptome ist. Diese können daher durch wiederholte Implantation von Hypophysengewebe zum größten Teil behoben werden[12]. In anderen Fällen von Pleiotropie ist der Wirkungszusammenhang nicht so einfach zu ermitteln, was angesichts des komplexen Systemcharakters des Lebendigen nicht anders zu erwarten ist.

---

[11] Schultz 1937. [12] Literatur bei Grüneberg 1952.

Bei verschiedenen Organismen sind durch extreme Umweltbedingungen oder durch Noxen während der Entwicklung bedingte Anomalien in Form oder Funktion gefunden worden, die täuschend bestimmten durch ein abweichendes Allel eines Gens bewirkten Bildern ähneln, jedoch nicht erblich sind. Diese werden als Phänokopien bezeichnet. Die Bedingungen ihrer Entstehung lassen manchmal auf den Einsatz von Genwirkungen während der Entwicklung schließen. Durch den Einfluß von Strahlungen während der Entwicklung bewirkte Anomalien, die oft den Charakter von Phänokopien haben, werden als Radiomorphosen bezeichnet. Sie dürfen nicht mit Fällen von strahleninduzierter Mutation verwechselt werden.

2. Die Mutationsforschung. Das Gen als Mutationseinheit

a) Mutation und Mutante

Die aus den Ergebnissen der Kreuzungsanalyse abzuleitende Annahme, daß allelomorphe Erbfaktoren verschiedene Zustandsformen eines Gens sind, wird durch die Mutationsforschung bestätigt. Die Mutation ist ein sprunghaft eintretendes Ereignis, durch das ein Allel eines Gens in diskontinuierlicher Weise in ein anderes Allel dieses Gens übergeht. Die Mutabilität ist eine allgemeine Eigenschaft der Gene. Wenn ein bestimmtes Allel eines Gens als das „Normalallel" bezeichnet wird, dann werden die durch Mutation aus ihm entstandenen Allele als die „mutierten Allele" bezeichnet. Tritt eine Mutation in irgendeiner Körperzelle ein (somatische Mutation), dann wird die nun veränderte Erbwirkung des Gens meist keine Rolle für die Funktion der bereits einseitig differenzierten Zelle spielen und ein solches Ereignis wird unbemerkt bleiben. Tritt eine somatische Mutation in einem frühen Entwicklungsstadium auf, dann werden alle von dieser Zelle abstammenden Zellen das veränderte Erbgut führen und dies kann sich unter Umständen durch eine Mosaikbildung zeigen. Nur nach Mutationen, die in den Geschlechtszellen oder bei deren Bildung stattfinden, wird das mutierte Allel auf einen Nachkommen übertragen. Tritt eine Mutation in einem frühen Stadium der Keimbahn ein, dann können mehrere Gameten eines Tieres das gleiche mutierte Allel übertragen. Ist die Mutation in ein dominantes Allel erfolgt, also $a \to A$, dann wird der erste Träger des mutierten Allels a/A sofort die veränderte Erbwirkung des neuen Allels zeigen und dadurch erkannt werden. In solchen Fällen läßt sich der Mutationsvorgang leicht quantitativ erfassen. Ist aber, was bedeutend häufiger ist, die Mutation in der Richtung $A \to a$ erfolgt, dann sind die A/a-heterozygoten Nachkommen als solche nicht zu erkennen und erst durch die zufällige Paarung zweier Heterozygoten werden die erkennbaren Homozygoten a/a in Erscheinung treten. Dies ist innerhalb einer Generation bei Tieren durch Einpärchen-Geschwisterinzucht, bei Blütenpflanzen durch Selbstbestäubung zu erzielen. Bei haploiden Organismen (s. Absatz 3, b) tritt die Wirkung des mutierten Allels sofort in Erscheinung, die Allelie zum Normalallel ist dann durch eine Kreuzung nachzuweisen.

Individuen oder Zuchtstämme, die sich als Träger eines mutierten Allels nun erblich von dem Bezugsstamm unterscheiden, werden als Mutanten bezeichnet. Oft werden sie auch Mutationen genannt. Diese Verwendung des Terminus, die auf das Ereignis der Mutation beschränkt sein sollte, ist nicht korrekt. Auch sonst kommt es leider oft zu einer mißbräuchlichen Verwendung des Ausdrucks Mutation, etwa um komplexe Änderungen im Erbgut zu bezeichnen, durch die neue Varietäten oder Arten entstehen.

Die Mutation ist stets ein aktueller Vorgang, der sich an einem Gen abspielt, ohne das übrige Genom in Mitleidenschaft zu ziehen. Das Wesen dieser Zustandsänderung eines Gens ist aus der formalgenetischen Beziehung zwischen Allel und

Merkmal zunächst nicht aufzuklären. Die „praesens-absens"-Hypothese nahm an, daß die Mutation eines Normalallels zu seinem rezessiven Allel stets den Verlust dieses Gens bedeutet. Diese Hypothese ließ sich nicht aufrecht erhalten, da zahlreiche Fälle von Rückmutation des rezessiven Allels zum dominanten Normalallel bekannt geworden sind. Außerdem wurden bei verschiedenen Objekten Fälle von multipler Allelie gefunden, wobei der Übergang zwischen dem einen und dem anderen Allel dieser Serie in einer oder beiden Richtungen durch Mutation festzustellen war. Einige bestimmte Mutationsschritte wurden allerdings innerhalb solcher Serien niemals gefunden und bestimmte rezessive Allele zeigten auch noch keine Rückmutation. Es ist auch fraglich, ob eine Rückmutation in allen Fällen einer vollständigen restitutio in integrum entspricht. Der Effekt einer Rückmutation kann durch den Eintritt einer kompensierenden Mutation eines ganz anderen Gens („Suppressor") vorgetäuscht werden, was allerdings kreuzungsanalytisch zu ermitteln ist, wenn die beiden Gene nicht zu nahe benachbart sind. Die Frage nach dem Wesen des Mutations- und Rückmutationsvorgangs ist auf molekulargenetischer Ebene neu zu stellen (Abschnitt D). Für die Hin- und Rückmutation sowie für die verschiedenen Mutationsschritte innerhalb einer Allelserie kann es große Unterschiede in der Frequenz dieser Ereignisse geben. Die praesens-absens-Hypothese behält trotz dieser Befunde ihre Bedeutung als Denkmöglichkeit. Ein submikroskopischer Defekt eines Genbereichs (s. Absatz 3) kann den Eindruck einer Mutation in ein rezessives Allel erwecken, eine strenge Abgrenzung zwischen Strukturänderung und Strukturdefekt im Genbereich ist in Grenzfällen nicht möglich.

Die durch die Mutation des einen oder anderen Gens bewirkten erblichen Abweichungen vom Standardtypus in Form und Funktion können sehr verschiedenartig sein. Gröbere morphologische Merkmalsänderungen können leicht erkannt werden, geringfügige, nur quantitativ faßbare Abweichungen sind dagegen für eine Analyse sehr undankbar. Ebenso schwierig ist es, Änderungen in physiologischen Leistungen oder im Biochemismus bei höheren Organismen als erbbedingt nachzuweisen, besonders wenn sie nur quantitativer Natur sind. Bei Mikroorganismen in Reinkultur kann die Genabhängigkeit einzelner biochemischer Schritte im Stoffwechsel leicht bewiesen werden, man spricht hier von biochemischen Mutanten. Die Mutationsforschung hat gezeigt, daß es im Erbgut aller Organismen zahlreiche Gene gibt, deren mutierte Allele sich als rezessive Letalfaktoren auswirken. Während die Homozygoten l/l schon als befruchtetes Ei oder in einem früheren oder späteren Entwicklungsstadium absterben (s. Abschnitt B), sind die Heterozygoten l^+/l lebensfähig. Semiletalfaktoren und Subvitalfaktoren bewirken, daß nur ein kleinerer oder größerer Prozentsatz ihrer homozygoten Träger die volle Entwicklungsreife erreicht. Allele, die auf irgend eine Weise zur Sterilität ihrer Träger führen, nennt man Sterilitätsfaktoren.

b) Spontane und induzierte Mutabilität

Die Mutation eines Gens ist ein sehr seltenes Ereignis. Dies ist eine Voraussetzung für die relative Stabilität in der Erhaltung des artspezifischen Erbgutes während der Generationenfolge. Der Zeitpunkt, in dem die Mutation eines Gens eintritt, ist für den Einzelfall nicht kausal zu bestimmen, nur für ein Kollektiv von Genen ließe sich eine auf die Zeit bezogene statistische Voraussage machen, entsprechend etwa der Angabe der Halbwertszeit für den Atomzerfall. Daß der Zeitfaktor eine Rolle spielt, ließ sich an verschiedenen Objekten demonstrieren. In der Nachkommenschaft gealterter Drosophilamännchen läßt sich eine höhere Mutationsrate feststellen als in den Nachkommen junger Männchen. Pflanzliches

Saatgut, das lange gelagert ist, enthält eine höhere Anzahl mutierter Allele. Bei Bakterien unter optimalen Bedingungen kann man die Mutationsrate auf die Zahl der in der Beobachtungszeit stattgefundenen Zellteilungen, also auf die Vermehrungsrate beziehen. Bei Pilzen und anderen niederen Pflanzen wird die Mutationsrate auf die Zahl der im Versuch geprüften Sporen bezogen. Für das Leben höherer Organismen ist jene Zahl von Mutationen maßgeblich, die sich während der Lebenszeit einer Generation in der Keimbahn ansammeln und durch die Gameten auf die Nachkommen übertragen werden können. Man bezieht daher hier die Mutationsrate meist auf die Zahl der im Versuch pro Generation geprüften Gameten. Da es aus den oben genannten Gründen unmöglich ist, alle Mutationen im Versuch zu erfassen, beschränkt man sich in den meisten Fällen auf die Ermittlung einer bestimmten Kategorie von Mutationen. Bei Drosophila melanogaster verfügt man über Teststämme, die es möglich machen, den Anfall an rezessiven Letalfaktoren für die verschiedenen Chromosomen innerhalb einer Generation quantitativ zu erfassen und als „pars pro toto" für die Schätzung der Gesamtmutabilität zu verwerten. In anderen Fällen beschränkt man sich auf die Feststellung der Mutationsrate bestimmter Gene in Versuchsanordnungen, die jede Mutation dieser Gene sofort aufzudecken vermögen. Wenn z.B. ein Mäusestamm in einer Anzahl von Genen in den rezessiven Allelen homozygot ist, dann wird jede Rückmutation in das Dominanzallel beim ersten Träger dieses Allels festzustellen sein.

Die spontane Mutationsfrequenz, die man unter Standardbedingungen für verschiedene einzelne Gene bei Tieren und Blütenpflanzen gefunden hat, liegen in dem Bereich zwischen 1 und 500 Mutationen auf 10^6 geprüfte Gameten. Bei Drosophila liegen die meisten Werte um den Durchschnitt von 5 Mutationen auf 10^6 Gameten, bei der Maus um den Durchschnitt von 10 Mutationen auf 10^6 Gameten. Es gibt einige mutierte Allele, die mit der hohen Frequenz von ca. 1% in das Normalallel rückmutieren („labile Gene"). Es ist auffallend, daß die durchschnittlichen Mutationsraten für einzelne Gene bei den verschiedensten Organismen ungefähr in der gleichen Größenordnung liegen. Um die spontane Gesamtmutabiltät für eine Generation zu berechnen, müßte man die durchschnittliche Mutationsrate und die Gesamtzahl der Gene im Genom kennen (s. Abschnitt B). Für Drosophila schätzt man, daß 5—10% der Individuen jeder Generation Träger eines neu mutierten Allels sind. Wenn man die reichen Möglichkeiten einer erbbedingten Variabilität in physiologischen und biochemischen Merkmalen innerhalb des Normalen bedenkt, ist diese Schätzung vielleicht noch zu tief angesetzt.

Bei verschiedenen Organismen konnte eine Abhängigkeit der Mutationsfrequenz von der Temperatur nachgewiesen werden. Bei Drosophila wird die Mutationsrate mit dem Anstieg der Temperatur von 14° auf 28° auf das Dreifache gesteigert. Dies zeigt, daß bei der Mutationsauslösung irgendwelche chemische Prozesse beteiligt sind. Bei Drosophila wurden Gene gefunden, die in ihrem mutierten Allel die Mutabilität aller Gene im Genom erhöhen. Diese Möglichkeit einer genischen Kontrolle der Mutationsrate ist für Evolutionsfragen interessant (Abschnitt E).

Von besonderem theoretischem und praktischem Interesse ist die mutagene Wirkung gewisser chemischer Agentien und aller Arten von ionisierender Strahlung. Die durch solche Mutagene induzierten Mutationen sind im allgemeinen keine anderen als die auch spontan auftretenden. Nur die Gesamtmutabilität wird durch sie erhöht. Die verschiedensten chemischen Substanzen wirken mutagen. Dies sind zunächst die alkylierenden Agentien[13], deren unmittelbare chemische

[13] Loveless 1966.

Reaktion mit den die Erbinformation tragenden biochemischen Strukturen heute verständlich erscheint (s. Abschnitt D), besonders dann, wenn so einfache Systeme wie Viren die Objekte des Mutationsversuches sind. Hier sind besonders das Senfgas (Lost) und seine Derivate zu nennen. Andere als mutagen bekannte Stoffe sind Urethane, Peroxide und Formaldehyd, weiters Verbindungen, die auch als cancerogen bekannt sind. Bei höheren Organismen ist es technisch schwierig, solche Stoffe an die Gonaden heranzubringen. Ihre Wirkung ist meist indirekt über verschiedene chemische Reaktionen zu denken, die sie in der lebenden Zelle auslösen. Leichter zu übersehen ist die mutagene Wirkung von penetrierenden Strahlungen, wie Röntgenstrahlen verschiedener Härte, β- und γ-Strahlen. Wo der Durchtritt von α-Strahlen, bewegten Neutronen und ultraviolettem Licht möglich ist, erweisen sich auch diese Strahlungen als mutagen. Der mutagene Effekt tritt nur in jenen Zellen oder Geweben ein, die von der Strahlung durchdrungen werden und nur während der Zeit der Einwirkung der Strahlen. Von Mikroorganismen abgesehen, sind die meisten Versuche über die Beziehungen zwischen Strahlendosis, Strahlenart und Frequenz der induzierten Mutationen mit Drosophila ausgeführt, wobei vielfach der Anfall von rezessiven Letalfaktoren als Maß für die Gesamtmutabilität genommen wurde. Innerhalb der durch die Schädigung der Vitalität und Fertilität der Versuchsobjekte gegebenen Grenzen besteht zwischen der Strahlendosis, gemessen in r, und der induzierten Mutationsfrequenz eine lineare Proportionalität. Der Zeitfaktor spielt dabei keine Rolle, d.h. eine bestimmte Dosis hat die gleiche mutagene Wirkung, ob sie nun mit einer starken Bestrahlung in kurzer Zeit oder mit einer schwachen in längerer Zeit oder ob sie fraktioniert in mehreren Bestrahlungen verabreicht wird. Diese bei Drosophila und Mikroorganismen vielfach bestätigten Befunde scheinen jedoch für die Maus nicht in vollem Umfang zu gelten.

Die Strahlengenetik hat aus der Dosisproportionalität bei verschiedenen Strahlenarten und anderen Befunden den Schluß gezogen, daß die einzelne Mutationsauslösung ein Elementarereignis innerhalb eines Trefferbereichs von molekularer Größenordnung ist, das einer Ionisierung in diesem Bereich entspricht. Das von der Treffertheorie[14] aufgestellte Molekülmodell des Gens war für die weitere Forschung heuristisch wertvoll. Die klassische Treffertheorie mußte allerdings modifiziert werden, als man fand, daß bei energiereichen Strahlen andere Faktoren, z.B. die während der Bestrahlung oder nachher herrschende Sauerstoffspannung für das Ausmaß der strahleninduzierten Mutabilität eine Rolle spielen[15]. Die mutagene Wirkung geht wahrscheinlich z.T. über die Bildung von kurzlebigen Radikalen und Peroxiden. Bei der energiearmen UV-Bestrahlung, die in ihrem wirksamsten Bereich von den Substanzen der Erbstruktur besonders absorbiert wird, handelt es sich offenbar mehr um eine direkte Wirkung.

Die spontane Mutabilität ist, wie Versuche mit Drosophila zeigten, nur zum Teil durch die aus dem Weltraum und aus radioaktiven Gesteinen herrührende Strahlung bedingt, der alle Organismen ausgesetzt sind. Ein anderer Teil der spontanen Mutabilität dürfte auf chemische Einflüsse aus dem Stoffwechselgeschehen zurückgehen. In der Art der Replikation des genetischen Materials sind weitere Möglichkeiten für ein Mutationsereignis gegeben. Es muß betont werden, daß das durch chemische oder sonstige Einflüsse ausgelöste Mutationsereignis niemals einer „gerichteten" Mutation in dem Sinne gleichkommt, daß die Wirkung des mutierten Allels in irgendeiner Wechselbeziehung zum mutagenen Agens steht. So sind die klinisch so bedeutsamen Mutationen von Bakterien, die sie resistent gegen Antibiotica machen, keineswegs durch diese Antibiotica ausgelöst,

---

[14] TIMOFÉEFF-RESSOVSKY und ZIMMER 1947. [15] FRITZ-NIGGLI 1959.

sondern zufällige Mutationen, deren Träger bei der starken Vermehrungsrate der Bakterien in kurzer Zeit durch Selektion die Oberhand gewinnen. Nach unserer heutigen Einsicht in Struktur und Wirkungsweise des genischen Materials ist es auch nicht zu erwarten, daß man bei vielzelligen Organismen die Mutation oder Rückmutation *bestimmter* Gene durch irgendein mutagenes Agens je bewirken könnte.

3. Cytogenetik. Das Gen als Lokalisationseinheit

a) Der Zellkern

Die zentrale Rolle, die der Zellkern im Leben der Zelle spielt, läßt es schon vermuten, daß das Erbgut im wesentlichen im Zellkern lokalisiert ist. Dafür spricht auch die Art, wie das Material des Zellkerns in Form der Chromosomen bei jeder Mitose in regelhafter Weise verdoppelt und auf die Tochterzellen aufgeteilt wird. Bei fast allen Tieren wird nur der Spermienkopf, der aus dem chromatischen Material des Kerns besteht, in das Ei aufgenommen und trotzdem wirkt sich das väterliche Erbgut genau so maßgeblich aus wie das mütterliche. Die cytologischen und cytochemischen Befunde an Kern und Chromosomen sowie der Ablauf des Mitose- und Meiosezyklus sind in Bd. II, Teil 2 dieses Handbuches ausführlich dargestellt und dürfen hier als bekannt vorausgesetzt werden.

b) Allgemeine Chromosomentheorie der Vererbung

Zwischen dem Verhalten der Allelpaare in der Mendelschen Hypothese und dem Verhalten der Chromosomen im Zyklus Meiose—Befruchtung herrscht ein Parallelismus, der die Annahme nahelegt, daß die Erbfaktoren, die sich im Kreuzungsversuch als Allele erweisen und als Mutationsstufen ein und desselben Gens aufzufassen sind, in den beiden Homologen eines Chromosomenpaares der diploiden Garnitur lokalisiert sind. Ein dihybrider oder polyhybrider Erbgang mit freier Kombination der Allelpaare von zwei oder mehr Genen wäre dann so zu interpretieren, daß die zwei oder mehr im Erbgang verfolgten Gene in zwei oder mehr verschiedenen, nicht-homologen Chromosomen der Chromosomengarnitur liegen. Eine Voraussetzung für diese Deutung wäre die Annahme, daß die mütterliche und die väterliche haploide Chromosomengarnitur, die in der Befruchtung zum diploiden Satz zusammengetreten sind, bei der Meiose nicht als solche geschlossen auf die Gameten aufgeteilt werden, sondern daß für jedes Chromosomenpaar der Zufall darüber entscheidet, ob das Chromosom mütterlicher oder das väterlicher Herkunft an den einen oder anderen Pol der Teilungsfigur wandert. Diese freie Kombination der Chromosomen mütterlicher und väterlicher Herkunft bei der Gametenbildung konnte an geeigneten Objekten auch cytologisch bewiesen werden.

Die Forderung der Reinheit der Gameten, d.h. der Annahme, daß jeder Gamet nur ein Allel eines Gens führen und daher niemals homo- oder heterozygot sein kann, muß sich im Erbgang von Organismen zeigen, die ihr Leben in der haploiden Kernphase verbringen (Haplobionten) oder die einen antithetischen Generationswechsel mit Kernphasenwechsel (Haplodiplobionten) zeigen. Das Mendelsche Schema wurde ja für Organismen konzipiert, die alle im Erbversuch prüfbaren Merkmale in der diploiden Kernphase entfalten, also reine Diplobionten sind. Das Verhältnis zwischen Haplo- und Diplophase bei verschiedenen genetisch bearbeiteten Objekten zeigt Abb. 1. Ausgedehnte Vererbungsversuche mit Pilzen aus den Gruppen der Asco- und Basidiomyceten, mit Hefepilzen, mit Laubmoosen und Lebermoosen haben es bestätigt, daß für die Ausbildung der verschiedenen, sich in der haploiden Kernphase manifestierenden Merkmale nur jeweils ein Allel

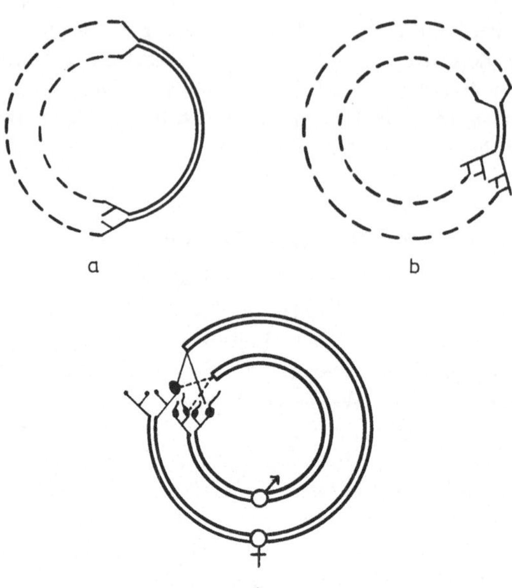

Abb. 1a—c. Kernphasenwechsel bei (a) Hefepilzen, (b) Neurospora, (c) Drosophila. Die unterbrochenen Linien stellen die haploide, die doppelt ausgezogenen Linien die diploide Kernphase dar. (Nach PETIT und PRÉVOST)

eines Gens verantwortlich ist. Nur in der Zygote (bei reinen Haplonten) oder in der diploiden Generation sind die Allele paarweise vorhanden. Da sich die meisten dieser Erbanlagen dort nicht manifestieren können, ist eine Aussage über Dominanz oder Rezessivität und über Homo- oder Heterozygotie durch den Aspekt der diploiden Generation nicht möglich. Wenn diese in einem Allelpaar heterozygot war, tritt in der folgenden haploiden Generation eine Spaltung im Verhältnis 1:1 ein, wenn sie dihybrid war, dann treten bei freier Kombination die von der Mendelschen Hypothese für die Gameten postulierten vier Kombinationstypen im Verhältnis 1:1:1:1 auf. Ein Sonderfall im Tierreich sind die Männchen bei vielen Hymenopteren, z.B. der Honigbiene. Diese entstehen aus unbefruchteten Eiern der Königin und bleiben in ihrer Keimbahn haploid, während im Soma die Chromosomenzahl durch Autopolyploidie auf die diploide aufreguliert wird. Die Drohnen können daher niemals in einem Allelpaar heterozygot sein und zeigen bei Heterozygotie der Mutter den für Haplonten typischen Erbgang.

Eine weitere Forderung der allgemeinen Chromosomenlehre wäre der Nachweis, daß die Meiose tatsächlich der Ort und der Zeitpunkt der Spaltung der Allelpaare ist. Dieser Beweis wäre durch die Analyse der vier aus einer meiotischen Teilung hervorgehenden Gameten oder Haplonten zu führen, durch die Tetradenanalyse. Diese ist bei Tieren nicht durchführbar, da die vier aus einer Meiose hervorgehenden Spermien nicht erfaßt werden können und in der Oogenese nur ein haploider Kern der Tetrade zur Verwendung kommt. Ähnliche Schwierigkeiten ergeben sich bei Blütenpflanzen. Die Erfolge der Tetradenanalyse bei Pilzen sollen wegen ihres Zusammenhangs mit dem genetischen Austausch erst in einem späteren Absatz behandelt werden.

Da die Zahl der Gene in einem Genom offenbar sehr groß ist, die Chromosomenzahl aber gering, muß angenommen werden, daß in einem Chromosom der haploiden Garnitur zahlreiche Gene lokalisiert sind. Dann kann aber für solche Gene

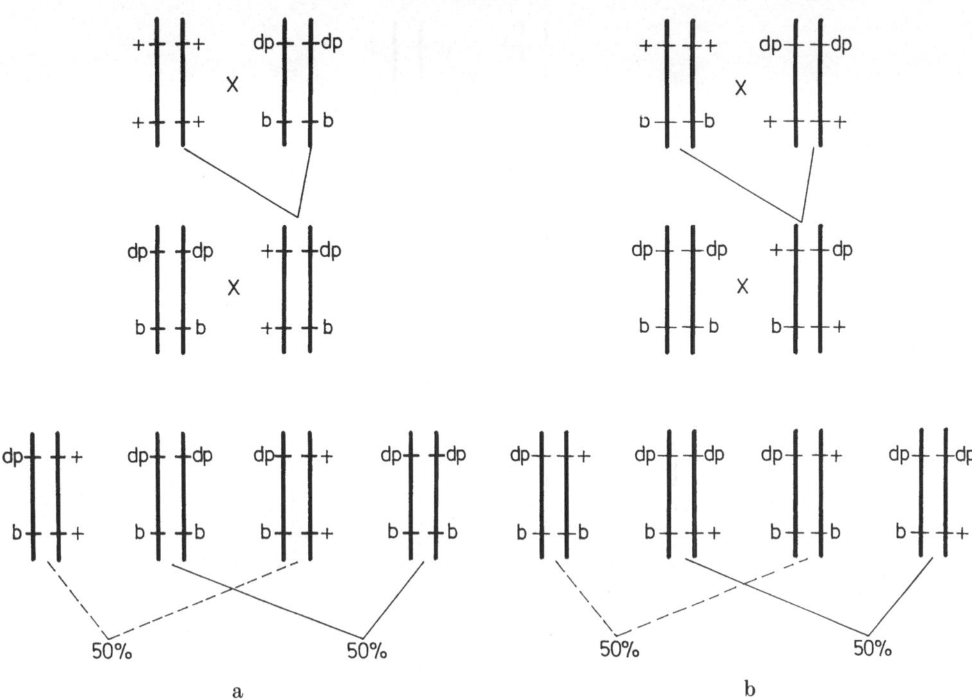

Abb. 2a u. b. Schema der absoluten Koppelung (a) und der absoluten Abstoßung (b) im dihybriden Versuch

im dihybriden Versuch die Regel der freien Kombination nicht mehr gelten. Die damit zusammenhängenden Erscheinungen wurden auch schon früh als Ausnahmen von dieser Regel festgestellt und als Koppelung bzw. Abstoßung bezeichnet. Der Extremfall einer absoluten Koppelung bzw. Abstoßung sei in Abb. 2 für zwei Gene von Drosophila schematisch dargestellt. Für solche Versuche verwendet man mit Vorteil die Rückkreuzung mit dem doppelt rezessiv Homozygoten, da Abweichungen von dem bei freier Kombination zu erwartenden Zahlenverhältnis von 1:1:1:1 zwischen den vier erwarteten Typen statistisch besser zu sichern sind als Abweichungen vom Verhältnis 9:3:3:1 bei Fortzucht der F_1. In Abb. 2 wurde stets das doppelt heterozygote Männchen zur Rückkreuzung verwendet, da dieses bei Drosophila die absolute Koppelung zeigt. Verwendet man zur Rückkreuzung das doppelt heterozygote Weibchen, so wird die Koppelung bzw. Abstoßung, wie Abb. 3 zeigt, mit einer bestimmten Frequenz durchbrochen. Grundlage und Bedeutung dieses Austausches soll im nächsten Absatz besprochen werden. Alle Gene, die im di- oder polyhybriden Kreuzungsversuch miteinander derartige Koppelungsbeziehungen zeigen, werden zu einer Koppelungsgruppe zusammengefaßt. Wenn die Annahme zutrifft, daß jede Koppelungsgruppe einem bestimmten Chromosom zuzuordnen ist, dann muß die Zahl der Koppelungsgruppen der haploiden Chromosomenzahl des betreffenden Organismus entsprechen. Dieser Nachweis ist auch mit Erfolg für die verschiedensten Objekte geführt worden. Wo die Zahl der Koppelungsgruppen geringer ist als die haploide Chromosomenzahl, sind offenbar noch zu wenig Gene bekannt geworden oder ein Chromosom ist weitgehend genarm.

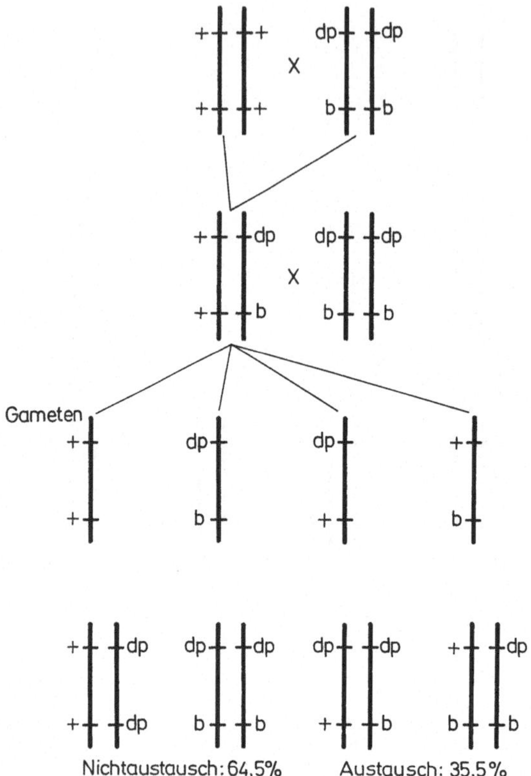

Abb. 3. Schema der relativen Koppelung (des Austausches) im dihybriden Versuch

c) Spezielle Chromosomentheorie der Vererbung

Die durch T. H. Morgan und seine Schule 1910 begründete Theorie von der linearen Anordnung der Gene im Chromosom stützt sich zunächst auf das Studium des genetischen Austausches. Die unter Standardbedingungen erhaltenen Austauschwerte zwischen je zwei Genen einer Koppelungsgruppe sind konstante Werte. Prüft man die Austauschwerte dieser Gene mit einem dritten Gen der gleichen Koppelungsgruppe, so stellt stets einer der drei Werte die Summe der beiden anderen dar. Wenn man die Größe der Austauschwerte als Ausdruck der Entfernung der Gene voneinander wertet, dann lassen sich die drei Gene in eine lineare Anordnung bringen. Jedem Gen läßt sich auf diese Weise theoretisch ein bestimmter „locus" im Chromosom zuteilen. Mit zunehmender Kenntnis der Gene und ihrer loci kommt es zur Aufstellung einer theoretischen Chromosomenkarte (Abb. 4). Die Gene sind durch die Symbole ihrer mutierten Allele charakterisiert. Die Austauschwerte sind als statistisch ermittelte Prozentanteile eines Kollektivs mit der Angabe ihres mittleren Fehlers zu bezeichnen (in der Karte weggelassen). 1% Austausch wird auch eine Morgan-Einheit genannt. Bei der Betrachtung der Karte fällt es auf, daß viele Werte die Grenze von 50%, gar 100% überschreiten. Dies wäre sinnlos, da 50% Austausch ja schon einer freien Kombination gleichkommt. Die Karte ist fortlaufend aus kleinen Einheiten, d.h. aus den Austauschwerten zwischen nahe benachbarten loci aufgebaut. Über größere Entfernungen wird aber der wirkliche Austausch dadurch herabgesetzt,

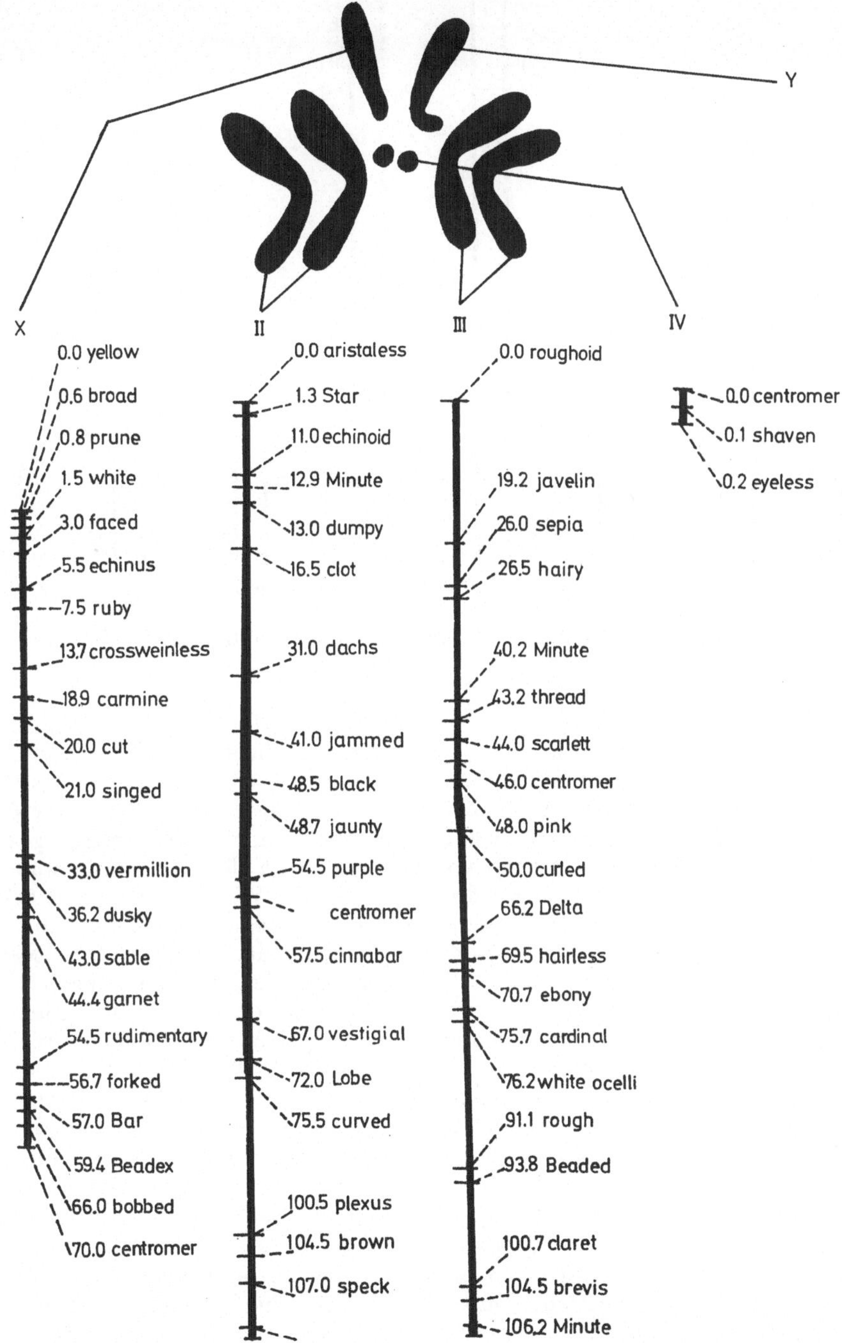

Abb. 4. Theoretische Genkarte von Drosophila melanogaster. Im oberen Teil ist der diploide Chromosomensatz einer männlichen Fliege abgebildet, wie er sich in einer somatischen Metaphase zeigt. Das Y-Chromosom ist praktisch genleer. Den anderen Chromosomen sind die theoretischen Karten zugeordnet, wie sie sich aus der additiven Aneinanderreihung der Austauschwerte auf kleine Distanzen ergeben. (Nur ein Bruchteil der bekannten Gen-loci ist eingetragen)

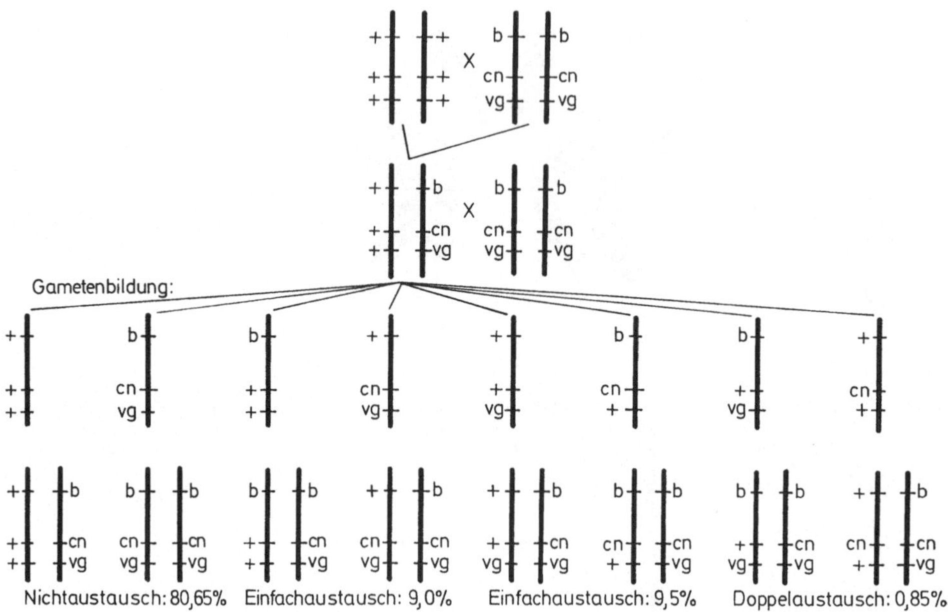

Abb. 5. Schema des Einfach- und Doppelaustausches im trihybriden Versuch

daß es zu Doppelaustausch kommt, auf sehr große Entfernungen evtl. auch zu Mehrfachaustausch. Dadurch bleiben die wirklichen Austauschwerte zwischen weit entfernten loci innerhalb der gleichen Koppelungsgruppe stets unter 50%. Wenn man die Austauschwerte zwischen je zwei Genen einer Dreiergruppe als eine Wahrscheinlichkeitserwartung von 0,12 und 0,15 darstellt, dann wäre ein Doppelaustausch im Bereich dieser drei Gene mit der Wahrscheinlichkeit $0{,}12 \times 0{,}15$, also mit 1,8% Häufigkeit zu erwarten. Dies unter der Voraussetzung, daß alle Austauschereignisse völlig unabhängig voneinander erfolgen. Die Realität des Doppelaustausches kann man in einer trihybriden Kreuzung nachweisen, in der sich nach Rückkreuzung mit dem dreifach rezessiv Homozygoten die beiden Nicht-Austauschklassen, die beiden Einfach-Austauschklassen und die Doppel-Austauschklasse unterscheiden lassen (Abb. 5). Die empirisch gefundenen Werte für den Doppelaustausch sind in einem gewissen Ausmaß kleiner als die theoretisch erwarteten. Dies nennt man die Interferenz. Je kleiner die Abstände der geprüften loci sind, desto größer ist die Interferenz, bis sie bei kleinen Abständen absolut wird, d.h. innerhalb von kleinen Strecken gibt es keinen Doppelaustausch. Aus solchen kleinen Abständen ist die Chromosomenkarte aufgebaut. Die Realität des Austausches, d.h. die Annahme, daß durch ein Austauschereignis ganze Stücke zwischen den beiden homologen Chromosomen reziprok ausgetauscht werden, wurde durch Versuche bewiesen, in denen ein Ende eines der beiden homologen Chromosomenpartner durch eine cytologisch feststellbare Anomalie ausgezeichnet war. Dieses so markierte Ende war dann auch mit den in seiner Nachbarschaft anzunehmenden Genloci auf das andere homologe Chromosom übergewechselt, wenn der genetische Austausch festzustellen war[16].

[16] Stern 1931.

Der Mechanismus, der zum genetischen Austausch führt, wurde von MORGAN als crossing-over bezeichnet, ein Ausdruck, der oft auch für den genetischen Austausch selbst benützt wird. Da der Austausch fast ausschließlich bei der Bildung der Gameten oder bei Pilzen bei der Bildung der Sporen stattfindet, sind die cytologischen Grundlagen dafür in den Vorgängen der Meiose zu suchen. Bei allen Objekten mit genetischem Austausch werden gegen Ende der Prophase der Meiose Überkreuzungen von Chromatiden sichtbar, die Chiasmen. Das sichtbare Chiasma ist wahrscheinlich nicht die Ursache, sondern die Folge eines reziproken Stückaustausches zwischen je einer Chromatide mütterlicher und einer väterlicher Herkunft, der bereits im Pachytaenstadium stattfindet. Die Beziehungen zwischen der durchschnittlichen Zahl von Chiasmen und der Größe der Austauschwerte sowie der achiasmatische Verlauf der Meiose bei fehlendem Austausch (z.B. beim Männchen von Drosophila) beweisen den Zusammenhang zwischen beiden Erscheinungen. Die Austauschwerte werden durch höhere Temperatur meist erhöht und auch durch andere physiologische Faktoren beeinflußt und das gleiche gilt für die Häufigkeit der Chiasmen.

Durch umfangreiche Versuchsergebnisse mit Durchführung der Tetradenanalyse wurde es bewiesen, daß die Meiose tatsächlich der Ort und Zeitpunkt der Spaltung der Allelpaare und auch der Austauschvorgänge ist. Aus versuchstechnischen Gründen dienten dazu vorwiegend Basidiomyceten, bei denen die vier aus einer Meiose hervorgehenden Sporen leicht isoliert werden können und Ascomyceten, z.B. Neurospora[17]. Bei diesen teilt sich jeder der vier haploiden, aus einer Meiose hervorgehenden Kerne noch einmal, so daß der Ascus acht Sporen enthält, deren reihenförmige Anordnung ihre Herkunft verrät. Diese und andere Versuche zeigten übereinstimmend, daß die von der Mendelschen Hypothese geforderte zufallsmäßige Aufteilung der Allele von Genen mit freier Kombination in der Meiose erfolgt. Sie zeigten aber auch, daß das crossing-over stets im Vierstrangstadium stattfindet, d.h. in einem synaptischen Stadium, in dem die beiden Homologen schon in Tochterchromatiden geteilt sind. Daher können aus *einer* Meiose Chromosomen mit Austausch und solche ohne Austausch oder solche mit verschiedenen Austauschergebnissen hervorgehen. Die Frage nach der Prä- oder Postreduktion kann daher nur für die Kinetochoren selbst gestellt werden, die wahrscheinlich stets Präreduktion zeigen, während für die verschiedenen Genorte je nach den vorhergegangenen cross-over-Ereignissen Prä- oder Postreduktion zu beobachten ist.

Der dem Austausch zugrunde liegende Vorgang kann so gedeutet werden, daß an streng homologen Stellen der enggepaarten Chromatiden Brüche eintreten, die reziprok verheilen. Die Interferenz wäre dann mit der Annahme zu deuten, daß bei der halbstarren Beschaffenheit der Chromatiden eine so enge Berührung an einer Stelle eine ebensolche in deren Nachbarschaft ausschließt und erst in einer gewissen Entfernung davon wieder möglich macht. Andere Theorien verlegen das Austauschereignis in die Phase der Replikation der Chromatiden von zwei auf vier Stränge und nehmen an, daß von einem bestimmten Punkt an die Fortsetzung der Replikation des einen Stranges entlang dem anderen erfolgt und umgekehrt („copy choice")[18] und daß dies die Ursache eines crossing-over sei. Beide und noch andere Theorien sind nicht ganz befriedigend für die Deutung von verschiedenen Beobachtungen, auch dann nicht, wenn die Frage auf molekularer Basis neu gestellt werden muß.

Bei den meisten Tieren bestehen starke Unterschiede zwischen den Austauschwerten beim weiblichen und beim männlichen Geschlecht. Bei Drosophila melano-

---

[17] ESSER und KUENEN 1965. [18] BELLING 1933.

gaster fehlt der Austausch im Männchen praktisch vollkommen, ebenso beim Weibchen des Seidenspinners. Es ist stets das heterogametische Geschlecht (s. nächster Absatz!), bei dem der genetische Austausch fehlt oder mehr oder weniger stark herabgesetzt ist (Haldanesche Regel). Diese Regel gilt jedoch nicht ausnahmslos, so ist z.B. bei der Maus der Austausch in den meisten Koppelungsgruppen beim Männchen deutlich geringer als beim Weibchen, in einer Koppelungsgruppe aber höher[19]. Die Ursache für diese Unterschiede zwischen den Geschlechtern ist nicht bekannt. Es dürfte auch Gene geben, die ihrerseits einen Einfluß auf das crossing-over haben. Da der Umfang des Gesamtaustausches eine wichtige Rolle im Evolutionsgeschehen spielt (s. Abschnitt E), ist die verschiedene Regelung seiner Größe als Anpassungserscheinung zu werten.

d) Die genotypische Geschlechtsbestimmung

Eine Reihe von besonderen Beweisen für die Chromosomenlehre der Vererbung ergibt sich aus den Erscheinungen der genotypischen Bestimmung des Geschlechts bei getrenntgeschlechtlichen Organismen. Bei vielen verschiedenen Tieren fällt ein Chromosomenpaar der weiblichen oder männlichen Chromosomengarnitur dadurch auf, daß die beiden Homologen dieses Paares in mitotischen und meiotischen Teilungen eine voneinander verschiedene Größe und Form zeigen und sich teilweise oder zum größten Teil als heterochromatisch erweisen. (Bei einigen Tieren fehlt sogar in einem Geschlecht dem X-Chromosom der homologe Partner.) Man bezeichnet dieses Paar als die Geschlechtschromosomen oder Gonosomen, den in Gestalt abweichenden und stärker heterochromatischen Partner des Paares als das Y-Chromosom, während der andere, im jeweiligen anderen Geschlecht als gleichartiges Paar auftretende Partner das X-Chromosom genannt wird. Das heterogametische Geschlecht bildet demgemäß bei der Meiose zwei verschiedene Gametensorten, solche mit einem X- und solche mit einem Y-Chromosom, während das homogametische Geschlecht nur Gameten mit einem X-Chromosom erzeugt. Bei freier Befruchtungswahl ergibt sich damit in jeder Generation das Geschlechtsverhältnis von 1:1. Bei Dipteren, Coleopteren, einigen Würmern, einigen Fischen und bei Säugetieren ist das männliche Geschlecht das heterogametische, bei den Schmetterlingen, bei anderen Fischen, bei Amphibien, bei Reptilien und Vögeln ist es das weibliche Geschlecht. Für die Cytogenetik ergab sich aus diesen Verhältnissen eine Reihe von interessanten Problemen und experimentellen Möglichkeiten.

Eine auffallende Konsequenz der chromosomalen Verhältnisse beim heterogametischen Geschlecht ist die Erscheinung der geschlechtsgebundenen oder geschlechtsgekoppelten Vererbung, die frühzeitig bei verschiedenen Organismen als eine Ausnahme von den Mendelschen Regeln gefunden wurde. Der Terminus ist nicht glücklich gewählt, richtiger wäre die Bezeichnung X-chromosomaler Erbgang. Er beruht darauf, daß das Y-Chromosom mehr oder weniger genleer ist, d.h. die im X-Chromosom gelegenen Gene nicht enthält. Im Falle von Heterogametie im männlichen Geschlecht, z.B. bei Drosophila und bei Säugetieren, zeigen daher bei Homozygotie der Mutter in einem rezessiven Allel eines im X-Chromosom gelegenen Gens nach Kreuzung mit einem normalen Vater alle Söhne der F_1 das rezessive Merkmal, da sie vom Vater ja nur das genleere Y-Chromosom bekommen. In der F_2-Generation einer solchen Kreuzung spalten die dominanten und die rezessiven Typen im Verhältnis 1:1. Bei Einführung des rezessiven Allels durch den Vater sind nur die Töchter der F_1 heterozygot und die Hälfte ihrer Söhne zeigen das rezessive Merkmal. Bei Heterogametie im weib-

---

[19] DUNN und BENNETT 1967.

lichen Geschlecht ist das ganze Schema umgekehrt gültig. Da bei sehr vielen verschiedenen Organismen das Y-Chromosom ganz oder teilweise genleer ist, bei einigen sogar fehlt, ist der X-chromosomale Erbgang eine weitverbreitete Erscheinung. Das heterogametische Geschlecht, bei Drosophila und bei Säugetieren das männliche, ist für die nur im X-Chromosom gelegenen Gene hemizygot, es enthält sie nur in einfacher Ausfertigung. Es kann daher in den Allelen solcher Gene niemals homo- oder heterozygot sein. Wenn ein rezessives Allel eines solchen Gens in einer Population selten vertreten ist, wird es statistisch fast nur beim Männchen zur Beobachtung kommen. Dies hat dem X-chromosomalen Erbgang den irreführenden Namen „geschlechtsgebundene" Vererbung eingetragen. Die Frage, in welcher Weise durch den Gonosomen-Mechanismus die geschlechtliche Differenzierung bewirkt wird, soll erst später (Abschnitt F) erörtert werden.

Obwohl die im X-Chromosom gelegenen, im Y-Chromosom aber fehlenden Gene im Erbgut des heterogametischen Geschlechts nur einmal vertreten sind, wirken sie sich dennoch im Zusammenwirken mit der anderen Gengesellschaft ebenso aus wie beim homogametischen Geschlecht, wo sie in doppelter Ausfertigung vorliegen. Es ergibt sich die Frage, wie diese Dosiskompensation zustande kommt. Bei Drosophila zeigen einige mutierte Allele von X-chromosomalen Genen keine volle Dosiskompensation. An Hand von strukturellen Chromosomen-Aberrationen konnte man nachweisen, daß bei Drosophila einige Gene im X-Chromosom als Kompensatoren dadurch wirken, daß sie die genische Wirksamkeit aller X-chromosomalen Gene modifizieren. In ganz anderer Weise scheint die Dosiskompensation bei Säugetieren bewirkt zu werden (s. S. 59).

Bei einigen Dipteren führt das Y-Chromosom einen mehr oder weniger großen Abschnitt, der die gleichen Gene enthält, die im entsprechenden Abschnitt des X-Chromosoms liegen. Zwischen diesen Abschnitten der beiden Chromosomen kommt es zur Synapse und auch zum genetischen Austausch. Solche Gene zeigen einen partiell geschlechtsgebundenen Erbgang, d.h. Austauschvorgänge zwischen ihren loci und dem Geschlecht. Für Säugetiere konnte der partiell geschlechtsgebundene Erbgang noch nicht überzeugend bewiesen werden, während dies für einige Fische der Fall ist. Es wäre möglich, daß auch das Differentialsegment des Y-Chromosoms, das die im X-Chromosom enthaltenen Gene nicht führt, eigene Gene enthält. Diese müßten einen holandrischen Erbgang zeigen, sie könnten stets nur vom Vater auf den Sohn in hemizygotem Zustand übergehen. Trotz einiger diesbezüglicher Befunde ist es noch nicht gesichert, daß ein solcher Vererbungsmodus überhaupt existiert.

e) Chromosomenstruktur und Gene, strukturelle Chromosomenaberrationen

Der Versuch, die theoretisch erschlossene lineare Anordnung der Gene auf die licht- oder elektronenmikroskopisch erschließbare Feinstruktur der Chromosomen zurückzuführen, scheitert zunächst daran, daß die Chromosomen in den Teilungsstadien in einem hochgradig und vielfach spiralisierten Zustand vorliegen und noch von Hüllsubstanzen umgeben sind. In diesem Zustand zeigen sich an ihnen keine Synthesevorgänge und auch ihre genische Wirksamkeit ist während dieser Phasen sicher eingestellt. Im Interphasekern sind die Chromosomen entspiralisiert und bestehen aus einem sehr dünnen Achsenfaden, dem Chromonema, der mit kleinsten färbbaren Körnchen, den Chromomeren, besetzt erscheint. Sie sind jedoch hier meist so verworren in ihrer Lagerung, daß eine Analyse ihrer Feinstruktur nicht möglich ist. Dies gelingt annähernd in der Prophase der Meiose, wenn die Chromosomen in den Stadien zwischen Leptotän und Pachytän individuell erkennbar werden. Doch sind bei vielen, vor allem tierischen Organismen, diese Stadien viel zu klein, um genauere Aussagen über die Feinstruktur der Chromosomen zu machen. Während der Teilungsphasen lassen sich durch die verschiedene Färbbarkeit und den verschiedenen Zeitpunkt der Replikation die euchromatischen von den heterochromatischen Bereichen der Chromosomen unterscheiden. Dies gilt nicht nur für die tierischen und pflanzlichen Objekte der experimentellen Vererbungsforschung, sondern auch für den Menschen[20]. Die „klassischen" Gene liegen in der Regel nur im Euchromatin, während im Heterochromatin Polygensysteme mit quantitativ abgestuften Wirkungen nachzuweisen waren.

Als besonders geeignet für die Bearbeitung struktureller Fragen erwiesen sich die polytänen Riesenchromosomen, die bei einer Reihe von Dipteren, darunter glücklicherweise auch bei *Drosophila*, in den Ruhekernen der Speicheldrüsen und anderer larvaler Organe vorkommen. Ihr Bau und ihre Bedeutung für die Bearbeitung verschiedener genetischer Fragen sind von Beermann in Bd. II, Teil 2 dieses Handbuchs ausführlich geschildert. Da diese Riesenchromosomen fast ganz entspiralisiert sind, entspricht ihre Länge der realen Länge des Interphasechromosoms (zumindest für diese Zelltypen) und ihre Dicke ist durch den hohen Polytäniegrad bedingt. Da die durch Endomitose stark vermehrten Chromatiden eine enge homologe Paarung beibehalten und überdies die beiden Homologen jedes Chromosomenpaares meist ebenso gepaart sind, entsprechen die sichtbaren „Querscheiben" der großen Zahl der an diesen Punkten liegenden Chromomeren im diploiden Zustand. Durch die genaue Aufnahme dieser Querscheibenstruktur läßt sich eine für jede Art charakteristische „reale Chromosomenkarte" anfertigen. Die Frage der Übereinstimmung der realen und der theoretischen Chromosomenkarte konnte durch die Auswertung von zahlreichen verschiedenen strukturellen Aberrationen bearbeitet werden.

Die lichtmikroskopisch nachweisbaren Strukturänderungen im Bau von Chromosomen werden oft auch als „Chromosomen-Mutationen" bezeichnet. Wie vor allem durch reiche Erfahrungen mit *Drosophila* gezeigt wurde, können solche Strukturänderungen spontan entstehen. Ihre Entstehung wird durch mutagene Faktoren, vor allem durch ionisierende Strahlen bedeutend gefördert. Die primäre Wirkung der Strahlung ist ein Bruch in der Chromosomenstruktur. Wenn dieser in situ verheilt, hat dies keine weiteren Folgen. Er kann aber auch disloziert mit einem anderen offenen Bruchende verheilen oder unverheilt bleiben. Dadurch ergeben sich verschiedene Möglichkeiten für strukturelle Aberrationen oder Dislokationen. Ihre Art und Ausdehnung wird am Riesenchromosom besonders deutlich in Erscheinung treten, wenn ein Chromosom mit einer Dislokation mit einem intakten Chromosom zur Paarung kommt, wenn also die Dislokation heterozygot vorliegt (Abb. 6). Ein früher eingetretener Bruch ohne Verheilung wird ein mehr oder weniger großes Endstück eines Chromosomenarmes verloren gehen lassen, da dieses Fragment bei der nächsten Mitose keinen Anschluß mehr an ein Kinetochor hat. Es entsteht eine endständige Deletion. Durch zwei Brüche kann eine interkalare Defizienz entstehen, wenn die Bruchstellen mit Ausfall des dazwischenliegenden Stückes verheilen. Wenn das durch zwei Brüche isolierte Stück in umgekehrter Lage wieder einheilt, entsteht eine Inversion. Im Falle der dislozierten Verheilung zwischen zwei Brüchen in verschiedenen, nicht-homologen Chromosomen kann eine reziproke Translokation entstehen. Im Falle der dislozierten Verheilung eines dieser Brüche eine einseitige Translokation und eine Deletion. An den Riesenchromosomen von Drosophila lassen sich Art und Ausdehnung solcher struktureller Aberrationen gut erkennen und abgrenzen. Viele

[20] Eberle 1966.

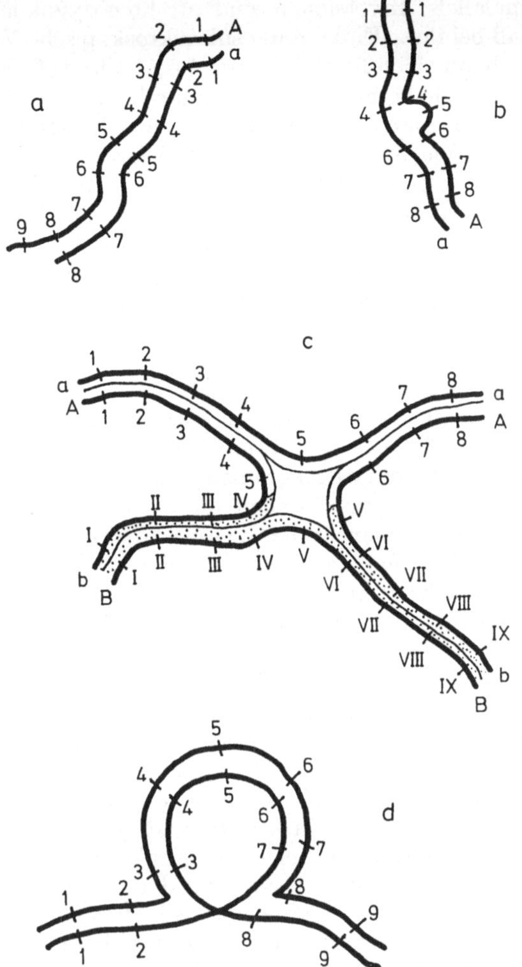

Abb. 6a—d. Schema der häufigsten Chromosomen-Dislokationen im heterozygoten Zustand (a) Endständige Deletion, (b) mittelständige Deletion, (c) reziproke Translokation zwischen zwei nicht-homologen Chromosomen, (d) Inversion

Befunde sprechen dafür, daß diese Aberrationen auch bei anderen Organismen, auch bei Säugetieren, spontan relativ häufig entstehen bzw. induziert werden können. Hier sind sie allerdings mangels von polytänen Chromosomen nur zu erkennen, wenn sie größeren Umfang haben und ihre genaue Abgrenzung ist unmöglich.

Bei Drosophila wirken Deletionen und Defizienzen homozygot meist letal, kleinere sind im heterozygoten Zustand mit dem Leben vereinbar, in seltenen Fällen sind kleinste Verluste dieser Art auch homozygot vital. Da jeder Ausfall einer oder mehrerer Querscheiben mit dem Verlust der dort lokalisierten Gene einhergeht, kann die Frage dieser Lokalisierung etwa dadurch geprüft werden, daß das fehlende Stück mit einem intakten Chromosom, das die rezessiven Allele der dort vermuteten Gene trägt, in den heterozygoten Zustand gebracht wird. Die Manifestation der rezessiven Eigenschaft verrät dann das Fehlen des entsprechenden Normalallels. Inversionen sind oft homozygot letal. Dann besteht die Möglichkeit, daß bei ihrer Entstehung submikroskopische Verluste eingetreten sind oder daß es sich um einen Positionseffekt (s. Abschnitt C) handelt. Andere Inversionen sind aber auch homozygot vital. Durch die Verwendung solcher Inversionen und von reziproken Translokationen mit bestimmter genischer Markierung ließ sich die volle Realität der in der theoretischen Chromosomenkarte angenommenen Reihenfolge der Gene im Chromosom beweisen sowie die Zuordnung von bestimmten Koppelungsgruppen zu bestimmten Chromosomen durchführen. Die Auswertung umfangreicher Versuche mit kleinen Defizienzen oder Deletionen gestattete es auch, bestimmte Genloci bestimmten sichtbaren Querscheiben oder wenigstens einer kleinen Gruppe von eng benachbarten Querscheiben zuzuordnen. Damit wäre der Beweis geliefert, daß die Gene in den Chromomeren gelegen sind, wobei es noch ungeklärt bleibt, ob in einer Chromomere nicht mehrere Gene liegen können bzw. ob ein Genbereich sich nicht über mehrere Chromomeren erstrecken kann. Die Ergebnisse gestatteten jedenfalls eine Projektion der theoretischen auf die reale Chromosomenkarte. Dabei zeigt es sich, daß die nach den Austauschwerten angenommenen Distanzen auf der theoretischen Karte den realen Entfernungen zwischen den Genorten im Chromosom nicht entsprechen. Es zeigt sich vielmehr bei dieser Projektion eine vom Kinetochor ausgehende, nicht ganz regelmäßige Verzerrung der Proportionen gegen die Chromosomenenden hin. Dies kann auf einer verschieden dichten Lagerung der realen Genorte oder auf verschiedenen Voraussetzungen für den Eintritt von Austauschereignissen entlang den Chromosomenarmen beruhen. Die meisten Drosophila-Genetiker sind der Meinung, daß jeder Chromomere ein Gen (im erweiterten Sinn des modernen Genbegriffs) entspricht. Die Beobachtung des Auftretens und der Rückbildung der sog. „puffs", einer Auflockerung und Aufblähung der Struktur im polytänen Chromosom, die von je einer Querscheibe ausgeht und die Ansammlung von RNA-haltigen Syntheseprodukten anzeigt, berechtigt zu der Annahme, daß hier die Aktivierung eines Gens stattgefunden habe. Die Chromomere ist offenbar ein stark gefalteter und spiralisierter Abschnitt des DNA-Moleküls, das nur im entspiralisierten Zustand des puffing seine genische Wirksamkeit entfalten kann[21]. Diese vorwiegend bei Drosophila ermittelten Beziehungen zwischen der mikroskopisch erschließbaren Feinstruktur des Chromosoms und den klassischen Genen sind sicher für alle kernhaltigen Organismen gültig. Auf ihre Deutung auf molekularer Ebene wird später verwiesen (Abschnitt D). Bei höheren tierischen Organismen fehlen die bei Drosophila gegebenen experimentellen Möglichkeiten. Es ist daher etwa bei Säugetieren meist nicht möglich, die genanalytisch ermittelten Koppelungsgruppen bestimmten Chromosomen des Satzes zuzuordnen, geschweige denn die theoretische Lokalisierung der Gene in der Koppelungsgruppe mit den realen Strukturen in Beziehung zu setzen. Eine Ausnahme bildet der X-chromosomale Erbgang, der die Zuordnung solcher Gene zum X-Chromosom eindeutig entscheidet. Es konnte daher auch für den Menschen eine umfangreiche theoretische Chromosomenkarte für dieses Chromosom aufgestellt werden. Die Zuordnung der sonst beim Menschen bekannten Koppelungsgruppen zu bestimmten Autosomen ist dagegen fraglich. Möglichkeiten der Zuordnung bieten sich beim Vorkommen von sonst nicht schädlichen Strukturanomalien bei einem der größeren Autosomen in einer Sippe und neuerdings durch die Auswertung von Ergebnissen der Zellhybridisierung. In gemischten Gewebskulturen von Fibroblasten verschiedener Arten, z.B. des Menschen und der Maus, kommt es unter Umständen zur Verschmelzung von zwei artfremden Zellen, die

[21] Beermann 1972.

nun die Chromosomengarnituren beider Arten enthalten. In den von solchen Zellen abgeleiteten Klonen gehen die menschlichen Chromosomen nach und nach verloren. Wenn der Spenderstamm der Maus einen genisch bedingten Enzymdefekt hatte, dann wird nur ein bestimmtes menschliches Chromosom zurückbehalten. Daraus kann man schließen, daß das Gen für dieses Enzym in diesem Chromosom des Menschen liegt. Auch für die Feststellung von Koppelungsbeziehungen ist diese Methode zu verwerten[22].

Strukturelle Aberrationen können auch im Verlauf des normalen Austauschgeschehens entstehen, wenn ein Austausch an zwei nicht streng homologen Stellen eintritt. Dann wird dies zu einer Duplikation eines kleinen Bereichs bei dem einen der gepaarten Homologen führen und zu dem Verlust des gleichen Stückes bei dem anderen. Während die Defizienz homozygot letal ist, kann die Duplikation zu einer auch homozygot lebensfähigen Kombination führen. Ein Fall dieser Art ist bei Drosophila gut analysiert (s. S. 31 u. 35). Formal ist die Wirkung einer solchen Duplikation von einer Mutation eines Gens in ein dominantes oder semidominantes Allel nicht zu unterscheiden, wenn der Nachweis einer Änderung in der Feinstruktur des Chromosoms nicht möglich ist. Solche Fälle zeigen jedenfalls, daß die Verdopplung eines Genbereichs auch ohne Mutation eine deutliche phänotypische Wirkung haben kann. Es kommt nicht nur auf den Zustand an, in dem sich die Gene im Genom befinden, sondern auch auf das Gleichgewicht in ihrem Zusammenwirken, das im normalen diploiden Chromosomensatz gegeben ist, durch die Verdopplung eines Genbereichs aber quantitativ verändert wird. Das gleiche gilt in erhöhtem Maß, wenn ein ganzer Chromosomenarm durch eine einseitige Translokation an ein fremdes Chromosom verlagert ist, daneben aber in seinem eigenen Chromosom diploid vorliegt. Bei Drosophila läßt sich mit bestimmten Methoden die Entstehung von dominanten Letalfaktoren nachweisen, die das Leben im heterozygoten Zustand schon in den frühesten Entwicklungsstadien beenden. Diese dürften eher auf strukturellen Verlusten als auf Genmutationen beruhen. Mittels der kreuzungsanalytischen Methode lassen sich die Gen- oder Punktmutationen grundsätzlich nicht von kleinsten Defekten oder Duplikationen in der Erbstruktur abgrenzen. Tiefere Einsichten in die hier vorliegende Problematik hat erst die moderne Molekulargenetik ermöglicht.

f) Numerische Aberrationen im Chromosomensatz

Durch Fehlleistungen im Ablauf der Mitose oder der Meiose kann es zu zahlenmäßigen Anomalien in der Zusammensetzung des Chromosomensatzes kommen, die meist schwerwiegende genetische Folgen haben. Diese werden auch als Genom-Mutationen bezeichnet. Entfällt die Meiose bei der Bildung der Gameten, so kann es zu einer Vermehrung des haploiden Chromosomensatzes auf das Dreifache, das Vierfache oder das Mehrfache kommen, zur Polyploidie. Da eine bestimmte Volumrelation zwischen Kern und Plasma besteht, sind polyploide Zellen größer. Bei Blütenpflanzen ist infolge des weitgehend plastischen Charakters des pflanzlichen Bauplans Polyploidie meist mit dem Leben vereinbar. Die meisten Zuchtsorten unserer Kulturpflanzen sind polyploide Stämme und die Polyploidisierung scheint auch in der natürlichen Phylogenie des Pflanzenreiches eine Rolle gespielt zu haben. Mit dem in strengen Proportionen gebauten und funktionsmäßig darauf eingestellten tierischen Körper ist aber Polyploidie meist unvereinbar. Triploide oder polyploide Kombinationen sind meist schon frühzeitig letal. Dagegen tritt in bestimmten Geweben vieler Tiere Endopolyploidie als normale Differenzierungserscheinung ein.

[22] McKusick 1971.

Als Aneuploidie bezeichnet man Unregelmäßigkeiten in der Chromosomenzahl, wenn ein Chromosom im sonst diploiden Satz nur einmal (Monosomie) oder dreimal (Trisomie) vorhanden ist oder wenn noch stärkere Anomalien durch Entfall oder Überzähligkeit bestimmter Chromosomen vorliegen. Solche Anomalien gehen (abgesehen von krankhaft entarteten Geweben) meist auf Fehlleistungen in der Meiose zurück, wenn ein Chromosom sich bei der Teilung verspätet und auf diese Weise in einem Gameten doppelt vertreten ist, in einem anderen aber fehlt. Auch Fehlleistungen in der Mitose können zu gleichen Ergebnissen führen. Bei Aneuploidie sind stärkere Störungen im Gleichgewicht der Genwirkungen zu erwarten, die entsprechende genetische Folgen haben. Auch hier ist der Pflanzenkörper gegenüber solchen Störungen weitgehend tolerant, der tierische Körper aber sehr empfindlich. Bei Drosophila genügt schon die Monosomie des sehr kleinen Chromosoms IV, um die Tiere kaum lebensfähig und steril zu machen. Trisomie im gleichen Chromosom drückt sich durch eine Reihe von Anomalien aus. Aneuploidie ist auch bei Säugetieren eine relativ häufige Erscheinung. Sie führt meist zur frühen Letalität der Keime, im Fall des Überlebens zu bestimmten krankhaften Syndromen. (Dieses beim Menschen heute besser als beim Tier bekannte Gebiet wird in Kapitel 5 dieses Bandes ausführlich behandelt.) Als ein Sonderfall können bei Drosophila die beiden X-Chromosomen des Weibchens miteinander in eine feste Verbindung treten und dadurch in der Meiose nicht mehr getrennt werden. Es entstehen daher Eikerne, die neben dem haploiden Autosomensatz diesen attached-X-Verband ($\underline{XX}$) haben, und solche ohne ein X-Chromosom. Bei der Befruchtung durch normale Spermien entstehen $\underline{XX}$X-Weibchen, die schlecht vital und unfruchtbar sind, $\underline{XX}$Y-Weibchen, die normal fertil sind und bei der Meiose Eier mit $\underline{XX}$ und solche mit Y bilden, X-Männchen, die mangels eines Y-Chromosoms unfruchtbar sind, und endlich Tiere, die neben dem Autosomensatz nur ein Y-Chromosom haben und früh letal sind. Durch neuerliche Kreuzung mit normalen Männchen erhält man einen Stamm, der weiter fortpflanzungsfähig ist, allerdings mit einem 50%igen Fertilitätsverlust. In einem solchen attached-X-Stamm erhalten die Söhne ihr X-Chromosom stets vom Vater und von der Mutter das Y-Chromosom, die Töchter erhalten den $\underline{XX}$-Verband von der Mutter und das Y-Chromosom vom Vater. Für verschiedene genetische Versuche sind solche Stämme sehr wertvoll.

Durch eine Verschiebung des Kernphasenwechsels gegenüber dem Generationswechsel kommt es bei einigen Gruppen des Tierreiches zu numerischen Besonderheiten innerhalb des normalen Fortpflanzungszyklus. Bei den Hymenopteren und einigen Vertretern anderer Insektengruppen enstehen die Männchen aus unbefruchteten, aber normal reduzierten Eiern der Mutter und sind daher primär haploid. Bei anderen Insekten gibt es Generationen mit diploider Parthenogenese verschiedener Entstehungsweise, bei gewissen Würmern herrscht Polyploidisierung als Weg der Artbildung. Bei Moosen und Algen ist es auf experimentellem Weg gelungen, die sonst haploide Generation mit einem diploiden Chromosomensatz entstehen zu lassen. Dabei hat man die Gelegenheit, die Dominanzverhältnisse zwischen Allelen zu prüfen, die normalerweise in einfacher Ausfertigung nur die Merkmale der haploiden Generation beeinflussen.

B. Das Genom als Steuerungszentrum

1. Genetik und Entwicklungsphysiologie

Wenn formalgenetisch ein kausaler Zusammenhang zwischen einem Gen, bzw. seinen Allelen und einem Merkmal oder einer Eigenschaft des Organismus festgestellt wird, so bleibt zunächst sowohl die Frage nach der Natur des Gens als auch die nach der ganzen Art seiner Wirkungsweise unbeantwortet. Durch eine möglichst vollständige morphologische, physiologische, biochemische und entwicklungsphysiologische Analyse der Unterschiede zwischen dem Normalstamm und der Mutante kann die Frage der Genwirkung einer Lösung näher gebracht werden (Phänogenetik). Wenn ein so einfach erscheinendes Merkmal wie die Augenpigmentierung von Drosophila von ca. 45 verschiedenen Genen in der verschiedensten Weise beeinflußt wird, so ist dies schon ein Zeichen dafür, wie komplex ein solches Geschehen vom Genom gesteuert wird. Die Ommochrome, die die dunkelrote Farbe des normalen Auges bedingen, bestehen aus einer Rot- und einer Braunkomponente. Wenn die letztere fehlt, sind die Augen hellrot, wie dies bei den Mutanten v/v und cn/cn der Fall ist. Die Vorstufen der hier fehlenden Pigmente entstehen aus Tryptophan, das in der Hämolymphe normaler Larven und Puppen in bestimmter Konzentration nachzuweisen ist. Das Normalallel v^+ bewirkt die Umwandlung von Tryptophan in Kynurenin, das Normalallel cn^+ die weitere Umsetzung in Hydroxy-Kynurenin. Erst über diese und weitere biochemische Schritte kann eine Bindung an ein Ribonucleinsäure-haltiges Protein erfolgen, das in bestimmten Zellen der Ommatidien in Form von pigmentierten Körnchen vorliegt. In der Mutante v/v ist eine Rückstauung von Tryptophan festzustellen. Führt man der jungen Puppe Kynurenin zu, so färben sich die Augen normal. Der Mutante cn/cn muß jedoch Hydroxy-Kynurenin zugeführt werden, um die gleiche Wirkung zu erzielen. Den gleichen Erfolg erzielt man bei beiden Mutanten durch Implantate aus dem Normalstamm, die über die Hämolymphe die mangelnde Leistung des Empfängers ersetzen. Die Mutante w/w hat weiße, pigmentfreie Augen. Dies beruht darauf, daß die Wirkung des Normalallels eine Voraussetzung für den Aufbau der Trägerproteine in den Ommatidienzellen selbst ist. Hier erzielt man keine Ausfärbung der Augen durch die Injektion der genannten Stoffe oder durch Implantate aus dem Normalstamm. Ein Implantat aus der Mutante w/w kann dagegen in den Mutanten v/v und cn/cn eine volle Ausfärbung der Augen bewirken, da ja im Stamm w/w die Gene v^+ und cn^+ ihre Wirkung für die Umsetzungen von Tryptophan bis zum Hydroxy-Kynurenin entfalten[23]. Dieses Beispiel zeigt, daß man innerzellige Genwirkungen, hier für die Proteinsynthese in den Ommatidien, von zwischenzelligen Genwirkungen, hier für den Tryptophanstoffwechsel, unterscheiden kann. Die Umsetzungen von Tryptophan in Kynurenin und weiter in 3-Hydroxy-Kynurenin sind durch bestimmte Enzyme gelenkte biochemische Reaktionen, die nicht nur in der gleichen Bedeutung bei dem Schmetterling Ephestia vorkommen, sondern mit ganz anderen Reaktionsketten verknüpft auch bei dem Pilz Neurospora und in der Leber der Säugetiere.

Die Ausgestaltung eines tierischen Bauplanes während der Ontogenese ist durch harmonisch ablaufende Differenzierungs- und Wachstumsvorgänge charakterisiert. Der richtige zeitliche Einsatz bestimmter Genwirkungen muß die Voraussetzung für den normalen Ablauf dieses Geschehens sein. Die oben genannte Duplikation B eines Genbereichs im X-Chromosom von Drosophila bewirkt „bandförmige Augen" dadurch, daß die Zahl der Ommatidien herabgesetzt ist. Die Zahl der Ommatidien wird immer kleiner in der Reihe B/B^+, B/B, BB/B^+, BB/BB (hier ist eine weitere Duplikation des gleichen Bereichs hinzugekommen). Die Zahl der Ommatidien wird nun von dem Zellteilungsrhythmus in der frühen Augenanlage der Larve bestimmt, wo die dadurch entstandene Zahl von Zellen von einem bestimmten Zeitpunkt an sich zu Ommatidien weiterentwickelt.

---

[23] Ephrussi 1942.

Dieses Beispiel zeigt, wie durch die quantitative Änderung einer Genwirkung zu einem kritischen Zeitpunkt der Ontogenie ein späteres Merkmal abgeändert wird. Die Entwicklungsphasen der Insektenmetamorphose, wie die Häutungen der Larve, ihre Verpuppung und die Ausbildung der Imago werden von Hormonen ausgelöst, deren Bildung und zeitlicher Einsatz durch ausgedehnte entwicklungsphysiologische Versuche geklärt sind[24]. Auch dieses Geschehen ist wahrscheinlich von einer größeren Anzahl von Genen gesteuert. Beim japanischen Schwammspinner unterscheidet der Systematiker geographische Rassen aus dem Norden und dem Süden an Färbungsunterschieden des Schmetterlingsflügels. Wie Kreuzungsversuche zeigten, bedingen die gleichen Allele, die diese wohl belanglosen Färbungsunterschiede des Falters bewirken, einen abgekürzten Ablauf der larvalen Entwicklungsphasen der nördlichen Rasse, der der kürzeren für die Raupe zur Verfügung stehenden Fraßzeit angepaßt ist. In manchen Fällen kann der zeitliche Einsatz einer Genwirkung dadurch ermittelt werden, daß durch extreme Außenfaktoren eine der Genwirkung ähnliche Phänokopie erzeugt werden kann. Die Mutante bithorax von Drosophila zeigt eine Art von Verdopplung des Mesothorax und die Umbildung der Halteren zu Flügeln. Die gleichen Veränderungen im Bauplan erhält man, wenn normale Embryonen im Blastodermstadium einem Temperaturschock oder einer Äthereinwirkung ausgesetzt werden.

Ein dankbares Gebiet der genetischen Entwicklungsphysiologie ist die Untersuchung der Wirkungsweise von Letalfaktoren und Subvitalfaktoren[25]. Mit einer entsprechenden Methodik läßt sich bei Drosophila der Zeitpunkt in der Entwicklung feststellen, in dem die Homozygoten einer Reihe von verschiedenen rezessiven Letalfaktoren absterben. Dies erfolgt bei einigen in einer bestimmten kritischen Phase, etwa in der Embryonalentwicklung oder während der Larvenzeit oder in der Puppe, bei anderen sind zwei oder drei kritische Phasen vorhanden, es können also die erste oder zweite kritische Phase von einigen Tieren noch überwunden werden. Bei einigen rezessiven Letalfaktoren gelingt wenigen Tieren die Entwicklung bis zur Imago, sog. Durchbrenner, ohne daß diese Tiere irgendwelche morphologische Anomalien zeigen. Für einen Letalfaktor von Drosophila, der offenbar auf eine kleine Defizienz mit Verlust eines einzigen Gens oder auf eine Mutation dieses Gens zurückgeht, konnte der Nachweis geführt werden, daß die embryonale Letalität durch eine Fehlentwicklung des Ektoderms mit Entfall der sonst von ihm ausgehenden Induktionswirkungen bedingt ist. Ein anderer Letalfaktor stört im homozygoten Zustand erst die Segmentierung des Ektoderms und die Bildung des Nervensystems und führt so zum Embryonaltod. Im heterozygoten Zustand läßt er die Entwicklung bis zur Imago zu, die aber verschiedene Anomalien in der Thoraxregion zeigt. Bei einem anderen rezessiven Letalfaktor von Drosophila bleiben die homozygoten Larven im Wachstum zurück, zeigen Disproportionen der Organe und sterben vor ihrer Verpuppung. Biochemische Untersuchungen und Transplantationsversuche haben gezeigt, daß der Mangel an proteolytischen Enzymen im Darm der Larven und der Zusammenbruch des Eiweißstoffwechsels die Tiere verhungern läßt. Organtransplantate aus diesen Larven in normale Larven entwickeln sich völlig normal.

Viele ähnliche Beispiele finden sich auch bei Wirbeltieren. Beim Krüperhuhn zeigen die Heterozygoten alle Symptome der Chondrodystrophie. Die Homozygoten dieser Mutante sterben als Embryonen, nur wenige entwickeln sich zu Krüppeln mit verkümmerten Extremitäten und Augen, die nicht schlüpfen. Hier wirkt sich das mutierte Allel vor allem in der Phase der Knorpelbildung und Knorpeldifferenzierung nachteilig aus. Phänokopien mit Imitation des Schädi-

[24] Kühn 1965. [25] Hadorn 1955.

gungsmusters der Homo- und der Heterozygoten können durch verschieden starke Gaben von Selen im Futter der Mutter hervorgerufen werden. Ein rezessiver Subvitalfaktor bei der Hausmaus zeigt sich bei Homozygotie nicht nur durch eine abweichende Färbung des Haarkleids, sondern auch durch gedrungenen Schädelbau und Verkürzung der Extremitäten beim neugeborenen Tier. Die Zähne brechen nicht durch die Schleimhaut, da die Dentinbildung ebenso wie die übrige Knochenbildung auf einem frühen Stadium sistiert werden. Auch bei künstlicher Ernährung sterben die Tiere unter Gewichtsverlust zwischen dem 30. und 40. Lebenstag ab. Versuche mit Hormongaben und Transplantationen zeigten, daß bei ihnen die Parathyreoidea zwar Hormon bildet, die Wirkung des Hormons aber durch einen anderen Stoff blockiert wird. Interessant ist eine Serie von multiplen Allelen bei der Maus, die z.T. auch in Wildpopulationen gefunden wurden. Normale Mäuse sind in dem einen oder anderen rezessiven Allel dieser Serie homozygot. Ein dominantes Allel der Serie bewirkt im heterozygoten Zustand einen Kurzschwanz, im homozygoten Zustand führt es zum embryonalen Tod am 11. Tag. Im heterozygoten Zustand mit einem anderen rezessiven Allel der Serie bewirkt das Dominanzallel Schwanzlosigkeit. Bestimmte rezessive Allele der Serie führen im homozygoten Zustand den Tod des Fetus am 5., 6., 8. oder 9. Tag herbei. Es handelt sich wahrscheinlich um eine Serie von Pseudoallelen (s. Abschnitt C).

2. Das Problem der primären Genwirkung

Wenn auch durch die genetische Entwicklungsphysiologie vielfach der zeitliche Einsatz der Genwirkung und der Ablauf von Störungen in der Entwicklung von Mutanten genau umschrieben werden konnte, ja in manchen Fällen mit einer bestimmten chemischen Reaktion oder einem Hormon in Verbindung gebracht werden konnte, so bleibt doch die Frage nach der primären Genwirkung weitgehend ungelöst. Für ihre Bearbeitung erwiesen sich niedere Organismen, wie Pilze, Hefen oder Bakterien als besonders geeignet, da man ihren Stoffwechsel und ihr Wachstum in Reinkulturen leicht kontrollieren kann. Durch Röntgenbestrahlung konnte man bei dem Pilz Neurospora eine sehr große Zahl von biochemischen Mutanten gewinnen. Sie zeigen sich, wenn eine große Nachkommenschaft bestrahlter Konidien zunächst auf einem Nährboden aufgezogen wird, der alle organischen Stoffe und Vitamine für eine heterotrophe Ernährung enthält, nachher aber auf einen Minimalnährboden übertragen wird, auf dem der Pilz seine Proteine aus anorganischen Stickstoffverbindungen aufbauen muß. Nun zeigt es sich, daß der eine oder andere Stamm nur wachsen kann, wenn ihm diese oder jene Aminosäure zusätzlich geboten wird. Daher werden diese Mutanten auch Mangelmutanten genannt. Durch die vergleichende Prüfung zahlreicher Mangelmutanten konnten biochemische Reaktionsketten aufgezeigt werden, in denen die Proteinsynthese des Pilzes verläuft, etwa Ornithin → Citrullin → Arginin (nach Abspaltung von Harnstoff durch Arginase Restitution von Ornithin — die gleiche Kette auch in der Säugerleber nachgewiesen) oder Cystein → Cystathionin → Homocystein → Methionin (bis dahin den Biochemikern unbekannt). Jeder dieser und viele andere Syntheseschritte werden von je einem Gen gesteuert, das nach Mutation seine Funktion nicht mehr richtig erfüllt. Alle Umsetzungen in biochemischen Reaktionsketten werden von je einem spezifischen Enzym bewirkt. Daher kam es auf Grund dieser und vieler anderer ähnlicher Befunde zur Aufstellung der „ein-Gen-ein-Enzym"-Hypothese. Dies soll nicht heißen, daß die Enzymwirkungen unmittelbar vom Gen ausgehen. Das Gen muß eine Einheit in der chromosomalen Struktur des Zellkerns sein, die Enzyme wirken hingegen im Plasma und lassen sich aus kernlosen Fraktionen isolieren. Prüft man die

Mangelmutanten auf ihren Enzymgehalt, so fehlt den meisten von ihnen das für den bestimmten Reaktionsschritt notwendige Enzym. In einigen Fällen enthalten sie ein dem spezifischen Enzym ähnliches Protein, etwa mit gleichen serologischen Eigenschaften, dem aber die katalytische Wirkung fehlt. Das mutierte Allel bildet also entweder kein Enzym oder ein defektes Enzym. Die wahrscheinlichste Deutung ist damit die, daß von den Genen die Bildung spezifischer Enzyme auf irgendeinem Weg veranlaßt wird.

C. Krise und Erweiterung des klassischen Genbegriffs

In der späteren genanalytischen Arbeit mit günstigen Objekten wie Drosophila und Neurospora fanden sich Erscheinungen, die mit der klassischen Definition des Gens als einer identischen Wirkungs-, Mutations- und Lokalisationseinheit und mit der Definition multipler Allele als äquilokaler Einheiten nicht vereinbar waren. Eine dieser Erscheinungen wird als Pseudoallelie[26] bezeichnet. Die multiplen Allele w^a (apricot) und w^{ch} (cherry) der w^+-Serie von Drosophila verändern die dunkelrote Augenfarbe der Wildform in orange bzw. hellrot. Bringt man sie in den heterozygoten Zustand w^a/w^{ch}, so zeigt sich ein intermediärer Farbton zwischen diesen Farben, ein Beweis für ihre Allelie. Gegenüber dem Normalallel w^+ sind sie rezessiv. Es hat sich nun gezeigt, daß im heterozygoten Zustand w^a/wch doch ein Austausch zwischen den loci dieser angeblichen Allele stattfinden kann, wenn auch nur mit einer Frequenz von 0,01%. Durch einen solchen Austausch entsteht für die homologen Chromosomen die Konfiguration

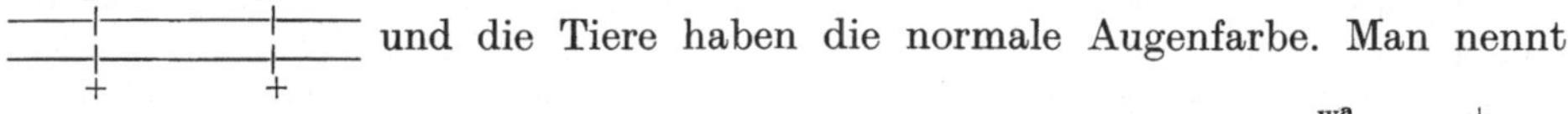

und die Tiere haben die normale Augenfarbe. Man nennt dies die „Cis"-Stellung zum Unterschied von der „Trans"-Stellung

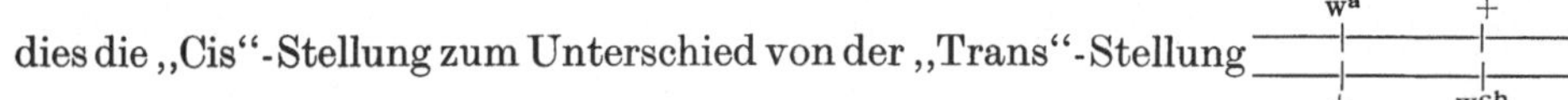

mit der intermediären Augenfarbe, aus der sie in diesem Versuch hervorgegangen ist. Die Richtigkeit der Deutung kann dadurch bewiesen werden, daß das Chromosom $\overset{w^a}{\text{—|—}}\overset{w^{ch}}{\text{—|—}}$ mit w^a die Farbe apricot und mit wch die Farbe cherry ergibt, und weiters dadurch, daß die Cis-Stellung mit der gleichen Austauschfrequenz wieder in die Trans-Stellung übergehen kann. Wenn man an der Definition des Gens als Wirkungseinheit festhalten will, dann folgt daraus, daß es innerhalb des Wirkungsbereichs eines Gens mehrere durch Austausch zu trennende „loci" geben muß und daß die multiplen Allele eines Gens nicht äquilokale Einheiten sind, sondern daß die zu ihrer Entstehung führenden Mutationen an verschiedenen Orten innerhalb des Genbereichs stattgefunden haben müssen. Diese Erscheinung der Pseudoallelie wurde für mehrere multiple Allelserien von Drosophila nachgewiesen. Man konnte dabei durch besondere technische Kunstgriffe Austauschvorgänge bis zu der geringen Frequenz von 0,001% experimentell erfassen. Leichter ist dies bei Objekten wie Neurospora zu erreichen oder gar bei Bakterien. Die Pseudoallelie ist also eine allgemein verbreitete Erscheinung und man kann vermuten, daß alle multiplen Allelserien eigentlich Pseudoallelserien sind. Bei höheren Organismen stellen sich allerdings dem experimentellen Nachweis dafür fast unüberwindliche technische Schwierigkeiten entgegen.

Man hat daher vorgeschlagen, den Begriff des Gens als Wirkungseinheit mit „Cistron" zu bezeichnen. Der Terminus Gen wird heute auch meist in diesem Sinn gebraucht. Zu einem Cistron gehören alle Einheiten, die im diploiden Zu-

[26] LEWIS 1951, 1952.

stand in Trans-Stellung miteinander die Beziehungen von Dominanz und Rezessivität bzw. eine intermediäre Merkmalsausprägung zeigen, in Cis-Stellung dagegen die beiden rezessiven Wirkungen den dominanten gegenüberstellen. Eine besondere Begründung und eindeutige Formulierung hat der Begriff des Cistrons in der Phagengenetik gefunden[27]. Die kleinste Rekombinationseinheit sollte als „Rekon", die kleinste Mutationseinheit als „Muton" bezeichnet werden. Die Frage nach Umfang und Art dieser Einheiten ist erst auf molekulargenetischer Ebene eindeutig zu beantworten, ebenso die eigentliche Bedeutung der Pseudoallelie. Für die Probleme der Vererbung bei höheren Organismen kann die experimentelle Analyse des Gens und seiner Struktur meist nicht bis zu diesem Grad der Verfeinerung fortschreiten. Für sie bleibt der klassische Begriff des Gens und seiner Allele weiterhin von praktischer Bedeutung.

Eine andere, mit der klassischen Gentheorie nicht vereinbare Erscheinung ist der Positionseffekt oder die Lagewirkung. Bei Drosophila fand man, daß nach der Verlagerung von Chromosomenabschnitten durch Inversion oder durch Translokation die Wirkung der der Dislokationsstelle benachbarten Gene verändert war, ohne daß etwa eine Mutation dieser Gene eingetreten wäre. In einigen Fällen konnte durch Rückverlagerung der Dislokation der Effekt sofort wieder aufgehoben werden. Ein weiteres Beispiel für einen Positionseffekt zeigt die Wirkungsweise der schon erwähnten Duplikation B von Drosophila. Die Reduktion der Ommatidienzahl müßte bei den Zuständen BB/+ und B/B die gleiche sein, da jedes Mal die Duplikation doppelt vorhanden ist. Trotzdem ist die Ommatidienzahl im ersteren Fall auf 45, im zweiten nur auf 68 herabgesetzt. Die Wirkungsweise von Genen scheint also nicht nur von ihrem Allelzustand abzuhängen, sondern auch von ihrer gegenseitigen Anordnung im Genom. Für die klassische Gentheorie waren die Gene völlig selbständige Einheiten, die ohne Beziehungen zueinander linear in den Chromosomen angeordnet sind. Ihre Zusammenarbeit zeigte sich erst in den Wirkungen, die einander verstärken, modifizieren, aufheben oder überlagern konnten. Positionseffekt und andere Erscheinungen weisen aber darauf hin, daß der Aufbau der Erbstruktur selbst Systemcharakter haben muß.

Bei Drosophila und anderen gut analysierten Objekten findet man wohl häufig, daß ein Merkmal von verschiedenen, in den Chromosomen offenbar wahllos verstreut liegenden Genen bestimmt wird. Wie dies oben an dem Beispiel der Augenfarbe von Drosophila gezeigt wurde, beruht dies darauf, daß beim Zustandekommen eines Merkmals sehr verschiedene innerzellige und zwischenzellige Genwirkungen zusammenarbeiten. Man findet aber oft auch Gruppen eng benachbart lokalisierter Gene, die für die Steuerung von Erbwirkungen sichtlich systemhaft zusammenarbeiten. Dies ist bei einigen biochemischen Mutanten von Neurospora der Fall. Bei Drosophila beeinflußt eine solche Gruppe nahe benachbarter Gene im II-Chromosom die Gestalt der Flügel und die Struktur des Thorax, eine andere Gruppe im III-Chromosom zeigt komplizierte Auswirkungen auf die Differenzierung von Kopf und Thorax aus den Imaginalscheiben. Bei Heuschrecken und bei Fischen gibt es Serien von eng benachbarten Genen, die für die Pigmentbildung verantwortlich sind. Bei der Maus finden sich in enger Nachbarschaft der oben erwähnten Allelserie, die sich auf die Schwanzlänge und die Vitalität der Tiere auswirkt, noch weitere Gene, die in ihren mutierten Allelen Mißbildungen der Schwanzregion bzw. Letalität bedingen. Die Trennung solcher funktionell zusammengehörigen Genkomplexe durch Dislokationen könnte die Ursache von Positionseffekten und von Letalwirkungen gewisser Dislokationen im homo-

---

[27] Benzer 1957.

zygoten Zustand sein. Die Problematik des systemhaften Aufbaus der Erbstruktur wird angesichts der Ergebnisse der Molekulargenetik (Abschnitt D) und vom Gesichtspunkt der Evolution (Abschnitt E) noch einmal zu erörtern sein.

D. Vererbung bei Viren und Bakterien, Molekulargenetik

Die methodischen Möglichkeiten der klassischen Genetik und ihrer Objekte ließen keine befriedigende Beantwortung der wichtigen Fragen nach der Natur des Gens, nach der Feinstruktur des Genoms und nach der primären Wirkungsweise der Gene zu. Die für die Lösung dieser Probleme wie für die gesamte Biologie so wesentlichen Fortschritte der Genetik in den letzten 25 Jahren beruhen vor allem auf den neuen Methoden und Ergebnissen der biochemischen und cytochemischen Forschung und auf der Einbeziehung der Viren und Bakterien als Objekte der Vererbungsforschung. Da wichtige Teilgebiete der heutigen Molekulargenetik in eigenen Kapiteln (RÖHRBORN, OSTERTAG, GOEDDE) dieses Handbuchs ausführlich behandelt werden, soll hier nur kurz auf die wichtigsten Zusammenhänge hingewiesen werden, die bis zur Feinstrukturanalyse des Gens und zur grundsätzlichen Aufklärung seiner Wirkungsweise geführt haben.

1. Cytochemie der Erbstruktur

Cytochemisch lassen sich in den chromosomalen Strukturen des Zellkerns vor allem Nucleinsäuren vom Typus der Desoxyribonucleinsäure (DNA) und der Ribonucleinsäure (RNA) nachweisen, ferner Histone (basische Proteine) und globuläre Proteine. Für die Rolle der DNA als genetisch wirksame Substanz spricht eine Reihe von Befunden. Die quantitative Bestimmung des DNA-Gehalts des Zellkerns ergibt für die verschiedenen Zelltypen einer tierischen Species immer die gleichen Werte, nur für die haploiden Kerne der Spermien ergibt sich der halbe Wert. Wo Zellteilungen stattfinden, läßt sich während eines bestimmten Zeitabschnitts der Interphase die Verdopplung des DNA-Gehalts nachweisen, entsprechend der Annahme, daß zu diesem Zeitpunkt die Verdopplung der Chromatiden für die nächste Teilung erfolgt. Die gleichen Verhältnisse ergeben sich allerdings auch für die Histone, deren Bedeutung für die Neutralisierung der DNA oder für deren Wirkungsweise noch nicht ganz aufgeklärt ist. Der Gehalt der Kernstrukturen an RNA und globulären Proteinen unterliegt dagegen starken Schwankungen, je nach dem Differenzierungsgrad und dem physiologischen Zustand der Zellen. In den Riesenchromosomen der Dipterenlarven ist fast die gesamte Menge an DNA in den Chromomeren der Querscheiben konzentriert (s. BEERMANN in Bd. II dieses Handbuchs). Mittels autoradiographischer Methoden konnte man zeigen, daß die großmolekularen Strukturen der DNA im Stoffwechsel der Zelle im Gegensatz zu allen anderen Stoffen eine außerordentliche Stabilität zeigen.

Weitere Beweise für die Rolle der DNA als Erbsubstanz ergeben sich aus der Virologie und Bakteriologie. Viele Viren und Bakteriophagen bestehen aus DNA und einer spezifisch gebauten Proteinhülle, bei kleineren tier- oder pflanzenpathogenen Viren tritt an die Stelle der DNA eine RNA. Bei der Infektion der Wirtszelle dringt nur die DNA bzw. RNA in die Zelle ein, während die Proteinhülle draußen bleibt und verloren geht. Trotzdem vermehren sich die Viren innerhalb des Wirtes unter Bildung der für sie spezifischen Proteinkomponente. Man konnte auch mit der von Protein künstlich befreiten RNA von Viren die Infektion und die Vermehrung kompletter Viren erzielen. Erbanlagen von Bakterien lassen sich unter Umständen durch die Vermittlung von Phagen von einem Bakterienstamm auf einen anderen, erbverschiedenen Stamm übertragen (Transduktion). Durch zellfreie Extrakte aus einem Bakterienstamm können dessen

Erbanlagen auf einen anderen, erbverschiedenen Stamm übertragen werden. Man konnte beweisen, daß das „transformierende Prinzip" der Extrakte ausschließlich die DNA ist, jedoch keine der anderen darin enthaltenen Stoffgruppen. Die Entdeckung der Transformation war der erste zwingende Beweis für die Bedeutung der DNA als Erbsubstanz.

2. Die DNA als Informationsträger

Die DNA liegt in den Organismen in kettenförmigen Makromolekülen mit einem Molekulargewicht von vielen Millionen vor. Diese sind aus vielen tausend Nucleotiden aufgebaut. Die einzige chemische Verschiedenheit innerhalb dieser Struktur besteht darin, daß die organischen Basen der Nucleotide die Purinbasen Guanin und Adenin und die Pyrimidinbasen Cytosin und Thymin sein können. Die RNA erreicht keine so hohen Molekulargewichte und unterscheidet sich von der DNA dadurch, daß statt der Desoxyribose die Ribose am Aufbau der Nucleotide beteiligt ist und daß die Base Thymin durch Uracil ersetzt ist. Das DNA-Molekül besteht aus zwei Strängen, die mit gegenläufiger Polarität in Form einer Doppel-Helix umeinander gewunden sind. Die beiden Stränge werden durch Wasserstoffbindungen zusammengehalten, wobei sich stets Adenin mit Thymin und Guanin mit Cytosin paaren. Einsträngige DNA wurde nur bei wenigen Phagenstämmen gefunden, auch die RNA kleiner Viren ist einsträngig. Die Doppel-Helix-Struktur der DNA macht es verständlich, daß ihre Replikation, wie es von einer Erbsubstanz erwartet werden muß, unter getreuer Beibehaltung der für sie charakteristischen Sequenz der durch die Basen unterschiedenen Nucleotide, der „Basensequenz" erfolgen kann. Es konnte im zellfreien System bewiesen werden, daß bei Anwesenheit einer Polymerase und von Mg-Ionen aus einer entsprechenden Mischung der vier verschiedenen Desoxyribonucleosid-Triphosphate neue DNA entsteht, wenn eine bestimmte DNA als „primer" vorhanden ist. Die neu gebildete DNA entspricht im Aufbau ihrer Basensequenz genau der als primer zugefügten DNA. Fehlt eines der vier Nucleoside, so kommt die Synthese zum Stillstand. Die Replikation erfolgt wahrscheinlich so, daß unter allmählicher Lösung der Doppel-Helix von einem Ende an jeder der beiden Stränge den ihm komplementären Strang synthetisiert und anlagert und auf diese Weise wieder zwei gleiche Doppel-Helix-Moleküle entstehen. Diese „semikonservative" Art der Vermehrung konnte in vivo durch Isotopenmarkierung für die DNA von Escherichia coli bewiesen werden, auf chromosomaler Ebene aber auch für die Teilung der Chromatiden.

Die zunächst paradox erscheinende Annahme, daß von einer zwar hochmolekularen, aber in ihrem chemischen Aufbau so monotonen Substanz wie der DNA die große Vielfalt von verschiedenen Erbwirkungen ausgehen kann, kann heute als bewiesen betrachtet werden. Die Denkmodelle für die Bearbeitung dieser Problematik stammen aus der Kybernetik, insbesonders der Informationstheorie. Wenn eine Basensequenz von bestimmter Länge als eine Informationseinheit angenommen wird, so kann durch eine verschiedene Aufeinanderfolge der vier verschiedenen Basen in dieser Sequenz der Informationsinhalt sehr verschieden gestaltet sein. Die Übertragung dieser in der Struktur der DNA festgelegten Information erfolgt durch eine RNA mit einem Molekulargewicht von etwa 100000 bis 500000, die an der DNA der genischen Struktur synthetisiert wird und dadurch deren „Matrize" abnimmt (Transkription). Diese RNA wandert aus dem Zellkern aus und tritt in Beziehung zu den Ribosomen, den Orten der Proteinsynthese. Sie wird daher als messenger-(Boten)-RNA, mRNA bezeichnet. Die Verwertung der durch die mRNA mitgebrachten Information für die Proteinsynthese erfolgt wahrscheinlich so, daß diese Information durch mehrere Ribosomen hintereinander „abgelesen" werden kann (Polysomkomplexe im elektronenmikroskopischen Bild) (Translation). Die Übersetzung der Information aus der „Nucleotidsprache" in die „Aminosäuresprache" wird von einer RNA vom Molekulargewicht von ca. 24000 besorgt, die die ca. 20 verschiedenen Aminosäuren aus dem Stoffwechsel bei Anwesenheit bestimmter Enzyme und von ATP als Energiespender spezifisch vorübergehend binden und zum Aufbau der Polypeptidkette zur Verfügung stellen kann. Diese wird daher als transfer-RNA, tRNA bezeichnet. Der Code, nach dem dieser Einsatz der verschiedenen Aminosäuren erfolgt, wurde weitgehend aufgeklärt. Er ist ein Triplet-Raster-Code, d.h. eine Dreiergruppe von Nucleotiden im tRNA-Molekül, die einer Dreiergruppe von Nucleotiden in der mRNA komplementär ist, entscheidet darüber, welche Aminosäure beim Wachstum der Polypeptidkette jeweils eingesetzt wird. Mit Ausnahme von Methionin und Tryptophan, für die nur je ein Codon festgestellt wurde, können die übrigen Aminosäuren durch je zwei, vier oder sechs verschiedene Codons determiniert werden. Man nennt daher den Code einen degenerierten Code. Es gibt nur wenige „nonsens"-Triplets, die die Ablesung der Information unterbrechen könnten. Die genetische Information wird von festen Anfangspunkten aus gelesen, die Sequenz der Triplets in der Information und die Sequenz der Aminosäuren in der Primärstruktur des gebildeten Proteins verlaufen kolinear. Diese hier nur in gröbster Vereinfachung dargestellten Zusammenhänge sind durch eine Unzahl von Versuchen in zellfreien Systemen und durch zahlreiche Erfahrungen über Mutationen bei Phagen und Bakterien ermittelt worden und können trotz vieler noch offener Probleme als gesichert gelten[28]. Die primäre Genwirkung beruht demnach im wesentlichen auf der Steuerung der Synthese der spezifischen Enzyme und anderer lebenswichtiger Proteine in der Zelle.

3. Die Parasexualität der Viren und Bakterien

Unsere Anschauungen von der Feinstruktur des Gens und von seiner Wirkungsweise beruhen heute fast ausschließlich auf der Verwendung von Bakterien und Viren, insbesonders von Bakteriophagen als Objekte der Vererbungsforschung[29]. Die hohe Vermehrungsrate von Bakterien und die noch höhere von Phagen gestattet uns, in kurzer Zeit mit sehr großen Versuchszahlen zu arbeiten. Die technische Vollendung der Arbeitsmethoden ermöglicht eine exakte Quantifizierung der Ergebnisse. Die Möglichkeiten einer chemischen Analyse des Virusmaterials und einer chemischen Kontrolle des Bakterienstoffwechsels sind weitere Vorteile. Die Grundlage für die gesamte Arbeitsrichtung bildete die Erfahrung, daß auch bei Viren und Bakterien Mutationen vorkommen, daß auch bei ihnen ein Austausch und eine Neukombination von genetischen Einheiten möglich ist. Die Mittel und Wege dazu sind allerdings von den bei kernhaltigen Organismen gegebenen Mechanismen verschieden und man spricht daher von der Parasexualität der Mikroben.

Viren und Phagen zeigen außerhalb ihrer spezifischen Wirtszelle keinen Stoffwechsel und keine Vermehrung. Nach dem Eindringen in die Wirtszelle verharrt der Phage für kurze Zeit in einem „vegetativen" Zustand, dann geht er zur Vermehrung über und schädigt oder tötet die Wirtszelle. Oft zeigen Phagen eine hohe Spezifität in der Wahl ihres Wirtes. So können nur die Phagen T1 bis T7 den Stamm B von Escherichia coli infizieren. Durch Mutation kann das Bacterium gegen den Phagen immun werden, während der Phage durch Mutation seinen

---

[28] WOESE 1967. [29] JACOB und WOLLMAN 1961, HAYES 1964.

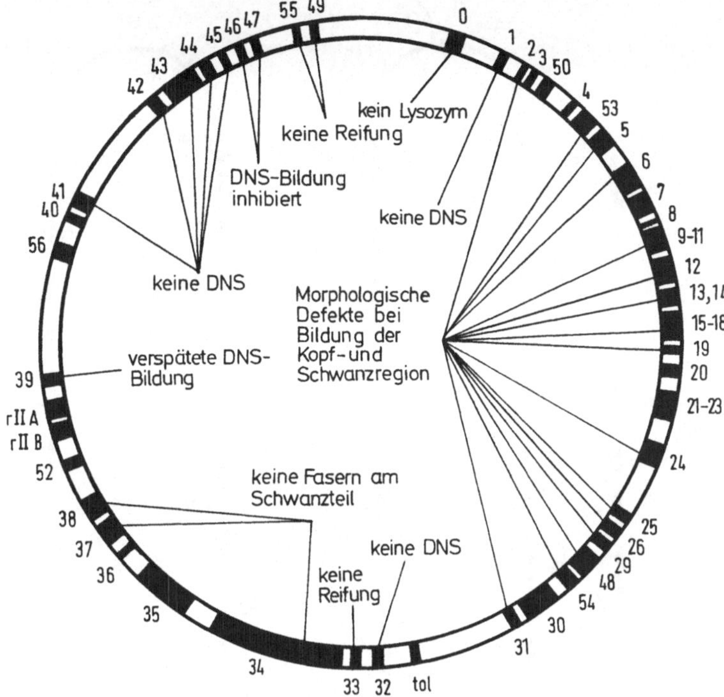

Abb. 7. Theoretische Genkarte des Phagen T4. (Nach EDGAR und EPSTEIN)

Wirtsbereich wieder auf den immunen Stamm ausdehnen kann. Diese und viele andere erbliche Verschiedenheiten gestatten eine Reihe von Kreuzungsversuchen. Wird ein Bacterium mit zwei oder drei erbverschiedenen Phagenstämmen infiziert, so finden sich in der Nachkommenschaft nicht nur die Ausgangstypen, sondern auch Träger der verschiedenen möglichen Kombinationen der Erbanlagen in bestimmten Zahlenverhältnissen, wobei die komplementären Austauschtypen mit der gleichen Frequenz auftreten. Es lassen sich daher auch hier auf Grund der additiven Austauschwerte theoretische Genkarten aufstellen. Alle Gene des Phagen gehören einer Koppelungsgruppe an, das Genom eines Virus verhält sich etwa wie ein Chromosom. „Temperente" Phagen können unter Umständen dauernd in das Genom eines Bacteriums eingebaut werden und werden dann mit diesem vermehrt (Prophage). Solche „lysogene" Bakterien sind gegen den gleichen Phagen immun. Unter Umständen kann noch eine Mutante des gleichen Phagen aufgenommen und eingebaut werden. Werden durch äußere Umstände die Phagen aktiviert, zeigen sich auch hier genetische Rekombinationen zwischen den beiden Phagenmutanten.

Als Beispiel für die Bedeutung der Phagengenetik für unsere Anschauungen von der Feinstruktur des genischen Materials seien kurz die wichtigsten Ergebnisse mit dem Phagen T4 geschildert[30]. Das Genom des Phagen besteht aus einem Doppel-Helix-Molekül der DNA, das ca. 0,07 mm lang ist und vielfach geknäult im Kopf des Viruspartikels liegt (Länge des ganzen Viruspartikels nur 0,0002 mm). Die Austauschwerte scheinen darauf hinzuweisen, daß das Genom kreisförmig in sich geschlossen ist (Abb. 7). Die Funktionen der bisher ermittelten

[30] EDGAR und EPSTEIN 1965.

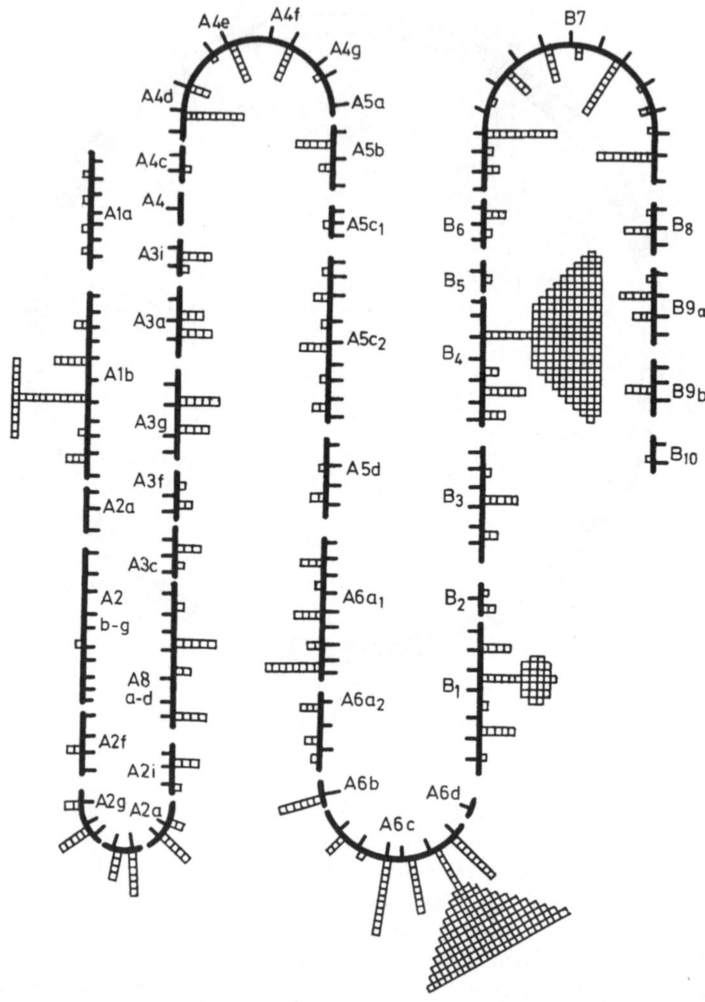

Abb. 8. Schema der Feinstruktur der Cistren rIIA und rIIB des Phagen T4. Es sind die innerhalb dieser Regionen festgestellten Mutationsorte und die für diese gefundenen Mutationsraten (in der Anzahl der eingetragenen kleinen Quadrate) eingezeichnet. (Nach BENZER 1961)

ca. 60 Gene betreffen die Fähigkeit zur Bildung der primären Enzyme des Phagen, die zur Zerstörung des Bakteriengenoms führen, ferner die Fähigkeiten der Vermehrung der eigenen DNA, der Reifung der Partikel durch Bildung der eigenen Proteine und endlich des Aufbaus der morphologischen Strukturen des Kopfes, des Schwanzteils und der Schwanzfibrillen, außerdem die Fähigkeit zur Infektion und die Infektionsspezifität gegenüber bestimmten coli-Stämmen. Es konnten nur solche Gene entdeckt werden, deren Mutanten sich nicht unter allen im Versuch zu variierenden Bedingungen primär als Letalfaktoren auswirken. Die Zuordnung der zahlreichen spontanen oder chemisch induzierten Mutanten zu bestimmten Genen erfolgt durch die Lokalisierung im Kreuzungsversuch. Die Anordnung der Gene im Genom ist keineswegs regellos. Gene mit gleicher oder ähnlicher Funktion liegen oft in Gruppen benachbart. Besonders auffallend ist die seriale Anordnung von Genen, die die morphologischen Merkmale des Phagenpartikels beeinflussen. Die systemhafte Anordnung der Gene scheint bei ihrer Funktion eine Rolle zu spielen. Der Begriff des Gens wird hier im Sinne von Cistron gebraucht, also als genischer Wirkungsbereich. Die Unterscheidung von benachbarten Cistren mit gleicher oder ähnlicher Funktion ist durch den komplementären Funktionstest möglich. Bei Mischinfektion mit Mutanten von zwei verschiedenen Cistren entstehen vollwertige Phagen, wenn auch in geringerer Zahl, da die eine Mutante die mangelnde Funktion der anderen ergänzen kann und umgekehrt. Betreffen die beiden Mutanten aber das gleiche Cistron, so bilden sich im Funktionstest keine vollwertigen Phagen. Innerhalb eines Cistrons sind verschiedene Mutationsorte nachzuweisen, deren Austauschwerte additiv sind und so eine lineare Anordnung der Mutationsorte innerhalb des Gens gestatten. Auch das Gen hat also eine ausgedehnte lineare Struktur. Die besonders eingehend untersuchte Region rII besteht aus den zwei Cistren A und B[31]. Jede Mutation in rIIA oder rIIB verhindert die Vermehrung des Phagen im coli-K-Stamm. Das Zusammenwirken dieser Cistren im Wildstamm erlaubt jedoch die Vermehrung auf coli-K. In jedem dieser beiden Cistren wurden zahlreiche Mutationsorte gefunden (Abb. 8), deren kleinste Rekombinationswerte bei 0,02% liegen, während die ganze Region ca. 6% Austausch umfaßt. Verschiedene Berechnungen ergeben, daß die kleinste bisher gefundene Rekombinationseinheit aus etwa 3—8 Basenpaaren der DNA besteht. Einige dieser Mutationsorte haben im Gegensatz zu vielen anderen eine sehr hohe spontane Mutationsrate gezeigt. Diese Verhältnisse entsprechen etwa den Befunden von Pseudoallelie in der klassischen Genetik. Für den Begriff der Mutation ist die Feststellung wichtig, daß die meisten Mutationen in den beiden Cistren der Region rII sich an bestimmten Punkten lokalisieren lassen, also echte Punktmutationen sind, während einige andere nur mit weit entfernten Punkten innerhalb des Cistrons rekombinieren, d.h. eine weite Strecke innerhalb des Cistrons umfassen. Solche „Blockmutanten“ gehen wahrscheinlich auf Deletionen zurück. Sie zeigen auch keine Rückmutation, während die meisten Punktmutanten mit verschiedener Frequenz zum Normaltyp rückmutieren. Da ein Mutationsort wahrscheinlich mehrere Basenpaare umfaßt, müssen äquilokale Mutationsereignisse nicht immer identische Ereignisse sein. Die meisten Gene des Phagen T4 nehmen nur kurze Strecken, etwa 0,5% der Gesamtlänge der theoretischen Genomkarte ein, andere dagegen sind länger, ein Gen sogar etwa 20mal so lang. Da die bisher ermittelten 60 Gene ca. die Hälfte der Kartenlänge einnehmen, kann man für das ganze Genom des T4-Phagen mit einer Zahl von 120 Genen rechnen. Dies ist weniger als man nach der biochemischen Theorie der Genwirkung erwarten könnte. Ein Proteinmolekül besteht durchschnittlich aus 200 Aminosäuren, zu deren Codierung 600 Basenpaare in der DNA nötig sind. Die DNA des Phagen T4 enthält 200000 Basenpaare. Es wären daher mehrere hundert Gene theoretisch möglich.

Als ein weiteres Beispiel sei kurz auf die Ergebnisse mit dem kleinen Virus der Tabakmosaikkrankheit hingewiesen[32]. Die einsträngige RNA des Virus ist eine Kette aus 6400 Nucleotiden. Sie bildet nach dem Eindringen in die Blattzelle eine komplementäre Kette aus dem Material der Wirtszelle. Nach Aufspaltung der Doppelkette beginnt das Virus mit dem Aufbau seines Hüllenproteins und der Produktion der dazu nötigen Enzyme. Die einsträngige Virus-RNA wirkt wahrscheinlich selbst als mRNA und bedient sich für die Synthesen der Ribosomen der Wirtszelle. Das Hüllenprotein besteht aus 2200 Untereinheiten. Jede

---

[31] Benzer 1961. [32] Fraenkel-Conrat 1964.

von ihnen ist ein Polypeptid aus 158 Aminosäuren von bekannter Reihenfolge. Zu seiner Codierung wären nur 474 Nucleotide nötig. Wenn man die Enzyme berücksichtigt, wäre die Zahl auf ca. 1500 zu erhöhen. Da die RNA 6400 Nucleotide besitzt, ist anzunehmen, daß noch weitere Enzyme oder Proteine in geringen Mengen gebildet werden. Von 200 chemisch induzierten Mutanten, die man durch Verschiedenheiten in der Symptomatik der Krankheit, an der Infektiosität und anderen Merkmalen unterscheiden kann, zeigen 120 einen völlig identischen Aufbau des Hüllenproteins, die übrigen 80 zeigen auch Unterschiede im Protein. An einigen durch salpetrige Säure induzierten Proteinmutanten konnte man den direkten Nachweis dafür erbringen, daß die Veränderung bestimmter Nucleotidbasen durch Desaminierung — und zwar die Überführung von Cytosin in Uracil und von Adenin in Hypoxanthin — die Codierung der Synthese des Hüllenproteins dadurch verändert, daß an bestimmten Stellen der Polypeptidkette falsche Aminosäuren eingesetzt sind. Dieser Typus einer Punktmutation erweist das einzelne Nucleotid bzw. Nucleotidpaar als die kleinste Mutationseinheit.

Bei den Bakterien gibt es hauptsächlich drei verschiedene Möglichkeiten für den Austausch und die Neukombination von genischem Material. Die auf einige Gruppen, wie Pneumokokken und Bacillus subtilis, beschränkte Fähigkeit der Transformation beruht auf der direkten Aufnahme von DNA-Fragmenten in die Zelle und auf Austauschvorgängen zwischen diesen und dem Genom des Empfängers. Dadurch können Erbanlagen des Spenderstammes in das Genom des Empfängers eingebaut werden. Bei Verwendung von in mehreren Genen erbverschiedenen Stämmen zu diesen Versuchen können Schlüsse auf Reihenfolge und Distanz der Gene im Genom gezogen werden. Bei der Transduktion werden temperente Phagen als Vermittler für die Übertragung von genischen Einheiten verwendet, etwa der Phage P22 in Salmonella typhimurium. Der Phage übernimmt gewisse Gene aus dem Bakterienstamm, in dem er sich vermehrt hat, und überträgt sie in einen anderen, erbverschiedenen Bakterienstamm. Auch hier ist es so, daß durch Austausch ein Teil der überführten Gene in das Genom des Bacteriums eingebaut wird. Da die DNA des Phagen viel kürzer ist als die des Bacteriums, kann jeweils nur ein kurzer Abschnitt des Spendergenoms übertragen werden. Mit Hilfe der Ausbeute an gemeinsam übertragenen und durch Austausch eingebauten Genen läßt sich das Genom des Bacteriums kartieren. Eine Reihe von Besonderheiten zeigt der Phage λ (mit einer DNA aus ca. 44000 Nucleotidpaaren) in seinen Beziehungen zu seinem Wirt, dem Stamm K12 von Escherichia coli, wodurch sich eine Reihe von Möglichkeiten zur Genanalyse sowohl des Phagen wie des Bacteriums ergeben hat. Wenn der Phage als Prophage in die coli-Zelle aufgenommen wird, dann geschieht dies stets durch Einbau des Phagengenoms in das Bakteriengenom an einer bestimmten Stelle, und zwar zwischen einer Gruppe von Genen, die Enzyme zur Verarbeitung der Galaktose codieren, und dem Biotin-Gen. Der λ-Phage kann nur dann transduzierend wirken, wenn er vorher als Prophage eingebaut war. Er nimmt dann stets gewisse ihm benachbarte Teile der gal- oder bio-Region seines Wirtes mit und baut sie in das Genom des Empfängers ein, das dann zeitweilig für diese genischen Einheiten sozusagen heterozygot sein kann.

Die dritte Möglichkeit für den Austausch von genischem Material bei Bakterien ist die für einige Arten nachgewiesene und bei Bacterium coli eingehender untersuchte Konjugation[33]. Dieser Vorgang entspricht in seiner evolutiven Bedeutung etwa der Sexualität kernhaltiger Organismen, wenn er auch ganz anders verläuft. Die Übertragung von genischem Material erfolgt stets nur asymme-

---

[33] Jacob und Wollman 1961.

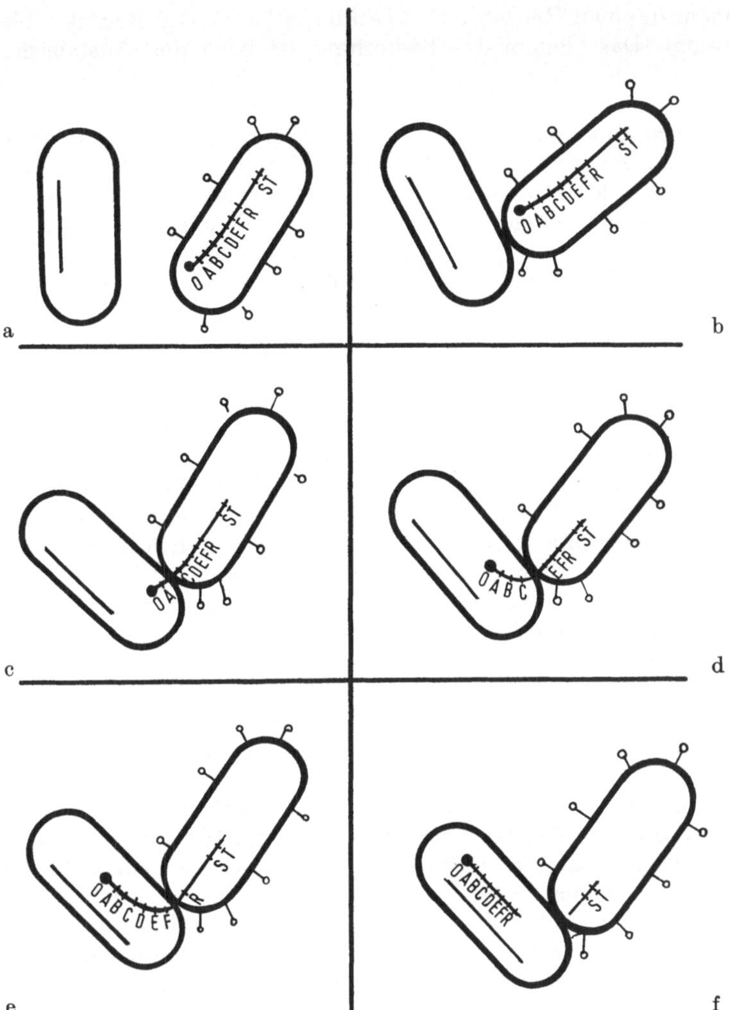

Abb. 9a—f. Schema der Konjugation bei Escherichia coli. Das Donor-Bacterium ist äußerlich durch angeheftete, abgetötete Viruspartikel markiert. a und b Beginn der Konjugation. c, d und e Übertragung der Replika des Genoms 5, 10 und 20 min nach Beginn der Konjugation. f Unterbrechung der Konjugation 40 min nach deren Beginn. (Nach WOLLMAN und JACOB 1956)

trisch, von einem donor- zu einem receptor-Stamm. Elektronenmikroskopisch konnte eine feine Plasmabrücke zwischen den Konjuganten festgestellt werden, durch die offenbar Abschnitte der DNA übertragen werden. F^--Stämme sind Receptoren. F^+-Stämme enthalten einen plasmatischen Faktor, offenbar ein kurzes Stück von DNA, der durch Zellkontakt in F^--Stämme übertragen werden kann, wodurch diese zu F^+-Stämmen werden. Dieser Faktor kann aber auch verlorengehen, wodurch aus F^+-Stämmen wieder F^--Stämme werden. Mit einer bestimmten geringen Frequenz wird dieser Faktor in das Genom eingebaut und dadurch geht die Zelle in den Zustand eines Hfr (high-frequency recombination)-Stammes über. Ein Hfr-Stamm ist ein Donor, der Teile des Genoms oder das ganze Genom in einen Receptor F^- überführen kann. Der Receptor bleibt dabei ein F^--Stamm. Das Genom des Bacteriums ist nach den Austauschwerten zu schließen kreisförmig in sich geschlossen. Diese Struktur konnte auch an dem aus der Zelle isolierten, ca. 1 mm langen Makromolekül der DNA von E. coli elektronenmikroskopisch nachgewiesen werden. Man nimmt an, daß der F^+-Faktor ein genähnliches Partikel ist und hat dieses Episom genannt. Ein Episom kann beim Übergang in den Hfr-Zustand an verschiedenen Stellen in das kreisförmige Genom des Bacteriums eingebaut werden (verschiedene Hfr-Stämme). Es bewirkt von dieser Stelle aus eine Replikation der DNA und überträgt in der Konjugation ein mehr oder weniger langes Stück der Replica in den Receptor, in dem es den replizierten Teil sozusagen vor sich herschiebt. Dies kann in der einen oder anderen Richtung des kreisförmigen Genoms erfolgen (Abb. 9). Der Umfang des übertragenen Stücks hängt von der Dauer der Konjugation ab, die man durch äußere Eingriffe beliebig unterbrechen kann. Zur Übertragung des ganzen Genoms ist eine ungestörte Konjugation von ca. 100 Minuten notwendig. Nach der Übertragung eines mehr oder weniger langen Stücks der DNA ist der Empfänger für die betreffende Genfrequenz vorübergehend „diploid". Nach dem Eintritt der in ihrer Frequenz von der linearen Distanz abhängigen Austauschvorgänge wird der Zustand bald wieder zum „haploiden" Zustand eines kreisförmigen DNA-Genoms rückreguliert. Das Episom eines Hfr-Stammes kann auch den Verband des Bacteriumgenoms wieder verlassen und in das Plasma übergehen, wodurch die Zelle ihre Donor-Eigenschaft einbüßt. Dabei wird oft ein der früheren Insertionsstelle des Episoms benachbartes Stück des Bacteriumgenoms mitgeführt. Erfolgt später eine neuerliche Eingliederung des Episoms in das Genom, dann geschieht dies stets an der homologen Stelle, so daß die so übertragene Genregion vorübergehend „diploid" wird. Alle diese Vorgänge haben gewisse Parallelen zur Transduktion, etwa durch den λ-Phagen.

Auf Grund der im vorstehenden kurz geschilderten Vorgänge hat sich eine Reihe von experimentellen Möglichkeiten ergeben, die durch die Ausbildung besonderer Techniken zu einer weitgehenden Analyse der Feinstruktur und Wirkungsweise des Genoms, insbesonders von Escherichia coli geführt haben. Die zahlreichen, spontan aufgetretenen oder induzierten Mutanten betreffen den Stoffwechsel des Bacteriums, etwa seine Fähigkeit, bestimmte Aminosäuren aufzubauen oder bestimmte Zucker als Energiequelle zu verwenden, oder die Resistenz gegen Streptomycin oder andere Gifte oder die Resistenz gegen verschiedene Phagen, endlich auch morphologische Merkmale. Das Molekulargewicht der DNA von E. coli ist etwa $3 \cdot 10^9$ und die Zahl der Nucleotidpaare etwa 10^7. Die Zahl der Gene könnte größer sein als 100000, wovon einige tausend bekannt geworden sind. Für die Theorie der Struktur des Gens und seiner Wirkungsweise, für das Problem der Mutation und Rückmutation und für die Frage des hierarchischen Aufbaus des genischen Systems konnten viele wohlbegründete Modellvorstellungen entwickelt werden, von denen nur die wichtigsten hier kurz besprochen werden sollen.

Aus der Arbeit mit dem Enzym Tryptophansynthetase aus E. coli konnten u.a. neue Aspekte für das Problem Mutation — Rückmutation und für die Frage der kleinsten Rekombinationseinheit gewonnen werden. Das Enzym besteht aus den zwei Proteinen A und B[3], deren Bildung von zwei benachbarten Genen bestimmt wird. Zwei Defektmutanten im Gen A zeigten an einer bestimmten Stelle der Polypeptidkette A des Enzyms je eine Aminosäure falsch eingesetzt. Von 6 spontanen Rückmutationen dieser Defektmutanten zeigten 3 an der kritischen Stelle wieder die richtige Aminosäure, 3 andere aber je eine andere Aminosäure. Bei zwei von diesen scheinbaren Rückmutationen war die Enzymaktivität in vollem Umfang, bei der dritten war sie nur teilweise wieder hergestellt. Dieses Beispiel zeigt, daß Änderung der Basensequenz im gleichen Codon zwar zum Einsatz von falschen Aminosäuren führt, dies aber unter Umständen ein funktionstüchtiges Enzym liefern kann und daher phänotypisch als echte Rückmutation erscheint. Mittels der Transduktion konnten mit der geringen Frequenz von 0,0005% zwischen je zwei Defektmutanten Rekombinationen erzielt werden, die volle Enzymaktivität zeigten. Die Prüfung der Aminosäuren an der kritischen Stelle zeigte, daß zwischen den Nucleotiden innerhalb des gleichen Codons Austausch stattgefunden haben muß. So ist das einzelne Nucleotidpaar nicht nur die kleinste Mutationseinheit, sondern — wenigstens in gewissen Fällen — auch die kleinste Rekombinationseinheit.

Tiefere Einblicke ergaben sich auch für die Problematik der Wechselwirkungen zwischen verschiedenen Genen und insbesonders für die Wirkungsmöglichkeiten von „Suppressor"-Mutationen (s. S. 14), die richtiger kompensierende Mutationen genannt werden sollten. Die Wechselwirkung zwischen einer Defekt- und einer kompensierenden Mutation kann sich vielfach auf einem sekundären Niveau abspielen, wenn etwa das eine Gen für die Bildung eines Enzyms und das andere für die Bildung eines passenden Koenzyms verantwortlich ist. Eine solche Wechselwirkung kann aber auch im Bereich der primären Genwirkungen selbst liegen. In einer Mutante des coli-Stammes K12, die in den Leistungen des Galaktose-Gens und des Histidin-Gens defekt ist, trat eine Mutation auf, die beide Defekte kompensierte, außerdem aber auch einige Defektmutanten des λ-Phagen kompensieren konnte. Man kann solche Fälle mit der Annahme erklären, daß die Defektmutanten auf dem gleichen Fehler in einem Codon beruhen und daß die Kompensation durch eine entsprechende mutative Änderung in einem für die Bildung einer tRNA verantwortlichen Gen bewirkt wird. Andere Fälle von multipler Kompensation können durch die Annahme interpretiert werden, daß den verschiedenen Defektmutanten das gleiche „Nichtsinn-Codon" zugrunde liegt, das durch die kompensierende Mutation einen Sinn erhält. In bestimmten Fällen beruht die Wirkungsweise der Kompensation auf der Mutation von Genen, die Teile der nun zu besprechenden Regelsysteme sind.

Der größte Erfolg der Molekulargenetik besteht wohl in der Aufdeckung von Systemen, in denen Gene zu einer gemeinsamen Funktion vom Charakter eines Regelkreisprozesses mit Rückkoppelung zusammengefaßt sind. Die schwierigsten Probleme der Biologie, die Regulation von Funktionen innerhalb der lebenden Zelle und die Differenzierung von Zellen zu besonderen Gestalten und Leistungen, werden damit einer Klärung auf genetischer Ebene zugänglich. Die Zelle enthält nicht immer alle für die betreffende Art charakteristischen Enzyme. Dafür wäre in der Zelle nicht einmal Platz genug. Dem im Lebendigen allgemein vorherrschenden Prinzip der Ökonomie folgend enthalten Bakterien und Hefen nur eine Anzahl von Enzymen, die konstitutiven Enzyme, die stets gebraucht werden, etwa die für die Energiegewinnung aus Glucose. Andere werden nur bei Bedarf gebildet. In Zellen, die zu einer besonderen Funktion differenziert sind, kommen Enzyme oder Proteine vor, die in anderen Zellen des gleichen Organismus nicht vorhanden sind, in diesen Zellen aber mit ihrer besonderen Funktion zusammenhängen, etwa die Verdauungsenzyme oder das Hämoglobin. Der zeitliche Einsatz spezieller Genwirkungen während der Entwicklung und Differenzierung ist schon der klassischen Genetik bekannt (s. Abschnitt B). Er kann am Riesenchromosom der Dipterenlarven sogar lichtmikroskopisch in dem während der Larvenentwicklung nach einer bestimmten Regel auftretenden Muster von „puffs" bzw. durch deren experimentelle Auslösung nachgewiesen werden (Beermann in Bd. II/2 dieses Handbuchs). Diese „puffs" sind nichts anderes als die Anhäufung von

Syntheseprodukten an den zu Aktivität erwachten Genorten. Durch die Arbeit mit Mikroorganismen ließ sich eine Reihe von genischen Systemen auffinden, die den Anforderungen von Regelkreismechanismen entsprechen.

Als Beispiel sei der gal-Komplex von E. coli besprochen[34]. Die drei zur Verarbeitung von Galaktose als Energiequelle notwendigen Enzyme gehören nicht zu den konstitutiven Enzymen. Sie werden nur gebildet, wenn statt Glucose Galaktose als Atmungssubstrat angeboten wird. Die drei für die Codierung dieser Enzyme verantwortlichen Gene liegen im Genom eng benachbart. Solche Gruppen von eng benachbarten Genen, die die genetische Information für mehrere an einer Reaktionskette beteiligte Enzyme tragen, wurden bei Bakterien vielfach gefunden. Man nennt Gene, die für die richtige Struktur von Enzymen verantwortlich sind, Strukturgene. In vielen Fällen wurden Gene entdeckt, die am Beginn einer Kette von Strukturgenen liegen und die die Funktion nur dieser Gruppe von Genen beherrschen; man nennt sie den Operator und den Komplex der Strukturgene und ihres Operators ein Operon. Mutationen des Operators führen zu einer Blockade des ganzen Operons oder zu einem Verlust der Regulierbarkeit seiner Funktion. Der Operator wirkt nur dann auf seine Strukturgene, wenn er auch strukturell mit ihnen verbunden ist (Parallele zum Positionseffekt!). Ferner wurden Gene entdeckt, die keine bestimmte Lagebeziehung zu einem Operon haben, die aber die Funktion des Operators regulierend beherrschen, sie heißen Regulatorgene. Die in vielfachen experimentellen Befunden begründete Theorie ihrer Wirkung nimmt an, daß das Regulatorgen eine spezifische Substanz, den Repressor produziert, der den Operator und damit die Funktion des Operons „verschließen" kann. Bei Anwesenheit eines spezifischen Induktors, etwa im obigen Fall der Galaktose, wird der Repressor inaktiviert, so daß die Funktionen des Operons durch den Operator freigegeben werden. Die Wirkungsweise der Repressorsubstanzen ist etwa nach Art des Verhaltens von allosterischen Proteinen zu verstehen. Bei anabolischen Stoffwechselvorgängen, etwa der Synthese des Histidins, die von einem Operon mit 8 Strukturgenen durchgeführt wird, blockiert ein Überschuß des Endprodukts, hier das Histidin, die Funktion des Operons. Auch hier wirkt ein Regulatorgen mit, nur ist hier der Wirkungsmechanismus umgekehrt, so daß bei Anwesenheit des Endprodukts die Regulatorsubstanz aktiviert wird und durch den Operator die Funktion des Operons unterbindet. Mutationen des Regulatorgens können sich durch Verlust der Regulierbarkeit oder durch völligen Funktionsverlust des Operons manifestieren. Sie lassen sich durch die besonderen methodischen Möglichkeiten der Bakteriengenetik dadurch deutlich von Mutationen des Operators unterscheiden, daß der strukturelle Zusammenhang des Regulatorgens mit den Strukturgenen für seine Funktion nicht notwendig ist.

4. Das Operon-Regulator-Modell bei höheren Organismen

Im Vordergrund des Interesses steht die Frage, inwieweit sich das durch die Mikrobengenetik vielfach bewiesene Struktur- und Wirkungsschema von Operon-Operator-Regulator auch zur Deutung genetischer Befunde bei kernhaltigen und bei höheren Organismen heranziehen läßt. Bei Viren und Bakterien besteht das Genom zweifellos aus einem kontinuierlichen Makromolekül der DNA. Das Chromosom der kernhaltigen Organismen ist ein komplizierteres Gebilde. Die einzelne Chromatide tritt uns als die einfachste Form des in einem Chromosom zusammengefaßten Komplexes von genischer Information entgegen. Die Vermehrung von Chromatiden im Ruhekern durch Endomitose, etwa in den poly-

[34] Jacob und Monod 1961.

tänen Riesenchromosomen der Dipterenlarven, ist offenbar ein Anzeichen für eine erhöhte Beanspruchung solcher Zellen bei der Proteinproduktion. Der haploide, diploide oder polyploide Zustand sind wohldefinierte und scharf abgrenzbare Zustände, die sowohl für den ganzen Chromosomensatz wie für einzelne Chromosomen stufenweise mit einer entsprechenden quantitativen Steigerung der genischen Wirkungsmöglichkeiten einhergehen. Auch in der Chromatide muß wohl eine Doppelhelix der DNA Träger der genetischen Information sein. In der maximal gestreckten Chromatide sind nur die groben Spiralisierungen aufgehoben, die die starke Verkürzung und Verdickung des Mitosechromosoms bedingen. Wie schon lichtmikroskopische Befunde an den „puffs" der Riesenchromosomen und an den Lampenbürstenchromosomen der Oocyten von Amphibien und Vögeln zeigen, sind die sonst als „Körnchen" sichtbaren Chromomeren vielfach gefaltete, in Schleifen gelegte oder spiralisierte Teile eines Zentralfadens, den man als die Doppelhelix der DNA ansprechen kann. Auch die elektronenmikroskopisch sichtbare fibrilläre Struktur der Chromosomen widerspricht nicht der Annahme einer zwar vielfach spiralisierten, aber doch fortlaufend linearen Struktur, in der die Makromoleküle der DNA durch Anlagerung von Histonen und Globulinen verstärkt sind. Sowohl in ihrer Erbwirkung als auch im Austauschgeschehen erweist sich die Chromatide als eine Funktionseinheit mit linearer Struktur.

Es ergeben sich noch manche Schwierigkeiten für die Übertragung der bei Mikroben gewonnenen molekulargenetischen Einsichten auf höhere Organismen. Der Gehalt des haploiden Chromosomensatzes an DNA nimmt zwar durchschnittlich mit der Höhe der Organisation zu. Es wäre ja auch zu erwarten, daß ein kompliziert gebauter Organismus eine größere Zahl von verschiedenen Genen braucht. Dennoch wäre es verfehlt, aus der errechneten Gesamtlänge der chromosomalen DNA, unter Zugrundelegung der Codoneinheiten, extrapolierend auf die Gesamtzahl der Gene im Genom zu schließen. Man käme dabei für bestimmte Arten auf eine Genzahl von mehreren Millionen, was doch unwahrscheinlich ist. Hält man an der Gleichsetzung „ein Chromomer = ein Gen" der Drosophilagenetik fest, so würde es bei Drosophila nur ca. 5000 Gene geben, was wieder eine recht geringe Zahl ist. Wenn man bedenkt, daß beim Menschen schon über 1200 verschiedene Enzyme bekannt sind, außerdem eine große Anzahl verschiedener Strukturproteine, und daß evtl. eine größere Anzahl von Regulator- und Operatorgenen oder Kompensatorgenen theoretisch angenommen werden kann, ist eine Schätzung von 10000 Genen wohl nicht zu hoch gegriffen. Auch zeigen sich bei manchen Gruppen höherer Organismen, so besonders bei Amphibien, Fischen und vielen Blütenpflanzen zahlreiche Fälle, in denen der DNA-Gehalt, oft bei ganz nahe verwandten Arten, auf das 8fache oder 200fache erhöht ist, ohne daß eine Polyploidie vorliegt[35]. Auch der Vergleich zwischen verschiedenen Gruppen höherer Organismen ergibt Beispiele für dieses „c-Value-Paradox"[36], so z.B. wenn der DNA-Gehalt des Genoms bei einem Lurch ca. 30mal so hoch und bei einigen wirbellosen Tieren doppelt so groß ist als beim Menschen. In einem günstigen Fall[37] konnte an den polytänen Chromosomen des Bastards zwischen zwei Unterarten von Chironomus thummi, die sich in der DNA-Menge unterscheiden, gezeigt werden, daß dieser Unterschied keineswegs auf einer Vermehrung der Chromomeren — also der Gene — der einen Unterart beruht, sondern auf einer Mengenzunahme bestimmter Chromomeren, was sich in einer Verdickung der entsprechenden homologen Querscheiben des polytänen Chromosoms im Bastard zeigt.

---

[35] Rees und Jones 1972. [36] Thomas 1971. [37] Keyl 1965.

Wenn einzelne Querscheiben in den „puffs" der polytänen Chromosomen oder einzelne Schleifen der Lampenbürstenchromosomen einem Gen im Sinne eines Cistrons oder selbst einem Operon aus mehreren Cistren entsprechen sollen, dann sind diese bis 50 μ, ja manchmal bis zu 200 μ langen Abschnitte zur Speicherung einer solchen genetischen Information viel zu lang. Der DNA-Gehalt eines Chromomers ist durchschnittlich 50mal größer als zur Codierung eines Proteins von durchschnittlichem Komplikationsgrad nötig wäre. Da die Annahme von „Polynemie", d.h. der parallelen Anordnung einer größeren Zahl von gleichwertigen DNA-Doppelsträngen in der Chromatide aus verschiedenen Gründen abzulehnen ist, nimmt man an, daß sich im Chromomer die gleiche informative Einheit in Tandem-Anordnung öfter wiederholt, wobei aber nur eine Einheit als „master copy" bei der Replikation wirksam wird[36].

Auf biochemischem Weg, durch die Hybridisierung von RNA von bekannter Basenfrequenz mit der DNA, wurde für verschiedene Organismen nachgewiesen, daß sich bestimmte Basenfrequenzen in der DNA öfter wiederholen (Gen-Redundanz). Das Ausmaß dieser Redundanzen ist allerdings nicht geeignet, um in allen Fällen das „c-Value-Paradox" zu erklären. Es kann sich bei den hoch repetitiven Frequenzen[38] auch um Gene im Heterochromatin handeln, die alle die gleiche Aufgabe haben, etwa die Codierung bei der Synthese von RNA für den Stoffwechsel, oder daß sie eine Art von Vorratsmaterial für die Evolution darstellen. Es wurde auch der Versuch gemacht, die DNA nach ihren Funktionen in verschiedene Gruppen einzuteilen[39].

Es besteht wohl kein Zweifel daran, daß das oben kurz geschilderte biochemische Schema der Genwirkung, Speicherung der genetischen Information in der chromosomalen DNA, Übertragung der Information durch mRNA, gelenkte Proteinsynthese an den Ribosomen unter Vermittlung der tRNA auf Grund eines Triplet-Codes, auch für kernhaltige und höhere Organismen gilt. Dies beweist schon die Universalität des genetischen Code. Wenn man bei einer Mutante zeigen kann, daß in der Polypeptidkette eines Enzyms oder eines lebenswichtigen Proteins eine Aminosäure falsch eingesetzt ist und daß die Symptomatik der Mutante durch diese Änderung durchaus erklärlich ist, dann sind wir sicher berechtigt, eine Punktmutation innerhalb eines Codons eines Strukturgens als die Ursache der Entstehung dieser Mutante anzunehmen. Der Nachweis des Entfalls einer bestimmten Enzymaktivität bei einer Mutante läßt schon verschiedene Deutungen zu. Vielleicht läßt sich hier noch ein verändertes und daher unwirksames Genprodukt nachweisen und damit der Fall auf eine Mutation innerhalb eines Cistrons zurückführen. Das völlige Fehlen eines Enzyms und eines immunologisch verwandten Produktes ließe sich eher auf eine Mutation eines Operator- oder eines Regulatorgens zurückführen. Die Deutung durch eine Regulatormutation gewinnt an Wahrscheinlichkeit, wenn das zum Enzymverlust führende Allel Dominanz zeigt. Besonders naheliegend ist diese Deutung etwa in Fällen, in denen rezessive Strukturgenmutanten für die Bildung eines spezifischen Proteins bekannt sind und eine in einer anderen Koppelungsgruppe eingetretene Genmutation mit dominanter Wirkung den gleichen Defekt bewirkt wie eine rezessive Strukturgenmutation. Es wäre verlockend, den Zusammenhang der vielfach festgestellten „Modifikationsgene" mit den von ihnen modifizierten Genwirkungen nach dem Wirkungsschema von Regelmechanismen auf molekulargenetischer Ebene zu interpretieren. Man sollte jedoch mit solchen spekulativen Interpretationen zurückhaltend sein, solange nicht konkrete Anhaltspunkte für die Art der primären Genwirkung vorliegen. Das Zusammenwirken der Gene spielt sich ja vielfach erst

---

[36] Thomas 1971. [38] Flamm 1972. [39] Pelc 1972.

auf sekundärer Ebene durch Reaktionen zwischen den Genprodukten ab, wie dies etwa oben für das Wechselspiel zwischen innerzelligen und zwischenzelligen Genwirkungen bei einem Beispiel aus der Drosophilagenetik gezeigt wurde (S. 31). Besonders problematisch wird der Versuch einer Zurückführung auf molekulargenetische Zusammenhänge bei Mutanten, deren Abweichung von der Norm nur durch einen komplexen physiologischen oder morphologischen Befund definiert werden kann, ohne daß man analytisch bis zur primären Genwirkung vorzustoßen vermag. Es besteht wohl kein Zweifel daran, daß der zeitlich richtige Einsatz verschiedener Genwirkungen während der Entwicklung, wie er u. a. an der Wirkungsweise von Letalfaktoren demonstriert werden kann, durch die Kenntnis der Funktion von Regulatorgenen eine plausible Interpretation finden könnte. Man nimmt dementsprechend an, daß die Zahl und Vielfalt von Regulatorgenen bei höheren Organismen relativ groß sein muß. Auch für das schwierige Problem der endgültigen und irreversiblen Differenzierung der verschiedenen Zelltypen hat man hypothetisch Operon-Regulator-Schemata entwickelt, die es verständlich machen, daß in einseitig differenzierten Zellen ein Großteil der genetischen Information irreversibel blockiert bleibt. Man nimmt an, daß die Histone dabei die Rolle spielen, gewisse Abschnitte der DNA zu binden und dadurch zu inaktivieren. Die biochemischen Untersuchungen in dieser Richtung haben aber bisher keine überzeugenden Befunde geliefert.

Die bereits aus der klassischen Genetik sich ergebenden Hinweise auf eine hierarchische Struktur innerhalb des Genoms (S. 35) haben vielfach durch die Mikrobengenetik eine reiche Bestätigung und viele Möglichkeiten einer tieferen Klärung gefunden. Trotzdem wird es noch viel Arbeit erfordern, diese Möglichkeiten zu nutzen und die Kluft zu überbrücken, die angesichts der methodischen Schwierigkeiten heute noch zwischen der Mikrobengenetik und der Genetik höherer Organismen besteht.

E. Das genetische System als Grundlage der Evolutionsprozesse

Die Annahme von der einheitlichen Abstammung aller Lebewesen auf der Erde in Form eines sich in der Zeit entfaltenden Evolutionsgeschehens mit einer allmählichen Änderung von Arten, mit Ausgliederung neuer Arten in Form eines sich verästelnden Stammbaums, mit gelegentlichem Erlöschen von Arten und mit dem Auftreten höherer Organisationsformen auf der Grundlage von einfacheren Formen wurde auf Grund der Befunde der vergleichenden Morphologie und Physiologie, der Paläontologie, der Tier- und Pflanzengeographie und auf Grund der Erfahrungen der Züchter konzipiert. Sie hat in der bis heute fruchtbaren Theorie von der natürlichen Selektion den Versuch einer kausalen Deutung dieses Geschehens unternommen. Erst die moderne Vererbungsforschung hat das richtige Verständnis für die dabei anzunehmenden Kausalzusammenhänge ermöglicht.

1. Die potentielle genische Mannigfaltigkeit

Die Gesamtzahl der Gene im Genom hat man früher auf Grund kreuzungsanalytischer, strahlengenetischer und cytologischer Befunde auf 5000—10000 für *Drosophila* und auf 10000—40000 für höhere Tiere geschätzt. Angesichts der Entwicklung des Genbegriffs auf Grund der molekulargenetischen Einsichten und der oben (S. 47) genannten Schwierigkeiten ihrer Übertragung auf die genetischen Einheiten höherer Organismen ist die Schätzung der Genzahl bzw. der mutablen Orte im Genom, recht unsicher geworden. Eine Vermehrung der Genzahl im Laufe der Phylogenie, auch im Sinne einer Bereicherung ihrer regulatorischen Wechselbeziehungen, ist wohl so vorstellbar, daß durch Duplikationen entstandene Gene auf dem Wege der Mutation verändert und mit neuen Funktionen in das Erbgefüge eingebaut werden können. Diese Annahme wird nicht nur durch ältere genanalytische Befunde gestützt, sondern auch durch die neuesten Ergebnisse der vergleichenden Proteinchemie, wenn diese unter dem Aspekt der Evolution betrachtet werden[40]. Für die potentielle genische Mannigfaltigkeit einer Art sind die folgenden Werte von Bedeutung: 1. die Gesamtzahl der Gene im Genom, 2. die durchschnittliche spontane Mutationsrate der Gene (und deren Streuung) pro Generation, evtl. das Ausmaß mutagener Einflüsse der Außenwelt, 3. das Ausmaß der Rekombination von Allelen in sexuellen oder parasexuellen Prozessen. Bei kernhaltigen Organismen sind für das Ausmaß der Rekombination die Zahl der Chromosomen und die durchschnittlichen Austauschwerte bei beiden oder bei gewissen Arten nur in einem Geschlecht maßgeblich. Jede Tier- und Pflanzenart stellt, je nach der Größe dieser Werte, je nach der Häufigkeit der Einschaltung sexueller Fortpflanzungszyklen und je nach Lebensdauer der Generation, ein ganz charakteristisches genetisches System dar. Mutation und Rekombination führen dazu, daß immer wieder neue Kombinationen von Allelen und damit neue durch die Wechselwirkung dieser Allele erblich charakterisierte Phänotypen zur Bewährung im Leben gestellt werden und damit einer positiven oder negativen Selektion durch die herrschenden Umweltbedingungen ausgesetzt werden.

2. Populationsgenetik

Die Untersuchung der in der natürlichen Population einer Art verwirklichten genischen Mannigfaltigkeit und ihrer Dynamik unter dem Selektionsdruck der Bedingungen des Lebensraumes ist die Aufgabe der Populationsgenetik. Da diesem Thema ein eigenes Kapitel (Flatz) dieses Bandes gewidmet ist, sollen hier nur einige allgemeine Gesichtspunkte erwähnt werden. Alle Metazoen, die höher organisierten Protozoen und die Blütenpflanzen, verbringen ihr Leben in der diploiden Kernphase. Dies ermöglicht in weiten Grenzen Heterozygotie in rezessiven Allelen, die im homozygoten Zustand nachteilige Wirkungen haben oder sogar letal wirken. In natürlichen Populationen von Drosophilaarten erreicht allein die Frequenz von rezessiven Letalfaktoren im heterozygoten Zustand für einzelne Chromosomen Werte von 25—32%. Auf diese Weise wird eine große Mannigfaltigkeit von rezessiven Allelen in Vorrat gehalten („gene pool“), die unter bestimmten neuen Anpassungsbedingungen einen Selektionsvorteil gewinnen und damit in das Genom homozygot eingebaut werden könnten. Bei vielen Organismen, besonders bei höheren Pflanzen, besteht ein weiterer Vorteil des diploiden Zustandes in der Ermöglichung von Heterosis-Wirkungen. Von Heterosis spricht man dann, wenn die Heterozygotie in einem oder mehreren Allelpaaren einen Selektionsvorteil gegenüber der Homozygotie darstellt. Erfolgreiche Züchtungen von Kulturpflanzen beruhen auf der Nutzung dieses Vorteils. Bei vielen Drosophilaarten gibt es in der natürlichen Population ganze Systeme von Inversionen, die im heterozygoten Zustand einen Selektionsvorteil zeigen. Man nimmt an, daß die von ihnen umschlossenen Gensequenzen, durch die Inversionen gegen die Trennung durch Austauschvorgänge geschützt, im Sinne der Heterosis koadaptiert sind. Bei höheren Tieren scheint die Heterosis keine so große Rolle zu spielen, auch Inversionen fehlen als regelmäßige Erscheinungen.

Die Populationsgenetik hat einen umfangreichen mathematischen Apparat für die wahrscheinlichkeitstheoretische und die statistische Behandlung ihrer Probleme entwickelt[41]. Der Verlust oder die Vermehrung eines durch eine Mutation

---

[40] Ritter 1968. [41] Li 1955.

neu entstandenen Allels auf rein statistischem Weg („genetic drift") spielt bei kleinen Populationen oder bei verstärkter Inzucht eine große Rolle. Die relative Häufigkeit der Homozygoten und Heterozygoten bei gegebener Häufigkeit eines bestimmten Allels läßt sich ebenso berechnen, wie die Verschiebungen dieser Häufigkeit bei einem Selektionsvorteil oder einem Selektionsnachteil von bestimmter Größe für einen dieser Zustände. Als Homöostasis wird das Gleichgewicht zwischen den verschiedenen Allelkombinationen innerhalb des Genoms bezeichnet, das es einer Population ermöglicht, einen „Anpassungsgipfel" dadurch zu halten, daß sich auch nach Störungen das Gleichgewicht durch die natürliche Selektion wieder herstellt. In zahlreichen Modellversuchen mit künstlichen Populationen geeigneter Objekte konnte die Populationsgenetik das dynamische Geschehen der Änderung der genischen Mannigfaltigkeit durch Selektionsvorgänge experimentell beweisen. Durch die Analyse von Stichproben aus natürlichen Populationen konnte sie die Realität dieser Dynamik in der Natur und die typische genische Struktur von Populationen nachweisen. Oft fanden sich dabei Erscheinungen, die eine Artengruppe „in statu nascendi" zeigen. Geographisch bedingte Isolation oder genische Unterschiede sind die Ursache für den Zerfall einer Population in mehrere getrennte Fortpflanzungsgemeinschaften und damit der Weg der Artbildung. Trotz mancher Schwierigkeiten, die noch für ein vollständiges Verständnis des Ablaufs der Phylogenie bestehen, können wohl nur die Prozesse der Mutation und der Rekombination der Gene im Zusammenhang mit dem Selektionsdruck durch die jeweiligen ökologischen Beziehungen zur Umwelt zur kausalen Erklärung des Evolutionsgeschehens herangezogen werden[42].

3. Genetik und Phylogenie

Die großen Fortschritte der Biochemie und die grundsätzliche Aufklärung der Wirkungsweise der Gene bezeugen besonders eindrucksvoll die einheitliche Entstehung und Abstammung der Organismen. Wichtige biophysikalische Grundprozesse wie die Energiespeicherung und Energieabgabe durch die Übergänge ADP $\rightleftarrows$ ATP sind allen Organismen gemeinsam. Bei allen Organismen sind Nucleinsäuren die Träger der genetischen Information und der genetische Code scheint nahezu universell zu gelten. In anabolischen und katabolischen Stoffwechselvorgängen finden wir bei allen Organismen gewisse Enzyme von der gleichen oder von sehr ähnlicher chemischer Konstitution als Katalysatoren wirksam. Es ist sicher, daß dann auch die Strukturgene für die Bildung dieser Enzyme die gleichen sein müssen, so daß in weiten Grenzen ein gemeinsamer Genbesitz für die verschiedensten Organismen anzunehmen ist. Durch den Strukturvergleich analoger Enzyme, etwa des Cytochrom c, aus verschiedenen Organismen, konnte ein ganzer „molekularbiologischer Kalender der Evolution" aufgestellt werden, wobei die Zahl der Aminosäuresubstitutionen in den Polypeptidketten des Enzyms der phylogenetischen Distanz proportional ist und der Zahl der Mutationen entspricht, die während einer langen Evolutionsdauer erfolgreich in den betreffenden Teil des Genoms eingebaut worden sind[43]. Unzählige andere Mutationen, die während dieser langen Zeitdauer im gleichen Genbereich eingetreten sein müssen, sind durch die geringere Eignung ihrer Träger durch die negative Selektion ausgemerzt worden.

Die Genanalyse verwandter Arten, etwa der zahlreichen Arten der Gattung Drosophila, läßt stets eine ganze Reihe homologer Gene erkennen; Gene, die in ihrem mutierten Allel die gleiche Veränderung des Phänotypus bewirken. Oft

[42] Mayr 1967. [43] Margoliash 1963.

zeigen homologe Gene auch die gleiche Lage im Genom, so daß ganze Sequenzen von Genen den verwandten Arten gemeinsam zu sein scheinen. Mit der Phylogenie des Genoms geht auch die Phylogenie der chromosomalen Struktur vor sich. Auf dem Wege von Inversionen, Translokationen usw. kann es in der Phylogenie zur Fusion von Chromosomen oder zur Trennung von Chromosomen kommen. Für die verschiedenen Arten und Artengruppen der Gattung Drosophila und für manche andere Insektengruppen lassen sich diese Vorgänge durch den Vergleich der chromosomalen Struktur der Arten gut rekonstruieren[44].

F. Die Evolution der Mechanismen der Geschlechtsbestimmung

Die Sexualität ist eine allgemeine Erscheinung im ganzen Organismenreich, die es durch die ständige Umkombination in der Zusammensetzung des Erbgutes den Organismen ermöglicht, in Anpassung und Evolution erfolgreich zu sein. Bei den Mikroben spielen die parasexuellen Prozesse offenbar die gleiche Rolle. Diese Interpretation ist keine methodisch unzulässige teleologische Deutung, sondern beruht, wie auch die Deutung unzähliger anderer „zweckmäßiger“ oder „ökonomischer“ Einrichtungen im Lebendigen, auf der durch die Erfahrung bestätigten Annahme, daß nur Strukturen und Vorgänge von biologischem und evolutivem Erhaltungswert durch ihren Selektionserfolg die Aussicht haben, die stets gefährdete Existenz lebendiger Systeme zu gewährleisten. Obwohl für die Vermehrung der Individuenzahl und die Erhaltung der Art bei Mikroben und Protisten durch die Zellteilung, bei niederen Pflanzen durch asexuell erzeugte Sporen, bei höheren Pflanzen und bei einigen niederen Tieren durch vegetative Vermehrung genügend gesorgt wäre, finden wir auch bei diesen Organismen Sexualprozesse, die bei manchen von ihnen (z.B. Ciliaten) gar nicht mit einer Vermehrung der Individuenzahl verbunden sind. Erst bei den höher organisierten wirbellosen Tieren, bei den Wirbeltieren und bei einigen Blütenpflanzen ist die Vermehrung der Individuenzahl mit dem Sexualprozeß untrennbar verbunden. Wo die Sexualität ganz fehlt, wie bei einigen Flagellaten und einigen Blütenpflanzen, oder wo sie weitgehend durch Parthenogenese verdrängt ist, sind dies sichtlich sekundäre Erscheinungen.

1. Hermaphroditismus und Getrenntgeschlechtlichkeit

Bei Hermaphroditen ist die Entwicklung der Gonaden und der Genitalorgane ein Differenzierungsproblem wie jede andere Organentwicklung. Bei obligater Selbstbegattung eines Hermaphroditen wäre ein wesentlicher Vorteil der Sexualität, die Umkombination des Erbgutes, weitgehend eingeschränkt; die Folge wäre eine ständige extreme Inzucht. Wir finden diesen Vorgang daher nur bei einigen Entoparasiten, wo er ökologisch verständlich ist, und bei einigen abgeleiteten Typen von Blütenpflanzen. Bei den meisten Blütenpflanzen, die fast alle Hermaphroditen sind, findet man die verschiedensten Einrichtungen, die eine Selbstbestäubung erschweren und eine Fremdbestäubung erleichtern. Bei vielen tierischen Hermaphroditen, z.B. den Lungenschnecken oder den Ciliaten, herrscht obligate Wechselbegattung. Die Ausbildung von zwei getrennten Geschlechtern garantiert auf jeden Fall eine ständige Umkombination des Erbgutes und kann auch sonst zu Differenzierungen von biologischem Erhaltungswert führen. Bei einigen Würmern und einigen niederen Pflanzen ist die Geschlechtsbestimmung phänotypisch. In diesen Fällen entscheiden die Einflüsse der Umwelt während der Entwicklung darüber, ob ein Individuum sich als Weibchen oder als Männchen

[44] WHITE 1954.

differenziert. Sonst aber ist die Getrenntgeschlechtlichkeit in der Tierwelt und bei den getrenntgeschlechtlichen Pflanzen genotypisch, d.h. vom Erbgut bestimmt. Schon bei Pilzen finden wir genetische Systeme, nicht nur bipolare, sondern auch multipolare, die nur die Befruchtung zwischen Abkömmlingen verschiedener Klone zulassen. Für die Ausbildung der beiden, oft stark dimorphen Geschlechter im Tierreich haben sich verschiedene genische und chromosomale Mechanismen etabliert, die direkt oder indirekt die Erscheinung des Geschlechtsdimorphismus bewirken.

2. Mechanismen der genotypischen Geschlechtsbestimmung bei Wirbellosen

Bei vielen Ordnungen der Insekten ist die Geschlechtsbestimmung gut untersucht, während über andere wirbellose Tiere nur wenig bekannt ist. Die große Vielfalt der Geschlechtsbestimmungstypen bei den Insekten zeigt, daß die Evolution in der Ausgestaltung der genischen und chromosomalen Mechanismen verschiedene Wege eingeschlagen hat, ja z.T. zu stark abgeleiteten, komplizierten Typen geführt hat. Die Wirkungsweise der genotypischen Geschlechtsbestimmung scheint bei allen Insekten insofern einheitlich zu sein, daß durch sie nicht nur die Entwicklung der Gonaden der beiden Geschlechter bestimmt wird, sondern auch die Differenzierung der Genitalapparate und aller sekundären Geschlechtsmerkmale. Ihre Eigenart hängt unmittelbar vom Genom der sie bildenden Gewebe ab, ihre Differenzierung wird nicht von den Gonaden aus hormonal gesteuert. Daher sind bei vielen Insekten Halbseitenzwitter, sog. Gynandromorphe sowie Mosaikbildungen bekannt geworden, bei denen weibliche und männliche Anteile an dem Aufbau einer Chimäre beteiligt sind. In Fällen mit genischer Markierung konnte man beweisen, daß sie durch doppelte Befruchtung (bei Dipteren Eikern und Richtungskörperkern mit einem weibchen- und einem männchen-bestimmenden Spermium) oder durch numerische Chromosomenaberrationen bei der Furchung entstehen.

Man nimmt allgemein an, daß die Evolution der verschiedenen Typen von einem Chromosomensatz ausging, in dem alle Chromosomenpaare aus gleichwertigen Partnern bestanden, im heterogametischen Geschlecht aber Heterozygotie in einem Allelpaar herrschte, dessen dominantes Allel dieses Geschlecht, dessen rezessives Allel aber im homozygoten Zustand das homogametische Geschlecht bestimmte. Formalgenetisch ist diese Situation die einfachste Erklärung für die Entstehung der beiden Geschlechter in jeder Generation im Zahlenverhältnis 1:1. Als eine solche Ausgangssituation könnte man bei den Dipteren den Geschlechtsbestimmungsmodus der Phoriden (Buckelfliegen) ansehen, der wahrscheinlich auch für Chironomiden (Zuckmücken) gilt[45]. Hier wird das männliche Geschlecht durch eine endständig am Chromosom lokalisierbare Wirkungseinheit epistatisch bestimmt, die durch einen Translokationsvorgang ihren Sitz zwischen den drei nicht-homologen Chromosomen des haploiden Satzes wechseln kann. Je nach ihrem Sitz zeigt die eine der drei Koppelungsgruppen den partiell geschlechtsgebundenen Erbgang. Es gibt kein eigenes Geschlechtschromosomenpaar und keine X-chromosomale Vererbung. Wenn der Bestimmungsmechanismus auf ein bestimmtes Chromsomenpaar lokalisiert bleibt, führt dies offenbar meist dazu, daß die beiden Partner des Paares auch sonst genisch und strukturell ungleichwertig werden. Dann spricht man von einem Geschlechtschromosomen- oder Gonosomenpaar[46]. Auch dann geht die Geschlechtsbestimmung niemals allein von den in diesen Chromosomen lokalisierten Genen aus, sondern ist nur

[45] Mainx 1966. [46] Mittwoch 1967.

im Zusammenwirken mit der übrigen Gengesellschaft der Autosomen richtig zu verstehen.

In vielen verschiedenen Gruppen des Insektenreichs finden wir XY-Heterogametie des männlichen Geschlechts, nur bei den Lepidopteren (Schmetterlinge) und Trichopteren (Köcherfliegen) XY-Heterogametie des weiblichen Geschlechts. Das Y-Chromosom unterscheidet sich vom X-Chromosom dadurch, daß es in mehr oder weniger starkem Ausmaß die Gene des X-Chromosoms verloren hat und dementsprechend teilweise oder größtenteils heterochromatisch ist. Es unterscheidet sich dann auch in Größe und Gestalt während der Mitose und Meiose meist deutlich vom X-Chromosom. Wo noch ein dem X-Chromosom homologes Segment vorhanden ist, zeigen die dort lokalisierten Gene den partiell geschlechtsgebundenen Erbgang. Die im Y-Chromosom fehlenden Gene, im Extremfall alle Gene des X-Chromosoms zeigen den echten geschlechtsgebundenen, richtiger X-chromosomalen Erbgang (s. S. 24). Den XY-Typus findet man im Männchen bei vielen Dipteren, bei den Coleopteren (Käfer) und bei Orthopteren (Heuschrecken), oft mit starkem Dimorphismus zwischen X- und Y-Chromosom, während bei den Weibchen der Lepidopteren infolge der großen Zahl kleiner Chromosomen das Gonosomenpaar morphologisch nicht besonders auffällt. Bei Hemipteren (z.B. Wanzen) findet sich vielfach der XO-Typus, bei dem das genleere Y-Chromosom ganz verschwunden ist. Man kann diesen Zustand als das Endglied einer Evolutionsreihe mit zunehmender genischer Verarmung des Y-Chromosoms betrachten. In manchen Fällen scheint der XO-Typus allerdings durch Strukturänderungen sekundär wieder in den XY-Typus übergegangen zu sein. Die Frage der genischen Realisierung der Geschlechtsunterschiede beim XY-Typus des Männchens ist nur bei Drosophila experimentell genügend aufgeklärt. Das Y-Chromosom hat hier keine geschlechtsbestimmende Wirkung, seine Anwesenheit beim Männchen ist nur für die Ausbildung aktionsfähiger Spermien notwendig. XO-Tiere sind reine Männchen, aber steril, XXY-Tiere sind normale fruchtbare Weibchen. Wie eine Reihe von numerischen Aberrationen zeigte, kommt es auf das Verhältnis zwischen den Autosomensätzen und der Zahl der X-Chromosomen an. Triploide Weibchen mit zwei X-Chromosomen sind Intersexe, solche mit drei X-Chromosomen Weibchen. Durch Versuche mit Fragmenten des X-Chromosoms konnte man zeigen, daß die dabei maßgeblichen Faktoren einerseits über das X-Chromosom verteilt sind, andererseits über die langen Autosomen. Daß bestimmte Gene dabei eine entscheidende Rolle spielen müssen, zeigte die Mutante eines Gens im III-Chromosom, die eine völlige Umwandlung des Weibchens in ein steriles Männchen darstellt. Wohl auch in anderen Fällen von männlichen XY-Typen und sicher beim XO-Typus ist die Geschlechtsbestimmung ein Ergebnis des Zusammenwirkens zwischen vielen Genen im X-Chromosom und in den Autosomen. Ein ganz anderer Wirkungsmechanismus liegt dem XY-Typus der Weibchen bei den Schmetterlingen zugrunde. Beim Seidenspinner ist das Y-Chromosom epistatisch weiblich bestimmend, auch gegenüber einer größeren Zahl von X-Chromosomen, also etwa vergleichbar der Wirkungsweise des Y-Chromosoms bei den Männchen von Säugetieren. Das gleiche gilt für das Y-Chromosom der männlichen Pflanze von Melandrium (Silene) album (Lichtnelke). (Weitere Angaben s. Bacci 1965.) In allen Fällen, in denen das Y-Chromosom teilweise oder ganz genleer ist, ergibt sich das Problem der Dosiskompensation, da ja die X-chromosomalen Gene im homogametischen Chromosomensatz zweimal, im heterogametischen aber nur einmal vertreten sind (s. S. 25).

Phylogenetisch abgeleitet sind die merkwürdigen Geschlechtsbestimmungstypen mit multiplen X-Chromosomen, wie sie bei Dermapteren (Ohrwürmern) und Mantiden (Fangschrecken) (auch bei einer Ascaris-Art) vorkommen. Durch die Vermehrung der X-Chromosomen ist hier die Chromosomenzahl des homogametischen (weiblichen) Geschlechts oft erheblich größer als die des heterogametischen (männlichen). Durch die Annahme von Translokationen und zentrischen Fusionen in der Phylogenie läßt sich ihre Ableitung von verwandten Arten mit XY-Typus wahrscheinlich machen.

Eine Sonderstellung unter den Insekten nimmt die Geschlechtsbestimmung bei den meisten Hymenopteren (Bienen und Wespen) und einigen Homopteren (Blattläusen) ein. Während die diploiden Weibchen aus befruchteten Eiern hervorgehen, sind die Männchen, die nur aus unbefruchteten Eiern entstehen, haploid (Arrhenotokie). Ihre haploide Chromosomenzahl bleibt in der Keimbahn erhalten, wird aber im Soma meist auf die diploide Zahl aufreguliert. Die Frage, auf welche Weise die Haploidie das männliche und die Diploidie das weibliche Geschlecht determiniert, kann noch nicht eindeutig beantwortet werden. Die oben geschilderten genischen Wirkungsmöglichkeiten bei XY-Mechanismen können jedenfalls nicht zur Erklärung herangezogen werden. Nach neueren Versuchen mit der Schlupfwespe Habrobracon scheint es im Genom eine größere Zahl von Genen oder Gensequenzen in verschiedenen Chromosomen zu geben, die im hemizygoten Zustand das männliche Geschlecht, im heterozygoten Zustand das weibliche Geschlecht realisieren, während der homozygote Zustand unlebensfähige Kombinationen ergibt.

Außer bei den oben erwähnten Insektengruppen wurde Heterogametie im männlichen Geschlecht für andere Arthropoden, für Nematoden (Fadenwürmer), Mollusken (Weichtiere) und Echinodermen (Stachelhäuter) gefunden. Für den Krebs Gammarus und Asseln liegen ausgedehnte Untersuchungen vor, die ein polyfaktorielles Wirkungsschema der Geschlechtsbestimmung beweisen. Diese Beispiele stellen offenbar phylogenetisch ursprüngliche Typen dar, von denen aus die Evolution zu Typen mit heteromorphen Gonosomen erfolgt sein könnte.

3. Mechanismen der genotypischen Geschlechtsbestimmung bei Wirbeltieren

Die ausgedehnten cytologischen und genetischen Untersuchungen der letzten Jahre an verschiedenen Wirbeltieren zeigen deutlich, daß die Evolution der geschlechtsbestimmenden Mechanismen, von primitiveren Typen ausgehend, verschiedene Wege beschritten hat, die z.T. zu ähnlichen cytogenetischen Systemen geführt haben wie bei den Wirbellosen[47]. Zum Unterschied von den Insekten spielt bei den Vertebraten die hormonale Steuerung nicht nur für die Ausgestaltung sekundärer Geschlechtsmerkmale eine Rolle, sondern sie kann auch, besonders unter experimentell oder pathologisch abgewandelten Bedingungen, die Wirksamkeit des genischen Systems sekundär im Sinne einer Geschlechtsumwandlung überlagern.

Die ursprünglichsten Typen finden sich unter den Fischen. Einige Teleostier (Knochenfische) zeigen synchronen Hermaphroditismus, andere die protogyne oder protandrische Form. Hier gibt es noch keine genotypische Geschlechtsbestimmung. Die Mehrzahl der Fische aber ist genotypisch getrenntgeschlechtlich. Doch konnte man bei ihnen, ebenso wie bei den Amphibien und den meisten Reptilien, keine cytologisch heteromorphen Geschlechtschromosomen finden. Bei dem Cyprinodonten (Zahnkarpfen) Oryzias konnte mit Hilfe von partiell geschlechtsgebundenen Genmarken Heterogametie des männlichen Geschlechts nachgewiesen werden. Durch Kreuzung von durch Hormone in Weibchen verwandelten Männchen mit Normalmännchen konnten Männchen erzielt werden,

[47] Crew 1965, Ohno 1967.

die in dem das männliche Geschlecht determinierenden Chromosom homozygot waren. Daß diese Tiere lebensfähig und fruchtbar sind, ist ein Beweis dafür, daß die Partner des die Geschlechtsbestimmung vorwiegend bewirkenden Chromosomenpaars noch weitgehend gleichwertig im Genbestand sein müssen. Dies zeigt auch die Verbreitung der partiell geschlechtsgebundenen Vererbung mit Austausch innerhalb dieses Chromosomenpaars bei allen bisher untersuchten Fischen. Bei Xiphophorus maculatus gibt es Rassen mit Heterogametie des weiblichen und solche mit Heterogametie des männlichen Geschlechts. Kreuzungen zwischen solchen Rassen haben gezeigt, daß die geschlechtsbestimmenden Chromosomen der verschiedenen Rassen einander vollwertig substituieren können. Erbanalysen haben gezeigt, daß ein polyfaktorielles Schema der Geschlechtsbestimmung anzunehmen ist, bei Platypoecilus kann sogar ein autosomales System von Geschlechtsrealisatoren das gonosomale epistatisch überlagern. Bei Amphibien gelingt es durch hormonale Behandlung, durch verschiedene extreme Außenbedingungen und durch Transplantation vielfach, eine Geschlechtsumwandlung mit voller Fertilität zu erzielen. Durch entsprechende Kreuzungen mit solchen Tieren konnte man zeigen, daß bei Amblystoma und bei Xenopus das weibliche Geschlecht das heterogametische ist. Bei Rana scheint jedoch männliche Heterogametie vorzuliegen. Genetische Analysen fehlen hier noch. Die Situation bei niederen Vertebraten läßt sich dahingehend charakterisieren, daß die genotypische Geschlechtsbestimmung wohl durch Faktoren erfolgt, die in einem Gonosomenpaar des heterogametischen Geschlechts im heterozygoten Zustand vorliegen, die aber im Zusammenwirken mit autosomalen Genen arbeiten. Die Heterogametie ist noch nicht endgültig für eines der beiden Geschlechter entschieden. Das für die Geschlechtsbestimmung genisch ungleichwertige Chromosom des heterogametischen Geschlechts wird zwar in der Literatur allgemein das Y-Chromosom genannt, es ist aber noch weitgehend dem X-Chromosom homolog und daher auch cytologisch nicht heteromorph. Die Labilität des ganzen genischen Systems der Geschlechtsbestimmung zeigt sich noch vielfach in den Möglichkeiten einer völligen Geschlechtsumwandlung durch hormonale oder äußere Einflüsse.

Bei den Reptilien scheint allgemein das weibliche Geschlecht das heterogametische zu sein. Dies bestätigt ihre phylogenetische Beziehung zu den Vögeln, bei denen überall das weibliche Geschlecht heterogametisch ist und die deutlich heteromorphe Gonosomen besitzen. Bei Reptilien und Vögeln wird vielfach in der Literatur das Y-Chromosom als W-Chromosom und das X-Chromosom als Z-Chromosom bezeichnet. Wie eine Reihe von Untersuchungen zeigte, ist bei den höher differenzierten Familien der Crotaliden und Viperiden cytologisch ein deutlicher Unterschied zwischen dem größeren X-(Z)-Chromosom und dem kleineren Y-(W)-Chromosom festzustellen, der offenbar auf eine genische Verarmung dieses Chromosoms hinweist. Die phylogenetische Entstehung dieser Heteromorphie durch eine perizentrische Inversion konnte wahrscheinlich gemacht werden. Die genetischen Befunde an Reptilien sind noch unzureichend. Bei verschiedenen Vögeln liegen dagegen genügend Genanalysen vor, die übereinstimmend die Heterogametie des weiblichen Geschlechts beweisen und durch den typischen X-chromosomalen Erbgang mehrerer Gene zeigen, daß das Y-Chromosom ganz oder größtenteils genleer ist. Es ist auch auffallend klein und verhält sich heterochromatisch. Über die genische Wirkungsweise des X-Y-Mechanismus bei den Vögeln ist noch nichts bekannt. Die verwandtschaftlichen Beziehungen zwischen Reptilien und Vögeln kommen auch darin zum Ausdruck, daß bei beiden Gruppen der Chromosomensatz aus einer kleineren Anzahl von Chromosomen von normaler Größe (Makrochromosomen) und einer größeren

Anzahl sehr kleiner Chromosomen (Mikrochromosomen) besteht. Bei den Vögeln ist das viertgrößte oder fünftgrößte Paar das heteromorphe Gonosomenpaar und ebenso bei den höher differenzierten Schlangen.

Die phylogenetische Ableitung der Wirbeltierklassen stellt nicht nur vergleichend anatomisch, sondern auch cytogenetisch eine schwierige Problematik dar. Ohno (1970) hat unter Verwertung neuerer Ergebnisse der biochemischen Genetik eine interessante Theorie der Evolution des Vertebraten-Genoms aufgestellt, durch die auch das (S. 47) erwähnte „c-value-paradox" geklärt werden könnte. Er nimmt an, daß die Phylogenie vielfach den Weg der Duplikation von Genen in tandem-Anordnung beschritten hat und erörtert die Möglichkeiten von evolutiven Vorteilen solcher Systeme. Unter den Fischen findet man große Unterschiede im DNA-Gehalt des Genoms, so z.B. bei zwei Arten der Ordnung Siluroidea das Verhältnis von 1:4. Ohno führt diese Unterschiede auf tandem-Duplikationen zurück, nur bei einigen Arten scheint es sich um echte Tetraploidie zu handeln. Ein Überschuß an Duplikationen müßte sich allerdings als ein Hindernis für weitere evolutive Möglichkeiten auswirken. Solche Sackgassen der Evolution sieht Ohno bei den Urodelen gegeben und besonders in dem isoliert dastehenden Fall des Lungenfisches Lepidosiren paradoxa, dessen DNA-Gehalt 35fach größer ist als der des Menschen. Unter den Anuren (Fröschen) findet man z.T. geringere DNA-Werte, aber auch Fälle von Polyploidie. Bei Eidechsen und Schlangen sind die DNA-Werte auffallend konstant und machen eine Ableitung des Genoms der Vögel denkbar. Die DNA-Werte von Krokodilen und Schildkröten sind höher und nähern sich den Werten von Säugetieren. Es ist auffallend, daß sich innerhalb der Säugetiere, von den Schnabeltieren und Beuteltieren bis zu den Placentalia und zum Menschen keine nennenswerten Unterschiede im DNA-Gehalt des Genoms mehr zeigen, unabhängig von der Chromosomenzahl. Das gleiche gilt innerhalb der Vögel, bei denen die durchschnittlichen DNA-Werte halb so groß sind als bei den Säugetieren. Eine richtige Polyploidisierung ist nach Etablierung eines X-Y-Mechanismus der Geschlechtsbestimmung nicht mehr denkbar ohne das System der Geschlechtsbestimmung zu zerstören. Nach dem Übergang in den triploiden oder tetraploiden Zustand müßte in der Meiose stets ein bestimmter Anteil von Gameten entstehen, die infolge der verschiedenen Verteilungsmöglichkeiten der Gonosomenpaare miteinander unlebensfähige oder im Gleichgewicht der Genwirkungen stark gestörte Kombinationen ergeben würden.

Bei den Säugetieren finden wir allgemein Heterogametie des männlichen Geschlechts. Bei den Monotremata (Schnabeltieren) erinnert die Zusammensetzung des Chromosomensatzes mit der großen Zahl von Mikrochromosomen noch an die Verhältnisse bei den Reptilien, heteromorphe Gonosomen sind noch nicht ausgebildet. Die Marsupialier (Beuteltiere) zeigen dagegen eine geringe Zahl von größeren, gut unterscheidbaren Chromosomen mit einem stark heteromorphen X-Y-Gonosomenpaar beim Männchen. Auch bei allen anderen Säugetieren ist der X-Y-Typus vorherrschend. Das X-Chromosom gehört stets zu den größeren oder mittelgroßen Chromosomen, während das Y-Chromosom fast stets klein bis sehr klein ist. Es verhält sich teilweise oder ganz heterochromatisch, während das X-Chromosom nur einen kleineren heterochromatischen Abschnitt zeigt. Der bei genetisch bearbeiteten Säugetieren in weitem Ausmaß festgestellte X-chromosomale Erbgang beweist, daß das Y-Chromosom weitgehend genleer ist. Cytologische Untersuchungen lassen es vermuten, daß bei einigen Säugern, z.B. Hamstern[48], ein kleinerer Abschnitt des X- und des Y-Chromosoms homolog sind, doch konnte eine diesem Tatbestand entsprechende partiell geschlechtsgebundene Vererbung

---

[48] Fredga und Santesson 1964.

noch nicht gefunden werden. Die teilweise Homologie X-Y bei Hamstern kann auch mit der Annahme gedeutet werden, daß sekundär in der Phylogenie dieser Nagergruppe eine Translokation zwischen dem X-Y-Paar und einem Autosomenpaar stattgefunden hat. Bei einigen Gruppen von Säugetieren kommen andere abgeleitete Typen von Gonosomen vor. Der XY_1Y_2-Typus, bei dem das Männchen um ein Chromosom mehr zeigt als das Weibchen, wurde bei zwei Marsupialiern, einem Insectivoren, einem Nagetier und einigen Fledermäusen gefunden. Bei einer Zwergmaus sind zwei X-Chromosomen vorhanden, bei Arten der Gattungen Microtus und Ellobius herrschen noch kompliziertere Verhältnisse. Alle diese Sonderfälle lassen sich durch die Annahme von Translokationen in der Phylogenie vom X-Y-Typus ableiten.

Die genische Bewirkung der Geschlechtsbestimmung bei den Säugetieren ließ sich vor allem durch die Beobachtungen von numerischen Aberrationen beim Menschen ermitteln. XXY-Individuen sind männlich, allerdings unfruchtbar (Klinefelter-Syndrom), ja auch XXXY- und XXXXY-Individuen zeigen den männlichen Phänotypus, wenn auch mit stärkeren Anomalien. XXY-Mäuse sind normal ausgebildete Männchen, aber steril. Auch bei der Katze wurden sterile XXY-Männchen gefunden, deren chromosomale Konstitution auch noch durch eine X-chromosomale Genmarkierung bewiesen worden ist. Bei der Maus sind XO-Tiere fertile Weibchen, beim Menschen entspricht der XO-Konstitution ein weiblicher Phänotypus mit primärer Gonadendysgenesie (Turner-Syndrom). Dies zeigt, daß offenbar bei allen Säugetieren das Y-Chromosom eine epistatisch das männliche Geschlecht bestimmende Wirkung hat, während das X-Chromosom keine besondere weiblich bestimmende Funktion ausübt. Die normale Geschlechtsbestimmung erfolgt offenbar durch das Gleichgewicht zwischen der Wirkung des Y-Chromosoms bzw. der zwei X-Chromosomen und den Genkomplexen der Autosomen. Die genische Bewirkung der Geschlechtsbestimmung bei Wirbeltieren erinnert daher an die Verhältnisse bei der Pflanze Melandrium bzw. bei Heterogametie des weiblichen Geschlechts an die Verhältnisse beim Seidenspinner.

4. Allgemeine Betrachtungen zur Phylogenie der Geschlechtsbestimmung

Eine vergleichende Betrachtung der Mechanismen der Geschlechtsbestimmung im Tierreich zeigt, daß bei allen höher differenzierten Gruppen sowohl der wirbellosen Tiere als auch der Wirbeltiere in vielen, voneinander unabhängigen Evolutionsreihen in dem jeweils heterogametischen Geschlecht der XY-Typus zur Ausbildung gekommen ist bzw. kompliziertere, von diesem abzuleitende Gonosomenverhältnisse. Das Y-Chromosom ist dabei für die X-chromosomalen Gene zunächst teilweise, dann ganz genleer geworden bzw. überhaupt verschwunden. Es kann einen geschlechtsbestimmenden Wirkungskomplex behalten haben, wie bei den Säugetieren und den Schmetterlingen, oder auch diesen eingebüßt haben, wie bei Drosophila und beim XO-Typus. Für diesen Befund gibt es bisher keine befriedigende Erklärung. Ein zuverlässig arbeitendes geschlechtsbestimmendes System hat wohl die Aufgabe, während der Ontogenie wiederholt und im richtigen Zeitpunkt den Einsatz bestimmter Genwirkungen zu regulieren, um die Entwicklung folgerichtig im Sinn des morphologischen und funktionellen Dimorphismus der Geschlechter zu lenken. Vielleicht konnte diese Aufgabe in der Phylogenie nur auf diesem Wege erreicht werden, daß für ein Geschlecht ein Ungleichgewicht zwischen Gruppen von Regulatorgenen durch Stillegung und spätere Elimination solcher Gene in einem Partner eines damit zum Gonosomenpaar gewordenen Chromosomenpaares eingestellt wurde. Die Folge ist die Hemizygotie der X-chromosomalen Gene im heterogametischen Geschlecht und damit die neue Aufgabe, für diese Gene eine Dosiskompensation einzurichten. Wie diese Kompensation bei Drosophila zustande kommt, ist bereits auf S. 25 erwähnt. Beim Menschen und bei fast allen bisher untersuchten Säugetieren findet sich im Interphasekern des weiblichen Körpers eine charakteristisch gelegene heteropyknotische Masse, die als Barrsches Körperchen bezeichnet wird. Sie wird auch Sex-Chromatin[49] genannt und der Befund beim weiblichen Zellkern wird als „sexchromatinpositiv", das Fehlen des Barrschen Körperchens beim männlichen Kern als „sexchromatinnegativ" bezeichnet. Diese Bezeichnung ist insofern unkorrekt, als der Befund nur bei normalem Chromosomensatz als Beweis für das Geschlecht gewertet werden kann. Der Klinefelter XXY ist ein Mann und trotzdem sexchromatinpositiv, eine Frau mit Turner-Syndrom XO ist sexchromatinnegativ. Radiographische und andere Untersuchungen zeigten, daß das Barrsche Körperchen einem Teil oder der Hauptmasse des zweiten X-Chromosoms der Frau (oder des Klinefelter) entspricht. Die abnormalen Konstitutionen XXX und XXXX (Frauen mit mentalen und anderen Störungen) bzw. XXXY und XXXXY zeigen jeweils im Interphasekern soviel Barrsche Körperchen als der Zahl ihrer X-Chromosomen minus eins entspricht. Auf Grund dieser karyologischen Befunde wurde eine Theorie der Dosiskompensation bei Säugetieren konzipiert, die als Lyon-Hypothese[50] bekannt ist. Diese nimmt an, daß im weiblichen Körper in der frühen Embryogenese zufallsmäßig das eine oder andere der beiden X-Chromosomen der einzelnen Zellen inaktiviert und daher heteropyknotisch wird, so daß der Körper eine Chimäre aus zwei, im Falle der genischen Heterozygotie erbverschiedenen Zellinien wäre. Im Falle von zwischenzelligen Genwirkungen wäre diese Annahme mit den Befunden bei Heterozygotie vereinbar, im Falle von innerzelligen Genwirkungen wären Mosaikerscheinungen zu erwarten. Obwohl einige Befunde bei Mensch und Tier die Hypothese zu bestätigen schienen, sind neuerdings gegen sie schwerwiegende Bedenken von genetischer Seite erhoben worden[51]. Diese konnten z.T. entkräftet und weitere Befunde zugunsten der Theorie konnten beigebracht werden[52]. Daß es sich bei der Inaktivierung des einen X-Chromosoms um eine Dosiskompensation im Sinne eines Gleichgewichts zwischen den Wirkungen der Autosomen und des X-Chromosoms handelt, zeigte ein Fall von Trisomie, bei dem in den meisten Zellen nur ein Barrsches Körperchen zu finden war, während offenbar zwei X-Chromosomen mit dem triploiden Autosomensatz im Gleichgewicht standen. Daß das eine und die weiteren überzähligen X-Chromosomen nicht völlig genisch inaktiviert werden, zeigt ja schon die in vieler Beziehung abnormale Konstitution der XXY-, XO-, XXX- und XXXY-Kombinationen. Bei Vögeln tritt im männlichen homogametischen Geschlecht kein Barrsches Körperchen im Interphasekern auf. Wie einige Fälle dominanter Mutanten von X-chromosomalen Genen zeigen, ist die Dosiskompensation auch nicht vollkommen. Im übrigen dürfte sie durch Kompensatorgene geregelt sein.

G. Vergleichende Genetik der Säugetiere

Die Stellung des Menschen innerhalb der Placentalia legt den Versuch einer vergleichenden Genetik dieses Tierkreises nahe. Die nähere systematische Verwandtschaft von Arten zeigt sich hier oft durch die gleiche oder eine sehr ähnliche Zahl und Form der Chromosomen, andererseits kommen manchmal auffallende Unterschiede in der Chromosomenzahl zwischen Arten vor, die man als nahe verwandt ansieht[53]. Außer den mutativen Änderungen im Genom muß es auch

[49] Moore 1966. [50] Lyon 1962. [51] Grüneberg 1967, 1968.
[52] Lyon 1968. [53] Hsu und Benirschke 1967.

manchmal aus bisher ungeklärten Ursachen zu einem stärkeren strukturellen Umbau des Genoms im Verlauf der Evolution gekommen sein. Unter den Nagetieren finden wir diploide Zahlen von 38—48, beim Chinesischen Hamster aber nur 22 und bei der Chinchillamaus 64. Bei den Raubtieren beträgt die diploide Zahl oft 36 oder 38, beim Hund aber 78. Unter den Unpaarhufern zeigt der Esel 63 und das Pferd 64 Chromosomen, ein Zebra aber nur 32. Die Chromosomenzahl des Schimpansen, des Gorilla und des Orang beträgt 48, die des Menschen 46, während der Gibbon 44 und der Siamang 50 Chromosomen zeigen.

Nur bei der Maus ist die genanalytische Bearbeitung soweit gediehen, daß eine ausführlichere theoretische Chromosomenkarte vorliegt. Die Zuschreibung der bisher ermittelten ca. 18 Koppelungsgruppen zu bestimmten einzelnen Chromosomen des haploiden Satzes von 20 ist jedoch nicht möglich, mit Ausnahme der kleinen Gruppe der X-chromosomal vererbten Gene. Unter den anderen Säugetieren liegen hauptsächlich für einige Nagetiere und für die Nutztiere des Menschen umfangreiche genanalytische Befunde vor, deren Ermittlung vielfach den Zwecken der praktischen Züchtung diente[54]. Trotz der durch die Schwierigkeiten der Arbeit mit höheren Tieren bedingten relativ geringen Zahl der Befunde lassen sich vielfach homologe Gene bei verschiedenen Säugern mit einiger Sicherheit feststellen. So gibt es bei Nagetieren zwei Gene, die im Zusammenwirken mit anderen Genen die Pigmentierung beeinflussen und die in Serien von multiplen Allelen bekannt geworden sind. Die sechs multiplen Allele des Gens C, die beim Kaninchen die verschiedene Ausprägung der „Chinchilla"-Färbung, den sog. „Himalaya"-Typus und den totalen Albinismus bedingen, sind mit der gleichen Wirkung auch beim Meerschweinchen und bei der Maus, z.T. auch bei der Ratte gefunden worden. Die eine bestimmte Verteilung der dunklen Pigmente in den Haaren bewirkenden Allele des „Agouti"-Gens haben bei der Maus, dem Kaninchen, der Ratte und dem Meerschweinchen die gleichen Wirkungen. Wahrscheinlich handelt es sich bei diesen Allelserien um Pseudoallele, sie könnten auch als zu je einem Operon zusammengefaßte Serien von Strukturgenen aufgefaßt werden. Die Parallelität der Wirkung der verschiedenen Allele bei verwandten Tieren berechtigt wohl zur Homologisierung dieser Gene. Totaler Albinismus ist bei zahlreichen anderen Säugetieren und auch bei Vögeln bekannt geworden, doch wäre es hier und in vielen anderen Fällen bedenklich, aus dem gleichen Erscheinungsbild auf die Homologie der Gene zu schließen, wenn die Art der Erbwirkung nicht enzymologisch und biochemisch genügend aufgeklärt ist. Zahlreiche Erfahrungen der Genanalyse haben ja gezeigt, daß das gleiche Erscheinungsbild durch die Mutation verschiedener Gene bewirkt sein kann. In der vergleichenden Genetik so günstiger Objekte, wie etwa der Drosophilaarten, hilft die Lokalisierung von Genen in homologen Chromosomenabschnitten neben dem Vergleich ihrer Wirkung zu einer Homologisierung der Gene. Diese Möglichkeit fehlt in der Regel bei höheren Tieren. Ohno (1967) hat darauf hingewiesen, daß das X-Chromosom der Säugetiere (und das entsprechende Chromosom der Vögel) ein strukturell konservatives Element im Chromosomensatz darstellen müßte. Während in der Phylogenie unter den Autosomen Umlagerungen durch Translokationen und zentrische Fusionen wiederholt stattgefunden haben müssen, sind solche Vorgänge mit dem X-Chromosom nicht ohne weiteres möglich, ohne den Geschlechtsbestimmungsmechanismus zu stören. Sie sind daher bei den Säugetieren offenbar auf die wenigen Fälle von abgeleiteten Geschlechtsbestimmungstypen beschränkt. Das X-Chromosom der meisten Säugetiere zeigt auch tatsächlich die gleiche Größe unabhängig von der Zahl und verschiedenen Größe der Autosomen.

---

[54] Castle 1940.

Es wäre daher zu erwarten, daß beim Vergleich von X-chromosomal vererbten Genen Homologien am sichersten aufzufinden wären. Dies ist vor allem der Fall bei dem gut untersuchten Phänomen des X-chromosomal vererbten Glucose-6-Phosphat-Dehydrogenase-Mangels. Das Strukturgen für die wichtigste Komponente dieses Enzyms liegt nicht nur beim Menschen im X-Chromosom, sondern auch beim Pferd, beim Esel und bei zwei Arten von Wildhasen. Auch die Strukturgene, deren mutierte Allele das Erscheinungsbild der Hämophilie A und B bedingen, sind nicht nur beim Menschen, sondern auch beim Hund und wahrscheinlich beim Pferd für das X-Chromosom bezeichnend.

Die Annahme einer Homologie gewinnt an Sicherheit, wenn für die zu vergleichenden Gene die primäre Genwirkung durch entsprechende biochemische und enzymologische Untersuchungen wahrscheinlich gemacht werden kann. Hier ergeben sich viele Möglichkeiten eines Vergleichs zwischen verschiedenen Wirbeltieren[55]. Der für den Menschen bekannte genische Polymorphismus der Transferrine wurde für eine große Anzahl von Säugetieren der verschiedensten Ordnungen festgestellt, ebenso genisch bedingte Verschiedenheiten in der Ausbildung des Hämoglobins. Die serologische Forschung lieferte zahlreiche Anhaltspunkte für das Vorhandensein gleicher oder sehr ähnlicher Proteine bei verwandten Tierarten und damit auch für das Vorliegen gleicher Strukturgene im Genom[56]. Das in raschem Fortschritt begriffene Gebiet der Proteinchemie gestattet es schon jetzt, für viele Enzyme, Globine und Hormone durch den Vergleich ihrer Struktur bei verschiedenen Arten den phylogenetischen Zusammenhang der genischen Grundlagen ihrer Bildung aufzuweisen[57].

Der naheliegende Gedanke, aus einer vergleichenden Erbpathologie der Säugetiere neue Anhaltspunkte für die Beurteilung von Problemen der Erbpathologie des Menschen zu gewinnen, ist leider noch wenig genutzt worden. Hier sei nur an die Auffindung der Pelger-Anomalie der menschlichen Leukocyten auch beim Kaninchen durch NACHTSHEIM (1950) erinnert. Während beim Menschen nur heterozygote Träger dieser gar nicht so seltenen Anomalie bekannt waren, sind die Homozygoten beim Kaninchen als kaum lebensfähige, mit schweren Mißbildungen belastete Tiere nachgewiesen worden. Später wurden auch Pelger-Homozygote beim Menschen gefunden, die aber keine deutlichen pathologischen Erscheinungen zeigten. Für die Möglichkeiten erbpathologischer Vergleiche sei auf die tierärztliche Literatur hingewiesen[58].

H. Extrachromosomale Vererbung

Die neueste Entwicklung der genetischen Forschung hat es klar erwiesen, daß und warum die chromosomalen Strukturen des Zellkerns bei kernhaltigen Organismen oder ihre Äquivalente bei den Mikroben eine beherrschende Rolle als Steuerungszentrum für alle Vorgänge der Entwicklung und des Lebens spielen. Das Plasma und seine Organellen dürfen deshalb nicht als eine strukturlose Masse aufgefaßt werden, es ist schon durch die Wirkungsweise des Genoms art- und funktionspezifisch geprägt. Darüber hinaus wurden bei verschiedenen Organismen Erscheinungen beobachtet, die einer Vererbung durch das Plasma oder seine Bestandteile gleichkommen. Diese folgen nicht den Mendelschen Regeln, sie zeigen bei Organismen, bei denen Plasma hauptsächlich oder ausschließlich durch das Ei von Generation zu Generation übertragen wird, einen matroklinen Erbgang, oder sie zeigen besondere Verteilungs- oder Spaltungsmuster in den Folgegenerationen. Man hat für die Gesamtheit solcher erblicher Anlagen den nicht

---

[55] LUSH 1966. [56] MOURANT 1954, BUSCHMANN und SCHMID 1968.
[57] ECK und DAYHOFF 1966. [58] KOCH, FISCHER und SCHUMANN 1957.

scharf abzugrenzenden Begriff Plasmon geprägt, besser ist die Bezeichnung extrachromosomale Vererbung[59]. Eine genetische Kontinuität ist in erster Linie für solche Organellen der Zelle zu erwarten, die auch eine somatische Kontinuität zeigen, d.h. die nur durch Teilung aus ihresgleichen hervorgehen, nicht aber im Plasma neu gebildet werden können (autonome Zellorganellen). Die Art der Reduplikation ist noch nicht für alle Organellen und Feinstrukturelemente der Zelle genügend geklärt, um hier eine scharfe Grenze ziehen zu können[60].

Zu den autonomen Zellorganellen gehören vor allem die Plastiden der Pflanzenzelle. Diese meist als Chloroplasten ausgebildeten, sehr kompliziert gebauten Organellen sind in ihrer Ausbildung und Funktion natürlich auch von chromosomalen Genen abhängig, wie zahlreiche Mutanten solcher Gene zeigen. Es ist aber auch eine große Zahl von Mutanten bekannt geworden, bei denen die Chloroplasten selbst in einem diskontinuierlich eingetretenen, einer Mutation zu vergleichenden Vorgang ihre Eigenart geändert und diese nun konstant beibehalten haben. Die Weitergabe solcher mutierter Chloroplasten ist ein besonderer, vom Genom unabhängiger Vorgang. Das gleiche gilt für die Mitochondrien, die bei Hefezellen und bei Neurospora ihre Funktion nicht nur unter der Wirkung von mutierten Genen, sondern auch autonom durch eine Art Mutation ändern können. Manche Untersuchungen sprechen dafür, daß Plastiden und Mitochondrien eine eigene DNA besitzen, die als Informationsquelle für die Synthese eines Teils der in ihnen spezifisch wirksamen Proteine dienen könnte[61]. Autonome Zellorganellen sind auch die oft komplizierten Bewegungsapparate und andere aus der Pelicula geformte Organellen von Infusorien, bei denen mutative strukturelle Abänderungen dieser Gebilde unabhängig vom Genom des Makro- und des Mikronucleus von Generation zu Generation weitergegeben werden können. Außer den der Cilienbildung zugrunde liegenden Basalkörperchen dürften auch die den Mitosevorgang vieler tierischer Zellen beherrschenden Centriolen autonome Zellorganellen sein. Mutative Änderungen der Centriolen könnten sich aber wohl nur als Letalfaktoren auswirken.

Eine besondere Gruppe von Erscheinungen ist dadurch charakterisiert, daß die extrachromosomal vererbte Eigenschaft durch bestimmte Partikel bedingt wird, die ähnlich wie Symbionten im Plasma des Trägers leben und sich vermehren können. Das klassische Beispiel ist das Killer-Merkmal von Paramaecium aurelia. Dieses ist bedingt durch Virus-artige Partikel mit eigener DNA, die plasmatisch und infektiös übertragbar sind, aber nur in Paramaecien-Stämmen von bestimmter kerngenetischer Konstitution vorkommen können. Ähnlich dürfte es sich mit der plasmatisch und durch Infektion übertragbaren CO_2-Empfindlichkeit bei Drosophilaarten verhalten. Ein weiterer Fall ist der „sex ratio"-Faktor bei Drosophila, für den eine Spirochäte als infektiöses Agens gefunden werden konnte. In gewisser Beziehung erinnern diese Beispiele an die Verhältnisse bei Bakteriophagen bzw. an die Rolle des Episoms von Bakterien. Auf diesem Grenzgebiet zwischen Vererbung, Virologie und Cytologie dürften noch manche interessante Entdeckungen zu erwarten sein, vielleicht auch mit Beziehungen zum Krebsproblem.

Bei höheren Pflanzen und bei Pilzen sind viele Fälle von matrokliner Vererbung nach Kreuzung zwischen verschiedenen Rassen oder Unterarten bekannt geworden, bei denen sich die plasmatische Erbwirkung nicht auf erfaßbare partikuläre Determinanten zurückführen läßt. Daß das normale Geschehen stets von dem Zusammenwirken zwischen dem Genom und dem artspezifisch geprägten Plasma abhängt, geht auch aus den Versuchen mit künstlicher Transplantation

---

[59] JINKS 1967. [60] SITTE 1966. [61] ROODYN und WILKIE 1968.

von Zellkernen in artfremdes Plasma hervor, die man vor allem mit Amöben und mit Amphibieneiern durchgeführt hat. Die Annahme von Regelkreismechanismen für die Aktivierung der in der chromosomalen DNA festgelegten Informationen setzt ja auch ein Zusammenwirken mit einem artspezifisch geprägten Plasma voraus. Bei höheren Tieren und beim Menschen sind bisher Erscheinungen einer plasmatischen Vererbung noch nicht mit Sicherheit festgestellt worden, so daß auf dieses komplexe Problemgebiet nicht weiter eingegangen werden soll.

J. Die prinzipiellen Möglichkeiten für im Erbgut begründete pathologische Erscheinungen

Wie im Bereich der klinischen Medizin, so ist auch im Aspekt der Genetik die Grenze zwischen dem normalen (oder physiologischen) und dem pathologischen nicht scharf zu ziehen. Diese Grenzziehung kann nur dem jeweiligen Fall angepaßt der praktischen Konvention überlassen bleiben. Wie bei allen Organismen besteht auch beim Menschen eine große erblich bedingte Mannigfaltigkeit sowohl in morphologischen, für Gesundheit und Lebensbewährung meist belanglosen Merkmalen als auch in physiologischen und biochemischen Eigentümlichkeiten. Wenn man die verschiedenen biochemischen Konstanten in ihrer Variation innerhalb der physiologischen Grenzen bei verschiedenen Menschen bestimmt, so finden sich kaum zwei Menschen mit völliger Übereinstimmung der Werte, mit Ausnahme von erbgleichen Zwillingspartnern. Daß die erblich bedingte Mannigfaltigkeit beim Menschen, verglichen mit manchen Tierarten, besonders groß erscheint, beruht wohl auf der biologischen Vorgeschichte der Menschheit, die die Rassenbildung stark begünstigte. Auch die teilweise Ausschaltung des negativen Selektionsdrucks durch die Entfaltung der menschlichen Zivilisation mag dabei eine Rolle spielen.

Für im Erbgut begründete pathologische Erscheinungen ergeben sich aus den Einsichten der allgemeinen Genetik theoretisch etwa die folgenden Möglichkeiten.

1. Eine Punktmutation in einem Strukturgen kann dazu führen, daß ein Enzym oder ein lebenswichtiges Protein falsch oder unzulänglich gebildet wird. Im heterozygoten Zustand wird hier oft die Funktion des einen Normalallels genügen, um die normale Funktion aufrechtzuerhalten oder das Krankheitsbild nur in schwacher Ausprägung erscheinen zu lassen. Eine biochemische Untersuchung kann dann evtl. zur Aufdeckung eines Enzymmangels beim Heterozygoten führen. Der homozygote Zustand des mutierten Allels wird das Krankheitsbild in voller Ausprägung zeigen, evtl. sogar zur Letalität in einem bestimmten Entwicklungsalter führen.

2. Eine Deletion innerhalb eines Cistrons kann zur Bildung eines ganz anderen Genprodukts führen, das an Stelle des normalen die Funktion stört. Die Folgen können ähnlich wie bei 1. sein, könnten sich aber auch in der Dominanz des mutierten Allels äußern.

3. Eine submikroskopische Deletion größeren Ausmaßes wird den Entfall der Wirkung des oder der betreffenden Strukturgene zur Folge haben. Ein quantitativer Enzymmangel beim Heterozygoten und ein totaler Enzymdefekt, evtl. mit letaler Wirkung beim Homozygoten wäre die Folge. Wenn das Genprodukt ein Strukturprotein ist, könnte sich die Deletion in einer zu einem bestimmten Zeitpunkt der Ontogenese einsetzenden Entwicklungsstörung, evtl. mit letalen Folgen, äußern.

4. Die Mutation eines Operators könnte durch die Blockade einer Reihe von Strukturgenen einen Defekt mehrerer Polypeptidketten eines Enzyms oder

mehrerer Enzyme mit verwandter Wirkung bedingen, evtl. auch durch den Mangel einer Blockade einen Überschuß der Enzymbildung. Obwohl einige erbpathologische Befunde beim höheren Tier und beim Menschen so interpretiert werden könnten, ist es noch nicht bewiesen, daß bei kernhaltigen Organismen Operatorgene wirklich vorkommen.

5. Die Annahme der Mutation von Regulatorgenen bei höheren Organismen ist bisher rein spekulativ. Es besteht kein Zweifel daran, daß der zeitlich richtige Einsatz und ebenso die zeitlich richtige Blockade von Genwirkungen während der Ontogenese der höheren Tiere eine große und entscheidende Rolle spielen. Es ist aber zweifelhaft, ob das aus der Mikrobengenetik gewonnene Regulator-Operator-Strukturgen-Modell für die Deutung solcher Befunde verwendet werden kann, oder ob hier nicht andere Mechanismen anzunehmen sind. Es ist auffallend, daß die zahlreichen, rezessiv oder dominant bedingten Syndrome, die mit Organ- oder Gewebsmißbildungen verbunden sind, fast niemals mit nachweisbaren Defekten jener Enzyme oder spezifischen Proteine verbunden sind, die später den Stoffwechsel regulieren. Sie betreffen vielmehr bestimmte Gewebskategorien oder gewisse Organsysteme gemeinsamer Abkunft, die von einem bestimmten Zeitpunkt der Organogenese an eine fehlerhafte Differenzierung einschlagen. Umgekehrt sind die typischen ,,biochemischen“ Syndrome fast niemals mit morphologischen Mißbildungen verbunden.

6. Die Duplikation eines Gens ist eine Möglichkeit, durch die einige Befunde an erbbedingten biochemischen Mutanten erklärt werden könnten.

7. Chromosomale Aberrationen größeren Umfangs, die lichtoptisch zu ermitteln sind.

a) Strukturelle Aberrationen. Defekte dieses Ausmaßes können die Ursache schwerer Mißbildungen mit früher Letalität sein. Translokationen können zur Trisomie bzw. Monosomie von Chromosomenarmen führen und dann einen Mendelschen Erbgang eines so bedingten Syndroms vortäuschen. Zentrische Fusionen zwischen Chromosomen könnten wieder andere Folgen haben.

b) Numerische Aberrationen, die einzelne Chromosomen betreffen. Monosomie von Autosomen ist bei höheren Tieren offenbar stets von letaler Wirkung. Auf die Trisomie von Autosomen oder auf numerische Aberrationen der Gonosomen gehen bestimmte Syndrome zurück. Bei all diesen Erscheinungen handelt es sich um schwere Störungen im Gleichgewicht der Genwirkungen, wobei wohl nicht nur an die quantitativ abgeänderte Wirkung von in den betreffenden Chromosomen gelegenen Genen mit regulatorischer Wirkung, sondern auch von Strukturgenen gedacht werden muß.

c) Polyploidie des ganzen Chromosomensatzes ist beim höheren Tier und beim Menschen offenbar stets von frühletaler Wirkung.

Die tatsächlichen Möglichkeiten zur Identifizierung eines Gens oder mehrerer Gene bzw. ihrer Allele, die einem erblich bedingten oder erblich mitbedingten pathologischen Syndrom zugrunde liegen, sind bei höheren Tieren und beim Menschen durch die verfügbaren Untersuchungsmethoden begrenzt. Sie werden, von Ausnahmen abgesehen, nicht die Sicherheit und Vollständigkeit der Aussagen gestatten, die bei so günstigen Versuchsobjekten wie Drosophila erreichbar sind, ganz zu schweigen von den Möglichkeiten, die sich bei Pilzen, Hefen oder Mikroben bieten. Die in der Erbpathologie des Menschen erreichbaren Aussagen werden andererseits den Besonderheiten des Objektes und dem praktischen Bedürfnis der Medizin besser Rechnung tragen als ein oberflächlicher Vergleich mit den bevorzugten Objekten der allgemeinen Genetik.

Der erste Schritt einer erbpathologischen Betrachtung wird der Versuch einer formalgenetischen Zuordnung eines pathologischen Syndroms zu einem oder mehreren Allelpaaren sein, die als die Ursache oder eine der Ursachen des pathologischen Geschehens anzunehmen sind. Der Weg dazu führt beim Tier über den kreuzungsanalytischen Versuch, beim Menschen über die hier verfügbaren Methoden (s. Kapitel FUHRMANN). Hier werden sich dann Schwierigkeiten ergeben, wenn ein Syndrom polyfaktoriell bedingt ist, wenn die Penetranz der beteiligten Erbfaktoren keine vollkommene ist und wenn der modifizierende Einfluß der Umwelt eine größere Rolle spielt. So wird bei manchen Syndromen, bei denen eine ursächliche Beteiligung des Erbgutes zweifellos gegeben erscheint, eine formalgenetische Zuordnung zu bestimmten Genen nicht möglich sein. In anderen Fällen wird es möglich sein, den dominanten oder rezessiven Erbgang eines krankheitsbedingenden Allels wahrscheinlich zu machen, oder auch die Rolle von Modifikationsgenen aufzuklären. In Fällen, in denen die Beziehung zu einem bestimmten Gen, also ein monomerer Erbgang, angenommen werden kann, kann eine unvollkommene Penetranz, eine ungleichmäßige oder eine geschlechtskontrollierte Manifestation den eindeutigen Beweis dieses Erbganges erschweren. In den zahlreichen Fällen, in denen sich ein klarer monomerer Erbgang beweisen läßt, bedeutet die formalgenetische Zuordnung noch nicht die eindeutige Identifizierung eines Gens. Es könnte ja verschiedene Gene geben, deren mutierte Allele den gleichen oder sehr ähnlichen Phänotyp bedingen. Andererseits könnten Krankheitsbilder ähnlicher Art von verschiedenen multiplen Allelen des gleichen Gens bedingt sein. Die Möglichkeiten der Identifizierung durch eine genaue Lokalisierung des Gens in der Chromosomenkarte sind aus methodischen Gründen beim höheren Tier und beim Menschen kaum verfügbar, mit Ausnahme der X-chromosomal vererbten Gene. Trotz dieser Schwierigkeiten hat die formalgenetische Analyse des Erbgutes auch beim Menschen beachtliche Erfolge in der Identifizierung von Genen und von multiplen Allelserien aufzuweisen.

Eine höhere Stufe der Identifizierung eines Gens kann auf dem Wege der Analyse seiner Wirkung erreicht werden. Je mehr die physiologische, biochemische und enzymologische Untersuchung von pathologischen Mutanten fortschreitet, desto sicherer kann ein Gen als eine bestimmte Wirkungseinheit charakterisiert werden. Hier ist die Humangenetik im Vorteil, da kaum ein höheres Lebewesen so gut biochemisch untersucht ist wie der Mensch (s. Kapitel GOEDDE). Das Ziel ist der Nachweis der primären Genwirkung, durch den nicht nur ein Gen eindeutig definiert erscheint, sondern auch die Art der mutativen Änderung seines Allels wahrscheinlich gemacht werden kann. Dieses Ziel ist allerdings nicht leicht zu erreichen, da infolge der vielfachen Vermaschung biochemischer Reaktionsketten die für eine Mutante ermittelten biochemischen oder physiologischen Besonderheiten nicht immer die primäre Genwirkung klar erkennen lassen. Die Fortschritte der Proteinchemie haben aber in vielen Fällen dieses Ziel wirklich erreicht oder sind ihm nahe gekommen. So wird in der Humangenetik die Identifizierung von Genen nicht von der Bestimmung des locus, vielfach auch nicht vom phänotypischen Gesamtbild sondern von der biochemischen Bestimmung der Genwirkung aus erfolgen. Die mit der Mißbildung oder Dysfunktion eines Organsystems einhergehenden Syndrome zeigen leider meist kein eindeutiges biochemisches Phän. Hier kann eine genaue entwicklungsgeschichtliche Analyse des pathologischen Geschehens zur Identifizierung des Gens beitragen.

K. Diskussion irrtümlich oder irreführend verwendeter genetischer Begriffe

Die Fachsprache der Genetik ist geschichtlich entstanden, ihre Termini sind nicht immer glücklich gewählt. So kommt es dazu, daß deren Verwendung selbst in der Fachliteratur nicht immer streng gewissenhaft und eindeutig gehandhabt wird. Um so mehr ist es zu verstehen, wenn mit dem Fach weniger Vertraute dazu verleitet werden, vererbungswissenschaftliche Begriffe in mißverständlicher oder irreführender Weise zu benützen. Medizinische, anthropologische und biologische Schriften und Diskussionen bieten dafür leider manche Beispiele.

Man pflegt im praktischen Sprachgebrauch zwischen „erblichen" und „nicht erblichen Eigenschaften" eines Organismus zu unterscheiden. Diese keineswegs korrekte Ausdrucksweise kann leicht zu Mißverständnissen führen. Was im Erbgut festgelegt ist, ist niemals die „Eigenschaft", sondern eine Reaktionsnorm. Innerhalb der durch diese Reaktionsnorm gezogenen Grenzen reagiert der Organismus während seiner Entwicklung und seines Lebens auf die jeweils gegebenen Umweltbedingungen mit der Entfaltung bestimmter Eigenschaften und Funktionen. *Jedes* Merkmal eines Individuums ist daher auf Grund der in ihm erblich festgelegten Reaktionsnorm *und* unter dem Einfluß der Umwelt zu verstehen. Es ist nur ein, allerdings nicht seltener Grenzfall, wenn diese Reaktionsnorm für die Entfaltung eines bestimmten Merkmals so enge Grenzen hat, daß unter allen mit dem Leben oder der Ausbildung des betreffenden Organs überhaupt vereinbaren Bedingungen das Merkmal in einer bestimmten Ausprägung erscheint. Unterschiede zwischen Individuen in solchen Merkmalen sind dann *stets* der Ausdruck einer Erbverschiedenheit. Der andere Grenzfall ist jener, in dem bei erwiesener Gleichheit des Erbguts innerhalb der hier weit gesteckten Grenzen der Reaktionsnorm die Verschiedenheit der Umwelt ausschließlich für die Unterschiede zwischen Individuen in einem Merkmal verantwortlich zu machen ist. Zwischen diesen Grenzfällen liegen die zahllosen Möglichkeiten der kombinierten Wirkung von Erbgut und Umwelt.

„Angeboren, kongenital" ist nicht dasselbe wie erbbedingt. Viele kongenitale Defekte sind durch äußere Noxen oder unkontrollierbare Entwicklungsstörungen bedingt und nicht erblich. Manche erbbedingte Anomalien sind bei Neugeborenen noch nicht feststellbar und daher nicht „angeboren". Der Ausdruck „Konstitution" bezeichnet in der Medizin die Summe aller angeborenen und evtl. durch modifizierende Umwelteinflüsse während der Entwicklung erworbenen Eigenschaften, die Summe aller Dispositionen, damit also auch eine dauernde besondere Reaktionsweise des Körpers oder seiner Organe. Dieser Begriff ist insofern weiter gefaßt als die Begriffe „Genotypus" und „Phänotypus" in der Genetik, als er die Frage der Erbbedingtheit zunächst ganz offen läßt, aber über das rein Deskriptive durch Betonung der spezifischen Reaktionsweise hinausgeht. In der Einschränkung „Erbkonstitution" wird er meist synonym mit „erbbedingter Reaktionsnorm" gebraucht, stellt dann also eine viel bestimmter gefaßte Behauptung vor. Eine strenge begriffliche Scheidung zwischen „angeborenen" und „ererbten" Eigenschaften wäre jedenfalls stets zu empfehlen. Es ist nicht richtig, wenn manchmal die Alternative „vom Erbgut gelenkt" *oder* „hormonal gesteuert" bzw. „von Organisatoren (Spemann) bewirkt" aufgestellt wird, als ob es sich hier um Gegensätze handeln würde. Die Begriffe der hormonalen Steuerung von Entwicklungsvorgängen oder Funktionen und die Vorstellungen von der durch Organisatorenwirkungen regulierten Embryogenese entstammen der physiologischen Betrachtungsweise und schließen daher die genetische Fragestellung zunächst aus. Reiche Experimentalerfahrungen der Genetik zeigen jedoch, daß natürlich auch für diese ganze Gruppe von Vorgängen das Erbgut die Reaktionsnorm bestimmt und auch für die verschiedenen Wechselwirkungen zwischen Organen und Geweben innerhalb des Organismus das Erbgut der Zellen die wesentliche Grundlage darstellt.

In oberflächlicher Weise spricht man oft von einem „Gen für irgendeine Anomalie", etwa von dem „Gen für Hämophilie". Hier ist das einmal durch

Mutation entstandene rezessive Allel eines bestimmten Gens des X-Chromosoms gemeint, das im homozygoten bzw. hemizygoten Zustand dem Erscheinungsbild der Hämophilie zugrunde liegt. Im Normalallel ist dieses gleiche Gen aber gerade für die normale Gerinnungsfähigkeit des Blutes verantwortlich, im Zusammenwirken mit anderen Genen. Die flüchtige Ausdrucksweise „Gen für Hämophilie" kann zu dem gar nicht so seltenen Irrtum verleiten, daß der Bluter ein Gen besitzt, das dem Gesunden fehlt, und daß nun etwa die Frage zu stellen ist, wie man ihn von diesem Gen befreien könnte. Es ist auch nicht richtig, in diesem oder ähnlichem Zusammenhang von einem „kranken Gen" zu sprechen oder von der Frage seiner „Heilung". Die Begriffe krank und gesund können nur auf den ganzen Organismus oder auf ein Organ bezogen werden, im gegebenen Fall etwa auch auf eine Zelle, jedenfalls auf ein lebendes System, nicht aber auf das Gen, eine informative Struktur im molekularen Bereich. Der Erbkranke ist Träger eines mutierten Allels, das nun eben anders wirkt als das Normalallel. Man kann dieses Allel nicht als krank, sondern nur als „krank machend" bezeichnen. Eine „Heilung" dieses Allels selbst wäre nur zu erwarten, wenn es in das Normalallel rückmutiert. Dies ist aber ein durchschnittlich ebenso seltener Vorgang wie die Mutation. Eine Rückmutation wäre nur mit der geringen Wahrscheinlichkeit von z.B. 10^{-5} unter den vom Erbkranken erzeugten Gameten zu erwarten. Unter 100000 möglichen Nachkommen des Erbkranken hätte einer die Chance, das Normalallel zu erhalten. Der Erbkranke selbst kann aber durch eine Rückmutation nicht gesund werden. Nach unserem heutigen Wissen ist es auch kaum zu erwarten, daß man je die Möglichkeit haben werde, Mutation oder Rückmutation eines bestimmten Gens bei einem vielzelligen Organismus zu bewirken oder zu befördern.

In einer anthropologischen Diskussion hörte der Verfasser die Frage: „Beruht der Kleinwuchs der Pygmäen auf einer Mutation oder auf Allelen?" Hinter der Paradoxie dieser Fragestellung verbirgt sich das gar nicht so seltene Mißverständnis, daß neue Erbrassen oder gar neue Arten einfach durch eine oder mehrere Mutationen entstehen. Wenn es zu einer Genmutation kommt, dann ist zunächst ein einziges Individuum der heterozygote Träger des mutierten Allels. Zu einer wesentlichen Vermehrung dieses Allels in der Population kann es aber nur durch lang anhaltende Selektionsvorgänge kommen, in kleinen Populationen mit hohem Inzuchtgrad evtl. auch durch den „genetic drift". Eine neue Erbrasse ist erst dann entstanden, wenn das neue Allel so vorherrschend geworden ist, daß es das äußere Bild der Rasse bestimmt. Im Falle der Pygmäen ist es wohl klar, daß der Unterschied zwischen diesem Volk und den umwohnenden Völkern in der durchschnittlichen Körpergröße nicht nur umweltbedingt ist. Wie bei allen quantitativen Merkmalen dürfte ihr Kleinwuchs polygen bedingt sein, d.h. sie unterscheiden sich wahrscheinlich in den Allelen mehrerer Gene von anderen Völkern mit hohem Wuchs. Eine experimentelle Erbanalyse wäre daher eine recht schwierige Aufgabe und die Frage der phylogenetischen Entstehung dieser Erbverschiedenheit ist problematisch.

Literatur

I. Empfehlenswerte Lehrbücher der allgemeinen Genetik

BRESCH, C.: Klassische und molekulare Genetik. 2. Aufl. Berlin-Heidelberg-New York: Springer 1970.

HERSKOWITZ, I. H.: Genetics. 2. ed. Boston: Little, Brown & Co. 1965.

PETIT, C., PRÉVOST, G.: Génétique et Évolution. Paris: Hermann 1967.

SERRA, J. A.: Modern Genetics. 3 Bde. London: Academic Press 1965—1968.

SINNOTT, E. W., DUNN, L. C., DOBZHANSKY, TH.: Principles of Genetics. 5. ed. New York: McGraw-Hill Book Comp. 1958.

Srb, A. M., Owen, R. D., Edgar, R. S.: General Genetics. 2. ed. San Francisco: Freeman & Co. 1965.
Swanson, C. P.: Cytologie und Cytogenetik. (Übers. aus d. Amerikanischen). Stuttgart: G. Fischer 1960.
Watson, J. D.: Molecular Biology of the Gene. New York: W. A. Benjamin Inc. 1965.

II. Im Text zitierte Monographien und Arbeiten

Bacci, G.: Sex Determination. Oxford: Pergamon Press Ltd. 1965.
Barthelmess, A.: Vererbungswissenschaft. In: „Orbis academicus". München: Karl Alber 1952.
Beermann, W.: Chromosomes and Genes. Results and problems in cell differentiation. **4**, 1—33. Berlin-Heidelberg-New York: Springer 1972.
Belling, J.: Crossing-over and gene re-arrangement in flowering plants. Genetics **18**, 388—413 (1933).
Benzer, S.: The elementary units of heredity. In: „The Chemical Basis of Heredity", ed. McElroy, W. D., Glass, B. Baltimore: The Johns Hopkins Press 1957.
Benzer, S.: On the topography of the genetic fine structure. Proc. nat. Acad. Sci. (Wash.) **47**, 403—426 (1961).
Boycott, A. E., Diver, C., Garstang, S. L., Turner, F. M.: The inheritance of sinistrality in Limnaea peregra. Phil. Trans. B **219**, 52—131 (1930).
Bridges, C. B., Brehme, K. S.: The Mutants of Drosophila melanogaster. Washington, D. C.: Carnegie Institution of Wash. Publ. 1944.
Buschmann, H., Schmid, D. O.: Serumgruppen bei Tieren. Berlin: Paul Parey 1968.
Castle, W. E.: Mammalian Genetics. Cambridge, Mass.: Harvard Univers. Press 1940.
Crew, F. A. E.: Sex-Determination. 4. ed. London: Methuen & Co. 1965.
Dunn, L. C., Bennett, D.: Sex differences in recombination of linked genes in animals. Genet. Res. **9**, 211—220 (1967).
Eberle, P.: Die Chromosomenstruktur des Menschen in Mitosis und Meiosis. Stuttgart: G. Fischer 1966.
Eck, R. V., Dayhoff, M. O.: Atlas of protein sequence and structure. Silver Spring: Nat. Biomed. Res. Foundation 1966.
Edgar, R. S., Epstein, R. H.: The genetics of a bacterial virus. Scient. Amer. **212**, 70—78 (1965).
Ephrussi, B.: Chemistry of „eye color hormones" of Drosophila. Quart. Rev. Biol. **17**, 327—338 (1942).
Esser, K., Kuenen, R.: Genetik der Pilze. Berlin-Heidelberg-New York: Springer 1965.
Fisher, R. A.: Has Mendel's work been rediscovered? Ann. Sci. **1**, 115—137 (1936).
Flamm, W. G.: Highly repetitive sequences of DNA in chromosomes. Int. Rev. Cytol. **32**, 1—51 (1972).
Fraenkel-Conrat, H.: The genetic code of a virus. Scient. Amer. **193**, 2—10 (1964).
Fredga, K., Santesson, B.: Male meiosis in the Syrian, Chinese and European hamsters. Hereditas (Lund) **52**, 36—48 (1964).
Fritz-Niggli, H.: Strahlenbiologie. Stuttgart: G. Thieme 1959.
Grüneberg, H.: The genetics of the Mouse. Den Haag: Martinus Nijhoff 1952.
Grüneberg, H.: Gene action in the mammalian X-chromosome. Genet. Res. **9**, 343—357 (1967).
Grüneberg, H.: Die Wirkungsweise von Genen im X-Chromosom von Säugern. Humangenetik **5**, 83—97 (1968).
Hadorn, E.: Letalfaktoren in ihrer Bedeutung für Erbpathologie und Genphysiologie der Entwicklung. Stuttgart: Georg Thieme 1955.
Hayes, W.: The Genetics of Bacteria and their Viruses. Oxford: Blackwell Scient. Publ. 1964.
Hsu, T. C., Benirschke, K.: An Atlas of Mammalian Chromosomes. Berlin-Heidelberg-New York: Springer 1967.
Jacob, F., Monod, J.: On the regulation of gene activity. Cold Spr. Harb. Symp. quant. Biol. **26**, 193—211 (1961).
Jacob, F., Wollman, E. L.: Sexuality and the Genetics of Bacteria. New York: Academic Press Inc. 1961.
Jinks, J. L.: Extrachromosomale Vererbung. (Übers. aus dem Amerikanischen). Stuttgart: G. Fischer 1967.
Keyl, H. G.: Duplikationen von Untereinheiten der chromosomalen DNS während der Evolution von Chironomus thummi. Chromosoma (Berl.) **17**, 139—180 (1965).
Koch, P., Fischer, H., Schumann, H.: Erbpathologie der landwirtschaftlichen Haustiere. Berlin: Paul Parey 1957.

KÜHN, A.: Vorlesungen über Entwicklungsphysiologie. 2. Aufl. Berlin-Heidelberg-New York: Springer 1965.
LESKY, E.: Die Zeugungs- und Vererbungslehren der Antike und ihre Nachwirkungen. Mainz-Wiesbaden: Verl. d. Akademie d. Wissenschaften, Mainz. 1950.
LEWIS, E. B.: Pseudoallelism and gene evolution. Cold Spr. Harb. Symp. quant. Biol. **26**, 159—172 (1951).
LEWIS, E. B.: The pseudoallelism at white and apricot in Drosophila melanogaster. Proc. nat. Acad. Sci. (Wash.) **38**, 953—961 (1952).
LI, C. C.: Population Genetics. Chicago: The University of Chicago Press 1955.
LINDER, A.: Statistische Methoden für Naturwissenschafter, Mediziner und Ingenieure. 3. Aufl. Basel: Karger 1960.
LOVELESS, A.: Genetic and allied Effects of alkylating Agents. London: Butterworth 1966.
LUSH, I. E.: The biochemical Genetics of Vertebrates except Man. Amsterdam: North-Holland Publ. Comp. 1966.
LYON, M. F.: Sex Chromatin and gene action in the Mammalian X-chromosome. Amer. J. hum. Genet. **14**, 135—148 (1962).
LYON, M. F.: Chromosomal and subchromosomal inactivation. Ann. Rev. Gen. **2**, 31—52 (1968).
MAINX, F.: Die Geschlechtsbestimmung bei Megaselia scalaris Loew (Phoridae). Z. Vererbungsl. **98**, 49—60 (1966).
MARGOLIASH, E.: Primary structure and evolution of Cytochrome C. Proc. nat. Acad. Sci. (Wash.) **50**, 672—679 (1963).
MAYR, E.: Artbegriff und Evolution. (Übers. aus dem Amerikanischen). Hamburg: Paul Parey 1967.
MCKUSICK, V. A.: The mapping of Human Chromosomes. Scient. Amer. **224**, 104—113 (1971).
MENDEL, G.: Versuche über Pflanzenhybriden. (1865 u. 1869.) Hrsg.: TSCHERMAK, E., Leipzig: W. Engelmann 1901.
MITTWOCH, U.: Sex Chromosomes. New York: Academic Press 1967.
MOORE, K. L. (ed.): The Sex Chromatin. Philadelphia: W. B. Saunders Co. 1966.
MOURANT, A. E.: The Distribution of the Human Blood Groups. Oxford: Blackwell Scient. Publ. 1954.
NACHTSHEIM, H.: Vergleichende Erbpathologie der Blutkrankheiten, am Beispiel der Pelger-Anomalie betrachtet. Arch. Klaus-Stift. Vererb.Forsch. **25**, 566—585 (1950).
OHNO, S.: Sex Chromosomes and Sex-linked Genes. Berlin-Heidelberg-New York: Springer 1967.
OHNO, S.: Evolution by Gene Duplication. Berlin-Heidelberg-New York: Springer 1970.
PELC, S. R.: Metabolic DNA in Ciliated Protozoa, salivary gland chromosomes, and Mammalian cells. Int. Rev. Cytol. **32**, 327—355 (1972).
REES, H., JONES, R. N.: The origin of the wide species variation in nuclear DNA content. Int. Rev. Cytol. **32**, 53—92 (1972).
RITTER, H.: Zur transspezifischen Evolution von Proteinen. Humangenetik **5**, 173—189 (1968).
ROBERTSON, G. G.: An analysis of the development of homozygous yellow mouse embryos. J. exp. Zool. **89**, 197—231 (1942).
ROODYN, D. B., WILKIE, D.: The Biogenesis of Mitochondria. London: Methuen & Co. 1968.
SCHULTZ, W.: Methoden zur Darstellung versteckter mendelnder Erbanlagen durch ihre Aktivierung ohne Kreuzung. Abderhalden's Handb. d. biol. Arbeitsmethoden, Bd. 9. Berlin 1937.
SHEPPARD, P. M.: The genetics of mimicry. Proc. 16th Int. Congr. Zool. **4**, 150—156 (1963).
SITTE, P. (Hrsg.): Probleme der biologischen Reduplikation. Berlin-Heidelberg-New York: Springer 1966.
STERN, C.: Zytologisch-genetische Untersuchungen als Beweise für die Morgansche Theorie des Faktorenaustausches. Biol. Zbl. **51**, 547—587 (1931).
STUBBE, H.: Kurze Geschichte der Genetik bis zur Wiederentdeckung der Vererbungsregeln Gregor Mendels. Jena: G. Fischer 1963.
THOMAS, C. A., JR.: The genetic organization of chromosomes. Ann. Rev. Genetics **5**, 237—256 (1971).
TIMOFÉEFF-RESSOVSKY, N. W., ZIMMER, K. G.: Das Trefferprinzip in der Biologie. Leipzig: S. Hirzel 1947.
WEBER, E.: Grundriß der Biologischen Statistik. 6. Aufl. Jena: G. Fischer 1967.
WHITE, M. J. D.: Animal Cytology and Evolution. 2. ed. Cambridge: University Press 1954.
WOESE, C. R.: The Genetic Code. New York: Harper & Row 1967.

Molekulare Grundlagen der Genetik

Von

Hans Kössel

Mit 48 Abbildungen

Einleitung

Ziel dieses Kapitels ist es, die *molekularen* Grundlagen der Genetik darzustellen, um damit beim Leser Verständnis von Zusammenhängen zwischen genetisch bedingter Pathogenese und möglichen zugrundeliegenden molekularen Mechanismen zu wecken. Kausalketten, welche zwischen den informationstragenden Makromolekülen eines Organismus und den Symptomen genetisch bedingter Krankheitsbilder liegen, werden heute erst in wenigen, exemplarischen Fällen in größeren Einzelheiten verstanden. Dennoch scheint in Anbetracht der stürmischen Entwicklung, die während der vergangenen 20 Jahre auf dem Gebiet der Molekularen Biologie eingesetzt hat, die Voraussage gerechtfertigt, daß in naher Zukunft molekulare Aspekte auch in der Pathologie des Menschen an theoretischer wie praktischer Bedeutung erheblich zunehmen werden.

Erste Ansätze dieser Entwicklung lassen sich schon zu Beginn dieses Jahrhunderts erkennen. Am Beispiel der Alkaptonurie sah Garrod[1] um 1900 den Zusammenhang zwischen erblichen, äußeren Anomalien und erblich bedingten Stoffwechseldefekten, den sog. *inborn errors of metabolism*. In den 40er Jahren erhielt diese Entwicklung neue Impulse: Durch Arbeiten an Mangelmutanten von Pilzen kamen Beadle, Tatum und Horowitz[2] zur Aufstellung der „Ein Gen — Ein Enzym"-Hypothese. Butenandt[3] und Kühn[4] konnten an Insekten zeigen, daß der Stoffwechsel von Farbstoffmangelmutanten in bestimmten Schritten blockiert war, und daß dies durch den Mangel der entsprechenden Enzyme bedingt wurde.

Pauling und Itano[5] bewiesen 1949, daß das „molekulare Symptom" bei Sichelzellanämie in einem veränderten Hämoglobin besteht. Wenige Jahre später gelang Ingram (1957)[6] der Nachweis, daß die Veränderung des Sichelzellhämoglobins gegenüber normalem Hämoglobin auf dem Austausch einer einzigen Aminosäure in der β-Kette des Moleküls beruht. Damit war der entscheidende Durchbruch zu einer molekularen, erbbedingten Pathologie beim Menschen gelungen[7].

Trotz dieser Erfolge darf nicht übersehen werden, daß der Hauptanteil molekulargenetischer Erkenntnisse durch das Studium an *mikrobiellen* Systemen, allen voran an dem von Escherichia coli, erarbeitet wurde, so daß heute noch zur Beantwortung vieler Fragestellungen von diesen Systemen auf höhere Organismen extrapoliert werden muß. Diese Extrapolation erwies sich in manchen Fällen als

---

[1] Übersicht s. Harris 1963. [2] Übersicht s. Horowitz 1950.
[3] Übersicht s. Butenandt 1953. [4] Übersicht s. Kühn 1956.
[5] Pauling, Itano und Wells 1949. [6] Ingram 1957.
[7] Übersicht s. Perutz und Lehmann 1968.

zulässig, in vielen Fällen zumindest als guter Ausgangspunkt zur Aufstellung von Arbeitshypothesen oder zur Planung von Experimenten an komplizierteren Systemen. Wir dürfen hoffen, daß nur der höhere Komplexitätsgrad, welcher die experimentelle Arbeit an höher differenzierten biologischen Systemen ungemein erschwert, Ursache dafür ist, daß mikrobielle Systeme molekulargenetisch heute besser untersucht und verstanden sind, so daß die Auffüllung dieser Lücke nicht grundsätzlich unmöglich und daher nur eine Frage der Zeit sein wird. Unter diesem Vorzeichen soll hier versucht werden, die molekularen Grundlagen der Genetik, soweit sie heute als gesichert gelten, darzustellen und auf mögliche Anwendungen der vorwiegend an Mikroorganismen erarbeiteten Ergebnisse für die Pathologie des Menschen und des Säugers hinzuweisen.

I. Molekulare Strukturen und ihre Bausteine

Die schriftartig aufgebauten Makromoleküle Desoxyribonucleinsäure*, Ribonucleinsäure* und Proteine sowie ihre Konjugate stehen im Mittelpunkt molekulargenetischer Prozesse der Zelle. Untersuchungen, die zur Aufklärung von Struktur und Funktion dieser Makromoleküle geführt haben, waren daher für die Entwicklung der Molekulargenetik während der zurückliegenden 20—30 Jahre von fundamentaler Bedeutung. Der Darstellung dieser Strukturen und der zu ihrem Aufbau verwendeten Bausteine sei dieser erste Abschnitt gewidmet.

A. Nucleinsäuren

1. Mononucleotide

Mononucleotide sind die Grundeinheiten, aus welchen Nucleinsäuren aufgebaut sind. Sie bestehen ihrerseits aus 3 Grundbausteinen: Einem stickstoffhaltigen aromatischen Heterocyclus, häufig als *Nucleotidbase* bezeichnet, einem *Zuckerrest* und einem *Phosphorsäurerest*.

Die in Nucleinsäuren vorkommenden Nucleotidbasen (Abb. 1) leiten sich entweder vom Pyrimidingrundgerüst (Uracil, Thymin, Cytosin) oder vom Puringrundgerüst (Adenin, Guanin) ab. Man unterscheidet demnach zwischen Pyrimidinbasen und Purinbasen. Die Basen Cytosin, Adenin und Guanin findet man praktisch in allen Nucleinsäuren (Tabelle 1). Thymin hingegen kommt fast ausschließlich in Desoxyribonucleinsäuren, Uracil fast ausschließlich in Ribonucleinsäuren vor. Neben diesen Standardbasen beobachtet man auch modifizierte Basen in wechselnden Mengen. So ist beispielsweise in der DNA von Rind und von Weizenkeim Cytosin teilweise durch 5-Methyl-Cytosin ersetzt. In der DNA der Coliphagen T_2, T_4 und T_6 ist Cytosin vollständig durch 5-Hydroxymethyl-Cytosin substituiert[8] (Tabelle 1). Zum Teil hohe Prozentsätze der Hydroxymethylgruppen sind wiederum durch Glucosylierung modifiziert[9]. Besonders häufig ist das Vorkommen modifizierter Basen in Transfer-RNA[10]. Modifizierte Basen (Abb. 2) leiten sich von den 4 Standardbasen durch Alkylierung (k, l, r), insbesondere Methylierung (a, b, c, d, g), Hydrierung (h), Acetylierung (e), Desaminierung (g), Umlagerung (f), Substitution durch schwefelhaltige Gruppen (i, o, p, r) und andere Reaktionen ab. Zu den in Abb. 2 aufgeführten modifizierten Basen müssen

* Dem internationalen Sprachgebrauch folgend werden im folgenden die Abkürzungen DNA und RNA (vom englischen *d*eoxyribo*n*ucleic *a*cid und *r*ibo*n*ucleic *a*cid) benützt. Daneben finden sich in der deutschsprachigen Literatur gelegentlich noch die früher üblichen Abkürzungen DNS und RNS.

[8] WYATT und COHEN 1953. [9] KORNBERG, ZIMMERMANN und KORNBERG 1961.

[10] Übersicht s. ZACHAU 1969.

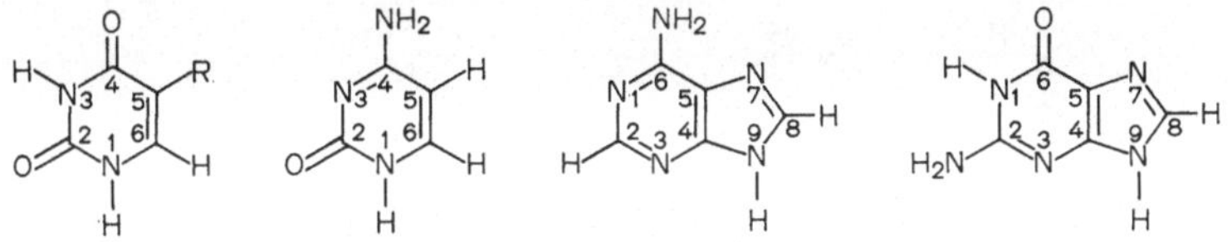

(1a) R = H; Uracil
(1b) R = CH_3; Thymin

(2) Cytosin

(3) Adenin

(4) Guanin

Abb. 1

Tabelle 1. Prozentuale Häufigkeit der Basen in verschiedener DNA und Gesamt-RNA[a]. (Nach BRESCH und HAUSMANN 1970)

Herkunft der DNA	$\frac{A+T}{G+C}$[b]	A	T	U	G	C	5 MC	5 HMC
Mensch, Milz	1,51	29,9	29,8		19,5	20,1		
Mensch, Leber	1,53	30,3	30,3		19,5	19,9		
Rind, Thymus	1,27	28,2	27,8		21,5	21,2	1,3	
Rind, Spermien	1,26	28,7	27,2		22,2	20,7	1,3	
Weizenkeim	1,14	26,9	26,5		23,2	17,6	5,9	
Grünalge Scenedesmus	0,64	20,2	18,8		30,8	30,2		
Hefe Saccharomyces	1,79	31,3	32,9		18,7	17,1		
Mycobacterium phlei	0,48	16,2	16,4		33,7	33,7		
E. coli	0,92	23,9	23,9		26,0	26,2		
Clostridium perfringens	2,24	34,1	35,0		15,8	15,1		
Phage T1	1,08	27	25		23	25		
Phage λ	1,06	25,7	25,7		24,4	24,2		
Phage T7	1,08	26,0	26,0		24,0	24,0		
Phage T2	1,86	32,5	32,5		18,2			16,8
Phage T4	1,92	32,3	33,3		18,1			16,1
Phage T6	1,92	32,4	33,4		17,7			16,5
Phage fd	—	24,5	34,8		20,2	20,5		
Herkunft der RNA[a]								
E. coli		26,0		19,2	30,7	24,1		
Mycobacterium t.		22,3		18,3	33,0	26,1		
Proteus vulg.		26,3		18,7	31,0	24,0		

[a] Im wesentlichen ribosomale RNA.
[b] Summe von Methylcytosin und 5-Hydroxymethylcytosin als Cytosin gewertet.

noch mindestens 10—15 weitere gerechnet werden, deren Struktur zur Zeit noch nicht feststeht. Einzelne tRNA-Species enthalten bis zu 20% ihrer Basen in modifizierter Form. Einige der in Abb. 2 aufgeführten methylierten Basen kommen in geringer Menge (bis zu 1%) auch als Bestandteile von ribosomaler RNA und DNA vor.

Nucleinsäurebasen sind im Falle von Pyrimidinderivaten am N-1-Stickstoff[11], im Falle von Purinderivaten am N-9-Stickstoff durch β-D-Ribose (Abb. 3A) oder β-D-Desoxyribose (Abb. 3B) in N-glykosidischer Bindung substituiert und ergeben so die 4 Standard-*Ribonucleoside* (Abb. 4A, B, C, D) oder -Desoxyribonucleoside (Abb. 4E, nur für den Fall von Thymidin aufgeführt). Nucleoside wiederum ergeben durch Veresterung mit Phosphorsäure an der 3'- oder 5'-Hydro-

[11] Ausnahme s. Abb. 2f (Pseudouridin).

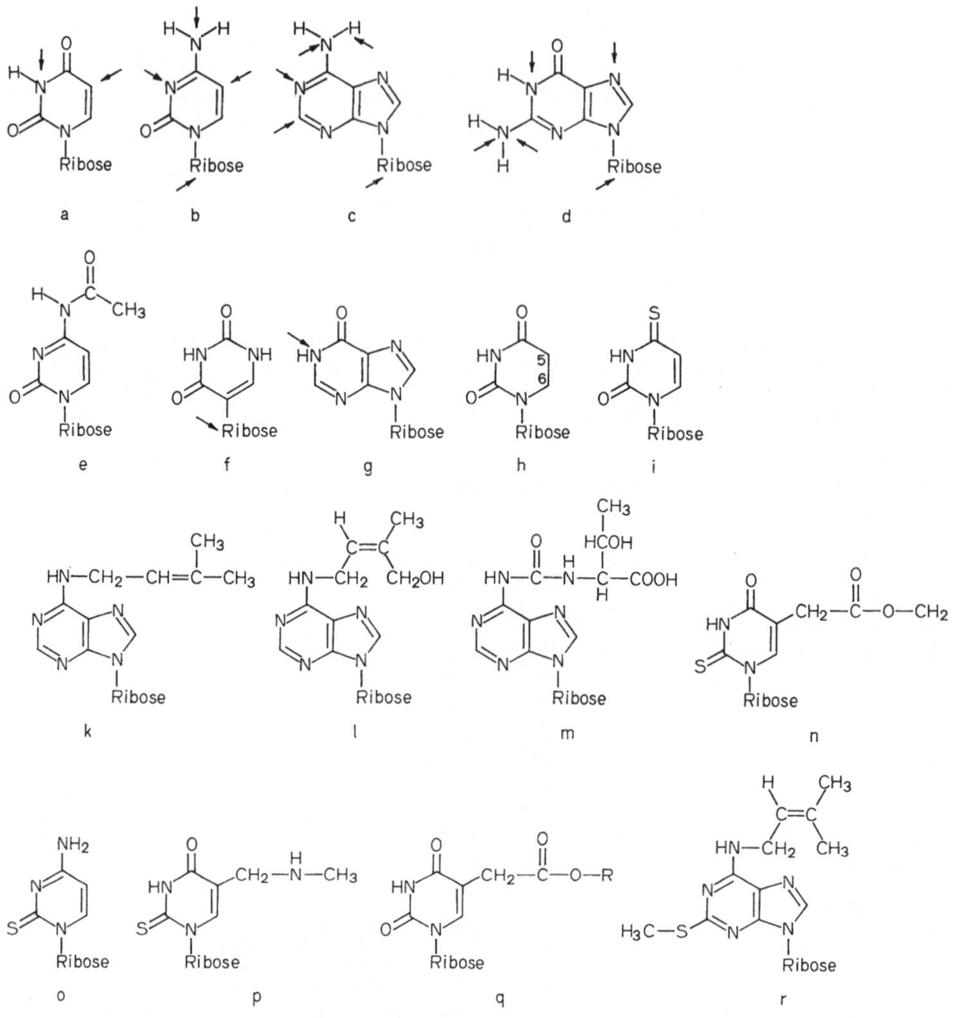

a b c d

e f g h i

k l m n

o p q r

Abb. 2

β-D-Ribose β-D-2-Desoxyribose

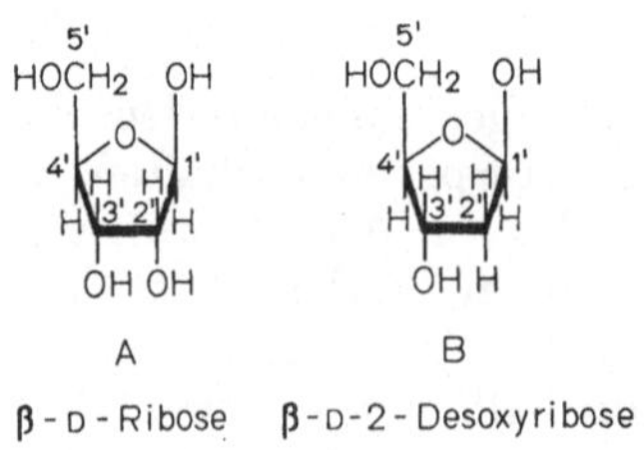

Abb. 3

xylgruppe der Ribose die 4 Ribo-Mononucleotide (Abb. 5A, B, C, D) bzw. Desoxyribo-Mononucleotide (Abb. 5E, nur für den Fall von Thymidylsäure aufgeführt). In der Zelle findet man als Vorstufen der Nucleinsäuren ausschließlich

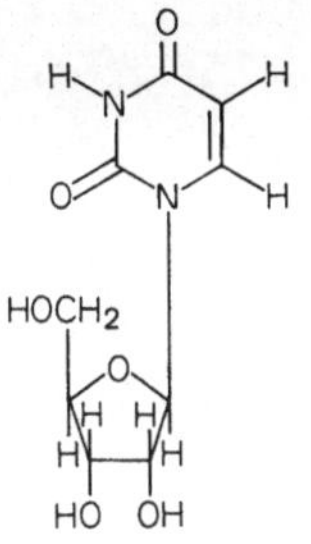

A
r-Uridin

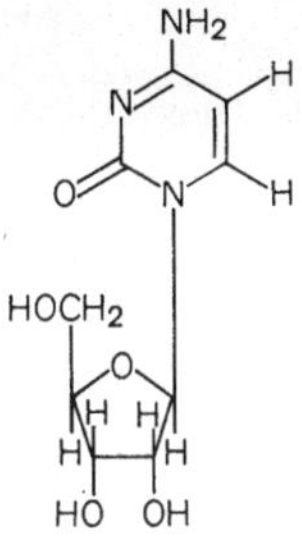

B
r-Cytidin

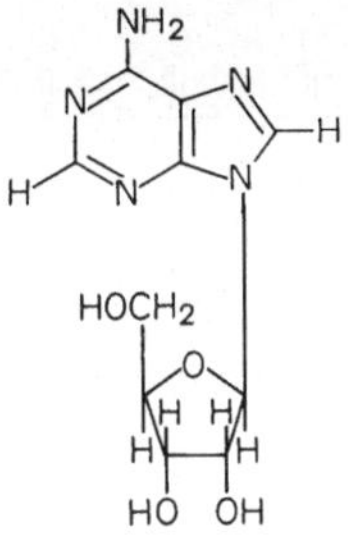

C
r-Adenosin

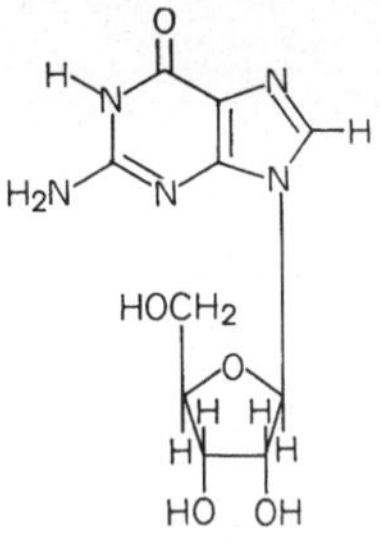

D
r-Guanosin

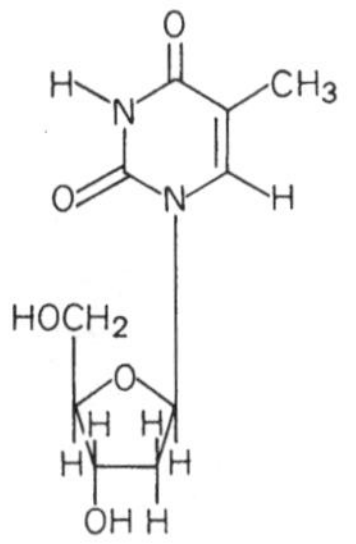

E
d-Thymidin

Abb. 4

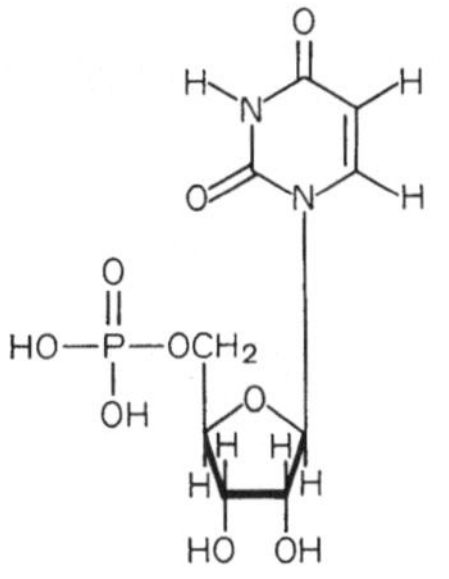

A Uridylsäure

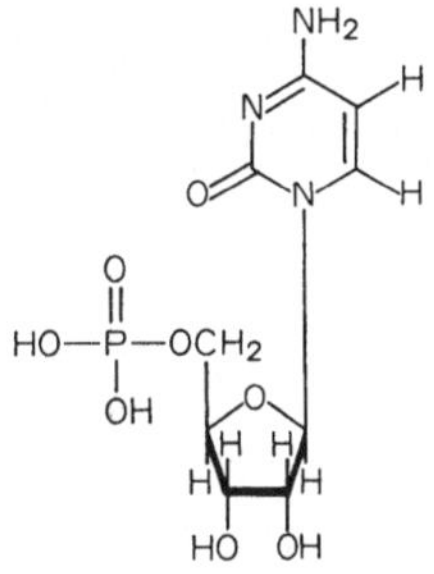

B Cytidylsäure

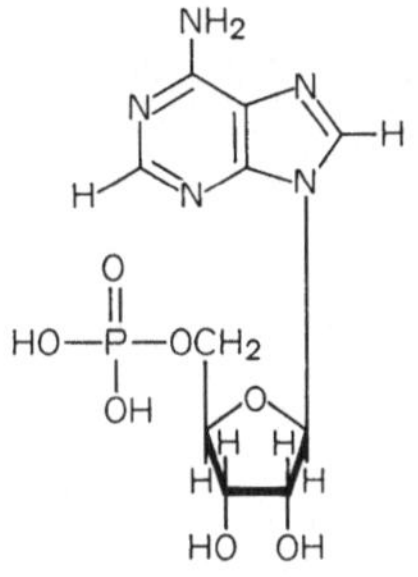

C Adenylsäure

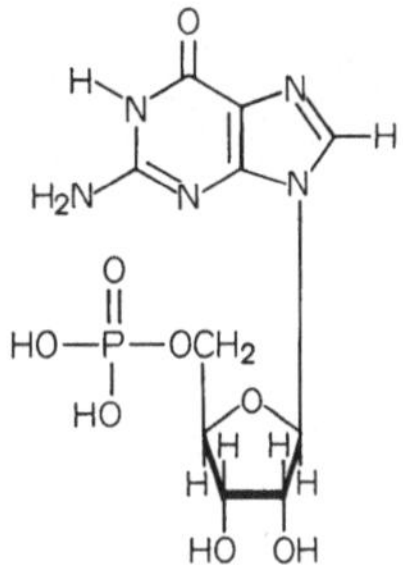

D Guanylsäure

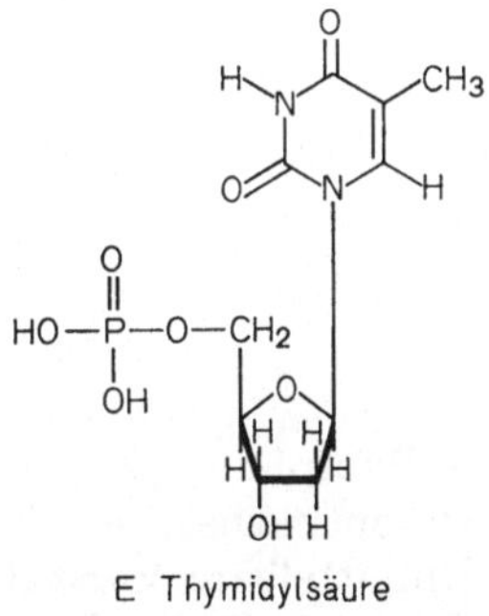

E Thymidylsäure

Abb. 5

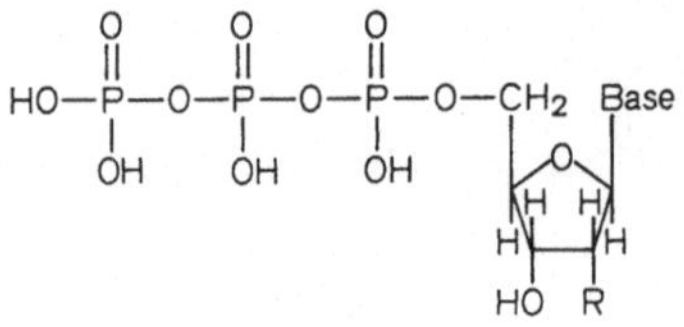
HO—P—O—P—O—P—O—CH2 Base
OH OH OH
HO R

R = H oder - OH

Abb. 6

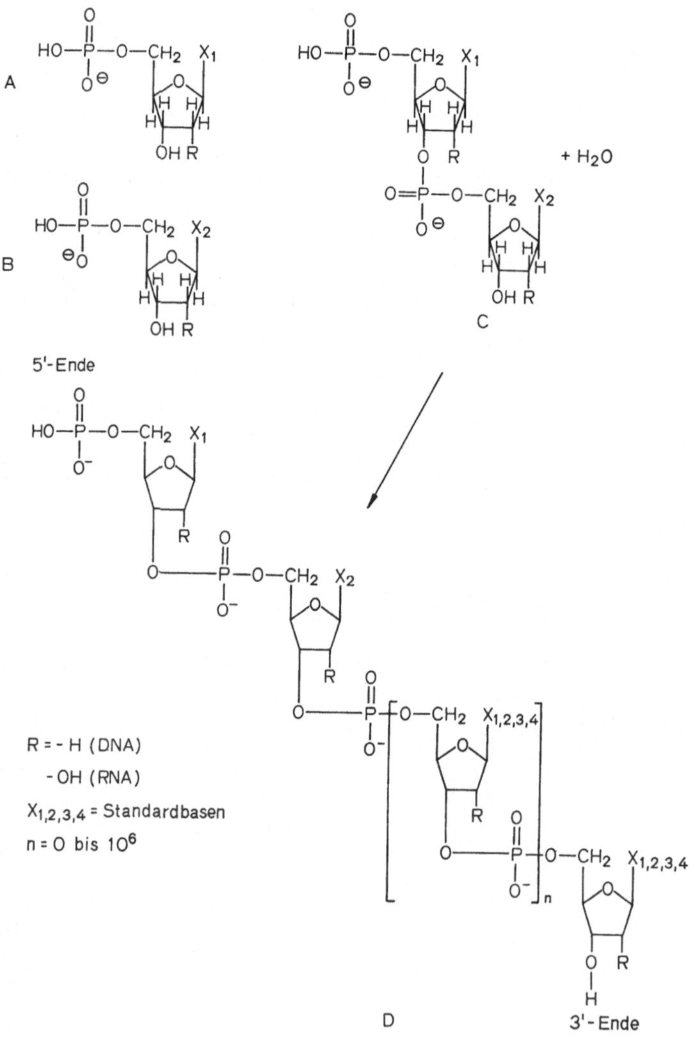
A
B
C
D
+ H2O
5'-Ende
3'-Ende
R = - H (DNA)
- OH (RNA)
X1,2,3,4 = Standardbasen
n = O bis 10^6

Abb. 7

5′-Phosphate (Abb. 5). Als Spaltprodukt von Nucleinsäuren, insbesondere von Ribonucleinsäuren, treten auch die in 3′-Stellung phosphorylierten Derivate auf. Unmittelbare Vorstufen der Nucleinsäuren sind *aktivierte* Mononucleotide in der Form von 5′-Nucleosidtriphosphaten (Abb. 6).

Nucleinsäure-Basen sind schwache Basen. Sie liegen daher bei neutralem pH in der nicht protonierten Form vor. Erst im sauren pH-Bereich werden die Basen in der Reihenfolge von Cytidylsäure (pK_A 4,5) nach Adenylsäure (pK_A 3,7), Guanylsäure (pK_A 2,4) und Uridyl- bzw. Thymidylsäure ($pK_A < 1$) protoniert. Im schwach alkalischen Bereich dissoziieren hingegen Protonen von den Ketobasen Uridyl-, Thymidyl- und Guanylsäure (pK_A-Werte in allen Fällen ~9,5). Die angegebenen pK_A-Werte variieren geringfügig (maximal um eine pK_A-Einheit), je nachdem, ob die Base Komponente eines Nucleosids, Nucleotids, Nucleosidtriphosphats oder eines einzelsträngigen[12] Polynucleotids ist. In doppelsträngiger DNA oder RNA hingegen beobachtet man Dissoziation erst im pH-Bereich von 12 und darüber unter gleichzeitigem Aufbrechen der Sekundärstruktur[12].

Die Phosphorsäuregruppen sind bei neutralem pH vollständig dissoziiert. Nucleotide sind demnach bei diesem pH *Anionen* (in Abb. 5 und 6 nicht berücksichtigt), Polynucleotide sind *Polyanionen* (Abb. 7C und D).

2. Polynucleotide

a) Primärstruktur

Durch Veresterung einer 3'-Hydroxylgruppe eines Mononucleotids (Abb. 7A) mit der Phosphatgruppe eines zweiten Mononucleotids (Abb. 7B) entsteht unter Wasserabspaltung ein Dinucleotid (Abb. 7C). Wiederholung dieses Schrittes an der 3'-Hydroxylgruppe führt zu einem Trinucleotid (Abb. 7D, $n = 0$). Sukzessive Schritte führen zu Oligonucleotiden ($n = 1$ bis 7) und Polynucleotiden ($n > 7$). Je nach der Natur der Zuckerreste entstehen Desoxyribopolynucleotide (Abb. 7, R = H), die identisch mit einzelsträngiger Desoxyribonucleinsäure (DNA) sind, oder Ribopolynucleotide (R = OH), die identisch mit Ribonucleinsäuren (RNA) sind. Die Reihenfolgen (Sequenzen) der Mononucleotidbausteine bzw. der aus dem Zucker-Phosphat-,,Rückgrat" herausragenden Nucleotidbasen ($X_{1,2,3,4}$ in Abb. 7D) sind *schriftartig*, d.h. die Bausteine erscheinen weder in zufälliger Anordnung nach den Gesetzen der Statistik, noch in monotoner Reihenfolge im Sinne repetierender Sequenzen. (Ausnahmen von dieser Regel sind die als Modellverbindungen dienenden synthetischen Polynucleotide, wie sie z.B. zur Ermittlung des genetischen Codes dargestellt wurden; s. S. 115.) Als ,,Buchstaben" fungieren in diesen schriftartigen Makromolekülen die vier Standardnucleotidbasen:

Thymin, Cytosin, Adenin und Guanin bei DNA;
Uracil, Cytosin, Adenin und Guanin bei RNA.

Polynucleotide sind so zur Speicherung von Information hervorragend geeignet.

Durch Asymmetrie der Verknüpfung der Zuckerreste resultiert *eine Asymmetrie des Zucker-Phosphat-Rückgrats*, die unabhängig von der — ebenfalls asymmetrischen — Reihenfolge der Nucleotidbasen ist. Dies kommt in der Verschiedenartigkeit der beiden Kettenenden zum Ausdruck: Das Kettenende, welches eine freie oder phosphorylierte 5'-Hydroxylgruppe aufweist, wird als 5'-Ende, das entgegengesetzte Ende mit freier oder phosphorylierter 3'-Hydroxylgruppe wird als 3'-Ende bezeichnet (Abb. 7D). In Abb. 7D ist z.B. das 5'-Ende phosphoryliert, das 3'-Ende frei.

Die in Tabelle 2 zusammengestellten Kettenlängen[13] von RNA und DNA bewegen sich im Bereich von 80 bis 5×10^7 Mononucleotid-Einheiten, entsprechend Molekularmassen von 30000 bis zu 30×10^9 Dalton. Auch ringförmige

[12] Über Sekundärstrukturen s. S. 81.

[13] Ausführliche Übersichten s. THOMAS und MACHATTIE 1967, ATTARDI und AMALDI 1970, GREEN 1970, ZACHAU 1969, GRANICK und GIBOR 1967, STAVIS und AUGUST 1970.

Tabelle 2. Kettenlängen, Molekulargewichte und andere strukturelle Eigenschaften verschiedener DNAs und RNAs

	Anzahl der Kettenglieder[a]	Molekular-Massen (Dalton[b])	Strukturelle Eigenschaften
tRNA	75—85	25000	Einzelstrang, teilweise in sich komplementär
rib. 5S RNA (E. coli)	120	40000	Einzelstrang, teilweise in sich komplementär
rib. 16S RNA (E. coli)	1300	550000	Einzelstrang, teilweise in sich komplementär
rib. 23S RNA (E. coli)	4500	$1,1 \times 10^6$	Einzelstrang, teilweise in sich komplementär
messenger RNA	300—6000	$0,1—2 \times 10^6$	Einzelstrang
$Q\beta$ Virus RNA	3500	$0,9 \times 10^6$	Einzelstrang
Reo Virus RNA	1600	10×10^6	Doppelstrang
$\phi \times 174$ Bacteriophagen DNA	5500	$1,7 \times 10^6$	ringförmiger Einzelstrang
λ Bacteriophagen DNA	48000	32×10^6	Doppelstrang mit einzelsträngigen Enden
T_4 Bacteriophagen DNA	180000	130×10^6	Doppelstrang
E. coli DNA	$4,5 \times 10^6$	$3,2 \times 10^9$	ringförmiger Doppelstrang
Neurospora crassa DNA	$4,5 \times 10^7$	32×10^9	Doppelstrang

[a] In Mononucleotideinheiten bei Einzelsträngen, in Basenpaaren bei Doppelsträngen.
[b] Durchschnittswerte von 320 Dalton pro Mononucleotideinheit bzw. von 640 Dalton pro Basenpaar sind zugrunde gelegt.

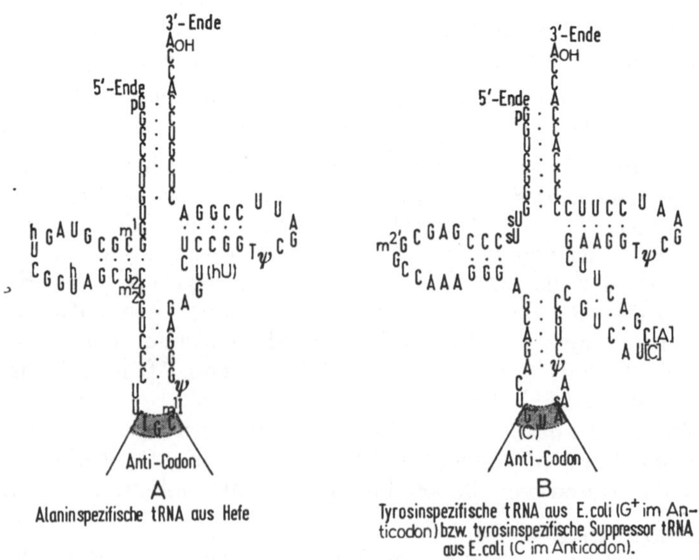

Alaninspezifische tRNA aus Hefe

Tyrosinspezifische tRNA aus E.coli (G[+] im Anticodon) bzw. tyrosinspezifische Suppressor tRNA aus E.coli (C im Anticodon).

Abb. 8

Ketten werden beobachtet ($\phi \times 174$ DNA und E. coli DNA). Die DNA des Bacteriophagen λ ist linear, sofern sie aus den Viruspartikeln isoliert wird. Während der vegetativen Phase, d.h. während der Infektion der Wirtszellen, liegt diese DNA jedoch in zirkulärer Form vor. Dies zeigt, daß Primärstrukturen je nach den Funktionszuständen, in welchen sich Nucleinsäuren gerade befinden, verschieden sein können.

1965 gelang erstmals die vollständige Sequenzierung einer tRNA-Species[14]. Diese Sequenz ist in Abb. 8A wiedergegeben, es handelt sich um eine alaninspezifische tRNA aus Hefe. Die Nucleotidsequenzen von mehr als 15 tRNA-Species konnten seitdem ermittelt werden (ZACHAU 1969), besonders nachdem SANGER, BROWNLEE und BARREL[15] wesentliche technische Verbesserungen einführten, die Sequenzierungen mit erheblich geringeren Substanzmengen erlauben.

Zu den sequenzierten tRNA-Species gehört auch eine tyrosinspezifische tRNA aus E. coli (Abb. 8B) sowie die davon abgeleitete tyrosinspezifische Suppressor-tRNA (Abb. 8B)[16,17]. Die vollständigen Primärstrukturen zweier ribosomaler 5S RNA-Species[18] sowie Teilsequenzen höhermolekularer RNA aus Ribosomen und Viren sind ebenfalls publiziert[19]. Allgemeine Methoden zur Ermittlung von DNA-Nucleotid-Sequenzen sind zur Zeit in Entwicklung[20]. Ein erster Teilerfolg bestand in der Sequenzierung der einzelsträngigen Enden der DNA des Phagen λ[20a]. (Eine indirekte Bestimmung von Partialsequenzen im Lysozym-Cistron des Phagen T_4 gelang durch Vergleich von Aminosäuresequenzen dieses Wildtyp-Proteins mit den homologen Aminosäuresequenzen kompensierender Rasterdoppelmutanten; s. S. 122[21]. Diese Methode ist jedoch nicht allgemein anwendbar.) In Ermangelung rascher Methoden zur Sequenzermittlung, durch welche Primärstrukturen exakt charakterisiert werden könnten, werden häufig Basenzusammensetzungen[22] (s. Tabelle 1) und Nachbarschaftshäufigkeiten[23] zur Charakterisierung von DNA und höhermolekularer RNA verwendet.

Mit dem Aufbau der Polynucleotidketten definierter Sequenz ist die Bildung der Primärstrukturen in der Zelle häufig noch nicht abgeschlossen. Es müssen nämlich dann noch die in Abb. 2 aufgeführten modifizierten Basen aus den nichtmodifizierten Standard-Basen gebildet werden. Die Existenz von Vorläufern, bei welchen diese Modifikationen noch nicht ganz abgeschlossen sind, konnte besonders klar bei tyrosylspezifischer Suppressor-tRNA aus E. coli nachgewiesen werden[24] (Abb. 8B): Außer der Form, in welcher neben dem Anticodon das Adeninthioderivat von Abb. 2r auftritt (abgeschlossene Modifikation), fanden sich auch Formen, in welchen an dieser Position Adenin oder Isopentenyl-Adenin (Abb. 2k), also die Vorstufen des Adeninthioderivats beobachtet werden konnten. Bemerkenswert ist, daß diese tRNA-Vorstufen trotz anderweitig identischer Polynucleotidkettenstruktur verminderte Wirksamkeit in der Stimulation der Proteinbiosynthese zeigen.

---

[14] HOLLEY, APGAR, EVERETT, MADISON, MARQUISEE, MERRILL, PENSWICK und ZAMIR 1965.
[15] SANGER, BROWNLEE und BARREL 1965.
[16] GOODMAN, ABELSON, LANDY, BRENNER und SMITH 1968.
[17] Über Suppression s. S. 123.
[18] BROWNLEE, SANGER und BARELL 1967, FORGET und WEISSMAN 1967.
[19] ATTARDI und AMALDI 1970, ARGETSINGER-STEITZ 1969, BILLETER, DAHLBERG, GOODMAN, HINDLEY und WEISSMAN 1969, ADAMS und CORY 1970. Übersicht s. GILHAM 1970.
[20] WU, DONELSON, PADMANABHAN und HAMILTON 1972. [20a] WU 1970.
[21] STREISINGER, OKADA, EMERICH, NEWTON, TSUGITA, TERZAGHI und INOUYE 1966.
[22] CHARGAFF 1955, MAGASANIK 1955, ATARDI und AMALDI 1970.
[23] JOSSE, KAISER und KORNBERG 1961, SUBAK-SHARPE, BÜRK, CRAWFORD, MORRISON, HAY und KEIR 1966.
[24] GEFTER und RUSSELL 1969.

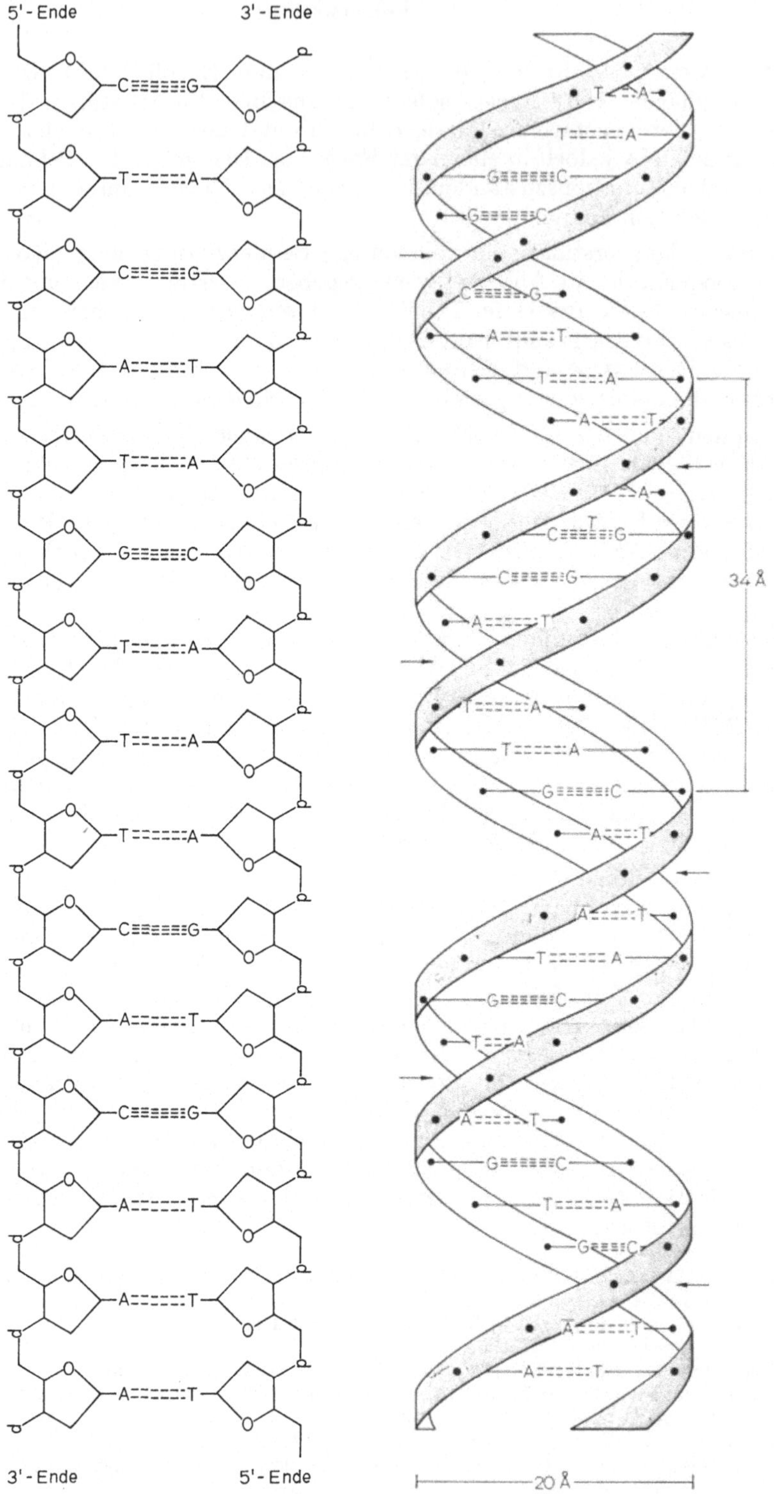

5'-Ende 3'-Ende

C≡G
T=A
C≡G
A=T
T=A
G≡C
T=A
T=A
T=A
C≡G
A=T
C≡G
A=T
A=T
A=T

3'-Ende 5'-Ende

DNA-Doppelstrang (Ausschnitt)

34 Å

20 Å

A B

Abb. 9

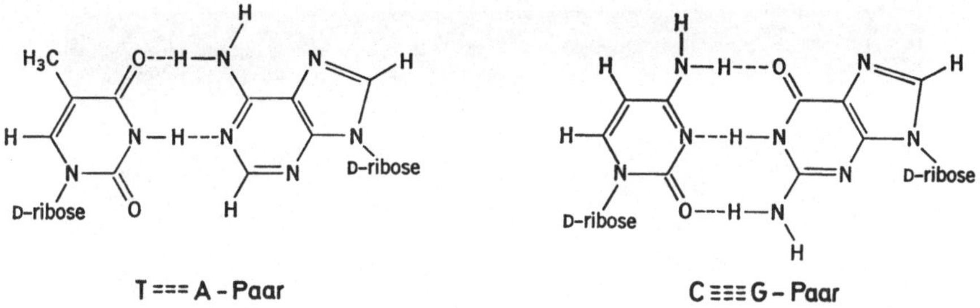

Abb. 10

Eine andere Art von nachträglicher Modifikation fertiger Polynucleotidketten in der Zelle besteht in der Abspaltung ganzer Kettenabschnitte. Dies wurde bei höheren Organismen sowohl für Messenger-RNA[25] wie auch für ribosomale RNA[26] und tRNA[27] beobachtet. Der längerkettige Vorläufer einer tyrosin-spezifischen tRNA aus E. coli konnte neuerdings sogar sequenziert werden[27a].

b) Sekundärstruktur

Sekundärstrukturen werden durch das Prinzip der antiparallelen Basenpaarung, wie es 1953 zuerst von Watson und Crick[28] zur Doppelhelix-Struktur von DNA postuliert wurde, bestimmt. Nach diesem Modell sind zwei Polynucleotidketten komplementär, wenn sie sich wie in Abb. 9A antiparallel so zusammenlagern lassen, daß allen Adeninbasen eines Strangs immer Thyminbasen im Gegenstrang, allen Guaninbasen immer Cytosinbasen gegenüberstehen. Komplementäre Basen paaren sich über Wasserstoffbrückenbindungen in einer Schlüssel-Schloß-Beziehung (Abb. 10) und ermöglichen so die Zusammenlagerung komplementärer Einzelstränge. Die in Abb. 9A resultierende „Strickleiter", deren Sprossen die einzelnen Basenpaare darstellen, ist in Wirklichkeit rechtsdrehend zu der in Abb. 9B dargestellten Doppel-Helix verdrillt, so daß sich pro Windung 10 Basenpaare ergeben. Eine raumfüllende Darstellung der DNA-Doppelhelix ist in Abb. 11 wiedergegeben. Neben den erwähnten Wasserstoffbrückenbindungen sind auch hydrophobe Wechselwirkungen für die Stabilität einer Doppelhelix verantwortlich.

Man beachte, daß die Furchen, die sich zu beiden Seiten der helicalen Zucker-Phosphat-Rückgrate ausbilden, verschieden tief sind. Dieser Unterschied resultiert aus der Asymmetrie der Basenpaarungen, da diese nicht zu diametral gegenüberlegenden Zucker-Phosphatresten führen (wie in Abb. 10 dargestellt, stehen komplementäre Glykosidbindungen nicht im Winkel von 180°, sondern im Winkel von 85° zueinander).

Das Gesetz der Basenpaarung impliziert, daß in jeder doppelsträngigen DNA die Anzahl der Adenylreste gleich der Anzahl der Thymidylreste und die Anzahl der Guanylreste gleich der Anzahl der Cytidylreste ist. Die Daten der Tabelle 1 zeigen, daß diese Voraussage innerhalb der Meßgenauigkeit immer erfüllt ist. Andererseits weicht, wie zu erwarten, einzelsträngige DNA (Phage fd) von dieser Regel ab. Als Erweiterung der Paarungsregeln ergibt sich, daß die Häufigkeit der Purinbasen (A + G) ebenso wie die der Pyrimidinbasen (T + C) immer 50%

[25] Scherrer und Marcaud 1968.
[26] Zusammenfassungen s. Attardi und Amaldi 1970, Perry 1967.
[27] Burdon und Clason 1969. Übersicht s. Littauer und Inouye 1973.
[27a] Altman und Smith 1971. [28] Watson und Crick 1953.

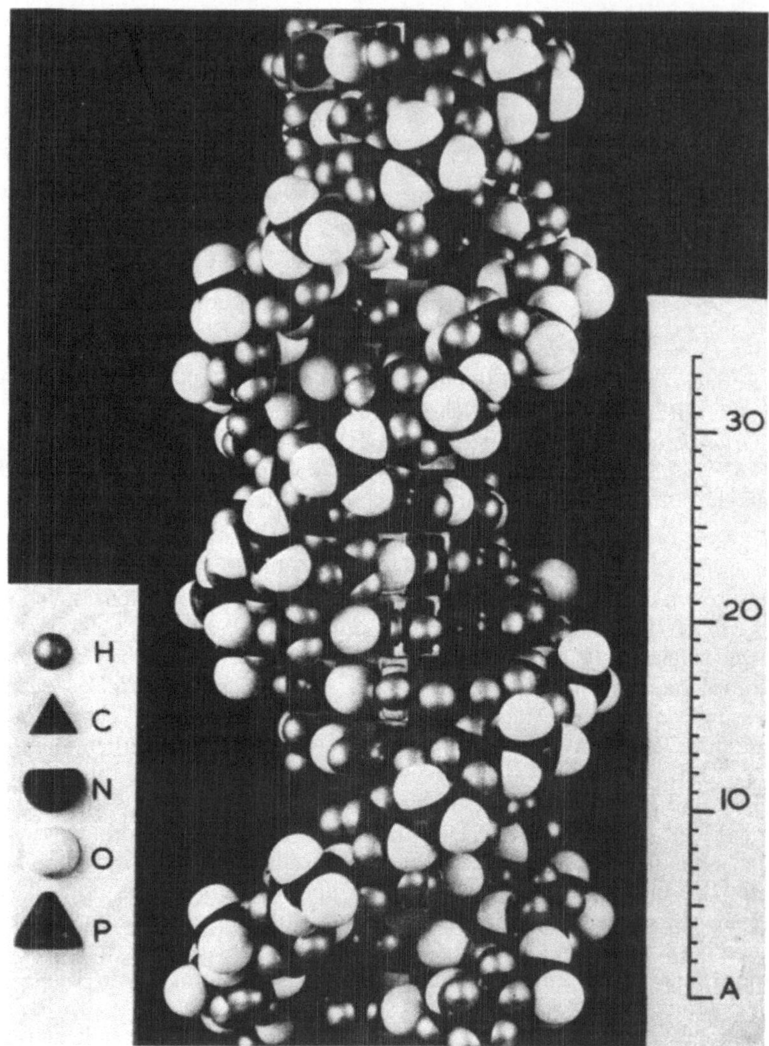

Abb. 11. Raumfüllendes Modell einer DNA-Doppelhelix

ist. Charakteristische Unterschiede zwischen doppelstängigen DNA-Species ergeben sich jedoch in den (A + T) : (G + C)-Verhältnissen (Tabelle 1).

Doppelhelices können sich außer zwischen komplementären DNA-Einzelsträngen auch zwischen komplementären RNA-Einzelsträngen oder zwischen je einem DNA- und einem RNA-Einzelstrang, sofern diese komplementär sind[29], ausbilden. Jedoch sind bei diesen Hybriden gewisse Strukturunterschiede zu beobachten; im Gegensatz zur DNA-Doppelhelix, in welcher die Basenpaare genau senkrecht zur Helix-Achse stehen[30] und 10,0 Basenpaare pro Windung anfallen (sog. B-Form), weisen die Basenpaare einer RNA-Doppelhelix eine Neigung von 10° gegenüber der Helix-Achse auf, pro Windung werden außerdem 11,0

[29] Die Base Uracil in RNA ist der Base Thymin in DNA äquivalent und paart mit Adenin.
[30] WILKINS 1963.

Basenpaare benötigt (sog. A-Form)[31]. Hybride zwischen DNA- und RNA-Einzelsträngen zeigen intermediäre Formen, wobei auch die Art und Anordnung der Basenpaare einen gewissen Einfluß ausüben, wie aus den beobachteten Stabilitäten der einzelnen Hybride hervorgeht[32].

Die Bildung von Hybriden (DNA/DNA, DNA/RNA oder RNA/RNA) bildet die Grundlage einer häufig angewandten Methode, um Komplementarität oder Homologien zwischen Nucleinsäurespecies festzustellen (Hybridisierungstechnik[33]).

Doppel-Helices können sich schließlich auch intramolekular innerhalb einer Polynucleotidkette ausbilden, wenn diese in sich komplementär ist. Die Basensequenzen aller bisher analysierten tRNAs lassen sich durch intramolekulare Basenpaarungen zu den in Abb. 8 dargestellten Kleeblattstrukturen zusammenfalten[34]. Man darf daher annehmen, daß Kleeblattstrukturen den tatsächlichen Sekundärstrukturen von tRNA sehr nahekommen. Zu bemerken ist allerdings, daß gelegentlich auch nichtklassische Basenpaare wie U/G und U/U auftreten (Abb. 8). Die Kleeblattstruktur einer tRNA-Species konnte neuerdings durch Röntgenstrukturanalyse bestätigt werden[34a], wobei sich zeigte, daß die einzelnen Arme des Kleeblatts zu einer kompakteren Überstruktur (Tertiärstruktur) zusammengefaltet sind. In allen bisher sequenzierten tRNA-Species zeigen sich Homologien[34], die schon früher als weitere Indizien für die Richtigkeit der Kleeblattstruktur gewertet wurden. So findet sich beispielsweise in der rechten Schleife immer die Sequenz 5'...GTψCG...3' (ψ ist das in Abb. 2f dargestellte Pseudo-Uridin), was darauf hindeutet, daß beim Prozeß der Translation diese Region vielleicht in eine cyclisch sich wiederholende Wechselwirkung mit dem Ribosom tritt. Die mittlere Schleife enthält immer das Anticodon, welches nach dem Prinzip der antiparallelen Basenpaarung mit den Codonen von Messenger-RNA in Wechselwirkung tritt (s. S. 108). Die dritte Schleife (links in Abb. 8) ist durch häufiges Vorkommen der modifizierten Base Dihydro-Uridin (Abb. 2h) charakterisiert.

Im Gegensatz zu diesen drei Schleifen, die konstant in allen tRNAs beobachtet werden, findet sich zwischen Anticodonschleife und GTψCG-Schleife ein variabler Bereich, in welchem je nach Species kleinere Beulen (Abb. 8A) bis zu größeren Schleifen (Abb. 8B) beobachtet werden. Ein konstanter Bereich liegt andererseits wieder am 3'-terminalen Ende mit der Sequenz CCA vor, an welcher sich die Aminosäureaktivierung abspielt[34] (s. S. 105). Sekundärstrukturen, die durch intramolekulare Basenpaarung zustande kommen, spielen sehr wahrscheinlich auch bei ribosomaler RNA eine bedeutende Rolle. So lassen sich beispielsweise die beiden bisher sequenzierten ribosomalen 5S RNA-Species zu Schleifen in sich zusammenfalten[35]. Auch Phagen-RNA scheint in gewissen, kleineren Bereichen Schleifen ausbilden zu können, die, wie man annimmt, als Startsignale für die Translation[36] oder für die Replikation bei RNA-Phagen[37] fungieren. Es liegt nahe, die an Phagen-RNA beobachteten Überstrukturen, die für den Prozeß der Initiation erforderlich zu sein scheinen, auch allgemein für Messenger-RNA zu postulieren, für welche man ursprünglich ein völliges Fehlen von Sekundärstrukturen annahm.

c) Tertiärstrukturen

Obgleich der Begriff Tertiärstruktur bei Nucleinsäuren nicht allgemein eingeführt ist, seien darunter alle Struktureigenschaften zusammengefaßt, die im

[31] Fuller, Hutchinson, Spencer und Wilkins 1967.
[32] Chamberlin 1965. [33] Übersicht s. McCarthy und Church 1970.
[34a] Kim, Quigley, Suddath, McPherson, Sneden, Kim, Weinzierl, Rich 1973.
[34] Übersicht s. Zachau 1969. [35] Madison 1968, Attardi und Amaldi 1970.
[36] Argetsinger-Steitz 1969, Lodish 1970.
[37] Billeter, Dahlberg, Goodman, Hindley und Weissmann 1969, Adams und Cory 1970.

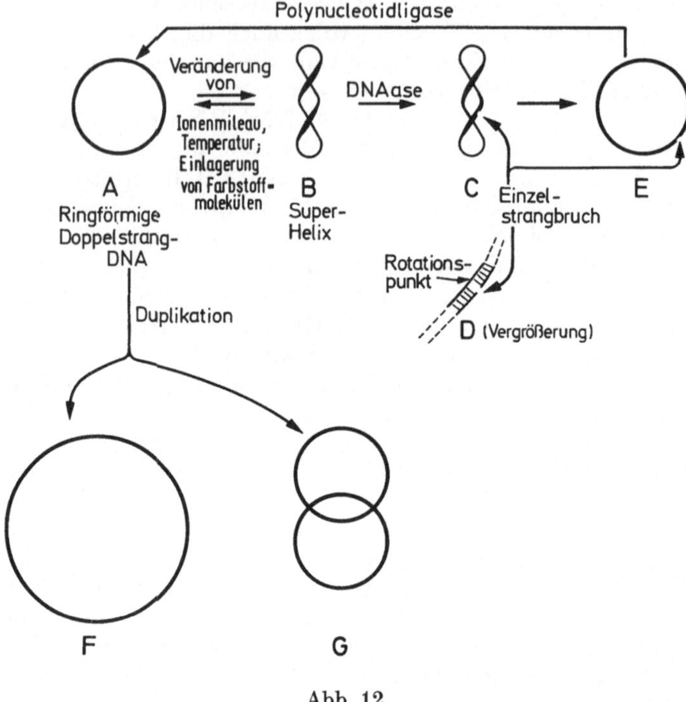

Abb. 12

Gegensatz zu Sekundärstrukturen nicht unmittelbar durch das Prinzip der Basenpaarung bedingt sind.

Tabelle 2 zeigt, daß neben linearen Polynucleotiden auch ringförmige Arten vorkommen. Die zirkulären Formen doppelsträngiger DNA wiederum verdrillen sich je nach dem Ausmaß der Spannung, welche innerhalb des geschlossenen Rings herrscht, zu Helices übergeordneter Art (engl. superhelix)[38], wie es in Abb. 12 dargestellt ist. Ein Einzelstrangbruch führt zu einem Rotationspunkt innerhalb der Doppelhelix (Abb. 12C, D, E), über welchen sich die Spannung der vorher fixierten, ringförmigen ,,Strickleiter" ausgleichen kann, wodurch die Superhelix-Struktur verlorengeht. Das Spannungsmoment und mit ihm die Superhelix-Struktur kann jedoch auch ohne Einzelstrangbruch durch verändertes Ionenmilieu[39], durch Temperaturwechsel[39] oder durch Einlagerung von Farbstoffmolekülen[40] beeinflußt werden, und zwar je nach Ausgangssituation in beiden Richtungen zu geringerer oder verstärkter Verdrillung.

DNA aus animalen Mitochondrien weist neben der einfachen zirkulären Form dimere Ringformen auf (Abb. 12F und G), die entweder durch Verdopplung der Ringgröße (F) oder durch kettengliedartige Verknüpfung (G) zweier Monomeren entstehen. Die Beobachtung der Struktur F bei Leukämiepatienten im Gegensatz zur Struktur G bei normalen, reifen, menschlichen Leukocyten ist von pathologischem Interesse[41].

Tertiärstrukturen für tRNA, die durch intramolekulare Wechselwirkung zwischen den in Abb. 8 dargestellten Schleifen zustandekommen, konnten neuer-

[38] Vinograd und Lebowitz 1966, Thomas und MacHattie 1967. [39] Wang 1969.
[40] Hudson, Upholt, Devinny und Vinograd 1969. [41] Clayton und Vinograd 1969.

dings durch Röntgenstrukturanalyse von phenylalanin-spezifischer tRNA aus Hefe bestätigt werden[42].

d) Quartärstrukturen

Für die Existenz von Quartärstrukturen, die analog zu den Quartärstrukturen der Proteine durch Zusammenlagerung mehrerer Nucleinsäurespecies definiert sein sollten, gibt es bisher keine experimentellen Anhaltspunkte, es sei denn, man rechnet die Struktur von Ribosomen, an deren Aufbau zwar mindestens 3 RNA-Species beteiligt sind, die aber zudem noch etwa 50 verschiedene Proteinspecies enthalten, zu den Quartärstrukturen (Ribosomen s. S. 87).

B. Proteine

1. Aminosäuren

L-α-Aminosäuren (Abb. 13) sind die Bausteine, aus welchen Proteine aufgebaut sind. Bei neutralem pH liegen Aminosäuren in der zwitterionischen Form

A B

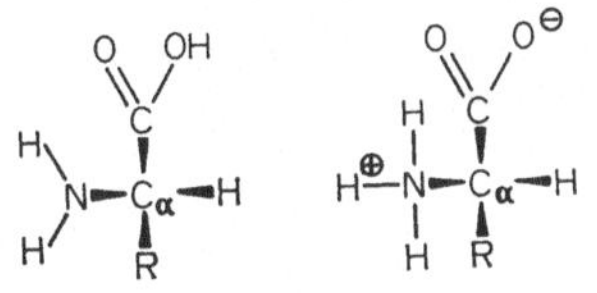

Abb. 13

(Abb. 13B) vor. In Abb. 14 sind alle 20 in Proteinen vorkommenden Aminosäuren zusammengefaßt. Alle, mit Ausnahme von Prolin, leiten sich von der Grundformel Abb. 13A durch Variation des Restes R ab. Außer Glycin, welches kein Asymmetriezentrum besitzt, handelt es sich ausschließlich um Aminosäuren der L-Konfiguration, bezogen auf das α-Kohlenstoffatom. Isoleucin und Threonin besitzen in ihren β-Kohlenstoffatomen je ein zweites Asymmetriezentrum. Die Seitengruppen bestehen entweder aus reinen Kohlenwasserstoffresten (Abb. 14A, Ausnahme Glycin) oder aus Kohlenwasserstoffresten mit funktionellen Gruppen, die entweder neutral (14B), sauer (14C) oder basisch (14D) reagieren. Phenylalanin, Tyrosin und Tryptophan werden zur Gruppe der aromatischen Aminosäuren zusammengefaßt.

2. Proteine

a) Primärstruktur

Formal bildet sich ein Dipeptid durch Wasserabspaltung zwischen der Carboxylgruppe einer Aminosäure I und der Aminogruppe einer Aminosäure II (Abb. 15). Die Carboxylgruppe des Dipeptids kann wiederum mit der Aminogruppe einer 3. Aminosäure unter Wasseraustritt reagieren, wodurch ein Tripeptid entsteht. Durch viele Wiederholungen dieser Schritte entstehen Oligopeptide (bis 10 Aminosäureeinheiten) und Polypeptide (mehr als 10 Aminosäureeinheiten). Wie die Aminosäuren, so liegen auch Peptide bei neutralem pH in der zwitterionischen Form vor, wie es in Abb. 15 für das Dipeptid gezeigt ist. Polypeptide, die bei Kettenlängen von über 50 Aminosäureeinheiten identisch mit Proteinen

[42] KIM, QUIGLEY, SUDDATH, MCPHERSON, SNEDEN, KIM, WEINZIER, RICH 1973.

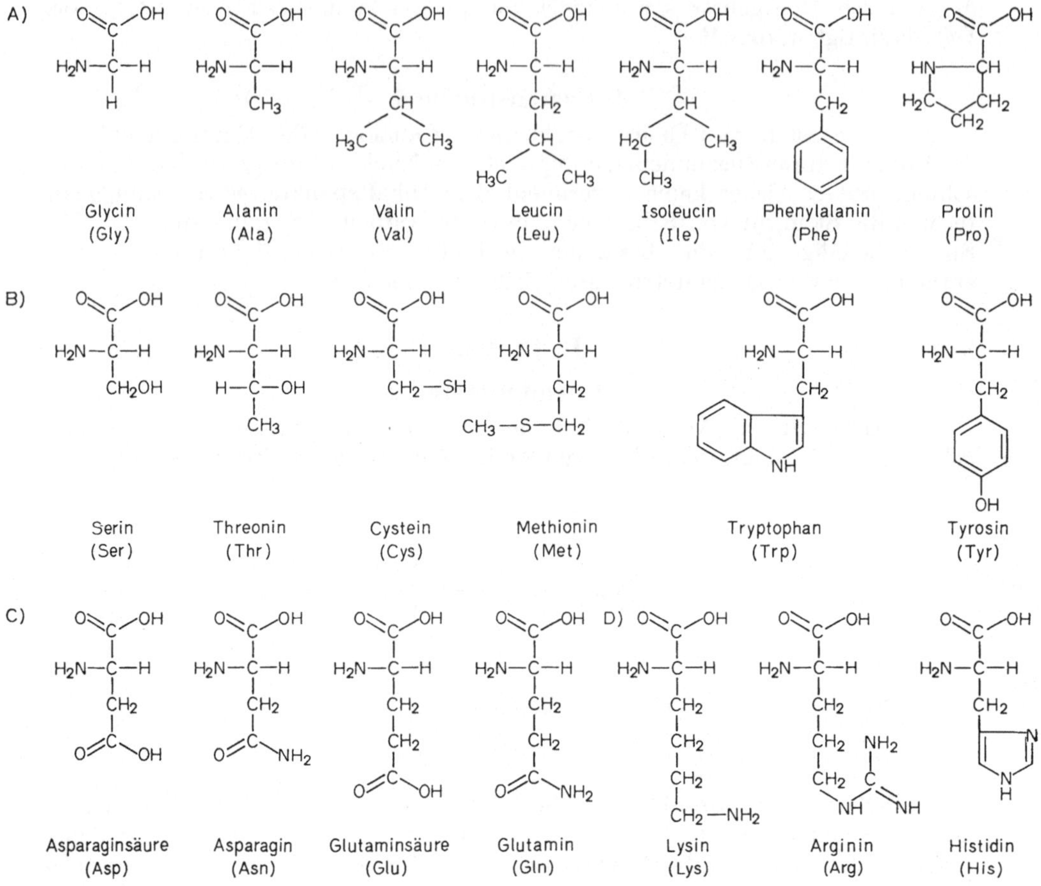

A) Glycin (Gly), Alanin (Ala), Valin (Val), Leucin (Leu), Isoleucin (Ile), Phenylalanin (Phe), Prolin (Pro)

B) Serin (Ser), Threonin (Thr), Cystein (Cys), Methionin (Met), Tryptophan (Trp), Tyrosin (Tyr)

C) Asparaginsäure (Asp), Asparagin (Asn), Glutaminsäure (Glu), Glutamin (Gln)

D) Lysin (Lys), Arginin (Arg), Histidin (His)

Abb. 14

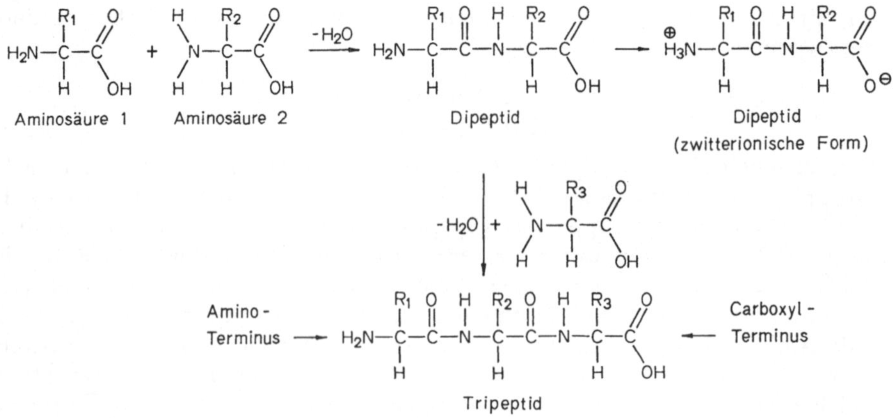

Aminosäure 1 + Aminosäure 2 $\xrightarrow{-H_2O}$ Dipeptid → Dipeptid (zwitterionische Form)

$-H_2O$ +

Amino-Terminus → Tripeptid ← Carboxyl-Terminus

Abb. 15

sind, sind demnach linear, schriftartig aufgebaut, wobei die 20 Aminosäuren den Buchstaben des zugrundeliegenden „Alphabets" entsprechen. Die Reihenfolge der Aminosäuren ist daher weder statistisch noch periodisch festgelegt. Vielmehr liegt in den 10^4—10^5 Proteinen, über die eine Zelle verfügt, eine hochspezifische Auswahl aus allen theoretisch möglichen Sequenzen vor, wenn man bedenkt, daß allein für ein aus 100 Aminosäuren aufgebautes Protein die astronomisch hohe Zahl von $20^{100} \sim 10^{130}$ verschiedener Sequenzmöglichkeiten erreicht wird. Diese Auswahl ist genetisch festgelegt (s. unten).

Unabhängig von der Asymmetrie des Kettenmoleküls, welche durch die Anordnung der 20 Bauelemente erreicht wird, resultiert eine weitere Asymmetrie durch die Peptidbindung.

Diese hat zur Folge, daß die Stickstoffe jeder einzelnen Aminosäure immer nach der gleichen Richtung, zum *Aminoterminus*, hinweisen, während das Kohlenstoffatom, welches der Carboxylgruppe der jeweiligen Aminosäure entspricht, zum *Carboxylterminus* hingerichtet ist.

b) Überstrukturen

Sekundär-, Tertiär- und Quartärstrukturen werden zu den Überstrukturen der Proteine zusammengefaßt. Man nimmt an, daß sie vollständig durch die jeweiligen Primärstrukturen determiniert werden. Diese Annahme basiert vor allem auf Versuchen zur spontanen Renaturierung, die an pankreatischer Ribonuclease und an Lysozym aus Hühnereiweiß als Modellprotein durchgeführt wurden und in welchen nahezu völlige Wiederherstellung der enzymatischen Aktivitäten beobachtet werden konnte[43]. Demnach sind die Überstrukturen der Proteine über die Primärstrukturen nur mittelbar genetisch bedingt. Sie sollen daher hier nicht im einzelnen behandelt werden. Ausführliche Zusammenfassungen liegen vor[44].

C. Ribosomen[45, 48]

Ribosomen bestehen zu etwa $^2/_3$ aus Ribonucleinsäuren, zu $^1/_3$ aus Protein. Unter bestimmten Bedingungen, z.B. bei einer Mg^{++}-Konzentration von weniger als 10^{-3} M, zerfallen Ribosomen in zwei Untereinheiten, die durch drastischere Bedingungen noch weiter in RNA und zahlreiche Proteine zerlegt werden können.

Das intakte bakterielle Ribosom, welches im Cytoplasma frei beweglich oder an mRNA gebunden vorkommt, sedimentiert im Schwerefeld mit einer Sedimentationskonstanten von 70S, die beiden Untereinheiten mit 50S und 30S. Ribosomen höherer Organismen und ihre Untereinheiten zeigen höhere Sedimentationskonstanten (80S, 60S und 40S). Das 80S-Teilchen kommt entweder frei im Cytoplasma oder an die Außenwand des endoplasmatischen Reticulums gebunden vor: In beiden Zuständen kann es auch mit mRNA assoziiert sein. Chloroplasten und Mitochondrien höherer Organismen weisen jedoch auch Ribosomen vom 70S-Typ auf[46]. Antibiotica reagieren häufig selektiv mit 80S- oder 70S-Ribosomen bzw. mit deren Untereinheiten und beeinflussen auf diese Weise selektiv die Proteinbiosynthese mikrobieller oder höherer Systeme[47] (s. unten). Die Struktur und Synthese des Ribosoms von Escherichia coli wurde bsonders in letzter Zeit intensiv studiert[48]. Die 30S-Untereinheit setzt sich aus einer 16S-

[43] Haber und Anfinsen 1962, Goldberger und Epstein 1963.
[44] Klotz, Langerman und Darnell 1970, Blow und Steitz 1970, Stryer 1968.
[45] Zusammenfassung s. Spirin und Gavrilova 1969, Wittmann 1970.
[46] Küntzel 1969, Perlman und Penman 1970. [47] Weisblum und Davies 1969.
[48] Zusammenfassung Attardi und Amaldi 1970, Osawa 1968, Nomura 1970, Wittmann 1970.

RNA (s. Tabelle 2) und aus 20 verschiedenen Proteinketten vom durchschnittlichen Molekulargewicht 20000 zusammen. Durch Rekonstitutionsexperimente gelang es, Teilfunktionen der 30S-Partikel einzelnen Proteinkomponenten zuzuordnen. Die Zusammensetzung der 30S-Untereinheit scheint nicht einheitlich zu sein, da die Summe der Molekulargewichte aller Proteinkomponenten (410000 Dalton) größer ist als das Molekulargewicht, welches man durch Gleichgewichtszentrifugation der 30S-Partikel direkt beobachtet (230000—280000)[49].

Dieses Ergebnis wird dahingehend interpretiert, daß einzelne Proteinkomponenten, je nach dem Zustand, in welchem sich das Ribosom befindet, vorhanden oder abwesend sind. Ribosomen, die beim Prozeß der Proteinbiosynthese initiieren, elongieren oder terminieren (s. S. 107), unterscheiden sich demnach in ihrer Zusammensetzung entsprechend ihrer Funktion.

Intakte 30S-Partikel scheinen die Zusammenlagerung der 50S-Untereinheiten aus ihren Komponenten (23S RNA, 5S RNA, 30—40 verschiedene Proteine) zu induzieren.

Zu Beginn und während des Translationsprozesses tritt mRNA mit der 30S-Untereinheit in Wechselwirkung[50]; da zwei Bindungsstellen für tRNA existieren, die sich über beide Untereinheiten (s. Abb. 31, S. 108) erstrecken[51], muß die mRNA-Bindestelle an der 30S-Untereinheit einer räumlichen Ausdehnung von 2 Trinucleotid-Codonen entsprechen. Die Ermittlung einer Gesamtstruktur mit Hilfe von Röntgenstrukturanalyse scheiterte bislang an der Nichtkristallisierbarkeit von Ribosomen. Elektronenoptische Daten[52] erlauben nur beschränkte Aussagen. Da Ribosomen aus zahlreichen nichtidentischen Komponenten zusammengesetzt sind, ist eine symmetrische Gesamtstruktur entgegen früheren Annahmen nicht haltbar.

II. Funktionen

A. Funktion von DNA

1. DNA als Träger der genetischen Information

Durch Transformationsversuche an Pneumokokken gelang 1944 Avery, MacLeod und McCarty der exakte Nachweis, daß Desoxyribonucleinsäuren Träger der genetischen Information sind[53]. Dazu wurden Pneumokokken vom Typ R (nichtvirulent) mit *isolierter* DNA von Pneumokokken des Typs S (virulent) inkubiert und anschließend auf Infektiosität geprüft. Es zeigte sich, daß durch isolierte DNA vom S-Typ, die für sich nicht infektiös ist, Pneumokokken vom R-Typ in Pneumokokken vom S-Typ umgewandelt (transformiert) werden. Transformation gelingt auch bei anderen Mikroorganismen wie Haemophilus influenzae und Bacillus subtilis. Bei anderen Organismen wie z.B. E. coli scheint Transformation nicht möglich zu sein. Ein weiterer Beweis, daß DNA im Gegensatz zu Protein der alleinige Träger der genetischen Information ist, wurde 1952 durch Hershey und Chase erbracht. Sie konnten durch differenzielle Markierung mit Radioisotopen zeigen[54], daß bei der Infektion von Bakterien mit Bacteriophagen allein die DNA in das Innere des Bacteriums eindringt und durch Folgeprozesse zur Vermehrung des Phagen führt.

---

[49] Hardy, Kurland, Voynow und Mora 1969, Craven, Voynow, Hardy und Kurland 1969.
[50] Nomura und Lowry 1967. [51] Roufa, Skogerson und Leder 1970.
[52] Bruskov und Kiselev 1968, Lubin 1968, Slayter, Kiho, Hall und Rich 1968.
[53] Avery, MacLeod und McCarthy 1944, Übersicht s. Ravin 1961 und Tomasz 1969.
[54] Hershey und Chase 1952.

Tabelle 3. DNA-Gehalt diploider Zellkerne verschiedener Tierarten in 10^{-13} g. (Nach BRESCH und HAUSMANN 1970)

Frosch	150	Rind	64	Lungenfisch	1000	Alse	20
Kröte	73	Ratte	57	Hecht	17	Karpfen	34
Huhn	25	Hund	53	Schleie	17	Forelle	58
Mensch	60						

Tabelle 4. Prozentuale Anteile und Redundanz der für ribosomale RNA codierenden Gene verschiedener Organismen. (Nach PERRY 1967)

Organismus	% Gesamt-DNA für ribosomale RNA codierend	Anzahl ribosomaler Cistronen pro-haploidem Genom
HeLa-Zellen	0,005—0,02	160—640
Drosophila	0,27	260—1300
Xenopus	0,06—0,11	1200—2000
B. megatherium	0,32	160
B. subtilis	0,38	6—14
E. coli	0,42—0,65	8—22

Die Proteinhülle des Phagen wird an der Außenwand des Bacteriums abgestreift. Entfernt man den größten Teil der Zellwände von E. coli-Bakterien (Bildung von sog. Sphäroplasten), so gelingt die Auslösung der Infektion in manchen Fällen schon mit isolierter Phagen-DNA[55].

Indirekte Indizien für DNA als Träger der genetischen Information liegen vor in der Konstanz der Menge DNA pro Zelle[56] und in der beobachteten Stabilität, die durch fast völliges Fehlen eines Turn-overs zum Ausdruck kommt. Die Konstanz der DNA-Menge pro Zelle in differenzierten Organismen gilt allerdings nur mit der Einschränkung, daß im Falle von Endopolyploidie eine somatische Vervielfachung von Chromosomensätzen in bestimmten Geweben mit einer entsprechenden Vervielfachung der DNA-Menge einhergeht. Auch somatische Reduktion des Chromosomenbestandes mit entsprechender Verminderung des DNA-Gehalts wurde beobachtet. Die völlige Abwesenheit eines DNA Turn-overs muß durch Reparaturprozesse, die teilweise zum Ausschneiden geschädigter DNA-Bereiche mit nachfolgendem Einbau neuer Nucleotide führen, eingeschränkt werden. (Über Reparaturprozsse s. S. 94.)

Von Organismus zu Organismus werden erhebliche Unterschiede in bezug auf den DNA-Gehalt pro Zelle beobachtet (Tabelle 3). Da es unwahrscheinlich erscheint, daß z.B. der Frosch doppelt so viel genetische Information wie die Kröte, der Lungenfisch 60mal soviel wie der Hecht besitzt, muß angenommen werden, daß größere Teile von DNA entweder redundant oder ohne Informationsgehalt sind. Repetierende DNA-Sequenzen konnten in jüngster Zeit bei höheren Organismen nachgewiesen werden[57]. Insbesondere wird für die Gene ribosomaler RNA hohe Redundanz beobachtet (Tabelle 4)[58].

2. Replikation von DNA

Eng gekoppelt mit der Funktion von DNA als Träger der genetischen Information ist die Fähigkeit zur Replikation. Obwohl diese als eine der Doppelhelix-

[55] GUTHRIE und SINSHEIMER 1963. [56] VENDRELY 1955.
[57] BRITTEN und KOHNE 1968. [58] Zusammenfassung s. PERRY 1967.

struktur von DNA immanente Eigenschaft erscheint[59], ist die Biochemie der DNA-Replikation noch heute in wesentlichen Punkten unverstanden. Durch Markierungsversuche mit schweren Isotopen gelang 1958 Meselson und Stahl[60] der Nachweis, daß DNA in der E. coli-Zelle semikonservativ repliziert wird, daß demnach jeweils ein Einzelstrang eines Tochter-Doppelstranges neu synthetisiert, der andere vom Elter auf den Nachkommen unverändert übertragen wird. Dieser Replikationsmechanismus wurde auch an isolierten Hamster-Chromosomen[61] sowie an DNA zahlreicher anderer Organismen bestätigt[62]. Nach dem von Jacob, Brenner und Cuzin postulierten Replicon-Modell beginnt die Replikation von DNA an bestimmten Startpunkten ringförmiger Chromosomen und läuft über diesen Ring, bis der Endpunkt neben dem Startpunkt erreicht ist[63].

Im Gegensatz zum Genom von Escherichia coli, welches aus nur einer replizierenden Einheit (Replicon) besteht[64], scheint die DNA einzelner Hamsterzellen-Chromosomen abschnittweise unabhängig voneinander repliziert werden zu können[65]. Sie scheint damit aus mehreren Replicon-Einheiten zusammengesetzt. Die ursprüngliche Annahme, daß im gesamten Verlauf der Replikation jede Replicon-Einheit höchstens einen Replikationspunkt (Y-Punkt oder Gabelungspunkt) aufweist, mußte revidiert werden[66]. Ringförmige DNA des Phagen λ wird, ausgehend von einem Startpunkt der Replikation, in beiden Richtungen des Ringes repliziert[67], wodurch zwei Replikationspunkte resultieren.

DNA-synthetisierende Enzyme konnten aus mehreren Organismen isoliert und angereichert werden[68]. Am besten untersucht ist eine DNA-Polymerase I aus Escherichia coli[69]. Dieses Enzym katalysiert jedoch nur die in Abb. 16 dargestellte Reparatursynthese von DNA, wobei die Hydroxylgruppe eines 3'-terminalen Nucleotides als Startpunkt (primer), die Basensequenz eines komplementären Stranges als Matrize (template) fungiert. Die vier Mononucleotide in ihrer aktivierten Form, den Desoxynucleosidtriphosphaten, sind Substrate des Enzyms. Die schrittweise ablaufende Reaktion verlängert das 3'-terminale Ende des Primerstranges (5'$\rightarrow$3'-Syntheserichtung). Die umgekehrte Syntheserichtung, die zur Synthese des komplementären Strangs erforderlich wäre, konnte an dem Enzym niemals beobachtet werden.

Eine Möglichkeit, diese Schwierigkeit zu lösen, basiert auf Beobachtungen von Okazaki[70]. Die neusynthetisierten Einzelstränge sind nämlich kurz nach ihrer Entstehung nicht durchlaufend kovalent verbunden, vielmehr liegt hinter der Replikationsgabel eine Struktur analog Abb. 16B vor, deren Einzelstrangbrüche nachträglich durch die Ligasereaktion (s. S. 93) zur Struktur Abb. 16C verschlossen werden. Die Synthesen beider Stränge könnten nach diesem Schema ausschließlich in 5'$\rightarrow$3'-Richtung (Pfeilrichtung in Abb. 16B) ablaufen. Eine enzymatische Aktivität, die in umgekehrter Richtung synthetisiert, wäre nicht erforderlich. Die gleichzeitige Synthese durch mehrere Enzyme würde auch trotz der Syntheserate eines einzelnen Enzyms von nur 20—30 Nucleotiden pro Sekunde eine Gesamt-Syntheserate von über 1000 Nucleotideinheiten pro Sekunde ermöglichen, wie sie in vivo beobachtet wird.

Dennoch zeigt die jüngste Entdeckung von Escherichia coli-Mutanten, welche defekt für DNA-Polymerase I sind, welche sich aber trotzdem mit normaler

[59] Watson und Crick 1953.
[60] Meselson und Stahl 1958, Sueoka 1960. [61] Huberman 1968.
[62] Übersicht s. Bonhoeffer und Messer 1969 sowie Lark 1969.
[63] Jacob, Brenner, Cuzin 1963. [64] Huberman 1968.
[65] Übersicht s. Bonhoeffer und Messer 1969 sowie Lark 1969.
[66] Huberman 1968, Helmstetter, Cooper, Pierucci und Revelas 1968.
[67] Schnös und Inman 1970. [68] Übersicht s. Richardson 1969. [69] Kornberg 1969.
[70] Okazaki, Okazaki, Sakabe, Sugimoto und Sugino 1968.

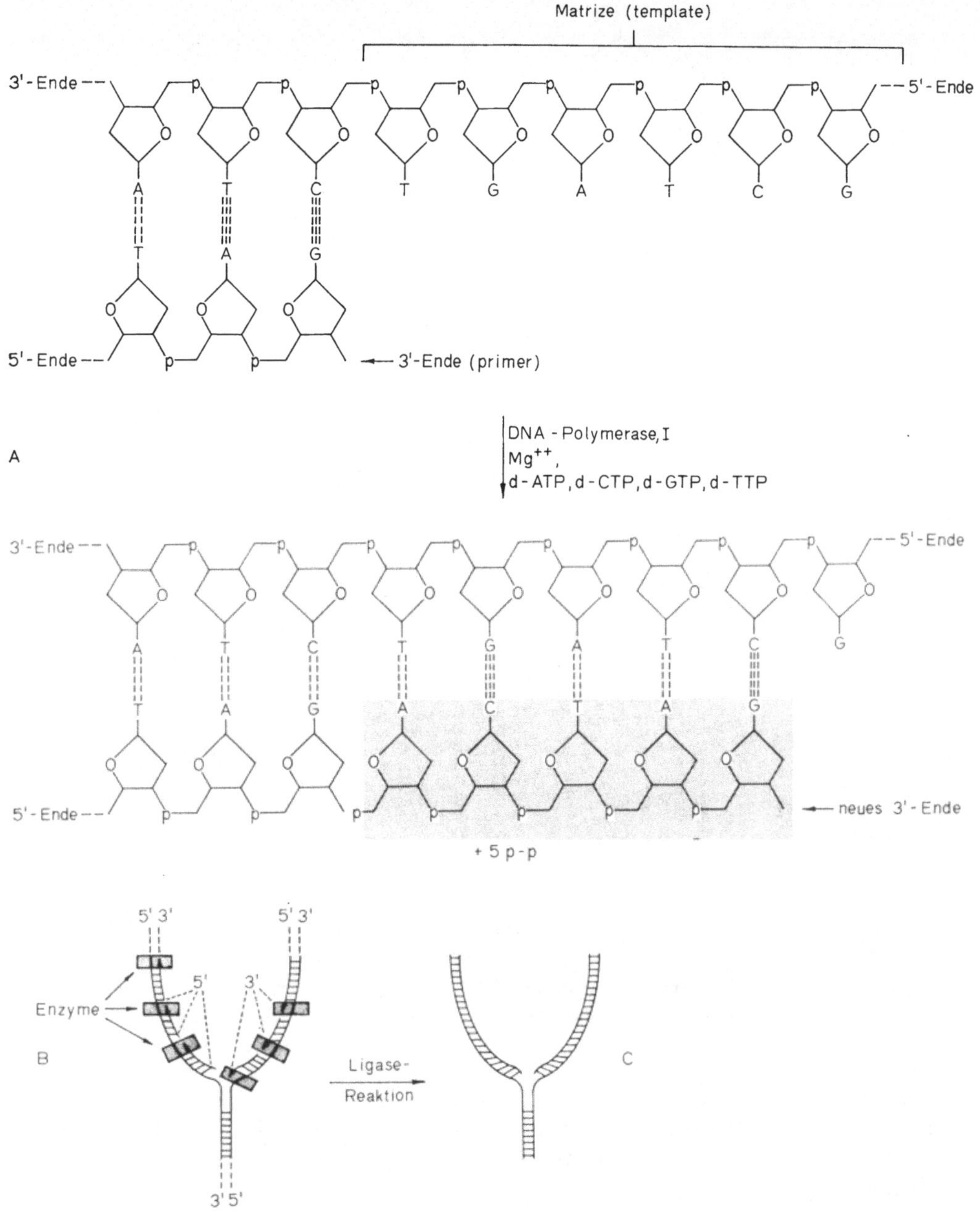

Abb. 16

Teilungsrate vermehren, daß das eigentliche Replikationsenzym bislang noch nicht isoliert worden war. Andererseits war durch die Isolierung der erwähnten Mutanten eine erneute Suche nach dem Replikationsenzym möglich geworden. Es konnten so zwei weitere DNA-polymerisierende Enzyme aus E. coli isoliert

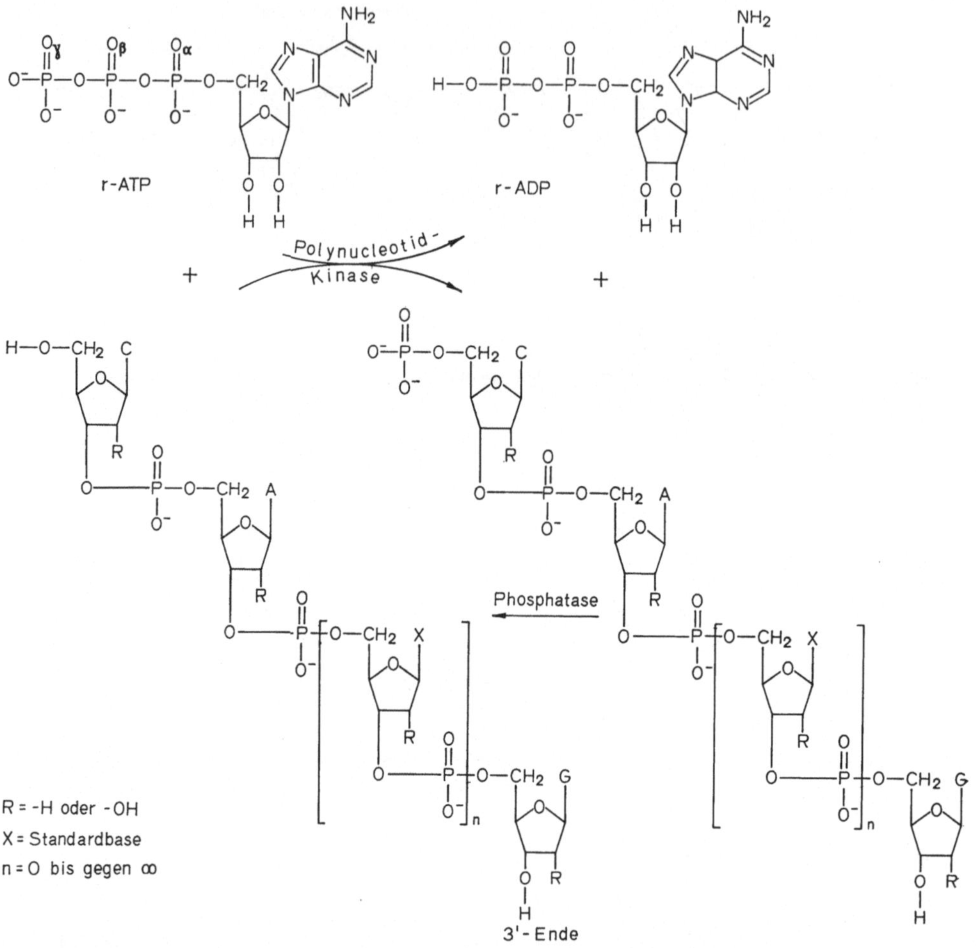
r-ATP
r-ADP
Polynucleotid-Kinase
Phosphatase
R = -H oder -OH
X = Standardbase
n = 0 bis gegen ∞
3'-Ende
Abb. 17

werden[71] (DNA-Polymerase II und DNA-Polymerase III), wovon das Enzym III die für die Replikation verantwortliche Aktivität darzustellen scheint.

Assoziation des Replikationspunktes mit der Zellmembran in prokaryontischen Systemen bzw. mit der Kernmembran in eukaryontischen Systemen wurde schon früher postuliert[72]. Der endgültige Nachweis dieser Assoziation steht jedoch noch aus. Bacteriophagen wie T^4 oder P_1 induzieren in ihren Wirtszellen eigene Replikationsenzyme, welche ganz oder teilweise durch die jeweiligen Phagen-Gene codiert werden[72].

3. Weitere DNA-Enzyme

Neben dem replizierenden Enzymsystem gibt es eine Reihe weiterer Enzyme des DNA-Metabolismus, die an Reparatur-Rekombination- bzw. Abbauprozessen (z.B. von Wirts-DNA nach Phageninfektion) beteiligt sind[73]. Wie schon erwähnt,

[71] SMITH, SCHALLER und BONHOEFFER 1970, KNIPPERS 1970, KNIPPERS und STRÄTLING 1970, NÜSSLEIN, OTTO, BONHOEFFER und SCHALLER 1971, GEFTER, HIROTA, KORNBERG, WECHSLER und BARNOUX 1971, SCHALLER, OTTO, NÜSSLEIN, HUF, HERRMANN und BONHOEFFER 1972.

[72] Übersicht s. BONHOEFFER und MESSER 1969 sowie LARK 1969.

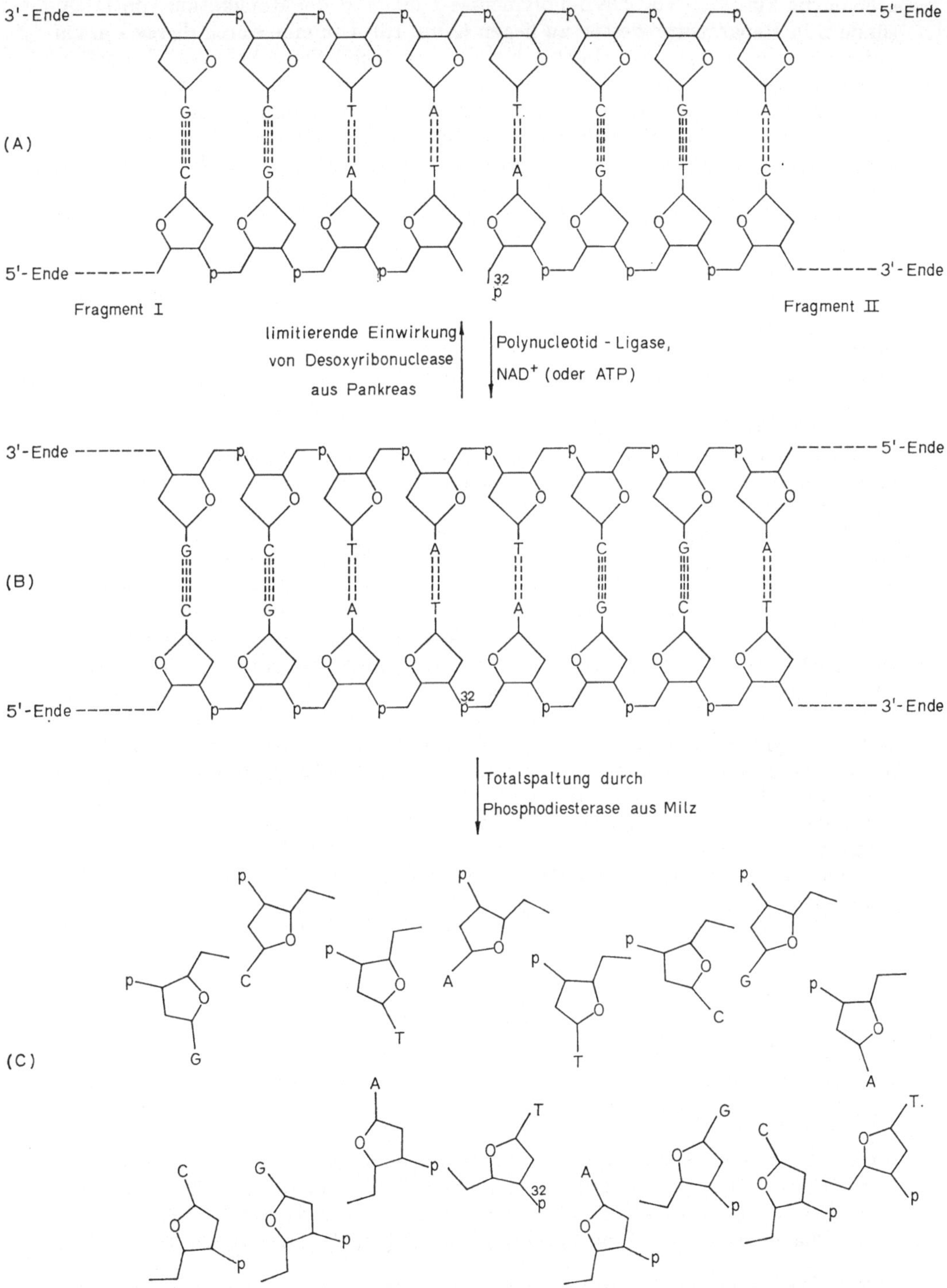

3'-Ende ... 5'-Ende

(A)

G C T A T C G A
C G A T A G T C

5'-Ende ... 3'-Ende

^{32}p

Fragment I Fragment II

limitierende Einwirkung von Desoxyribonuclease aus Pankreas

Polynucleotid - Ligase, NAD^+ (oder ATP)

3'-Ende ... 5'-Ende

(B)

G C T A T C G A
C G A T A G C T

5'-Ende ... 3'-Ende

Totalspaltung durch Phosphodiesterase aus Milz

(C)

Abb. 18

scheint die Funktion von DNA-Polymerase I nicht in der Replikation von DNA, sondern in Reparaturprozessen zu liegen (Abb. 16). Um eine durch dieses Enzym aufgefüllte einzelsträngige Lücke kovalent zu schließen (Abb. 20), bedarf es zweier weiterer Enzyme. *Polynucleotidkinase* katalysiert die Übertragung eines γ-ständigen Phosphatrests von ATP auf das 5'-Ende von Mono-, Oligo- oder Polynucleotiden (Abb. 17). *Polynucleotidligase* schließt mit Hilfe von ATP oder NAD^+ als Energiequelle die kovalente Bindung (Abb. 18, Reaktion A→B). Schließlich gibt es eine Fülle von DNA-spaltenden Enzymen (DNAasen) unterschiedlicher Spezifitäten[73]. Die Wirkungsweise zweier DNAasen ist in Abb. 18 skizziert. So spaltet Desoxyribonuclease aus Rinderpankreas im Inneren von DNA-Ketten (endonucleolytische Spaltung), wobei 3'-Hydroxyl- und 5'-Phosphat-Enden entstehen, während Phosphodiesterase aus Rindermilz schrittweise vom 5'-Ende eines Polynucleotids her spaltet (exonucleolytische Spaltung) und dabei 3'-Phosphate bzw. 5'-Hydroxylenden produziert. DNAasen zeigen häufig auch Spezifität hinsichtlich der Doppelsträngigkeit oder Einzelsträngigkeit von DNA. Manche DNAase-Aktivitäten sind assoziiert mit polymerisierenden Enzymen (z.B. Exonuclease II aus Escherichia coli).

Nucleasen, welche in der Lage sind, spezifische Basensequenzen von DNA zu erkennen und an diesen zu spalten, spielen bei der Restriktion bestimmter Phagen durch die Wirtszellen eine bedeutende Rolle[74].

Modifizierte Basen, die z.B. durch Einwirkung alkylierender Agentien entstehen, sowie Fehlpaarungen, die durch fehlerhafte Replikation entstehen, können ebenfalls durch bestimmte Nucleasen erkannt und in Form von Mononucleotiden ausgeschnitten werden, wodurch Reparaturprozesse eingeleitet werden.

Abb. 17 enthält gleichsam als Umkehrreaktion der Polynucleotidkinasereaktion auch die Abspaltung von Phosphorsäuremonoestergruppen, die man als Phosphatase- oder Phosphomonoesterasereaktion bezeichnet. Die abzuspaltende Phosphatgruppe kann sowohl 5'-terminal (Abb. 17) wie auch 3'-terminal sein. Neben Oligo- und Polynucleotiden, wie in Abb. 17, können meist auch Mononucleotide durch Phosphatase gespalten werden. Reaktionsprodukte sind dann neben Phosphorsäure Nucleoside.

Einige der hier aufgeführten Enzyme werden während der Infektion durch bestimmte Bacteriophagen wie λ oder T_4 in den Wirtszellen induziert. So wird z.B. eine T_4-spezifische Polynucleotidligase in infizierten Escherichia coli-Zellen induziert, obwohl ein analoges Enzym in nichtinfizierten Escherichia coli-Zellen bereits vorliegt. Durch den Phagen λ wird in der Wirtszelle eine spezifische 5'-Exonuclease induziert.

4. Reparaturprozesse

DNA-Schäden können auf vielerlei Art entstehen. So können mutagene Agentien oder Strahlen zu modifizierten Basen- oder Zuckerresten, zu Querverbindungen zwischen den Strängen der Doppelhelix sowie zu Einzelstrangbrüchen führen[75]. Fehlpaarungen (T/G und C/A) können durch fehlerhaften Einbau durch die replizierenden Enzyme hervorgerufen werden. Einzelstrangbrüche können durch DNAase-Einwirkung entstehen. Zahlreiche dieser Schäden können in der Zelle durch Reparaturprozesse rückgängig gemacht werden[76]. Nicht reparierbare Schäden wie z.B. Doppelstrangbrüche wirken dagegen in der Regel letal.

---

[73] Übersicht s. Richardson 1969.
[74] Smith, Wilcox und Kelly 1970. Übersicht s. Arber und Linn 1969.
[75] Übersichten s. Drake 1970, Freese 1969, Vogel und Röhrborn 1970.
[76] Übersicht s. Howard-Flanders 1968.

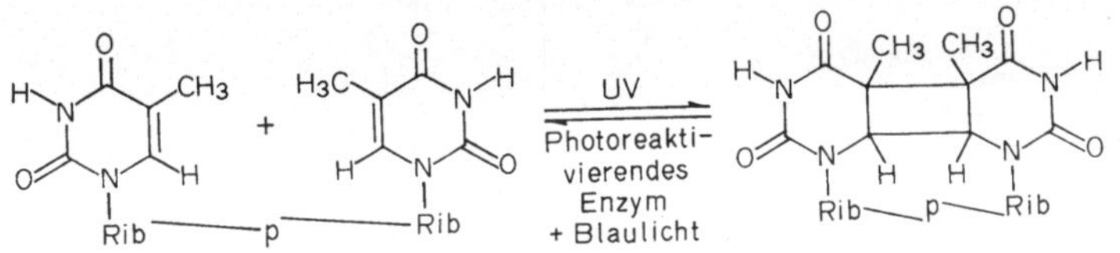

Abb. 19

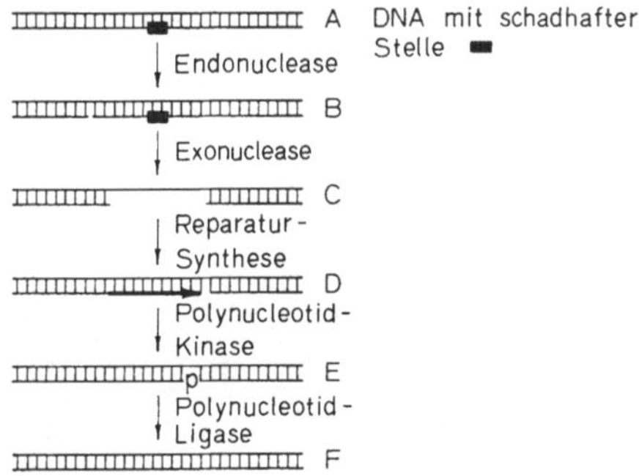

Abb. 20

In bakteriellen Systemen wurden bisher im wesentlichen drei Typen von Reparaturprozessen gefunden.

Photoreaktivierung, *Excisions-Reparatur* und *Reparatur* durch *Rekombination*. Der Prozeß der Photoreaktivierung liegt der Beobachtung zugrunde, daß Einwirkung von blauviolettem Licht die Überlebenschancen von UV-bestrahlten Bakterien wesentlich erhöht. Der durch UV-Strahlen verursachte Defekt besteht im wesentlichen in der Bildung von Pyrimidin-Dimeren, wie es in Abb. 19 für zwei benachbarte Thyminreste des gleichen Strangs gezeigt ist. Analoge Dimerenbildung tritt auch zwischen benachbarten C/T- und C/C-Paaren auf[75]. Die Rückreaktion wird durch das photoreaktivierende Enzym mit Hilfe von blauviolettem Licht katalysiert. Das isolierte Enzym zeigt keine Affinität zu intakter DNA. Enthält diese jedoch Pyrimidindimere, so bindet sich das Enzym im Dunkeln an die Dimeren-enthaltenden Bereiche zu einem stabilen Komplex. Dieser löst sich erst durch Einwirkung von blauviolettem Licht unter gleichzeitiger Aufspaltung der Dimeren.

Am Prozeß der Excisions-Reparatur sind mehrere Enzyme beteiligt. Eine Endonuclease erkennt Schäden, die durch UV-Strahlen (im wesentlichen wieder Pyrimidin-Dimere), durch alkylierende Agentien oder durch Fehlpaarungen bei der Replikation entstanden sind, und bewirkt einen Einzelstrangbruch in der Nähe der betreffenden Stelle (Abb. 20B). Eine Exonuclease baut anschließend ein Teilstück des schadhaften Einzelstranges zu Mononucleotiden ab (Abb. 20C). Der bloßgelegte komplementäre Einzelstrang wird durch Reparatursynthese zu einem Doppelstrang ergänzt (Abb. 20D), welcher noch einen Einzelstrangbruch aufweist. Dieser wird mit Hilfe der Polynucleotidkinase- und Polynucleotidligasereaktion versiegelt (Abb. 20E u. F). Durch die beiden letztgenannten Schritte werden auch Einzelstrangbrüche repariert, die durch unkontrollierte DNAase-Einwirkung entstanden sind (s. dazu auch Abb. 18, Schritt A zu B). In der Auffüllung einzelsträngiger Lücken (Abb. 20, Schritt C und D), die man auch als

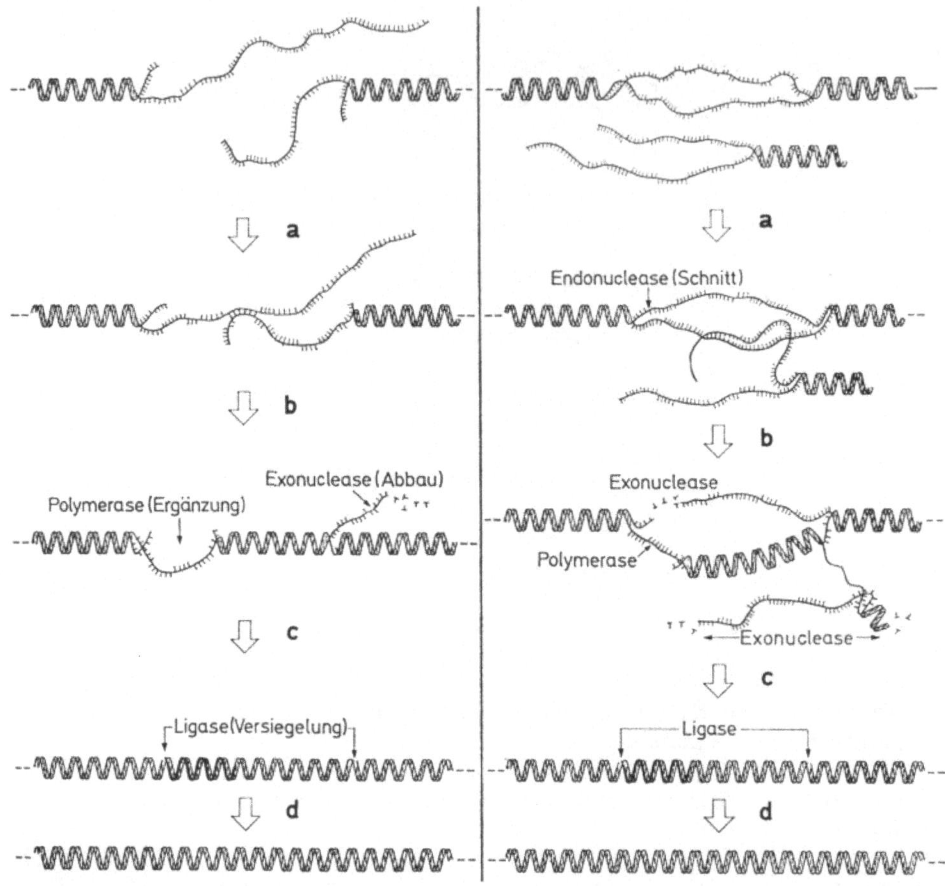

Abb. 21. Mögliche Sequenzen im molekularen Mechanismus der Rekombination homologer DNA-Doppelstränge. (Nach BRESCH und HAUSMANN, 1972)

Reparatursynthese bezeichnet, liegt wahrscheinlich die Hauptfunktion der DNA-Polymerase I, welche bis vor kurzem für das Replikationsenzym gehalten wurde[77]. Reparatursynthese wird jedoch auch als Teilschritt beim Prozeß der genetischen Rekombination postuliert (s. S. 98 und Abb. 21).

Bestimmte Reparaturprozesse fallen bei rekombinationsdefekten Zellen aus. Sie müssen daher an Mechanismen der Rekombination gekoppelt sein. Dieser dritte Typ der Reparaturprozesse ist bisher am wenigsten verstanden und soll daher hier nicht weiter behandelt werden.

Alle drei Typen können durch entsprechende Mutationen einzeln ausgeschaltet werden. Häufig werden zur Differenzierung der einzelnen Prozesse beide komplementäre Typen ausgeschaltet. Ist eine Zelle in allen drei Reparaturprozessen defekt, so führt schon ein einziges durch UV-Strahlung ausgelöstes Pyrimidin-Dimer zu Letalität.

Von pathologischem Interesse ist das Auftreten von Xeroderma pigmentosum, einer menschlichen Erbkrankheit, die durch einen Defekt im Reparatursystem bedingt ist[78]. Homozygote Träger dieses Defekts erleiden durch Lichteinwirkung

---
[77] KORNBERG 1969. [78] CLEAVER 1969.

Hautentzündungen, die zu vielgestaltigen Veränderungen der Haut, z.B. des Gesichts, führen. In dem Bereich der dem Licht ausgesetzten Haut treten dabei auch voneinander unabhängig primäre Tumoren auf, die durch ihre Zahl nicht zu beherrschen sind und das Schicksal des Patienten entscheiden.

5. Restriktion und Modifikation

Der Begriff Restriktion wurde eingeführt durch die Beobachtung, daß sich bestimmte Bacteriophagen wie λ und fd, die sich im Escherichia coli B-Stamm vermehrt hatten, nur im gleichen Wirtsstamm weitervermehren konnten, also nur in Escherichia coli B, nicht aber in Escherichia coli K[79].

Tabelle 5. Wahrscheinlichkeiten der produktiven Infektion von Escherichia coli-Stämmen durch λ-Phagen in Abhängigkeit von den Wirtszellen, in welchen die Phagen entstanden sind. (Nach ARBER und LINN 1969)

Phagen-Stämme	Infizierte E. coli-Stämme			
	B	K	K (P1)	C
$\lambda\cdot$B	1	$4\cdot10^{-4}$	10^{-7}	1
$\lambda\cdot$K	10^{-4}	1	$2\cdot10^{-5}$	1
$\lambda\cdot$K (P1)	10^{-4}	1	1	1
$\lambda\cdot$C	10^{-4}	$4\cdot10^{-4}$	10^{-7}	1

Infiziert man Escherichia coli K-Zellen mit λ-Phagen, die auf Escherichia coli B gewachsen waren (sog. $\lambda\cdot$B), so gelangt nur ein geringer Bruchteil (4×10^{-4}) zur Vermehrung (Tabelle 5). Diese Nachkommen vermehren sich aber nun bevorzugt in Escherichia coli K-Zellen und zeigen bei Infektion von Escherichia coli B-Zellen Restriktion.

Restriktion beruht darauf, daß die in die Escherichia coli-Zellen eindringende Phagen-DNA an spezifischen Stellen durch Nucleasen gespalten wird. Es ist nämlich gelungen, aus dem Escherichia coli-K-Stamm eine Nuclease zu isolieren, welche DNA des Phagen $\lambda\cdot$C durch Doppelstrangbrüche, die nicht mehr repariert werden können, spaltet, die jedoch DNA von Phagen $\lambda\cdot$K intakt läßt[80]. Auch aus Haemophilus influenzae konnte ein Restriktionsenzym isoliert werden[81], wobei es sogar möglich war, die Nucleotidsequenz der zugehörigen Spaltstellen zu ermitteln. Es handelt sich um ein Hexanucleotid der symmetrischen Sequenz

5'...pGpTpPypPupApCp...3' (Py = Pyrimidinnucleosid,
3'...pCpApPupPypTpGp...5' Pu = zu Py komplementäres Purinnucleosid).

Was verhindert jedoch die Spaltung derjenigen Phagen-DNA-Species, die zur Vermehrung gelangen? Dies geschieht durch *Modifikation*, wobei nicht die Basensequenz der betreffenden Phagen-DNA verändert wird, was ja einer Mutation gleichkäme. Vielmehr werden die spezifischen Spaltstellen durch Methylierung modifiziert, so daß diese von den Restriktionsenzymen nicht mehr als Substrat angenommen werden können. Im Falle des Phagen fd, dessen DNA aus 6000 Nucleotiden aufgebaut ist, genügt schon die Methylierung von 1 (höchstens 2) bestimmten Adeninresten zu 6-Methylaminopurin, um das Restriktionsenzym zu inhibieren[82]. Dies demonstriert die hohe Spezifität der restringierenden bzw. modifizierenden Enzyme. DNA-methylierende Enzyme wurden mehrfach aus

[79] Übersicht s. ARBER und LINN 1969. [80] MESELSON und YUAN 1968.
[81] SMITH, WILCOX und KELLY 1970. [82] ARBER und LINN 1969.

Escherichia coli[83] sowie aus phageninfizierrten Escherichia coli-Zellen[84] isoliert. Unter diesen befinden sich vermutlich auch die methylierenden Enzyme, die für die Restriktion verantwortlich sind.

6. Rekombination

Der Prozeß der genetischen Rekombination wird durch teilweisen Abbau eines von zwei homologen DNA-Strängen eingeleitet[85], der als Resultat zu den in Abb. 21 im oberen Teil dargestellten Strukturen mit Einzelstrangbereichen führt. Diese Fragmentierungsreaktion ist noch in wesentlichen Punkten unverstanden. Die wahrscheinlichen Folgereaktionen jedoch, die zu rekombinierter DNA führen, sind in Abb. 21 zusammengefaßt. Sie bestehen in:

a) Hybridisierung zwischen komplementären Bereichen der parantalen Einzelstränge.

b) Exonucleolytischer Abbau von überschüssigen Einzelstrang-Enden.

c) Auffüllen der einzelsträngigen Lücken durch Reparatursynthese.

d) Versiegelung der verbleibenden Einzelstrangbrüche durch die Ligasereaktion, wobei eventuell noch eine Polynucleotidkinasereaktion zur Einführung eines 5'-ständigen Phosphomonoesterrests vorausgehen muß.

Polynucleotidligase (vielleicht auch Polynucleotidkinase und Polymerase I) fungiert demnach gleichzeitig in Reparatur- und Rekombinationsprozessen. Zahlreiche Einzelheiten des Rekombinationsprozesses sind noch nicht geklärt. Ausführliche Darstellungen neuerer Ergebnisse und ihrer Problematik liegen jedoch vor[86].

7. Synthetische DNA

Eine zukünftige Manipulation des Erbgutes setzt Methoden zur Darstellung synthetischer DNA voraus, von welchen einige in den letzten 5—10 Jahren entwickelt werden konnten. Die organisch-chemische Synthese von Oligonucleotiden spezifischer Basensequenz bis zu Kettenlängen von 20 ist möglich[87]. Polymere höherer Kettenlängen werden entweder ausgehend von komplementären Strängen repetierender Basensequenz mittels DNA-Polymerasereaktion (Abb. 22A) oder bei spezifischen, nichtrepetierenden Sequenzen durch Ligasereaktion (Abb. 22B) erhalten. Polynucleotide mit streng repetierenden Di-, Tri- und Tetranucleotidsequenzen wurden zur Lösung des genetischen Codes erfolgreich eingesetzt[88] (s. S. 115). Mit Hilfe der Ligasereaktion gelang in mehreren (Abb. 22B) analogen Teilschritten die Synthese eines ganzen tRNA-Gens[89]. Die Methode eignet sich zur Synthese von DNA beliebiger Basensequenz und wird im Prinzip auch zur Synthese längerer Ketten anwendbar sein (das tRNA-Gen hat wie tRNA eine Kettenlänge von 77 Nucleotideinheiten und zählt daher zu den kleinen Genen).

Ausgehend von isolierter $\phi \times 174$ Phagen-DNA gelang mit Hilfe von DNA-Polymerase und anderen Hilfsenzymen wie Polynucleotidligase und DNAase die Replikation dieses Phagengenoms in vitro[90]. Die synthetische Phagen-DNA ist

[83] Übersicht s. BOREK und SRINIVASAN 1966. [84] HAUSMANN und GOLD 1966.
[85] MESELSON und WEIGLE 1961. [86] BRESCH und HAUSMANN 1970, HAUSMANN 1970.
[87] KHORANA, AGARWAL, BÜCHI, CARUTHERS, GUPTA, KLEPPE, KUMAR, OHTSUKA, RAJBHANDARY, SANDE, SGARAMELLA, TERAO, WEBER, YAMADA 1972.
[88] KHORANA, BÜCHI, GHOSH, GUPTA, JACOB, KÖSSEL, MORGAN, NARANG, OHTSUKA und WELLS 1966.
[89] AGARWAL, BÜCHI, CARUTHERS, GUPTA, KHORANA, KLEPPE, KUMAR, OHTSUKA, RHAJBHANDARY, DE SANDE, SGARAMELLA, WEBER und YAMADA 1970, Übersicht s. KÖSSEL 1970.
[90] GOULIAN, KORNBERG und SINSHEIMER 1967. Zusammenfassung s. KÖSSEL 1970.

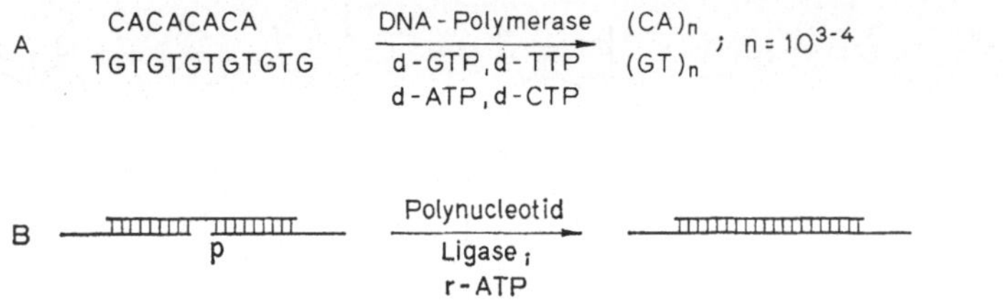

A CACACACA / TGTGTGTGTGTG —DNA-Polymerase; d-GTP, d-TTP, d-ATP, d-CTP→ $(CA)_n$ / $(GT)_n$; $n = 10^{3-4}$

B ——p—— —Polynucleotid-Ligase; r-ATP→ ————

Abb. 22

im Infektiositätstest voll aktiv. Im Gegensatz zur organisch-chemischen Methodik erlaubt dieser Syntheseweg jedoch nicht den Aufbau beliebiger Nucleotidsequenzen, da sich replizierende Enzyme streng nach den Sequenzen vorgegebener Matrizen richten und gezielte Abweichungen von diesen daher nicht zulassen. Die Bedeutung dieser Methode liegt somit mehr in der Replikation bereits vorliegender Nucleotidsequenzen.

8. DNA als Matrize zur RNA-Synthese

Durch den als Transkription bezeichneten Prozeß werden die Basensequenzen von DNA in Basensequenzen von RNA umgeschrieben. Vom „Archiv" der genetischen Information, welches in DNA vorliegt, werden gleichsam Kopien verschiedener Teilbereiche in höheren Auflagen bereitgestellt.

Mit Molekularmassen von 30000 (tRNA) bis 2×10^6 Dalton (s. Tabelle 2) liegen die Kettenlängen von RNA weit unterhalb derjenigen von DNA. Dadurch können die leichter diffundierbaren bzw. transportierbaren RNA-Ketten die genetische Information von DNA bzw. vom Zellkern an die Ribosomen bringen, wo der nächste Schritt zur Ausprägung der Erbinformation, die Proteinbiosynthese, stattfindet. DNA fungiert nach dem in Abb. 23 dargestellten Syntheseprinzip als Matrize für alle RNA-Arten (Messenger-RNA, ribosomale RNA und Transfer-RNA), wobei ein DNA-Strang, welchen man als den codogenen bezeichnet, nach dem Prinzip der antiparallelen Basenpaarung die Nucleotidsequenz der wachsenden RNA-Kette determiniert. Die vier Standard-Ribonucleosid-Triphosphate dienen als Substrate der enzymkatalysierten Reaktion. Schrittweise Addition dieser Substrate an das 3'-Ende der bereits synthetisierten RNA-Kette führt zum Wachstum in Richtung vom 5'- zum 3'-Ende[91]. Das 5'-terminale Nucleotid, welches wie in Abb. 23 meist ein Adenylrest (seltener ein Guanylrest) ist, weist noch die von ATP stammende Triphosphorsäuregruppierung auf, die jedoch sekundär durch bestimmte Enzyme abgespalten werden kann. Während Messenger-RNA nach ihrer Entstehung als Matrize in der Proteinbiosynthese fungiert, werden ribosomale RNA und Transfer-RNA oder ihre höhermolekularen Vorläufer zunächst an einzelnen Nucleotiden modifiziert und dann in Ribosomen eingebaut bzw. zur Aktivierung von Aminosäuren eingesetzt. Auch sie fungieren daher, wenn auch in einer anderen Funktion als mRNA, im Prozeß der Proteinbiosynthese (s. S. 107).

Durch in vitro-Studien am gereinigten Enzym „DNA-abhängige RNA-Polymerase" aus Escherichia coli konnte der Transkriptionsprozeß in weitere Teilschritte zerlegt werden[92]. Diese sind

a) Reversible Bindung von RNA-Polymerase an DNA (hemmbar durch Heparin),

[91] Übersicht s. GEIDUSCHEK und HASELKORN 1969.
[92] Übersicht s. SEIFERT und ZILLIG 1969, LILL, SANTO, SIPPEL und HARTMANN 1969.

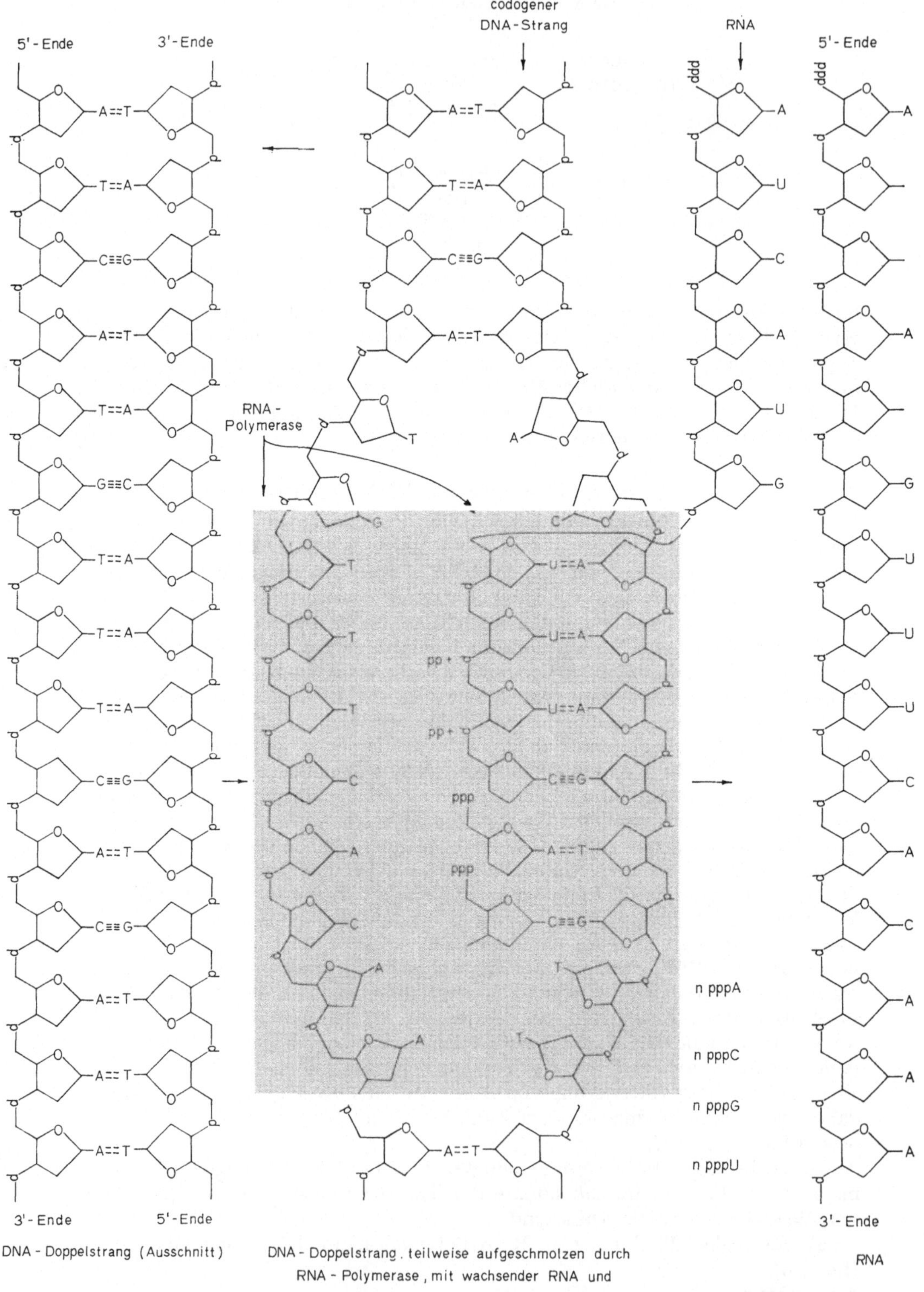

Abb. 23. Zum molekularen Mechanismus der RNA-Synthese an doppelsträngiger DNA

b) Initiation mit Hilfe des ersten Ribonucleosidtriphosphats (gewöhnlich ATP oder GTP), wobei ein fester Komplex entsteht (hemmbar durch Rifamicin),

c) Elongation der RNA-Kette. Der Prozeß wird im wesentlichen durch Abb. 23 wiedergegeben (hemmbar durch Actinomycin).

d) Termination. Für die Teilschritte der Initiation[93] und Termination[94] sind bestimmte Proteinfaktoren notwendig (σ-, ψ- und ϱ-Faktoren). σ-Faktoren, von welchen eine ganze Klasse existiert, sind während des Initiationsprozesses an das Enzym gebunden und prägen dadurch dem Enzym die Spezifität für bestimmte Startpunkte an DNA auf. In analoger Weise wirken ψ-Faktoren bei der Initiation der ribosomalen RNA-Synthese[95]. Nach Infektion von Phagen wird entweder wirtsspezifische RNA-Polymerase modifiziert, was z.B. durch Synthese eines phagenspezifischen σ-Faktors erreicht werden kann (Bacteriophage T_4)[96]. Oder es wird wie im Falle des Bacteriophagen T_7 eine neue, phagenspezifische RNA-Polymerase synthetisiert[97]. Ein ϱ-Faktor kontrolliert den Abbruch des Transkriptionsprozesses an spezifischen Stellen der DNA-Matrize[94].

B. Funktion von RNA

1. RNA als Träger der genetischen Information bei Viren, Replikation von Viren-RNA

Die genetische Information vieler Viren ist in einzelsträngiger[98] oder doppelsträngiger[99] RNA verschlüsselt (s. Tabelle 2). Dies geht aus Versuchen mit Tabak-Mosaik-Virus hervor, in welchen gezeigt werden konnte, daß auch die isolierte Viren-RNA infektiös ist[100] und daß Mutationen durch direkte Einwirkung mutagener Agentien auf Viren-RNA ausgelöst werden können[101].

Die Isolierung phagenspezifischer RNA-Replikasen ermöglichte in vitro-Studien zum Mechanismus der Replikation einzelsträngiger RNA[102]. Die Ergebnisse sind in Abb. 24 zusammengefaßt: Substrate der enzymkatalysierten Reaktion sind die vier Standard-Ribonucleosid-Triphosphate. Ausgehend von einem elterlichen „Plus-Strang" synthetisiert das Enzym einen RF-Komplex (RF, von replicative form), welcher aus dem elterlichen Plus-Strang und dem neusynthetisierten, komplementären „Minus-Strang" besteht. Der Minus-Strang des RF-Komplexes dient dann als Matrize zur Synthese zahlreicher Plus-Stränge, die zum Teil gleichzeitig unter schrittweiser Verdrängung der vorhandenen Stränge aufgebaut werden (RI-Komplex von replicative intermediate). Die freien, neusynthetisierten Plus-Stränge können den Replikationscyclus anschließend erneut durchlaufen oder mit Hüllprotein zum fertigen Phagen verpackt werden. Vollsynthetische, infektiöse Viren-RNA konnten so dargestellt werden[103]. In gewissem Umfang entstehen bei der in vitro-Replikation auch RNA-Fragmente, welche einerseits noch die Erkennungsregion für das replizierende Enzym besitzen und daher repliziert werden, die jedoch andererseits nicht mehr infektiös sind (sog. Zwerg-RNA)[104].

---

[93] Burgess, Travers, Dunn und Bautz 1969. [94] Roberts 1969.
[95] Travers, Kamen und Schleif 1970. [96] Travers 1970.
[97] Chamberlin, McGrath und Wasbell 1970.
[98] Übersicht s. Valentine, Ward und Strand 1969. [99] Übersicht s. Ralph 1969.
[100] Gierer und Schramm 1956, Fraenkel-Conrat, Singer und Williams 1957.
[101] Schuster und Schramm 1958.
[102] Pace, Bishop und Spiegelman 1968, Feix, Pollet und Weissmann 1968.
[103] Haruna und Spiegelman 1965, Übersicht s. Weismann und Ochoa 1967, Stavis und August 1970.
[104] Mills, Peterson und Spiegelman 1967.

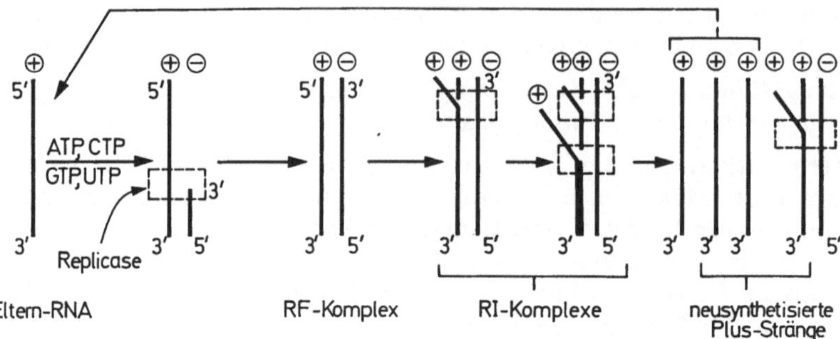

Abb. 24. Zum Mechanismus der Replikation von Phagen-RNA

Das replizierende Enzym ist aus mehreren Untereinheiten aufgebaut, wovon nur eine vom Phagengenom codiert wird. Die restlichen Untereinheiten stammen vom E. coli-Genom[105].

2. RNA als Matrize zur DNA-Synthese

Animale, oncogene RNA-Viren wie z.B. Rous sarcoma-Virus zeigen in ihren Hüllproteinen Polymeraseaktivitäten, welche den Einbau der vier Standard-Desoxyribonucleosidtriphosphate in DNA katalysieren, wobei die zugehörige, einzelsträngige Viren-RNA als Matrize fungiert[106]. Produkte sind komplementäre DNA-Einzelstränge in Form von RNA-DNA-Hybriden, die in der Folgereaktion als Matrizen mit Hilfe virenspezifischer DNA-abhängiger DNA-Polymerasen zur Synthese von doppelsträngiger DNA fungieren. Die Entdeckung RNA-abhängiger DNA-Polymerasen gelang erst in allerjüngster Zeit. Die Klärung wichtiger Teilprobleme steht daher noch aus, weshalb eine detaillierte Übersicht zum gegenwärtigen Zeitpunkt verfrüht erscheint[106a]. Durch die beobachteten neuen Polymeraseaktivitäten wird jedoch das Problem gelöst, wie Genome von RNA-Viren während des als Transformation bekannten Prozesses in das DNA-enthaltende Wirtsgenom eingebaut werden können.

3. Polynucleotidphosphorylase

Dieses Enzym, welches in zahlreichen Organismen gefunden wurde, katalysiert die in Abb. 25 dargestellte Gleichgewichtsreaktion[107]: In Gegenwart überschüssiger Ribonucleosid-Diphosphate — unphysiologisch — liegt das Gleichgewicht weitgehend auf der rechten Seite (Polymerasereaktion), während in Gegenwart von überschüssigem Monophosphat Phosphorolyse von Ribonucleinsäuren beobachtet wird (Phosphorylasereaktion). Ein Ribooligonucleotid mit freier 3'-Hydroxylgruppe stimuliert als Primer die Polymerasereaktion. Die Abhängigkeit von zugesetztem Primer ist jedoch nicht absolut. Die Nucleotidsequenz des Reaktionsproduktes ist statistisch und richtet sich nach der Verfügbarkeit der Ribonucleosid-Diphosphate im Medium. So bilden sich in Gegenwart von nur einem Ribonucleosid-Diphosphat Homopolymere (Abb. 25A), während in Gegenwart von

[105] Kondo, Gallerani und Weissmann 1970, Kamen 1970.

[106] Mizutani, Boettiger und Temin 1970, Riman und Beaudreau 1970, Gerwin, Todaro, Zeve, Scolnick und Aaronson 1970, Spiegelman, Burny, Das, Keydar, Schlom, Travnicek, Watson 1970, McDonnell, Garapin, Levinson, Quintrell, Fanshier und Bishop 1970.

[106a] Gallo 1971. [107] Übersicht s. Grunberg-Monaço 1962, Moses und Singer 1970.

$$XpY + nppZ \rightleftharpoons XpY(pZ)_n + np \qquad A$$

$$XpY + nppZ + mppW \rightleftharpoons XpY(pZpW)_{n-m} + (n-m)p \qquad B$$

X, Y, Z, W = Standard-Ribonucleoside.

Abb. 25

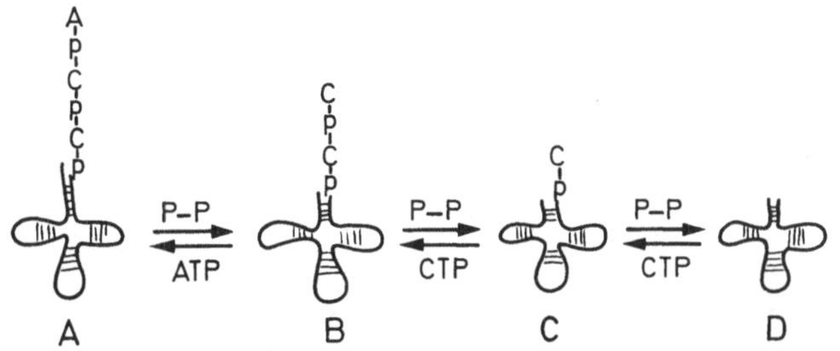

A | P–P / ATP | B | P–P / CTP | C | P–P / CTP | D

Abb. 26

zwei oder mehreren Ribonucleosid-Diphosphaten Mischpolymere mit statistischer Verteilung der eingebauten Nucleotide entstehen (Abb. 25B, sog. random-copolymere). Die in vivo-Funktion dieses Enzyms ist nicht geklärt. Möglicherweise ist es für den phosphorolytischen Abbau von Ribonucleinsäuren verantwortlich und hat keine polymerisierende Funktion.

In früheren Arbeiten zum genetischen Code hat das Enzym eine bedeutende Rolle gespielt, da es die Synthese von Polyribonucleotiden definierter Basenzusammensetzung (nicht Basensequenz) ermöglicht, die in in vitro-Versuchen als Messenger eingesetzt wurden[108]. Da die Mischpolymerisate jedoch statistische Basensequenzen aufweisen, erlaubten diese Versuche nur beschränkte Aussagen über den genetischen Code.

4. Transfer RNA (tRNA)

Die zentrale Funktion von tRNA besteht in der Aktivierung der 20 in Proteinen vorkommenden Aminosäuren zu Aminoacyl-tRNAs[109] sowie in der anschließenden Verknüpfung der einzelnen Aminoacylreste zu den Aminosäuresequenzen der Proteine. Dieser als Translation der genetischen Information bezeichnete Prozeß vollzieht sich an den Ribosomen, wobei durch die Basensequenz von Messenger-RNA die Sequenz der einzelnen Aminoacyl-tRNA-Species selektiert und damit die Aminosäuresequenz der entstehenden Proteine bestimmt wird. Transfer-RNA spielt so die Rolle eines Vermittlers bzw. Übersetzers zwischen Basensequenzen von Messenger-RNA einerseits und Aminosäuresequenzen von Proteinen andererseits. Sie stellt den schon vor ihrer Entdeckung von CRICK[110] postulierten „Adaptor" dar, durch welchen die Informationseinheit eines Trinucleotid-Codons mit der räumlichen Ausdehnung von ca. 20 Å auf ca. 4 Å, der räumlichen Ausdehnung eines Aminosäurerestes in Proteinen, reduziert wird.

[108] JONES und NIRENBERG 1962, WAHBA, BASILO, SPEYER, LENGYEL, MILLER und OCHOA 1962.

[109] Zusammenfassungen s. ZACHAU 1969 und NOVELLI 1967. [110] CRICK 1957.

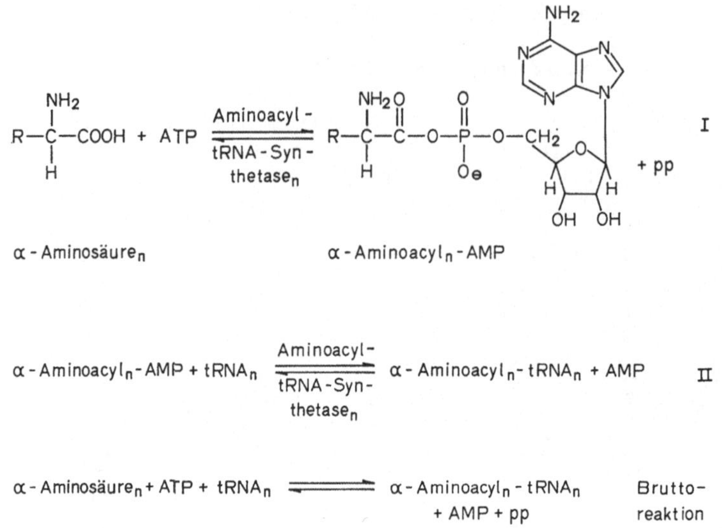

$$R{-}\underset{H}{\overset{NH_2}{C}}{-}COOH + ATP \xrightleftharpoons[\text{tRNA-Synthetase}_n]{\text{Aminoacyl-}} R{-}\underset{H}{\overset{NH_2}{C}}{-}\overset{O}{\overset{\|}{C}}{-}O{-}\underset{O^{\ominus}}{\overset{O}{\overset{\|}{P}}}{-}O{-}CH_2 \;(\text{Adenin: } NH_2,\ N;\ \text{Ribose: } H,\ H,\ OH,\ OH) + pp \qquad \text{I}$$

α-Aminosäure$_n$ α-Aminoacyl$_n$-AMP

$$\alpha\text{-Aminoacyl}_n\text{-AMP} + \text{tRNA}_n \xrightleftharpoons[\text{tRNA-Synthetase}_n]{\text{Aminoacyl-}} \alpha\text{-Aminoacyl}_n\text{-tRNA}_n + \text{AMP} \qquad \text{II}$$

$$\alpha\text{-Aminosäure}_n + \text{ATP} + \text{tRNA}_n \rightleftharpoons \alpha\text{-Aminoacyl}_n\text{-tRNA}_n + \text{AMP} + \text{pp} \qquad \text{Bruttoreaktion}$$

Abb. 27. Aktivierung von Aminosäuren

Nach der Synthese der einzelnen tRNA-Ketten, die nach dem in Abb. 23 dargestellten, allgemeinen Mechanismus der RNA-Biosynthese abläuft, werden die Standardbasen bestimmter Positionen modifiziert (s. Abb. 8). Darüber hinaus gibt es in der Zelle Enzymaktivitäten, welche die Pyrophosphorolyse der 3'-terminalen CCA-Enden katalysieren (Abb. 26, Schritte A—D)[111].

In Gegenwart von CTP und ATP — wie in der Zelle — werden durch das gleiche Enzym auch die Umkehrreaktionen katalysiert (Abb. 26, Schritte D—A), so daß diese Reaktion in der Zelle dazu dienen könnte, tRNA, ohne CCA-Ende, in die aktive Form überzuführen bzw. gegen den Abbau von diesem Ende her zu schützen.

Die beiden reversiblen Teilreaktionen der Aminosäureaktivierung sind in Abb. 27 zusammengefaßt. Beide werden durch die gleichen Aminosäure- und tRNA-spezifische Aminoacyl-tRNA-Synthetasen gelenkt. In einem ersten Schritt wird die Aminosäure mit Hilfe von ATP zu Aminoacyl-AMP und Pyrophosphat umgesetzt. Aminoacyl-AMP konnte in einigen Fällen als stabiler Komplex mit der Aminoacyl-tRNA-Synthetase isoliert werden[113], so daß angenommen werden kann, daß der zweite Teilschritt, die Übertragung des Aminoacylrests auf tRNA, ohne vorherige Ablösung von Aminoacyl-AMP vom Enzym, erfolgt. Produkte des zweiten Teilschrittes sind Aminoacyl-tRNA und AMP. Die Bruttoreaktion ergibt die Spaltung eines Mols ATP in AMP und Pyrophosphat pro Mol gebildeter Aminoacyl-tRNA. Die Tatsache, daß die Gleichgewichtskonstante der Gesamtreaktion nahe bei eins liegt, impliziert, daß in Aminoacyl-tRNA eine energiereiche Verbindung, äquivalent einem ATP, vorliegt. Die Aminoacylreste sind mit den 3'-terminalen Adenosylresten von tRNA esterartig verknüpft (Abb. 28). Für jede der 20 in Proteinen vorkommenden Aminosäuren (s. Abb. 14) existieren in der Zelle mindestens eine Aminoacyl-tRNA-Synthetase und mindestens eine, meist jedoch mehrere tRNA-Species (sog. Isoakzeptoren).

Die Spezifität der Aminoacylierungsreaktion garantiert die korrekte Translation der genetischen Information zu den Aminosäuresequenzen der Proteine.

[111] MILLER und PHILIPPS 1970. [113] NORRIS und BERG 1964.

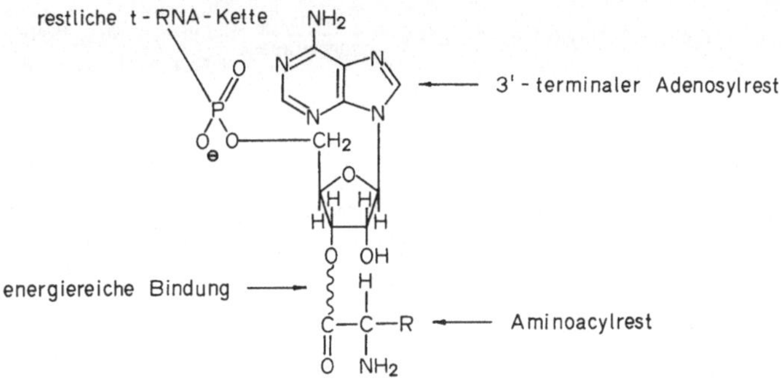

restliche t-RNA-Kette
3'-terminaler Adenosylrest
energiereiche Bindung
Aminoacylrest

Abb. 28. Bindungsstelle aktivierter Aminosäuren in Aminoacyl-tRNA

Eine fehlbeladene tRNA, wie z.B. Alanyl-$tRNA_{Cys}$ (künstlich dargestellt durch Entschwefelung von Cysteinyl-$tRNA_{Cys}$), könnte in den Folgereaktionen der Translation nicht mehr als solche erkannt bzw. korrigiert werden und würde daher zu fehlerhaften Aminosäuresequenzen führen, wie in vitro für Alanyl-$tRNA_{Cys}$ gezeigt werden konnte[114]. In diesem Zusammenhang ist interessant, daß Isoleucyl-tRNA-Synthetase aus Escherichia coli das homologe Valin zum Valyl-AMP-Komplex aktivieren kann (Abb. 27, Teilreaktion I)[115]. Teilreaktion II jedoch, die zu Valyl-$tRNA_{Ile}$ führen würde, scheint nicht möglich zu sein. Die Interaktion des Valyl-AMP-$Synthetase_{Ile}$-Komplexes mit $tRNA_{Ile}$ führt sogar zur Destabilisierung dieses Komplexes, womit einer Fehlbeladung wirkungsvoll vorgebeugt wird. Eine Fehlbeladung von $tRNA_{Gln}$ zu Glutamyl-$tRNA_{Gln}$ ist in vitro im Escherichia-coli-System beobachtet worden[116]. Glutamyl-$tRNA_{Gln}$ wird in diesem System nachträglich in Glutaminyl-$tRNA_{Gln}$ umgewandelt. Wie sich die Zelle jedoch vor Verwendung der intermediär auftretenden Glutamyl-$tRNA_{Gln}$ im Translationsprozeß schützt, ist ein noch offenes Problem. Fehlbeladungen konnten gelegentlich in vitro bei heterologen Systemen (tRNA und Aminoacyl-tRNA-Synthetase aus verschiedenen Organismen) beobachtet werden, wie z.B. bei einer Valin-spezifischen tRNA aus Escherichia coli, die mit Hilfe von Phenylalanyl-tRNA-Synthetase aus Hefe zu Phenylalanyl-$tRNA_{Val}$ umgesetzt werden kann[117, 118].

Die hohe Spezifität der Aminosäureaktivierung, wie sie, von den erwähnten Ausnahmen abgesehen, allgemein beobachtet wird, muß als Folge einer hochspezifischen Interaktion zwischen Aminosäure, tRNA und Aminoacyl-tRNA-Synthetase interpretiert werden. Dazu wurden mehrfach spezifische Erkennungsregionen (sog. recognition sites) an tRNA postuliert[119,120], deren Identifizierung bisher jedoch nur in einem Falle mit einiger Sicherheit möglich war[121].

Phageninfizierte Escherichia coli-Zellen weisen gegenüber nichtinfizierten Zellen veränderte tRNA-Methylasen auf[122]. Das gleiche scheint für Enzyme zu gelten, welche die Umwandlung von Uridin in 4-Thiouridin (Abb. 2i) bewirken[122]. Auch die Neusynthese phagenspezifischer tRNA-Species sowie phagenspezifischer Aminoacyl-tRNA-Synthetasen konnte beobachtet werden[122]. Über die möglichen

[114] Chapeville, Lipmann, v. Ehrenstein, Weisblum, Ray und Benzer 1962.
[115] Bergman, Berg und Diekmann 1961. [116] Wilcox und Nirenberg 1968.
[117] Dudock, Di Peri und Michael 1970. [118] Übersicht s. Novelli 1967.
[119] Übersicht s. Novelli 1967. [120] Übersicht s. Zachau 1969.
[121] Dudock, Di Peri und Michael 1970.
[122] Übersicht s. Daniel, Sarid und Littauer 1970.

$$\text{Met-tRNA}_F + \text{Formyltetrahydrofolsäure} \xrightarrow[\text{formylase}]{\text{Trans-}} \text{N-Formyl-Met-tRNA}_F + \text{Tetrahydrofolsäure}$$

Abb. 29

Funktionen dieser phagenspezifischen Komponenten gibt es jedoch nur Spekulationen. Auch ist keinesfalls in allen Fällen gesichert, ob die neusynthetisierten Enzyme bzw. tRNA-Species durch das eindringende Phagen-Genom codiert werden, oder ob es sich um wirtsspezifische Produkte handelt, deren Synthese durch die Phageninfektion dereprimiert wird.

Die mit tRNA verbundenen Aminoacylreste werden im allgemeinen ohne weitere Modifikation in den Translationsprozeß eingeschleust.

Ausnahmen von dieser Regel sind die oben erwähnte Glutamyl-$tRNA_{Gln}$ aus Escherichia coli, die nachträglich in Glutaminyl-$tRNA_{Gln}$ umgewandelt wird[123], sowie bestimmte Methionyl-tRNA-Species prokaryontischer Systeme, die nachträglich zu N-Formyl-Methionyl-tRNA umgeformt werden (Abb. 29)[124]. Als Formyldonor dient Formyltetrahydrofolsäure. Eine spezifische Transformylase katalysiert den Transfer der Formylgruppe. In allen bisher untersuchten prokaryontischen Systemen existieren mehrere Methionin-spezifische tRNA-Species, wovon immer nur eine zu N-Formyl-Methionyl-tRNA umgewandelt werden kann. Das transformylierende Enzym differenziert demnach zwischen formylierbaren und nichtformylierbaren Methionyl-tRNA-Species. Während Eukaryonten in ihren cytoplasmatischen Systemen keine Formyl-Methionyl-tRNA-Species aufweisen, konnten solche in den mitochondrialen Systemen von Eukaryonten eindeutig nachgewiesen werden[125]. Häufig kommen jedoch in den cytoplasmatischen Systemen von Eukaryonten Methionyl-tRNA-Species vor, die mit Hilfe bakterieller Formyltransferasen spezifisch formyliert werden können[126]. Die Abwesenheit von Formyl-Methionyl-tRNA in diesen Systemen scheint demnach auf die Abwesenheit spezifischer Formyltransferasen und nicht auf das Fehlen entsprechender tRNA-Species zurückzuführen sein. Formylierbare Methionyl-tRNA-Species (sog. Met-$tRNA_F$-Species) spielen eine entscheidende Rolle im Prozeß der Initiation der Proteinbiosynthese (s. S. 107)[127,128,129]. Zu dieser Funktion ist bei prokaryontischen Systemen Formylierung des Methionylrestes erforderlich[127]. Bei eukaryontischen Systemen dagegen scheint die Formylierung des Methionylrestes zwar den Ablauf des Initiationsprozesses selbst nicht zu beeinflussen, d.h. Methionyl-$tRNA_F$ und N-Formyl-Methionyl-$tRNA_F$ fungieren in eukaryontischen in vitro-Systemen etwa gleich gut[128,129]. Daß trotzdem in vivo die nichtformylierte Met-$tRNA_F$-Species als Initiator fungiert, erscheint in Anbetracht der Tatsache sinnvoll, daß nur N-terminale Methionylreste, nicht aber N-terminale Formyl-Methionyl-Reste enzymatisch von fertigen Proteinketten abgespalten werden können[129].

N-Formyl-Methionyl-$tRNA_F$ gehört zur Klasse der N-Acyl-Aminoacyl-tRNAs, zu welchen allgemein auch Peptidyl-tRNAs gerechnet werden (Acyl = Peptidyl). Peptidyl-tRNAs kommen in der Zelle sowohl frei[130] als auch an den Ribosomen-mRNA-Komplex gebunden vor (s. Abb. 31). In vitro-Untersuchungen zeigen, daß

123 Wilcox und Nirenberg 1968.

124 Marcker und Sanger 1966. 125 Smith und Marcker 1968.

126 Housman, Jacobs-Lorena, Rajbhanary und Lodish 1970.

127 Marcker und Sanger 1966, Ghosh, Söll und Khorana 1967.

128 Smith und Marcker 1970, Brown und Smith 1970, Shafritz und Anderson 1970.

129 Housman, Jacobs-Lorena, Rajbhandary und Lodish 1970.

130 Yegian, Stent und Martin 1966.

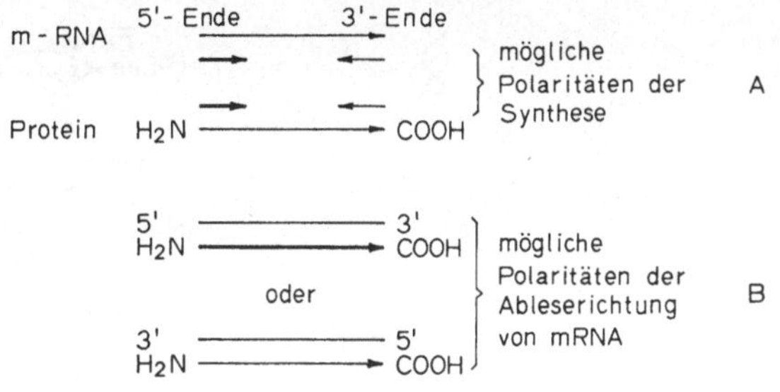

m-RNA 5'-Ende 3'-Ende
mögliche Polaritäten der Synthese A
Protein H_2N COOH

5' H_2N 3' COOH
oder
3' H_2N 5' COOH
mögliche Polaritäten der Ableserichtung von mRNA B

Abb. 30

freie Peptidyl-tRNA-Species zu fehlerhafter Initiation führen können[131]. Akkumulation freier Peptidyl-tRNA, die spontan nur sehr langsam in Peptide und tRNA hydrolysiert, würde außerdem zur Erschöpfung der tRNA-Pools und damit zum Erliegen der Proteinbiosynthese führen. Spezifische Peptidyl-tRNA-Hydrolasen scheinen die Aufgabe zu erfüllen, diese Fehlfunktionen durch Hydrolyse von Peptidyl-tRNA zu verhindern[132].

Mit einer einzigen Ausnahme wurde bisher nur die Veresterung von Aminosäuren der L-Konfiguration (s. Abb. 13) mit tRNA beobachtet. Die Ausnahme besteht in D-Tyrosin, welches im Escherichia coli-System zu D-Tyrosyl-tRNA umgesetzt werden kann[133]. Eine spezifische D-Tyrosyl-tRNA-Hydrolase, die in zahlreichen Organismen gefunden wurde, scheint jedoch die Funktion zu erfüllen, durch Spaltung von D-Tyrosyl-tRNA den Einbau von D-Tyrosin in Proteine zu verhindern[133]. Die Enzymaktivität fehlt in Zellextrakten von Bacillus subtilis. In vitro-Versuche in diesem System zeigen, daß D-Tyrosin in Polypeptide eingebaut werden kann[133]. Demnach scheinen außer der Aminoacylierungsreaktion, deren Spezifität im allgemeinen keine D-Aminosäuren zuläßt, und der spezifischen D-Aminoacyl-tRNA-Hydrolase-Reaktion (soweit vorhanden) keine zusätzlichen Schranken zu existieren, durch welche in der Zelle der Einbau von D-Aminosäuren in Proteine verhindert wird.

Schließlich ist zu ergänzen, daß das Antibioticum Borrelidin selektiv das Enzym Threonyl-tRNA-Synthetase inhibiert und damit Aktivierung und Einbau von Threonin in Proteine blockiert[134]. Mit diesem Ausfall kommt die gesamte Proteinbiosynthese zum Erliegen.

5. Proteinbiosynthese

Alle RNA-Arten, Messenger-RNA, ribosomale RNA wie Transfer-RNA üben wesentliche Funktionen im Prozeß der Proteinbiosynthese aus. Auch Viren-RNA besitzt in der Wirtszelle, neben der oben dargestellten Matrizenfunktion für ihre eigene Synthese, mRNA-Funktion[135]. Bevor der Mechanismus der Proteinbiosynthese im einzelnen behandelt wird, sollen die Polaritätsverhältnisse kurz dargestellt werden.

Polaritäten ergeben sich in Messenger-RNA und Proteinen durch die Verschiedenheit der beiden Enden (5'- bzw. 3'-Ende bei mRNA, Aminoterminus und

[131] Lucas-Lenard und Lipmann 1967, Gottesman 1967.

[132] Cuzin, Kretschmer, Greenberg, Hurwitz und Chapeville 1967, Vogel, Zamir und Elson 1968, De Groot, Panet und Lapidot 1968, Jost und Bock 1969, Kössel 1970.

[133] Calender und Berg 1967. [134] Nass, Poralla und Zähner 1969.

[135] Argetsinger-Steitz 1969, Roufa, Skogerson und Leder 1970, Übersicht s. Bergquist und Burns 1969.

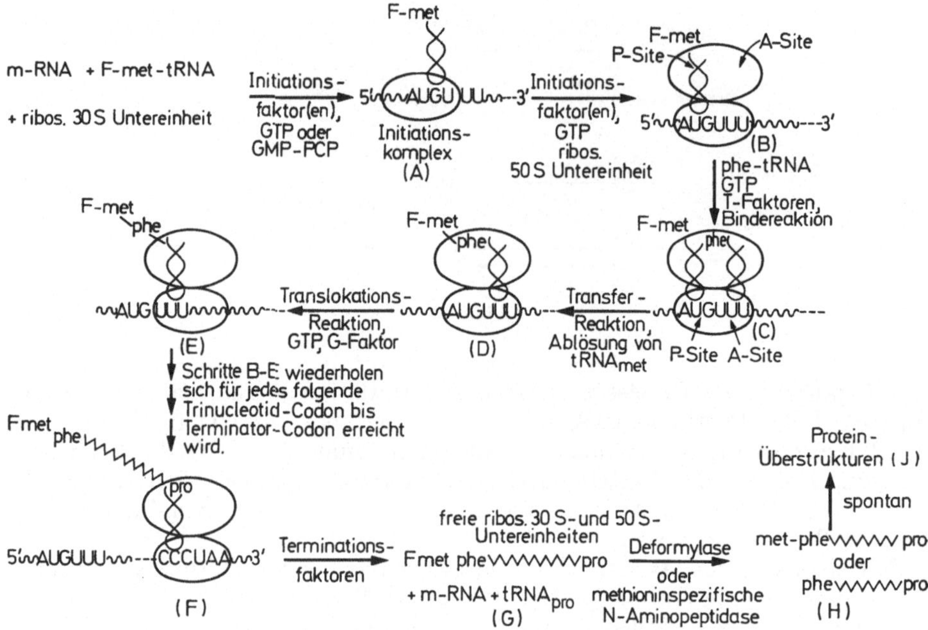

Abb. 31. Zum Mechanismus der Translation

Carboxylterminus bei Proteinen). Dementsprechend können theoretisch beide Makromoleküle schrittweise von beiden Enden her auf- und abgebaut werden (Polaritäten der Synthese und Abbaurichtungen). Ein weiteres Polaritätsproblem ergibt sich aus der Ableserichtung von mRNA, die theoretisch entweder vom 5'-Ende zum 3'-Ende oder umgekehrt erfolgen kann. Die Verhältnisse sind in Abb. 30 zusammengefaßt.

Die Synthese von mRNA, tRNA und ribosomaler RNA erfolgt vom 5'-Ende zum 3'-Ende (Abb. 23). Der Abbaumodus von mRNA ist Gegenstand einer Kontroverse[136,137]. Neuere Ergebnisse legen jedoch eine endonucleolytische Spaltung in mittelgroße Fragmente nahe, die anschließend exonucleolytisch zu Mononucleotiden abgebaut werden[137]. Der Abbaumodus von tRNA und von ribosomaler RNA ist nicht bekannt. Der Abbau dieser RNA-Arten könnte jedoch zumindest teilweise auch endonucleolytisch ablaufen.

Pulsmarkierungsversuche im Kaninchenreticulocytensystem zeigten, daß Hämoglobine sequenziell vom Aminoterminus zum Carboxylterminus hin aufgebaut werden[138]. In vitro-Experimente im Escherichia coli-System bestätigen dieses Ergebnis[139].

Die Ableserichtung von mRNA, die längere Zeit umstritten war, konnte endgültig auf die 5'→3'-Richtung festgelegt werden[140].

Die einzelnen Teilschritte der Proteinbiosynthese, wie sie in prokaryontischen Systemen beobachtet werden konnten, sind in Abb. 31 zusammengefaßt[141]. Die *Initiation* des Translationsprozesses erfolgt in einem ersten Schritt durch Anlagerung einer ribosomalen 30S-Untereinheit und einer Formyl-Methionyl-tRNA

---

136 Morikawa und Imamoto 1969. 137 Morse und Yanofsky 1969. 138 Dintzis 1961.
139 Roufa, Skogerson und Leder 1970, Haenni und Lucas-Lenard 1968.
140 Übersicht s. Kössel, Morgan und Khorana 1967.
141 Übersicht s. Lengyel und Söll 1969.

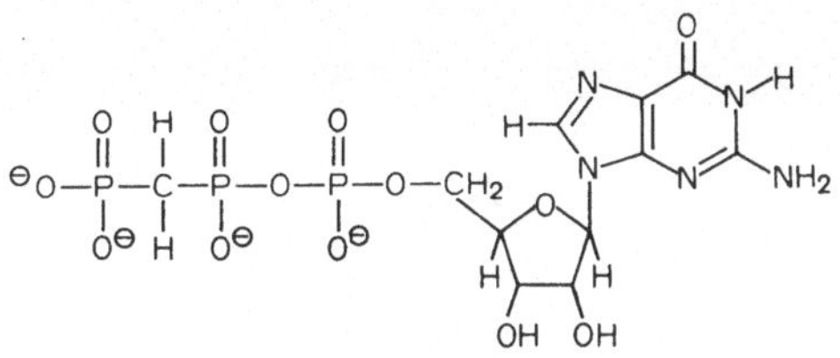

5'-Guanylylmethylendiphosphonat
(abgekürzt GMP-PCP)

Abb. 32

(Initiator tRNA) an eine Initiationsstelle auf der mRNA (Abb. 31 A)[142]. Eine solche liegt in der Nähe des 5'-Endes, fällt aber in allen bisher bekannten Fällen nicht mit dem 5'-Ende zusammen. Polycistronische mRNAs, die für mehrere Proteinketten codieren, zeigen mehrere Initiationsstellen, die teilweise weit im Inneren der mRNA-Ketten auftreten[143]. Der Initiationsbereich enthält das Initiationscodon AUG. Theoretische Überlegungen zwingen jedoch zu der Annahme, daß neben dem Initiationscodon zusätzliche Strukturelemente, vielleicht die zwischen Initiationscodon und dem 5'-Ende liegenden Sequenzen und/oder Überstrukturen der Messenger-RNA als Auslöser fungieren, da sonst alle AUG-Codonen zur Initiation führen müßten. AUG als einziges Codon für Methionin muß nämlich auch in nichtinitiierenden mRNA-Bereichen vorkommen, wobei es für Methionin im Inneren von Proteinketten codiert.

Erst in einem zweiten Schritt lagert sich die ribosomale 50S-Untereinheit an den Initiationskomplex an (Abb. 31 B). Zu beiden Schritten ist die Anwesenheit von GTP sowie von bestimmten Initiationsfaktoren erforderlich. Letztere sind spezifische Proteine, die sowohl frei im Cytoplasma wie auch gebunden an Ribosomen vorkommen[144]. Während GTP im ersten Schritt lediglich als Effektor wirkt und dabei nicht gespalten wird, erfolgt im zweiten Schritt eine Spaltung von GTP in GDP und Phosphorsäure. Dementsprechend ist GTP im ersten Schritt durch GMP-PCP, ein nicht spaltbares GTP-Analog (s. Abb. 32), ersetzbar. Im zweiten Schritt jedoch, zu welchem GTP-Spaltung erforderlich ist, inhibiert GMP-PCP[145].

Auf dem Ribosom existieren mindestens zwei Bindestellen für tRNA, die sich über beide Untereinheiten erstrecken[146]. Eine Bindestelle ist gewöhnlich von Peptidyl-tRNA besetzt (sog. P-Bindestelle oder engl. P-site), die andere von Aminoacyl-tRNA (sog. A-Bindestelle oder engl. A-site). Formyl-Methionyl-tRNA, die wie Peptidyl-tRNA eine N-Acyl-Aminoacyl-tRNA darstellt, liegt nach dem ersten Initiationsschritt an der A-Bindestelle der ribosomalen 30S-Untereinheit gebunden vor. Durch den zweiten Schritt rückt Formyl-Methionyl-tRNA in die P-Bindestelle des 70S-Ribosoms. Die Differenzierung dieser beiden Zustände gelingt elegant mit Hilfe des Antibioticums Puromycin[147], durch dessen Struktur (Abb. 33) der 3'-terminale Aminoacyl-Adenosylrest von Aminoacyl-tRNA (Abb. 28) nachgeahmt wird. Puromycin kann sich an Stelle von Aminoacyl-tRNA an die A-Bindestelle anlagern, sich dann mit einem Formyl-Methionylrest

142 Nomura und Lowry 1967. 143 Argetsinger-Steitz 1969.
144 Revel, Lelong, Brawerman und Gros 1968.
145 Kolakofsky, Dewey, Hershey und Thach 1968.
146 Erbe und Leder 1968, Roufa, Skogerson und Leder 1970.
147 Gottesman 1967, Zusammenfassung s. Lipmann 1969.

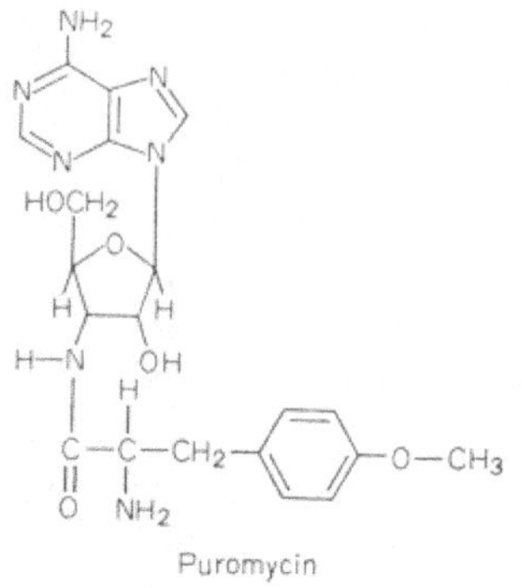

Abb. 33

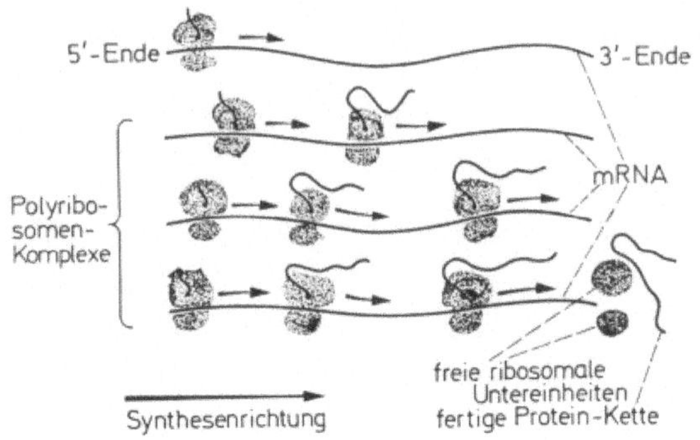

Abb. 34

(Abb. 31B) oder einem Peptidylrest (Abb. 31E) verbinden, wenn solche Reste, an tRNA gebunden, in der benachbarten P-Bindestelle zur Verfügung stehen. Produkte dieser Reaktion sind Formyl-Methionyl-Puromycin bzw. Peptidyl-Puromycin, welche sich, da sie nicht mehr über tRNA an den Ribosomen-mRNA-Komplex verankert sind, von diesem ablösen und so zum vorzeitigen Abbruch der Proteinbiosynthese führen. Ribosomal gebundene Aminoacyl-tRNA zeigt diese Reaktion nicht, da sie mit Puromycin um die Besetzung der A-Bindestelle kompetiert und so nicht mit Puromycin selbst reagieren kann. Auch Formyl-Methionyl-tRNA, in Anwesenheit von GMP-PCP an die A-Bindestelle des Ribosoms gebunden (Abb. 31A), kann nicht mit Puromycin reagieren, solange nicht durch Zugabe von GTP zusammen mit der ribosomalen 50S-Untereinheit eine Umlagerung in die P-Bindestelle erfolgt (Abb. 31B). Erst nach dieser Umlagerung kann sich Puromycin an die A-Bindestelle anlagern und so die Ablösung des Formyl-Methionylrests in Form von Formyl-Methionyl-Puromycin bewirken. In einer der Puromycinreaktion analogen Reaktion können auch fragmentierte Aminoacyl-tRNAs (Aminoacyl-Oligonucleotide) zum vorzeitigen Abbruch der Proteinbiosynthese führen[147].

Normalerweise, d.h. in Abwesenheit von Puromycin oder Aminoacyl-Oligonucleotiden, lagert sich Aminoacyl-tRNA in die A-Bindestelle. Diese Anlagerung, auch Bindereaktion genannt, stellt den ersten Schritt des Elongationsprozesses dar[148], der aus den drei Teilschritten Anlagerung, Transfer und Translokation (Abb. 31B bis E) besteht, die cyclisch einmal pro eingebauter Aminosäure bzw. pro abgelesenem Trinucleotid-Codon ablaufen. Die Bindereaktion, zu welcher die Spaltung von einem Mol GTP erforderlich ist, vollzieht sich unter der Wirkung von Bindefaktoren (sog. T-Faktoren). Diese sind spezifische im Cytoplasma lokalisierte Proteine[149]. Einer der beiden sog. T-Faktoren bildet mit der zu bindenden Aminoacyl-tRNA einen Komplex, über welchen diese in die A-Bindestelle eingeschleust wird[150]. Die Selektion der zu bindenden Aminoacyl-tRNA erfolgt durch mRNA über die Codon-Anticodon-Wechselwirkung. In Abb. 30 folgt dem Initiatorcodon AUG ein UUU-Codon, mit welchem nur eine Phenylalanyl-tRNA mit dem Anticodon AAA oder GAA (zur Wobble-Hypothese s. S. 118) in Wechselwirkung treten kann. Damit ist die Aminosäuresequenz F-Met-Phe vorbereitet. Der nächste Schritt (Abb. 31C—D), der Transfer des Formyl-Methionyl-Rests von $tRNA_{Met}$

148 Übersicht s. Lipmann 1969.

149 Lucas-Lenard und Lipmann 1966.

150 Richter und Lipmann 1970.

auf die Aminogruppe des benachbarten Phenylalanins, erfolgt ohne zusätzliche Faktoren unter dem Einfluß einer Transferase, die auf der Oberfläche der ribosomalen 50S-Untereinheit lokalisiert ist[151]. Nach diesem Schritt befindet sich eine Peptidyl-tRNA (in Abb. 31D ist es N-Formyl-Methionyl-Phenylalanyl-$tRNA_{Phe}$) vorübergehend in der A-Bindestelle. Unbeladene $tRNA_{Met}$ verläßt gleichzeitig die P-Bindestelle.

Durch Translokationsreaktion, die wahrscheinlich in mehreren Teilschritten abläuft, wird Peptidyl-tRNA zusammen mit ihrem Codon in die freie P-Bindestelle übergeführt, worauf der Cyclus erneut ablaufen kann. Die Translokationsreaktion, die unter Spaltung eines Mols GTP verläuft, erfordert die Anwesenheit eines Translokationsfaktors (G-Faktor), welcher ein cytoplasmatisches Protein darstellt[152].

Im allgemeinen sind mehrere Ribosomen gleichzeitig mit mRNA zu sog. Polyribosomenkomplexen verbunden (Abb. 34), was sowohl elektronenmikroskopisch wie auch durch die höheren Sedimentationskonstanten (größer als 70S) der Komplexe gezeigt werden konnte[153]. Die mehrfache Ablesung von mRNA wird so gewährleistet, zumal die Besetzung durch Ribosomen, die sehr dicht zu sein scheint[154], einen gewissen Abschirmungseffekt von mRNA gegen die Einwirkung von Ribonucleasen zu bewirken scheint[155]. Die Häufigkeit und Geschwindigkeit der mRNA-Ablesung sowie die Anzahl der Ribosomen pro Messenger konnte für in vivo-Verhältnisse an der polycistronischen mRNA für die Tryptophan-aufbauenden Enzyme im Escherichia coli-System gemessen werden[156]. Bei 37° C werden 6—7 Aminosäuren pro Ribosom pro Sekunde aneinandergekettet, was einer Ablesegeschwindigkeit von 18—21 Nucleotiden pro Ribosom auf mRNA entspricht.

Ein durchschnittlicher Abstand von 100—200 Å[157] bzw. von 214—240 Å[158] wurde zwischen benachbarten Ribosomen beobachtet. In Übereinstimmung mit der räumlichen Ausdehnung von Ribosomen, welche in der gleichen Größenordnung liegt[159], bedeutet dies eine dichteste Packung der Ribosomen auf mRNA. Da die Ausdehnung einer Mononucleotideinheit in einer gestreckten Polynucleotidkette, wie sie für weite Bereiche von mRNA angenommen werden muß, 6,8 Å beträgt[160], entsprechen 200 Å etwa 30 Mononucleotideinheiten bzw. 10 Trinucleotidcodonen.

Die beobachtete Häufigkeit der Ablesung des Tryptophan-Messengers beträgt 90—96. Dies bedeutet, daß 90—96 Polypeptidketten pro mRNA-Kette synthetisiert werden bzw. das n-fache dieser Zahl bei einem polycistronischen Messenger, der für *n* Polypeptidketten codiert[157]. Diese Zahl gibt die Größenordnung für die Ablesehäufigkeit von bakterieller mRNA wieder, deren Halbwertszeit in der Größenordnung von wenigen Minuten liegt[161]. Stabile mRNA, wie sie z.B. in Säugetierreticulocyten beobachtet wird[162], mit Halbwertszeiten von mehreren Tagen, dürfte eine entsprechend höhere Ablesehäufigkeit aufweisen.

Jede Peptidbindung erfordert die Spaltung zweier GTPs (ein GTP pro Bindereaktion, ein GTP pro Translokationsreaktion). Berücksichtigt man noch die

---

151 Monro, Cerna und Marcker 1968. 152 Übersicht s. Lipmann 1969.
153 Slayter, Warner, Rich und Hall 1963, Wettstein, Staehelin und Noll 1963.
154 Slayter, Kiho, Hall und Rich 1968.
155 Argetsinger-Steitz 1969. 156 Morse, Baker und Yanofsky 1968.
157 Morse, Baker und Yanofsky 1968. 158 Slayter, Kiho, Hall und Rich 1968.
159 Huxley und Zubay 1960, Bruskov und Kiselev 1968, Lubin 1968.
160 Zubay 1963. 161 Morikawa und Imamoto 1969.
162 Zusammenfassung s. Chantrenne, Burny und Marbaix 1967.

Spaltung von ATP, die zur Aminosäureaktivierung erforderlich ist, so ergibt sich ein Energieverbrauch, welcher der Spaltung dreier energiereicher Nucleosidtriphosphate äquivalent ist. Er entspricht somit etwa 24 kcal pro Mol gebildeter Peptidbindungen. Der hohe Energieverbrauch wird deutlich, wenn man bedenkt, daß bei der Hydrolyse eines Mols Peptidbindungen nur 1—3 kcal frei werden. Nicht berücksichtigt ist in dieser Bilanz die Energie, welche zur Synthese von mRNA erforderlich ist. Diese würde der Spaltung weiterer drei energiereicher Nucleosidtriphosphate entsprechen (3 Nucleotide = 1 Codon), wenn mRNA nur zur Synthese einer Polypeptidkette eingesetzt werden würde. Da aber mRNA im allgemeinen mehr als 100mal abgelesen wird (s. oben), kann dieser Energiebedarf in der Gesamtbilanz praktisch vernachlässigt werden.

Die typische Situation für den letzten ribosomalen Teilprozeß der Translation, für den *Terminationsprozeß*, ist in Abb. 31 F wiedergegeben. Ausgelöst durch ein Terminatorcodon[163], welches sich in der A-Bindestelle befindet, und mit Hilfe spezifischer Terminationsfaktoren[164] wird die Esterbindung zwischen fertigem Peptid und tRNA gespalten, worauf dieses vom mRNA-Ribosomen-Komplex abdissoziiert. Es existieren mindestens drei verschiedene Terminationsfaktoren (R_1, R_2 und S), die Proteine aus der cytoplasmatischen Fraktion darstellen. Zwei dieser Faktoren reagieren spezifisch auf Terminator-Codonen: R_1 stimuliert die Peptidablösung in Antwort auf die beiden Codonen UAA und UAG, R_2 bewirkt den gleichen Vorgang in Antwort auf die Codonen UAA und UGA. Der Faktor S ist in beiden Fällen erforderlich. Auch der mRNA-Ribosomen-Komplex löst sich unmittelbar nach der Entfernung des Peptids. Die Frage, ob dabei zunächst die 70S-Struktur des Ribosoms erhalten bleibt, oder ob diese sofort in die beiden Untereinheiten zerfällt, war Gegenstand einer längeren Kontroverse, die nun zugunsten der zweiten Möglichkeit entschieden zu sein scheint[165].

Terminator-Codonen wurden bisher nie unmittelbar an 3'-Enden von RNA beobachtet[166]. Man muß daher annehmen, daß sich diese mehr im inneren Bereich befinden, wobei jedoch die Funktion der 3'-terminalen Nucleotidsequenzen offen bleibt.

Während der Synthese bzw. bis spätestens nach dem Kettenabschluß weisen Polypeptide am Aminoterminus noch die N-Formyl-Methionyl-Gruppe auf (Abb. 31 G). Diese wird in der Mehrzahl der Fälle mit Hilfe einer spezifischen Deformylase zu einem Methionylrest hydrolysiert, weshalb ein hoher Anteil der Escherichia coli-Proteine am Aminoterminus die Aminosäure Methionin aufweist. In anderen Fällen wird außer der Formylgruppe auch noch der Methionylrest abgespalten (Abb. 31 H). Beide Spaltreaktionen können schon während der Proteinsynthese — also nicht erst nach dem Kettenabschluß, wie es in Abb. 31 vereinfachend dargestellt ist — erfolgen. Schließlich falten sich die fertiggestellten Polypeptidketten spontan zu den Sekundär- und Tertiärstrukturen und durch Zusammenlagerung zweier oder mehrerer Ketten zu den Quartärstrukturen zusammen (Abb. 31 I). Als abschließende Umwandlungsreaktion ist noch die Anlagerung bzw. Bindung prosthetischer Gruppen — soweit erforderlich — zu erwähnen.

Zahlreiche dieser vorwiegend in bakteriellen Systemen studierten Teilprozesse scheinen in höheren Organismen analog zu verlaufen. Eine wichtige Ausnahme von dieser Regel bildet der Initationsprozess, der in eukaryontischen Systemen zwar ebenfalls durch Bindung einer Methionyl-$tRNA_F$-Species eingeleitet wird, wobei der

[163] Last, Stanley, Sallas, Hille, Wahba und Ochoa 1967, Kössel 1968.
[164] Capecchi 1967, Tomkins, Scolnick und Caskey 1970.
[165] Kaemperer 1970. [166] Gilham 1970.

Methionylrest im Gegensatz zu bakteriellen Systemen jedoch nicht formyliert ist[167]. Dementsprechend fehlen in eukaryontischen Systemen auch die deformylierenden Enzyme für Schritt G—H (Abb. 31). Andererseits werden sekundäre Spaltungen an bestimmten Positionen der zusammengefalteten Kette bevorzugt in Systemen höherer Organismen beobachtet. Sie konnten besonders klar bei Chymotrypsinogen und Proinsulin nachgewiesen werden[168]. In beiden Fällen führen zwei Spaltungen zu drei verschiedenen Polypeptidketten, wovon die mittlere den Komplex verläßt. Chymotrypsin bzw. Insulin mit je zwei zusammengelagerten Polypeptidketten resultieren als aktive Proteine.

Die Bedeutung der unterschiedlichen Ribosomenstrukturen zwischen Prokaryonten (70S) und Eukaryonten (80S) für den Mechanismus der Proteinbiosynthese ist außer für den Initiationsprozeß nicht geklärt. Unterschiede zwischen beiden Ribosomentypen zeigen sich jedoch in der Sensitivität gegenüber bestimmten Hemmstoffen. Anhand dieses Kriteriums konnte gezeigt werden, daß das mitochondriale Proteinsynthesesystem höherer Organismen Ribosomen vom bakteriellen Typ (70S) besitzt[169]. Die Existenz zweier Systeme kommt auch durch das Vorkommen von Formyl-Methionyl-tRNA in Mitochondrien von Hefe und Rattenleber (im Gegensatz zu Methionyl-tRNA im Cytoplasma dieser Organismen) zum Ausdruck[170].

Die Wirkungsmechanismen zahlreicher Antibiotica bzw. Hemmstoffe auf die Proteinbiosynthese sind eingehend untersucht worden[171]. Inhibitoren, die mit der 30S-Untereinheit des bakteriellen Ribosoms interagieren, sind z.B. Aminoglykoside (Streptomycin, Neomycin u.a.) und Tetracycline. Mit der ribosomalen 50S-Untereinheit treten dagegen die Antibiotica, Chloramphenicol, Erythromycin, Puromycin, Fusidinsäure u.a. in Wechselwirkung.

Der Wirkungsmechanismus des Puromycins wurde schon oben (s. S. 110) beschrieben. Es inhibiert die Transferasereaktion. Andere Antibiotica greifen spezifisch bei den Teilprozessen der Bindereaktion (Streptomycin, Edein) bzw. Translokationsreaktion (Chloramphenicol, Fusidinsäure) ein. Zahlreiche Hemmstoffe zeigen an prokaryontischen wie an eukaryontischen Ribosomen den gleichen oder ähnlichen Wirkungsmechanismus. Andere hingegen inhibieren ausschließlich bakterielle (Chloramphenicol) oder eukaryontische (Cycloheximid, Diphterin-Toxin) Ribosomen. Interessant ist das Auftreten von Ablesefehlern in Gegenwart bestimmter Aminoglykosid-Antibiotica wie Streptomycin und Neomycin. Diese beeinträchtigen demnach direkt oder indirekt die Präzision der Codon-Anticodon-Wechselwirkung zwischen mRNA und tRNA. Schließlich ist zu ergänzen, daß unter Wirkung von Neomycin auch einzelsträngige DNA als Messenger in der Proteinbiosynthese fungieren kann[172].

III. Der genetische Code

Die Korrelation zwischen Nucleotidsequenzen von mRNA und Aminosäuresequenzen von Proteinen bezeichnet man allgemein als den genetischen Code[173]. Die Entschlüsselung des genetischen Codes gelang vorwiegend durch in vitro-Versuche. In besonderen Fällen, wie z.B. bei der Ermittlung der Terminator-

[167] Smith und Marcker 1970, Brown und Smith 1970, Housman, Jacobs-Lorena, RajBhandary und Lodish 1970.

[168] Stryer 1968, Clark, Cho, Rubenstein und Steiner 1968.

[169] Perlman und Penman 1970, Küntzel 1969. [170] Smith und Marcker 1968.

[171] Übersicht s. Weisblum und Davies 1968, Lipmann 1969.

[172] Morgan, Wells und Khorana 1967.

[173] Zusammenfassungen s. Khorana 1969, Nirenberg 1969, Crick 1963, Woese 1967, Bresch und Hausmann 1970.

Codonen, waren auch Mutationsexperimente an intakten Zellen oder an Bacteriophagensystemen von Bedeutung.

A. Der genetische Code in vitro

Zellfreie Systeme zum Studium des genetischen Codes bestehen im wesentlichen aus mRNA, Ribosomen, tRNA, Aminosäuren ATP, GTP, Protein-Faktoren und einem ATP-regenerierenden System[174]. Zu den Protein-Faktoren zählen Aminoacyl-tRNA-Synthetasen sowie die zu den einzelnen Teilprozessen der Initiation, Elongation und Termination erforderlichen Proteine (s. S. 109). Das ATP-regenerierende System besteht in Phosphoenol-Pyruvat (PEP) und Phosphoenol-Pyruvat-Kinase, welche die Übertragung des Phosporsäurerests von PEP auf ADP und damit die Synthese von ATP katalysiert. Gemessen wird im allgemeinen der Einbau radioaktiv markierter Aminosäuren in Polypeptide in Abhängigkeit von zugesetzter mRNA. Von gewissen Ausnahmen (z.B. Polylysin) abgesehen, sind Polypeptide säurefällbar. In Polypeptide eingebaute Aminosäuren sind daher ebenfalls säurefällbar im Gegensatz zu den als Vorstufen angebotenen freien Aminosäuren, die säurelöslich sind. Messenger-RNA wird dem System entweder als solche zugesetzt[175] oder mit Hilfe einer DNA-Matrize und DNA-abhängiger RNA-Polymerase im Inkubationsansatz de novo erzeugt[176]. Mit der zellfreien Synthese von Polyphenylalanin in Abhängigkeit des Messengers poly-Uridylsäure (poly U) durch NIRENBERG und MATTHAEI war der Weg zur Lösung des genetischen Codes gewiesen[175]. Diesem Experiment folgten zahlreiche, analoge Untersuchungen mit den übrigen Homopolymeren (poly C, poly A und poly G) sowie mit Mischpolymeren statistischer Basensequenz, wie sie mit Hilfe des Enzyms Polynucleotid-Phosphorylase nach Abb. 25 dargestellt werden konnten[177]. Die Resultate, die mit Hilfe dieser als mRNA eingesetzten Polynucleotide erzielt werden konnten, gestatteten jedoch nur begrenzte Aussagen über den genetischen Code wie z.B. die Basenzusammensetzungen, nicht aber die Basensequenzen einzelner Aminosäurecodonen. In besonderen Fällen gelang es, mit Hilfe von Polynucleotid-Phosphorylase Polynucleotide mit definierten Anfangs- und/oder Endsequenzen aufzubauen (z.B. $AUGUUUUA_n$, AAC_n, A_nC), die im in vitro-System, als Messenger eingesetzt, zu eindeutigen Codon-Zuordnungen führten[178]. Diese Methodik erwies sich jedoch nicht als allgemein anwendbar. Das Problem des Messengers mit definierter Basensequenz konnte jedoch von KHORANA und seinen Mitarbeitern durch die Einführung von Polynucleotiden mit repetierenden Basensequenzen umfassend gelöst werden. Die chemische Synthese komplementärer Oligonucleotidpaare der Kettenlängen 8—12 und darüber[179] gestattete die Darstellung von DNA-ähnlichen Kopolymeren mit Hilfe von DNA-abhängiger DNA-Polymerase nach Abb. 22A. Das in dieser Abbildung

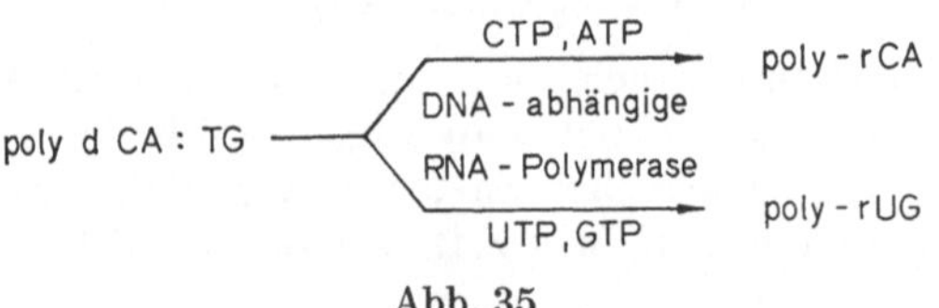

Abb. 35

[174] NIRENBERG 1963. [175] NIRENBERG und MATTHAEI 1961.

[176] DOERFLER, ZILLIG, FUCHS und ALBERS 1962, TRAUB und ZILLIG 1966, TRAUB, ZILLIG, MILETTE und SCHWEIGER 1966, WOOD und BERG 1962.

[177] JONES und NIRENBERG 1962, WAHBA, BASILO, SPEYER, LENGYEL, MILLER und OCHOA 1962.

[178] LAST, STANLEY, SALLAS, HILLE, WAHBA und OCHOA 1967.

[179] KHORANA, BÜCHI, JACOB, KÖSSEL, NARANG und OHTSUKA 1967.

Tabelle 6. Aminosäureinkorporation stimuliert durch Polynucleotide repetierender Basensequenz im zellfreien System aus *E. coli*. (Nach KHORANA, BÜCHI, GHOSH, JACOB, KÖSSEL, MORGAN, NARANG, OHTSUKA und WELLS 1966)

DNA	RNA	Inkorporierte Aminosäuren		Zugeordnete Codonen
Poly d-TG:CA	poly r-UG	Valin		GUG
		N-Formyl-Methionin	(Initiation)	GUG
		Cystein		UGU
	poly r-AC	Threonin		ACA
		Histidin		CAC
Poly d-TC:GA	poly r-UC	Serin		UCU
		Leucin		CUC
	poly r-AG	Arginin		AGA
		Glutaminsäure		GAG
Poly d-TTC:GAA	poly r-UUC	Phenylalanin		UUC
		Serin		UCU
		Leucin		CUU
	poly r-GAA	Glutaminsäure		GAA
		Lysin		AAG
		Arginin		AGA
Poly d-TTG:CAA	poly r-UUG	Leucin		UUG
		Cystein		UGU
		Valin		GUU
	poly r-CAA	Glutamin		CAA
		Asparagin		AAC
		Threonin		ACA
Poly d-TAC:GTA	poly r-UAC	Tyrosin		UAC
		Threonin		ACU
		Leucin		CUA
	poly r-GUA	Valin		GUA
		—	(Termination)	UAG
		Serin		AGU
Poly d-TCA:TGA	poly r-UCA	Serin		CUA
		Histidin		CAU
		Isoleucin		AUC
	poly r-UGA	—	(Termination)	UGA
		Asparaginsäure		GAU
		N-Formyl-Methionin	(Initiation)	AUG
		Methionin		AUG
Poly d-TATC:GATA	poly r-UAUC	Tyrosin		UAU
		Isoleucin		AUC
		Serin		UCU
		Leucin		CUA
	poly r-GAUA	keine;		
		—	(Termination)	UAG
Poly d-TTAC:GTAA	poly r-UUAC	Leucin		UUA
		Tyrosin		UAC
		Threonin		ACU
		Leucin		CUU
	poly r-GUAA	Valin		GUA
		—	(Termination)	UAA
		Lysin		AAG
		Serin		AGU

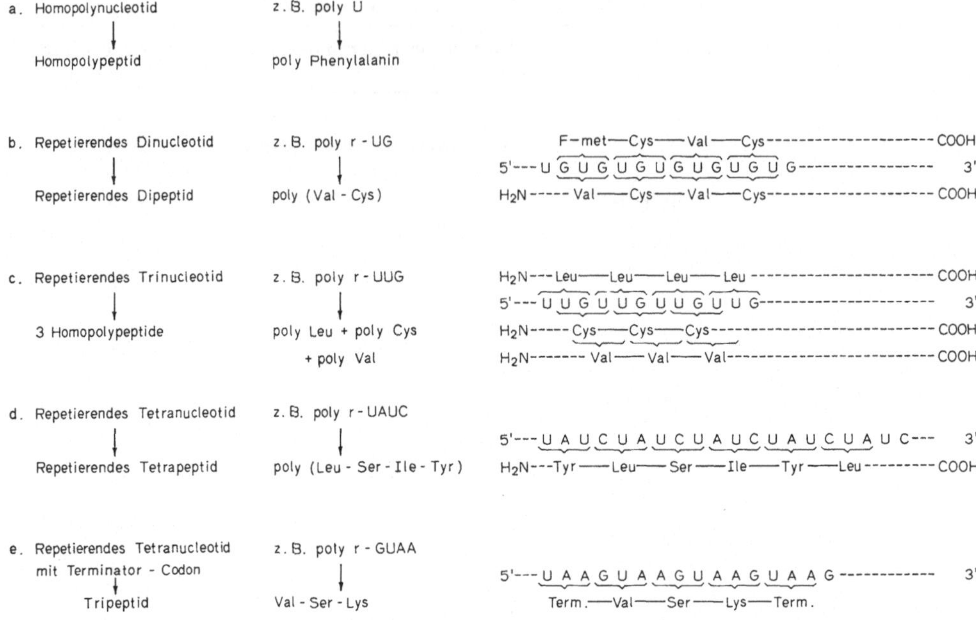

Abb. 36

aufgeführte Kopolymer Poly-d-CA:TG besitzt z.B. in einem Strang die streng alternierende Dinucleotidsequenz CA (...CACACACACA...) im anderen Strang die streng alternierende Diculeotidsequenz TG (...TGTGTGTGTG...). Die Einzelstränge dieser DNA können nach Abb. 35 selektiv transkribiert werden. Dazu wird der Doppelstrang Poly d-CA:TG in Gegenwart von nur zwei (statt wie üblich vier) Ribonucleosid-Triphosphaten mit DNA-abhängiger RNA-Polymerase inkubiert. In Gegenwart von UTP und GTP als Substrate entsteht eine RNA mit der streng alternierenden Dinucleotidsequenz UG (Poly r-UG, ...UGUGUGUGUG...), was der Transkription des d-CA-Strangs entspricht. In Gegenwart von ATP und CTP bildet sich eine RNA mit der alternierenden Dinucleotidsequenz CA (Poly-rCA). Dieses Syntheseprinzip konnte auf repetierende Trinucleotid- und Tetranucleotidsequenzen ausgedehnt werden (Tabelle 6)[180].

Die Polypeptidtypen, deren Synthese durch mRNA repetierender Basensequenz unter der Voraussetzung eines nicht überlappenden Triplett-Rasters stimuliert werden sollte, sind in Abb. 36 zusammengefaßt. Ein Messenger mit repetierender Dinucleotidsequenz führt, unabhängig davon, bei welcher einzelnen Base der Translationsprozeß einsetzt, zu einem Polypeptid mit repetierender Dipeptidsequenz. Eine Messenger-RNA mit repetierender Trinucleotidsequenz sollte, entsprechend den drei möglichen Rastern, zu drei verschiedenen Homopolypeptiden führen, ein Messenger mit repetierender Tetranucleotidsequenz zu einem Polypeptid mit sich wiederholenden Tetrapeptidsequenzen. Im letzteren Fall sollte die repetierende Tetrapeptideinheit wieder unabhängig vom Start-

[180] Khorana, Büchi, Ghosh, Gupta, Jacob, Kössel, Morgan, Narang, Ohtsuka und Wells 1966.

punkt der Translation sein (der Leser möge sich durch Ablesung von Poly r-UAUC, beginnend bei U, A oder C davon überzeugen, daß immer wieder die gleiche Folge von Trinucleotid-Codonen resultiert).

Alle diese Voraussagen ließen sich ohne Ausnahme bestätigen, wodurch neben der Zuordnung von mehr als der Hälfte der 64 möglichen Trinucleotid-Codonen zu den einzelnen Aminosäuren (Tabelle 6) gleichzeitig eine glänzende Bestätigung der allgemeinen Eigenschaften des genetischen Codes (Ablesung von mRNA im kommafreien, nicht überlappenden Triplett-Raster vom 5'-Ende zum 3'-Ende) erbracht wurde. Die Mehrzahl der in Tabelle 6 aufgeführten RNAs enthält keine Initiations-Codonen. Daß sie dennoch zur Ablesung gelangen, liegt an der verhältnismäßig hohen Magnesiumionen-Konzentration von $10—20 \times 10^{-3}$ M, unter welcher der Kettenstart auch ohne Formyl-Methionyl-tRNA, Initiations-Codon und Initiations-Faktoren zustande kommt. Bei einer niedrigeren Magnesiumionen-Konzentration von 5×10^{-3} M müssen diese Voraussetzungen jedoch erfüllt sein, so daß dann nur RNAs mit Initiations-Codonen zur Ablesung gelangen. Diese sind Poly r-UG und Poly r-UGA (Tabelle 6). So stimuliert poly r-UG unter initiierenden Bedingungen (Mg^{++}-Konzentration $= 5 \times 10^{-3}$ M, Anwesenheit von Initiations-Faktoren) die Bildung von N-Formyl-Methionyl-(Cystein-Valin)$_n$, während der gleiche Messenger unter nicht-initiierenden Bedingungen nur die Synthese von alternierendem Cystein-Valin bewirkt (Abb. 36B)[181]. Poly r-UGA (identisch mit poly r-GAU und poly r-AUG) stimuliert unter initiierenden Bedingungen die Synthese von N-Formyl-Methionyl-(Methionin)$_n$ (AUG-Raster). Unter nicht-initiierenden Bedingungen wird neben der Bildung von Poly-Methionin (AUG-Raster) auch die Synthese von Poly-Asparaginsäure (GAU-Raster) beobachtet[182]. Das dritte mögliche Raster (UAG) wird nicht abgelesen, da UGA als Terminator-Codon für keine Aminosäure codiert. Neben UGA existieren zwei weitere Codonen, die als Signale für die Termination in der Proteinbiosynthese fungieren (sog. Terminator-Codonen oder Nonsense-Codonen). Diese sind UAA und UAG. Aus historisch bedingten Gründen haben sich die Bezeichnungen amber (UAG), ochre (UAA) und opal (UGA) für diese Codonen eingebürgert. Daß UAA als Terminator-Codon fungiert, geht aus der Beobachtung hervor, daß Poly r-GUAA nicht die Synthese eines Polypeptids stimuliert. Vielmehr bewirkt dieser Messenger nur die Synthese eines Tripeptids, da der Ableseprozeß spätestens bei jedem vierten Codon terminiert wird (Abb. 36E)[183]. UAG verhindert nach dem gleichen Prinzip die Bildung von Polypeptiden in Gegenwart des Messengers Poly r-GAUA.

Neben dem *Inkorporationstest*, welcher 1961 durch die Poly-U stimulierte Polyphenylalanin-Synthese den Auftakt zur Lösung des genetischen Codes bildete, hat NIRENBERG 1964 noch eine weitere elegante Technik entwickelt, welche in Form eines *Bindetests* die Zuordnung zahlreicher Trinucleotid-Codonen zu Aminosäuren gestattete[184]. Radioaktiv markierte Aminoacyl-tRNA, die in freier Form durch Millipore-Filter filtrierbar ist (filtrierbare Radioaktivität), wird in Gegenwart eines Trinucleotids[185] (identisch mit der minimalen Länge von Messenger-RNA) an Ribosomen gebunden und bleibt in dieser Form am Millipore-Filter haften (am Filter haftende Radioaktivität). Die am Filter zurückgehaltene Aktivität, welche den eingesetzten Aminoacylrest charakterisiert, kann direkt gemessen und mit dem angebotenen Trinucleotid-Codon korreliert werden. Mehr

---

181 GHOSH, SÖLL und KHORANA 1967.
182 MORGAN, WELLS und KHORANA 1966.
183 KÖSSEL 1968. 184 NIRENBERG und LEDER 1964.
185 In der Mehrzahl der Fälle wurden Trinucleosid-Diphosphate (XpYpZ) eingesetzt (X, Y, Z = Standardribonucleosid A, C, G oder U).

als die Hälfte der 64 möglichen Trinucleotid-Codonen konnte mit Hilfe dieser einfachen Technik zugeordnet werden[186].

Beide Techniken zusammen, die in allen überlappenden Fällen zu übereinstimmenden Ergebnissen führten, erlaubten die Zuordnung aller 64, in Abb. 37 zusammengefaßten Trinucleotid-Codonen. Diese Zuordnungen scheinen universal zu gelten, da in anderen Systemen als Escherichia coli bisher keine Abweichungen gefunden wurden[187].

Für alle Aminosäuren mit Ausnahme von Methionin und Tryptophan codieren mehrere Codonen (Degeneration des genetischen Codes). In vielen Fällen sind es vier Codonen (Valin, Prolin, Threonin, Alanin, Glycin), in einigen Fällen sogar sechs Codonen (Leucin, Serin, Arginin), die für eine Aminosäure codieren. Auffallend ist die Degeneration in den Positionen des 3'-terminalen Nucleotids, die mit Ausnahme von Methionin und Tryptophan immer beobachtet wird. Sie wurde von Crick als Ambiguität in der Codon-Anticodon-Wechselwirkung dieser Position gedeutet[188] (sog. Wobble-Hypothese). Nach dieser Hypothese, die experimentell in vielen Einzelheiten bestätigt werden konnte[189], paart z.B. eine $tRNA_{Phe}$ mit dem Anticodon 3'-AAG-5' nicht nur mit dem Codon 5'-UUC-3' (klassische Basenpaarung), sondern auch mit dem Codon UUU (Wobble-Paarung). Anticodonen mit der modifizierten Base Inosin (Abb. 2g) wie z.B. 3'-CAI-5' ($tRNA_{Val}$ aus Hefe) können mit 3 Codonen in Wechselwirkung treten (GUU, GUC und GUA bei $tRNA_{Val}$ aus Hefe). Insgesamt ermöglicht diese ausschließlich bei der Codon-Anticodon-Wechselwirkung beobachtete Ambiguität der Basenpaarung die Ablesung mehrerer Codonen durch die gleiche tRNA, so daß nicht für alle 61 Aminosäure-Codonen eine eigene tRNA-Species erforderlich ist. Die von Crick postulierten Wobble-Paarungen, die sich ausschließlich auf die 3'-terminalen Codon-Postionen bzw. auf die 5'-terminalen Anticodon-Positionen beziehen, sind in Tabelle 7 zusammengefaßt. Das Wobble-Muster, welches man auch als Feinstruktur des genetischen Codes bezeichnet, zeigt von Organismus zu Organismus erhebliche Unterschiede[190] (s. Tabelle 7). So überwiegen z.B. in Hefe tRNA-Species mit Inosin-enthaltenden Anticodonen (Erkennung von drei Codonen), während in Escherichia coli tRNA-Species mit U und G enthaltenden Anticodonen vorherrschen (Erkennung von zwei Codonen). Dies zeigt, daß im Gegensatz zu den Codon-Aminosäurezuordnungen, die universal zu gelten scheinen, in den Feinstrukturen von Art zu Art beträchtliche Unterschiede auftreten können. tRNA-Species, die ausschließlich nach dem klassischen Basenpaarungsprinzip mit Trinucleotid-Codonen paaren, wurden nur für C/G-Paare (C im Anticodon, G im Codon) beobachtet (Tabelle 7, letzte Spalte), während ausschließliche A/U-Paare (A im Anticodon, U im Codon) bisher nicht gefunden wurden (Tabelle 7, vorletzte Spalte).

B. Der genetische Code in vivo

Ergebnisse aus Mutationsversuchen ergänzen und bestätigen nicht nur die in vitro gewonnenen Zuordnungen der Trinucleotid-Codonen zu den einzelnen Aminosäuren. Sie zeigen darüber hinaus auch auf, welche Codonen in der Zelle

[186] Nirenberg, Leder, Bernfield, Brimacombe, Trupin, Rottman und O'Neal 1965, Söll, Ohtsuka, Jones, Lohrmann, Hayatsu, Nishimura und Khorana 1965.
[187] Woese 1967. [188] Crick 1966.
[189] Söll, Jones, Ohtsuka, Faulkner, Lohrmann, Hayatsu, Khorana, Cherayil, Hampel und Bock 1966, Kellogg, Doctor, Loebel und Nirenberg 1966, Söll und Rajbhandary 1967.
[190] Söll, Cherayil und Bock 1967.

Tabelle 7. Wobble-Paarungen bei der Codon-Anticodon-Wechselwirkung. (Nach CRICK 1966 und SÖLL, CHERAYIL und BOCK 1967)

Nucleosid am 5-Terminus des Anticodons	Inosin	Guanosin	Uridin	Adenosin	Cytidin
Mögliche Nucleoside am komplementären 3-Terminus des Codons	Uridin Cytidin Adenosin	Uridin Cytidin	Adenosin Guanosin	Uridin	Guanosin
Multiplizität der Paarung	3	2	2	1	1
Beispiele: tRNA-Species und zugehörige Codonen (in Klammern)	$\text{tRNA}^{\text{Val}}_{\text{Hefe}}$ (GUU) (GUC) (GUA)	$\text{tRNA}^{\text{Phe}}_{\text{Hefe}}$ (UUU) (UUC)	$\text{tRNA}^{\text{Pro}}_{\text{coli}}$ (CCA) (CCG)	—	$\text{tRNA}^{\text{Try}}_{\text{coli}}$ (UUG)
	$\text{tRNA}^{\text{Ala}}_{\text{Hefe}}$ (GCU) (GCC) (GCA)	$\text{tRNA}^{\text{Phe}}_{\text{coli}}$ (UUU) (UUC)	$\text{tRNA}^{\text{Lys}}_{\text{coli}}$ (AAA) (AAG)	—	$\text{tRNA}^{\text{Met}}_{\text{coli}}$ (AUG)
	$\text{tRNA}^{\text{Ser}}_{\text{Hefe}}$ (UCU) (UCC) (UCA)	$\text{tRNA}^{\text{Ser}}_{\text{coli I}}$ (UCU) (UCC)	$\text{tRNA}^{\text{Ser}}_{\text{coli II}}$ (UCA) (UCG)	—	
	$\text{tRNA}^{\text{Arg}}_{\text{Hefe}}$ (CGU) (CGC) (CGA)	$\text{tRNA}^{\text{Val}}_{\text{coli I}}$ (GUU) (GUC)	$\text{tRNA}^{\text{Val}}_{\text{coli II}}$ (GUA) (GUG)	—	
	$\text{tRNA}^{\text{Arg}}_{\text{coli}}$ (CGU) (CGC) (CGA)	$\text{tRNA}^{\text{Gly}}_{\text{coli I}}$ (GGU) (GGC)	$\text{tRNA}^{\text{Gly}}_{\text{coli II}}$ (GGA) (GGG)	—	

tatsächlich benützt werden. Historisch gesehen wurde durch Rastermutationen in der rII-Region des Phagen T_4 der erste Beweis für das Triplet-Raster des genetischen Codes erbracht[191].

1. Punktmutationen

Die wichtigste Voraussetzung, die zur Interpretation von Punktmutationen (Austausch einer Aminosäure) gemacht werden muß, besteht in der Annahme, daß jedem beobachteten Aminosäureaustausch der Austausch einer einzigen Base in mRNA bzw. eines einzigen Basenpaares in DNA zugrunde liegt. Erlaubte Übergänge zwischen zwei Aminosäuren sind demnach nur diejenigen, die durch den Austausch einer einzigen Base in den zugehörigen Codonen gedeutet werden können, wie z.B. Übergänge von Methionin (AUG) nach Isoleucin (AUU, AUC, AUA), Leucin (CUG, UUG), Valin (GUG,) Threonin (ACG), Lysin (AAG) und Arginin (AGG). Alle übrigen Aminosäuren können ausgehend von Methionin nicht in einem einzigen Mutationsschritt erreicht werden. Wird der Übergang Methionin ↔ Lysin in einer der beiden Richtungen beobachtet, so zeigt dies, daß in der Zelle das Lysin-Codon AAG tatsächlich benützt wird. Die gleiche Aussage gilt für die Codonen GUG, ACG und AGG, wenn Übergänge zwischen den Aminosäuren Valin, Threonin und Arginin zu Methionin in einer der beiden Richtungen gefunden werden. Der Übergang Methionin ↔ Leucin kann durch

[191] CRICK, BARNETT, BRENNER und WATTS-TOBIN 1961.

zwei Codonen von insgesamt sechs Leucin-Codonen, der Übergang Methionin ↔ Isoleucin durch alle drei Isoleucin-Codonen gedeutet werden. Durch Anwendung mutagener Agentien, welche Spezifität in bezug auf die umzusetzende Base oder in bezug auf den induzierten Basenübergang aufweisen, kann die Aussagekraft der gewonnenen Daten noch wesentlich gesteigert werden[192]. So induzieren z.B. salpetrige Säure und Hydroxylamin in RNA Substitutionen von Cytidinresten der Uridinreste bzw. in DNA Übergänge von C/G-Paaren zu T/A-Paaren. Mit diesem Agens sollten daher ausgehend von Methionin nur Übergänge zu Isoleucin (UAA) in *einer* Richtung beobachtet werden.

Der Austausch einer Aminosäure durch eine andere hat in vielen Fällen keinen oder nur einen begrenzten Einfluß auf die Funktion des betreffenden Proteins (z.B. wenn beide Aminosäuren sich sehr ähnlich sind wie etwa Leucin und Isoleucin, und/oder wenn die Austausche in sog. plastischen Bereichen der Polypeptidkette liegen). Substitutionen im oder in der Nähe des aktiven Zentrums führen dagegen meist zum Ausfall der Funktion. In beiden Fällen reagieren die mutierten Proteine jedoch noch mit Antiserum, welches gegen das Wildtyp-Protein induziert wurde (sog. CRM-Test von engl. cross-reacting-material). Basenaustausche können auch zur Entstehung von Terminator-Codonen führen. In dem mutierten Protein fehlt dann ein Carboxyl-terminaler Abschnitt, dessen Länge sich nach der Position des erzeugten Terminator-Codons richtet. Das verbleibende N-terminale Fragment reagiert im allgemeinen nicht mehr mit Antiserum, welches durch Wildtyp-Protein induziert worden ist. Terminator-Codonen können umgekehrt auch zu Aminosäure-Codonen mutieren.

Mutationsstudien wurden besonders am Hüllprotein von Tabakmosaik-Virus[193], an Tryptophan-Synthetase aus Escherichia coli[194], an alkalischer Phosphatase aus Escherichia coli[195] und am Hüllprotein des Phagen T_4[196] durchgeführt. Von nur wenigen Ausnahmen abgesehen, lassen sich alle beobachteten Übergänge durch einzelne Basenaustausche in Übereinstimmung mit den aus in vitro-Versuchen abgeleiteten Codonzuordnungen der Abb. 37 ableiten. Besonders interessant waren die beiden zuletzt genannten Systeme hinsichtlich der Ermittlung der Terminator-Codonen[195,196]. In beiden Fällen konnten die N-terminalen Fragmente, die durch Einführung eines bestimmten Terminator-Codons resultierten, isoliert und sequenziert werden. Neben der Reversion zu den Wildtypaminosäuren Tryptophan bzw. Glutamin konnte das Terminator-Codon weiter zu Codonen für Serin, Tyrosin, Glutaminsäure, Glutamin, Lysin und Leucin mutiert werden (Abb. 38). Daraus ergibt sich die Sequenz UAG für das Amber-Terminator-Codon. Die Umwandlung von UAG zum Ochre-Terminator-Codon UAA gelang spezifisch durch Mutation mit Hydroxylamin.

Da Hydroxylamin in diesem Falle nur die Umwandlung G→A bewirken kann (C ist nicht vorhanden, U bzw. T und A reagieren nicht mit Hydroxylamin), ergibt sich aus diesen Versuchen eindeutig die Sequenz UAA für das Ochre-Terminator-Codon. Reversion von UAA nach UAG bzw. zu Aminosäurecodonen konnte durch Hydroxylamin nicht ausgelöst werden (Abwesenheit von C und G in UAA). Wie zu erwarten, führt Hydroxylamin auch ausgehend von UAG nicht zu Aminosäure-Codonen. Die in Abb. 38 zusammengefaßten Übergänge von UAG bzw. UAA erfolgen jedoch ausgelöst durch andere weniger spezifische mutagene Agentien und auch durch spontane Mutation.

---

192 Übersichten s. Freese 1969, Drake 1970, Vogel und Röhrborn 1970.
193 Wittmann und Wittmann-Liebold 1966.
194 Yanofsky, Ito und Horn 1966. 195 Garen 1968.
196 Stretton, Kaplan und Brenner 1966.

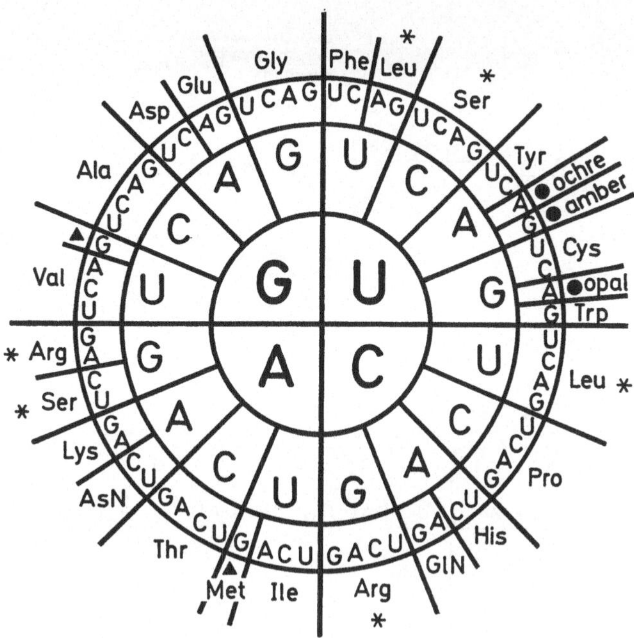

Abb. 37. Die Code „Sonne". Die Codonen sind von innen (5′) nach außen (3′) zu lesen; sie geben die Basensequenz der mRNA-Codonen wieder, die für die außerhalb des Kreises stehenden Aminosäuren codieren. (Nach BRESCH und HAUSMANN, 1972)
* Zweimal auftretende Aminosäuren; • Terminator-Codonen;
▴ Starter-Codonen, die am Anfang der Translation stehend stets F-Met oder Met einbauen, in der Mitte des Messengers aber die in der Sonne angegebenen Aminosäuren. (Nach BRESCH und HAUSMANN 1970)

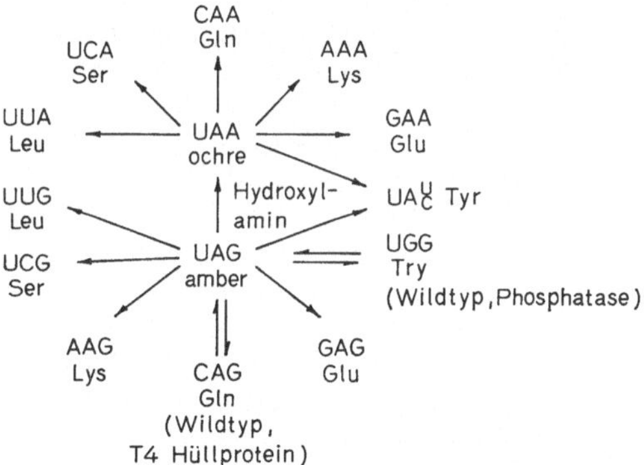

Abb. 38. Beobachtete Codon-Übergänge als Folge von Mutationen im Cistron von alkalischer Phosphatase aus E. coli. (Nach GAREN, 1968)

2. Rastermutationen (Frame-shift mutations)

Rastermutationen sind identisch mit Veränderungen des Ableserasters durch Weglassen oder Hinzufügen von einem oder mehreren Basenpaaren in DNA. Ist die Zahl der fehlenden oder hinzugefügten Basenpaare 3 oder ein n-faches von 3 ($\Delta B = \pm 3n$, n = ganze Zahl), so erweitert bzw. verkürzt sich das zu codierende Protein um n Aminosäuren. Zwischen dem mutierten Bereich und dem Carboxyl-Terminus des Proteins ist das Raster jedoch intakt, so daß die ursprünglichen

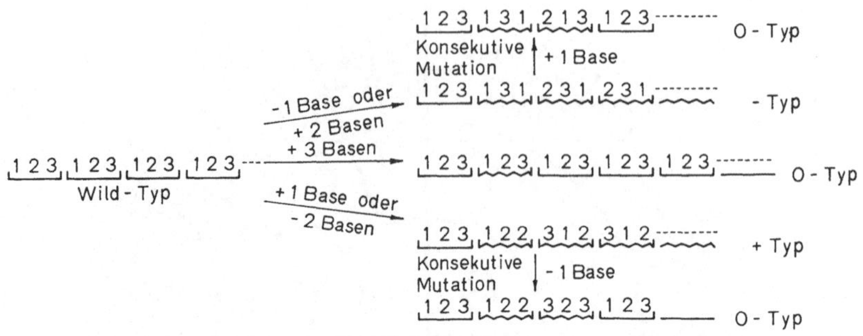

123 131 213 123 --------- O-Typ
Konsekutive Mutation + 1 Base
123 131 231 231 --------- -Typ
123 123 123 123 --- Wild-Typ
- 1 Base oder + 2 Basen
+ 3 Basen
123 123 123 123 123 ------- O-Typ
+ 1 Base oder - 2 Basen
123 122 312 312 --------- + Typ
Konsekutive Mutation - 1 Base
123 122 323 123 ---- O-Typ

Abb. 39

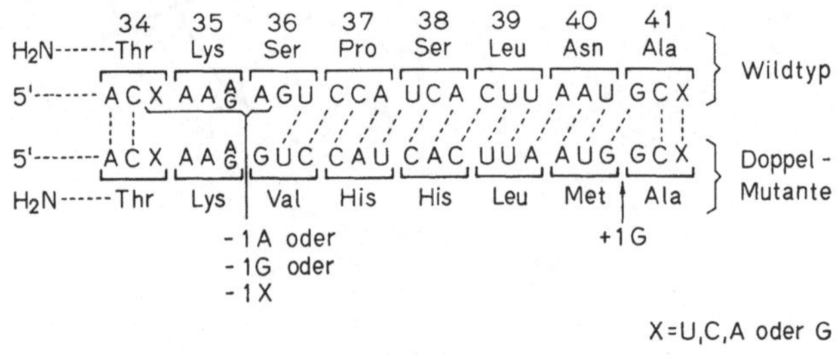

34 35 36 37 38 39 40 41
H2N-------Thr Lys Ser Pro Ser Leu Asn Ala
5'-------ACX AA(A/G) AGU CCA UCA CUU AAU GCX
Wildtyp
5'-------ACX AA(A/G) GUC CAU CAC UUA AUG GCX
H2N------Thr Lys Val His His Leu Met Ala
Doppel-Mutante
- 1A oder
- 1G oder
- 1X
+ 1G
X = U, C, A oder G

Abb. 40

Aminosäuresequenzen codiert werden (Mutation vom O-Typ). Dies trifft jedoch nicht zu, wenn die Anzahl der eingeschobenen bzw. ausgelassenen Basenpaare nicht ein ganzzahliges Vielfaches von drei ist. Es ergeben sich dann zwei Typen mit $\Delta B = \pm 3n+1$ (Plus-Typ) und $\Delta B = \pm 3n-1$ (Minus-Typ), in welchen das Raster zwischen dem mutierten Bereich und dem 3'-Terminus des Messengers entweder um eine Base nach links oder um eine Base nach rechts verschoben ist (Abb. 39). Dementsprechend zeigen nicht nur die eigentlich mutierten Bereiche des Proteins veränderte Aminosäuresequenzen. Auch der zum Carboxyl-Terminus verbleibende Abschnitt weist gegenüber dem Wildtyp-Protein völlig abweichende Aminosäuresequenzen auf, so daß die Funktionsfähigkeit dieser Proteine im allgemeinen verlorengeht. Mutanten vom Plus-Typ können jedoch mit Mutanten vom Minus-Typ zu O-Typen rekombinieren, wodurch das ursprüngliche Raster und mit diesem die Funktion wieder hergestellt wird. Rekonstruktion eines funktionellen Proteins durch Rekombination zwischen Mutanten des gleichen Typs ist dagegen nicht möglich. Die Beobachtung der drei Mutantentypen in der rII-Region des Phagen T_4 führte schon 1961 zu dem Schluß, daß Nucleotidsequenzen im Dreierraster abgelesen werden, der genetische Code also ein Triplett-Code ist[197]. Plus-Typen und Minus-Typen können auch durch konsekutive Raster-Mutationen, die vom entgegengesetzten Typ sein müssen, kompensiert werden (Abb. 39), wodurch O-Typen (Doppelmutanten) mit mutierten Zwischenbereichen entstehen. Vergleicht man die Aminosäuresequenz des Wildtyps mit derjenigen der Doppelmutante, so kann man daraus die Nucleotidsequenzen der zugehörigen mRNAs in den mutierten Bereichen ableiten bzw. die Art und Anzahl der eingefügten oder ausgelassenen Basen identifizieren, wie es in Abb. 40 für den Lysozym-Messenger des Phagen T_4 gezeigt ist[198]. Der mutierte Bereich der

[197] Crick, Barnett, Brenner und Watts-Tobin 1961.
[198] Terzaghi, Okada, Streisinger, Emrich, Inouye und Tsugita 1966.

Doppelmutante erstreckt sich über die fünf Aminosäuren der Positionen 36—40 des Enzyms. Die Nucleotidsequenzen der zugehörigen Messenger können in diesem Bereich eindeutig angegeben werden und damit auch die Codonen, welche in vivo benützt werden. In den zu beiden Seiten angrenzenden Bereichen ist dagegen die Ableitung der Basensequenz wegen der Degeneration des Codes in vielen Positionen nicht eindeutig.

IV. Suppression

Die Wirkung von Mutationen kann entweder durch Rückmutation oder durch an anderen Stellen des Genoms erfolgende Mutationen (sog. kompensierende Mutationen) gelöscht werden[199]. Kompensierende Mutationen liegen entweder im gleichen Gen (intragene Kompensation oder Restaurierung) oder in anderen Genen, die genetisch vom ursprünglich mutierten Locus weit entfernt sein können

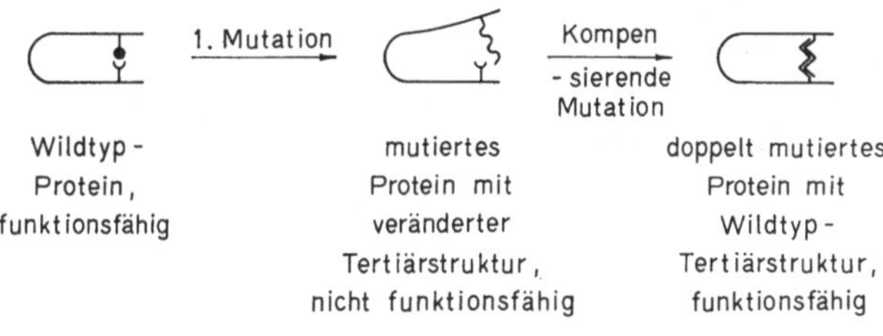

Abb. 41

(intergene Kompensation). Für die intragene Kompensation haben wir in den Abb. 39 und 40 Beispiele kennengelernt, welche in der Wiederherstellung des korrekten Ableserasters durch konsekutive Mutation bestehen. Eine weitere Möglichkeit der intragenen Kompensation liegt in den meisten Mutationsschritten der Abb. 38 vor[200], nach welcher z.B. das Wildtypcodon CAG für Glutamin im ersten Schritt zum Terminator-Codon UAG mutiert, welches anschließend im kompensierenden Mutationsschritt zu UCG (Serin), UUG (Leucin) und anderen Codonen umgewandelt wird. Beide Schritte erfolgen in verschiedenen Positionen des Codons. Voraussetzung für die Kompensation ist natürlich, daß die substituierende Aminosäure (in unserem Beispiel Serin oder Leucin) an Stelle der Wildtypaminosäure (in unserem Beispiel Glutamin) wenigstens teilweise akzeptabel ist, d.h. die Funktionsfähigkeit des zu codierenden Proteins nicht wesentlich beeinträchtigt. Grundsätzlich kann an Stelle des in Abb. 38 stehenden Terminator-Codons, welches zum Verlust der Funktionsfähigkeit führt, auch das Codon einer nichtakzeptablen Aminosäure stehen, welches dann im zweiten Mutationsschritt zum Codon einer akzeptablen Aminosäure mutiert wird[201]. Die Wiederherstellung der Funktionsfähigkeit eines Proteins kann aber auch nach dem in Abb. 41 skizzierten Prinzip erfolgen. Dabei wird die erste Mutation, durch welche die Ausbildung einer funktionsfähigen Überstruktur verhindert wird, durch Aminosäureaustausch an einer komplementären Stelle kompensiert, wodurch ein doppelt mutiertes Protein mit Wildtyp-Tertiärstruktur entsteht, durch welche die Funktionsfähigkeit wiederhergestellt wird. Ein Beispiel für diesen Typ

---

199 Übersicht s. Bresch und Hausmann 1970.

200 Garen 1968, Stretton, Kaplan und Brenner 1966.

201 Yanofsky, Ito und Horn 1966.

der intragenen Restaurierung ist im Tryptophan-Operon von Escherichia coli bekannt[202].

Auch für die intergene Kompensation durch Folgemutationen gibt es mehrere mögliche molekulare Mechanismen, die sich sowohl auf die primäre wie auch auf die sekundäre Genwirkung beziehen. An dieser Stelle sollen nur diejenigen kompensierenden Mutationen ausführlicher dargestellt werden, die über Veränderungen des Mechnismus der Translation wirken. Diese werden unter dem Begriff der eigentlichen Suppressor-Mutationen zusammengefaßt. Suppressoren sind entweder identisch mit mutierten tRNA-Species oder mit mutierten ribosomalen Komponenten. In beiden Fällen wird die Präzision des Ablesevorgangs, die in Wildtypen zu höher als 10^4 gefunden wird[203] (nur jedes 10000ste Codon wird falsch abgelesen), herabgesetzt. Während jedoch die beobachteten Abweichungen bei veränderten tRNA-Species sehr spezifisch sind, führen mutierte Ribosomen zu einem relativ breiten Muster von Ablesefehlern. Eine dritte Möglichkeit zur Erzeugung von Suppressoren, die Mutation von Aminoacyl-tRNA-Synthetasen zu veränderter Spezifität, wurde postuliert, konnte jedoch bisher nicht experimentell bestätigt werden.

A. Suppression durch mutierte tRNA[204]

Terminator-Codonen können nicht nur durch Mutation in nichtterminierende Aminosäure-Codonen umgewandelt werden, wie es in Abb. 38 dargestellt ist. Vielmehr kann auch eine tRNA-Species in ihrem Anticodon so mutiert werden, daß Paarung mit einem Terminator-Codon möglich wird, wodurch das betreffende Nonsense-Codon — ohne Basenaustausch in demselben — zu einem Aminosäure-Codon umfunktioniert wird. Dies konnte besonders klar an einer tyrosinspezifischen tRNA aus Escherichia coli gezeigt werden, die in der Wildtypform das Anticodon 3′-AUG-5′ aufweist, welches in Übereinstimmung mit der Wobble-Hypothese mit den beiden Tyrosin-Codonen 5′-UAU-3′ und 5′-UAC-3′ paaren kann (Abb. 8B). Die Suppressor-tRNA, die sich von dieser Wildform ableitet, zeigt gegenüber dieser als einzigen Unterschied den Austausch von Cytidin gegen Guanosin in der 5′-terminalen Position des Anticodons (Abb. 8B)[205]. Das Suppressor-Anticodon 3′-AUC-5′ kann nun mit dem Terminator-Codon 5′-UAG-3′ paaren, wodurch dieses zur Aminosäure Tyrosin übersetzt werden kann. Entsprechende Mutationen sind ausgehend von allen tRNA-Species, welche für die in Abb. 38 aufgeführten Aminosäure-Codonen codieren, denkbar. Neben der erwähnten tyrosinspezifischen Suppressor-tRNA sollte es demnach auch Suppressor-tRNA-Species geben, durch welche der Einbau der Aminosäuren Serin, Glutamin, Leucin, Glutaminsäure, Tryptophan und Lysin an Stelle von UAG erfolgt. Diese Amber-Suppressoren (so bezeichnet wegen des Amber-Codons UAG) konnten weitgehend nachgewiesen und in vielen Fällen als tRNA-Species identifiziert werden (Tabelle 8). Auch für die anderen beiden Terminator-Codonen UAA und UGA konnten entsprechende Suppressor-Gene bzw. Suppressor-tRNA-Species nachgewiesen werden. Die Liste der bisher gefundenen Suppressoren wird in bezug auf die eingebauten Aminosäuren sicher noch erweitert werden müssen. So fehlen z. B. noch lysin- und tryptophanspezifische Amber-Suppressoren sowie eine größere Anzahl der zu erwartenden Ochre- und Opal-Suppressoren. Bemerkenswert ist die jüngste Entdeckung einer tryptophanspezifischen Opal-Suppressor-tRNA, die nicht im Anticodon, sondern an anderer Stelle der tRNA-Kette mutiert ist[206].

---

[202] HELINSKI und YANOFSKY 1963. [203] LOFTFIELD, HECHT und EIGNER 1963.
[204] Übersicht s. GAREN 1968, LITTAUER und INOUYE 1973.
[205] GOODMAN, ABELSON, LANDY, BRENNER und SMITH 1968. [206] HIRSH 1970.

Tabelle 8. Liste der wichtigsten spezifischen Suppressor-Gene. (Nach BRESCH und HAUSMANN 1970)

Supprimiertes Codon	Suppressor Bezeichnung	Andere Bezeichnung bzw. ähnlicher Suppressor	Eingebaute Aminosäure
amber (UAG)	su_1^+	sup H^+	Ser
	su_2^+	sup E^+	Gln
	su_3^+	suY mel^+	Tyr
	su_6^+		Leu
	su_7^+		Glu
amber (UAG)	su_4^+	sup F^+	Tyr
		sup C^+	
und		sup O^+	
ochre (UAA)	su_5^+	sup G^+	Lys
		sup B^+	
	su_8^+		Lys (?)
opal (UGA)	su_9^+	su UGA^+	Trp
Arg (AGA, AGG ?)	sup (Gly-Arg)	su_{159}^+	Gly
Cys (UG^U_C)	sup (Gly-Cys)		Gly
CCCU (Rasterverschiebung+)	sup his D 3018		Pro

Diese Beobachtung zeigt, daß es außer dem Anticodon noch andere Bereiche in tRNA gibt, welche für die korrekte Ablesung der Codonen von mRNA verantwortlich sind.

In Übereinstimmung mit der Wobble-Hypothese supprimieren Ochre-Suppressoren (postuliertes Anticodon 3'-AUU-5') die beiden Codonen UAA und UAG, während Amber-Suppressoren (Anticodon 3'-AUC-5') ausschließlich das Codon AUG zur Übersetzung bringen.

Die drei genannten Suppressor-Typen (Amber-, Ochre- und Opal-Suppressoren) bezeichnet man als Nonsense-Suppressoren, da sie Nonsense-Codonen zur Ablesung bringen. Nach dem gleichen Prinzip können jedoch auch Missense-Mutationen supprimiert werden, d.h. Mutationen, die eine Funktion durch *Substitution* einer Aminosäure eines Proteins verloren haben. Liegt z.B. eine Mutante vor, die in einer bestimmten Position eines Proteins statt der Wildtyp-Aminosäure Glycin (GGU und GGC als Codonen) die Aminosäure Cystein (UGU und UGC) einbaut, so kann durch eine mutierte, glycinspezifische tRNA-Species, welche in der Lage ist, mit wenigstens einem der beiden Cystein-Codonen UGU bzw. UGC (statt mit den beiden Glycin-Codonen GGU und GGC) zu paaren, die Mutation kompensiert werden[207]. Eine Missense-Suppressor-tRNA-Species, durch welche die Aminosäure Glycin an Stelle von Arginin eingebaut wird, ist ebenfalls beobachtet worden[208] (Tabelle 8). Da theoretisch sehr viele solcher Mutationen in den Anticodonen von tRNA denkbar sind, wird sich auch die Liste der gefundenen Missense-Suppressoren in Zukunft noch erheblich erweitern.

Ein allgemeines Problem, welches durch die Existenz von Suppressor-tRNA-Species aufgeworfen wird, liegt in der Frage, wie z.B. der Terminationsprozeß in der Proteinbiosynthese funktionieren kann, wenn Terminator-Codonen nicht mehr als Kettenabbruchsignale fungieren. Auch bei Missense-Suppressoren erhebt

[207] GUPTA und KHORANA 1966.

[208] CARBON, BERG und YANOFSKY 1966, HILL, FOULDS, SOLL und BERG 1969.

sich die Frage, wie in dem oben erwähnten Beispiel *verbleibende* Glycin-Codonen zur Translation gelangen, wenn sie durch mutierte glycin-spezifische tRNA (Glycyl-$tRNA_{Cys\ oder\ Arg}$) nicht mehr abgelesen werden können bzw. wie alle übrigen schon ursprünglich vorhandenen Cystein- oder Arginin-Codonen noch zu Cystein bzw. Arginin übersetzt werden, obwohl sie durch die mutierte Glycyl-$tRNA_{Cys\ oder\ Arg}$ als Glycin abgelesen werden können. Eine Teillösung dieses Problems bietet sich durch die Existenz isoakzeptierender tRNA-Species, wenn man bedenkt, daß nach Mutation einer (von mehreren) isoakzeptierenden tRNA-Species die restlichen nichtmutierten Species ihre Funktion weiterhin normal ausüben können. Auch wird der Einbau der supprimierenden Aminosäure (in unserem Beispiel Glycin) nicht bei jedem der beiden in Frage kommenden Cystein- bzw. Arginin-Codonen erfolgen, da Glycyl-$tRNA_{Cys}$ bzw. Glycyl-$tRNA_{Arg}$ mit den nach wie vor existierenden Cysteinyl-$tRNA_{Cys}$ bzw. Arginyl-$tRNA_{Arg}$-Species kompetieren muß. Diese Annahme zwingt zu dem Schluß, daß Suppression nie zu 100% erfolgen kann, d.h., daß neben dem Wildtyp-Protein immer noch erhebliche Anteile des mutierten Proteins aufgebaut werden. Umgekehrt werden alle übrigen Proteine einer Missense-Suppressor-enhaltenden Zelle, deren Gene an sich nicht mutiert sind, zu einem gewissen Prozentsatz in allen Arginin- bzw. Cystein-Positionen Glycin aufweisen, was sich phänotypisch wie zahlreiche Mutationen auswirkt. Dieser Prozentsatz richtet sich darnach, wie stark Glycyl-$tRNA_{Cys\ bzw.\ Arg}$ gegen Cysteinyl-$tRNA_{Cys}$ bzw. Arginyl-$tRNA_{Arg}$ kompetieren kann. Die kompensierende Mutation beeinträchtigt somit die Genauigkeit des Translationsprozesses erheblich. Dementsprechend zeigen auch alle Suppressor-enthaltenden Bakterienstämme stark herabgesetzte Lebensfähigkeit.

Kompetition muß auch bei Nonsense-Suppressoren zwischen dem Suppressions- und dem Terminationsmechanismus in einer bisher nicht klar verstandenen Form (eine Terminator-tRNA scheint nicht zu existieren) angenommen werden, so daß nicht jedes Terminator-Codon als Aminosäure abgelesen wird und damit der normale Kettenabbruch in gewissem Umfang noch gewährleistet ist.

Schließlich ist noch der in Tabelle 8 aufgeführte Fall der Suppression einer Raster-Mutation zu erwähnen[209]. Die Wiederherstellung des korrekten Rasters erfolgt in diesem Fall durch eine mutierte tRNA-Species, deren Anticodon von drei auf vier Basen erweitert ist.

B. Suppression durch mutierte Ribosomen

Die Bedeutung der intakten Ribosomenstruktur für die Präzision des Translationsprozesses kommt durch Mutanten zum Ausdruck, die ein mutiertes Protein der ribosomalen 30S-Untereinheit aufweisen, durch welches Ablesefehler hervorgerufen werden[210]. Diese führen naturgemäß zu zahlreichen, annähernd statistisch verteilten (nicht erblichen) Aminosäuresubstitutionen in allen Proteinen der Zelle. Zu einem gewissen, geringeren Prozentsatz werden so auch Aminosäuresubstitutionen, die auf Mutationen beruhen, kompensiert. Fehlerhafte Translation wird auch in Gegenwart bestimmter Antibiotica wie Streptomycin oder Neomycin beobachtet[211] und führt dann ebenso wie die durch Mutation bedingten Ablesefehler zu Suppression. Möglicherweise handelt es sich um die gleiche ribosomale Proteinkomponente, welche entweder durch Mutation oder durch Wechselwirkung mit Streptomycin zu den erwähnten Ablesefehlern führt[212].

---

[209] Yourno und Tanemura 1970, Übersicht s. Littauer und Inouye 1973.
[210] Rosset und Gorini 1969.
[211] Übersicht s. Weisblum und Davies 1968. [212] Übersicht s. Nomura 1970.

V. Regulation

Die Regulation des Stoffwechsels einer Zelle ist theoretisch auf drei Stufen denkbar. Erstens kann die Synthese von mRNA reguliert sein (Regulation der Transkription). Eine zweite Möglichkeit ergibt sich aus der Anpassung der Translationsrate an die jeweiligen Erfordernisse der Zelle (Regulation der Translation). Die dritte Möglichkeit besteht schließlich in der Regulation der Funktionen der Proteine selbst (Regulation von Enzymaktivitäten, Bindeaktivitäten und anderen). Nur die beiden zuerst genannten Fälle bewegen sich im Bereich der primären Genwirkung, weshalb an dieser Stelle nur Ergebnisse zur Regulation von Transkription und Translation zusammenfassend dargestellt werden sollen. Übersichten zur Regulation von Enzymaktivitäten liegen vor[213].

A. Regulation auf der Ebene der Transkription

Die Regulation der Transkription wurde während der vergangenen 10 Jahre intensiv studiert. Fundamentale Erkenntnisse über die zugrundeliegenden molekularen Mechanismen wurden durch Untersuchungen sowohl über die Transkription anabolischer und katabolischer Enzymsysteme[214] wie auch über die Induktion phagenspezifischer Proteine[215] erzielt.

Die zum Lactosesystem von Escherichia coli, dem am gründlichsten untersuchten System, gehörenden Elementen, sind in Abb. 42 zusammengefaßt[216].

Die Transkription der drei Strukturgene für β-Galactosidase, β-Galactosid-Permease und Transacetylase wird durch den Lac-Operator, ein Bereich von DNA, welcher in zwei Funktionsbereiche zerfällt, reguliert. Einer der Funktionsbereiche, der sog. Promotor, vermittelt die Bindung von DNA-abhängiger RNA-Polymerase. An den zweiten Bereich, den eigentlichen Lac-Operator, bindet sich in Abwesenheit von Lactose der Lac-Repressor, das regulierende Protein (s. unten). Die drei Strukturgene, der Lac-Operator und der Lac-Promotor, die in unmittelbarer Nachbarschaft zueinander auf dem Escherichia coli-Genom liegen, bilden zusammen das Lactose-Operon. Operator und Promotor zusammen umfassen etwa hundert Nucleotidpaare. Ob oder wieweit sich diese beiden Funktionsbereiche strukturell überlappen, ist zur Zeit noch nicht klar. Das gleiche gilt für den Operatorbereich und das angrenzende, erste Strukturgen. Auch ist zum gegenwärtigen Zeitpunkt noch keine Aussage darüber möglich, ob die Promotor- und Operatorbereiche selbst transkribiert werden.

In nächster Nähe zum Lactose-Operon, jedoch getrennt von diesem, befindet sich das Lactose-Repressor-Operon, welches aus einem Repressor-Strukturgen

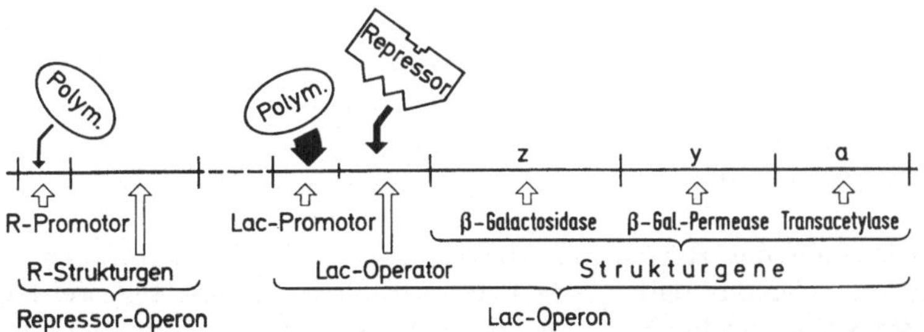

Abb. 42. Schema des Lac-Operons und seines Regulator-Gens aus E. coli. (Nach BRESCH und HAUSMANN, 1972)

213 UMBARGER 1969, SCRUTTON und UTTER 1968, HOLZER und DUNTZE 1971.
214 Übersichten s. MARTIN 1969, GEIDUSCHEK und HASELKORN 1969, EPSTEIN und BECKWITH 1968, BRESCH und HAUSMANN 1970.
215 RADDING 1969. 216 JACOB 1966, MONOD 1966.

trans-Situation	cis-Situation	trans-Situation	cis-Situation
$R^+ O^+ z^- y^- a^-$	$R^- O^+ z^- y^- a^-$	$R^+ O^c z^- y^- a^-$	$R^+ O^+ z^- y^- a^-$
$R^- O^+ z^+ y^+ a^+$	$R^+ O^+ z^+ y^+ a^+$	$R^+ O^+ z^+ y^+ a^+$	$R^+ O^c z^+ y^+ a^+$
(1)	(2)	(3)	(4)
Wildtyp-Strukturgene regulierbar	Wildtyp-Strukturgene regulierbar	Wildtyp-Strukturgene regulierbar	Wildtyp-Strukturgene konstitutiv

Abb. 43. Beobachtete Allel-Kombinationen im Lac-Operon aus E. coli und ihre Auswirkungen auf die Regulierbarkeit der Strukturgene

und einem Repressor-Promotor zusammengesetzt ist. Der R-Promotor, durch dessen Spezifität die Häufigkeit der RNA-Polymerase festgelegt wird, gewährleistet eine konstante Transkriptionsrate und damit eine konstante Syntheserate des Repressors. Dieser bindet in Abwesenheit von Lactose an den Lactose-Operator und blockiert so die Transkription der drei Strukturgene (Reprimierung). Oberhalb einer bestimmten Lactose-Konzentration bindet sich Lactose an den Lactose-Repressor, wodurch dieser in einem anderen Faltungszustand fixiert wird, in welchem Bindung mit dem Lactose-Operator nicht mehr möglich ist. Dadurch kann RNA-Polymerase, beginnend am Lactose-Promotor, das Operon transkribieren (Dereprimierung). Über die Synthese des Lactose-Messengers werden nun die drei zum Lactoseabbau erforderlichen Enzyme synthetisiert, worauf der Abbau von Lactose unmittelbar einsetzt. Nach Unterschreitung einer bestimmten Lactose-Konzentration durch Abbau wird Repressor wieder frei, wodurch die mRNA-Synthese und die daran gekoppelte Enzymsynthese erneut reprimiert wird.

Die einzelnen Schritte dieses Schemas konnten mit Hilfe entsprechender Mutanten analysiert werden[217]. So wurden z.B. R^--Mutanten isoliert, die keinen aktiven Repressor erzeugen. Die Synthese der drei Strukturgene ist dann konstitutiv. O^c-Mutanten besitzen einen Operator, welcher nicht mehr mit dem intakten Repressor binden kann, so daß die Enzymsynthese ebenfalls konstitutiv ist. R^--Mutanten können jedoch von O^c-Mutanten durch die Dominanzverhältnisse bei Heterozygotie differenziert werden (Abb. 43): R^--Mutanten sind nämlich gegenüber dem Wildtyp trans- und cis-recessiv, während O^c-Mutanten gegenüber dem Wildtyp cis-Dominanz, aber trans-Recessivität zeigen. Eine dritte Mutantenklasse (R^s, von superreprimiert) bildet einen Repressor, welcher nicht mehr mit Lactose binden kann und daher auch in Anwesenheit von Lactose das Lactose-Operon reprimiert. Promotor-Mutanten reagieren zwar auf die Anwesenheit von Lactose mit Dereprimierung. Diese führt jedoch auch bei maximalen Lactosekonzentrationen nicht bis zu den im Wildtyp erreichten Werten, was durch herabgesetzte Bindung von RNA-Polymerase an den Promotor gedeutet wird.

Die Gültigkeit des Regulationsschemas von Abb. 42 konnte auch durch die Isolierung und Reindarstellung des Lactose-Repressors bestätigt werden[218]. Der Lactose-Repressor wurde als ein aus vier identischen Untereinheiten aufgebautes Protein der Molekularmasse 150000 charakterisiert, welches die nach dem Schema von Abb. 42 zu erwartenden Reaktionen mit dem Lactose-Operon bzw. mit dem Effektor Lactose zeigt[219].

[217] Übersicht s. Martin 1969.

[218] Gilbert und Müller-Hill 1967. [219] Gilbert und Müller-Hill 1968.

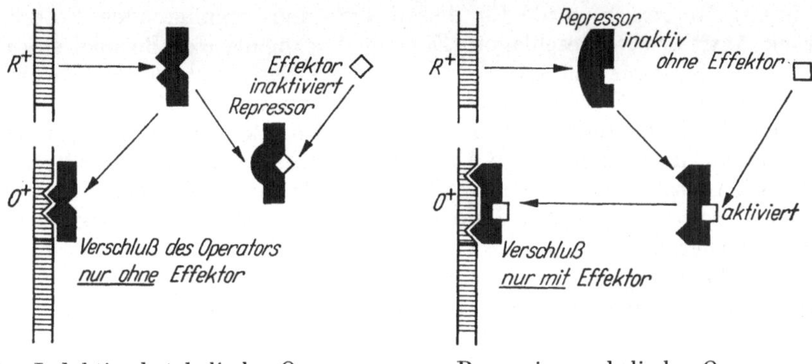

Abb. 44. (Nach Bresch und Hausmann)

Analoge Regulationselemente wie im Lactose-System wurden auch an zahlreichen anderen, weniger intensiv bearbeiteten Systemen gefunden. Einen wesentlichen Unterschied zu katabolischen Systemen, zu welchen das Lactose-Operon zählt, zeigen anabolische Systeme wie das Histidin- oder Tryptophan-Operon. Anabolische Repressoren binden nämlich (umgekehrt wie katabolische Repressoren) in Gegenwart der jeweiligen Effektoren (Histidin bzw. Tryptophan) und reprimieren so die zugehörigen Operonen. In Abwesenheit der Effektoren sind diese Operonen dereprimiert. Dieser Unterschied der Steuerung zwischen anabolischen und katabolischen Enzymsystemen ist in Abb. 44 dargestellt.

In einigen Systemen hat sich nachträglich herausgestellt, daß Umwandlungsprodukte der zunächst für die Effektoren gehaltenen Kleinmoleküle die eigentlichen Effektoren sind. So wird z.B. Lactose zunächst in ein anderes Galaktosid bislang unbekannter Struktur umgewandelt, welches dann als Effektor nach Abb. 44 bei der Regulation wirkt. Bei einigen Aminosäuren (Isoleucin, Histidin, Leucin, Valin) ist die Regulation an die Aktivierung der Aminosäuren zu Aminoacyl-tRNA gekoppelt, woraus der Schluß gezogen werden muß, daß die entsprechende Aminoacyl-tRNA — vielleicht auch der Aminoacyl-AMP-Synthetasekomplex — den eigentlichen Effektor darstellt[220].

Die Regulation der Synthese von tRNA und ribosomaler RNA ist an den Aminosäure-Pool der Zelle gekoppelt, was sich darin äußert, daß bei Mangel einer einzigen der 20 Aminosäuren nicht nur die Proteinsynthese, sondern auch die tRNA- und rRNA-Synthese zum Erliegen kommt, die mRNA-Synthese jedoch fortgesetzt wird. Die zugrundeliegenden, molekularen Mechanismen dieses interessanten Phänomens sind jedoch zum gegenwärtigen Zeitpunkt noch nicht verstanden. Interessant ist das Auftreten bestimmter Mutanten (sog. Relaxed-Stämme), die im Gegensatz zum Widtyp (sog. Stringent-Stämme) diese Kopplung verloren haben.

Die Systeme der Abb. 42 und 44 werden als Systeme negativer Kontrolle bezeichnet, da durch Bindung des Repressors (mit oder ohne Effektor, je nachdem, ob katabolische oder anabolische Enzyme gesteuert werden) die Messenger-Synthese *blockiert* wird. Theoretisch sind jedoch auch positive Kontrollsysteme denkbar, in welchen die Messenger-Synthese durch Bindung eines regulierenden Proteins am Operator *stimuliert* wird, sei es durch Aktivierung eines ansonsten inaktiven Promotors oder durch Aktivierung von RNA-Polymerase. Statt der

220 Übersicht s. Martin 1969.

Bezeichnung Repressor wurde für diesen Typ eines regulierenden Proteins der Ausdruck Aktivator vorgeschlagen. Ein gut dokumentiertes Beispiel eines positiven Kontrollsystems ist mit dem Arabinose-System bekannt geworden[221]. Indizien für positive Kontrolle gibt es aber auch in anderen Systemen[222, 223].

In jüngerer Zeit konnten aus Escherichia coli-Faktoren (σ- und ψ-Faktoren) isoliert werden, durch welche DNA-abhängige RNA-Polymerase in vitro für die Transkription bestimmter Gengruppen aktiviert wird. So stimuliert z.B. ein Escherichia coli-spezifischer σ-Faktor[224] vorzugsweise die Transkription bestimmter Escherichia coli-DNA-Bereiche bzw. von wenigen genau definierten Genen des Phagen T_4, die für sehr frühe Enzyme während des Infektionscyclus codieren (sog. pre-early enzymes). Die Transkription der Gene, die für spätere Enzyme codieren, wird durch einen T_4-spezifischen σ-Faktor zusammen mit wirtsspezifischer Polymerase stimuliert[225]. Ebenso gibt es ψ-Faktoren, durch welche spezifisch die Transkription von Genen ribosomaler RNA initiiert wird[226]. Die Initiation der Transkription ganzer Gengruppen durch σ-ψ- (und vielleicht andere analoge) Faktoren scheint demnach ein allgemeines Kontrollprinzip der Zelle zu sein. Es entspricht dem positiven Kontrolltyp (s. oben).

Eine zusätzliche Möglichkeit, Gengruppen spezifisch zu transkribieren, wurde in der beobachteten Neusynthese (statt Modifikation) spezifischer RNA-Polymerasen, wie sie für den Fall von T_7-infizierten Escherichia coli-Zellen gezeigt werden konnte, verifiziert[227].

B. Regulation auf der Ebene der Translation

Theoretische Modelle zur Regulation von Genaktivitäten auf der Ebene der Translation sind mehrfach entwickelt worden[228]. Die bislang erbrachten experimentellen Stützen sind jedoch in der Mehrzahl der Fälle noch unzureichend oder umstritten, weshalb sie an dieser Stelle nicht aufgeführt werden sollen. Die beiden folgenden Fälle erscheinen jedoch experimentell hinreichend gesichert.

Die RNAs der Bacteriophagen $Q\beta$ (Tabelle 2) und MS2 enthalten je drei Gene, zu welchen das Gen für eine phagenspezifische RNA-Replikase (s. S. 101) und das Gen für das Hüllprotein des jeweiligen Phagen zählt. Da die Genome aus RNA bestehen, entfällt eine Kontrolle der Genaktivitäten auf der Ebene der Transkription. Die Genome fungieren direkt als polycistronische Messenger, wobei jedoch die drei verschiedenen Proteine in unterschiedlichen Mengen synthetisiert werden. Das Verhältnis der Ableseraten der drei Cistronen scheint primär durch die Sekundärstrukturen der RNA an den Initiationsstellen determiniert zu sein[229]. So zeigen in vitro-Versuche, daß zu Beginn der Translation z.B. Hüllprotein und Replicase im Verhältnis 100:6 entstehen. Sekundär tritt ein zweites Regulationsprinzip in Erscheinung, welches sich darin äußert, daß zu späteren Zeitpunkten, zu welchen schon höhere Konzentrationen des Hüllproteins vorliegen, die Translation des Replicase-Gens weiter gedrosselt wird. Das Verhältnis der Syntheseraten sinkt dann auf 100:1. Durch In vitro-Versuche konnte gezeigt werden, daß in diesem Falle das Hüllprotein repressorartig an das Replicase-Cistron bindet und so spezifisch die Translation dieses Cistrons blockiert[230].

221 Sheppard und Englesberg 1967. 222 Übersicht s. Gross 1969.
223 Burgess, Travers, Dunn und Bautz 1969.
224 Burgess, Travers, Dunn und Bautz 1969.
225 Travers 1970. 226 Travers, Kamen und Schleif 1970.
227 Chamberlin, Grath und Waskell 1970.
228 Übersichten s. Stent 1964, Ames und Hartman 1963, Cline und Bock 1966, Itano 1968, Martin 1969.
229 Lodish 1970, Argetsinger-Steitz 1969.
230 Eggen und Nathans 1969, Sugiyama und Nakada 1970.

Ein zweites Beispiel für die Kontrolle auf der Ebene der Translation besteht in der Synthese spezifischer Initiationsfaktoren, durch welche die Initiation der Translation bestimmter mRNA-Typen stimuliert wird. Phagenspezifische Initiationsfaktoren, wie sie in T_4-infizierten Escherichia coli-Zellen beobachtet werden konnten[231], zeigen, daß dieser Kontrolltyp in der Zelle tatsächlich vorkommt.

VI. Mechanismen der Übertragung genetischer Information

Systeme der Sexualität bei Bakterien basieren im wesentlichen auf drei Übertragungsmechanismen der genetischen Information. Diese sind Transformation, Konjugation und Transduktion[232].

A. Transformation

Die bakterielle Transformation wurde schon im Zusammenhang mit DNA als Träger der genetischen Information behandelt (s. S. 88)[233]. Hier seien ergänzend zwei wichtige Voraussetzungen erwähnt, die zum Ablauf des Transformations-

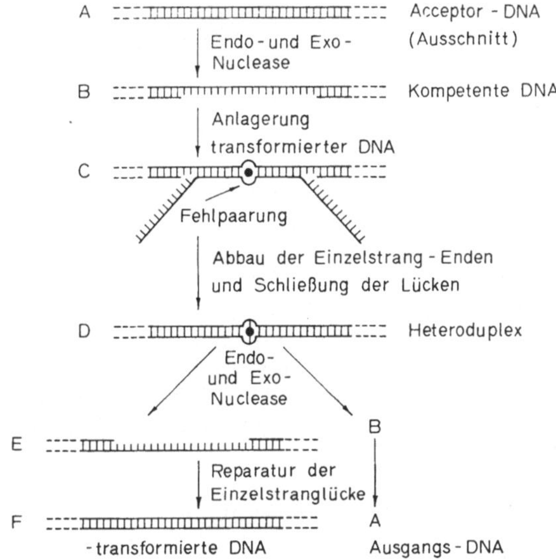

Abb. 45. Mögliche Sequenz beim Mechanismus der Transformation

prozesses erfüllt sein müssen. Denaturierte DNA führt nur mit geringer Wirksamkeit zu transformierten Acceptorzellen. Für optimale Transformation muß DNA doppelsträngig sein, obwohl in die Zelle nur einer der beiden Einzelstränge des Doppelstrangs eindringt. Eine zweite Voraussetzung ist der sog. kompetente Zustand, in welchem sich die Acceptorzellen befinden müssen[234]. Nach jüngeren Untersuchungen besteht die Kompetenz in der Bildung einzelsträngiger DNA-Bereiche des Acceptorgenoms (Abb. 45B), mit welchen eindringende Einzelstrang-DNA an homologen Bereichen paart (Abb. 45C)[235]. Nach nucleolytischem Abbau

[231] Dube und Rudland 1970, Argetsinger-Steitz, Dube und Rudland 1970.
[232] Übersicht s. Bresch und Hausmann 1970, Campell 1969, Hayes 1968, Lwoff 1966, Jacob und Wollman 1961.
[233] Avery, MacLeod und MacCarty 1944, Übersicht s. Ravin 1961.
[234] Thomasz 1969. [235] Harris 1970.

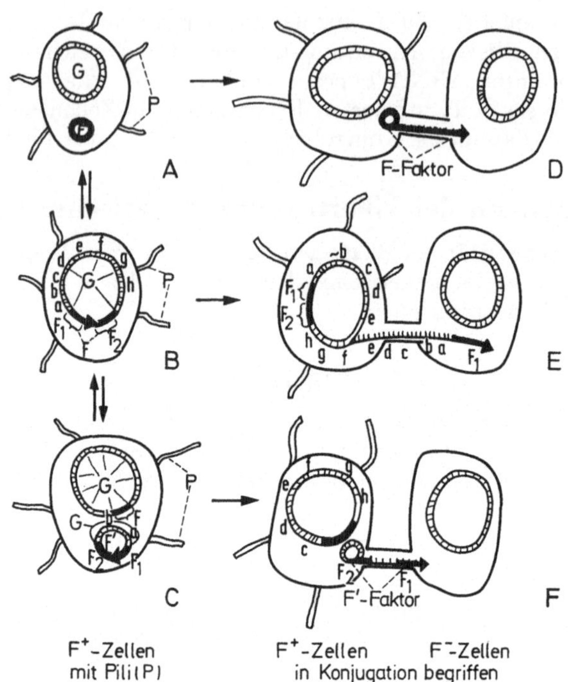

Abb. 46. Zur bakteriellen Konjugation mit Hilfe des F-Faktors

der Einzelstrang-Enden können die verbleibenden Einzelstrang-Lücken analog den Schritten der Abb. 20C, D, E. F repariert und versiegelt werden. Durch die Fehlpaarung in mindestens einer Position — transformierende DNA ist gegenüber Acceptor-DNA ja mutiert — resultiert eine sog. Heteroduplex-DNA (Abb. 45D), welche durch Reparaturprozesse analog Abb. 20 entweder zu Wildtyp-DNA zurückverwandelt oder zum vollständig transformierten Genom umgewandelt werden kann (Abb. 45F).

B. Konjugation

Der direkte Kontakt zweier Bakterienzellen ist im Gegensatz zur Transformation und Transduktion (s. unten) bei bakterieller Konjugation erforderlich[236]. Der Austausch der genetischen Information ist außerdem an die Anwesenheit eines geschlechtsbestimmenden, episomalen Faktors in der Donorzelle (F^+-Zelle) gekoppelt. Dieser Faktor ist identisch mit einer im Verhältnis zum Escherichia coli-Genom kleinen, ringförmigen DNA (sog. Episom oder Plasmid). F^--Zellen, die als Acceptorzellen fungieren, besitzen dieses Episom nicht. Unter der Kontrolle des F-Faktors, welcher — wie alle Episomen — ein neben dem Bakterienchromosom selbständiges genetisches Element darstellt, bilden sich an der Zelloberfläche Spezial-Pili aus, durch welche der Transfer genetischen Materials von der F^+-Zelle in die F^--Zelle vermittelt wird (Abb. 46). Durch diesen Transfer wird entweder der F-Faktor allein (Abb. 46A→D) oder der F-Faktor zusammen mit dem Bakteriengenom in die Acceptorzelle gebracht (Abb. 46B→E). In beiden Fällen wird nur ein Einzelstrang der betreffenden DNA mit dem 5'-Ende voraus in die

[236] Übersicht s. Bresch und Hausmann 1970, Hausmann 1970, Hayes 1968, Jacob und Wollman 1961.

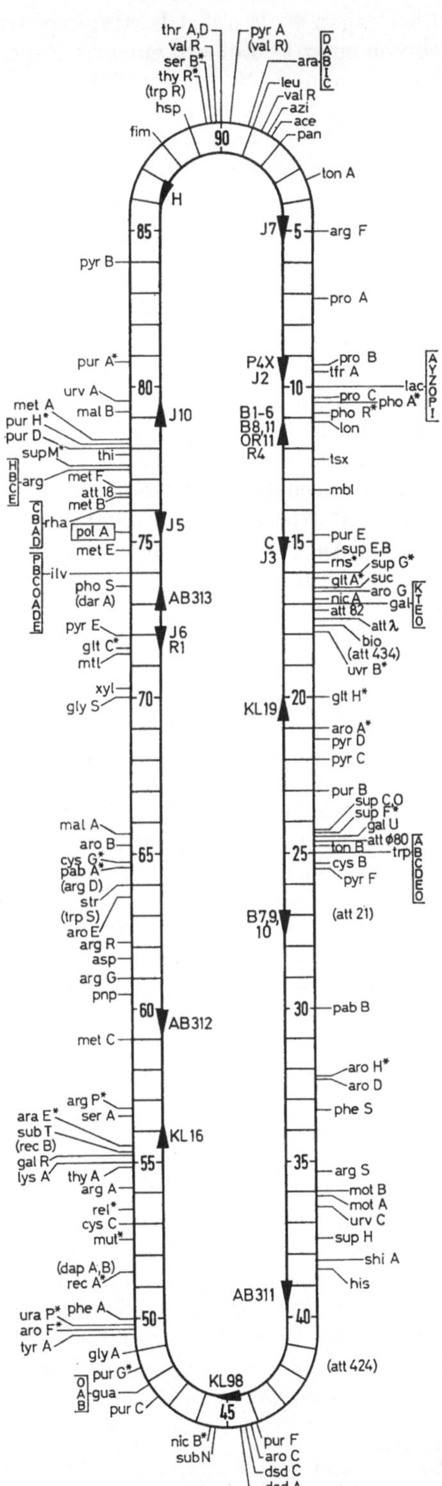

Abb. 47. Genetische Karte des Ringchromosoms von E. coli K12. (Nach BRESCH und HAUSMANN, 1970.) Die Abstände auf der Karte entsprechen Zeitdifferenzen bei der Konjugation in Minuten. Auf der Innenseite sind verschiedene Hfr-Stämme durch Anfangspunkt und Richtungssinn vermerkt; Außen sind Gene eingetragen. Sterne an benachbarten Genen weisen auf noch unsichere Reihenfolgen hin. Die in dieser Karte aufgeführten Gene sind nur ein kleiner Teil der etwa 350 bisher kartierten Gene. Zahlreiche weitere Gene sind noch nicht kartiert, d.h. nur durch ihre Funktionen bekannt

Acceptor-Zelle übertragen[237]. Durch Übertragung des F-Faktors wird die Acceptor-Zelle lediglich von einer F^--Zelle zu einer F^+-Zelle umgewandelt. Der F-Faktor kommt jedoch in bestimmten Bakterienstämmen auch in der in das Bakteriengenom integrierten Form vor (Abb. 46B). Der übertragende F-Faktor zieht dann gleichsam das ganze Bakteriengenom hinter sich her und schleust es so in die Acceptor-Zelle. In dieser wird die eingedrungene DNA durch Rekombination mit der vorhandenen DNA ausgetauscht, wodurch erbliche Merkmale der Donorzelle in das Genom der Acceptor-Zelle gelangen. Dieser Austausch erfolgt wahrscheinlich wie bei der Transformation analog Abb. 45. Bakterienstämme, welche die integrierte Form des F-Faktors enthalten und die deshalb eine um Größenordnungen vermehrte Rekombinationshäufigkeit aufweisen, werden als Hfr-Stämme (von high frequency of recombination) bezeichnet. Die Integration des F-Faktors in das Bakteriengenom wird in einem gegebenen Hfr-Stamm immer an der gleichen Stelle beobachtet (in Abb. 46 zwischen den Genen a und h. In anderen Hfr-Stämmen jedoch an anderen Positionen des Genoms, s. auch Abb. 47). Daraus ergibt sich eine bestimmte zeitliche Reihenfolge des Transfers der einzelnen Gene, die man durch Unterbrechung der Paarung zu bestimmten Zeiten genau verfolgen kann. Da die zeitliche Reihenfolge des Transfers einzelner Gene ihrer eindimensionalen Anordnung auf dem Genom entspricht, konnte mit dieser einfachen Methode der unterbrochenen Paarung die Anordnung der Gene des Escherichia coli-Genoms ermittelt werden (Abb. 47). Die Übertragung der integrierten F^+-Eigenschaft erfolgt nicht als Ganzes. Ein Abschnitt (F_1, Abb. 46E) gelangt als erstes in die Acceptor-Zelle, der andere Abschnitt (F_2) erst, nachdem alle Gene des Donorgenoms transferiert sind, was etwa 90 Minuten dauert. Da in den meisten Fällen der Transfer-Prozeß vorher unterbrochen wird, gelangt praktisch nie der ganze F-Faktor in die Receptorzelle.

Abb. 46C stellt die Ausgangssituation für einen dritten Transfertyp dar, in welchem der F-Faktor nur bestimmte Teile des Donor-Genoms besitzt und in die Acceptor-Zelle schleust. Diese Ausgangssituation resultiert von einer fehlerhaften Desintegration des F-Faktors aus dem Bakteriengenom (Abb. 46B→C), wodurch ein Teil des Bakteriengenoms mit in den F-Faktor gelangt (F′-Faktor), ein Teil des F-Faktors andererseits im Bakteriengenom verbleibt. Auch hier beginnt der Transfer an einer Stelle innerhalb des F-Bereiches des F′-Faktors. Da der Transfer dieses kleinen Stückes jedoch nur kurze Zeit in Anspruch nimmt, kann das ganze Episom übertragen werden.

Neben den F-Faktoren sind eine Reihe anderer episomaler Elemente, d.h. vom Bakterienchromosom unabhängige, kleine Ring-Chromosomen, beobachtet worden[238].

Von pathologischer Bedeutung sind vor allem die sog. Resistenz-Faktoren (R-Faktoren), die neben den Genen, die für eine Pilusbildung verantwortlich sind, eine Anzahl von Genen enthalten, welche der betreffenden Zelle Resistenz gegen Antibiotica, Sulfonamide und andere Hemmstoffe verleihen. Besitzt ein Stamm Mehrfach-Resistenz durch einen R-Faktor — etwa durch sukzessive Selektion mit mehreren Hemmstoffen —, so können diese Resistenzen gleichsam gebündelt (analog Abb. 46A→D) in eine Acceptor-Zelle übertragen werden (sog. episomale Resistenzübertragung). Die klinisch beobachtete Mehrfach-Resistenzübertragung von Escherichia coli-Stämmen auf Salmonella typhi demonstriert die pathologische Bedeutung der Resistenzfaktoren[239].

---

[237] IHLER und RUPP 1969.

[238] Übersicht s. BRESCH und HAUSMANN 1970, Ciba-Symposium 1969, CAMPBELL 1969, FALKOW, JOHNSON und BARON 1967.

[239] LEBECK 1963, WATANABE 1963.

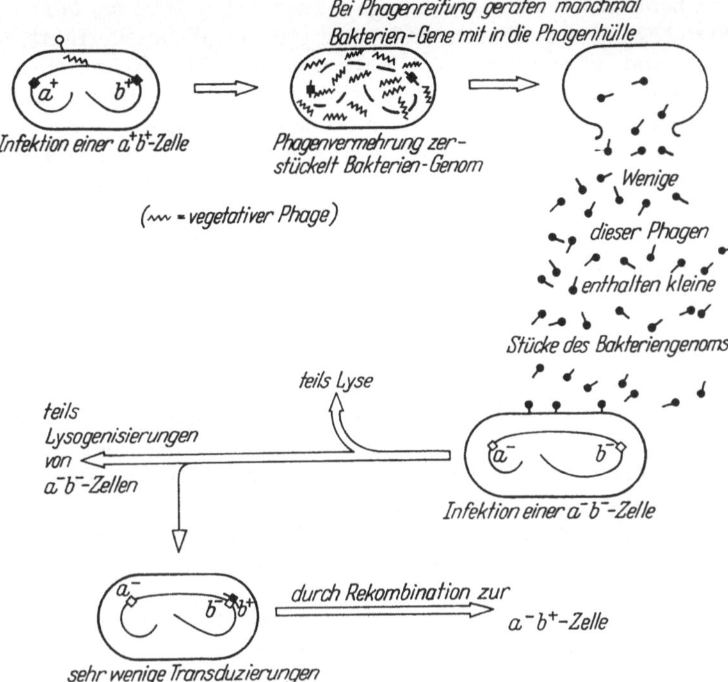

Abb. 48. Schema der Transduktion bei Salmonella durch den Phagen P22. (Nach Bresch und Hausmann, 1972)

Eine weitere Episomenart liegt schließlich in den sog. colicinogenen Faktoren vor, welche gewisse, bisher nicht genauer charakterisierte Proteine codieren, durch die andere Bakterienstämme abgetötet werden[240].

C. Transduktion

Während des Infektionscyclus von gewissen Phagen wird die DNA des bakteriellen Wirtsgenoms zu kleinen Stücken abgebaut. Werden diese Fragmente bei der Reifung des Phagen an Stelle von Phagen-DNA in das Hüllprotein verpackt, was bei bestimmten Phagen in begrenztem Umfang möglich ist, so entstehen Phagenpartikel, die statt des Phagengenoms Fragmente des Bakteriengenoms enthalten. Während eines nachfolgenden Infektionscyclus können diese Fragmente erneut in das Innere von Bakterienzellen gelangen und durch Rekombination in das bakterielle Genom inkorporiert werden. Ein Charakteristikum dieses Transduktionsprozesses besteht darin, daß direkter Kontakt zwischen Donor- und Acceptor-Zellen nicht erforderlich ist. Die zu übertragenden Gene werden durch den als Boten fungierenden Phagen vermittelt. Der Vorgang wurde erstmals an dem System Salmonella typhimurium/Phage P22 beobachtet[241] (Abb. 48). Weitere Systeme wurden jedoch beschrieben[242], so daß dem Prozeß der Transduktion allgemeinere Bedeutung zugeschrieben werden muß.

Neben der in Abb. 48 schematisch dargestellten allgemeinen Transduktion gibt es noch die sog. spezielle Transduktion, wie sie z.B. im System Escherichia

---

240 Übersichten s. Luria 1970 und Falkow, Johnson und Baron 1967.

241 Zinder und Lederberg 1952.

242 Übersichten s. Hausmann 1970, Hayes 1968, Stent 1963, Jacob und Wollman 1961.

coli/Phage λ beobachtet wird. Der Phage λ zeigt neben dem *vegetativen* Zustand, der zur Vermehrung des Phagen und zur Lyse der Wirtszelle führt, auch den *lysogenen* Zustand, in welchem das Phagengenom in das Bakteriengenom integriert ist und mit diesem redupliziert wird (analog der integrierten Form des F-Faktors in Abb. 46B). Die Integration erfolgt immer an der gleichen Stelle des Bakteriengenoms (im Falle des Phagen λ zwischen den Genen für die Biotinsynthese und für den Galaktoseabbau; s. auch Abb. 47). Beim Austritt des Phagengenoms aus dem Bakterien-Chromosom, der entweder spontan oder durch Einwirkung von Strahlen oder von bestimmten Agentien erfolgt, löst sich das Phagengenom vom Wirtsgenom in der Mehrzahl der Fälle ohne Fehler. Zu einem geringen Prozentsatz treten jedoch Fehler auf, insofern als Teile der angrenzenden bakteriellen Gene mitgenommen werden und dafür Teile des Phagengenoms im Bakteriengenom verbleiben. Diese Situation ist völlig analog dem in Abb. 46B→C dargestellten Vorgang der fehlerhaften Desintegration eines F-Faktors. Das freie Phagengenom führt anschließend zum vegetativen Vermehrungszustand, welcher mit der Lyse der Wirtszelle und der Freisetzung zahlreicher Phagen endet. Diese enthalten entweder intakte (in der Mehrzahl der Fälle) oder defekte Phagengenome; in letzteren sind mehr oder weniger große Teile des Genoms durch Fragmente des Wirtsgenoms ersetzt. Diese können bei erneuter Infektion in Bakterienzellen eingeschleust und durch Integration oder Rekombination in das Wirtsgenom inkorporiert werden.

Das Transduktionsprinzip eröffnet interessante Möglichkeiten der Manipulation von Erbgut. Durch die allgemeine Transduktion können praktisch beliebige Gene zwischen Bakterienstämmen ausgetauscht werden. Die spezielle Transduktion ermöglicht zusammen mit zusätzlichen speziellen technischen Verfahrensweisen die Isolierung von Genen. Ein erster durchschlagender Erfolg in dieser Richtung gelang in der Isolierung des Lactose-Operons mit Hilfe des transduzierenden Phagen $\phi 80$[243]. Eine weitere Möglichkeit bietet sich in der Kopplung synthetischer Gene[244] an transduzierenden Phagen, wozu sich besonders Phagengenome vom Typ λ mit einzelsträngigen Enden (sog. sticky ends) eignen werden. Da die Basensequenzen der einzelsträngigen Enden beim Phagen λ bekannt sind[245], könnten synthetische Gene mit einzelsträngigem Ende synthetisiert werden, die zu den λ-Enden komplementär sind und die deshalb durch Hybridisierung und Polynucleotid-Ligase-Reaktion (s. S. 93) an diese gekoppelt werden können. Durch Infektion entweder mit der freien, modifizierten DNA oder mit dem rekonstituierten Phagen könnte anschließend das synthetische Gen in die Bakterienzelle eingeschleust werden. Diese Methodik ist zum gegenwärtigen Zeitpunkt Gegenstand intensiver Bearbeitung und dürfte in Kürze realisierbar sein.

Literatur

ADAMS, J. M., CORY, S.: Untranslated nucleotide sequence at the 5′-end of R17 bacteriophage RNA. Nature (Lond.) **227**, 570—573 (1970).

AGARWAL, K. L., BÜCHI, H., CARUTHERS, M. H., GUPTA, N., KHORANA, H. G., KLEPPE, K., KUMAR, A., OHTSUKA, E., RAJBHANDARY, U. L., VAN DE SANDE, J. H., SGARAMELLA, V., WEBER, H., YAMADA, T.: Total synthesis of the gene for an alanine transfer ribonucleic acid from yeast. Nature (Lond.) **227**, 27—34 (1970).

ALTMAN, S., SMITH, J. D.: Tyrosine tRNA precursor molecule polynucleotide sequence. Nature New Biology (Lond.) **233**, 35—39 (1971).

[243] SHAPIRO, MACHATTIE, ERON, IHLER, IPPENS und BECKWITH 1969.

[244] AGARWAL, BÜCHI, CARUTHERS, GUPTA, KHORANA, KLEPPE, KUMAR, OHTSUKA, RAJBHANDARY, SANDE, SGARAMELLA, WEBER und YAMADA 1970.

[245] WU 1970.

AMES, N. B., HARTMAN, P. E.: The histidine operon. Cold Spr. Harb. Symp. quant. Biol. **28**, 349—356 (1963).

ARBER, W., LINN, S.: DNA modification and restriction. Ann. Rev. Biochem. **38**, 467—500 (1969).

ARGETSINGER-STEITZ, J. A.: Polypeptide chain initiation: Nucleotide sequences of the three ribosomal binding sites in bacteriophage R17 RNA. Nature (Lond.) **224**, 957—964 (1969).

ARGETSINGER-STEITZ, J. A., DUBE, S. K., RUDLAND, P. S.: Control of translation by T4 phage: Altered ribosome binding at R17 initiation sites. Nature (Lond.) **226**, 824—827 (1970).

ATTARDI, G., AMALDI, F.: Structure and synthesis of ribosomal RNA. Ann. Rev. Biochem. **39**, 183—226 (1970).

AVERY, O. T., MACLEOD, C. M., MCCARTY, M.: Studies on the chemical nature of the substance inducing transformation of pneumococcal types. I. Induction of transformation by a desoxyribonucleic acid fraction isolated from pneumococcus type III. J. exp. Med. **79**, 137—158 (1944).

BERGMANN, F. H., BERG, P., DIEKMANN, M.: The enzymic synthesis of amino acyl derivatives of ribonucleic acid. II. The preparation of lencyl, valyl, isoleucyl and methionyl ribonucleic synthetases from Escherichia coli. J. biol. Chem. **236**, 1735—1747 (1961).

BERGQUIST, P. L., BURNS, D. J. W.: The translation of viral messenger RNA in vitro. Advanc. Virus Res. **15**, 159—200 (1969).

BILLETER, M. A., DAHLBERG, J. E., GOODMAN, J. E., HINDLEY, H. M., WEISSMAN, C.: Sequence of the first 175 nucleotides from the 5′-terminus of Qβ RNA synthesized in vitro. Nature (Lond.) **224**, 1083—1086 (1969).

BLOW, D. M., STEITZ, T. A.: X-ray diffraction studies of enzymes. Ann. Rev. Biochem. **39**, 63—100 (1970).

BONHOEFFER, F., MESSER, W.: Replication of the bacterial chromosome. Ann. Rev. Genet. **3**, 233—246 (1969).

BOREK, E., SRINIVASAN, P. R.: The methylation of nucleic acids. Ann. Rev. Biochem. **35**, 275—298 (1966).

BRESCH, C., HAUSMANN, R.: Klassische und molekulare Genetik. Berlin-Heidelberg-New York: Springer 1972.

BRITTEN, R. J., KOHNE, D. E.: Repeated sequences in DNA. Science **161**, 529—540 (1968).

BROWN, J. C., SMITH, A. E.: Initiator codons in eukaryotes. Nature (Lond.) **226**, 610—612 (1970).

BROWNLEE, G. G., SANGER, F., BARRELL, B. G.: Nucleotide sequence of 5S-ribosomal RNA from Escherichia coli. Nature (Lond.) **215**, 735—736 (1967).

BRUSKOV, V. I., KISELEV, N. A.: Electron microscope study of the structure of E. coli ribosomes and CM-like particles. J. molec. Biol. **37**, 367—377 (1968).

BURDON, R. H., CLASON, A. E.: Intracellular location and molecular characteristics of tumor cell transfer RNA precursors. J. molec. Biol. **39**, 113—124 (1969).

BURGESS, R. R., TRAVERS, A. A., DUNN, J. J., BAUTZ, E. K. F.: Factor stimulating transcription by RNA polymerase. Nature (Lond.) **221**, 43—46 (1969).

BUTENANDT, A.: Biochemie der Gene und Genwirkungen. Naturwissenschaften **40**, 91—100 (1953).

CALENDAR, R., BERG, P.: D-tyrosyl-tRNA: Formation, hydrolysis and utilization for protein synthesis. J. molec. Biol. **26**, 39—54 (1967).

CAMPBELL, A. M.: Episomes. New York-Evanston-London: Harper & Row 1969.

CAPECCHI, M.: Polypeptide chain termination in vitro: isolation of a release factor. Proc. nat. Acad. Sci. (Wash.) **58**, 1144—1151 (1967).

CARBON, J., BERG, P., YANOFSKY, C.: Studies of missense suppression of the tryptophan synthetase A-protein mutant A 36. Proc. nat. Acad. Sci. (Wash.) **56**, 764—771 (1966).

CHAMBERLIN, M. J.: Comparative properties of DNA, RNA and hybrid homopolymer pairs. Fed. Proc. **24**, 1446—1457 (1965).

CHAMBERLIN, M., MCGRATH, J., WASKELL, L.: New RNA polymerase from Escherichia coli infected with bacteriophage T7. Nature (Lond.) **228**, 227—231 (1970).

CHANTRENNE, H., BURNY, A., MARBAIX, G.: The search for the messenger RNA of hemoglobin. Progress in Nucleic Acid Research and Molecular Biology **7**, 173—194 (1967).

Chapeville, F., Lipmann, F., v. Ehrenstein, G., Weisblum, B., Ray, W. J., Benzer, S.: On the role of soluble ribonucleic acid in coding for amino acids. Proc. nat. Acad. Sci. (Wash.) **48**, 1086—1092 (1962).

Chargaff, E.: Isolation and composition of the deoxypentose nucleic acids and of the corresponding nucleoproteins. In: Chargaff, E., Davidson, J. N., The nucleic acids, vol. I, p. 307—372. New York: Academic Press 1955.

Ciba Symposium: Bacterial episomes and plasmides (Wolstenholme, G. E. W., O'Connor, M., eds.). London: Churchill 1969.

Clark, J. L., Cho, S., Rubenstein, A. H., Steiner, D. F.: Isolation of a proinsulin connecting peptide fragment (C-peptide) from bovine and human pancreas. Biochem. biophys. Res. Commun. **35**, 456—461 (1969).

Clayton, D. A., Vinograd, J.: Complex mitochondrial DNA in leukemic and normal human myeloid cells. Proc. nat. Acad. Sci. (Wash.) **62**, 1077—1084 (1969).

Cleaver, J. E.: Xeroderma pigmentosum: a human decease in which an initial stage of DNA repair is defective. Proc. nat. Acad. Sci. (Wash.) **63**, 428—435 (1969).

Cline, A. L., Bock, R. M.: Translational control of gene expression. Cold Spr. Harb. Symp. quant. Biol. **31**, 321—333 (1966).

Cramer, F., Doepner, H., Haar, F. v. d., Schlimme, E., Seidel, H.: On the conformation of transfer RNA. Proc. nat. Acad. Sci. (Wash.) **61**, 1384—1391 (1968).

Craven, G. R., Voynow, P., Hardy, S. J. S., Kurland, C. G.: The ribosomal proteins of Escherichia coli. II. Chemical and physical characterization of the 30S ribosomal proteins. Biochemistry **8**, 2906—2915 (1969).

Crick, F. H. C.: The structure of nucleic acids and their role in protein synthesis. Biochemical Soc. Symp. **14**, 25—26 (1957). Cambridge: University Press.

Crick, F. H. C.: Über den genetischen Code. Z. angew. Chem. **75**, 425—429 (1963).

Crick, F. H. C.: Codon-anticodon pairing: the wobble hypothesis. J. molec. Biol. **19**, 548—555 (1966).

Crick, F. H. C., Barnett, L., Brenner, S., Watts-Tobin, R. J.: General nature of the genetic code for proteins. Nature (Lond.) **192**, 1227—1232 (1961).

Cuzin, F., Kretschmer, N., Greenberg, R. E., Hurwitz, R., Chapeville, F.: Enzymatic hydrolysis of N-substituted aminoacyl-tRNA. Proc. nat. Acad. Sci. (Wash.) **58**, 2079—2086 (1967).

Daniel, V., Sarid, S., Littauer, U. Z.: Bacteriophage induced transfer RNA in Escherichia coli. Science **167**, 1682—1688 (1970).

Dintzis, H. M.: Assembly of peptide chains of haemoglobin. Proc. nat. Acad. Sci. (Wash.) **47**, 247—261 (1961).

Doerfler, W., Zillig, W., Fuchs, E., Albers, M.: Untersuchungen zur Biosynthese der Proteine. V. Die Funktion von Nucleinsäuren beim Einbau von Aminosäuren in Proteine in einem zellfreien System aus Escherichia coli. Hoppe-Seylers Z. physiol. Chem. **330**, 96—123 (1962).

Doolittle, W. F., Pace, N. R.: Synthesis of 5S ribosomal RNA in Escherichia coli after rifamicin treatment. Nature (Lond.) **228**, 125—129 (1970).

Drake, I. H.: The molecular basis of mutation. San Francisco: Holden-Day 1970.

Dube, S. K., Rudland, P. S.: Control of translation by T4 phage: altered binding of disfavoured messenger. Nature (Lond.) **226**, 820—823 (1970).

Dudock, B. S., Di Peri, C., Michael, M. S.: On the nature of the yeast phenylalamine transfer ribonucleic acid synthetase recognition site. J. biol. Chem. **245**, 2465—2486 (1970).

Eggen, K., Nathans, D.: Regulation of protein synthesis directed by coliphage MS2RNA. II. In vitro repression by phage coat protein. J. molec. Biol. **39**, 293—305 (1969).

Epstein, W., Beckwith, J. R.: Regulation of gene expression. Ann. Rev. Biochem. **37**, 411—436 (1968).

Erbe, R. W., Leder, P.: Initiation and protein synthesis: translation of di- and tri-codon messengers. Biochem. biophys. Res. Commun. **31**, 798—803 (1968).

Falkow, S., Johnson, E. M., Baron, L. S.: Bacterial conjugation and extrachromosomal elements. Ann. Rev. Genet. **1**, 87—116 (1967).

Feix, G., Pollet, R., Weissmann, C.: Replication of viral RNA. XVI. Enzymatic synthesis of infectious viral RNA with noninfectious $Q\beta$ minus strands as template. Proc. nat. Acad. Sci. (Wash.) **59**, 145—152 (1968).

FORGET, B. G., WEISSMAN, S. M.: Nucleotide sequence of KB cell 5 S RNA. Science **158**, 1695—1699 (1967).

FRAENKEL-CONRAT, H., SINGER, B. A., WILLIAMS, R. C.: The chemical basis of heredity, eds. MCELROY, W. D., GLASS, B. Baltimore: Johns Hopkins Press 1957.

FREESE, E.: Vererbbare DNS-Änderungen. Z. angew. Chemie 81, 1—10 (1969).

FULLER, W., HUTCHINSON, F., SPENCER, M., WILKINS, M. H. F.: Molecular and crystal structures of double-helical RNA. I. An X-ray diffraction study of fragmented yeast RNA and a preliminary double-helical RNA model. J. molec. Biol. **27**, 507—524 (1967).

GALLO, R. C.: Reverse transcriptase, the DNA polymerase of oncogenic RNA viruses. Nature (Lond.) **234**, 194—198 (1971).

GAREN, A.: Sense and nonsense in the genetic code. Science **160**, 149—159 (1968).

GAREN, A.: Molecular genetics. Berlin-Heidelberg-New York: Springer 1968.

GEFTER, M. L., RUSSELL, R. L.: Role of modifications in tyrosine transfer RNA: A modified base affecting ribosome binding. J. molec. Biol. **39**, 145—157 (1969).

GEFTER, M. L., HIROTA, Y., KORNBERG, T., WECHSLER, J. A., BARNOUX, C.: Analysis of DNA polymerases II and III in mutants of Escherichia coli thermosensitive for DNA synthesis. Proc. nat. Acad. Sci. (Wash.) **68**, 3150—3153 (1971).

GEIDUSCHEK, E. P., HASELKORN, R.: Messenger RNA. Ann. Rev. Biochem. **38**, 647—676 (1969).

GERWIN, B. I., TODARO, G. J., ZEVE, V., SCOLNICK, E. M., AARONSON, S. A.: Separation of RNA-dependent DNA polymerase activity from the murine leukaemia virion. Nature (Lond.) **228**, 435—438 (1970).

GHOSH, H. P., SÖLL, D., KHORANA, H. G.: Studies on polynucleotides. LXVII. Initiation of protein synthesis in vitro as studied by using ribonucleotides with repeating nucleotide sequences as messengers. J. molec. Biol. **25**, 275—298 (1967).

GIERER, A., SCHRAMM, G.: Infectivity of ribonucleic acid from tabacco moseic virus. Nature (Lond.) **177**, 702—703 (1956).

GILBERT, W., MÜLLER-HILL, B.: The lac operator is DNA. Proc. nat. Acad. Sci. (Wash.) **58**, 2415—2421 (1967).

GILBERT, W., MÜLLER-HILL, B.: Isolation of the lac repressor. Proc. nat. Acad. Sci. (Wash.) **56**, 1891—1898 (1966).

GILHAM, P. T.: RNA sequence analysis. Ann. Rev. Biochem. **39**, 227—250 (1970).

GOLDBERGER, R. F., EPSTEIN, C. J.: Characterization of the active product obtained by oxidation of reduced lysozyme. J. biol. Chem. **238**, 2988—2991 (1963).

GOODMAN, H. M., ABELSON, I., LANDY, A., BRENNER, S., SMITH, J. D.: Amber suppression: a nucleotide change in the anticodon of tyrosine transfer RNA. Nature (Lond.) **217**, 1019—1024 (1968).

GOTTESMAN, M.: Reaction of ribosome-bound peptidyl-transfer ribonucleic acid with amino-acyl transfer ribonucleic acid or puromycin. J. biol. Chem. **242**, 5564—5571 (1967).

GOULIAN, M., KORNBERG, A., SINSHEIMER, R. L.: Enzymatic synthesis of DNA. XXIV. Synthesis of infectious phage $\phi \times 174$ DNA. Proc. nat. Acad. Sci. (Wash.) **58**, 2321—2328 (1967).

GRANICK, S., GIBOR, A.: The DNA of chloroplasts, mitochondria and centrioles. Progress in Nucleic Acid Research and Molecular Biology **6**, 143—186 (1967).

GREEN, M.: Oncogenic viruses. Ann. Rev. Biochem. **39**, 701—756 (1970).

GROOT, N. DE, PANET, A., LAPIDOT, Y.: Enzymatic hydrolysis of peptidyl-tRNA. Biochem. biophys. Res. Commun. **31**, 37—42 (1968).

GROSS, S. R.: Genetic regulatory mechanism in the fungi. Ann. Rev. Genet. **3**, 395—424 (1969).

GRUNBERG-MONAGO, M.: Enzymatic synthesis of nucleic acids. Ann. Rev. Biochem. **31**, 301—332 (1962).

GUPTA, N., KHORANA, H. G.: Missense suppression of the tryptophan synthetase A-protein mutant A 78. Proc. nat. Acad. Sci. (Wash.) **56**, 772—779 (1966).

GUTHRIE, G. D., SINSHEIMER, R. L.: Observation on the infection of bacterial protoplasts with the deoxyribonucleic acid of bacteriophage $\phi \times 174$. Biochim. biophys. Acta (Amst.) **72**, 290—297 (1963).

HABER, E., ANFINSEN, C. B.: Side-chain interaction governing the pairing of half-cystine residues in ribonuclease. J. biol. Chem. **237**, 1839—1844 (1962).

Haenni, A., Lucas-Lenard, J.: Stepwise synthesis of a tripeptide. Proc. nat. Acad. Sci. (Wash.) **61**, 1363—1369 (1968).

Hardy, S. J. S., Kurland, C. G., Voynow, P., Mora, G.: The ribosomal proteins of Escherichia coli. I. Purification of the 30S ribosomal proteins. Biochemistry **8**, 2897—2905 (1969).

Harris, H.: Garrods inborn errors of metabolism. Oxford monographs on medical genetics. London: Oxford University Press 1963.

Harris, W. J.: Phase appearance of single strand gaps within the chromosoms of recipient bacillus subtilis cells during transformation. In 8th International Congress of Biochemistry Montreux 1970.

Haruna, J., Spiegelman, S.: Specific templete requirements of RNA replicases. Proc. nat. Acad. Sci. (Wash.) **54**, 579—587 (1965).

Hausmann, R.: Rekombination. Fortschr. Bot. **32**, 176—189 (1970).

Hausmann, R., Gold, M.: The enzymatic methylation of ribonucleic acid and deoxyribonucleic acid. IX. Deoxyribonucleic acid methylase in bacteriophage-infected Escherichia coli. J. biol. Chem. **241**, 1985—1994 (1966).

Hayes, W.: The genetics of bacteria and their viruses, 2nd ed. Oxford: Blackwell Scient. Publ. 1968.

Helinski, D. R., Yanofsky, C.: A genetic and biochemical analysis of second site reversion. J. biol. Chem. **238**, 1043—1048 (1963).

Helmstetter, C., Cooper, S., Pierucci, O., Revelas, E.: On the bacterial life sequences. Cold Spr. Harb. Symp. quant. Biol. **33**, 809—822 (1968).

Hershey, A. D., Chase, M.: Independent functions of viral protein and nucleic acid in growth of bacteriophage. J. gen. Physiol. **36**, 39—56 (1952).

Hill, C. W., Foulds, J., Soll, L., Berg, P.: Instability of a missense suppressor resulting from a duplication of genetic material. J. molec. Biol. **39**, 563—581 (1969).

Hirsh, D.: Tryptophan tRNA of Escherichia coli. Nature (Lond.) **228**, 57 (1970).

Holley, R. W., Apgar, J., Everett, G. A., Madison, J. T., Marquisee, M., Merrill, S. H., Penswick, I. R., Zamir, A.: Structure of a ribonucleic acid. Science **147**, 1462—1465 (1965).

Holzer, H., Duntze, W.: Metabolic regulation by chemical modification of enzymes. Ann. Rev. Biochem. **40**, 345—374 (1971).

Horowitz, N. H.: Biochemical genetics of Neurospora. Advanc. Genet. **3**, 33—71 (1950).

Housman, D., Jacobs-Lorena, M., Rajbhandary, U. L., Lodish, H. F.: Initiation of haemoglobin synthesis by methionyl-tRNA. Nature (Lond.) **227**, 913—918 (1970).

Howard-Flanders, P.: DNA repair. Ann. Rev. Biochem. **37**, 175—200 (1968).

Huberman, J. A.: Visualization of replicating mammalian and T4 bacteriophage DNA. Cold Spr. Harb. Symp. quant. Biol. **33**, 509—524 (1968).

Hudson, B., Upholt, W. B., Devinny, J., Vinograd, J.: The use of an ethidium analogue in the dye-boyant density procedure for the isolation of closed circular DNA: the variation of the superhelix density of mitochondrial DNA. Proc. nat. Acad. Sci. (Wash.) **62**, 813—820 (1969).

Huxley, H. E., Zubay, G.: Electron microscope observations on the structure of microsomal particles from Escherichia coli. J. molec. Biol. **2**, 10—18 (1960).

Ihler, G., Rupp, W. D.: Strand-specific transfer of donor DNA during conjugation in E. coli. Proc. nat. Acad. Sci. (Wash.) **63**, 138—143 (1969).

Ingram, V. M.: Gene mutations in human haemoglobin: the chemical difference between normal and sickle cell haemoglobin. Nature (Lond.) **180**, 326—328 (1957).

Itano, H. A.: The structure-rate hypothesis and the toll bridge analogy. In: Rich, A., Davidson, N., Structural chemistry and molecular biology. San Francisco: Freeman Company 1968.

Jacob, F.: Genetik der Bacterienzelle. Z. angew. Chemie **78**, 704—713 (1966).

Jacob, F., Brenner, S., Cuzin, F.: On the regulation of DNA replication in bacteria. Cold Spr. Harb. Symp. quant. Biol. **28**, 329—348 (1963).

Jacob, F., Wollman, E. L.: Sexuality and the genetics of bacteria. New York: Academic Press 1961.

Jones, O. W., Nirenberg, M. W.: Qualitative survey of RNA code words. Proc. nat. Acad. Sci. (Wash.) **48**, 2115—2123 (1962).

Josse, J., Kaiser, A. D., Kornberg, A.: Enzymatic synthesis of desoxyribonucleic acid. VIII. Frequencies of nearest neighbor base sequences in desoxyribonucleic acid. J. biol. Chem. **236**, 861—875 (1961).

Jost, J. P., Bock, R. M.: Enzymatic hydrolysis of N-substituted aminoacyl transfer ribonucleic acid in yeast. J. biol. Chem. **244**, 5866—5873 (1969).

Kaempfer, R.: Dissociation of ribosomes on polypeptide chain termination and origin of single ribosomes. Nature (Lond.) **228**, 534—537 (1970).

Kamen, R.: Characterization of the subunits of Qβ replicase. Nature (Lond.) **228**, 527—533 (1970).

Kellogg, D. A., Doctor, B. P., Loebel, M. E., Nirenberg, M. W.: RNA codons and protein synthesis. IX. Synonym codon recognition by multiple species of valine-, alanine-, and methionine-sRNA. Proc. nat. Acad. Sci. (Wash.) **55**, 912—919 (1966).

Kersten, H., Kersten, W.: Inhibitors acting on DNA and their use to study DNA replication and repair. Moosbacher Kolloquium **20**, 11—31 (1969).

Khorana, H. G.: Nucleinsäuresynthese als Werkzeug für das Studium des genetischen Codes. Z. angew. Chem. **81**, 1027—1039 (1969).

Khorana, H. G., Büchi, H., Ghosh, H., Gupta, N., Jacob, T. M., Kössel, H., Morgan, A. R., Narang, S. A., Ohtsuka, E., Wells, R. D.: Polynucleotide synthesis and the genetic code. Cold Spr. Harb. Symp. quant. Biol. **31**, 39—49 (1966).

Khorana, H. G., Büchi, H., Jacob, T. M., Kössel, H., Narang, S. A., Ohtsuka, E.: Studies on polynucleotides. LXI—LXVI. J. Amer. chem. Soc. **89**, 2154—2202 (1967).

Khorana, H. G., Agarwal, K. L., Büchi, H., Caruthers, M. H., Gupta, N. K., Kleppe, K., Kumar, A., Ohtsuka, E., Raj Bhandary, U. L., v. d. Sande, J. H., Sgaramella, V., Terao, T., Weber, H., Yamada, T.: Total synthesis of the structural gene for an alanine transfer RNA from yeast. J. molec. Biol. **72**, 209—492 (1972).

Kim, S. H., Quigley, G. J., Suddath, F. L., McPherson, A., Sneden, D., Kim, J. J., Weinzierl, J., Rich, A.: Three-dimensional structure of yeast phenyl alanine transfer RNA: folding of the polynucleotide chain. Science **179**, 285—288 (1973).

Klotz, I. M., Langerman, N. R., Darnall, D. W.: Quarternary structure of proteins. Ann. Rev. Biochem. **39**, 25—62 (1970).

Knippers, R.: DNA polymerase II. Nature (Lond.) **228**, 1050—1053 (1970).

Knippers, R., Strätling, W.: The DNA replicating capacity of isolated E. coli cell-wall-membrane complexes. Nature (Lond.) **226**, 713—717 (1970).

Knudson, A. G.: Inborn errors of metabolism. Ann. Rev. Genet. **3**, 1—24 (1969).

Kössel, H.: Studies on polynucleotides. LXXXIII. Synthesis in vitro of the tripeptide valyl-seryl-lysine directed by poly r-G UAA. Biochim. biophys. Acta (Amst.) **157**, 91—96 (1968).

Kössel, H.: Wege zur Totalsynthese von Genen. Umschau in Wissenschaft und Technik **70**, 525—532 (1970).

Kössel, H.: Purification and properties of peptidyl-tRNA hydrolase from Escherichia coli. Biochim. biophys. Acta (Amst.) **204**, 191—202 (1970).

Kössel, H., Morgan, A. R., Khorana, H. G.: Studies on polynucleotides. LXXIII. Synthesis in vitro of polypeptides containing repeating tetrapeptide sequences dependent upon DNA-like polymers containing repeating tetranucleotide sequences: direction of reading of messenger RNA. J. molec. Biol. **26**, 449—475 (1967).

Kolakofsky, D., Dewey, K. F., Hershey, J. W. B., Thach, R.: Guanosine 5′-triphosphatase activity of initiation factor f2. Proc. nat. Acad. Sci. (Wash.) **61**, 1066—1070 (1968).

Kondo, M., Gallerani, R., Weissmann, C.: Subunit structure of Qβ replicase. Nature (Lond.) **228**, 525—527 (1970).

Kornberg, A.: Active center of DNA polymerase. Science **163**, 1410—1418 (1969).

Kornberg, S. R., Zimmerman, S., Kornberg, A.: Glucosylation of DNA by enzymes from bacteriophage-infected Escherichia coli. J. biol. Chem. **236**, 1487—1493 (1961).

Kühn, A.: Versuche zur Entwicklung eines Modells der Genwirkungen. Naturwissenschaften **43**, 25—28 (1956).

Küntzel, H.: Proteins of mitochondrial and cytoplasmic ribosomes from neurospora crassa. Nature (Lond.) **222**, 142—146 (1969).

Lark, K. G.: Initiation and control of DNA synthesis. Ann. Rev. Biochem. **38**, 568—604 (1969).

Last, J. A., Stanley, W. M., Salas, M., Hille, M. B., Wahba, A. J., Ochoa, S.: Translation of the genetic messenge. IV. UAA as a chain termination codon. Proc. nat. Acad. Sci. (Wash.) **57**, 1062—1067 (1967).

Lebek, G.: Über die Entstehung mehrfach resistenter Salmonellen. Ein experimenteller Beitrag. Zbl. Bakt., I. Abt. Orig. **188**, 494—505 (1963).

Lengyel, P., Söll, D.: Mechanism of protein biosynthesis. Bact. Rev. **33**, 264—301 (1969).

Leoning, U. E., Jones, K. W., Birnstiel, M. L.: Properties of the ribosomal RNA precursor in Xenopus laevis; comparison to the precursor in animal and in plant. J. molec. Biol. **45**, 353—366 (1969).

Lill, U., Santo, R., Sippel, A., Hartmann, G.: Inhibitors of the RNA polymerase reaction. Moosbacher Kolloquium **20**, 48—59 (1969).

Lipmann, F.: Polypeptide chain elongation in protein biosynthesis. Science **164**, 1024—1031 (1969).

Littauer, U. Z., Inouye, H.: Regulation of tRNA. Ann. Rev. Biochem. **42**, 439—470 (1973).

Lodish, H.: Secondary structure of bacteriophage f2 ribonucleic acid and the initiation of in vitro protein biosynthesis. J. molec. Biol. **50**, 684—702 (1970).

Loftfield, R. B., Hecht, L. I., Eigner, E. A.: The measurement of amino acid specificity of transfer ribonucleic acid. Biochim. biophys. Acta (Amst.) **72**, 383—390 (1963).

Lubin, M.: Observation on the shape of the 50S ribosomal subunit. Proc. nat. Acad. Sci. (Wash.) **61**, 1454—1461 (1968).

Lucas-Lenard, J., Lipmann, F.: Separation of three microbial amino acid polymerization factors. Proc. nat. Acad. Sci. (Wash.) **55**, 1562—1566 (1966).

Lucas-Lenard, J., Lipmann, F.: Initiation of polyphenylalanin synthesis by N-acetylphenylalanyl-sRNA. Proc. nat. Acad. Sci. (Wash.) **57**, 1050—1057 (1967).

Lucia, P. de, Cairns, J.: Isolation of an E. coli strain with a mutation affecting DNA polymerase. Nature (Lond.) **224**, 1164—1166 (1969).

Luria, S. E.: Phagen, Colicine und makroregulatorische Phänomene. Z. angew. Chemie **82**, 947—952 (1970).

Madison, J. T.: Primary structure of RNA. Ann. Rev. Biochem. **37**, 131—148 (1968).

Magasanik, B.: Isolation and composition of the pentose nucleic acids and of the corresponding nucleoproteins. In: Chargaff, E., Davidson, J. N., The nucleic acids, vol. I, p. 373—408. New York: Academic Press 1955.

Marcker, K. A., Sanger, F.: The role of N-formyl-methionyl-sRNA in protein biosynthesis. J. molec. Biol. **17**, 394—406 (1966).

Martin, R. G.: Control of gene expression. Ann. Rev. Genet. **3**, 181—216 (1969).

McCarthy, B. J., Church, R. B.: The specificity of molecular hybridization reactions. Ann. Rev. Biochem. **39**, 131—150 (1970).

McDonnell, J. P., Garapin, A. C., Levinson, W. E., Quintrell, N., Fanshier, L., Bishop, J. M.: DNA polymerases of rous sarcoma virus: delineation of two reactions with actinomycin. Nature (Lond.) **228**, 433—435 (1970).

Meselson, M., Stahl, F.: The replication of DNA in Escherichia coli. Proc. nat. Acad. Sci. (Wash.) **44**, 671—682 (1958).

Meselson, M., Weigle, J. J.: Chromosome breakage accompanying genetic recombination in bacteriophage. Proc. nat. Acad. Sci. (Wash.) **47**, 857—868 (1961).

Meselson, M., Yuan, R.: DNA restriction enzyme from E. coli. Nature (Lond.) **217**, 1110—1114 (1968).

Miller, J. P., Philipps, G. R.: Purification of transfer-RNA-nucleotidyltransferase from E. coli B. Biochem. biophys. Res. Commun. **38**, 1174—1179 (1970).

Mills, D. R., Peterson, R. L., Spiegelman, S.: An extra-cellular darwinian experiment with a self-duplicating nucleic acid molecule. Proc. nat. Acad. Sci. (Wash.) **58**, 217—224 (1967).

Mizutani, S., Boettiger, D., Temin, H. M.: A DNA-dependent DNA polymerase and a DNA endonuclease in virions of Rous sareoma virus. Nature (Lond.) **228**, 424—427 (1970).

Monod, J.: Von der enzymatischen Adaptation zur allosterischen Umlagerung. Z. angew. Chemie **78**, 694—703 (1966).

Monro, R. E., Cerna, J., Marcker, K. A.: Ribosome-catalized peptidyl transfer: substrate specificity at the P-site. Proc. nat. Acad. Sci. (Wash.) **61**, 1042—1049 (1968).

MORGAN, A. R., WELLS, R. D., KHORANA, H. G.: Studies on polynucleotides. LIX. Further codon assignments from aminoacid incorporations directed by ribopolynucleotides containing repeating trinucleotide sequences. Proc. nat. Acad. Sci. (Wash.) **56**, 1899—1906 (1966).

MORGAN, A. R., WELLS, R. D., KHORANA, H. G.: Studies on polynucleotides. LXXIV. Direct translation in vitro of single-stranded. DNA-like polymers with repeating nucleotide sequences in the presence of neomycin B. J. molec. Biol. **26**, 477—497 (1967).

MORIKAWA, N., IMAMOTO, F.: Degradation of tryptophan messenger. Nature (Lond.) **223**, 37—40 (1969).

MORSE, D. E., BAKER, R. F., YANOFSKY, C.: Translation of the tryptophan messenger RNA of Escherichia coli. Proc. nat. Acad. Sci. (Wash.) **60**, 1428—1435 (1968).

MORSE, D. E., YANOFSKY, C.: Polarity and the degradation of mRNA. Nature (Lond.) **224**, 329—331 (1969).

MOSES, R. E., SINGER, M. F.: Polynucleotide phosphorylase of micrococcus luteus. Studies on the polymerization reaction catalized by primer-dependent and primer independent enzymes. J. biol. Chem. **245**, 2414—2422 (1970).

NASS, G., PORALLA, K., ZÄHNER, H.: Effect of the antibiotic borrelidin on the regulation of threonine biosynthetic enzymes in E. coli. Biochem. biophys. Res. Commun. **34**, 84—91 (1969).

NIRENBERG, M. W.: Cell-free protein synthesis directed by messenger RNA. In: COLOWICK, S. P., KAPLAN, N. O., Methods in enzymology VI, p. 17—23. New York: Academic Press 1963.

NIRENBERG, M. W.: Der genetische Code. Z. angew. Chem. **81**, 1017—1027 (1969).

NIRENBERG, M. W., LEDER, P.: RNA code words and protein synthesis. The effect of trinucleotides upon binding of sRNA to ribosomes. Science **145**, 1399—1407 (1964).

NIRENBERG, M. W., LEDER, P., BERNFIELD, M., BRIMACOMBE, R., TURPIN, J., ROTTMAN, F., O'NEAL, C.: RNA code words and protein synthesis. VII. On the general nature of the RNA code. Proc. nat. Acad. Sci. (Wash.) **53**, 1161—1168 (1965).

NIRENBERG, M. W., MATTHAEI, J. H.: The dependence of cell-free protein synthesis in E. coli upon naturally occurring or synthetic polyribonucleotides. Proc. nat. Acad. Sci. (Wash.) **47**, 1588—1602 (1961).

NOMURA, M.: Bacterial ribosome. Bact. Rev. **34**, 228—277 (1970).

NOMURA, M., LOWRY, C. V.: Phage f2 RNA-directed binding of formylmethionyl-tRNA to ribosomes and the role of 30S ribosomal subunit in initiation of protein synthesis. Proc. nat. Acad. Sci. (Wash.) **58**, 946—953 (1967).

NORRIS, A. T., BERG, P.: Mechanism of aminoacyl RNA synthesis: studies with isolated aminoacyl adenylate complexes of isoleucyl RNA synthetase. Proc. nat. Acad. Sci. (Wash.) **52**, 330—337 (1964).

NOVELLI, G. D.: Amino acid activation for protein synthesis. Ann. Rev. Biochem. **36**, 449—484 (1967).

NÜSSLEIN, V., OTTO, B., BONHOEFFER, F., SCHALLER, H.: Function of DNA polymerase III in DNA replication. Nature New Biology (Lond.) **234**, 285—286 (1971).

OKAZAKI, R., OKAZAKI, T., SAKABE, K., SUGIMOTO, K., SUGINO, A.: Mechanism of DNA chain growth. I. Possible discontinuity and unusual secondary structure of newly synthesized chains. Proc. nat. Acad. Sci. (Wash.) **59**, 598—605 (1968).

OSAWA, S.: Ribosome formation and structure. Ann. Rev. Biochem. **37**, 109—130 (1968).

PACE, N. R., BISHOP, D. H. L., SPIEGELMAN, S.: The immediate precursor of viral RNA in the Qβ-replicase reaction. Proc. nat. Acad. Sci. (Wash.) **59**, 139—144 (1968).

PAULING, L., ITANO, H. A., SINGER, S. J., WELLS, I. C.: Sickle cell anemia, a molecular decease. Science **110**, 543—548 (1949).

PERLMAN, S., PENMAN, S.: Protein-synthesizing structures associated with mitochondria. Nature (Lond.) **227**, 133—137 (1970).

PERRY, R. P.: The nucleolus and the synthesis of ribosomes. Progress in Nucleic Acid Research and Molecular Biology **6**, 219—257 (1967).

PERUTZ, M. F., LEHMAN, H.: Molecular pathology of human haemoglobin. Nature (Lond.) **219**, 902—909 (1968).

RADDING, C. M.: The genetic control of phage-induced enzymes. Ann. Rev. Genet. **3**, 363—394 (1969).

Ralph, R. K.: Double-stranded viral RNA. Advanc. Virus Res. **15**, 61—158 (1969).

Ravin, A. W.: The genetics of transformation. Advanc. Genet. **10**, 61—163 (1961).

Revel, M., Lelong, J. C., Brawerman, G., Gros, F.: Function of three protein factors and ribosomal subunits in the initiation of protein synthesis in E. coli. Nature (Lond.) **219**, 1016—1021 (1968).

Richardson, C. C.: Enzymes in DNA metabolism. Ann. Rev. Biochem. **38**, 795—840 (1969).

Richter, D., Lipmann, F.: Formation of ternary complex between formylatable yeast met-tRNA, GTP and binding factor T of yeast and E. coli. Nature (Lond.) **227**, 1212—1214 (1970).

Riman, J., Beaudreau, G. S.: Viral DNA-dependant DNA polymerase and the properties of thymidine labelled material in virions of an oncogenic RNA virus. Nature (Lond.) **228**, 427—430 (1970).

Roberts, J. W.: Termination factor for RNA synthesis. Nature (Lond.) **224**, 1168—1174 (1969).

Rosset, R., Gorini, L.: A ribosomal ambiguity mutation. J. molec. Biol. **39**, 95—112 (1969).

Roufa, D. J., Skogerson, L. E., Leder, P.: Translation of Qβ RNA: A test for the two site model for ribosomal function. Nature (Lond.) **227**, 567—570 (1970).

Sanger. F., Brownlee, G. G., Barrell, B. G.: A two-dimensional fractionation procedure for radioactive nucleotides. J. molec. Biol. **13**, 373—398 (1965).

Schaller, H., Otto, B., Nüsslein, V., Huf, J., Herrmann, R., Bonhoeffer, F.: Deoxyribonucleic acid replication in vitro. J. molec. Biol. **63**, 183—200 (1972).

Scherrer, K., Marcaud, L.: Messenger RNA in avian erythroblasts at the transcriptional and translational levels and the problem of regulation in animal cells. J. cell. Physiol. **72**, Suppl. 1, 181—212 (1968).

Schnös, M., Inman, R. B.: Position of branch points in replicating λ DNA. J. molec. Biol. **51**, 61—73 (1970).

Schuster, H., Schramm, G.: Bestimmung der biologisch wirksamen Einheit in der Ribonucleinsäure des Tabakmosaikvirus auf chemischem Wege. Z. Naturforsch. **13**b, 697—704 (1958).

Scrutton, M. C., Utter, M. F.: The regulation of glycolysis and gluconeogenesis in animal tissues. Ann. Rev. Biochem. **37**, 249—302 (1968).

Seiffert, W., Zillig, W.: Structure and function of DNA-dependent RNA-polymerase. Moosbacher Kolloquium **20**, 32—47 (1969).

Shafritz, D. A., Anderson, W. F.: Factor dependent binding of methionyl-tRNAs to reticulocyte ribosomes. Nature (Lond.) **227**, 918—920 (1970).

Shapiro, J., MacHattie, L., Eron, L., Ihler, G., Ippens, K., Beckwith, J.: Isolation of pure lac operon DNA. Nature (Lond.) **224**, 768—774 (1969).

Sheppard, D. E., Englesberg, E.: Further evidence for the positive control of the L-arabinose system by gene ara C. J. molec. Biol. **25**, 443—454 (1967).

Slayter, H. S., Kiho, Y., Hall, C. E., Rich, A.: An electron microscopic study of large bacterial polyribosomes. J. cell. Biol. **37**, 583—590 (1968).

Slayter, H. S., Warner, J. R., Rich, A., Hall, C. E.: The visualization of polyribosomal structure. J. molec. Biol. **7**, 652—657 (1963).

Smith, A. E., Marcker, K. A.: N-Formylmethionyl transfer RNA in mitochondria from yeast and rat liver. J. molec. Biol. **38**, 241—243 (1968).

Smith, A. E., Marcker, K. A.: Cytoplasmic methionine transfer RNAs from eukaryotes. Nature (Lond.) **226**, 607—610 (1970).

Smith, D. W., Schaller, H. E., Bonhoeffer, F. J.: DNA synthesis in vitro. Nature (Lond.) **226**, 711—713 (1970).

Smith, H. O., Wilcox, K. W., Kelly, T. J.: A restriction enzyme from hemophilus influenzae: I. Purification and general properties. II. Base sequence of the recognition site. J. molec. Biol. **51**, 379—392 und 393—409 (1970).

Smith, H. W.: Incidence in river water of Escherichia coli containing R factors. Nature (Lond.) **228**, 1286—1288 (1970).

Söll, D., Cherayil, J. D., Bock, R. M.: Studies on polynucleotides. LXXV. Specificity of tRNA for codon recognition as studied by the ribosomal binding technique. J. molec. Biol. **29**, 97—112 (1967).

Söll, D., Jones, D. S., Ohtsuka, E., Faulkner, R. D., Lohrmann, R., Hayatsu, H., Khorana, H. G., Cherayil, J. D., Hampel, A., Bock, R. M.: Specificity of sRNA for recognition of codons studied by the ribosomal binding technique. J. molec. Biol. **19**, 556—573 (1966).

Söll, D., Ohtsuka, E., Jones, D. S., Lohrmann, R., Hayatsu, H., Nishimura, S., Khorana, H. G.: Studies on polynucleotides. XLIX. Stimulation of the binding of aminoacyl-sRNAs to ribosomes by ribotrinucleotides and a survey of codon assignments for 20 amino acids. Proc. nat. Acad. Sci. (Wash.) **54**, 1378—1385 (1965).

Söll, D., Rajbhandary, U. L.: Studies on polynucleotides. LXXVI. Specificity of transfer RNA for codon recognition as studied by amino acid incorporation. J. molec. Biol. **29**, 113—124 (1967).

Spiegelman, S., Burny, A., Das, M. R., Keydar, J., Schlom, J., Travnicek, M., Watson, K.: Synthetic DNA-RNA hybrides and RNA-RNA duplexes as templates for the polymerases of oncogenic RNA viruses. Nature (Lond.) **228**, 430—432 (1970).

Spirin, A. S., Gavrilova, L. P.: The ribosome. Berlin-Heidelberg-New York: Springer 1969.

Stavis, R. L., August, J. T.: The biochemistry of RNA bacteriophage replication. Ann. Rev. Biochem. **39**, 527—560 (1970).

Stent, G. S.: Molecular biology of bacterial viruses. San Francisco: Freeman 1963.

Stent, G.: The operon: on its third anniversary. Science **144**, 816—820 (1964).

Streisinger, G., Okada, Y., Emrich, J., Newton, J., Tsugita, A., Terzaghi, E., Inouye, M.: Frameshift mutations and the genetic code. Cold Spr. Harb. Symp. quant. Biol. **31**, 7—84 (1966).

Stre ton, A. O. W., Kaplan, S., Brenner, S.: Nonsense-codons. Cold Spr. Harb. Symp. quant. Biol. **31**, 173—180 (1966).

Stryer, L.: Implications of X-ray crystallographic studies in protein structure. Ann. Rev. Biochem. **37**, 25—50 (1968).

Subak-Sharpe, H., Bürk, R. R., Crawford, L. V., Morrison, J. M., Hay, J., Keir, H. M.: An approach to evolutionary relationships of mammalian DNA viruses through analysis of the pattern of nearest neighbor base sequences. Cold Spr, Harb. Symp. quant. Biol. **31**, 737—748 (1966).

Sueoka, N.: Mitolic replication of deoxyribonucleic acid in chlamydomonas reinhardi. Proc. nat. Acad. Sci. (Wash.) **46**, 83—91 (1960).

Sugiyama, T., Nakada, D.: Translational control of bacteriophage MS 2 RNA cistrons by MS 2 coat protein: affinity and specificity of the interaction of MS 2 coat protein with MS 2 RNA. J. molec. Biol. **48**, 349—355 (1970).

Terzaghi, E., Okada, Y., Streisinger, G., Emrich, J., Inouye, M., Tsugita, A.: Change of a sequence of amino acids in phage T4 lysozyme by acridine-induced mutations. Proc. nat. Acad. Sci. (Wash.) **56**, 500—507 (1966).

Thomas, C. A., Jr., MacHattie, L. A.: The anatomy of viral DNA molecules. Ann. Rev. Biochem. **36**, 485—518 (1967).

Tomasz, A.: Some aspects of the competent state in genetic transformation. Ann. Rev. Genet. **3**, 217—232 (1969).

Tomkins, R. K., Scolnick, E. M., Caskey, C. T.: Peptide chain termination. VII. The ribosomal and release factor requirements for peptide release. Proc. nat. Acad. Sci. (Wash.) **65**, 702—708 (1970).

Traub, P., Zillig, W.: Untersuchungen zur Biosynthese der Proteine. VI. Eine neue Methode zur Darstellung eines zellfreien Systems aus Escherichia coli und deren Eigenschaften in der nucleinsäureabhängigen Proteinsynthese. Hoppe-Seylers Z. physiol. Chem. **343**, 246—260 (1966).

Traub, P., Zillig, W., Millette, R. L., Schweiger, M.: Untersuchungen zur Biosynthese der Proteine. VII. Aktivität verschiedener Desoxyribonucleinsäuren und eines Ribonucleaseinhibitors aus Kaninchenreticulocyten in einem zellfreien Proteinsynthese-System aus Escherichia coli. DNA-abhängige in vitro-Synthese ,,früher Proteine" des E.-coli-Phagen T4. Hoppe-Seylers Z. physiol. Chem. **343**, 261—275 (1966).

Travers, A. A.: Positive control of transcription by a bacteriophage sigma factor. Nature (Lond.) **225**, 1009—1012 (1970).

Travers, A. A., Kamen, R. I., Schleif, R. F.: Factors necessary for ribosomal RNA synthesis. Nature (Lond.) **228**, 748—751 (1970).

Umbarger, H. E.: Regulation of amino acid metabolism. Ann. Rev. Biochem. **38**, 323—370 (1969).

VALENTINE, R. C., WARD, R., STRAND, M.: The replication cycle of RNA bacteriophages. Advanc. Virus Res. 15, 2—60 (1969).

VENDRELY, R.: The Deoxyribonucleic acid content of the nucleus. In: CHARGAFF, E., DAVIDSON, J. N., The nucleic acids, vol. II, p. 155—180. New York: Academic Press 1955.

VINOGRAD, J., LEBOWITZ, J.: Physical and topological properties of circular DNA. Suppl. J. gen. Physiol. 49, 103—125 (1966).

VOGEL, F., RÖHRBORN, G.: Chemical mutagenesis in mammals and man. Berlin-Heidelberg-New York: Springer 1970.

VOGEL, Z., ZAMIR, A., ELSON, D.: On the specificity and stability of an enzyme that hydrolizes N-substituted aminoacyl transfer RNAs. Proc. nat. Acad. Sci. (Wash.) 61, 701—707 (1968).

WAHBA, A. J., BASILO, C., SPEYER, J. F., LENGYEL, P., MILLER, R. S., OCHOA, S.: Synthetic polynucleotides and the amino acid code. VI. Proc. nat. Acad. Sci. (Wash.) 49, 1683—1691 (1963).

WANG, J. C.: Variation of the average rotation angle of the DNA helix and the superhelical turns of covalently closed cyclic λ DNA. J. molec. Biol. 43, 25—39 (1969).

WATANABE, T.: Infective heredity of multiple drug resistance in bacteria. Bact. Rev. 27, 87—115 (1963).

WATSON, J. D., CRICK, F. H. C.: A structure for deoxyribose nucleic acid. Nature (Lond.) 171, 737—739 (1953).

WEISBLUM, B., DAVIES, J.: Antibiotic inhibitors of the bacterial ribosome. Bact. Rev. 32, 493—528 (1968).

WEISSMANN, C., OCHOA, S.: Replication of phage RNA. Progress in Nucleic Acid Research and Molecular Biology 6, 353—400 (1967).

WETTSTEIN, F. O., STAEHELIN, T., NOLL, H.: Ribosomal aggregate engaged in protein synthesis: characterization of the ergosome. Nature (Lond.) 197, 430—435 (1963).

WILCOX, M., NIRENBERG, M. W.: Transfer RNA as a cofactor coupling amino acid synthesis with that of protein. Proc. nat. Acad. Sci. (Wash.) 61, 229—236 (1968).

WILKINS, M. H. F.: Molekulare Konfiguration von Nucleinsäuren. Z. angew. Chemie 75. 429—439 (1963).

WITTMANN, H. G.: A comparison of ribosomes from prokaryotes and eukaryotes. Symp. Soc. Gener. Microbiol. 20, 55—76 (1970).

WITTMANN, H. G., WITTMANN-LIEBOLD, B.: Protein chemical studies of two RNA viruses and their mutants. Cold Spr. Harb. Symp. quant. Biol. 31, 163—172 (1966).

WOESE, C. R.: The genetic code. New York: Harper & Row 1967.

WOOD, W. B., BERG, P.: The effect of enzymatically synthesized ribonucleic acid on amino acid incorporation by a soluble protein-ribosome system from Escherichia coli. Proc. nat. Acad. Sci. (Wash.) 48, 94—104 (1962).

WU, R.: Nucleotide sequence analysis of DNA. I. Partial sequence of the cohesive ends of bacteriophage λ and 186 DNA. J. molec. Biol. 51, 501—521 (1970).

WU, R., DONELSON, J., PADMANABHAN, R., HAMILTON, R.: Determination of primary nucleotide sequences in DNA molecules. Bull. Inst. Pasteur Paris 70, 203—233 (1972).

WYATT, G. R., COHEN, S. S.: The bases of the nucleic acids of some bacterial and animal viruses: the occurence of 5-hydroxymethylcytosine. Biochem. J. 55, 774—782 (1953).

YANOFSKY, C., ITO, J., HORN, V.: Amino acid replacements and the genetic code. Cold Spr. Harb. Symp. quant. Biol. 31, 151—162 (1966).

YEGIAN, C. D., STENT, G. S., MARTIN, E. M.: Intracellular condition of Escherichia coli transfer RNA. Proc. nat. Acad. Sci. (Wash.) 55, 839—846 (1966).

YOURNO, J., TANEMURA, S.: Restoration of in-phase translation by an unlinked suppressor of a frameshift mutation in Salmonella typhimurium. Nature 225, 422—426 (1970).

ZACHAU, H. G.: Zur Struktur und Funktion von Transfer-Ribonucleinsäuren Z. angew. Chemie 81, 645—662 (1969).

ZINDER, N. D., LEDERBERG, J.: Genetic exchange in salmonella. J. Bact. 64, 679—699 (1952).

ZUBAY, G.: Molecular model for protein synthesis. Science 140, 1092—1095 (1963).

Abgeschlossen im Januar 1971.
Im Druck geringfügig revidiert, Januar 1974.

Die formale Genetik des Menschen

Von

W. Fuhrmann

Mit 53 Abbildungen

In diesem Kapitel soll die Formalgenetik des Menschen insoweit besprochen werden, wie sie für den mit der Humangenetik nicht vertrauten Benutzer des Handbuchs der allgemeinen Pathologie von Bedeutung ist. Die Darstellung zielt dabei vor allem auf das allgemeine Verständnis der Probleme. Die Besprechung der speziellen Methoden der mathematisch-statistischen Analyse muß im Rahmen dieses Bandes auf das Grundsätzliche und die einfacheren Verfahren beschränkt bleiben. Für eine detaillierte Begründung und spezielle Verfahren muß der Leser auf die einschlägigen Lehrbücher und Monographien sowie auf die im Text zitierte Literatur verwiesen werden.

I. Der Mensch als Objekt genetischer Forschung

Die im ersten Kapitel dieses Bandes herausgearbeiteten Grundlagen der allgemeinen Genetik haben ebenso wie die Biochemie des Gens und der Genwirkung universelle Gültigkeit. Die an der Drosophila und an Mikroorganismen erarbeiteten Ergebnisse lassen sich mit Einschränkungen auf den Menschen übertragen, im Vergleich der Genetik des Menschen mit der der Säuger bestehen überhaupt keine prinzipiellen Unterschiede. Die Berechtigung und Notwendigkeit, die Formalgenetik des Menschen gesondert zu behandeln, ergibt sich nicht aus Besonderheiten der Verankerung und Übertragung der Erbinformation, sondern aus den speziellen Gegebenheiten seines Fortpflanzungsverhaltens und der Sonderstellung, die der Mensch in ethischer, kultureller und geschichtlicher Hinsicht einnimmt.

Eine Bakteriengeneration folgt der anderen unter günstigen Bedingungen in 20 min, eine Taufliegengeneration der anderen in 2 Wochen. Beim Kleinsäuger zählt die Generationsfolge nach Monaten. Eine menschliche Generation folgt dagegen der anderen in 20—30 Jahren. Ein Untersucher kann bestenfalls und nur ausnahmsweise die Mitglieder von vier Generationen persönlich untersuchen, dann auch nur in ganz verschiedenen Phasen ihrer Entwicklung. Meist sind exakte Daten nur von zwei oder drei Generationen zu erhalten. Die gezielte Kreuzung, das Experimentum crucis der allgemeinen Genetik, ist der Humangenetik verschlossen. Die Zahl der Nachkommen ist heute meist auf zwei bis vier begrenzt, in der Regel stammen diese aus der Verbindung mit nur einem Partner. Für die Erbforschung am Menschen sind wir deshalb darauf angewiesen, zufällig zustande gekommene Verbindungen aufzufinden, die für die jeweilige Fragestellung informativ sind. Um für eine verbindliche Aussage hinreichend große Zahlen zu erhalten, muß eine größere Zahl von Einzelfamilien kombiniert werden. Dieses Vorgehen ist mit bestimmten Fehlerquellen belastet, von denen einige mit mathematischen Methoden kompensiert werden können. Andere sind nur durch besondere Vorkehrungen bei der Materialsammlung vermeidbar.

Im Tierversuch kann man für eine Konstanz der Umgebungsfaktoren sorgen und durch Zuchtversuche sichern, daß man es mit einem genetisch einheitlichen Merkmal zu tun hat. Beim Menschen sind Umgebungseinflüsse niemals über einen längeren Zeitraum zu standardisieren. Die genetische Einheitlichkeit eines Merkmals ist zunächst oft fraglich.

Auf der anderen Seite bietet der Mensch einzigartige Untersuchungsvorteile. Keine andere Art ist in so hoher Individuenzahl auf der Erde verbreitet, zeigt eine so hohe Variabilität und ist gleichzeitig so exakt in ihren morphologischen, physiologischen und biochemischen Eigenschaften untersucht. Aus vielerlei Gründen werden Statistiken und Aufzeichnungen geführt, die, wie Krankenblätter, ärztliche Aufzeichnungen, Versicherungsunterlagen, Kirchenbücher, Geburten- und Sterberegister, auch für genetische Untersuchungen benutzt werden können.

1. Die Gene des Menschen

Aus methodischen Gründen ergibt sich, daß der Genbegriff in der Humangenetik, wie in der Genetik der höheren Organismen überhaupt, häufig noch im Sinne der klassischen Genetik benutzt wird. Das Gen stellt in diesem Sinne die kleinste Wirkungseinheit, gleichzeitig auch die kleinste Einheit der Mutation und der Rekombination dar. Für die Mehrzahl der menschlichen Erbmerkmale ist dieses Vorgehen sinnvoll, auch wenn gerade die Befunde an menschlichen Proteinen grundlegende Informationen über die genetische Steuerung der Eiweißsynthese geliefert haben und die Befunde an menschlichen Hämoglobinen es erstmalig möglich machten, den Ort einer Mutation und damit den Unterschied zwischen zwei Allelen bis auf ein einzelnes Nucleotidpaar festzulegen. Für die Mehrzahl der Erbmerkmale des Menschen gilt weiterhin, daß der erfaßte Phänotyp nur über zahlreiche, uns unbekannte Zwischenschritte mit der primären Genwirkung verbunden ist. Als primäre Genwirkung sehen wir die Bildung eines fehlerhaften Polypeptids an, das seinerseits zu einem fehlerhaften Enzym- oder Strukturprotein führt. Mit wenigen Ausnahmen kennen wir die Struktur dieser Proteine nicht, kennen nicht den Mutationsschritt in der DNA und nicht dessen genaue Lokalisation. Lediglich bei geschlechtsgebunden vererbten Merkmalen können wir mit formalgenetischer Analyse die Lage auf dem X-Chromosom erschließen. Erste Ansätze zur Lokalisation von Merkmalen auf bestimmten Autosomen sind in jüngster Zeit zu verzeichnen. (Übersicht bei RENWICK 1969 und McKUSICK 1973.)

Es scheint berechtigt, hier die Frage nach der Zahl der Gene zu stellen, die der Mensch überhaupt besitzt. Geht man davon aus, daß im haploiden Chromosomensatz jedes Gen nur einmal vertreten ist, so kann aus der DNA-Menge in menschlichen haploiden Zellen (Spermien) und der für die Codierung einer Polypeptidkette mittlerer Länge erforderlichen Anzahl von Nucleotidpaaren errechnet werden, für wie viele derartige Polypeptidketten die genetische Information in der vorhandenen DNA enthalten sein kann. Rechnet man mit einer DNA-menge pro haploider Zelle von 3×10^{-12} g und einer durchschnittlichen Länge eines Polypeptids von 150 Aminosäuren, entsprechend 450 Nucleotidpaaren im Triplettcode der DNA, so gelangt man zu einer Schätzung von 6—7 Millionen möglicher Informationseinheiten für derartige Peptidketten[1]. Diese entsprächen nun natürlich nicht der möglichen Zahl von Strukturgenen, sondern wären zu einem erheblichen Teil mit Funktionen betraut, die der Regulation dienen. Nach neueren Ergebnissen wird auch ein Teil der DNA durch Duplikation redundante

[1] VOGEL 1964.

Information enthalten. (Für eine Übersicht s. RITTER 1968 sowie BRITTEN und KOHNE 1970.) BELL (1969) glaubte nachgewiesen zu haben, daß beim Säuger ein kleiner Teil der DNA der Zelle auch als messenger-DNA (informational DNA, „I-DNA") als Informationsüberträger in den Prozeß der Transskription und Translation eingeschaltet ist. Diese Befunde hielten jedoch einer späteren Nachprüfung und Kritik nicht stand[2].

Man kann eine solche Schätzung der Genzahl auch von der Seite der bekannten Genprodukte her angehen. Da wir aber sicher nur einen Bruchteil der möglichen Enzyme und Struktureiweiße kennen, wird jede solche Schätzung um Größenordnungen zu niedrig ausfallen oder aber spekulative Annahmen zugrunde legen müssen. Auf diesem Wege sowie auf Grund von cytologischen und anderen Befunden gelangt man zu Schätzungen der Genzahl für höhere Tiere und den Menschen von 10000—50000 (s. Kap. I dieses Bandes und STERN 1968). Auch auf Grund der Mutationsbelastung der Bevölkerung kann man errechnen, daß die Zahl der Strukturgene des Menschen 50000 kaum übersteigen kann[3]. Eine Zusammenstellung der beim Menschen bekannten Erbfaktoren mit Mendelschem Erbgang von McKUSICK (1971) enthält allein 943 Merkmale mit autosomaldominantem Erbgang, 783 mit autosomal-recessivem Erbgang und 150 mit (sicher oder wahrscheinlich) X-chromosomal-recessivem Erbgang. Hierbei handelt es sich nur um Merkmale mit einfachem Erbgang und gleichzeitig deutlich unterschiedlicher Manifestation der Allele. Die genannten Zahlen schließen auch Merkmale mit noch nicht gesichertem Erbgang ein. Ein Teil der aufgeführten Fälle betrifft multiple Allele am gleichen Genort, die Zahl der erfaßten Genorte ist also geringer als die Summe der genannten Zahlen. Andererseits gibt es sicher eine große Zahl von Genen, die für die normale Entwicklung notwendig sind, aber keine erkennbaren Allele besitzen. Sei es, daß deren Wirkung identisch ist oder daß eventuell aufgetretene Mutationen mit der Lebensfähigkeit nicht vereinbar waren. Viele mit geeigneten Methoden feststellbare Allele sind sicher bisher nicht erkannt worden. Vor allem aber ist zu beachten, daß viele und gerade auch normale und quantitative Merkmale häufig von polygenen (multifaktoriellen) Systemen gesteuert werden, die in dieser Liste nicht berücksichtigt sind. Wie weiter vorn ausgeführt, (Kap. I), kennt man z.B. bei der Drosophila allein 50 Genpaare, die einen Einfluß auf die normale Pigmentation des Auges ausüben.

Faßt man die Ergebnisse zusammen, so wird man kaum fehlgehen, wenn man die Zahl der menschlichen Gene in der Größenordnung von etwa 50000 vermutet. 6—7 Millionen wäre der rechnerisch mögliche obere Grenzwert. Derartige Zahlenangaben sind von einiger Bedeutung, z.B. für die Abschätzung der genetischen Belastung einer Bevölkerung durch eine Mutationsrate bestimmter Höhe.

2. Die Aufzeichnung eines Stammbaums

Der erste Schritt jeder formalgenetischen Analyse beim Menschen ist eine exakte und lückenlose Erhebung der Familiendaten und ihre Aufzeichnung in Form eines Stammbaums. In günstigen Fällen gestattet dieser allein bereits eine Aussage über den vorliegenden Erbgang. Hierbei sind einige wichtige Grundregeln zu beachten: Es ist wichtig anzugeben, auf welche Weise die vorliegende Familie dem Untersucher zur Kenntnis gelangte. Wurde die Familie, was meist der Fall sein wird, über einen Merkmalsträger erfaßt, so ist dieser im Stammbaum zu kennzeichnen. Er wird als Proband (auch Propositus, Index-Fall) bezeichnet. Oft ist es darüber hinaus wichtig, Näheres über die Art und Auswahl dieses Probanden zu erfahren. Entscheidend wichtig ist es, daß Geschwisterschaften

[2] FROMSON u. NEMER 1970. [3] MULLER 1967, CROW u. KIMURA 1970.

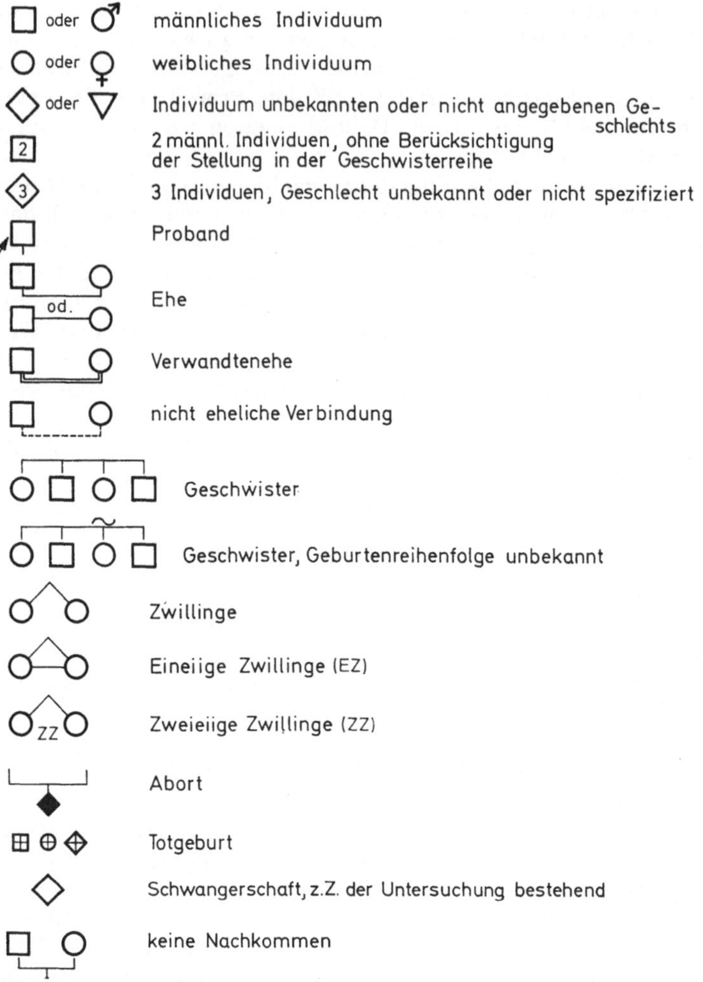

Abb. 1a. Allgemein gebräuchliche Symbole für die Stammbaumaufzeichnung

vollständig, d.h. unter Einschluß aller, auch der gesunden Mitglieder mit korrekter Angabe des Geschlechts und in richtiger Reihenfolge aufgezeichnet werden. Fehl- und Totgeburten sind möglichst an korrekter Stelle in der Geburtenreihe anzugeben. Insbesondere das Fortlassen gesunder Individuen führt zu falschen Aufspaltungsziffern und hat zu berühmten Fehlinterpretationen Anlaß gegeben (s. S. 182). Ist die Reihenfolge der Geschwister, der Status eines Individuums oder sonst eine wichtige Angabe nicht bekannt, so ist das deutlich zum Ausdruck zu bringen. Wird aus Gründen der einfacheren graphischen Wiedergabe die Reihenfolge der Geschwister in der Geschwisterreihe geändert, so muß das in der Numerierung oder auf andere Weise erkennbar sein. (Man ordnet bei der Stammbaumaufzeichnung gern die väterliche Sippe links, die der Mutter rechts an. Es ist dann oft zeichnerisch einfacher, den Vater an das Ende seiner Geschwisterschaft, die Mutter an den Anfang der ihren zu stellen.) Es erleichtert die Verständigung, wenn man allgemein verständliche und gebräuchliche Symbole ver-

od.	Kennzeichen für untersuchte Personen
o.ä.	Angaben evtl. mehrerer Merkmale
100 50	u.U. Zahlenwerte für biochem. u.a. Merkmale
+65	Sterbealter
12 J.	Untersuchungsalter
Hans 1912	Name, Geburtsalter
s	"single", nicht verheiratet
	Merkmalsträger, u.U. auch Homozygoter
	Heterozygoter
	Heterozygote bei X-chromosomal-recessivem Erbgang, "Konduktorin"
	verläßlich als Merkmalsträger bezeichnet (Anamnese etc.)
	fraglich als Merkmalsträger bezeichnet

Abb. 1b. Häufig gebrauchte Symbole für die Kennzeichnung einzelner Individuen im Stammbaum

wendet, wie sie in der Abb. 1a und b angegeben sind. Die Markierung der einzelnen Symbole, wie in Abb. 1b vorgeschlagen, ist von Fall zu Fall zu wählen und in der Legende zu erläutern. Die Numerierung des Stammbaums erfolgt meist in den Generationen in absteigender Reihenfolge in römischen Ziffern, innerhalb der Generationen von links nach rechts fortlaufend in arabischen Ziffern. Manche Autoren bevorzugen es, angeheiratete Ehepartner mit gleichen arabischen Ziffern und dem Zusatz „a“, bei mehreren Ehen auch „a“, „b“, „c“, zu bezeichnen. Es ist das auch deshalb sinnvoll, weil man bei abgekürzter Darstellung solche Ehepartner gelegentlich weglassen kann.

II. Mendelsche Erbgänge beim Menschen

1. Kodominante (kombinante) Vererbung

Das einfachste Beispiel für die Weitergabe von Erbanlagen nach den Mendelschen Gesetzen bieten uns beim Menschen diejenigen Blutgruppen und Serumproteinmerkmale, bei denen wir die Genprodukte der einzelnen Allele nebeneinander nachweisen können. Das sind z.B. die Blutgruppen M und N (wenn wir den Faktor Ss unberücksichtigt lassen), die Haptoglobingruppen, das Gc-System, die sauren Erythrocytenphosphatasen und andere ähnliche Systeme. Da der Genotyp der Ehepartner und der Kinder direkt abgelesen werden kann, macht die Analyse keine Schwierigkeiten. Sie kann unmittelbar nach den Regeln der klassischen Genetik erfolgen. F. Lenz (1938) hat hierfür die Bezeichnung „kombinante Genwirkung“ eingeführt. Heute ist die Bezeichnung „kodominante Vererbung“ gebräuchlicher geworden, und W. Lenz (1970) schlug vor, den Begriff kombinante Genwirkung in Zukunft synonym zum englischen Begriff „genetic compound“ für das Zusammentreffen zweier verschiedener rezessiver Allele zu verwenden, deren gemeinsame Wirkung einen sowohl von der Norm wie von

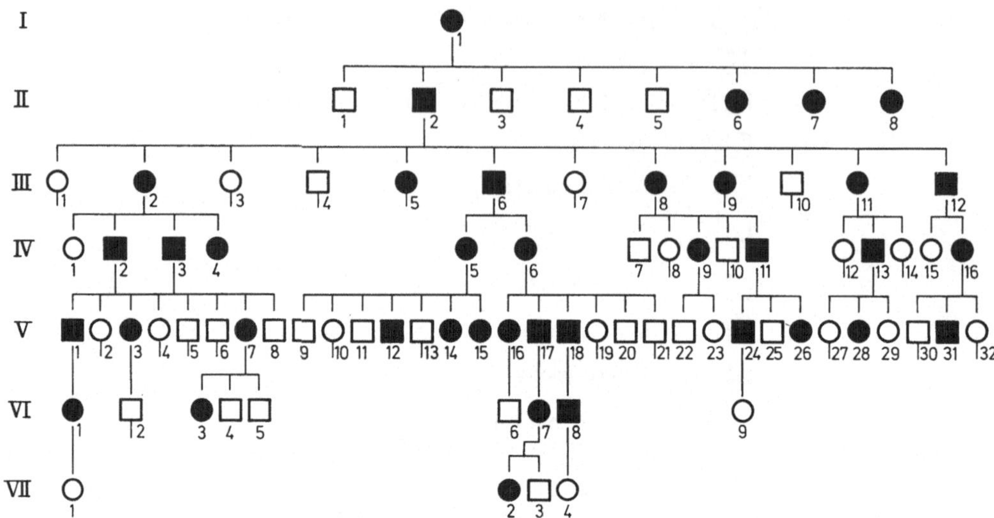

Abb. 2. Stammbaum der Familie, in der Brachydaktylie erstmals von Farabee (1905) beschrieben wurde. (Ergänzt 1962; nach McKusick 1968)

beiden Homozygoten abweichenden Phänotyp ergibt (vgl. S. 186). Ein solcher Bedeutungswechsel birgt jedoch die Gefahr von Mißverständnissen.

2. Autosomal-dominanter Erbgang

Am eindeutigsten ist die Weitergabe einer krankmachenden Anlage dann ersichtlich, wenn sie regelmäßig in aufeinanderfolgenden Generationen wieder auftritt. Das ist beim einfachen autosomal-dominanten Erbgang der Fall. Der erste Stammbaum, der nach den wiederentdeckten Mendelschen Regeln gedeutet und von Farabee 1905 publiziert wurde, gehört deshalb dieser Gruppe an. Wegen dieser historischen Bedeutung sei er auch hier als Beispiel gewählt (Abb. 2). Die Abbildung ist gleichzeitig eine Illustration für die typische Numerierung innerhalb von Stammbäumen und die verkürzte Darstellung unter Weglassung der nicht betroffenen, angeheirateten Ehepartner. Der Stammbaum zeigt die Segregation des Merkmals Brachydaktylie (Kurzfingrigkeit). Wir erkennen, daß je etwa die Hälfte der Söhne oder Töchter wieder befallen ist, wenn ein Elternteil das Merkmal zeigte. Dabei ist es ohne Bedeutung, ob der Vater oder die Mutter der Betroffene war. Im abgebildeten Stammbaum war der angeheiratete Elternteil jeweils nicht betroffen. Damit ein solcher Stammbaum zustande kommen kann, muß das verantwortliche Gen von einer befallenen Mutter wie von einem befallenen Vater mit gleicher Wahrscheinlichkeit auf Söhne oder Töchter übertragen werden können. Das trifft nur für autosomale Gene zu. Es muß außerdem in einfacher Dosis ausreichen, um die volle Merkmalsausprägung zu bewirken.

In der Definition der klassischen Genetik würde Dominanz nur dann vorliegen, wenn der beim Heterozygoten (Aa) beobachtete Phänotyp voll dem Phänotyp des Homozygoten (AA) entspräche. Das ist in der experimentellen Genetik leicht durch die entsprechende Testkreuzung zu prüfen. Bei seltenen Merkmalen des Menschen können wir jedoch nur ganz ausnahmsweise den Phänotyp homozygoter Merkmalsträger beobachten. Wir könnten auch im abgebildeten Stammbaum von

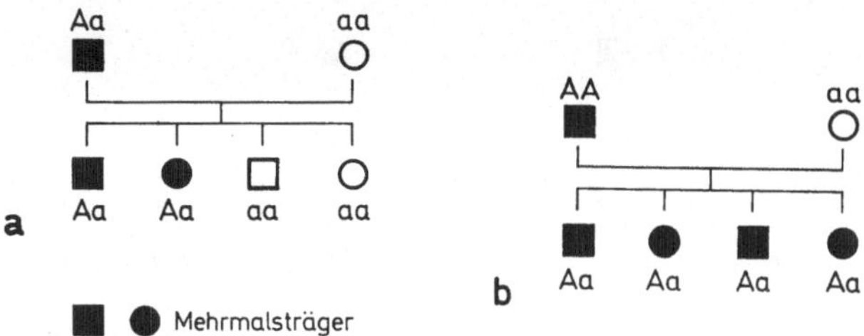

Abb. 3. Kreuzungstypen bei autosomal-dominantem Erbgang. Verbindung zwischen einem Merkmalsträger und einem Gesunden

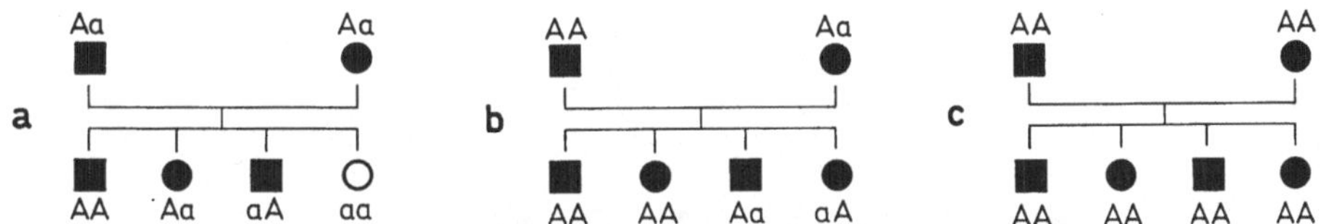

Abb. 4. Kreuzungstypen bei autosomal-dominantem Erbgang. Verbindung zwischen zwei Merkmalsträgern

FARABEE nicht sicher sein, ob es sich nicht vielmehr um einen intermediären Erbgang handelt und der Phänotyp der Homozygoten in weit ausgedehnteren Skeletdeformationen bestünde. Da diese Einschränkung in der Mehrzahl der Fälle offen bleiben muß, hat es sich allgemein durchgesetzt, beim Menschen dann von autosomal-dominantem Erbgang zu sprechen, wenn die Heterozygoten deutlich vom Normalen abweichen. Sofern bei einigen autosomal-dominanten Erbleiden Homozygote zur Beobachtung kamen, zeigten sie tatsächlich meist ein schwereres Krankheitsbild. Man sollte sich bei diesem Sprachgebrauch klar sein, daß die Begriffe dominant und recessiv in ihrer klassischen Definition Extremfälle bezeichnen, zwischen denen es eine kontinuierliche Skala von Übergängen gibt. Während man in der experimentellen Genetik gerade diese Extremfälle zur Untersuchung auswählt, sind in der menschlichen Pathologie die in den Übergangsbereich gehörenden Fälle weit häufiger. Wir werden am Grenzfall des autosomal-recessiven Erbgangs mit Erkennbarkeit der Heterozygoten sehen, daß es mitunter eine Frage der Definition, der Wahl des untersuchten Merkmals und der angewandten Untersuchungsmethode ist, ob die Kriterien des dominanten oder des recessiven Erbgangs zutreffen. Manche Autoren halten deshalb auch beim Menschen an der Kategorie des intermediären Erbgangs fest. Häufiger wird dann, wenn die Heterozygoten das Merkmal in schwächerer Form zeigen, die Bezeichnung „unvollständig dominant" gebraucht.

Gene, die bereits in einfacher Dosis zur Ausprägung von Merkmalen mit Krankheitswert führen, sind im allgemeinen von geringer Häufigkeit, da sie ihre Träger in der Fortpflanzung benachteiligen. Eine Ehe zwischen zwei Heterozygoten ist schon deshalb selten. Die häufigste Verbindung ist bei autosomal-dominantem Erbgang vom Typ Aa × aa. (Bezüglich der Schreibweise vgl. Kap. I.) Kinder aus dieser Verbindung erhalten das pathologische Gen A mit der Wahrscheinlichkeit $^1/_2$ ohne Rücksicht auf das Geschlecht (Abb. 3a). Bei häufigeren autosomal-dominanten Merkmalen, das sind in erster Linie solche von geringem

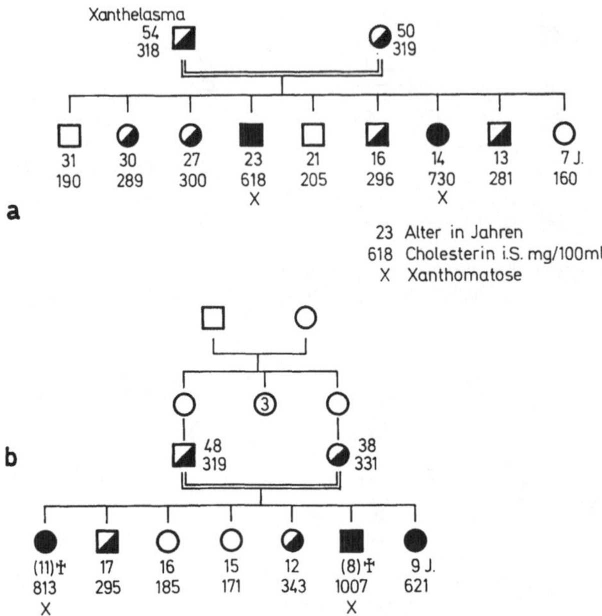

Abb. 5a u. b. Stammbäume mit Ehen zwischen Heterozygoten für Hypercholesterinämie (Hyperlipoproteinämie Typ II). a Beobachtung von KHACHADURIAN. b Beobachtung von BOGGS u. Mitarb., nachuntersucht von JAKOVCIC und HSIA

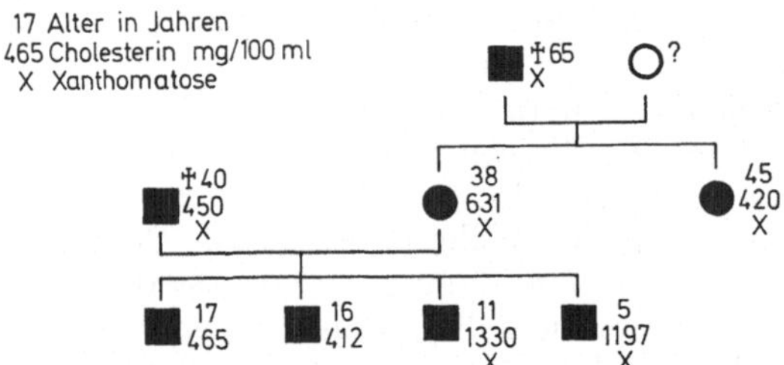

Abb. 6. Stammbaum mit Ehe zwischen homozygoten Merkmalsträgern für Hypercholesterinämie (Hyperlipoproteinämie Typ II). (Beobachtung von JAKOVCIC und HSIA)

Krankheitswert oder später Manifestation, muß auch die Möglichkeit einer Ehe vom Typ AA × aa in Erwägung gezogen werden (Abb. 3b). Alle Kinder aus dieser Ehe müssen wieder Merkmalsträger sein.

Entsprechend kann eine Ehe zwischen zwei Merkmalsträgern dem Typ Aa × Aa, Aa × AA, oder AA × AA zugehören. Die Erwartungswerte für Merkmalsträger unter den Kindern ergeben sich aus den Abb. 4a—c.

Praktische Beispiele dieser Verhältnisse bieten die Abb. 5a, b und Abb. 6. Es wird an den abgebildeten Stammbäumen deutlich, daß dann, wenn wir die Hypercholesterinämie als Merkmal wählen und den oberen Grenzwert für den Normalbereich bei 250 mg/100 ml ansetzen, eindeutig autosomal-dominanter Erbgang vorliegt. Beim Homozygoten findet sich in der Regel ein wesentlich höherer Cholesterinspiegel (über 400 mg/100 ml) und zusätzlich mit größerer

Häufigkeit, früherem Auftreten und schwererer Ausprägung eine Xanthomatose, die aber milder und später gelegentlich auch bei Heterozygoten in Erscheinung treten kann. Betrachtet man die gleichen Stammbäume unter den Kriterien einer Xanthomatose und eines Cholesterinspiegels über 400 mg-%, so würde man von autosomal-recessivem Erbgang sprechen können.

Da bei dominantem Erbgang alle Genträger auch Merkmalsträger sind, ist der Selektionsdruck gegenüber dominanten Merkmalen mit erheblichem Krankheitswert sehr hoch. Dominante Neumutationen, die zum Tod vor der Fortpflanzung führen, werden bereits mit ihrem ersten Träger wieder ausgemerzt. Im Extremfall ist es bei diesen Formen überhaupt nicht möglich, zwischen exogener Störung und Erbanlage zu differenzieren. Der Nachweis der Erblichkeit hängt dann von der Beobachtung von seltenen Fällen ab, bei denen die Ausprägung weniger schwer war und die ausnahmsweise doch Nachkommen hatten. Ein Beispiel hierfür bietet die Akrocephalosyndaktylie. Bei diesem Krankheitsbild findet sich eine typische Schädeldeformation, bedingt durch die flachen Orbitae auch ein Exophthalmus, die Nasenwurzel erscheint eingedrückt, der Oberkiefer hypoplastisch. An den Händen und Füßen finden sich häutige und knöcherne Syndaktylien, mitunter auch Polydaktylien sehr wechselnden Ausmaßes. Die Interphalangealgelenke, Schultergelenke, Ellenbogen-, Hüft- und Kniegelenke zeigen mehr oder minder ausgeprägte Ankylosen (Abb. 7). Da die Patienten das fortpflanzungsfähige Alter in der Regel nicht erreichen, war die Ätiologie des Syndroms lange unklar. Der Typ der Fehlbildungen wies auf eine genetische Grundlage hin. Erst die inzwischen mehrfach gemachte Beobachtung einer Übertragung von einem Elternpaar auf das Kind bei besonders mild ausgeprägten Fällen erwies das Vorliegen eines autosomal-dominanten Erbgangs (Abb. 8a—d). (Es ist jedoch für die Erbprognose wichtig zu wissen, daß es sich bei der Akrocephalosyndaktylie um ein heterogenes Leiden handelt und es auch ein klinisch fast identisches Krankheitsbild mit autosomal-recessivem Erbgang gibt[4].)

Ein autosomal-dominantes Gen kann überhaupt nur dann in nennenswerter Häufigkeit erhalten bleiben, wenn der Phänotyp mit der Fortpflanzung seines Trägers vereinbar ist. Das hat zur Folge, daß die meisten bekannten autosomal-dominanten Erbleiden weniger schwer sind als die bekannten recessiven Erbleiden. Die sehr viel größere Häufigkeit der Heterozygoten (s. S. 674) bringt es mit sich, daß recessive Gene auch dann in der Bevölkerung häufig sein können, wenn die Homozygoten überhaupt nicht zur Fortpflanzung gelangen.

Nicht so selten finden sich in Stammbäumen, die klar für autosomal-dominanten Erbgang sprechen, Individuen, die selbst erscheinungsfrei sind, obwohl sie von Merkmalsträgern abstammen und wieder Merkmalsträger als Kinder haben. Wir müssen annehmen, daß hier das Gen vorhanden ist, aber ausnahmsweise nicht zur Manifestation des pathologischen Phänotyps geführt hat. Es liegt *unvollständige Penetranz* vor (Abb. 9). Häufig wird auch für diesen Fall der Ausdruck „unvollständige Dominanz" gebraucht[5], während andere Autoren ihn eher für ein intermediäres Verhalten der Heterozygoten anwenden[6]. Tatsächlich kann man beide Verhaltensweisen als abgestufte Auswirkung des gleichen Grundphänomens auffassen. Sehr einleuchtend ist das an einem von Stern gebrachten Beispiel (Abb. 10) zu sehen. In diesem, von Moore und Messina (1936) beobachteten Stammbaum tritt eine Versteifung des kleinen Fingers (Kamptodaktylie) als Erbmerkmal auf. Die Weitergabe erfolgt autosomal-dominant, allerdings ist meist nur der kleine Finger einer Hand betroffen, nur in einem Fall findet sich beidhändige Ausprägung. Das Merkmal ist also offenbar in der Ent-

---

[4] Summitt 1970. [5] Vogel 1961. [6] Rieger, Michaelis u. Green 1968.

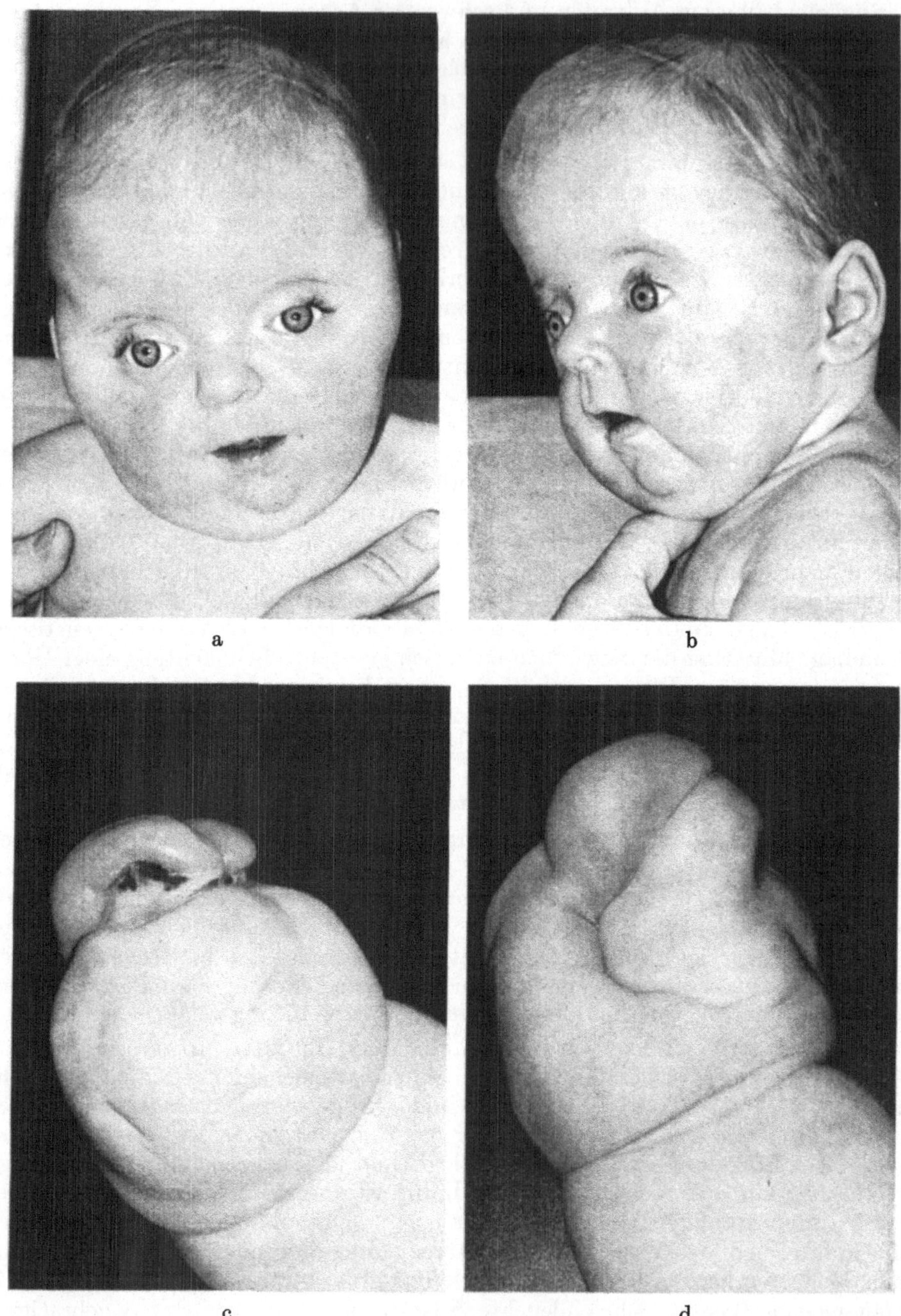

Abb. 7a—e. Charakteristische klinische Symptomatik bei Akrocephalosyndaktylie

wicklung labil. Man kann vermuten, daß minimale Unterschiede von intrauterinen Umweltsfaktoren oder Seitendifferenzen im zeitlichen Ablauf der Entwicklung die nur einseitige Ausprägung bedingen. Es überrascht deshalb keineswegs, daß

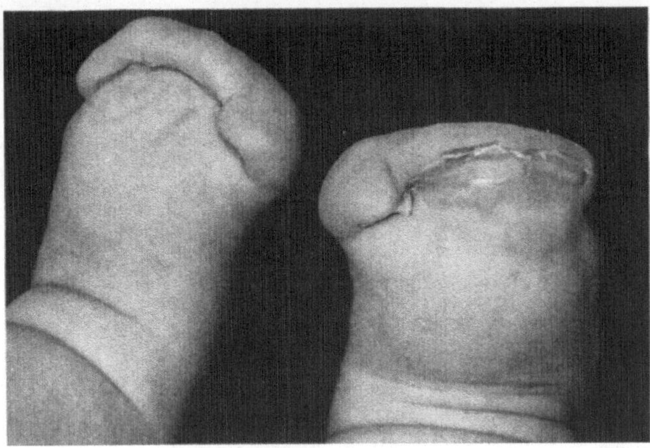

Abb. 7e

bei einem Mann die Manifestation völlig ausblieb, obwohl er durch seine Nachkommen als Genträger ausgewiesen ist. Im abgebildeten Stammbaum sind vier Personen enthalten, die durch befallene Nachkommen als Genträger erkennbar sind. Nur bei dreien ist das Merkmal selbst ausgeprägt. Die Penetranz des Gens betrüge damit $^3/_4$ oder 75%. Dieser Wert kann natürlich noch nicht einmal als grobe Schätzung gelten, da der Stammbaum zu klein ist, um eine statistische Auswertung zu gestatten. Berechnet man die Penetranz als Abweichung der Aufspaltungszahl vom erwarteten Wert von 1:1, so ergibt sich im gleichen Stammbaum bereits ein anderes Verhältnis: In vier Geschwisterschaften sind 7 von 16 Individuen befallen, das entspräche einer nur geringen Abweichung vom Erwartungswert von $^1/_2$. Diese Abweichung könnte rein zufällig bedingt sein und würde allein sicher nicht den Schluß auf eine verminderte Penetranz gerechtfertigt haben. Unter Beachtung der Tatsache, daß durch befallene Nachkommen in einem Fall ausgebliebene Penetranz dokumentiert ist, könnte man die Penetranz aus dem Aufspaltungsverhältnis auf $^7/_8$ oder 87,5% schätzen. Um zu einer genauen Aussage zu gelangen, müßte man den Stammbaum vergrößern. Da dies meist nicht möglich ist, kann man sich durch gemeinsame Auswertung einer größeren Zahl ähnlicher Stammbäume helfen. Dabei verliert die Aussage aber für die einzelne Familie an Wert, da die Penetranz eines Gens, das zur anscheinend gleichen Merkmalsausprägung in einer anderen Sippe führt, nicht gleich zu sein braucht. Ist die Manifestation nicht vollständig ausgeblieben, sondern nur in einer milderen Form erfolgt, so liegt *verminderte Expressivität* vor. Die Ursachen für eine unterschiedliche Ausprägung des Merkmals können in Umweltfaktoren oder aber in der Wirkung anderer Gene zu suchen sein. Eine solche Variabilität in der Merkmalsausprägung kann den ersten Hinweis auf eine mögliche Beeinflussung des Phänotyps durch gezielte Veränderungen der Umwelt — also eine Therapiemöglichkeit — darstellen; sie kann aber auch auf eine Wirkung des „normalen“ Allels am gleichen Genort oder eines Gen an einem anderen Genort zurückzuführen sein. Im ersten Fall müßte man die sicher mitunter zutreffende Annahme machen, daß es mehrere voneinander verschiedene Allele mit „normaler“ Funktion gäbe. Geht der modifizierende Einfluß von Genen an einem anderen Genort aus, so spricht man von *Modifikationsgenen*. Es ist klar, daß wir hier bereits einen Fall von Wechselwirkung zwischen Genen vor uns haben, der als

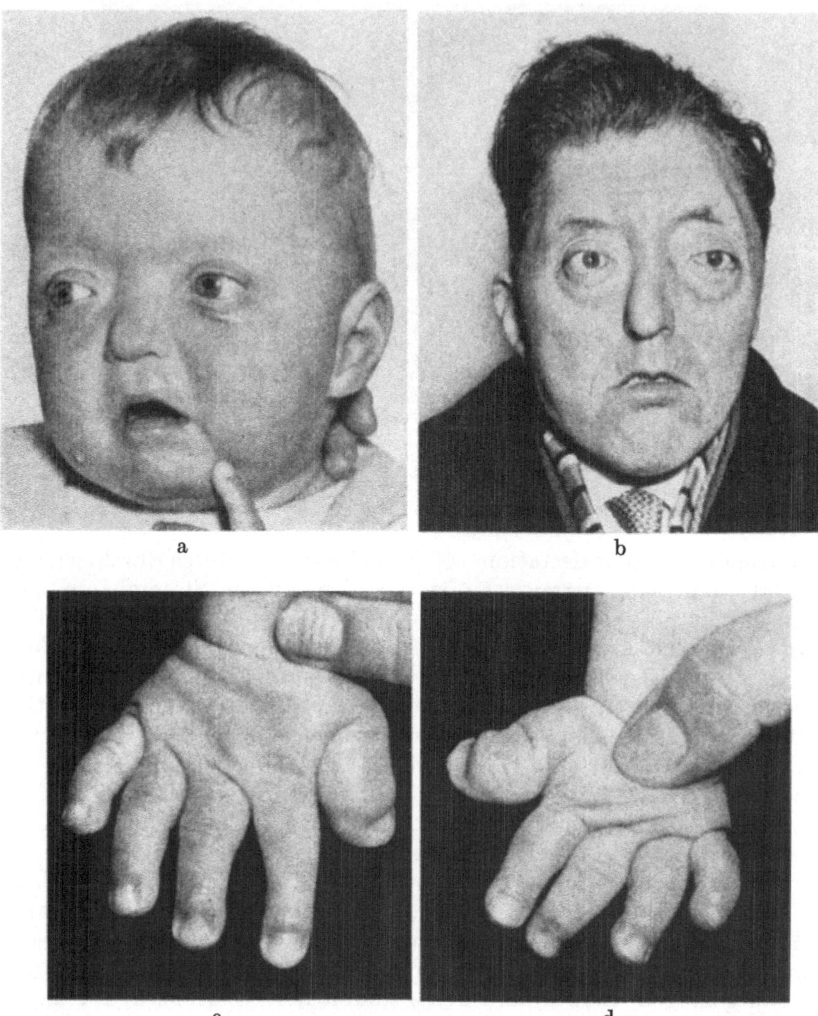

Abb. 8a—d. Abortive Form der Akrocephalosyndaktylie bei Vater und Tochter. (Beobachtung von NOACK 1959)

Sonderfall des später zu besprechenden multifaktoriellen Erbgangs aufgefaßt werden kann.

Etwas unterschiedlich wird auch der Begriff des Dominanzwechsels gebraucht. In der experimentellen Genetik (vgl. Kap. I) wird damit die Erscheinung bezeichnet, daß ein bestimmtes Allel sich in manchen Kreuzungen dominant, in anderen recessiv gegenüber seinem Allel erweist. In der Humangenetik wird dieser Begriff[7] auch herangezogen, wenn der Phänotyp im Verlauf des Lebens eines Individuums einen altersabhängigen Wechsel zeigt und z.B. in der Kindheit der recessiven, später zunehmend der dominanten Form entspricht. STERN wählte als Beispiele Pigment- und Formmerkmale, deren Veränderungen mit dem Alter Gesetzmäßigkeiten aufweisen. Abgesehen davon, daß es sich bei diesen Beispielen

[7] STERN 1968.

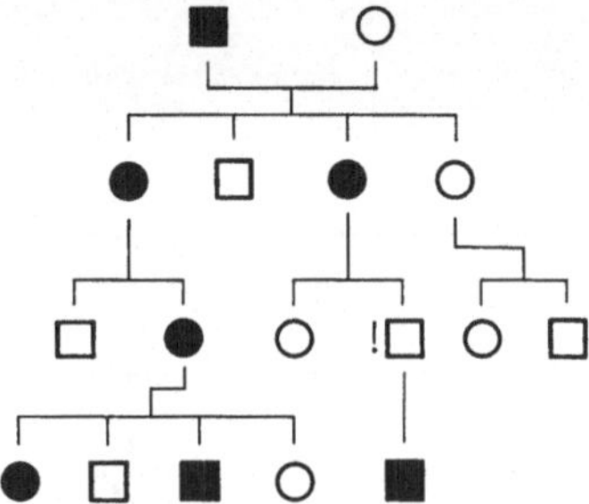

Abb. 9. Modellstammbaum für autosomal-dominanten Erbgang mit unvollständiger Penetranz. Die Manifestation ist bei den mit ! gekennzeichneten Genträgern ausgeblieben

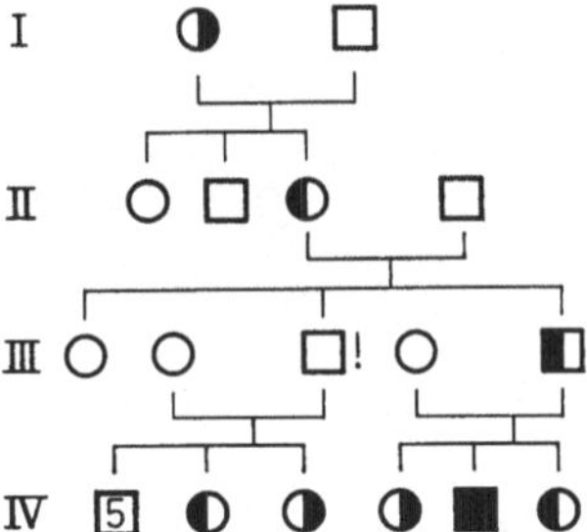

Abb. 10. Stammbaum mit Kamptodaktylie (Versteifung des kleinen Fingers). Rechts oder links halbseitig dunkles Symbol = das Merkmal ist nur rechts oder links nachweisbar; ! = keine Penetranz. (Nach STERN 1968, aus MOORE u. MESSINA, J. Hered. 27, 1936)

um polygen bestimmte Phänotypen handelt, ist dieser Gebrauch des Begriffs besonders dann problematisch, wenn man an Erbkrankheiten mit regelmäßigem späteren Manifestationsalter denkt. Das von STERN an gleicher Stelle (S. 318 seines Lehrbuches) diskutierte Beispiel der Huntingtonschen Chorea macht das deutlich.

3. Autosomal-recessiver Erbgang

Die klassische Definition des autosomal-recessiven Erbgangs beinhaltet, daß die Heterozygoten nicht von den „normalen" Homozygoten zu unterscheiden sind. Die Anwesenheit eines „normalen" Allels reicht aus, die normale Funktion zu gewährleisten. Tatsächlich ist das häufig nur bei grober Betrachtung der Fall. Je feinere Untersuchungsmethoden man einsetzt, um so häufiger lassen sich geringe Abweichungen der Struktur oder der Funktion auch bei Heterozygoten auffinden. Man spricht in solchem Fall trotzdem von autosomal-recessivem Erbgang und vermerkt die Erkennbarkeit der Heterozygoten mit besonderen Untersuchungsverfahren. Dieses Vorgehen ist auch deshalb berechtigt, weil man sonst bei den raschen Fortschritten auf diesem Gebiet einen häufigen Wechsel der Klassifikation in Kauf nehmen müßte. Die Erkennbarkeit der Heterozygoten ist zudem meist nicht 100% und in bezug auf die klinisch wichtige Hauptmanifestation trifft die Definition des autosomal-recessiven Erbgangs weiterhin zu. Der wesentliche Vorteil und die große praktische Bedeutung der Heterozygotentests, die an anderer Stelle (Kap. 5, S. 325) abgehandelt werden, liegt darin, daß die Analyse in solchen Fällen nicht mehr allein mit den Mitteln der Wahrscheinlichkeitsrech-

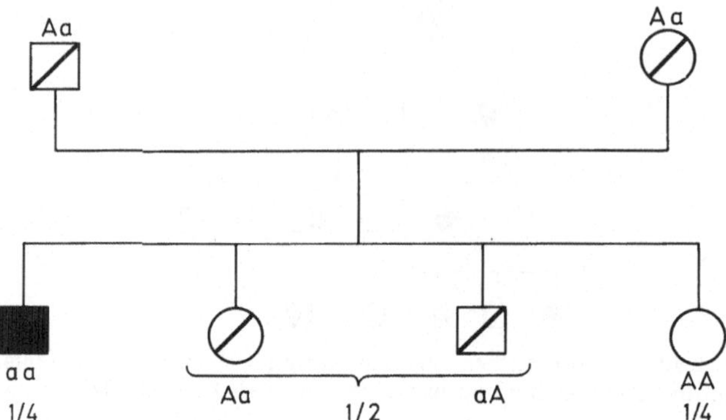

Abb. 11. Der häufigste Kreuzungstyp bei autosomal-recessivem Erbgang

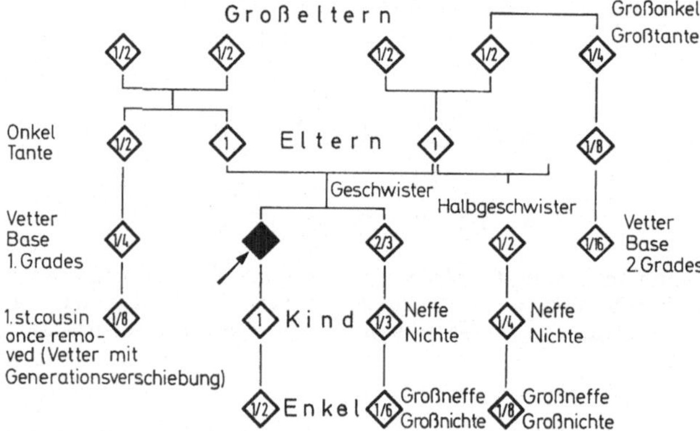

Abb. 12. Wahrscheinlichkeit heterozygoter Genträger zu sein für Verwandte eines Homozygoten (z.B. eines Merkmalsträgers eines autosomal-recessiven Erbleidens). Das Geschlecht ist nicht vermerkt, da es in dieser Fragestellung ohne Bedeutung ist. Der Übersichtlichkeit wegen sind gesunde, nicht verwandte Ehepartner nicht angegeben. — Die Werte für weitere Verwandtschaftsgrade sind leicht zu ermitteln, indem man den nächsten Weg im Stammbaum verfolgt und berücksichtigt, daß die Chance für ein Kind, ein bestimmtes Gen von einem Elternteil zu erhalten, jeweils $^1/_2$ ist. Der abweichende Wert bei Geschwistern von Merkmalsträgern ergibt sich dadurch, daß eine Klasse von Kindern (die kranken) vor der Berechnung ausgeschieden ist

nung geführt werden muß, sondern daß der Genotyp des Einzelindividuums direkt erkannt werden kann. Um zur Ausarbeitung und Bewertung von Heterozygotentests zu gelangen, muß man aber zunächst ein Kollektiv sicher heterozygoter Individuen zur Verfügung haben. Dazu wählt man Individuen, über deren Phänotyp aufgrund formalgenetischer Überlegungen eine sichere Aussage möglich ist. Das sind in erster Linie Eltern von Merkmalsträgern. Da definitionsgemäß nur Homozygote das Merkmal zeigen, müssen beide Eltern eines Merkmalsträgers ebenfalls das entsprechende Gen besitzen. Sind sie nicht selbst Merkmalsträger, so müssen sie heterozygot sein. Der häufigste Ehetyp bei den Eltern von Trägern eines seltenen autosomal-recessiven Merkmals entspricht der Kreuzung zwischen zwei Heterozygoten (Abb. 11). Jedes Kind aus dieser Verbindung hat die Chance $^1/_4$, das pathologische Gen in doppelter Dosis zu erhalten und damit als homozygoter Genträger krank zu sein. Die gleiche Wahrscheinlichkeit besteht dafür,

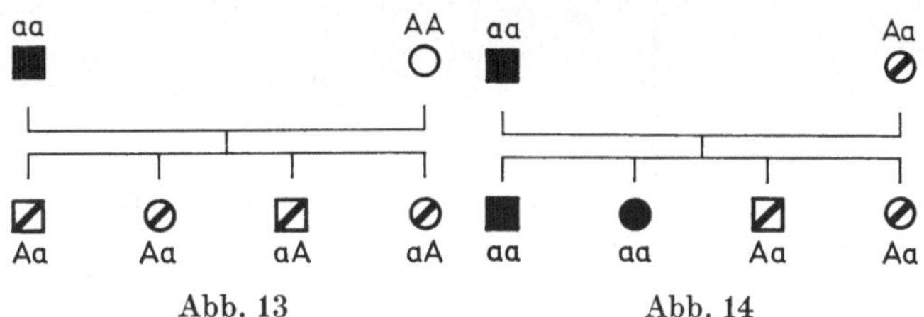

Abb. 13 Abb. 14

Abb. 13 u. 14. Kreuzungstypen für die Verbindung zwischen einem Merkmalsträger und einem (phänotypisch) Merkmalsfreien bei autosomal-recessivem Erbgang

daß das betreffende Kind von beiden Eltern nur das „normale" Allel enthält. Die Wahrscheinlichkeit, wieder heterozygoter Genträger zu werden, beträgt für jedes Kind $2 \times {}^1/_4 = {}^1/_2$. Bei hinreichend großem Beobachtungsgut würde das Verhältnis von Kranken und Gesunden unter den Kindern heterozygoter Eltern 1:3 sein. Folglich ist auch die Chance, wieder homozygot zu sein, für jedes Geschwister eines Kranken ${}^1/_4$. Außerhalb der befallenen Geschwisterschaft werden sich, sofern man von Verwandtenehen absieht, bei seltenen autosomal-recessiven Leiden in der Sippe nur Heterozygote häufiger finden. Die Wahrscheinlichkeit, heterozygoter Genträger zu sein, läßt sich für Verwandte verschiedenen Grades exakt angeben (s. hierzu das Schema der Abb. 12).

Weitere Kranke werden bei autosomal-recessivem Erbgang vor allem unter Geschwistern von Merkmalsträgern gefunden. Die geringe Wiederholungschance von ${}^1/_4$ und die heute meist geringe Familiengröße bringen es mit sich, daß die Mehrzahl der Kranken die einzigen Merkmalsträger in der Sippe sind. Sie erscheinen „sporadisch", obwohl ihre Krankheit allein durch eine fehlerhafte Erbanlage bedingt ist.

Die geringe Zahl der Kranken in den einzelnen Familien und Sippen führt auch dazu, daß bei diesem Erbgang die genetische Analyse schwierig wird und durch den Erfassungsmodus bedingte Verzerrungen sich besonders schwer auswirken. Auf deren Korrektur wird später eingegangen.

Ist ein recessives Erbleiden weniger schwer und mit der Fortpflanzung vereinbar, so kann es zur Ehe eines Merkmalsträgers mit einem gesunden Partner kommen, die Ehe entspricht dem Typ der Abb. 13. Alle aus dieser Ehe hervorgehenden Kinder sind heterozygot. Gelegentlich werden aber aus einer Ehe, die im Phänotyp die gleiche Konstellation aufweist, Merkmalsträger hervorgehen. Es ist dann erwiesen, daß der gesunde Ehepartner seinerseits für das entsprechende Gen heterozygot ist (vgl. Abb. 14). Formal entspricht die Situation der vorher bei autosomal-dominantem Erbgang besprochenen, nur ist abweichend von den dort vorliegenden Verhältnissen jetzt das „Wildallel" dominant. Auch die Erwartungschance von ${}^1/_2$ für weitere Merkmalsträger trifft zu. Ohne weitere Kenntnisse über Vorfahren, Nachkommen in folgenden Generationen usw. ist die Situation formal nicht von Dominanz verschieden. Man spricht deshalb von *Pseudodominanz*. In größeren Sippen können Verwechslungen mit echter Dominanz nur dann vorkommen, wenn durch Verwandtenehen immer wieder Ehen zwischen Merkmalsträgern und Heterozygoten auftreten. Einen solchen Fall zeigt die Abb. 15. Das Beispiel macht gleichzeitig deutlich, daß man sich bei der Erfassung eines Stammbaums nicht auf Verwandte ersten Grades beschränken darf. Erst die Aufklärung der Verwandtschaft in der Generation I und der Verwandtschaft zwischen den Individuen III_4 und IV_6 ermöglichte die Inter-

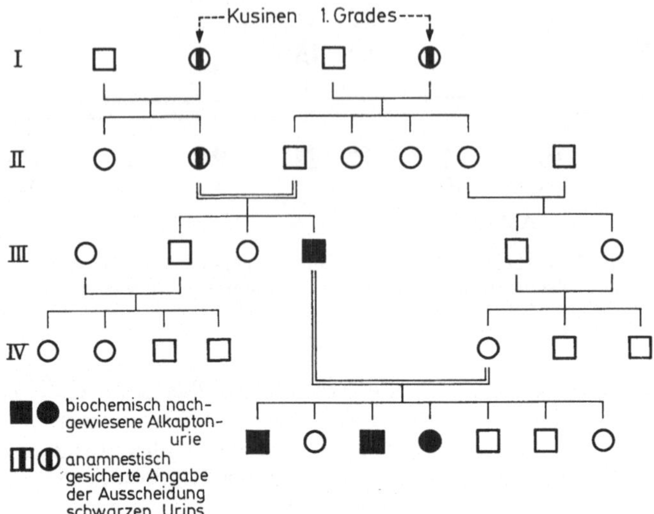

Abb. 15. „Pseudodominanz" eines autosomal-recessiv vererbten Merkmals. Sippe mit Alkaptonurie. (Nach Khachadurian u. Feisal 1958.)

pretation als Pseudodominanz. Vorher wäre dieser Stammbaum, wie einige vor ihm, als Beispiel dafür aufgefaßt worden, daß das im allgemeinen recessive Gen, das den Defekt bei der Alkaptonurie bedingt, gelegentlich auch dominante Weitergabe des Merkmals bewirken könnte. Ganz ähnliche Beobachtungen haben Milch und Milch 1957 und Milch 1959 veröffentlicht.

a) Verwandtenehen

Wir begegneten soeben der Tatsache, daß der Nachweis bestehender Verwandtschaft zwischen den Eltern einen Hinweis auf autosomal-recessiven Erbgang geben kann. Ein autosomal-recessives Gen kann in heterozygotem Zustand über viele Generationen unerkannt weitergegeben werden. Erst die zufällige Verbindung zwischen zwei Heterozygoten schafft die Möglichkeit zum Homozygotwerden des Gens bei den Nachkommen. Je seltener nun ein Gen in der Bevölkerung ist, um so geringer wird die kombinierte Wahrscheinlichkeit dafür, daß rein zufällig beide Ehepartner Träger dieses Gens sind. Die Wahrscheinlichkeit für dieses Ereignis entspricht dem Quadrat der Heterozygotenhäufigkeit in der Bevölkerung. Bei einer Verwandtenehe ist dagegen die Wahrscheinlichkeit, daß beide Ehepartner auf Grund ihrer gemeinsamen Abstammung ein in dieser Familie vorkommendes, z.B. auch pathologisches Gen erhalten haben, nur vom Grad ihrer Verwandtschaft abhängig (s. Tabelle 5, S. 198). Je seltener also ein Gen in der Bevölkerung ist, desto seltener werden in dieser Bevölkerung zufällig Verbindungen zwischen Heterozygoten auftreten und um so größer muß der Anteil von Verwandtenehen unter allen Ehen zwischen Heterozygoten werden. Je seltener also ein autosomal-recessives Gen ist, desto häufiger werden die beobachteten Homozygoten Verwandtenehen entstammen. Der Nachweis einer insbesondere engeren Verwandtschaft zwischen den Eltern eines Kranken ist deshalb ein starker Hinweis auf autosomal-recessiven Erbgang. Diese Vermutung wird weiter gestützt, wenn kranke Geschwister vorhanden sind.

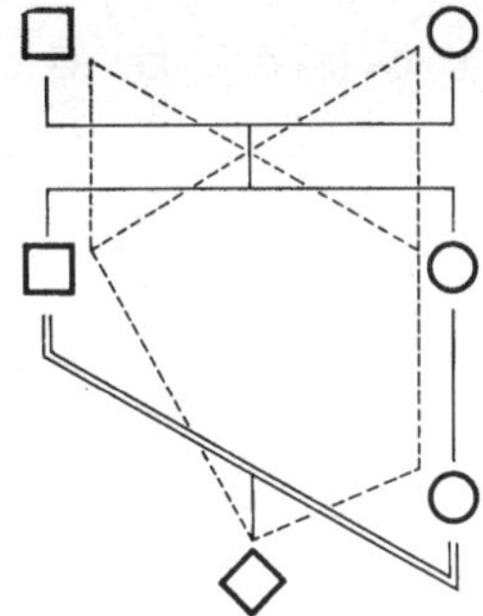

Abb. 16. Schema für die Berechnung von F am Beispiel einer Onkel-Nichte-Ehe

Wenn Vetter und Base 1. Grades heiraten, haben deren Kinder die Chance $^1/_{16}$ für jedes Gen, homozygot zu werden, $^{15}/_{16}$ ihrer Gene werden genauso zufällig kombiniert erscheinen wie bei Kindern nicht verwandter Ehen. Nennen wir die Häufigkeit bei Panmixie für im dominanten Allel Homozygote (AA) D_0, für Heterozygote (Aa) H_0 und für die recessiven Homozygoten (aa) R_0 und die entsprechenden Häufigkeiten bei Nachkommen aus Ehen zwischen Vettern 1. Grades D_1, H_1 und R_1, dann gelten die folgenden Ausdrücke (LI 1963):

$$\begin{aligned} D_0 &= p^2 \quad D_1 = 15/16\, p^2 + 1/16\, p = p^2 + 1/16\, pq \\ H_0 &= 2pq \quad H_1 = 15/16\; 2pq = 2pq - 2/16\, pq \\ R_0 &= q^2 \quad R_1 = 15/16\, q^2 + 1/16\, q = q^2 + 1/16\, pq. \end{aligned}$$

Auf diese Beziehung haben bereits LENZ (1919) und DAHLBERG (1929) hingewiesen.

Die Fraktion 1/16 entspricht dem Inzuchtkoeffizienten (Inbreeding coefficient), für den die Bezeichnung F gebräuchlich ist. Allgemein gilt dann für die Häufigkeit der Genotypen:

$$\begin{aligned} D &= (1-F)\, p^2 + Fp = p^2 + F pq \\ H &= (1-F)\, 2pq = 2pq - 2Fpq \\ R &= (1-F) q^2 + Fq = p^2 + Fpq. \end{aligned}$$

Der Inzuchtkoeffizient[8] ist definiert als die genetische Korrelation zwischen den Gameten oder die Wahrscheinlichkeit, daß zwei Gene eines Nachkommen auf Grund der Abstammung von einem gemeinsamen Vorfahren identisch sind. Die Errechnung von F sei am Beispiel einer Onkel-Nichte-Ehe dargestellt (Abb. 16).

Die Wahrscheinlichkeit, daß der Onkel ein bestimmtes Gen, das er von seiner Mutter erhielt, an sein Kind weitergibt, ist $^1/_2$. Die Wahrscheinlichkeit, daß das gleiche Gen über die Schwester des Onkels und die Nichte zu dem gemeinsamen Kind gelangt, ist $(^1/_2)^3$, die Wahrscheinlichkeit für das Kind für ein bestimmtes Gen der Mutter des Onkels auf diese Weise homozygot zu werden, ist also $(^1/_2)^4$. Da die gleiche Möglichkeit für ein Allel vom Vater des Onkels sich errechnet, aber nur eines der Ereignisse eintreten kann, addieren sich die Wahrscheinlichkeiten zu

$$F = (^1/_2)^4 + (^1/_2)^4 = {^1/_8}.$$

[8] WRIGHT 1951.

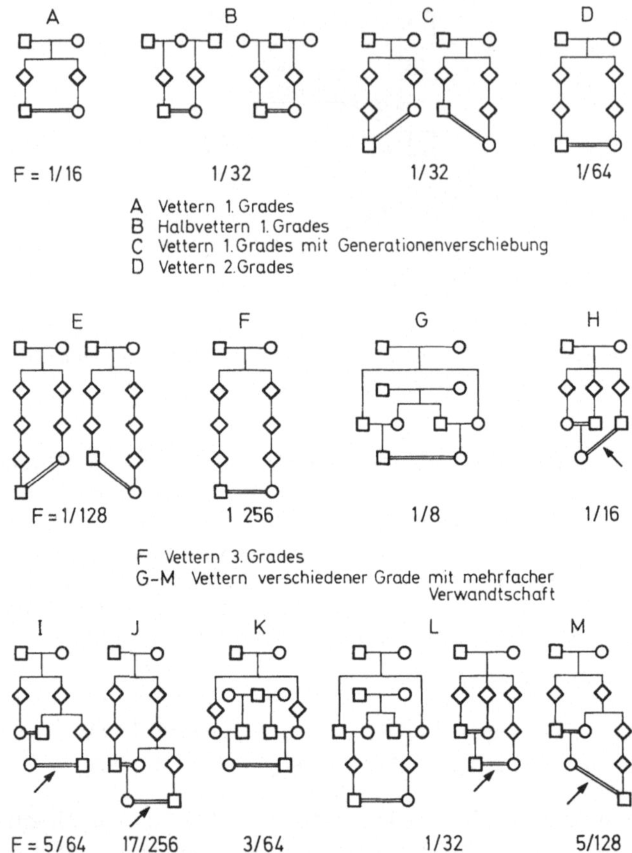

Abb. 17. F-Werte für Verwandtenehen verschiedener Grade. (Nach MORTON, N. E.: In: Progr. Med. Genet., Vol. I, 1961, ed. A. G. STEINBERG.) A = Vettern 1. Grades; B = Halbvettern 1. Grades; C = Vettern 1. Grades mit Generationsverschiebung („first cousins once removed"); D = Vettern 2. Grades; F = Vettern 3. Grades; G—M = Vettern verschiedener Grade mit mehrfacher Verwandtschaft

Die allgemeine Formel für F kann geschrieben werden

$$F = (^1/_2)^{n-1}.$$

Dabei ist die Zahl n gleich der Zahl der Verbindungsschritte (in der Abb. 16 gestrichelt) von jedem gemeinsamen Vorfahren zu dem Kind der Verwandtenehe und zurück zum Vorfahren, im Beispiel oben für jeden Vorfahren 5, und da zwei gemeinsame Vorfahren vorhanden sind, erfolgt die Summation wie oben dargestellt. Die Werte für F für verschiedene Verbindungen sind in der folgenden Aufstellung aufgeführt (Abb. 17). Komplizierter wird das Verfahren, wenn der gemeinsame Vorfahre seinerseits ebenfalls einer Verwandtenehe entstammt, da er dann selbst für den betrachteten Locus homozygot sein könnte (sofern das nicht anderweitig durch Untersuchung ausgeschlossen werden kann), was die Chance des Zusammenkommens gleicher Allele bei den Nachfahren aus erneuter Verwandtenehe erhöht. Es gilt dann

$$F = (^1/_2)^{n-1} (1 + F_A),$$

dabei ist F_A der Inzuchtkoeffizient des gemeinsamen Vorfahren. Bei Verwandtschaftsgraden, die über Vettern 2. Grades hinausgehen, wird die Berechnung durch hinzutretende Unsicherheitsfaktoren (Mutation, Selektion, unbekannte Außerehelichkeit) rasch wertlos. Bei geschlechtsgebundenen Merkmalen beeinflußt die Verwandtschaft der Eltern nicht die Häufigkeit der Genotypen von Söhnen (nur ein X!). Bei Töchtern gilt die gleiche Rechnung wie oben mit dem Zusatz, daß alle Verbindungsschritte über normale männliche Vorfahren nicht gezählt werden dürfen.

Betrachten wir den populationsgenetischen Effekt einer Zunahme von Verwandtenehen, so ergibt sich zunächst, daß wir zwar eine Steigerung der Häufigkeit bei der Klasse der Homozygoten sehen, diese geht aber auf Kosten der Heterozygoten, und die Genhäufigkeit wird nicht verändert. Die Häufigkeit von homozygoten Kindern aus Ehen zwischen Vettern 1. Grades verhält sich zu der von Kindern des gleichen Genotyps aus zufälligen Verbindungen wie:

$$\frac{R_1}{R_0} = \left(\frac{q^2 + {}^1/_{16}\, pq}{q^2}\right) = \frac{1 + 15\,q}{16\,q}.$$

Dieser Zuwachs der Homozygoten als Folge von Verwandtenehen ist in absoluten Zahlen groß, wenn mittlere Genhäufigkeiten von q vorliegen, aber klein, wenn q klein ist. Umgekehrt liegen die Verhältnisse natürlich, wenn wir die relative Zunahme der Homozygoten ins Auge fassen.

Will man für eine bestimmte Bevölkerung errechnen, wie häufig Homozygote für ein bestimmtes Gen als Kinder von Vettern 1. Grades vorkommen, so muß neben der Genhäufigkeit q auch die Häufigkeit von Vetternehen in dieser Bevölkerung (c) berücksichtigt werden. Die Häufigkeit von Homozygoten aus Vetternehen ist dann:

$$c\,\frac{15}{16}\,q^2 + \frac{1}{16}\,q = c\,\frac{q}{16}\,(1 + 15q).$$

Das Verhältnis der Häufigkeit von Homozygoten aus Vetterehen 1. Grades zu der aus allen Ehen dieser Bevölkerung ist dann

$$k = \frac{c\,\frac{q}{16}\,(1 + 15\,q)}{(1 - c)\,q^2 + c\,\frac{q}{16}\,(1 + 15\,q)} = \frac{c\,(1 + 15\,q)}{16\,q + c\,(1 - q)}.$$

b) Nachweis von Heterogenie bei autosomal-recessiven Erbleiden

Aus der oben angegebenen Formel läßt sich die Genhäufigkeit q errechnen, wenn die Häufigkeit von Vetternehen (c) in einer Bevölkerung bekannt ist, und wenn ferner bekannt ist, wie groß der Anteil k der Homozygoten aus Vetternehen für ein Merkmal ist. Die Umformung der oben angegebenen Formel ergibt

$$q = \frac{c\,(1 - k)}{16\,k - 15c - c\,k}.$$

Nach der Weinbergschen Formel entspricht aber die Häufigkeit der Merkmalsträger in einer Bevölkerung q^2, die Wurzel aus der direkt gefundenen Häufigkeit also q. Berücksichtigt man auch bei dieser Rechnung die allgemeine Häufigkeit der Verwandtenehen, so ist die Häufigkeit der Merkmalsträger (aa)

$$\text{aa} = q^2(1 - c) + c\,\frac{q}{16}\,(1 + 15q).$$

Weichen die auf beiden Wegen gefundenen Schätzungen für q erheblich voneinander ab, insbesondere, wenn die aus der Häufigkeit von Vetternehen bei den

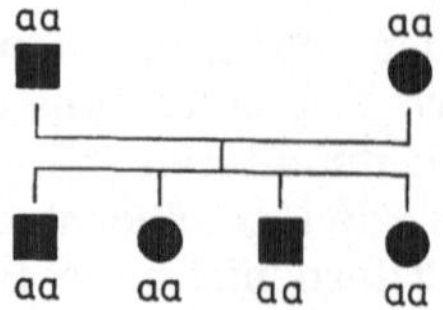

Abb. 18. Kreuzung zwischen zwei Homozygoten (Merkmalsträgern) bei autosomal-recessivem Erbgang

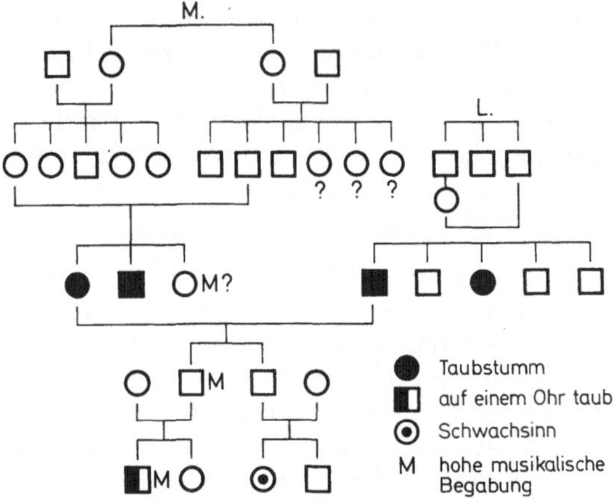

Abb. 19. Die Familie, in der zuerst Heterogenie für Taubstummheit nachgewiesen wurde. Beide Eltern entstammen einer Verwandtenehe, und doch sind die Kinder gesund. (Nach MÜHLMANN 1930, aus VOGEL 1961)

Eltern von Merkmalsträgern gewonnene Schätzung für einen wesentlich geringeren Wert für q spricht, so ist das ein Hinweis auf Heterogenie. Das betreffende Merkmal beruht offenbar auf verschiedenen Genen, die jedes für sich seltener sind.

Für die genetische Analyse ist der im allgemeinen seltene Fall von besonderer Bedeutung, daß zwei Merkmalsträger untereinander die Ehe eingehen. Es ist das nur bei milderen und nicht zu seltenen Merkmalen zu erwarten, oder aber dann, wenn besondere Umstände die Verbindung zwischen Merkmalsträgern erleichtern. Eine solche Paarungssiebung, „assortative mating", ist z.B. bei erblicher Taubstummheit durch das Zusammentreffen in speziellen Lehranstalten und die soziale Situation der Betroffenen begünstigt. Aus einer solchen Verbindung zwischen zwei Homozygoten können nur wieder homozygote, d.h. kranke Kinder hervorgehen (Abb. 18). Finden sich dennoch gesunde Nachkommen, so sind drei Erklärungen denkbar.

a) Es könnte sein, daß ein sonst recessives Leiden auch einmal dominant vererbt wird. Das würde aber aus dem weiteren Stammbaum erkennbar sein.

b) Es könnte sein, daß die Manifestation eines recessiven Leidens einmal bei einem Homozygoten ausbleibt. Für ein solches Verhalten (Nicht-Penetranz bei einem für ein autosomal-recessives Gen Homozygoten) gibt es kein gesichertes Beispiel, es wäre auch theoretisch weit schwerer verständlich als beim dominanten Erbgang.

c) Beide Ehepartner sind tatsächlich homozygot für ein Gen mit recessiver Wirkung, jedoch nicht für das gleiche. Es handelt sich um zwei genetisch verschiedene Erbleiden mit gleichem phänotypischen Erscheinungsbild. Es liegt

Heterogenie, genauer: genetische Heterogenie vor. Eine derartige Beobachtung publizierte MÜHLMANN 1930 (Abb. 19).

Häufig wird sich im Falle der Heterogenie bei genauer Analyse außerdem herausstellen, daß auch im klinischen Erscheinungsbild, dem Manifestationsalter, den biochemischen Auswirkungen oder anderen Parametern subtile Unterschiede zwischen den Krankheitsformen bestehen. In gleicher Weise eindeutig ist der Nachweis von Heterogenie formal dann möglich, wenn gezeigt werden kann, daß das klinisch gleiche Merkmal in einer Sippe einem autosomalen, in der anderen einem geschlechtsgebundenen, d.h. X-chromosomalen Erbgang (s. der übernächste Abschnitt) folgt. Es ist dann klar, daß der zugrundeliegende Gendefekt einmal auf einem Autosom, das andere Mal aber auf dem X-Chromosom lokalisiert ist.

Tritt ein Leiden einmal recessiv, das andere Mal als dominantes Merkmal in Erscheinung, so ist Heterogenie wahrscheinlich, die Abgrenzung gegen den vorn erwähnten „Dominanzwechsel", bzw. verschiedene Allele am gleichen Genort, aber formal nicht eindeutig. Unter Umständen können Kopplungsuntersuchungen eine Entscheidung ermöglichen.

4. Geschlechtsgebundene Vererbung

Jedes menschliche Autosom hat einen homologen Partner, d.h. ein Chromosom, der ihm morphologisch gleicht und den entsprechenden Bestand an Genen trägt. Die Geschlechtschromosomen sind im Laufe der Evolution heteromorph geworden. Während wir auf dem X-Chromosom des Menschen eine große Anzahl von Genen lokalisieren können, kennen wir auf dem viel kleineren Y-Chromosom außer Faktoren mit geschlechtsbestimmendem Effekt keine weiteren Gene mit Sicherheit. Das einzige bekannte, vielleicht dort zu lokalisierende Gen hat keine wesentliche Bedeutung. Aus diesem Grunde wird die Bezeichnung „geschlechtsgebundene Vererbung" fast synonym mit „X-chromosomale Vererbung" gebraucht.

a) Die Geschlechtsbestimmung beim Menschen

Die Geschlechtsbestimmung erfolgt beim Menschen genotypisch, die normale Frau hat zwei X-Chromosomen, der Mann ein X- und ein Y-Chromosom. Alle Eizellen besitzen ein X-Chromosom, je die Hälfte der Spermien ein X- oder Y-Chromosom. Die Befruchtung einer Eizelle mit einem ein X-Chromosom tragenden Spermium führt zu einer weiblichen, die mit einem ein Y-Chromosom tragenden Spermium zu einer männlichen Frucht. Das Grundschema gibt die Abb. 20 wieder. Männliche und weibliche Früchte sollten zufallsgemäß in gleicher Häufigkeit entstehen. Diese einfache Erwartung trifft bekannterweise nicht zu. Das Verhältnis von Knaben zu Mädchen unter den Neugeborenen zeigt eine Variabilität zwischen verschiedenen Bevölkerungen und ändert sich in längeren Zeiträumen, was zu zahlreichen Spekulationen Anlaß gegeben hat, ohne daß eine befriedigende Erklärung dafür gefunden wurde. Die Hauptschwierigkeit liegt darin, daß das primäre Geschlechtsverhältnis, d.h. das Geschlechtsverhältnis unter den Zygoten, unbekannt ist. Das Verhältnis bei den Neugeborenen ist ja nur ein Geschlechtsverhältnis unter Überlebenden. Es wurde traditionell damit erklärt, daß ursprünglich eine viel höhere Zahl männlicher Zygoten angelegt werde (z.B. durch Bevorzugung der Y-Spermien bei der Befruchtung, s. S. 184), und daß in der Folgezeit dann eine größere Anzahl von männlichen Embryonen zugrunde ginge, so daß nur ein geringer Überschuß männlicher Früchte verbliebe. Für diese erhöhte Sterblichkeit der männlichen Früchte wurden hemizygote

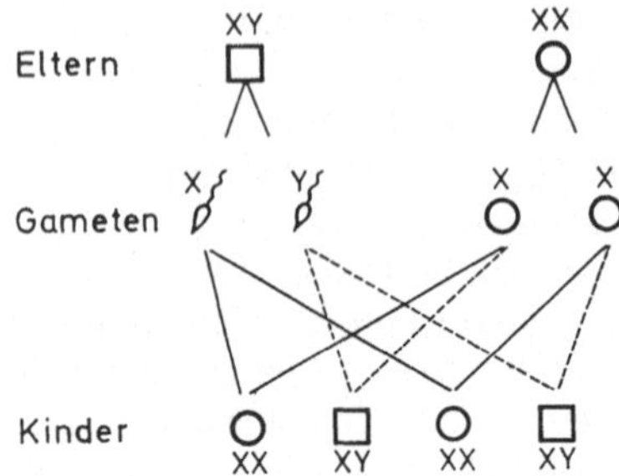

Abb. 20. Schema der Geschlechtsbestimmung beim Menschen

Letalfaktoren und die größere Anfälligkeit des hemizygoten Organismus überhaupt verantwortlich gemacht.

Neuere Befunde (Übersicht bei STEVENSON u. BOBROW 1967) haben diese Deutung in mehreren Punkten zweifelhaft werden lassen. Es ist zumindest offenbar nicht so, daß in allen intrauterinen Entwicklungsstufen eine höhere Sterblichkeit männlicher Früchte zu verzeichnen ist.

In den letzten Jahren betrug das sekundäre Geschlechtsverhältnis in Deutschland rund 106 Knaben auf 100 Mädchen, in den vergangenen Jahrzehnten war es zeitweilig etwas höher, in einzelnen Jahren auch niedriger. Aus diesem Verhältnis läßt sich errechnen, daß bei gleicher Zahl der Geschwister gleichgeschlechtliche Geschwisterschaften mit nur Knaben häufiger sein müssen als solche mit nur Mädchen. Das Verhältnis von 106:100 entspricht einer Knabenhäufigkeit von 0,5145. Eine gleichgeschlechtliche Geschwisterschaft von nur vier Knaben wird also mit einer Häufigkeit von $0{,}5145^4$ oder 0,070, eine solche von vier Mädchen mit der Häufigkeit von $0{,}4855^4$ oder 0,056 zu erwarten sein, die Häufigkeit beider Typen von Geschwisterschaften verhält sich also wie 5:4. Mit zunehmender Größe der Geschwisterschaft steigt dieses Verhältnis rasch an.

Die im folgenden für X-chromosomalen Erbgang gemachte Voraussetzung, daß X- und Y-Spermien in gleicher Zahl gebildet werden, zur Befruchtung kommen und dies sich in einem 1:1-Verhältnis von Knaben und Mädchen unter den Neugeborenen niederschlägt, gilt nach dem Gesagten nur ungefähr. Wegen unserer Unkenntnis über die Vorgänge zwischen Befruchtung und Geburt bedeutet aber eine genauere Berücksichtigung des tatsächlichen sekundären Geschlechtsverhältnisses nur einen scheinbaren Gewinn an Genauigkeit.

b) Der X-chromosal recessive Erbgang

Das klassische Beispiel für diesen Erbgang stellt in der menschlichen Pathologie die Vererbung der Bluterkrankheit in der Sippe europäischer Herrscherhäuser im 19. und 20. Jahrhundert dar (Abb. 21). Als erste sichere Konduktorin ist in diesem Stammbaum die Königin Victoria von England anzusehen. Es bleibt unentschieden, ob sie die Anlage bereits von ihrer Mutter ererbt hat oder ob diese als Neumutation in den Keimzellen ihres Vaters ausgetreten ist. Die wesentlichsten Kreuzungstypen bei X-chromosomal-recessivem Erbgang sind die folgenden:

a) Der Vater ist hemizygot und Merkmalsträger, die Mutter homozygot für das Normalallel. Alle Söhne aus dieser Verbindung sind gesund, sie erhalten mit dem X-Chromosom der Mutter das Normalallel. Alle Töchter erhalten von der Mutter ein normales X-Chromosom, vom Vater aber das X-Chromosom mit dem

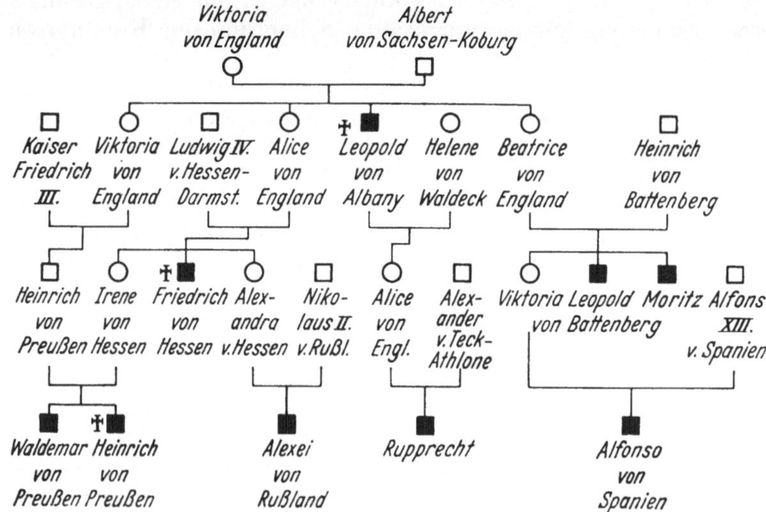

Abb. 21. Die Bluterkrankheit in der Sippe der europäischen Herrscherhäuser im 19. und 20. Jahrhundert. Die erste Konduktorin in diesem Stammbaum war die Königin Viktoria von England. Die mit † Bezeichneten starben an dem Leiden. (Abb. nach VOGEL 1961)

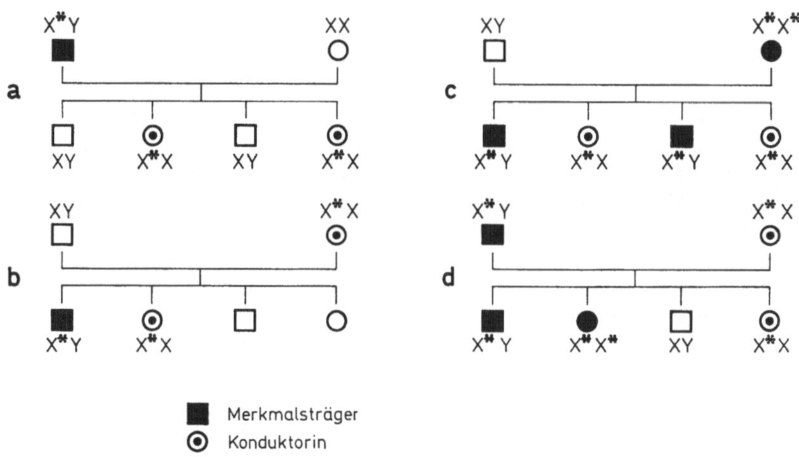

Abb. 22a—d. Kreuzungstypen bei X-chromosomal-recessivem Erbgang

pathologischen Gen, sie sind heterozygot, klinisch erscheinungsfrei, aber Konduktorinnen (Abb. 22a).

b) Die Mutter ist heterozygote Konduktorin, der Vater gesund: Je die Hälfte der Söhne und der Töchter erhält von der Mutter das X-Chromosom mit dem pathologischen Gen. Bei den Söhnen führt das zur Manifestation des Merkmals. Die Töchter werden Konduktorinnen. Die verbleibende Hälfte der Söhne und der Töchter haben nur das „gesunde“ Allel (Abb. 22b).

Homozygote Frauen werden bei seltenen X-chromosomal-recessiven Leiden kaum beobachtet. Bei häufigeren Merkmalen, wie z. B. den Farbsehstörungen, spielen dagegen auch die folgenden Verbindungen eine Rolle:

c) Die Ehe einer homozygoten Merkmalsträgerin mit einem gesunden Mann. Aus dieser Verbindung können nur kranke Söhne und nur Konduktorinnen als Töchter hervorgehen (Abb. 22c).

d) Die Ehe eines Merkmalsträgers mit einer Konduktorin. Aus dieser Verbindung sind sowohl kranke Söhne wie auch homozygote kranke Töchter zu erwarten, und zwar in jeder Gruppe mit der Wahrscheinlichkeit $^1/_2$. Die verbleibende Hälfte der Söhne ist gesund und die Hälfte der Töchter Konduktorinnen. Gesunde Töchter können aus dieser Ehe nicht hervorgehen (s. Abb. 22d).

X-chromosomal-recessiver Erbgang hat zur Folge, daß besonders bei seltenen Merkmalen fast nur Männer als Merkmalsträger erscheinen. Die Weitergabe erfolgt bevorzugt über die gesunden Töchter kranker Väter und die Hälfte der gesunden Schwestern kranker Männer. Alle Töchter kranker Männer sind Konduktorinnen. Unter den Schwestern der Merkmalsträger sind dann keine Konduktorinnen, wenn das Leiden des Bruders auf eine Neumutation zurückzuführen ist. Allerdings gibt es Hinweise dafür, daß die meisten Mutationen, z.B. für die Bluterkrankheit, in den Keimzellen von Männern aufgetreten sind[9]. Der erste Genträger in Familien mit sporadischem Auftreten dieses Leidens wird also nicht der Patient, sondern meist dessen Mutter sein. Deshalb werden meist auch die Schwestern mit der Wahrscheinlichkeit $^1/_2$ Konduktorinnen sein.

Das entscheidende Merkmal des X-chromosomalen Erbgangs ist jedoch ein negatives: Ein auf dem X-Chromosom gelegenes Gen kann nie vom Vater auf den Sohn übertragen werden. Abgesehen von Kopplungsuntersuchungen kann nur durch dieses Kriterium sicher geklärt werden, daß nicht autosomale Vererbung mit Geschlechtsbegrenzung (Manifestation nur im männlichen Geschlecht) vorliegt (s. unten). Dieser Nachweis ist nur möglich, wenn eine genügend große Zahl von Söhnen erkrankter Väter zur Verfügung steht. Die Unterscheidung ist nahezu unmöglich, wenn Kranke regelmäßig nicht zur Fortpflanzung gelangen, wie z.B. bei der testikulären Feminisierung. Bei diesem Krankheitsbild sind die Merkmalsträger genotypisch männliche Individuen mit dem Karyotyp 46, XY. Sie entwickeln jedoch weibliche äußere Genitalien und eine Vagina, die verkürzt erscheint und stets blind endet. Uterus und Adnexe werden nicht ausgebildet. Die Brust entwickelt sich normal weiblich. Es entwickeln sich Bauch- oder Leistenhoden, nicht selten im Zusammenhang mit Inguinalhernien. Die Achsel- und Pubesbehaarung fehlt oder ist äußerst spärlich. Der Grunddefekt besteht in einem Nichtansprechen der vorhandenen Haarfollikel in der Achsel- und Pubesgegend, ebenso wie des Bartes, der Klitoris und des Stimmapparates auf das männliche Geschlechtshormon. Bei heterozygoten Frauen ist eine gelegentliche Manifestation in Form einer späten Menarche und spärlicher Entwicklung der Sekundärbehaarung beschrieben. Das Nichtansprechen der Endorgane auf Androgen führt aber nur im männlichen Geschlecht zum Ausbleiben der normalen Genitalentwicklung. Da die Patienten ohne Nachkommen bleiben, kann formalgenetisch keine sichere Entscheidung zwischen autosomal dominantem Erbgang mit Geschlechtsbegrenzung und X-chromosomalem Erbgang getroffen werden. Kopplungsuntersuchungen blieben bisher ergebnislos (Abb. 23).

c) Geschlechtsbegrenzte Manifestation autosomaler Gene

Hier haben wir es nicht mit einem besonderen Erbgang zu tun, sondern mit einem Sonderfall unvollständiger Penetranz. Die Einschaltung an dieser Stelle erfolgt wegen der differentialdiagnostischen Abgrenzung gegenüber dem X-chromosomal-recessiven Erbgang. Ein besonders typisches Beispiel zeigt der Stamm-

---

[9] VOGEL 1965; HERRMANN 1966.

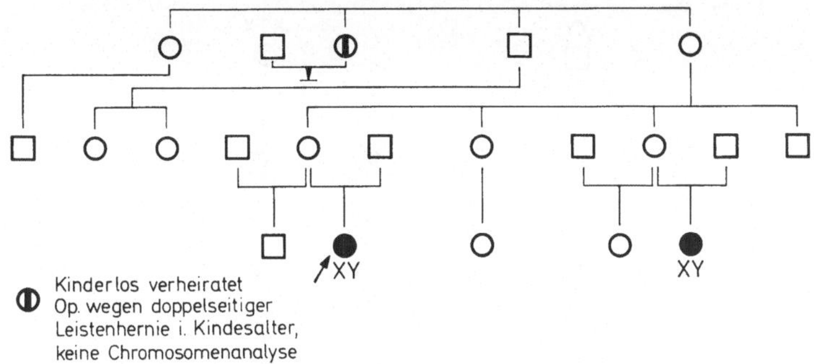

Abb. 23. Testikuläre Feminisierung in einer Sippe (eigene Beobachtung)

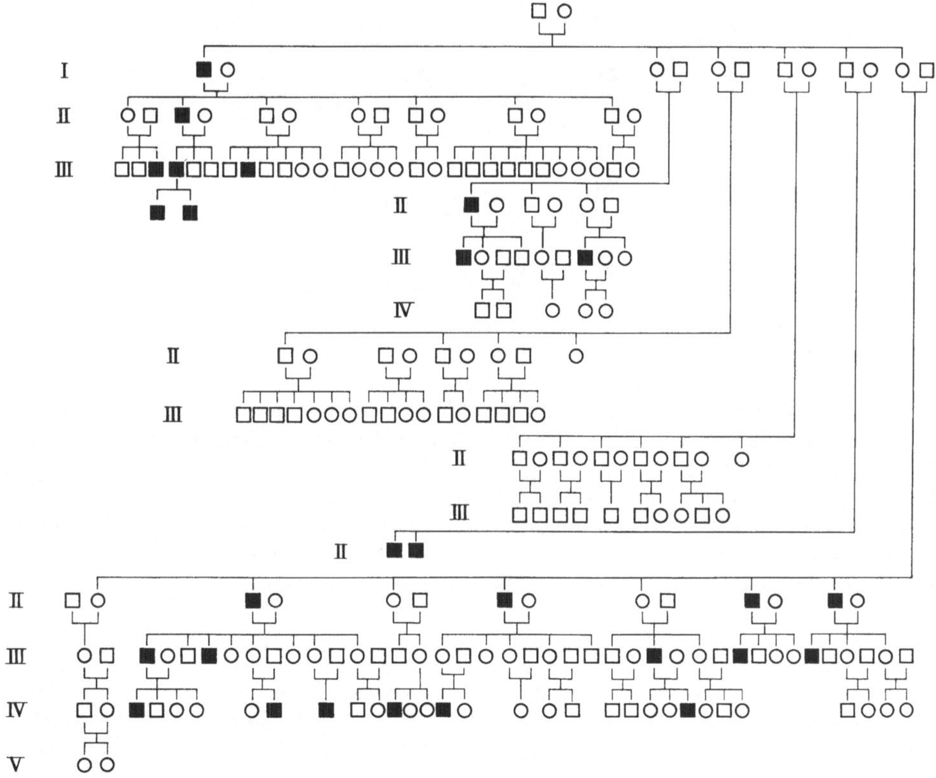

Abb. 24. Autosomal-dominanter Erbgang mit Manifestation nur im männlichen Geschlecht. Stammbaum mit Pubertas praecox im männlichen Geschlecht. (Nach JACOBSEN, A. W., u. M. T. MACKLIN 1952)

baum der Abb. 24. In einem Extremfall, wie bei der Pubertas praecox der Knaben des abgebildeten Stammbaums, manifestiert sich das betreffende Gen überhaupt nur bei einem Geschlecht. Ist das das männliche Geschlecht, so erscheinen in Übereinstimmung mit dem Verhalten bei X-chromosomal-recessivem Erbgang nur männliche Kranke. Entscheidend ist aber die Beobachtung einer Übertragung

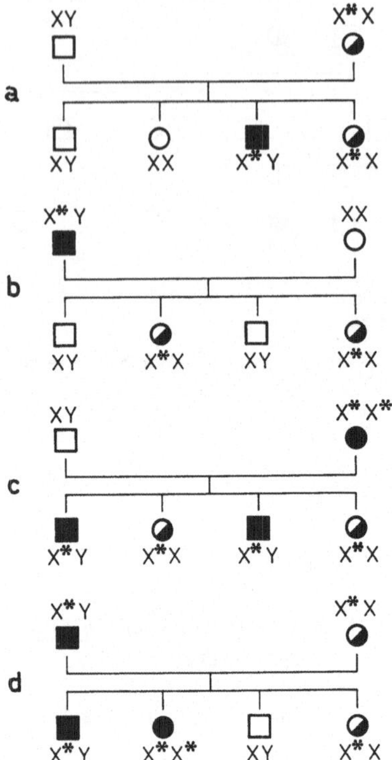

Abb. 25a—d. Kreuzungstypen bei X-chromosomal-dominantem Erbgang

vom Vater auf den Sohn. Man muß schließen, daß hier ein autosomales Gen vorliegt, das aus physiologischen Gründen beim weiblichen Geschlecht ohne Wirkung bleibt. Fast alle gut gesicherten Beispiele für derartiges Verhalten betreffen Merkmale, die Beziehung zur Geschlechtsentwicklung haben. Geschlechtsbegrenzung geringeren Grades ist jedoch häufig und auch bei anderen Merkmalen zu beobachten. Sie liegt z.B. überall da vor, wo ein Geschlecht häufiger oder regelmäßig schwerer erkrankt als das andere.

d) X-chromosomal dominanter Erbgang

Die Abgrenzung gegenüber autosomal-dominantem Erbgang gelingt hier nur, wenn umfangreiche Familiendaten zur Verfügung stehen. Es kommen männliche und weibliche Merkmalsträger zur Beobachtung. Sofern nicht sekundäre Faktoren die Manifestation beeinflussen, sind weibliche Merkmalsträger in der Bevölkerung doppelt so häufig vorhanden wie männliche. Insofern ein Gendosiseffekt eine Rolle spielt, sind weibliche Genträger zudem in der Regel leichter erkrankt als die befallenen Männer. Weibliche Merkmalsträger können das pathologische Gen vom Vater oder von der Mutter erhalten haben, unter ihren Kindern wie unter ihren Geschwistern finden sich im Falle des häufigsten Kreuzungstyps Gesunde und Kranke beiderlei Geschlechts im Verhältnis 1:1. Das entscheidende Kriterium liefern wiederum die Nachkommen männlicher Merkmalsträger: Bei autosomal-dominantem Erbgang wären kranke und gesunde Söhne männlicher Merkmalsträger im Verhältnis 1:1 zu erwarten. Bei X-chromosomal-dominantem Erbgang kann ein männlicher Merkmalsträger das pathologische Gen nur von der Mutter

Tabelle 1. Zusammenfassung der Daten aus 21 veröffentlichten Stammbäumen von Familien mit Vitamin D-resistenter Rachitis und Hypophosphatämie (Nach T. F. WILLIAMS u. WINTER 1972)

Sippen		Zahl der Eltern	Nachkommen mit Diagnose				
Quelle	Gesamt		männlich		weiblich		Gesamt
			befallen[a]	normal	befallen	normal	
Väter mit Hypophosphatämie							
North Carolina	5	16	0	19	24	0	43
Großbritannien	6	6	0	9	7	0	16
Gesamt	11	22	0	28	31	0	59
Mütter mit Hypophosphatämie							
North Carolina	4	29	21	22	14	27	84
Großbritannien	14	16	10	5	16	4	35
Gesamt	18	31	27	27	30	31	119
Summe insgesamt	29	67	31	55	61	31	178

[a] Als befallen sind alle Individuen mit Hypophosphatämie eingestuft, unabhängig von der Skeletmanifestation.

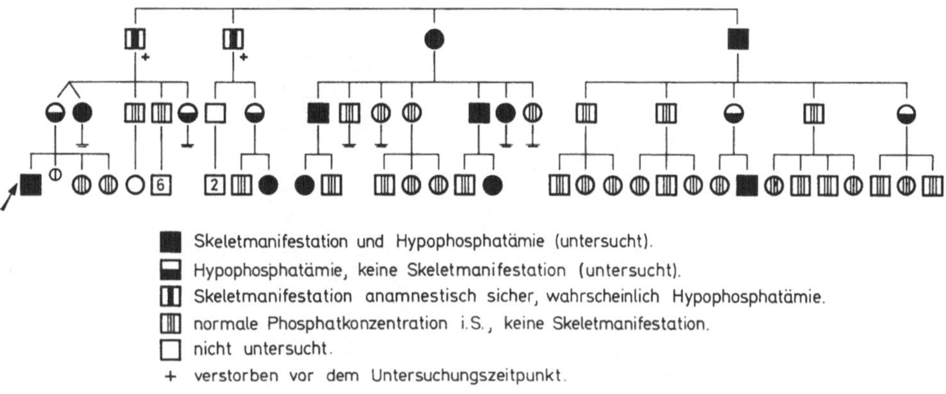

Abb. 26. Vitamin D-resistente Rachitis mit Hypophosphatämie (Teilstammbaum „E", North Carolina). (Nach T. F. WILLIAMS, R. W. WINTERS u. H. H. BURNETT)

bekommen. Ein kranker Mann kann deshalb nur dann einen kranken Sohn aufweisen, wenn gleichzeitig die Mutter Merkmalsträgerin ist. Töchter männlicher Merkmalsträger müssen dagegen ausnahmslos ebenfalls Merkmalsträgerinnen sein. Eine statistische Sicherung X-chromosomal-dominanter Vererbung kann nur erfolgen, wenn ausreichend viele Nachkommen von männlichen Merkmalsträgern untersucht sind. Die Abb. 25a—d geben schematisch die möglichen Kreuzungstypen und die erwartete Aufspaltung bei X-chromosomal-dominantem Erbgang wieder. Das bekannteste praktische Beispiel für diesen Erbgang stellt die familiäre Vitamin D-resistente Rachitis mit Hypophosphatämie dar, die WINTERS u. Mitarb. (1957) untersuchten. Diese Autoren konnten 21 Familien mit diesem Leiden untersuchen. Das Ergebnis ist in der Tabelle 1 zusammengefaßt. Die Wahrscheinlichkeit, eine solche Verteilung als Zufallsbefund zu erhalten, ist praktisch gleich Null. Der in der Abb. 26 wiedergegebene Stammbaum der ersten von WINTERS

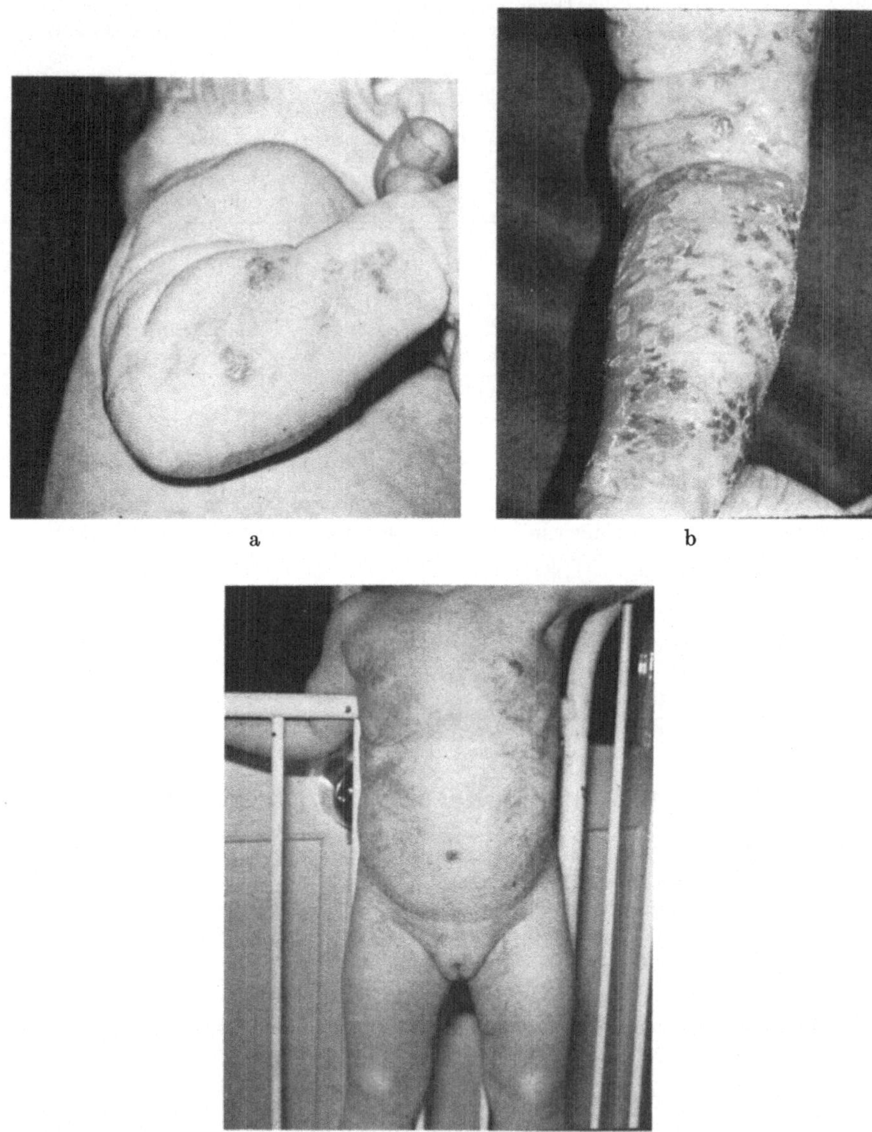

Abb. 27a—d. Incontinentia pigmenti. a u. b Akute Läsionen im Säuglingsalter (eigene Beobachtung). c u. d Narbige Residuen beim Kleinkind. (Beobachtungen E. HUTH, Mannheim)

u. Mitarb. (1957, 1958) untersuchten großen Sippe mit der Krankheit läßt erkennen, daß die dominante Weitergabe nur dann eindeutig ist, wenn man den biochemischen Defekt (Hypophosphatämie) und nicht die Skeletanomalie als Kriterium verwendet. Die Autoren wiesen weiter darauf hin, daß die weiteren Untersuchungen an anderen Stammbäumen die ursprüngliche Feststellung bestätigt haben, daß männliche Hemizygote in der Regel den biochemischen Defekt und die Skeletanomalie aufweisen, während heterozygote Frauen zwar mitunter auch Skeletanomalien, meist leichteren Grades, zeigen, oft aber nur an der Hypo-

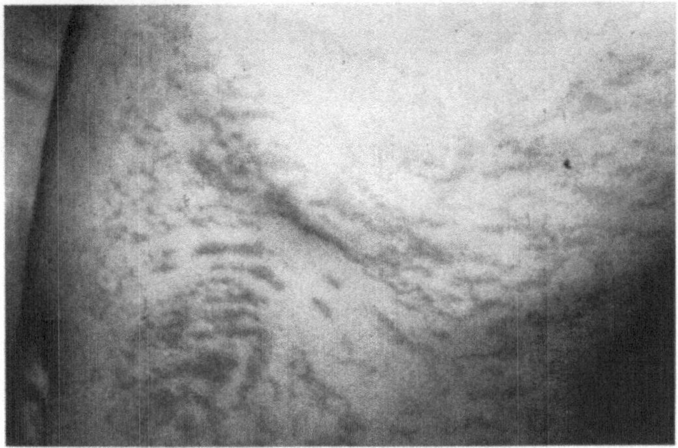

Abb. 27d

phosphatämie zu erkennen sind. Dabei kann es notwendig sein, die Untersuchung mehrfach zu wiederholen, da sonst eine Fehlklassifikation von Grenzbefunden möglich ist. Anscheinend besteht auch eine Altersabhängigkeit der Manifestation.

Das Beispiel unterstreicht, daß eine Grundvoraussetzung jeder genetischen Analyse die Wahl geeigneter Kriterien ist, und daß eine sehr sorgfältige, mitunter wiederholte Untersuchung erforderlich sein kann, um eine korrekte Einstufung der Individuen zu erreichen. Hier gemachte Fehler und Nachlässigkeiten sind mit keiner mathematischen Methode nachträglich zu korrigieren. Generell besteht in der Humangenetik heute eher ein Mangel an guten Familienbefunden als an raffinierten mathematischen Methoden zur Korrektur gesetzmäßiger Verzerrungen bei der Datenerfassung.

e) Der X-chromosomale Erbgang mit Letalität der Hemizygoten

kann als eine Sonderform des X-chromosomal-dominanten Erbgangs aufgefaßt werden. Diese Form der Vererbung liegt sehr wahrscheinlich bei der Incontinentia pigmenti (Bloch-Sulzberger) und beim Oro-digito-facialen Syndrom vor.

Die Incontinentia pigmenti (Bloch-Sulzberger) ist nach FANCONI von der Incontinentia pigmenti reticularis zu trennen. Die Pigmentanomalien sind nur ein Teil des Syndroms. Eventuell schon in utero, dann in den ersten Lebensmonaten treten besonders an den seitlichen Partien des Stammes, an Oberarm und Oberschenkeln entzündliche erythematovesiculäre Efflorescenzen auf, die später unter Hinterlassung schmutziger grauer, fleckig-streifig verteilter Hautpigmentierungen abheilen. Diese Pigmentierungen können in der Folgezeit abblassen. Die entsprechenden Hautbezirke zeigen Atrophie. Die Patienten zeigen weiter oft Alopecie, Nageldystrophie, Naevi und wohl regelmäßig Gebißanomalien (Fehlen von Zähnen), die für die Spätdiagnose von Bedeutung sind. Das typische Erscheinungsbild zeigt die Abb. 27a—d.

Das Oro-digito-faciale Syndrom wurde zuerst von PAPILLON-LÉAGE und PSAUME (1954) beschrieben. Die charakteristischen Symptome sind atypisch inserierende, hyperplastische Frenula im Mundvorhof, Fehlbildungen im Bereich der Kiefer und Zähne, Lappung und Kerbung der Zunge, Veränderungen des Nasenskelets, des Gesichtsschädels und der Extremitäten. Einen typischen Fall zeigen die Abb. 28 und 29.

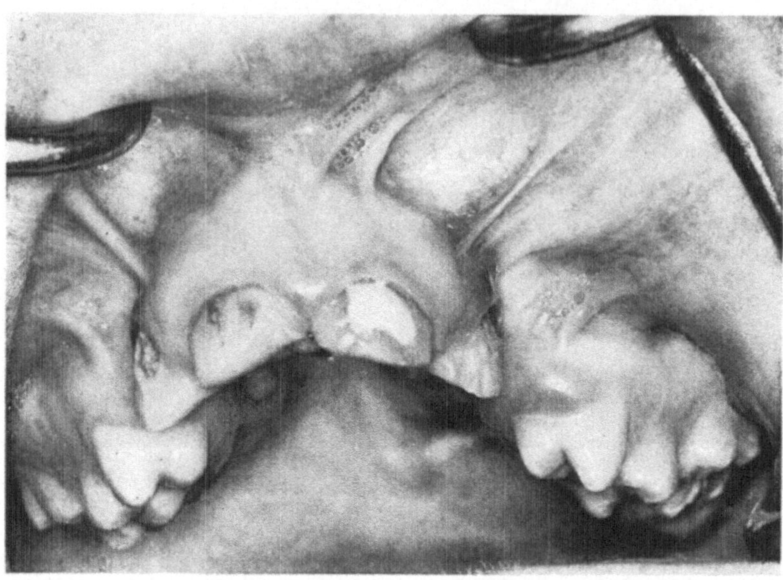

Abb. 28. Typischer intraoraler Befund bei Oro-digito-facialem Syndrom (Pat. N., 16,4 Jahre, Beobachtung gemeinsam mit A. STAHL)

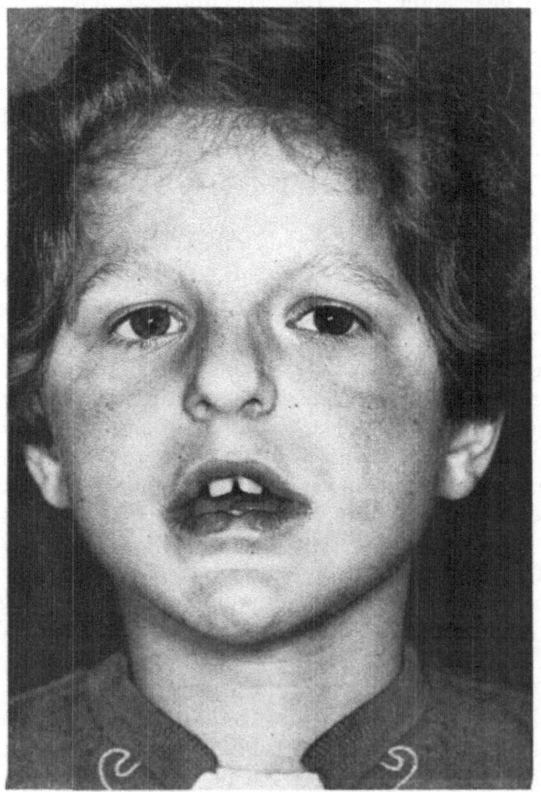

Abb. 29. Typische Facies bei Oro-digito-facialem Syndrom (Pat. N., 8,3 Jahre, Beobachtung gemeinsam mit A. STAHL)

Die formalen Kennzeichen X-chromosomal-dominanten Erbgangs mit Letalität der Hemizygoten ergeben sich aus der Tatsache, daß alle hemizygoten (männlichen) Früchte vor Erreichen der Fortpflanzungsfähigkeit oder schon in utero absterben, während die heterozygoten (weiblichen) Früchte lebensfähig bleiben. Das Merkmal würde also von der Mutter auf die Hälfte ihrer Töchter übertragen. Die Söhne, die beobachtet werden können, wären alle gesund. Die hemizygoten (männlichen) Genträger kommen nicht zur Beobachtung, sondern werden höchstens durch eine erhöhte Abortrate erkennbar. Letzteres muß dann nicht sein, wenn die Zygote schon sehr früh abstirbt. Dementsprechend treten (fast) ausschließlich weibliche Merkmalsträger in Erscheinung. Seltene männliche Merkmalsträger können als „Durchbrenner" erklärt werden. Schwierig ist die Abgrenzung vor allem gegen autosomal-dominanten Erbgang mit Begrenzung der Manifestation auf das weibliche Geschlecht. Folgende Kriterien können für die Entscheidung herangezogen werden:

Bei geschlechtsbegrenzter Manifestation und Probandenauslese erwarten wir bei den Schwestern der Probanden ein Verhältnis von 1:1 zwischen Gesunden und Kranken, alle Brüder sind gesund. Für die gesunden Geschwister der Kranken sind demnach männliche und weibliche Individuen im Verhältnis 2:1 zu erwarten, da auch die Merkmalsträger unter den Brüdern gesund erscheinen. Bei X-chromosomalem Erbgang wären bei den Schwestern der Probanden Kranke und Gesunde 1:1 zu erwarten, bei den Brüdern wären die Merkmalsträger intrauterin abgestorben. Bei den gesunden Geschwistern allein betrüge also das Geschlechtsverhältnis wieder 1:1.

Bei dominantem autosomalem Erbgang müssen die Geschwisterschaften (gleiche Heiratschancen für Merkmalsträger beiderlei Geschlechts vorausgesetzt) das pathologische Gen in gleicher Häufigkeit vom Vater wie von der Mutter erhalten haben. Bei X-chromosomalem Erbgang und Letalität männlicher Früchte dagegen muß das pathologische Gen immer von der Mutter stammen, mit Ausnahme der Neumutanten.

Bei X-chromosomalem Erbgang sind weitere Kranke nur in der Verwandtschaft der Mutter zu finden, bei autosomal dominanter Vererbung in gleicher Weise in der Verwandtschaft auch der Väter.

Bei X-chromosomalem Erbgang mit Letalwirkung in hemizygotem Zustand wäre eine hohe Mutationsrate zu erwarten, da ein erheblicher Verlust an Genen ausgeglichen werden muß, während bei dominant autosomalem Erbgang mit Geschlechtsbegrenzung ein geringer Genverlust und entsprechend eine geringe Häufigkeit von Neumutationen zu erwarten wären. Einen Anhalt für die Mutationsrate gibt die Häufigkeit der beobachteten sporadischen Fälle.

Die praktische Durchführung eines solchen Vergleichs beim Oro-digito-facialen Syndrom zeigt die Tabelle 2. Die Argumentation ist die gleiche, die früher von Vogel und Dorn (1964) für die Incontinentia pigmenti angewandt wurde. Die Bewertung war dort aber erschwert, weil bei der überwiegenden Zahl von Müttern der Patientinnen mit Incontinentia pigmenti nicht sicher bekannt war, ob sie selbst Merkmalsträger waren. Dadurch war ein unbekannter Anteil von Neumutationen zu berücksichtigen.

f) Formalgenetische Konsequenzen der Lyon-Hypothese

Mary Lyon hat 1962 Besonderheiten des X-chromosomalen Erbgangs, wie z.B. die Dosiskompensation (s. Kap. 5 und S. 373), mit der Hypothese erklärt, daß auch beim weiblichen Säuger in jeder Zelle nur jeweils ein X-Chromosom aktiv sei. Sie stützte sich dabei vor allem auf Beobachtungen bei der Maus. Die Hypo-

Tabelle 2. Erwartungswerte unter verschiedenen Erbgangshypothesen und beim OFD-Syndrom beobachtete Aufspaltungsziffern. (Nach FUHRMANN u. Mitarb. 1966)

	Erbgangshypothese				Beobachtet für Zeilen b—h bei familiären Fällen (Probanden in aufsteigender Reihe in Klammern)	p^a für Hypothese C
	A X-chromosomal dominant mit Letaleffekt bei Hemizygoten	B autosomal dominant mit Letaleffekt bei männlichen Merkmalsträgern	C autosomal dominant mit Geschlechtsbegrenzung auf das weibliche Geschlecht	D partielle Trisomie (nach PÄTAU)		
a) Geschlechtsverhältnis bei Patienten	nur ♀	nur ♀	nur ♀	nur ♀	101 ♀:0 ♂	
b) Verhältnis Kranke zu Gesunden bei allen Töchtern von OFD-Frauen	1:1	1:1	1:1	1:1	15(+8):23	
c) Geschlechtsverhältnis bei allen gesunden Kindern von OFD-Frauen (♂:♀)	1:1	1:1	2:1	1:1	18:23	≈ 0,002 (einseitig 0,001)
d) Geschlechtsverhältnis aller lebenden Kindern von OFD-Frauen (♂♂: ♀♀)	1:2	1:2	1:1	1:2	19:41	≈ 0,003 (einseitig 0,0016)
e) Manifeste Erkrankungsrate (ohne Rücksicht auf Geschlecht) bei allen Kindern von OFD-Frauen (♂♀:♂♀)	1:2	1:2	1:3	1:2	15(+8):41	
f) Kranke/Gesunde bei Töchtern von gesunden Söhnen von OFD-Frauen	keine Kranken	keine Kranken	1:3	keine Kranken	unter 10 Töchtern von 6 Söhnen von ODF-Frauen keine Kranken	$3/4^{10}$ ≈ 0,06
g) Patient erhält Gen	stets von der Mutter	stets von der Mutter	gleich häufig von Vater oder Mutter	je gleich häufig von 1. kranker oder 2. phänotypisch gesunder Mutter oder 3. phänotypisch gesundem Vater	keine Übertragung durch (carrier-) Vater beobachtet	
h) Weitere Merkmalsträger in der Verwandtschaft	nur der Mutter	nur der Mutter	gleich häufig der Mutter oder des Vaters	der Mutter oder des (carrier-) Vaters, insges. wie 2:1	nur der Mutter	
i) Anteil der Neumutanten	hoch	hoch	nicht sehr hoch	hoch	Verhältnis sporad. zu fam. 64:38[b]	

[a] Wahrscheinlichkeit unter der Hypothese C für das Auftreten der beobachteten Aufspaltungsverhältnisse oder eines noch stärker vom Erwarteten abweichenden Wertes. [b] Von diesen sind zehn die ersten in der jeweiligen Familie erfaßten Fälle und damit mögliche Neumutanten.

these ist durch zahlreiche weitere Beobachtungen gestützt worden und fand weite Zustimmung, sie stieß jedoch auch auf erhebliche Kritik[10]. Die Befunde beim XO-Syndrom, beim XXY-Klinefelter-Syndrom sowie autoradiographische Untersuchungen erfordern jedenfalls die Annahme, daß die Inaktivierung des zweiten X-Chromosoms erst etwas später in der Embryonalentwicklung erfolgt und daß sie nicht vollständig oder nicht dauernd wirksam ist[11].

Bei Zutreffen der Lyon-Hypothese können die Begriffe Dominanz und Recessivität bei X-chromosomalen Genen nicht im ursprünglichen Sinne gelten. In jeder einzelnen Zelle wäre auch bei der Frau dann zufallsabhängig nur jeweils das eine oder das andere Allel genetisch aktiv. In jeder einzelnen Zelle herrschte somit der Zustand der Hemizygotie. Der weibliche Organismus stellte ein Mosaik von Zellen mit jeweils aktiven X-chromosomalen Allelen von der Mutter und vom Vater dar. Das Begriffspaar recessiv oder dominant bezöge sich nur auf die Auswirkungen auf den Gesamtorganismus. Recessivität wäre dann gegeben, wenn z.B. das Genprodukt des Normalallels auf humoralem Wege verteilt würde und für den Gesamtorganismus zur unauffälligen Funktion ausreichend wäre. Dominanz läge vor, wenn der Funktionsausfall der Zellen, die das mutierte Allel trügen, auch den Gesamtorganismus erkennbar beeinträchtigte. Komplizierend würde sich auswirken, daß der Anteil der Zellen, in denen das „Normalallel“ aktiv ist, zufallsbedingt stark variieren kann. Das könnte z.B. die verschieden deutliche Ausprägung der Verminderung der Faktor VIII-Aktivität bei Konduktorinnen der Hämophilie-A erklären; gerade bei diesem Beispiel sind jedoch auch andere Faktoren wirksam.

g) Frage des unvollständig geschlechtsgebundenen Erbgangs

Phylogenetisch spricht vieles dafür, daß das X- und das Y-Chromosom einmal homologe Chromosomen mit ähnlichem Genbestand waren und erst im Laufe der Entwicklung der größte Teil dieser homologen Abschnitte des Y-Chromosoms verloren gegangen ist. Bei niederen Arten enthalten die Geschlechtschromosomen noch mehr oder weniger große homologe Anteile. In diesem Abschnitt kann es dann auch zu Crossing-over und Genaustausch zwischen X- und Y-Chromosom kommen. Die formalen Mermale des X-chromosomalen Erbgangs werden dann, je nach der Häufigkeit eines solchen Austausches, mehr oder weniger stark verwischt. Unvollständig geschlechtsgebundene Vererbung wurde zuerst 1921 von Aida in Japan bei den Farbmustern eines Süßwasserfisches (Aplocheilus latipes) beschrieben. Evidenz für weitgehende Homologie zwischen X- und Y-Chromosomen wurde in neuerer Zeit von Fikrig u. Mitarb. (1969) vorgelegt: Bei dem japanischen Medaka-Fisch (Oryzia latipes), einem oviparen Cyprinodonten, bei dem gewöhnlich die Weibchen vom Typ XX und die Männchen XY sind, gelingt es durch induzierte Geschlechtsumkehr XY-Weibchen zu erzeugen. Diese sind mit XY-Männchen fertil. Unter den Nachkommen findet sich ein Teil YY-Fische. Diese sind an der Färbung erkennbar, zeigen Verhaltensbesonderheiten und haben nur männliche Nachkommen. Sie sind jedoch gänzlich ohne X-Chromosom normal lebensfähig und offenbar gesund.

Koller und Darlington (1934) vermuteten, daß auch bei der Ratte das X- und das Y-Chromosom homologe Abschnitte besäßen. Diese Befunde wurden später nicht bestätigt. Sie veranlaßten Haldane (1936/37), das Problem auch für einige Merkmale des Menschen zu untersuchen. Positive Hinweise ergaben sich für das Xeroderma pigmentosum, die Achromatopsie, die Oguchische Erkrankung, die recessive spastische Paraplegie, die Epidermolysis bullosa dystro-

[10] Grüneberg 1969. [11] Fialkow 1970.

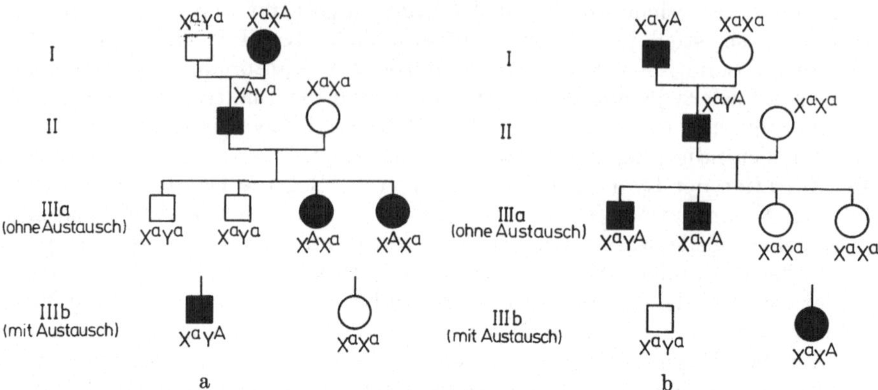

Abb. 30. Weitergabe eines unvollständig geschlechtsgebundenen dominant vererbten Merkmals

phica und die Retinitis pigmentosa (dominante und recessive Form). Später wurde unvollständig geschlechtsgebundene Vererbung, vor allem von Stephens u. Mitarb. (1951) für eine erbliche Form der Nephropathie mit Innenohrschwerhörigkeit (Alport-Syndrom) behauptet und später mehrfach erneut vertreten (z. B. Perkoff u. Mitarb. 1960).

Formal macht die Unterscheidung unvollständig geschlechtsgebundener Vererbung vom vollständig geschlechtsgebundenem Erbgang keine Schwierigkeiten. Sie ist dann bereits gegeben, wenn in einem Stammbaum, in dem das betreffende Merkmal sonst anscheinend X-chromosomaler Vererbung folgt, eine Übertragung vom Vater auf den Sohn in seltenen Fällen vorkommt. Anders ist es mit der Unterscheidung von autosomalen Erbgängen. Eine Unterscheidungsmöglichkeit bieten wiederum nur die Nachkommen von männlichen Merkmalsträgern. Die Unterscheidung ist verhältnismäßig einfach bei Dominanz: Unter den Nachkommen von Männern mit einem autosomal-dominant erblichen Merkmal müßten befallene Söhne und Töchter im Verhältnis 1:1 auftreten, bei unvollständig geschlechtsgebundener Vererbung und Dominanz des Merkmals wäre das Verhältnis grundsätzlich anders, je nachdem ob der betreffende Mann das mutierte Gen auf dem X- oder Y-Chromosom trüge. Ohne Crossing-over wären aus der Konstellation $X^aX^a \times X^AY^a$ nur Töchter mit dem pathologischen Merkmal und nur gesunde Söhne zu erwarten, aus einer Ehe $X^aX^a \times X^aY^A$ dagegen nur kranke Söhne und nur gesunde Töchter. Daneben würde jeweils ein der Crossing-over-Wahrscheinlichkeit entsprechender Anteil von Söhnen und Töchtern mit gegenteiliger Konstellation auftreten (Abb. 30). Aus der Abbildung ist ablesbar, daß alle die Nachkommen aus Gameten mit Genaustausch entstanden sind, die nicht die gleiche Kombination von Geschlechtszugehörigkeit und Merkmalsbesitz oder -nichtbesitz aufweisen, wie die Großeltern väterlicherseits. Entscheidend wichtig ist, daß der Genotyp eines Mannes aus dem Phänotyp seiner Eltern direkt abgelesen werden kann. Bei recessiven Merkmalen ist das nicht in gleicher Weise möglich; ein männlicher Merkmalsträger hätte hier den Genotyp X^aY^a, seine Eltern wären bei einem selteneren Merkmal gewöhnlich beide heterozygot. Die Ehe der Eltern könnte vom Typ $X^aX^A \times X^aY^A$ oder dem Typ $X^aX^A \times X^AY^a$ sein. Unsere Schlüsselperson, der heterozygote Vater, wäre phänotypisch gesund, sein Genotyp unbekannt. Ein Rückschluß auf den Genotyp ist hier nur indirekt möglich, z. B. wenn beide Eltern, wie das bei seltenen Merkmalen häufiger ist,

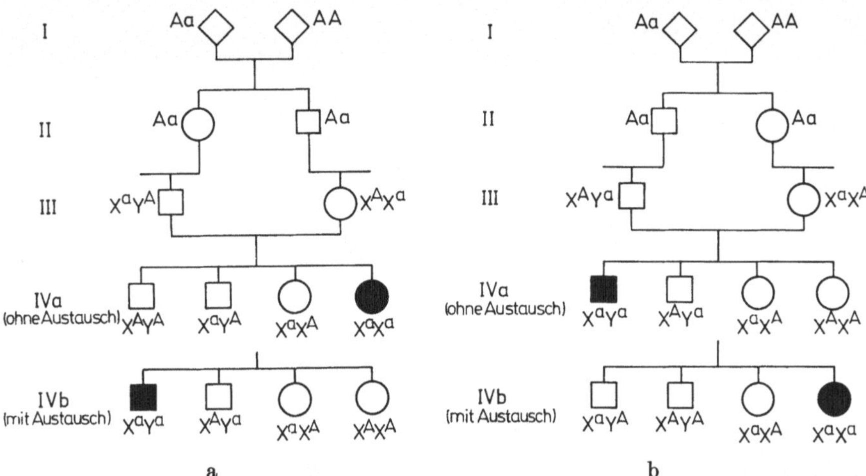

Abb. 31 a u. b. Erbgang eines hypothetischen, unvollständig geschlechtsgebunden recessiv vererbten Merkmals bei Ehen zwischen Vettern und Base. (S. Text, geringfügig geändert nach STERN 1968)

miteinander verwandt sind (Abb. 31). Man kann dann fast sicher sein, daß das pathologische Gen auf diesem Wege erworben wurde. Geht die Verwandtschaft über die Mutter des betreffenden Mannes (Abb. 31 a), so ist das ein Indiz, daß das untersuchte Gen bei ihm ebenfalls nur auf dem X-Chromosom gelegen ist, bei Verwandtschaft über den Vater ist es auf dem Y-Chromosom zu suchen (Abb. 31 b).

Durch die Beschränkung auf Verwandtenehen verliert man bei diesem Vorgehen jedoch sehr viel Information, das Zahlenmaterial wird klein. Der Rückschluß auf den Genotyp des Vaters ist zudem nicht zwingend, da auch bei einer Verwandtenehe das Gen auf anderem Wege zu ihm gelangt sein kann. Besonders gilt das, wenn man kleinere Isolate vor sich hat. Im übrigen folgt der Nachweis den Methoden, die auch für den Nachweis der Kopplung bei autosomalen Genen verwandt werden. Es wird dann formal die Kopplung zwischen einem hypothetischen, das Geschlecht bestimmenden Faktor auf dem differentiellen Segment der Geschlechtschromosomen mit dem untersuchten Gen geprüft. Auf die Wiedergabe der Rechenverfahren soll hier verzichtet werden, da bisher in keinem Fall beim Menschen unvollständig geschlechtsgebundener Erbgang als gesichert gelten kann. In formaler Hinsicht hat das MORTON (1957) nachgeprüft. Für den speziellen Fall der erblichen Nephropathie und Innenohrschwerhörigkeit kann außerdem auf die Diskussion von GRAHAM (1960) hingewiesen werden. Sehr gegen die Hypothese eines unvollständig geschlechtsgebundenen Erbgangs spricht in diesem speziellen Fall auch die spätere Publikation von HOOFT u. Mitarb. (1963). Eine bessere Erklärung bietet die später zu diskutierende Alternativhypothese von SHAW und GLOVER (1961).

Von cytogenetischer Seite wurden gegen die Annahme eines unvollständig geschlechtsgebundenen Erbgangs sehr schwerwiegende Einwände erhoben. Insbesondere kommt es offenbar zwischen den Geschlechtschromosomen des Menschen wie denen der Säuger ganz allgemein nicht zu einem Crossing-over[12]. Während der Prophase der ersten meiotischen Teilung tritt jedoch eine terminale Assoziation zwischen dem kurzen Arm des X- und wahrscheinlich dem langen

[12] SACHS 1954, FORD u. HAMERTON 1956, MATTHEY 1957.

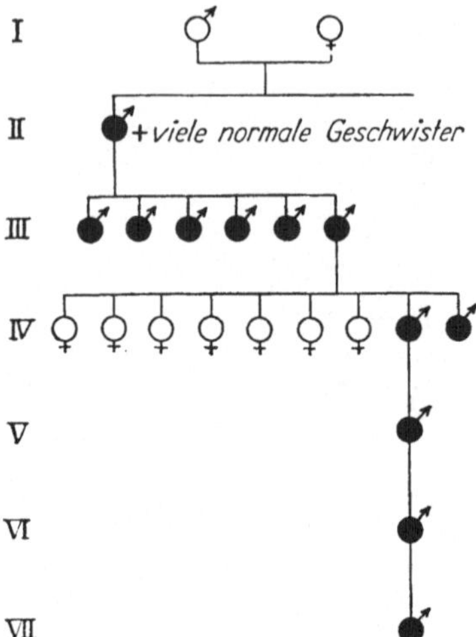

Abb. 32. Stammbaum mit „Stachelschweinhaut" in der Lambert-Familie, Klassischer Stammbaum

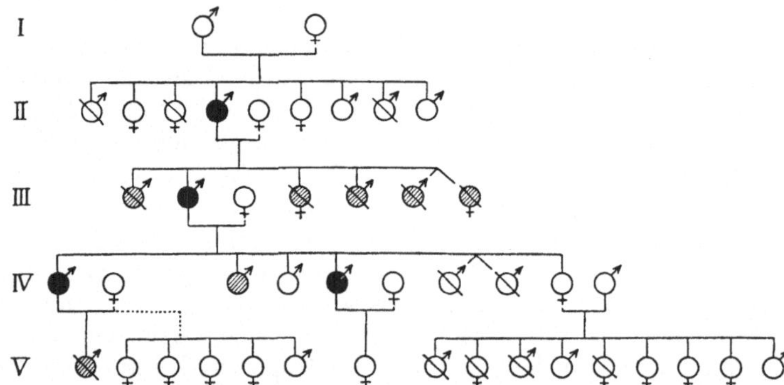

Abb. 33. Überarbeiteter Stammbaum. (Nach PENROSE u. STERN 1958.) Schlüssel: Schwarzer ausgefüllter Kreis: sicher befallen; schraffiert ausgefüllter Kreis: wahrscheinlich befallen; Kreis mit Schrägstrich: als Kind verstorben. (Aus PENROSE 1965)

Arm des Y-Chromosoms auf. FERGUSON-SMITH (1965, 1966) hat deshalb erneut die Möglichkeit diskutiert, daß es in diesem Bereich eine kurze, teilweise homologe Region gäbe und es ausnahmsweise zum Austausch von homologen, zum Teil aber auch heterologen Loci zwischen dem X- und dem Y-Chromosom kommen könne. Es hat dieses Konzept zur Erklärung der Entstehung der verschiedenen Phänotypen der Gonaden-Dysgenesie, der Ätiologie des echten Hermaphroditismus und des XX-Klinefelter-Syndroms herangezogen. Seine Argumentation hat aber auch für das Problem der unvollständigkeit geschlechtsgebundenen Vererbung Bedeutung.

h) Y-chromosomale Vererbung

Abgesehen von dem im vorigen Abschnitt diskutierten hypothetischen homologen Segment sind X- und Y-Chromosomen heterolog. Auf dem Y-Chromosom gelegene Gene haben dementsprechend keinen homologen Partner. Ein Merkmal, das durch ein Y-chromosomales Gen bestimmt würde, dürfte sich demnach nur beim Manne manifestieren. Abweichend von geschlechtsbegrenzter Vererbung müßte es vom befallenen Vater an alle Söhne weitergegeben werden und könnte niemals bei einer Tochter auftreten und auch nicht durch diese übertragen werden. Ein berühmtes Beispiel dieses Erbgangs betraf die Ichthyosis hystrix, die lange Zeit als Beispiel Y-chromosomalen Erbgangs galt. Die von COCKAYNE (1933) gegebene Abbildung des Stammbaums (Abb. 32) wurde von zahlreichen Autoren übernommen. Bemerkenswert ist, daß andere Sippen mit dem gleichen Leiden ebenfalls eine stärkere Manifestation beim männlichen Geschlecht annehmen lassen, aber nicht den Erfordernissen Y-chromosomaler Vererbung entsprechen. Eine kritische Überprüfung der Grundlage des von COCKAYNE wiedergegebenen Stammbaums der Lambert-Sippe, deren Mitglieder zum Teil als „Stachelschweinmenschen" auf Jahrmärkten auftraten[13], zeigte dann ein ganz anderes Bild (Abb. 33). Der Irrtum beruhte zum Teil auf übertriebenen Angaben über die Familie, die von den als Schausteller auftretenden Individuen gemacht wurden.

Ein Beispiel, bei dem eine größere Anzahl von Veröffentlichungen für Y-chromosomale Vererbung spricht, ist das Merkmal „hairy pinnae", d.h. eine stärkere Behaarung des Ohrrandes. Die meisten Stammbäume hierüber stammen aus Indien, wo dieses Merkmal bei einigen Stämmen als Glückszeichen gilt. Eine Publikation betraf die Manifestation bei Israelis. Als ein besonderes Problem bei der Bewertung dieser Stammbäume zeigte sich die Einordnung der einzelnen Individuen. Die kontinuierliche Variabilität dieses Merkmals erschwert die Definition der Betroffenen. STERN u. Mitarb. (1964) kamen bei Überprüfung der verfügbaren Publikationen zu dem Ergebnis, daß Y-chromosomale Vererbung dieses Merkmals nicht erwiesen sei[14]. Ein multifaktorielles Modell kann die Befunde gleich gut erklären. Da wir aus dem Verhalten bei der Geschlechtsbestimmung mit Sicherheit wissen, daß das Y-Chromosom für die Geschlechtsausbildung wichtige Gene enthält, ist es trotz der bisher negativen Untersuchungen durchaus nicht unwahrscheinlich, daß auch andere Gene dort lokalisiert sein können.

5. Abnorme Segregation

Eine Grundvoraussetzung für das Zutreffen Mendelscher Aufspaltung ist die zufallsgemäße Verteilung der Erbfaktoren auf die Gameten und eine nur den Gesetzen des Zufalls unterworfene Teilnahme der so gebildeten Gameten an der Befruchtung. Diese Voraussetzungen sind in der Regel erfüllt, obwohl das keineswegs selbstverständlich ist. Nicht zufallsgemäße Verteilung (non-random segregation) ist in der experimentellen Genetik von mehreren Objekten (Mais, Drosophila u.a.) bekannt. Eine „preferential segregation"[15] kann aus der Abweichung der Aufspaltungsverhältnisse erschlossen oder in geeigneten Fällen aus dem cytologischen Verhalten der Chromosomen abgelesen werden. Präferentielle Segregation kann darin begründet sein, daß während der Oogenese bestimmte Chromosomen oder Chromosomensegmente, die strukturell oder durch auf ihnen gelegene Allele markiert sind, bevorzugt in die funktionelle Eizelle gelangen, während der homologe Partner in das Polkörperchen wandert. Bei der Spermatogenese kann die Spermatidbildung unregelmäßig erfolgen, oder die vier gebildeten Samenzellen sind funktionell nicht gleichwertig. Insofern derartige Abweichungen ihren Ursprung in Besonderheiten während der Meiose haben, spricht man von „meiotic drive"[16]. Schließlich kann eine abnorme Segregation unter den Nachkommen auch dadurch entstehen, daß die Keimzellen zwar regelrecht gebildet und die

---

[13] STERN 1957, PENROSE u. STERN 1958. [14] CHAKRAVARTTI 1968.
[15] RHOADES 1942. [16] SANDLER u. NOVITZKI 1957.

Gene der Zufallsverteilung entsprechend auf die Keimzellen verteilt werden, dann aber Keimzellen, die ein bestimmtes Chromosom oder Allel enthalten, eine größere oder geringere Chance haben, zur Befruchtung zu gelangen als andere. Es liegt dann „germinale Selektion“ („Gametenselektion“) vor [17].

Der Nachweis einer abnormen Segregation ist beim Menschen sehr schwer zu führen, da es schwierig ist, hinreichend exakte Aufspaltungsziffern zu ermitteln. Im Prinzip ist es durchaus verständlich, daß ein Unterschied im Chromosomenkomplement oder auch ein bestimmtes Allel die Befruchtungsfähigkeit einer Keimzelle herauf- oder herabsetzen kann. Es wäre genauso leicht verständlich, daß diese Auswirkung auf Spermatocyten und Eizelle ganz verschieden sein könnte.

Für eine Reihe von Merkmalen konnte beim Menschen eine abnorme Segregation wahrscheinlich gemacht werden, für keines ist der Beweis lückenlos. Das bekannteste Beispiel ist die Geschlechtsbestimmung. Nach der Aufspaltungsregel sollten männliche und weibliche Zygoten im Verhältnis 1:1 entstehen (s. S. 167). Der höhere Anteil männlicher Neugeborenen wurde allgemein dadurch erklärt, daß eine weit größere Anzahl männlicher Zygoten angelegt würde, deren Anteil dann sekundär durch eine erhöhte Sterblichkeit männlicher Früchte in utero auf das sekundäre Geschlechtsverhältnis von 106:100 zurückgehe. Das hohe primäre Geschlechtsverhältnis (nach den Annahmen 130:100 und höher) wurde als Auswirkung einer Bevorzugung der Y-tragenden Spermien bei der Befruchtung angesehen. Dementsprechend hätten wir hier ein gutes Beispiel germinaler Selektion vor uns. Tatsächlich kann aber das primäre Geschlechtsverhältnis nicht bestimmt werden und neuere Ergebnisse[18] haben die älteren Deutungen zweifelhaft werden lassen. Es ist nicht ausgeschlossen, daß das primäre Geschlechtsverhältnis tatsächlich annähernd 1:1 ist.

Behauptet wurde germinale (präzygotische) Selektion in der Fortpflanzung von Trägern einer balancierten Translokation t (Dq Gq) oder t (Dq Dq). In beiden Fällen zeigte eine Auswertung der bekannten Fälle aus der Literatur und eigener Daten durch HAMERTON (1968) unter den Nachkommen von Männern mit der balancierten Translokation einen Überschuß von Trägern der gleichen balancierten Translokation. Gleichzeitig fanden sich weniger Kinder mit Translokationtrisomie als der theoretischen Erwartung entsprach. Die Aborthäufigkeit war nicht signifikant erhöht. Nachprüfung der Verhältnisse an Familien, die durch einen Träger einer balancierten Translokation erfaßt wurden durch JACOBS u. Mitarb. (1970), ergab weder unter den Nachkommen von Trägern von reziproken noch von Robertsonschen Translokationen einen Überschuß von balancierten Heterozygoten, in beiden Fällen dagegen ein Fehlen der unbalancierten Typen. In Familien, die über einen unbalancierten Träger erfaßt wurden, ergab sich nach Korrektur für den Erfassungsmodus ebenfalls kein Überschuß von balancierten Heterozygoten. (Hierzu übereinstimmend auch HAMERTON 1970.) Träger unbalancierter Translokationen fanden sich im Fall erblicher reziproker Translokationen bei 8% der Nachkommen männlicher Träger und bei 15% der Nachkommen weiblicher Träger, im Falle Robertsonscher Translokation Dq Gq bei 2% der Nachkommen männlicher und 10% der Nachkommen weiblicher Träger. Die Daten gestatten keine Entscheidung darüber, ob unbalancierte Gameten in der Oogenese häufiger gebildet werden als in der Spermiogenese, oder ob die Selektion gegen unbalancierte männliche Gameten stärker ist als gegen weibliche.

Beim Menschen wurde weiterhin abnorme Segregation für die Lebersche Opticusatrophie vermutet. Bei diesem geschlechtsgebundenen recessiven Merk-

---

[17] WEISMANN 1902, VOGEL 1961. [18] STEVENSON u. BOBROW 1967.

Tabelle 3. Nachkommen heterozygoter Männer (I) und Frauen (II) mit dem Alport-Syndrom. a) Zusammengefaßte Zahlen aus der Literatur und eigenen Beobachtungen. b) Daten der Sippe von STEPHENS u. Mitarb. (1951). (Nach FUHRMANN 1967)

	Söhne		Töchter	
	betroffen	normal	betroffen	normal
I: Nachkommen *männlicher* Heterozygoter beim Alport-Syndrom (nach Korrektur für Probandenauslese)				
a)	14	22	20	7
b)	2	18	24	5
II: Nachkommen bekannter *weiblicher* Heterozygoter beim Alport-Syndrom (nach Korrektur für Probandenauslese)				
a)	92	55	90	53
b)	24	37	41	43

mal fanden sich Hinweise dafür, daß männliche Merkmalsträger das pathologische Gen nur selten an ihre Töchter weitergeben, daß aber unter den Nachkommen weiblicher Genträgerinnen Heterozygote häufiger sind als unter Zufallsbedingungen zu erwarten (vgl. LUNDSGAARD 1944, WAARDENBURG 1948, und die Diskussion bei VOGEL 1961, S. 613ff.).

Besser gesichert ist abnorme Segregation beim Alport-Syndrom, das durch eine erbliche progrediente Nephropathie und Innenohrschwerhörigkeit gekennzeichnet ist[19]. Bei diesem unvollständig dominant erblichen Krankheitsbild findet sich unter den Nachkommen von Heterozygoten (Kranken und asymptomatischen Überträgern) abweichend vom erwarteten 1:1-Verhältnis ein deutliches Überwiegen der Merkmalsträger über die Gesunden. Bei getrennter Betrachtung zeigte sich unter den Nachkommen heterozygoter Väter ein statistisch gesichertes Überwiegen gesunder Söhne über kranke Söhne und befallener Töchter über gesunde Töchter. Unter den Nachkommen heterozygoter Frauen überwogen bei Kindern beiderlei Geschlechts die Merkmalsträger die Gesunden (s. Tabelle 3). Die Differenz ist statistisch hoch signifikant. Während der ursprünglich diskutierte, unvollständig geschlechtsgebundene Erbgang[20] auf Grund der neueren Beobachtungen sehr unwahrscheinlich ist (s. S. 181), wären die beobachteten Aufspaltungszahlen gut mit der zuerst von SHAW und GLOVER (1961) vertretenen Annahme erklärbar, daß ein autosomaler unvollständig dominanter Erbgang mit abnormer Segregation vorliegt. Dabei müßte das Chromosom, das das mutierte Gen trägt, bevorzugt mit dem X-Chromosom assoziiert bleiben und bevorzugt in die funktionellen Gameten gelangen. Es würden dadurch in der Spermatogenese mehr als die Hälfte der „X-Spermien" das mutierte Gen erhalten, und in der Oogenese dadurch, daß das mutierte Gen häufiger in die spätere Oocyte als in das Polkörperchen gelangt, mehr als die Hälfte der Eier das mutierte Gen enthalten. Zur Zeit bietet diese Theorie die beste Erklärung für den Erbgang des Alport-Syndroms; sie ist trotzdem nicht allgemein akzeptiert. Es ist das gleichzeitig wohl das beste beim Menschen bekannte Beispiel für abnorme Segregation. Der Verdacht abnormer Segregation wurde kürzlich auch für das Holt-Oram-Syndrom (Herzfehlbildung und Fehlbildungen der oberen Extremitäten) geäußert[21], die Evidenz ist aber bislang nicht ausreichend.

[19] SHAW u. GLOVER 1961, COHEN u. Mitarb. 1961, FUHRMANN 1963.
[20] STEPHENS u. Mitarb. 1951. [21] GALL u. Mitarb. 1966.

Generell ist zu sagen, daß abnorme Segregation beim Menschen zwar mit in Erwägung zu ziehen ist, daß man aber zunächst alle anderen möglichen Erklärungen ausschließen muß. Irrtumsmöglichkeiten liefern insbesondere unterschiedliche Manifestation bei beiden Geschlechtern und Schwierigkeiten in der Klassifikation der Individuen.

6. Multiple Allele

Bei der Diskussion der einfachen Erbgänge gingen wir von der Gegenüberstellung eines Normalallels mit einem mutierten Allel am gleichen Genort aus. Die biochemischen Grundlagen des Genbegriffs zeigen uns, daß an einem Genort nicht nur eine, sondern viele verschiedene Mutationen möglich sind. Solange diese die normale Funktion nicht beeinträchtigen, werden wir solche Mutanten nicht vom Ausgangstyp unterscheiden können und als Normalallel ansprechen; wenn sie zum gleichen Enddefekt führen, werden wir sie andererseits als einheitlichen pathologischen Typ auffassen. Das bekannteste Beispiel multipler Allele beim Menschen sind die AB0-Blutgruppen. Moderne Methoden der Enzym- und Eiweißanalyse haben uns gezeigt, daß das Phänomen der multiplen Allelie eher die Regel als die Ausnahme darstellt. Multiple Allele beeinflussen das gleiche Genprodukt. Sie werden sich deshalb häufig in quantitativ oder qualitativ abgestufter Wirkung auf die gleichen phänotypischen Merkmale ausdrücken. Verschiedene „Normalallele" können sich entsprechend auch in ihrem Verhalten in Kombination mit Defektmutanten unterscheiden, deren Auswirkung z.B. mehr oder weniger effektiv kompensieren (Dominanzverhältnisse) oder modifizieren.

Die Kombination von zwei verschiedenen Mutanten am gleichen Genort kann zu Phänotypen führen, die in ihrer Ausprägung Mischformen darstellen oder eine Zwischenstellung einnehmen. McKusick (1972) spricht von „genetic compounds". Eine befriedigende deutsche Bezeichnung hat sich hierfür noch nicht eingebürgert. W. Lenz (1970) schlägt die Benutzung des Begriffs „kombinante Genwirkung" vor. Da dieser jedoch 1938 von F. Lenz bereits in anderem Sinn definiert wurde und synonym zu „kodominant" gebräuchlich ist, (s. S. 151), kann eine solche Bedeutungsänderung leicht zu Mißverständnissen führen. Beispiele wären Patienten des Genotyps Hb_s/Hb_c, die zwei verschiedene Mutanten am Genort für die Hb-β-Kette tragen ($\alpha_2^A\ \beta_2^{6\,\mathrm{VAL}}/\alpha_2^A\ \beta_2^{6\,\mathrm{LYS}}$). Ähnliche Vorkommnisse diskutiert McKusick für die Mucopolysaccharidosen. Mit ihnen ist dann zu rechnen, wenn „homozygote" Kranke die beiden Defektgene am gleichen Genort von nicht miteinander verwandten Eltern erhalten haben.

Beim einzelnen Individuum können jeweils zwei Allele aus einer Allelen-Reihe vorliegen. In der Bevölkerung entspricht die mögliche Zahl der Genotypen der Zahl der zwischen den verschiedenen Allelen möglichen Kombinationen:

$$n+(n-1)+(n-2)+\cdots 1={}^1/_2\ [n(n+1)].$$

Für den Fall von drei Allelen ergibt die Rechnung also

$$3+2+1={}^1/_2\,[3\cdot 4]=6.$$

Das Phänomen der multiplen Allelie ist von erheblicher Bedeutung für die Populationsgenetik. Es wird deshalb auf dieses Kapitel verwiesen.

7. Die Lokalisation von Genorten

Zuordnung bestimmter Genorte zu bestimmten Chromosomen des Menschen ist lediglich bei X-chromosomalen Genen ohne größere Schwierigkeit möglich. Aufgrund des Erbgangs sind nach McKusick (1971) 150 Genorte auf dem X-

Chromosom lokalisiert. Für etwa die Hälfte dieser Genorte ist die Zuordnung gut gesichert. Über die genaue Lage auf dem X-Chromosom ist dagegen nur wenig bekannt.

Bezüglich des Begriffs der Kopplungsgruppen und der Berechnung der Genabstände in Morgan-Einheiten mittels des Austauschwerts kann auf das einleitende Kapitel verwiesen werden. Die dem Austausch zugrundeliegenden morphologischen Vorgänge des crossing-over sind im Kap. 1, S. 17 besprochen. Ein Abstand von 50 und mehr Morgan-Einheiten ist formell nicht vom freien Austausch unterscheidbar, er wird nur dadurch erkennbar, daß mehrere, näher benachbarte Genorte in die Analyse einbezogen werden.

Beim Menschen werden heute komplizierte Berechnungsverfahren angewandt, die hier nicht im einzelnen dargestellt werden können. Zu nennen sind das Verfahren der u-scores[22], das sequenzanalytische Verfahren[23], das Maximum-Likelihood-Verfahren[24], das ,,Gen-Zähl-Verfahren"[25], das Geschwisterpaarverfahren[26], das lod-score-Verfahren[27], das Computerprogramm für die Analyse von größeren Stammbäumen[28]. Eine neue Diskussion der Z-scores und notwendiger Korrekturen sowie Tabellen gab SMITH (1968).

Die Fortschritte in der Analyse autosomaler Kopplungsgruppen waren bisher sehr langsam. Die Tabelle 4 nach RENWICK (1969) gibt eine Zusammenstellung der bisher gefundenen autosomalen Kopplungsgruppen, die aber noch keinem bestimmten Chromosom zugeordnet werden konnten. Unter diesen befindet sich auch die erste gesicherte Dreier-Kombination, die die Loci AB0-Nagel-Patella-Syndrom(NP)-Adenylatkinase(AK) betrifft. Nach den Ergebnissen von SCHLEUTERMAN u. Mitarb. (1969) ist diese Reihenfolge wahrscheinlicher als die ebenfalls mögliche Reihenfolge AB0-AK-NP.

Erste Erfolge der Zuordnung einzelner Genloci zu bestimmten Chromosomen gelangen durch den Nachweis der Kopplung der Duffy-Blutgruppe (Fy) und des Genorts der zonulären staubartigen Katarakt mit dem Uncoiler-1-Locus, der durch ein vergrößertes heterochromatisches Segment auf dem langen Arm des Chromosom 1 erkennbar ist[29]. Die Reihenfolge der Dreier-Kombination ist nicht bekannt. Inzwischen konnte eine Anzahl weiterer Loci durch Kopplungsuntersuchungen auf dem Chromosom 1 lokalisiert werden. (Für Einzelheiten vgl. McKUSICK 1973.)

Die versuchten Zuordnungen des Haptoglobin-Locus zum Chromosom 13[30], des Hageman-Faktors zum Chromosom 6[31] und des Duffy-Locus (Fy) zum Chromosom 16[32] haben einer Nachprüfung nicht standgehalten[33]. Ebensowenig ist die Evidenz für die Zuordnung des Genorts für Pyknodysostose zu einem Chromosom der G-Gruppe beweisend, die aufgrund der Beobachtung bei einem Patienten mit Deletion eines G-Chromosoms erfolgte (NANCE u. ENGEL 1967, Kritik: RENWICK 1969) oder die Lokalisation des Gens für die Mucoviscidose auf dem kurzen Arm des Chromosoms 5[34].

Der theoretisch mögliche Nachweis eines Genorts auf einem Chromosom bei trisomen Individuen durch Aufzeigen von Triallelie ist bisher in keinem Fall gelungen. Alle Versuche, Gendosiseffekte zum Nachweis einzelner Genorte bei trisomen Individuen auszunutzen, verliefen nicht überzeugend.

---

[22] FINNEY 1940—1942.
[23] MORTON 1955, 1956, 1957, STEINBERG u. MORTON 1956, SMITH 1959.
[24] HALDANE u. SMITH 1947. [25] SMITH 1956/57. [26] PENROSE 1953/54.
[27] MAYNARD-SMITH, PENROSE u. SMITH 1961. [28] RENWICK u. SCHULZE 1961.
[29] DONAHUE u. Mitarb. 1968, YING u. IVES 1968, RENWICK u. LAWLER 1063, RENWICK 1969.
[30] GERALD u. Mitarb. 1967. [31] DE GROUCHY u. Mitarb. 1968.
[32] CRAWFORD u. Mitarb. 1967. [33] RENWICK 1969. [34] SMITH u. Mitarb. 1968.

Tabelle 4. Autosomale Kopplungsgruppen beim Menschen ohne bekannte Zuordnung zu einem bestimmten Chromosom. (Nach Renwick 1969)

Wahrscheinlichkeit für Kopplung	Loci	Locussymbole	Schätzwerte der *Entfernung der Genorte* (Centimorgan-Einheiten) f = Frauen m = Männer	95%-Ver*trauens*grenzen	Quelle
$>10^6:1$	ABO: Nagel-Patella-Syndrom	ABO:Np1	11 (f, 14; m, 8)	6—19	Renwick u. Lawler 1955
$>10^6:1$	Nagel-Patella-Syndrom:AK	Np1:AK	0	0—7	D. Schleutermann u. Mitarb. 1969
200 :1	Adenylat-Kinase:ABO	AK:ABO	16 (f, 24; m, 8)	5—30	Rapley, Robson, Harris u. Smith 1968
$>10^6:1$	Hämoglobin$_\beta$:Hämoglobins$_\delta$	Hb$_\beta$:Hb$_\delta$	0,1	0—6	Ceppellini 1959
$>10^6:1$	Albumin: Gc-Protein	Alb:Gc	2	1—6	Weltkamp, Rucknagel u. Gershowitz 1966
$>10^6:1$	Elliptocytose$_1$:Rhesus	El1:Rh	3	2—7	Lawler 1954
186 :1	Sklerotylose:MNS	Tys:MNS	4	0,3—19	Mennecier 1968
$>10^6:1$	Lutheran:Sekretor	Lu:Se	13 (f, 16; m, 10)	7—19	Mohr 1954
75 :1	Transferrin:Cholinesterase$_1$	Tf:E$_1$	16 (f, 19; m, 12)	7—28	Robson, Sutherland u. Harris 1966

Einen neuen aussichtsreichen Weg zur Chromosomenkartierung eröffnete die Technik der Zellhybridisierung. Mit Hilfe des Sendai-Virus lassen sich in Zellkulturen Zellen von Mensch und Maus fusionieren. Man kann also Zellen herstellen, die Chromosomen des Menschen und der Maus enthalten. In solchen Zellstämmen geht nach und nach der größte Teil der menschlichen Chromosomen stets wieder verloren. Die Zellen können als Klon vermehrt und auf die Anwesenheit bestimmter Genprodukte (z.B. Enzyme) getestet werden. Enzyme, die durch Gene auf dem gleichen Chromosom bestimmt sind, sollten dann stets gleichzeitig vorhanden sein oder durch Verlust dieses Chromosoms auch gemeinsam verloren gehen. So kann zunächst Genkopplung festgestellt und später auch die Lokalisierung auf einem bestimmten Chromosom ermittelt werden. Als Fehlerquelle müssen die Wirkung von Regulationsmechanismen, möglichen Translokationen und Selektionseffekte in Rechnung gestellt werden. Mit dieser Methodik konnten z.B. die Arbeitsgruppen von BODMER (SILVANA SANTACHIARA u. Mitarb. 1970) und RUDDLE u. Mitarb. (1970) die Kopplung der Gene für Lactatdehydrogenase B und Peptidase B nachweisen. In den letzten Jahren gelang auf diese Weise für eine größere Zahl speziell biochemischer Merkmale die Zuordnung zu bestimmten Chromosomen. Das Gebiet ist in rascher Entwicklung, so daß ein Abdruck vorläufiger Listen an dieser Stelle nicht sinnvoll erscheint. Für den Stand von 1973 kann auf die Übersicht von McKUSICK (1973) verwiesen werden.

8. Formale Aspekte möglicher Kontrollgenmutationen beim Menschen

Mendelsche Erbgänge beim Menschen sind von Merkmalen ausgehend erforscht worden, deren Ausprägung, wie wir sahen, mit der primären Genwirkung oft durch viele Zwischenglieder verbunden ist. Nach der Aufklärung der biochemischen Grundlagen der genetischen Information wurde das primäre Genprodukt als Polypeptid erkannt und seine Bedeutung zunächst ausschließlich als Baustein von Enzymen und Strukturproteinen gesehen. Die Arbeiten insbesondere von JACOB und MONOD (1961) und später zahlreicher anderer Autoren haben gezeigt, daß es neben derartigen Strukturgenen eine zweite Klasse von Genen gibt, deren Funktion in der Regulation und Kontrolle der Genaktivität besteht. Es wurde auf diese Arbeiten bereits in den Kap. 1 und 2 eingegangen. Regulatorgene, Promoter und Operatorgene wurden bisher nur bei Mikroorganismen sicher nachgewiesen. Die Universalität des genetischen Codes legt aber die Annahme nahe, daß derartige Regulationsmechanismen — wahrscheinlich dann neben anderen, später erworbenen — auch bei höheren Organismen und beim Menschen eine Rolle spielen. Es ist deshalb berechtigt, sich an dieser Stelle zu überlegen, welche formalen Kriterien erfüllt sein müssen, ehe man beim Menschen eine Kontrollgenmutation diskutieren kann, und welche Erbgänge zu erwarten wären.

Unsere derzeitigen Vorstellungen der Genregulation sind an anderer Stelle ausführlich behandelt worden. Es muß deshalb genügen, wenn hier das Grundkonzept der negativen Genregulation nach JACOB und MONOD in Erinnerung gerufen wird. Mehrere, meist, aber nicht notwendigerweise, funktionell zusammengehörige Strukturgene sind benachbart und gehören zu einem Operon. Das Operon ist die Einheit der Transkription der DNA-Matrize in die Boten-RNA (mRNA). Das erste Element eines Operons ist nach heutiger Vorstellung der Promoter[35]. Dessen Funktion ist zweifach, er ist der Startpunkt der mRNA-Synthese und gleichzeitig die Begrenzung der maximalen mRNA-Transskription.

[35] JACOB u Mitarb. 1964, SCAIFE u. BECKWITH 1966.

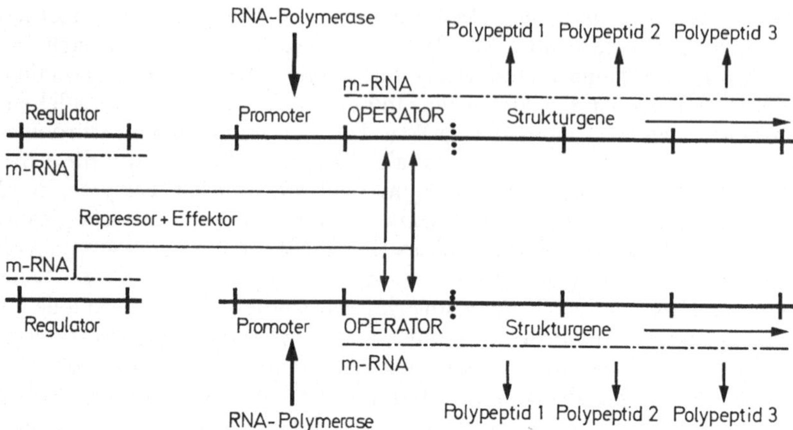

Abb. 34. Vereinfachtes Schema eines Operons und seiner Beziehung zum Regulator-Gen. Nach den derzeitigen Befunden der Bakteriengenetik übertragen auf einen diploiden Organismus zum Verständnis der Formalgenetik hypothetischer Kontrollgenmutationen des Menschen

Ihm unmittelbar benachbart und gleichzeitig zwischen Promoter und erstem Strukturgen gelegen folgt der Operator. Er ist selbst Teil der genetischen Information, die in die RNA transskribiert wird, und gleichzeitig der Teil der DNA, der als Bindungsort des Repressormoleküls funktioniert. Das Repressormolekül ist seinerseits das Genprodukt des übergeordneten Regulatorgens. Wenn das Repressormolekül an den Operator gebunden ist, ist die Transskription des gesamten Operons blockiert (s. Abb. 34).

Es sei erwähnt, daß ein Operon auch mehr als einen Promoter besitzen kann, und daß sog. polare Mutationen zum Abbruch der Synthese an bestimmten Stellen innerhalb eines Operons führen können.

Reznikoff und Beckwith (1969) sowie Bhorgee u. Mitarb. (1969) haben gezeigt, daß zumindest beim Lactose-Operon von E. coli das Operatorgen nicht Teil des benachbarten Strukturgens für die β-Galaktosidase ist. Obwohl die Information des Operators selbst wahrscheinlich in die RNA transskribiert wird, ist damit nicht anzunehmen, daß diese Information eine Translation von der RNA in ein Genprodukt erfährt.

Nach diesen neueren Vorstellungen ist der Operator nicht mehr ein unerläßlicher Bestandteil des Operons[36]. Wenn ein Operon normalerweise „konstitutiv" ist, d.h., nicht einer exogenen Kontrolle unterliegt, benötigt es keinen Operator. Es ist das vielleicht gerade für höhere Organismen von Bedeutung, bei denen wir induzierbare Systeme im Sinne der Bakteriengenetik kaum kennen.

Kontrollgenmutationen können nun im Prinzip das Regulatorgen, den Promoter oder den Operator betreffen. Der prinzipielle Unterschied zwischen einer Strukturgenmutation und einer Kontrollgenmutation wäre in der klassischen Definition und im Idealfall darin zu sehen, daß bei einer Strukturgenmutation ein fehlerhaftes Genprodukt auftritt, das aber in gleicher Produktionsrate und den gleichen Regulationen unterworfen gebildet wird, wie das normale. Im Idealfall einer Kontrollmutation dagegen fallen ein oder mehrere Genprodukte aus oder werden im Überschuß gebildet. Es findet sich kein fehlerhaftes Genprodukt[37].

[36] Zipser 1969. [37] Jacob u. Monod 1961.

Die von Bell (1969) aufgestellte Theorie einer Informationsübermittlung auch durch eine messenger-DNA (Informational-DNA) wurde durch späteren Untersuchungen nicht bestätigt[38].

Es war unter dieser Vorstellung verführerisch, nun alle Erbleiden mit Ausfall eines Genprodukts als Kontrollgenmutation zu erklären. Entsprechende Listen wurden in der Vergangenheit häufiger publiziert[39]. Dieses Vorgehen hat aber zwei Hauptfehler:

1. Das Nichtvorhandensein eines Genprodukts ist praktisch nicht nachzuweisen. So kann eine Strukturgenmutation dazu führen, daß das gebildete Genprodukt so verändert ist, daß es gar nicht mehr als Produkt des gleichen Genorts erkannt werden kann. Da bei einem Teil der so definierten menschlichen Erbleiden ein Enzymausfall nur erschlossen werden konnte, die beteiligten Enzyme aber bisher nicht isoliert sind, gibt es bei einem Aktivitätsverlust des Genprodukts gar keine Möglichkeit, dieses überhaupt nachzuweisen. Ist das Enzym als Eiweiß isoliert, kann unter Umständen der Nachweis des veränderten, inaktiven Enzyms noch immunologisch geführt werden, wie das inzwischen bei einigen früher als Kontrollgenmutation bezeichneten Erbleiden geschehen ist. Es ist aber ebenso möglich, daß auch der Antigencharakter durch eine Strukturgenmutation eine Änderung erfährt.

2. Auch eine Strukturgenmutation im engeren Sinne kann dazu führen, daß das betroffene Gen gar kein Genprodukt mehr oder dieses in viel geringerer Menge bildet. Hierher gehören die polaren Mutationen. Es ist auch möglich, daß das veränderte Genprodukt instabil ist und dem Nachweis entgeht.

Überzeugender für die These einer Kontrollgenmutation ist schon die Demonstration einer überschießenden Bildung eines Genprodukts, wie das z.B. beim Persistieren der Bildung fetalen Hämoglobins im Erwachsenenalter (Mutation „high fetal") der Fall ist, oder wie es bei der kongenitalen erythropoetischen Porphyrie[40] und bei der akuten intermittierenden Porphyrie[41] wahrscheinlich gemacht werden konnte. Ebenfalls durch eine Kontrollgenmutation am einfachsten zu erklären wäre der gleichzeitige Ausfall zweier Enzyme, wenn eine Erklärung durch sekundäre Mechanismen ausscheidet. Ein Beispiel hierfür ist vielleicht die erbliche Orotsäureausscheidung[42]. Ein anderes Beispiel, das in komplizierterer Weise als Kontrollgenmutation erklärbar ist, ist der Morbus von Willebrand[43].

Der Morbus von Willebrand ist in seiner Ausprägung variabel, möglicherweise auch genetisch heterogen. Die Diagnose und Abgrenzung sind umstritten und im Einzelfall oft schwierig. Die Hauptkennzeichen jedoch sind ein Mangel des Faktors VIII (Antihämophiler Faktor, AHF) der Blutgerinnung sowie eine Gefäßstörung. Der Defekt des Faktor VIII entspricht dem Grundtyp der klassischen Hämophilie A. Die Gefäßstörung ist ebenfalls durch einen Plasmafaktor (Vascular Faktor, VF) bedingt. Dieser Faktor ist im Blute hämophiler Patienten vorhanden, wie durch Plasma-Transfusionen bewiesen werden konnte[44]. Die Hämophilie A wird geschlechtsgebunden recessiv vererbt, die Information für den Faktor VIII ist also auf dem X-Chromosom gelegen. Der Morbus von Willebrand folgt aber autosomal-dominantem Erbgang. Es muß also erklärt werden, wie die Mutation eines Gens auf einem Autosom gleichzeitig die Aktivität eines X-chromosomalen Gens reguliert. Eine wichtige Beobachtung der Transfusionsversuche war nun, daß die Gabe von Plasma eines Hämophilen bei einem Patienten mit dem Morbus von Willebrand nicht nur die Gefäßstörung sehr rasch beseitigt, sondern auch

---

[38] Fromson u. Nemer 1970. [39] Parker u. Bearn 1963, Stanbury u. Mitarb. 1966. [40] Watson u. Mitarb. 1964. [41] Tschudy u. Mitarb. 1965. [42] Smith u. Mitarb. 1966. [43] Sutton 1965. [44] Nilsson u. Mitarb. 1957, Cornu u. Mitarb. 1963.

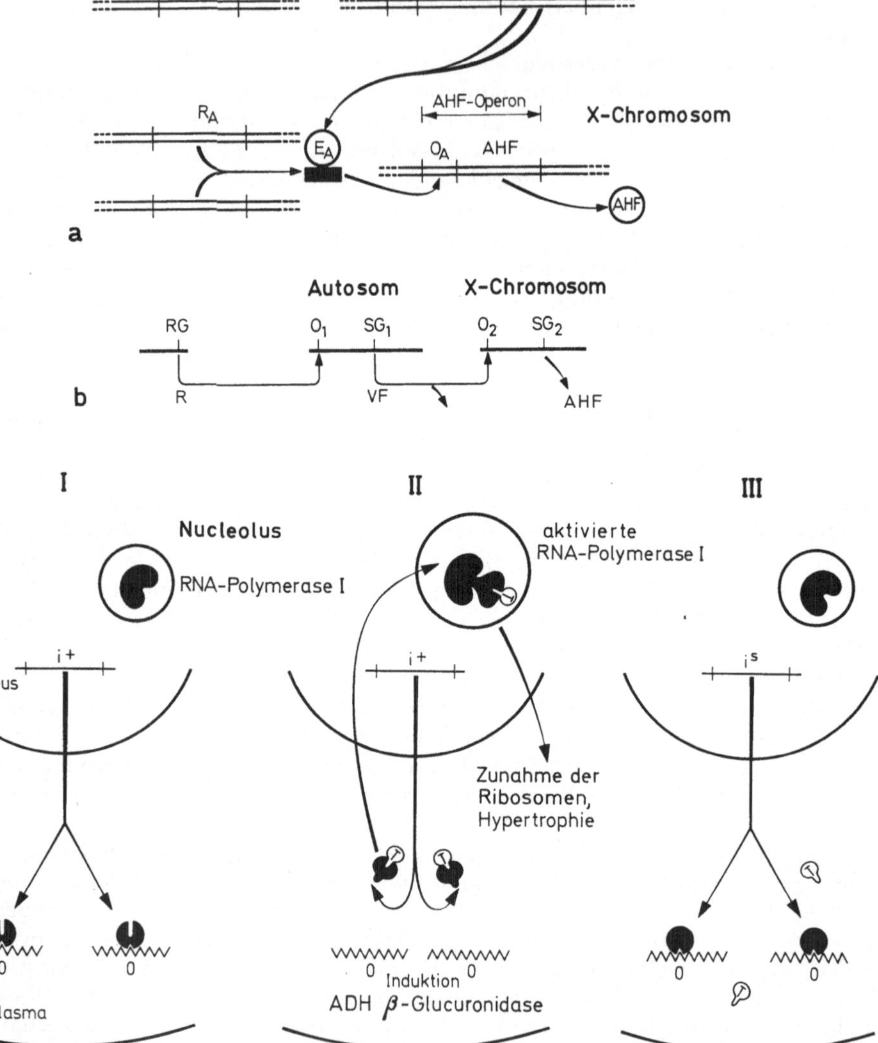

Abb. 35a—c. Zwei Kontrollgen-Modelle zur Erklärung der Beziehung zwischen Synthese des Faktor VIII und des beim Morbus v. Willebrand fehlenden Gefäßfaktors (VF). a Modell von SUTTON (1967): Die Hämophilie A wäre durch einen Defekt des auf dem X-Chromosom gelegenen Strukturgens für den Faktor VIII (AHF) bedingt. Der Morbus v. Willebrand wäre das Ergebnis eines Defekts, der das auf einem Autosom gelegene VF-Operon dominant abschaltet (z.B. eine Regulatormutation vom „superrepressed" Typ). Es würde dann der

mit einiger Verzögerung von einer Bildung des Faktors VIII gefolgt ist. Das hämophile Plasma substituiert also nicht nur den Gefäßfaktor, sondern stimuliert beim Patienten mit dem Morbus von Willebrand die aktive Bildung des Faktor VIII. Die einfachste Erklärung wäre, daß der Patient die intakte genetische Information für den Faktor VIII besitzt, das Gen jedoch erst unter dem Einfluß des Gefäßfaktors aktiviert („induziert") wird. Eine entsprechende Interpretation gab zuerst GRAHAM 1963, zwei neuere Modell von SUTTON (1965) und von DREYFUS (1969) geben die Abb. 35 wieder. Neuere Untersuchungen lassen jedoch andere Erklärungen wahrscheinlicher erscheinen.

Die formalen, bei diploiden Organismen zu erwartenden Auswirkungen der einzelnen Mutationstypen lassen sich daraus ableiten, daß das primäre Genprodukt des Regulatorgens, der Repressor, seine Wirkung über das Cytoplasma entfaltet, während Mutationen der Promoter- oder Operatorregion sich nur auf die benachbarten Strukturgene auf dem gleichen Chromosom auswirken. Eine Mutation des Regulators, die zu einem inaktiven Repressor führt, bewirkt deshalb nur in homozygotem Zustand eine konstitutive Synthese der Strukturgenprodukte. Das Ergebnis ist eine recessiv erbliche Funktionssteigerung. Eine Regulatorgenmutation, die zu einem Repressor führt, der zwar als Repressor voll wirksam, aber nicht mehr zur Reaktion mit dem ihm entsprechenden Effektor fähig wäre („superrepressed mutation"), führte in einem repressiblen System ebenfalls zu einer recessiv erblichen Überproduktion. Der adäquate Stimulus könnte wiederum nicht mehr zur Abschaltung der Strukturgenaktivität führen. In einem induzierbaren System dagegen verhielte sich eine solche Mutation dominant. Das System könnte auf den normalen Induktionsreiz nicht mehr ansprechen. Wir hätten einen dominant erblichen Funktionsverlust vor uns. Es fällt auf, daß keine dieser Regulatorgenmutationen zu einem recessiv erblichen Verlust der Syntheseleistung eines Gens führt, wie wir sie als häufigsten Fall menschlicher Stoffwechselleiden kennen!

Eine Mutation des Operators, die diesen für den zugehörigen Repressor unzugänglich machte, würde wiederum zum Ausfall der Steuerung und zu konstitutiver Bildung der Strukturgenprodukte führen. Da diese Wirkung für jedes Operon gesondert eintreten kann, würde die Mutation nur einer der beiden homologen Operatorregionen zur Manifestation führen, die Operator-Konstitutiv-Mutation hat einen dominanten Effekt.

Mutationen, die die Aktivität und Funktion des Operators als Startpunkt der Transskription zerstören, „Operator-Null-Mutationen", wären recessiv, nur im homozygoten Zustand würde der Ausfall manifest. Es hat sich inzwischen gezeigt, daß die von JACOB und MONOD 1961 als Operator-Null-Mutationen aufgefaßten Vorgänge tatsächlich wahrscheinlich dem Sonderfall einer polaren Mutation nahe dem Startpunkt entsprachen[45]. Polare Mutationen an anderen Stellen des Operons

Gefäßfaktor nicht mehr gebildet und ebenso nicht die unter Kontrolle des gleichen Operators befindliche Effektor-Substanz (E_A), die normalerweise die Wirkung des von R_A gebildeten Repressors aufhebt. Dadurch bliebe auch das AHF-Operon inaktiv. b Modell von DREYFUSS (1969). Abweichend von Modell „a" ist angenommen, daß der Gefäßfaktor selbst als „Inducer" auf den Operator des AHF-Operons wirkt. c Schema der Gen-Kontrolle der sekundären Geschlechtsentwicklung nach OHNO 1971. Erläuterung s. Text. Tfm = Mutante der testikulären Feminisierung; ADH = Alkoholdehydrogenase

Testosteron
Genprodukt (Protein) des Tfm-Locus (Wildtyp
Genprodukt des mutierten Tfm-Locus („non inducible", i^s)
0 Operatorregion verschiedener Enzyme

[45] ZIPSER 1969.

führten entsprechend bei homozygotem Auftreten zum Ausfall der distal der Mutation kodierten Genprodukte. Sie wären ebenfalls recessiv.

Schließlich haben wir in der Promoter-Region Mutationen zu erwarten. Eine Steigerung von dessen Aktivität auf Grund einer Mutation ist anscheinend möglich und in ihrer Wirkung dominant. Verminderung oder Aufhebung seiner Aktivität führt zur Verminderung bzw. zum Ausfall der Genprodukte des zugehörigen Operons, oder, falls innerhalb des Operons ein zweiter Promoter gelegen ist, des proximal von diesem gelegenen Abschnitts. Dieser Effekt ist recessiv[46].

In neuerer Zeit konnte gezeigt werden, daß bei Bakterien und Viren neben der „negativen" Kontrolle im Sinne von JACOB und MONOD eine „positive" Kontrolle von erheblicher Bedeutung ist. Der Beginn der Transskription erfordert neben der Polymerase die Mitwirkung spezieller Faktoren, deren Funktion bisher nur bei E. coli und seinen Phagen näher analysiert werden konnte. So ist ein spezieller Faktor „σ" der Coli-Zelle erforderlich, damit die ersten Stufen der Gensynthese von in die Zelle eingedrungenen Phagen mit Hilfe der vorhandenen Polymerase stattfinden können. Danach bilden Phagen zum Teil eigene Polymerasen, die nicht von „σ" abhängig sind. Für das Bacterium Coli selbst hat der „σ"-Faktor anscheinend nur eine Bedeutung für die Synthese weniger Gene. Daneben sind jedoch andere Faktoren an der positiven Kontrolle beteiligt. Fehlen diese Faktoren, oder sind sie defekt, so kann keine oder nur eine geringe Transskription stattfinden. Im letzteren Falle wäre aber das Genprodukt normal, nur in der Menge vermindert. Man könnte von diesen Befunden her wieder spekulativ auf höhere Organismen extrapolieren. Ein genetischer Defekt eines entsprechenden an der positiven Kontrolle beteiligten „Initiationsfaktors" könnte beim diploiden Organismus einen recessiv erblichen Verlust einer Funktion bewirken, wie wir ihn als häufigstes Ereignis z.B. bei erblichen Stoffwechselleiden kennen. Es ist aber sicher ebenso verfrüht, Befunde einer positiven Genregulation beim Bacterium Coli auf höhere Organismen anwenden zu wollen, wie uns die Grundlagen fehlen, um etwa die wahrscheinlich durch Histone und saure Proteine des Zellkerns ausgeübte Kontrolle der Genaktivität bei höheren Organismen zur Erklärung von erblichen Störungen des Menschen heranzuziehen.

DREYFUS (1969) hat das Problem der Übertragbarkeit der in der Bakteriengenetik erarbeiteten Regulationsmodelle auf die Physiologie und Pathologie der höheren Organismen und des Menschen eingehend diskutiert. Er kam zu dem Schluß, daß nur sehr wenige (zwei) Krankheiten mit einiger Wahrscheinlichkeit auf Kontrollgenmutationen zurückgeführt werden können. Für alle anderen dafür in Anspruch genommenen Beispiele sind die Befunde widersprüchlich. Die Existenz eines Operons ist bisher für höhere Organismen nicht sicher bewiesen, ebensowenig die tatsächliche Existenz von Regulatorgenen. Es ist wahrscheinlich, daß solche in der Bakteriengenetik gefundenen Mechanismen in einigen wenigen Fällen auch bei höheren Organismen eine Rolle spielen, sie sind jedoch zum größten Teil durch andere, in der Evolution jüngere Mechnismen abgelöst oder überlagert worden.

Kürzlich hat OHNO (1971) das Thema der Genregulation in bezug auf den Säuger wieder aufgegriffen. Schon aus Gründen der Ökonomie und der begrenzten Höhe der nach populationsgenetischen Erwägungen möglichen Zahl der Gene müsse mit zunehmender Komplexität der Organismen die Selektion auf eine Reduktion der Komponenten in jedem einzelnen Regulationssystem hingewirkt haben. Es sei daher wahrscheinlich, daß auch beim Säuger die grundlegenden Regulationen in einfacher Weise erfolgten. Ein Beispiel hierfür sei die Inaktivie-

---

[46] SCAIFE u. BECKWITH 1966.

rung eines X-Chromosoms der Frau, durch die mit einem einzigen Schritt die Dosiskompensation für alle X-chromosomalen Gene gewährleistet würde. Am Beispiel der Mutation, die dem Krankheitsbild der testikulären Feminisierung beim Säuger zugrunde liegt (Maus, Rind, Mensch), versuchte OHNO zu zeigen, daß das Regulationssystem der sekundären Geschlechtsentwicklung unter Hormoneinfluß wahrscheinlich analog oder sogar noch einfacher als das lac-operon-System bei E. coli aufgebaut ist. In ihrem Kern fordert die Hypothese, daß ein X-chromosomales Gen ein Eiweiß codiert, das in Abwesenheit von Testosteron im Cytoplasma vorhanden ist und dort als Repressor der Translation verschiedener Enzyme fungiert (Abb. 35c, I). Dieses Protein reagiert mit Testosteron oder dessen Metaboliten unter Änderung der allosterischen Konfiguration, so daß es sich von der mRNA ablöst und die Translation freigibt. Im Kern aktiviert dieser Testosteron-Protein-Komplex die RNA-Polymerase I und führt zur Hypertrophie (Abb. 35c, II). Die primäre Auswirkung der zur testikulären Feminisierung führenden Mutation wäre der Verlust der Bindungsfähigkeit dieses Proteins für Testosteron, der das gleichzeitige Nichtansprechen aller Endorgane auf Grund einer einzigen Mutation erklären könnte (Abb. 35c, III).

Ähnliche Überlegungen gelten nach OHNO für die meisten induzierbaren regulatorischen Systeme beim Säuger. Für Einzelheiten der Hypothese und der Argumentation ebenso wie für weitere Literatur muß auf die Originalarbeit verwiesen werden.

9. Formalgenetische Konsequenzen von Genduplikationen

Die Duplikation von DNA-Abschnitten und damit zum Teil ganzen Genen hat für den Organismus einen eindeutigen Vorteil in der Evolution, da durch spätere Funktionsänderung hier eine neue genetische Information geschaffen werden kann, ohne daß notwendige oder bewährte Informationen verloren gehen. Solange die Funktion der verdoppelten Abschnitte identisch ist, wäre eine quantitative Verschiebung erfolgt, die zu einer Vermehrung des Genprodukts führen kann, sofern nicht sekundäre Regulationsmechanismen kompensierend eingreifen. Es könnte sich das auch im Phänotyp auswirken. Ein „Duplikat-Gen" könnte später auch auf ein anderes Chromosom verlagert werden und unter Kontrolle anderer Regulationsgene geraten. Erfaßbar ist das bisher nur für auch strukturell veränderte Genprodukte mit noch erkennbarer gemeinsamer Abkunft, wie zum Beispiel die verschiedenen Hämoglobinketten. Die formalgenetische Konsequenz einer Duplikation, bei der die beteiligten Gene noch nicht erkennbar unterschieden sind, demonstrieren die Gene der α-Ketten des menschlichen Hämoglobins. Bei heterozygoten Trägern einer Mutante der α-Kette beträgt der Anteil des abnormen Hämoglobins stets nur 20—30%, bei solchen für β-Ketten-Mutanten dagegen oft die erwarteten 50%. Eine mögliche Erklärung dafür wäre, daß die α-Ketten-Mutanten sich besonders schwer auswirken. Dafür spräche, daß auch Heterozygote für einzelne β-Ketten-Mutanten einen entsprechend geringen Anteil von pathologischem Hämoglobin aufweisen. Eine durchaus ebenso plausible Erklärung böte aber die Annahme der Duplikation des α-Ketten-Locus, d.h. der Existenz zweier Genorte für das gleiche Genprodukt. Die Mutation eines Allels beträfe dann nur $^1/_4$ der entsprechenden Informationsträger. Für diese von LEHMANN und CARRELL (1969) diskutierte Erklärung spräche das Fehlen der Beobachtung von Homozygoten für α-Ketten-Mutanten. Personen, die nur das pathologische Hämoglobin aufwiesen, müßten ja in der Tat doppelt homozygot sein, ein Ereignis von außerordentlicher Seltenheit. Das Fehlen der homozygoten Individuen könnte aber auch durch die Annahme eines Letaleffekts der Homozygotie erklärt werden. Im Einklang mit der Annahme zweier Genorte für die α-Kette des Hämoglobins, stünden auch die Beobachtungen bei α- und β-Thalassämie. Zwei Genorte sind für die γ-Ketten des fetalen Hämoglobins nachgewiesen, die sich in ihrem Aufbau durch nur eine Aminosäure unterscheiden[47].

Für die Evolution hat wahrscheinlich die Duplikation ganzer Chromosomensätze, ganzer Gene oder Genabschnitte, die dann durch Mutation einen Funktionswechsel durchmachten, eine viel wirksamere Rolle gespielt als die Punktmutationen auf dem Wege der zufälligen Veränderungen einzelner Basen der DNA[48]. Man könnte nun annehmen, daß auch heute noch besonders kritische Funktionen vielleicht dadurch gesichert wären, daß die genetische Information für diese Enzyme an mehr als einem Locus vorhanden sei. Bei einigen Isoenzymsystemen scheint das zuzutreffen, jedoch wissen wir nicht in jedem Fall, ob es sich tatsächlich um identische Enzyme handelt. Generell ist das jedoch offenbar nicht der Fall. Es wäre auch, wie Ohno überzeugend zeigte, wenig effektiv. Solange ein solcher neuer Genabschnitt nämlich nur die alte Funktion unter gleicher Kontrolle ausübt, würde er sehr rasch Mutationen anhäufen, die ja von der Selektion dann nicht erfaßt würden. Einer der beiden duplizierten Abschnitte würde damit seine Funktion rasch verlieren und ein überflüssiger DNA-Ballast werden. Erst der Gewinn einer neuen Funktion durch Umbau macht ihn für den Organismus wertvoll. Die Beobachtung zweier Loci mit gleicher Funktion ist also nur zu erwarten, wenn man einzelne relativ junge Duplikationen erfaßt. Ein Beispiel dieser Art könnte die Duplikation der Gene für die α-Kette des Hämoglobins darstellen[49].

III. Extrachromosomale Vererbung

Eine Übertragung von Erbanlagen durch das Plasma oder in ihm enthaltene, also extranucleäre Bestandteile ist bei verschiedenen Organismen gefunden worden. Es wurde darauf in Kap. I eingegangen. Da auch beim Menschen das Plasma der Zygote und seine Bestandteile fast ausschließlich aus dem Ei stammen, müßte eine extrachromosomale, „plasmatische“ Vererbung formal zu einem matroklinen Erbgang führen, dabei wären gewisse Abwandlungen denkbar. Bisher ist aber kein überzeugendes Beispiel extrachromosomaler Vererbung beim Menschen oder bei höheren Tieren bekannt geworden. Es kann deshalb auf eine ausführlichere Diskussion an dieser Stelle verzichtet werden. Nach einer Hypothese von Nance (1969) sollte cytoplasmatische (extranucleäre) Vererbung als Ursache der Spina bifida und der Anencephalie erwogen werden.

IV. Multifaktorielle Vererbung

Die vorhergehende Diskussion Mendelscher Erbgänge wurde so geführt, als sei ein bestimmtes Allel in heterozygotem oder homozygotem Zustand allein für die Ausbildung des betrachteten Merkmals verantwortlich. Bei einer großen Zahl von Erbmerkmalen beschreibt das die Verhältnisse auch hinreichend genau, die Wirkung des spezifischen Allels ist weitgehend unabhängig von den Zuständen an anderen Genloci. Tatsächlich kann aber natürlich jedes Gen seine Wirkung nur vor dem Hintergrund des Gesamtgenoms entfalten. Eine spezielle Art der Wechselwirkung zwischen Genen haben wir bereits in der Modifikation (S. 157) kennengelernt. Von hier ist es nur ein Schritt zum Verständnis der multifak-

[47] Schroeder, Huisman, Shelton, Kleinhauer, Dozy u. Robberson 1968, Schroeder u. Huisman 1969.

[48] Ohno 1970. [49] Vgl. auch Kattamis und Lehmann 1970.

toriellen Vererbung, Polygenie oder Polymerie. Diese Begriffe werden angewandt, wenn die Ausprägung eines Merkmals von Allelen an mehreren oder vielen Genloci abhängt.

Der einfachste Fall ist die Dimerie, d.h. Allele an 2 Loci wirken zusammen. Die Analyse kann hier noch recht einfach nach dem gleichen Kombinationsschema geführt werden, das für die gleichzeitige Vererbung zweier verschiedener Mendelscher Merkmale gilt. Auch im multifaktoriellen System verhält sich ja jedes einzelne Gen entsprechend den Mendelschen Spaltungsregeln. Anders ist jetzt nur, daß nicht die Gegenwart eines einzelnen Gens oder Genpaares genügt, um die Manifestation eines Merkmals zu bestimmen, sondern eine größere Zahl von Genorten liefert einen Beitrag zur Merkmalsausprägung. Im einfachsten denkbaren Fall wirken diese Genbeiträge einfach additiv. Ist außerdem der Beitrag jedes einzelnen Gens relativ gering, so haben wir den Fall der „additiven Polygenie" vor uns. Diese Situation entspricht den Vorstellungen von Darlington und Mather (1949) über Polygene. Insofern als die beteiligten Gene auch auf das gleiche Phän in gleicher Weise einwirken, liegt „isophäne Polygenie" vor. Diese Form der Vererbung wird besonders für quantitativ variierende Merkmale angenommen, beispielsweise für die Körpergröße. Ihr entspricht die kontinuierliche Variation, die sich in Form einer eingipfligen Kurve darstellt, die der Normalverteilung ähnelt. Der Begriff „Polymerie" sagt dagegen weniger über die Wirkung der Einzelgene aus und schließt auch sehr unterschiedliche Wirkungen von Einzelgenen ein. Man benutzt ihn eher da, wo eine geringere Zahl von Genorten beteiligt ist. Der Ausdruck „multifaktorielle Vererbung" wird nun vielfach synonym mit „Polygenie" gebraucht[50], er wird von anderen Autoren aber gerade deshalb bevorzugt, weil er weniger durch traditionelle Definition festgelegt erscheint[51]. Während die meisten Versuche einer quantitativen Analyse auch des multifaktoriellen Erbgangs vereinfachend das Modell der additiven Polygenie zugrunde legen, schließt der Begriff als solcher jede Art des Zusammenwirkens zahlreicher Gene zur Ausbildung eines Merkmals ein. Eine gewisse Unschärfe erhält der Begriff im Sprachgebrauch dadurch, daß die meisten multifaktoriell bestimmten Merkmale auch durch Umweltfaktoren beeinflußt sind. Ein Merkmal kann also auch in diesem Sinne „multifaktoriell bedingt" sein, daß Erbanlagen und Umweltfaktoren zusammenwirken. Da der Begriff von manchen Autoren bewußt in diesem Sinne gebraucht wird[52], muß man, soweit erforderlich, im Einzelfall die gewünschte Meinung klarmachen.

Im folgenden wird die Bezeichnung „multifaktorielle Vererbung" zunächst nur im Hinblick auf die Vielzahl zusammenwirkender Gene benutzt, die Mitwirkung von Umweltfaktoren gegebenenfalls speziell genannt.

Wie eingangs erwähnt, erfordert die Ausbildung jedes Merkmals die Mitwirkung vieler Gene, oft im Sinne einer Genwirkkette oder eines Genwirknetzes. Führt nun die Mutation eines bestimmten Genes zum Ausfall eines wesentlichen Schrittes in dieser Wirkkette und damit zur Ausbildung eines abweichenden Phänotyps, so wird man diesen varianten Phänotyp als Ereignis der Mutation an diesem einen Genort betrachten dürfen. Die Weitergabe der Anlage folgt einem Mendelschen Erbgang. Umgekehrt ergibt sich also aus dem Nachweis eines Mendelschen Erbgangs die Aufforderung, nach einem speziellen, lokalisierbaren, z.B. biochemischen Defekt zu suchen. Bei multifaktoriellem Erbgang haben wir dagegen die Summation zahlreicher kleiner Abweichungen vor uns; es ist sinnvoll, nach Teilfaktoren der Störung zu suchen, aber es ist nicht zu erwarten, daß ein bestimmter, allein entscheidender Grunddefekt gefunden werden

[50] Stern 1960, 1968. [51] Vogel 1961. [52] McKusick 1965.

Tabelle 5. Anteil der auf Grund der Abstammung gleichen Gene

Verwandschaftsgrad	Anteil der durch Abstammung gleichen Gene
Eineiige Zwillinge	1
Eltern, Kind, Geschwister, zweieiige Zwillinge	1/2
Großeltern, Enkel(in), Onkel, Tante, Neffe, Nichte	1/2
Halbgeschwister, „double first cousin“	1/4
Vetter (Base) ersten Grades	1/8
Vetter (Base) ersten Grades mit Generationenverschiebung (first cousin once removed)	1/16
Vetter (Base) zweiten Grades	1/33
Vetter dritten Grades	1/128

kann. Das gilt auch dann, wenn, wie wir später sehen, auf der Grundlage multifaktorieller Vererbung qualitativ unterschiedliche Klassen auftreten. Macht man die vereinfachenden Annahmen,

a) daß das Merkmal nur genetisch bestimmt ist,

b) daß innerhalb einzelner Genpaare keine Dominanzeffekte auftreten (der Heterozygote also in der Ausprägung eine Mittelstellung einnimmt) und

c) daß keine Paarungssiebung (assortative mating) besteht (S. 667),

so entsprechen die Regressionskoeffizienten, und wegen der Umkehrbarkeit der Beziehung auch die Korrelationskoeffizienten zwischen Verwandten dem Anteil von Genen, den diese auf Grund der Abstammung von gemeinsamen Vorfahren gemeinsam haben. Dieser Anteil wiederum ist aus den Mendelschen Spaltungsverhältnissen leicht abzuleiten (Tabelle 5). Die Korrelationsrechnung wurde schon von GALTON (1889) für genetische Untersuchungen angewandt und später vor allem von PEARSON (1903, 1904) und FISHER (1918) weiter ausgearbeitet.

Unter experimentellen Bedingungen kann man korrigierte Werte für Paarungssiebung, für Dominanzeffekte und auch für den Einfluß von Umweltfaktoren errechnen. Derartige Berechnungen sind aber beim Menschen wegen der Schwierigkeit der Materialsammlung kaum möglich und unübersehbaren Fehlerquellen unterworfen. Sie haben deshalb für die Humangenetik eine sehr geringe Bedeutung[53].

Ein anscheinend besonders eindeutiges Beispiel für multifaktorielle Vererbung eines quantitativen Merkmals bietet die Leistenzahl der Fingerbeerenmuster. Für die Auszählung der Leistenzahl eines Fingerbeerenmusters gibt es feste Regeln, man gewinnt so ein bequemes quantitatives Maß für jeden Finger und mit der Gesamtzahl für alle 10 Finger eine für das Individuum typische Maßzahl. Die Fingerbeerenmuster bilden sich bereits in der Embryonalzeit aus und sind nur einer sehr geringen (intrauterinen) exogenen Variation unterworfen. Im späteren Leben ändern sie sich nicht mehr. Eine Auszählung der Gesamtleistenzahl bei nahen Verwandten durch HOLT (1961) ergab die in der Tabelle 6 wiedergegebenen Korrelationskoeffizienten. Die Übereinstimmung mit den erwarteten Werten ist ausgezeichnet.

Die Kalkulation des Korrelationskoeffizienten zwischen dem Mittelwert zwischen den Eltern und dem Wert der Kinder wurde von PENROSE (1949) angegeben. Der Erwartungswert ergibt sich aus der Überlegung, daß die theoretische Regression vom Wert des Kindes auf das Mittel aus den Werten beider Eltern 1,0 ist, da das Kind alle Gene von den Eltern erhalten hat. Die theoretische Regression des Mittelwertes der Eltern auf den Wert des

[53] FRASER ROBERTS 1964.

Tabelle 6. Korrelation der Fingerleistengesamtzahlen zwischen Verwandten. (Nach HOLT, 1961)

Verwandtschaftsgrad	Zahl	Korrelation	
		beobachtet	erwartet
Mutter—Kind	405	0,48 ± 0,04	0,5
Vater—Kind	405	0,49 ± 0,04	0,5
Mittelwert von Eltern—Kind	405	0,66 ± 0,03	0,71
Geschwister	642	0,50 ± 0,04	0,5
Eineiige Zwillinge	80	0,95 ± 0,01	1,0
Zweieiige Zwillinge	92	0,49 ± 0,08	0,5

Kindes ist dagegen $^1/_2$, da nur die Hälfte der Gene der Eltern auf das Kind übergeht. Der erwartete Korrelationskoeffizient ist deshalb $\sqrt{(1 \times {}^1/_2)} = 0{,}71$.

An der Annahme einer rein additiv-polygenen Vererbung der Fingerleistenzahlen (total ridge count) durch HOLT hat allerdings WENINGER (1956, 1964) begründete Kritik geübt (s. auch LOEFFLER 1969). Die Kritik stützt sich vor allem darauf, daß innerhalb des Systems eine charakteristische Verteilung der quantitativen Werte besteht, der individuelle Höchstwert z.B. bevorzugt auf dem I. und III. Finger gefunden wird. Mittelwerte, Varianten und Verteilungskurven des quantitativen Wertes der einzelnen Finger sind verschieden. Es finden sich zudem Beziehungen der Muster zu definierten klinischen und genetischen Syndromen.

Die Theorie der multifaktoriellen Vererbung ist in zunehmendem Maße zur Erklärung des Erbgangs physiologischer und pathologischer Merkmale des Menschen herangezogen worden und zeigt hier bessere Übereinstimmungen mit den beobachteten Daten als andere Hypothesen. Wirklich ausreichend große Beobachtungsserien liegen aber nur für wenige Merkmale vor. Ein Beispiel, die Untersuchungen von HOLT, wurde bereits angeführt. Als zweites Standardbeispiel sind die Daten von PEARSON und LEE (1903) über die Körpergröße und ihre Korrelation zwischen Eltern und Kindern sowie Brüdern und Schwestern zu nennen. Fast alle anderen Untersuchungen unterliegen erheblichen Einschränkungen oder sind zahlenmäßig zu klein. Zwei Beispiele dafür: Alle Diskussionen über die genetischen Grundlagen der Intelligenz machen die Schwierigkeiten deutlich, geeignete Meßwerte zu finden. Die Problematik aller Intelligenztests ist hinreichend bekannt. Auch bei tageszeitlich und situationsbedingt schwankenden Werten, wie dem Blutdruck, ist es schwierig, einem Individuum einen bestimmten Wert zuzuordnen. Grenzen zwischen physiologischen und pathologischen Werten sind nicht eindeutig festlegbar, zudem findet eine gewisse Selbstverstärkung durch sekundäre Veränderungen im Bereich hoher Blutdruckwerte statt. Ähnliche Einwände ergeben sich bei vielen Merkmalen, bei denen multifaktorieller Erbgang zur Diskussion steht. Ungeachtet dieser und anderer Einschränkung seien hier zunächst die theoretischen Erwartungen unter der Voraussetzung wiedergegeben, daß die weiter oben unter a bis c genannten Bedingungen erfüllt sind.

Sofern sich der Beitrag der einzelnen Allele nur quantitativ auswirkt, entstehen in der Bevölkerung nicht qualitativ verschiedene Gruppen, sondern eine quantitativ variable Merkmalsausprägung. Um uns ein Bild der so entstehenden Verteilung zu machen, wählen wir den einfachsten denkbaren Fall: Es seien n Genorte an der Ausbildung des betreffenden Merkmals beteiligt. An jedem Genort seien zwei Allele möglich, die entweder den Beitrag 1 oder 2 bzw. einen gleich

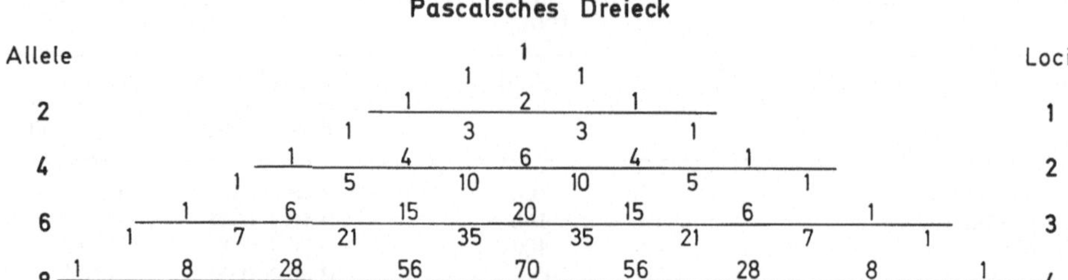

Abb. 36. Pascalsches Dreieck. Jede Zahl im Dreieck ist gleich der Summe der rechts und links über ihr stehenden Zahlen

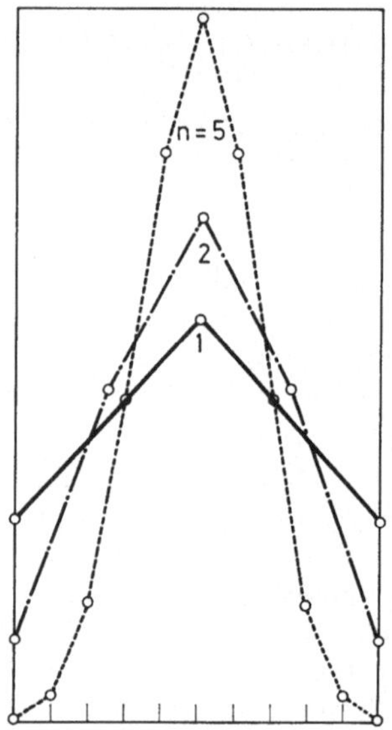

Abb. 37. Verteilung der Genotypen; Entwicklung des Binoms $(p+q)^{2n}$ bei $p=q=0{,}5$ für 1, 2 und 5 Genpaare ($n=1$, 2, 5). Dabei ist gleiche Bevölkerungszahl (gleicher Inhalt der unter der Kurve liegenden Flächen) angenommen. (Nach Vogel, 1961)

großen negativen oder positiven Beitrag leisten. Dieser Beitrag wirke sich über eine ganze Skala der individuellen Variationsmöglichkeit gleich stark aus. Diese „1" oder „2" Allele seien außerdem an jedem Genort gleich häufig, ihre Frequenz betrüge $p=q=0{,}5$. Die Zahl möglicher Klassen von Merkmalsausprägung nähme dann mit steigender Zahl der beteiligten Genorte rasch zu, die Abstufung näherte sich bald einer kontinuierlichen Verteilung. Die Häufigkeit der einzelnen Klassen ergibt sich aus der Binomial-Formel $(p+q)^{2n}$, wobei n die Zahl der Genorte angibt, $2n$ also die Zahl der beteiligten Allele. Sie ist für kleinere Zahlen von Loci einfach am Pascalschen Dreieck ablesbar.

Graphisch dargestellt wird die rasche Annäherung an das Bild der „Normalverteilung" deutlich (s. Abb. 37). Die gemachten Annahmen sind sicher unrealistisch, sie bleiben aber als Modell brauchbar, solange eine größere Zahl von Genorten beteiligt ist und deren Auswirkungen sich nicht allzusehr voneinander unterscheiden. Das gilt vor allem dann, wenn etwaige Abweichungen im Ausmaß der Wirkung und in der Häufigkeit der jeweiligen Allele an den verschiedenen

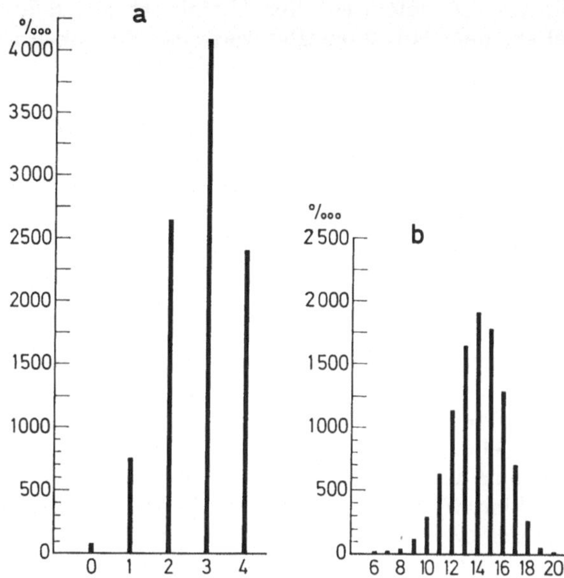

Abb. 38. Binomialverteilungen. Verteilung der Klassen (Genotypen). Entwicklung des Binoms $(p+q)^{2n}$ bei $p=0,3$; $q=0,7$; a) $n=2$; b) $n=10$, gleiche Bevölkerungszahl von 10000. (Nach E. WEBER, 1956)

Genorten nicht in der gleichen Richtung liegen. Die Binomialverteilung wird bei unterschiedlicher Genhäufigkeit im Einzelfall eine Abweichung von der Symmetrie aufweisen, die aber mit zunehmender Zahl der beteiligten Genorte und abnehmender Größe der Einzelbeiträge geringer wird. Die Abb. 38a und b machen das anschaulich.

Für die Anwendbarkeit des Modells ist es zunächst gleichgültig, ob die Genwirkungen, die sich addieren, auf verschiedenen unabhängigen Wegen zur Ausprägung des betrachteten Merkmals beitragen, woran man z.B. bei der Körpergröße denken könnte, oder ob sie an nacheinander geschalteten Stellen in einen Stoffwechselweg eingreifen, etwa im Sinne einer Beeinflussung mehrerer Enzyme einer Genwirkkette. Gerade, wenn man an derartige Reaktionsfolgen denkt, wird man aber zu beachten haben, daß u.U. auf verschiedenen Stufen sekundäre Regulationen eingeschaltet sein können, die auf eine Homöostase hinarbeiten und eventuell genetisch bedingte Abweichungen des jeweiligen Reaktionsschritts abzuschwächen oder auszugleichen bestrebt sind.

Hinsichtlich der Familienbefunde wurde bereits eingangs gesagt, daß unter den gemachten Bedingungen die Regressionskoeffizienten und auch die Korrelationskoeffizienten zwischen Verwandten dem Anteil der durch Abstammung gemeinsamen Gene entsprechen. (Für eine mathematische Ableitung sei auf VOGEL 1961, verwiesen.) Der Korrelationskoeffizient zwischen einem Elternteil und den Kindern ist demzufolge 0,5, der Korrelationskoeffizient zwischen dem Mittelwert beider Eltern und den Kindern 0,71[54]. Zwischen Geschwistern findet sich ebenfalls ein Korrelationskoeffizient von 0,5.

Bei hinreichend großem Beobachtungsmaterial gilt weiter: Wenn die Eltern im Ausprägungsgrad des Merkmals den gleichen Klassen angehören, dann entspricht dem auch der Mittelwert der Merkmalsausprägung bei den Kindern. Sind

[54] VOGEL 1961, PENROSE 1949.

die Eltern verschieden, so entspricht der Mittelwert aus den Meßwerten der Kinder dem Mittel aus dem Mittel der Meßwerte der Elternpaare.

Bei rein additiver Polygenie sind alle beobachteten Verteilungen symmetrisch und eingipflig.

Die genetisch bedingte Variationsbreite unter den Kindern wird um so größer, je mehr sich beide Eltern einem Extremtyp nähern. Sie wird theoretisch null, wenn beide Eltern dem Extremtyp entsprechen, d.h. jeweils nur Allele eines Wirkungstyps weitergeben können. Sie ist am stärksten, wenn beide Eltern einen mittleren Typ repräsentieren, also weitgehend heterozygot sind.

Panmixie vorausgesetzt, weicht der Mittelwert der Kinder aller Personen eines Phänotyps halb so weit vom Mittelwert der Bevölkerung ab, wie der Phänotyp dieser Gruppe.

Diese Verhältnisse zeigen erhebliche Abweichungen, wenn wesentliche Unterschiede in der Auswirkung einzelner Allele bestehen, Dominanzeffekte zwischen Allelen einzelner Loci oder Wechselwirkungen zwischen Allelen an verschiedenen Genloci eine Rolle spielen.

Bei der Besprechung des monofaktoriellen, einfachen Mendelschen Erbgangs haben wir als Charakteristikum kennengelernt, daß jeweils drei Genotypen und entsprechend zwei oder drei Klassen von Phänotypen in der Bevölkerung oder unter Verwandten zu erwarten sind. Die Verteilung ist bi- oder tri-modal. Dabei wird sie bei qualitativen Merkmalsunterschieden diskontinuierlich sein, bei quantitativ bestimmten Merkmalen kann die Diskontinuität der Klassen durch Überschneidungen verwischt sein, die einzelnen Klassen bleiben aber bei genügendem Abstand der Mittelwerte an den auftretenden zwei (oder drei) Gipfeln der Verteilungskurve erkennbar. Als charakteristisches Kennzeichen des multifaktoriellen Erbgangs haben wir dagegen die kontinuierliche unimodale Verteilung bezeichnet. Diese Regeln erfahren in der Praxis erhebliche Einschränkungen: Sind bei einem monofaktoriell bestimmten Merkmal zwei Klassen von Phänotypen nur quantitativ unterschieden, so wird sich für jede dieser Klassen eine Normalverteilung mit einer gewissen Streuung um einen Mittelwert ergeben (Abb. **39a**). Ob die beiden Verteilungen getrennt bleiben, hängt von der Differenz zwischen den Mittelwerten und dem Ausmaß der Streuung ab. Rücken die Mittelwerte näher zusammen, so werden sich beide Verteilungskurven zunächst zu einer kombinierten Verteilung mit zwei Gipfeln vereinen (Abb. 39b). Bei weiter sich verringerndem Abstand entsteht eine bitangentiale Verteilung und schließlich verschmelzen beide Kurven zu einer unimodalen Verteilung, die nicht mehr erkennen läßt, daß sie aus zwei verschiedenen Kollektiven entstanden ist. Harris und Smith (1947—1949) haben die Voraussetzungen näher untersucht, die erfüllt sein müssen, damit eine Bimodalität der Kurve erhalten bleibt: Im einfachsten Fall zweier Normalverteilungen mit gleicher Varianz tritt Bimodalität in Erscheinung, wenn der Abstand zwischen den Mittelwerten der beiden Verteilungen wenigstens das Doppelte ihrer gemeinsamen Standardabweichung beträgt. Sind die Varianten beider Verteilungen ungleich, so ist dieser Wert nicht wesentlich anders. Bimodalität wird erkennbar, wenn die Mittelwerte um wenigstens das 2,6fache der kleineren Standardabweichungen auseinanderliegen, vorausgesetzt, daß die Anteile beider Verteilungen nicht zu unterschiedlich sind. Rücken die Mittelwerte der Verteilungen näher aneinander oder sind die Anteile beider Verteilungen sehr unterschiedlich, so ergibt sich u.U. eine bitangentiale Verteilung, die die Lage des zweiten Gipfels noch erkennen läßt (s. Abb. 39c).

Ein praktisches Beispiel einer solchen bingentatialen Verteilung stellt die Altersverteilung der Mütter bei der Geburt von Kindern mit Down-Syndrom (früher „mongoloide Idiotie“) dar. Aus der Gestalt dieser Kurve (s. Abb. 40)

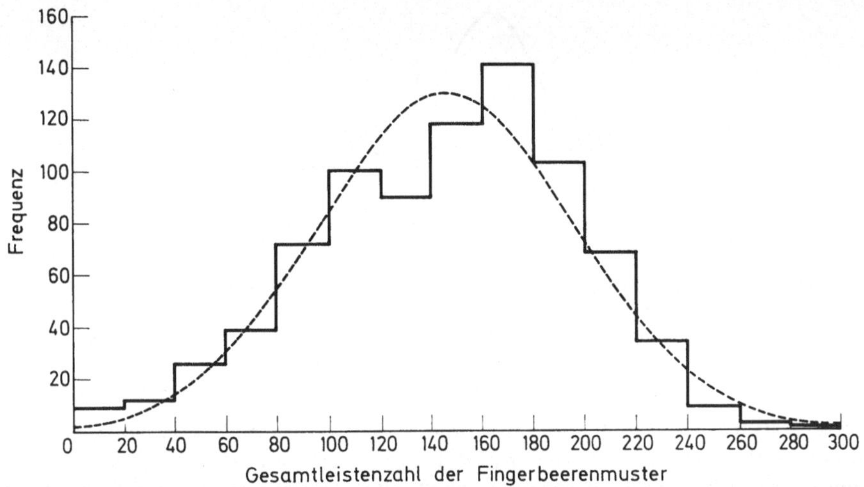

Abb. 39a. Unimodale Verteilung eines quantitativen Merkmals. Gesamtleistenzahlen der Fingerbeerenmuster von 825 Männern (Klassenbreite 20) und die errechnete Normalverteilung mit gleichem Mittelwert und gleicher Standardabweichung. (Nach HOLT 1955/56)

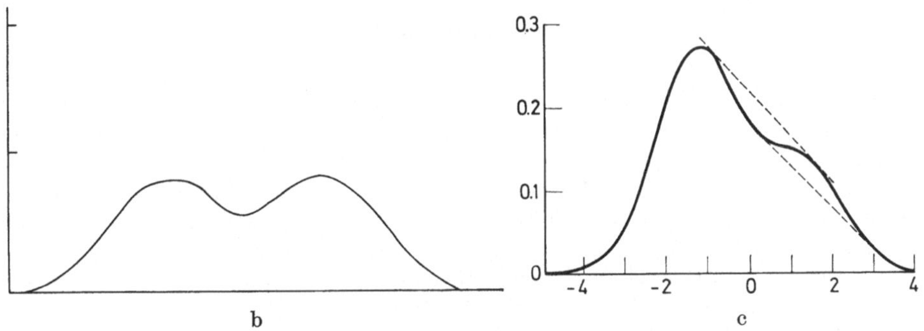

Abb. 39b. Bimodale Verteilung, s. Text

Abb. 39c. Modell einer bitangentialen Verteilung. (Nach HARRIS u. SMITH 1947/49, s. Text)

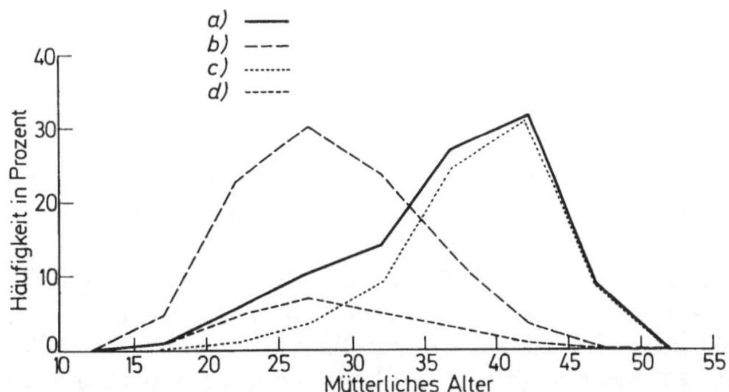

Abb. 40. Altersverteilung der Mütter bei Geburt von „mongoloiden" Kindern (a) verglichen mit der entsprechenden Verteilung in der Allgemeinbevölkerung (b). Aufteilung in zwei Gruppen zur Erklärung der bitangentialen Kurve bei den Müttern Mongoloider (c) und (d). (Nach PENROSE 1962)

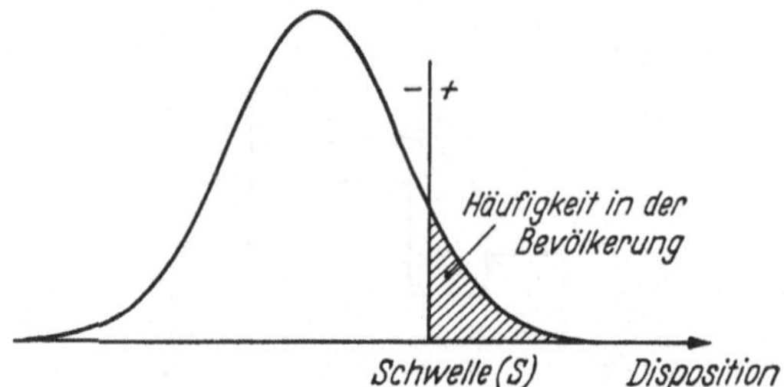

Abb. 41. Prinzip der multifaktoriellen Vererbung mit Schwellenwert-Effekt: Die kontinuierlich (in unserem Beispiel normal) verteilte Disposition führt zum Auftreten des krankhaften Phänotyps, sobald sie eine Schwelle (S) überschreitet

vermutete PENROSE (1962) die Zusammensetzung des Kollektivs aus zwei Verteilungen. Offenbar hat bei der Entstehung eines Teils der Kinder mit dieser Anomalie das mütterliche Alter eine erhebliche Bedeutung, während ein zweiter, kleinerer Teil unabhängig vom mütterlichen Alter auftritt. Für einen Teil dieser letzteren Fälle hat sich durch die Auffindung der translokationsbedingten Form des Syndroms eine Erklärung gefunden.

1. Multifaktorielle Vererbung mit Schwellenwerteffekt

Das am Schluß des letzten Kapitels besprochene Beispiel zeigt bereits, daß das Auftreten einer bimodalen Verteilung natürlich nicht beweist, daß nun auch Mendelscher Erbgang vorliegt. Im Beispiel waren auf andere Weise qualitativ unterschiedene Kollektive gemischt. Eine diskontinuierliche Verteilung kann aber auch bei multifaktorieller Erbgrundlage auftreten, wenn eine Grenze besteht, jenseits der die kontinuierlich verteilte Größe zu einer qualitativen Veränderung führt (Abb. 41).

Ein sehr gut untersuchtes Beispiel hierfür aus der experimentellen Genetik verdanken wir SEWALL WRIGHT (1934). Er kreuzte zwei Meerschweinchenstämme, von denen einer, wie normal, drei Zehen, der andere vier Zehen an den Hinterfüßen aufwies. Unter den Tieren der ersten Nachkommengeneration zeigten nur wenige vier Zehen. In der zweiten Nachkommengeneration war etwa $^1/_4$ der Tiere vierzehig. Die genauere Analyse zeigte, daß beide Ausgangsstämme sich durch additiv wirkende Allele an vier Genorten unterschieden, so daß maximal 8 +-Gene oder 8 —-Gene vorhanden sein konnten. Alle Tiere der F_1Generation müßten bei reinen Ausgangsstämmen an allen Genorten heterozygot sein, also 4 +-Allele und 4 —-Allele aufweisen. Bei diesem Genotyp käme es nur ausnahmsweise zur Entwicklung einer vierten Zehe. Kreuzungen von Tieren der F_1-Generation untereinander ergäben nun wieder ein weites Spektrum von Genotypen mit 0—8 +-Allelen und einer entsprechenden Verteilung der Phänotypen. Die Verhältnisse sind in der Abb. 42 nach STERN (1968) wiedergegeben. Es liegt eine multifaktorielle Vererbung mit Schwellenwerteffekt vor. Für den Fall, daß die Grenze zwischen den Klassen weniger scharf ist und außer dem Vorhandensein oder Fehlen eines Merkmals zusätzlich eine Größenvariation im Schwellenbereich vorhanden ist, hat GRÜNEBERG (1951) bei Untersuchungen über die Ausbildung der 3. Molaren bei der Maus die Bezeichnung „quasi-kontinuierliche Variation" eingeführt. Charakteristisch war in GRÜNEBERGs Untersuchungen, daß der Schwellenbereich relativ breit war. Innerhalb des Schwellenbereichs entscheiden bei Inzuchtstämmen in erster Linie Umweltfaktoren über die Ausprägung des Merkmals.

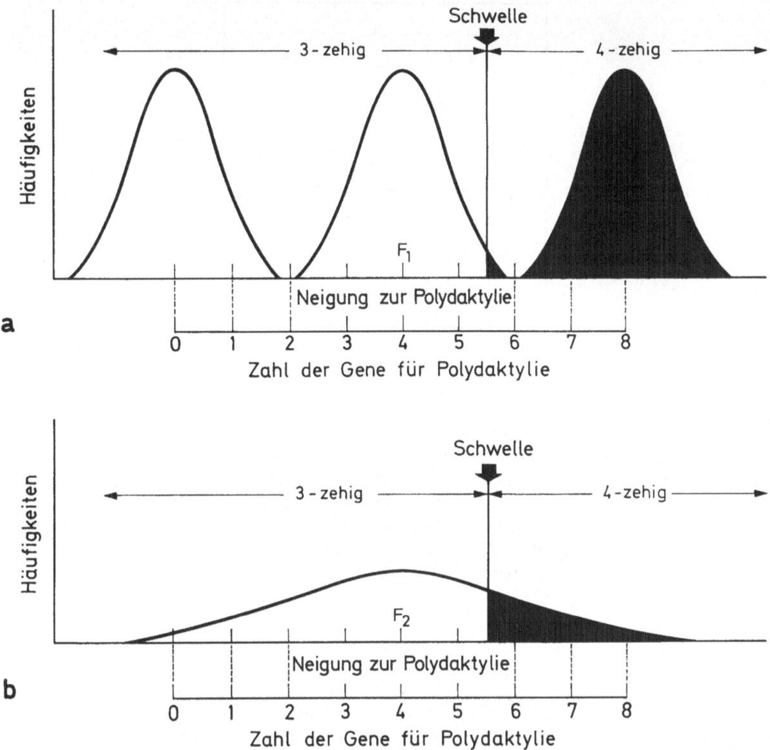

Abb. 42a u. b. Genetische und entwicklungsmäßige Grundlagen multifaktorieller Vererbung von Polydaktylie bei Meerschweinchen. a Stamm I besitzt kein Allel für Polydaktylie, Stamm II weist acht (vier Paare) solcher Allele auf. In der F_1-Generation finden sich vier dieser Allele. Tiere mit einem der drei Genotypen variieren in ihrer Veranlagung für Polydaktylie (vgl. Kurven), aber nur bei den Tieren jenseits des Schwellenwertes entwickeln sich überzählige Zehen. Es wird angenommen, daß auch von F_1-Tieren ein kleiner Teil den Schwellenwert überschreitet. b Die Überlappung bei den neun herauspaltenden Genotypen in der F_2-Generation ergibt eine kontinuierliche Verteilung der Veranlagung zur Polydaktylie. Etwa ein Viertel der Tiere liegt jenseits des Schwellenwertes und bildet überzählige Zehen aus. (Nach WRIGHT 1934, aus STERN 1968)

Bei genetisch inhomogenen Gruppen wird zusätzlich noch die Auswirkung des unterschiedlichen Gesamtgenoms in Betracht zu ziehen sein. Wir begegnen hier einem ähnlichen Phänomen, wie wir es im Zusammenhang mit dem autosomal-dominanten Erbgang als unvollständige Penetranz diskutiert haben.

Die einfache Einteilung in „befallen" und „nicht-befallen" und die Annahme einer scharfen Schwelle ist unbefriedigend. Es ist deshalb schon früher versucht worden, das Modell dadurch wirklichkeitsnäher zu gestalten, daß man eine Schwellenzone annahm, innerhalb derer die Manifestationswahrscheinlichkeit linear oder exponentiell anstieg. EDWARDS (1969) hat dieses Modell weiter entwickelt. Statt der festen Schwelle postuliert er eine mit der genetisch bestimmten Disposition exponentiell ansteigende Manifestationswahrscheinlichkeit (s. Abb. 43). Die Konsequenzen des Modells sind ähnlich wie bei Annahme einer Schwelle. Für viele Krankheitszustände erscheint die dem Modell von EDWARDS zugrundeliegende Voraussetzung einleuchtender. Es ist auch bei diesem Modell leichter, z.B. eine sich altersspezifisch ändernde Manifestationswahrscheinlichkeit zu be-

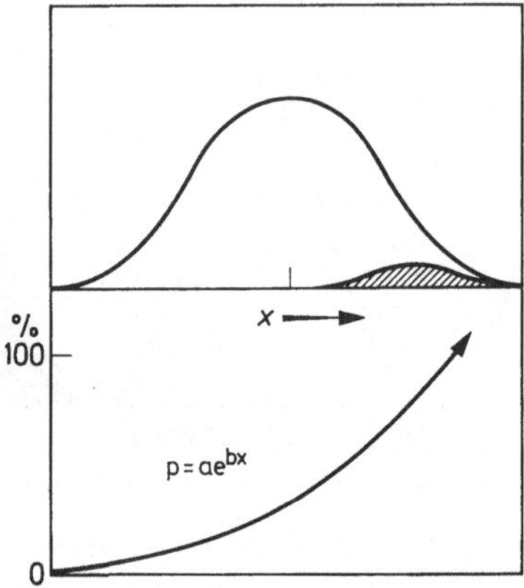

Abb. 43. Edwardss Modell einer graduellen Beziehung zwischen einer kontinuierlich verteilten Anlage und einem alternativ verteilten Phänotyp (2 Klassen). Oberer Teil der Abbildung: Genotypenhäufigkeit in der Bevölkerung. Schraffiert: Häufigkeit manifester Merkmalsträger. Unterer Teil der Abbildung: Erkrankungswahrscheinlichkeit („Liability"). x = genetisch bedingte Prädisposition; p = Manifestationshäufigkeit, wenn die genetische Prädisposition den Wert x annimmt: a = Maß für Umgebungsfaktoren der Prädisposition: b = Maß für genetische Faktoren der Prädisposition. (Nach Edwards 1969)

rücksichtigen. Wie Carter (1969) hervorhebt, ist ein weiterer rechnerischer Vorteil von Edwards Modell, daß die resultierenden Verteilungen der genetischen Prädisposition für Verwandte von Merkmalsträgern der Normalverteilung entsprechen und die gleiche Varianz aufweisen wie die Verteilung in der Allgemeinbevölkerung.

Wenn von einem Leiden nach dem Schweregrad und der Ausprägung klinisch trennbare Unterformen vorliegen, kann die Annahme eines multifaktoriellen Modells mit zwei oder mehreren Schwellenwerten zur Erklärung herangezogen werden. Die Lage der zwei (oder mehr) Schwellenwerte hängt dann von der Häufigkeit der Unterformen in der Bevölkerung ab. Das Modell entspricht für manche Leiden den biologischen Gegebenheiten besser. Eine mathematische und graphische Behandlung findet sich bei Reich u. Mitarb. (1972).

Diese Modelle sind einleuchtend und durchschaubar. Es ist zweifellos so, daß entsprechende Situationen auch beim Menschen häufig sind, nur sind sie hier für uns meist nicht näher analysierbar. Die unterliegende kontinuierliche Variable ist nicht faßbar.

Wenn man will, kann man das Konzept der multifaktoriellen Vererbung mit Schwellenwert oder der quasi-kontinuierlichen Variation unmittelbar zur alten Diathesenlehre von Hippokrates bis Czerny in Beziehung setzen. Auch hier finden wir die Vorstellung einer unterliegenden, nicht direkt meßbaren erblichen Variabilität, die über eine mehr oder minder ausgeprägte Anfälligkeit entscheidet.

Edwards (1960) weist darauf hin, daß schon bei Darwin eine Erklärung der Mißbildungen als Ausfluß einer extremen Variabilität gegeben wird. In moderner Form findet sie sich auch bei Lerner (1954) in der Theorie der „Phänodevianten" wieder. Nach Lerners Theorie stellen bei multifaktoriell bestimmten Merkmalen die Heterozygoten an vielen Genorten den optimalen und anpassungsfähigsten Mitteltyp dar. Individuen, die an zahlreichen Genorten homozygot werden, nähern sich auch phänotypisch einer Schwelle, jenseits der es zu Fehlentwicklungen kommen kann.

Sofern man nicht eine scharfe und unter allen Bedingungen festliegende Schwelle postulieren will, gibt es bei allen Modellen einen Bereich, in dem bei gleichem Genotyp neben möglichen Einflüssen des übrigen Genoms Umwelteinflüsse über Manifestation oder Nicht-Manifestation eines Merkmals entscheiden. Insofern wir die Umweltbedingungen beeinflussen können, können wir dadurch auch die Aufspaltungsverhältnisse verändern. Darin liegt die Gefahr einer Fehldeutung. Bei der Anwendung von Belastungstests, wie wir sie vor allem von der Diagnostik der Heterozygoten her kennen, kann man z.B. bei Vorliegen eines tatsächlich multifaktoriell bestimmten Merkmals mit Schwellenwert durch entsprechende Dosierung künstlich Aufspaltungszahlen erzielen, die den bei Mendelschem Erbgang erwarteten entsprechen. Das gleiche kann auf andere Weise erfolgen, wenn man ein Leiden wie z.B. den Hochdruck untersucht. Hier ist die maßgebende Meßgröße, der Blutdruck, kontinuierlich verteilt. Oberhalb eines bestimmten Grenzwertes nimmt man das Vorhandensein eines pathologischen Hochdrucks an. Während man in eindeutigen Fällen keine Schwierigkeiten bei der Einordnung eines Patienten hat, gibt es einen breiten Grenzbereich, innerhalb dessen jede Grenzziehung als willkürlich bezeichnet werden kann. Durch entsprechende Wahl oder Verschiebung dieser Grenze kann man wiederum die „Aufspaltungswerte" beliebig verändern und leicht Mendelschen Erwartungswerten anpassen.

Andererseits ist es immer möglich, durch die Hilfshypothese unvollständiger Penetranz auch tatsächlich abweichend gefundene Aufspaltungswerte mit Mendelschen Aufspaltungsziffern in Übereinstimmung zu bringen. Für beide Möglichkeiten der Manipulation und Fehldeutung finden sich vor allem in der älteren Literatur zahlreiche Beispiele. Das Konzept der verminderten Penetranz entspricht sicher einer biologischen Realität. Man kann es unbedenklich da heranziehen, wo nur gelegentlich bei einem Genträger die Manifestation ausbleibt. Im Fall anscheinend stark verminderter Penetranz muß man aber sorgfältig prüfen, ob nicht die Annahme multifaktorieller Vererbung die Beobachtungen besser erklärt.

Da die Annahme einer Erbgrundlage sich in solchen Fällen nicht auf Stammbäume mit eindeutigen Aufspaltungsverhältnissen stützen kann, sondern zunächst nur auf der Beobachtung familiärer Häufung beruht, ist andererseits vor allem auch die Abgrenzung gegenüber familiärer Häufung infolge gemeinsamer Umgebungsfaktoren notwendig. Da beim Menschen weder ein Standardisierung der Umgebungsfaktoren noch eine Testkreuzung möglich ist, stützt man sich hierzu auf die Zwillingsmethode, deren Besprechung deshalb hier eingeschoben werden soll.

2. Die Zwillingsmethode

Das Prinzip der Zwillingsmethode ist einfach. Es gibt beim Menschen zwei Typen von Zwillingen: Solche, die durch Mehrlingsbildung aus der gleichen befruchteten Eizelle entstanden sind, sog. eineiige Zwillinge (EZ), und solche, die ihren Ursprung der gleichzeitigen Befruchtung zweier verschiedener Eizellen verdanken, zweieiige Zwillinge (ZZ). Für andere Mehrlinge (Drillinge usw.) gilt im Prinzip das gleiche, nur sind diese so selten, daß sie für die hier besprochene Methode praktisch kaum eine Bedeutung haben.

EZ besitzen dank ihrer Herkunft aus der gleichen Zygote einen identischen Genbestand, während ZZ, wie andere Geschwister auch, im Mittel die Hälfte aller Gene gemeinsam haben. Daraus folgt, daß phänotypische Unterschiede zwischen EZ-Partnern ausschließlich durch Umweltfaktoren bedingt sein müssen, während die Variabilität zwischen ZZ-Partnern sowohl durch unterschiedlichen

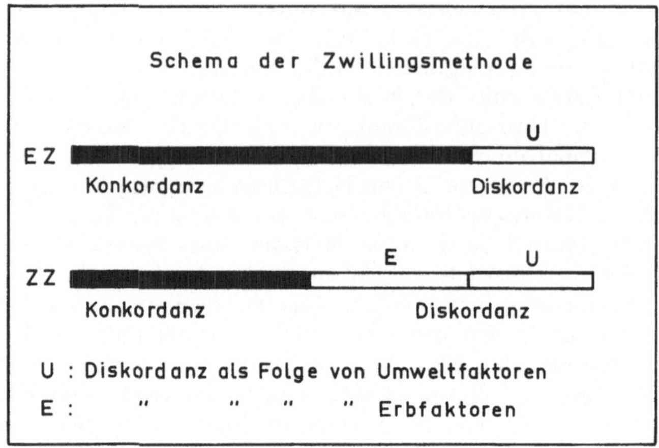

Abb. 44. Prinzip der Zwillingsmethode (s. Text)

Genbestand wie durch Umwelteinflüsse hervorgerufen sein kann. Da bei beiden Typen von Zwillingen die Partner ihre Entwicklung zum gleichen Zeitpunkt im gleichen Uterus erleben und nach der Geburt im allgemeinen unter gleichen Bedingungen aufgezogen werden, erscheint die Annahme plausibel, daß der Anteil umweltbedingter Variabilität (U) bei beiden gleich ist. Zeigen ZZ in bezug auf ein bestimmtes Merkmal größere Differenzen, so ist der Schluß gerechtfertigt, daß diese größere Variabilität durch das Hinzutreten der erblichen Variabilität (E) bedingt ist. Sind Zwillinge hinsichtlich eines qualitativen Merkmals gleich, so spricht man von Konkordanz, sind sie verschieden, von Diskordanz. Bei einem von der Umwelt nicht beeinflußten erblichen Merkmal müßten EZ eine Konkordanz von 1,0 aufweisen, für ZZ hinge der Wert vom Erbmodus des betrachteten Merkmals ab. Für ein seltenes autosomal-dominantes Gen wäre die Korrelation zwischen ZZ $^1/_2$ und für ein seltenes autosomal-recessives Gen $^1/_4$. Etwaige Verzerrungen durch die Art der Erfassung wären zu berücksichtigen. Zieht man bei einem Merkmal, für das auch EZ nicht stets übereinstimmen, den Diskordanzanteil bei EZ vom Diskordanzanteil bei ZZ ab, so erlaubt unter den genannten Voraussetzungen der Diskordanzüberschuß bei ZZ einen Rückschluß auf den Anteil von Erbfaktoren an der Gesamtvariabilität des Merkmals in der betreffenden Bevölkerung. Die Abb. 44 erläutert das Vorgehen schematisch.

Es ist eine Reihe von Formeln angegeben worden, mit deren Hilfe man den Anteil von Erbe und Umwelt an der Gesamtvariation eines Merkmals aus Zwillingsdaten in Zahlen ausdrücken kann. Für qualitativ unterschiedene Merkmale ist der von HOLZINGER (1929) angegebene H-Wert aus dem angegebenen Schema leicht zu verstehen:

$$H = \frac{\text{Konkordanzrate EZ} - \text{Konkordanzrate ZZ}}{1 - \text{Konkordanzrate ZZ}}.$$

Für eine kontinuierlich verteilte, meßbare Größe stellt sich die entsprechende Formel folgendermaßen dar:

$$H = \frac{\text{Varianz ZZ} - \text{Varianz EZ}}{\text{Varianz ZZ}}.$$

Dieser Ausdruck wird auch als h^2 oder „Heritabilität" bezeichnet. Er mißt nicht den Anteil von Erbanlagen an der Ausbildung des betreffenden Merkmals überhaupt, sondern nur den Erbanteil an der Variabilität unter gegebenen Bedingungen. Das wird ohne weiteres klar, wenn man an ein ausschließlich erbbedingtes Merkmal denkt, das in einer bestimmten Bevölkerung bei allen Individuen vorhanden ist, also keinerlei Variabilität zeigt. Dann wären alle EZ, aber auch alle ZZ-Paare konkordant, und der Wert H wäre gleich 0.

Der Wert der Berechnung von H ist sehr umstritten. Im allgemeinen ist es sinnvoller, die Originaldaten anzugeben und die Konkordanzrate bei EZ und ZZ unmittelbar gegenüberzustellen.

Die einfachste Methode der *Konkordanzberechnung* besteht in einer unmittelbaren Gegenüberstellung der Zahl aller konkordanten Paare mit der Summe der konkordanten und diskordanten Paare nach der Formel

$$c = \frac{C}{C+D},$$

der sog. direkten, paarweisen Konkordanzrate. Diese Methode führt bei Probandenauslese (unvollständige Erfassung) nach ALLEN (1965) zu einer Überschätzung der Konkordanzrate. Er empfiehlt stattdessen die Konkordanzrate nach der Formel

$$c = \frac{C}{C+2D}$$

zu berechnen.

Dabei bedeutet: c = geschätzte Konkordanzrate,
C = Zahl der Indexpatienten von konkordanten Paaren,
D = Zahl der Indexpatienten von diskordanten Paaren.

Zum gleichen Ergebnis führt die Formel (ALLEN, HARVALD u. SHIELDS 1967)

$$c = \frac{{}^1/_2\,(C+x)}{{}^1/_2\,(C+x)+D}$$

wobei C die Zahl der konkordanten Paare,
D die Zahl der diskordanten Paare und
x die Zahl der Paare angibt, die aus zwei unabhängig erfaßten Indexfällen bestehen.

Als Indexpatient gilt jeder Patient, der nicht nur deshalb untersucht wurde, weil sein Partner bereits als Merkmalsträger bekannt war. Diese Formeln korrigieren automatisch den Erfassungsmodus, sie geben eine Schätzung für die paarweise Konkordanzrate in der Bevölkerung.

Schließlich kann man mittels der Konkordanzrate der Probanden die Frage untersuchen, wie groß die Wahrscheinlichkeit ist, daß der Partner eines als Proband erfaßten Merkmalsträgers ebenfalls betroffen ist. Die Formel lautet:

$$c = \frac{C+x}{C+x+D}.$$

Die Symbole sind die gleichen wie in der vorstehenden Formel.

Die Auswirkung der Berechnungsmethoden wird an einem Beispiel von ALLEN u. Mitarb. (1967) deutlich. In einer Untersuchung seien 10 konkordante und 14 diskordante EZ-Paare erfaßt. Die direkte paarweise Berechnung der Konkordanzrate ergibt

$$c = \frac{10}{10+14} = 0{,}42.$$

Wäre jedes Paar nur über *einen* Indexpatienten erfaßt, so müßte bei der Berechnung der Konkordanzrate in der Bevölkerung dafür korrigiert werden, daß konkordante Paare eine doppelt so große Wahrscheinlichkeit haben, erfaßt zu werden, wie die diskordanten Paare, daher:

$$c = \frac{1/_2 \times 10}{1/_2 \times 10 + 14} = 0{,}26.$$

Da im Beispiel bei 4 der 10 konkordanten Paare beide Partner als Probanden erfaßt wurden, ergibt sich:

$$c = \frac{1/_2\,(10+4)}{1/_2\,(10+4)+14} = 0{,}33.$$

Ohne nähere Angabe der Berechnung ist die Angabe einer Konkordanzrate von beschränktem Wert und leicht irreführend. Berichte über Zwillingsuntersuchungen sollten stets klare Angaben darüber enthalten, in welcher Weise die Serie gewonnen wurde, welche Methoden zur Unterscheidung von EZ und ZZ eingesetzt wurden und wie die Diagnose des untersuchten Merkmals bei Probanden und Partnern erfolgte. Weiterhin muß angegeben werden, wieviele EZ- und ZZ-Paare jeweils konkordant und diskordant waren, wieviele Paare jeweils über 2 Probanden erfaßt wurden, ob und gegebenenfalls welche Korrekturen an den Rohdaten z.B. zum Ausgleich von Altersfaktoren vorgenommen wurden und in welcher Weise die Konkordanzraten berechnet wurden.

Für quantitative Daten vergleicht man entsprechend den Intrapaarkorrelationskoeffizienten bei EZ und ZZ[55]. Osborne und De George (1959) benutzten das Verhältnis der Varianzen. Dabei wird die mittlere Varianz bei EZ und ZZ nach der Formel $\sum X^2/2n$ getrennt ermittelt, wobei X die Differenz zwischen den beiden Partnern eines Paares für das untersuchte Maß ist und n die Zahl der Zwillingspaare bedeutet. Die Differenz zwischen den so erhaltenen Werten für EZ und ZZ kann mit dem F-Test auf ihre Signifikanz geprüft werden, indem man die größere Varianz durch die kleinere dividiert und p für das erhaltene Verhältnis aus der Tabelle der F-Verteilung entnimmt.

a) Voraussetzungen für die Anwendung der Zwillingsmethode und Kritik

Die Anwendung der Zwillingsmethode geht von einer Reihe von Voraussetzungen aus:

1. Zwillinge müssen in ausreichender Zahl zur Verfügung stehen.
2. Die Art der Erfassung muß genau bekannt und zumindest in Hinsicht auf ihr Konkordanzverhalten auslesefrei sein.
3. Die Diagnose der Eiigkeit muß eindeutig und unabhängig vom untersuchten Merkmal möglich sein.
4. Eineiige Zwillinge sind wirklich erbgleich.
5. Die Umweltvariabilität ist bei EZ und ZZ tatsächlich im Mittel gleich.
6. Die Ausprägung des betrachteten Merkmals folgt bei Einlingen und Mehrlingen den gleichen Gesetzen, d.h. sie ist nicht durch den Vorgang der Zwillingsbildung und -entwicklung selbst wesentlich beeinflußt.

An diesen Punkten setzt auch die Kritik ein.

ad 1. Die Häufigkeit von Zwillingsgeburten ist in verschiedenen Bevölkerungen unterschiedlich. Innerhalb von Europa nimmt die Häufigkeit von Norden nach Süden ab. Während in Schweden auf 65—70 Geburten eine Zwillingsgeburt kommt, liegt das Verhältnis in Deutschland bei 1:80 und in Spanien bei 1:110. Für weitere Zahlen vgl. Bulmer (1970). Unter dem Einfluß des veränderten Fortpflanzungsverhaltens sind diese Zahlen in jüngster Zeit nicht mehr voll zutreffend, vgl. hierzu die Diskussion weiter unten. Auffallend selten sind Zwillingsgeburten in ostasiatischen Bevölkerungen. In Japan kommt eine Zwillingsgeburt auf 276 Geburten.

---

[55] Kempthorne u. Osborne 1961.

Es interessiert nun vor allem, wie groß der Anteil von EZ an der Zahl der Zwillinge ist. Das läßt sich nach einer von WEINBERG (1901) zuerst angegebenen Beziehung sehr einfach abschätzen, wenn man das Geschlecht der Zwillinge kennt. EZ müssen definitionsgemäß das gleiche Geschlecht haben, während ZZ gleich oder verschiedengeschlechtlich sein können. Setzt man voraus, daß die Geschlechtsbestimmung zufällig erfolgt, und das Geschlechtsverhältnis 1:1 beträgt, so wäre zu erwarten, daß die Hälfte aller ZZ verschiedengeschlechtlich ist. Zieht man also von der Zahl der gleichgeschlechtlichen Zwillingspaare (G) einen Anteil ab, der der Zahl der verschiedengeschlechtlichen Zwillingspaare (PZ) entspricht, so erhält man die Zahl der eineiigen Paare. Zur Gesamtzahl der Zwillingspaare (T) in Beziehung gesetzt, ergibt sich der prozentuale Anteil der EZ nach der Formel:

$$\frac{G - PZ}{T} \cdot 100 = \%\ \text{EZ}.$$

Es ist dabei möglich, das tatsächliche Geschlechtsverhältnis bei der Geburt für die jeweilige Bevölkerung genauer zu berücksichtigen. Praktisch ist das jedoch sinnlos, da, wie weiter vorn ausgeführt, das primäre Geschlechtsverhältnis, auf das es allein ankommt, unbekannt ist und andere Auslesefaktoren ebenfalls nicht überschaubar sind.

Nach Untersuchungen von JAMES (1971a) sind z.B. zweieiige Zwillinge in mehr als der Hälfte der Paare gleichgeschlechtlich (453 gegenüber 389; $\chi^2 = 4{,}86$; $P < 0{,}03$). Als Ursache hierfür wird die Abhängigkeit des Geschlechtsverhältnisses vom Tag der Befruchtung relativ zum Ovulationstermin diskutiert (JAMES 1971b).

Die Methode ist selbstverständlich nur anwendbar, wenn die gesamte Zwillingspopulation erfaßt wurde und jedenfalls nicht bei der Erfassung bereits eine Bevorzugung eines Typs (z.B. EZ bei Umfragen u. dgl.) vorlag.

Berechnet man so den Anteil der EZ für verschiedene Bevölkerungen, so zeigt sich, daß dieser Anteil in gleichem Maße zunimmt, wie die Häufigkeit von Zwillingsgeburten unter allen Geburten abnimmt. Die Häufigkeit eineiiger Zwillinge ist offenbar in allen Bevölkerungen gleich groß, beobachtete Unterschiede in der Häufigkeit der Zwillingsgeburten sind auf verschiedene Häufigkeit der ZZ zurückzuführen. Diese hängt in erster Linie von genetischen Faktoren und vom Alter der Mutter ab. In europäischen Bevölkerungen liegt der Anteil der EZ an allen Zwillingsgeburten bei etwa 30%, in den ostasiatischen Bevölkerungen (Japan, China) in der Nähe von 60%. Da ZZ mit steigendem Alter der Mutter häufiger werden, kann man erst dann auf Erbfaktoren schließen, wenn man den Einfluß des mütterlichen Alters rechnerisch eliminiert hat.

Da bei der modernen Familienplanung im wesentlichen die Zahl der Schwangerschaften und nicht direkt die Zahl der Früchte geregelt wird, wird dadurch eine Zunahme des Anteils der Zwillinge an allen Geburten begünstigt. Medikamente zur Ovulationsauslösung fördern z.T. direkt die Polyovulation. Insofern Erbfaktoren für die Bildung von ZZ eine Rolle spielen, werden diese selektiv begünstigt.

Andererseits führt der Geburtenrückgang gerade bei älteren Frauen zu einer Verminderung der Zwillingshäufigkeit in der Bevölkerung auf Kosten der ZZ und damit gleichzeitig zu einer Verschiebung des Verhältnisses zwischen EZ und ZZ zugunsten der EZ. Dieser Effekt dürfte gegenwärtig überwiegen. Ausreichende empirische Beobachtungen liegen hierzu bislang nicht vor.

ad 2. Ausreichende Anzahlen von Zwillingen wären im Prinzip verfügbar. Die ideale Art der Erfassung wäre eine zentrale Registrierung aller Zwillingsgeburten. Der Versuch dazu ist in den skandinavischen Ländern, insbesondere

Dänemark, gemacht worden. Eine Schwierigkeit dieses Vorgehens liegt darin, daß eine exakte Eiigkeitsdiagnose nicht in allen Fällen durchgeführt werden kann. Man muß sich auf im Großen anwendbare Verfahren (u.a. Fragebogen) beschränken, die sich allerdings bei sehr umfangreichen Untersuchungen auch als ausreichend sicher erwiesen haben. Schwierig ist auch eine entsprechend genaue Verfolgung der Zwillinge über längere Zeit. Auch bei diesem Verfahren sind zudem seltene Erbleiden nicht in ausreichenden Zahlen vertreten. Für die meisten Zwecke sind andere Erfassungsmethoden verwandt worden: Einzelberichte über EZ haben vor allem da Sinn, wo diskordantes Verhalten von EZ-Partnern auf seine Ursachen hin analysiert werden kann. Man erhält so bessere Aussagen über die Manifestationsbedingungen eines Leidens, eventuell auch Hinweise auf Therapiemöglichkeiten und Risikofaktoren. Dem gleichen Zweck dient die Zwillingskontrolle. Unterwirft man etwa bei konkordant erkrankten EZ einen einer besonderen Behandlung, so kann der zweite als ideale Kontrolle dienen (Co-twin-control).

Größere Bedeutung haben Zwillingsserien. Die Bedeutung der Umwelt kann getestet werden, wenn man EZ, die getrennt aufwuchsen, mit solchen vergleicht, die zusammen aufgezogen wurden. Vielfach wird aber auch bei getrennt aufgezogenen EZ der Unterschied in der Umwelt nicht ausreichend groß sein (z.B. Ähnlichkeit der Adoptivfamilien usw.). Die Zahlen sind hier notwendigerweise sehr klein.

Für den Vergleich von EZ- und ZZ-Paaren wird man meist spezielle Serien sammeln müssen. Die Erfassung wird dabei im Sinne der Probandenmethode von einem befallenen Partner ausgehen. Sammelkasuistiken aus der Literatur sind von sehr geringem Wert, da sie in unkontrollierter Weise mit konkordanten Paaren angereichert zu sein pflegen. Eine hinsichtlich der Konkordanz auslesefreie Erfassung wird sehr erleichtert, wenn bei jedem Patienten einer Krankenanstalt die Frage im Krankenblatt bereits aufgenommen wird, ob der Patient einen Zwillingspartner hat.

Von Einfluß auf das Ergebnis ist auch die Vollständigkeit der Erfassung von Merkmalsträgern unter den Zwillingen. Es spielt eine Rolle, ob die jeweiligen Partner unabhängig diagnostiziert wurden, wenn sie z.B. aus einer größeren Reihenuntersuchung für eine bestimmte Krankheit herausgezogen wurden, oder ob eine spezielle sorgfältige Untersuchung aller Zwillingspartner von Probanden erfolgte. Weitere Komplikationen ergeben sich bei Krankheiten mit sehr stark variabler Manifestation oder solchen mit erheblicher Altersabhängigkeit. Für eine genauere Behandlung dieses Problems sei auf die Diskussion bei HRUBEC (1973) verwiesen.

ad 3. Die Diagnose der Eiigkeit ist u.U. aufgrund des Geschlechts der Zwillinge möglich, sie kann sich ferner auf eine genaue Untersuchung der Eihäute stützen. Später kann sie durch die Untersuchung von Faktoren mit einfachem Mendelschen Erbgang und schließlich durch den polysymptomatischen Ähnlichkeitsvergleich nach SIEMENS (1924) und v. VERSCHUER (1933) (s. DIEHL u. v. VERSCHUER 1933) erfolgen. In besonderen Fällen kann sie durch einen Transplantationsversuch gesichert werden. Das Geschlecht der Zwillinge gestattet die einfachste Vorsortierung. Mit verschwindenden Ausnahmen, meist leicht als abnorm erkennbare Fälle mit chromosomalen Anomalien, sind verschiedengeschlechtliche Zwillinge stets auch zweieiig.

Eine sorgfältige Eihautdiagnose gestattet es, Zwillinge mit monochorionischer Placenta eindeutig als eineiig zu klassifizieren (vgl. Tabelle 7). In allen anderen Fällen wird man auf indirektere Methoden zurückgreifen müssen. Die serologische Diagnose, ebenso wie andere Verfahren, die sich auf monofaktoriell vererbte

Tabelle 7. Häufigkeit mono- und dichorionischer Placenten bei eineiigen und zweieiigen Zwillingen. (In dieser Tabelle schließt der Begriff dichorionische Placenta auch völlig getrennte Placenten, der Begriff monochorionisch auch die monoamniotischen Placenten ein.) (Nach EDWARDS 1965)

	Monochorionische Placenta (%)	Dichorionische Placenta (%)	Gesamt (%)
EZ	20	10	30
ZZ	0	70	70
Gesamt	20	80	100

Merkmale stützen, sind ihrer Natur nach Ausschlußverfahren. Stimmen Zwillingspartner in einem solchen Merkmal nicht überein, so gilt Eineiigkeit als ausgeschlossen. Wenn man eine ausreichende Zahl solcher ,,Marker" einsetzen kann, erreicht man eine hohe Wahrscheinlichkeit dafür, daß man etwa vorhandene Zweieiigkeit erkannt hätte. Vollständige Übereinstimmung in den meist gebrauchten Blutgruppen und Serumproteinsystemen (A_1A_2B0, MNS, Rh, P, Lewis, Duffy, Kell, Lutheran, Gm, Hp und Gc) spricht mit einer Wahrscheinlichkeit von etwa 98% dafür, daß tatsächlich Eineiigkeit vorliegt. Einschluß von weiteren, neu hinzugekommenen Protein- und Isoenzym-systemen erhöht diese Wahrscheinlichkeit auf über 99% (HUMMEL und BAUMGARTEN 1970, dort auch Rechenansatz und Beispiel).

Naturgemäß ist es nicht immer möglich, alle diese aufwendigen Bestimmungen durchzuführen. Man kann dann erfolgreich auf das von SIEMENS und v. VERSCHUER entwickelte Verfahren des polysymptomatischen Ähnlichkeitsvergleichs zurückgreifen. Aus praktischen Gründen wird man es sogar oft zuerst einsetzen, da es bei einiger Übung mit dem geringsten technischen Aufwand zu einer sehr zuverlässigen Beurteilung führt. Nach Ansicht mancher Untersucher ist es sogar zuverlässiger als eine zu schematische Anwendung der serologischen Verfahren, die die Möglichkeit technischer Irrtümer bieten.

Für den polysymptomatischen Merkmalsvergleich sind alle Merkmale brauchbar, die in der Bevölkerung erheblich variieren und von peristatischen Einflüssen möglichst wenig beeinflußt werden. An morphologischen Merkmalen bewährt sich u.a. Farbe und Struktur der Iris, Haarfarbe und -form, Begrenzung des Haupthaares, Länge, Dichte, Farbe und Form der Augenbrauen und Augenwimpern, Form der Lidspalte, anthropologische Maße der Kopfform, Gesichtsform, Form des äußeren Ohres, Pigmenteigentümlichkeiten der Haut, Papillarleisten der Finger und Hände usw. Man geht bei der Untersuchung so vor, daß man Merkmal nach Merkmal vergleicht. Bei der Gesamtbeurteilung kann man so auch da noch zu einer sicheren Klassifizierung gelangen, wo z.B. pathologische Zustände bei EZ in einigen Merkmalsbereichen zu Abweichungen geführt haben.

Nur in sehr großen Serien wird man sich berechtigt fühlen, die Eiigkeitsdiagnosen nur auf Fragebogenerhebungen aufzubauen. Im Falle des dänischen Zwillingsregisters wurde ein Fragebogen mit speziellen Fragen versandt, die die Ähnlichkeit, die Verwechslung der Partner in der Kindheit durch Lehrer oder nahe Verwandte betrafen. Eindeutige Antworten hierzu wurden direkt zur Eiigkeitsdiagnose benutzt, nur in unklaren Fällen wurde eine Blutgruppenuntersuchung angeschlossen. In einer Testserie von 165 Paaren erwies sich die aufgrund des Fragebogens allein gestellte Diagnose der Eineiigkeit bei 77 von 78 Fällen auch bei serologischer Nachprüfung als stichhaltig. Von 80 als ZZ klassifizierten

Paaren hatten 4 in allen oben angeführten Systemen identische Blut- und Serummerkmale. Sieben ursprünglich als unsicher eingestufte Paare erwiesen sich in 4 Fällen aufgrund der Serologie als wahrscheinlich EZ.

Eine theoretisch möglicce Schwierigkeit für die Eiigkeitsbestimmung bieten Zwillinge, die durch Befruchtung einer Eizelle und des dazugehörigen Polkörperchens bzw. von 2 durch gleichwertige Teilung einer Eizelle entstandenen Zellen durch zwei Spermien entstanden wären (oocytäre Zwillinge, Literatur bei Allen 1965, Bulmer 1970). Wenn das überhaupt möglich ist, so würde es wegen der dann anzunehmenden extremen Seltenheit kaum praktische Konsequenzen haben. Eine ebenso eher theoretisch bedeutsame Irrtumsmöglichkeit für serologische Methoden böte ein eventueller Blutaustausch bei ZZ durch placentare Anastomosen (Chimären).

In besonderen Fällen kann man zur Sicherung der Eiigkeit prüfen, ob ein Hauttransplantat des Zwillingspartners dauerhaft anwächst.

Die speziellen Probleme, die sich bei der Eiigkeitsbestimmung von Drillingen ergeben, wurden von Herrlin und Hauge (1967) diskutiert. Erschwerend ist hier, daß der relative Anteil der möglichen Eiigkeitstypen nicht bekannt ist und daß über die Variabilität morphologischer Merkmale bei Drillingen keine ausreichenden speziellen Daten vorliegen. Serologische und immunologische Merkmale können in gleicher Weise verwandt werden wie bei der Zwillingsuntersuchung.

ad 4. Die wichtigste Grundlage der Zwillingsdiagnostik ist die Überzeugung, daß EZ wirklich vollständig erbgleich sind. Sie stützt sich darauf, daß EZ von der gleichen befruchteten Zygote herstammen und daß jede Zelle, die durch weitere Teilung aus dieser entsteht, wieder die gleiche Erbinformation trägt. Einschränkend muß hier gesagt werden, daß wir nicht wissen, in welchem Entwicklungsstadium EZ beim Menschen im Einzelfall entstehen bzw. bis zu welchem Stadium sie spätestens noch entstehen können. Es ist denkbar, daß vor der Trennung der Individuen ungleiche Teilungen ablaufen. Diese könnten eine ungleiche oder nicht gleichwertige Aufteilung des Cytoplasmas (z.B. durch Lagebeziehungen) oder auch fehlerhafte Verteilung der Chromosomen betreffen. Die Möglichkeit sehr früher somatischer Mutationen kann nicht ausgeschlossen werden. Es könnten auch bei Zellteilungen in frühen Stadien der beiden Früchte Anomalien auftreten. Die Folge wäre dann zunächst einmal ein Mosaik bei einem Partner, bei dem u.U. eine Zellinie sekundär wieder verschwinden kann. Daß diese Erwägungen nicht abwegig sind, zeigt die Beobachtung von EZ scheinbar verschiedenen Geschlechts durch Turpin u. Mitarb. (1961). Die Eiigkeit war durch erfolgreiche reziproke Hauttransplantation gesichert. Der männliche Partner hatte einen normalen Chromosomensatz 46,XY, der im Phänotyp weibliche Partner zeigte Symptome der Gonadendysgenesie und den Chromosomensatz 45,XO. Man muß diese möglichen Einschränkungen im Einzelfall in Erwägung ziehen. Für die Anwendbarkeit der Methode dürften zumindest gröbere Abweichungen dieser Art wegen ihrer Seltenheit und Erkennbarkeit kaum eine entscheidende Einschränkung bedeuten.

ad 5. Ernster sind die Bedenken gegen die Annahme, daß die Umweltvariabilität bei EZ und ZZ gleich sei. Man muß hier unterscheiden zwischen Merkmalen, für die die intrauterine Umwelt entscheidend ist und solchen, für die Umwelteinflüsse im späteren Leben wesentlich größere Bedeutung haben. Zur ersten Gruppe gehören vor allem die Mißbildungen. Einen eindeutigen Hinweis auf unterschiedliche intrauterine Verhältnisse bei EZ, verglichen mit ZZ, geben die unterschiedlichen Formen der Placentation[56]. Verschiedene Placentatypen zeigen

[56] Edwards 1965, Benirschke 1965.

unterschiedliche Häufigkeit von Anastomosen zwischen den Kreisläufen beider Partner. Derartige Anastomosen finden sich vor allem bei monochorionischen Placenten und begünstigen damit größere Unterschiede in der intrauterinen Blutversorgung zwischen EZ-Partnern. Darin liegt mindestens z.T. die Ursache für die relativ geringe Konkordanz von EZ hinsichtlich des Geburtsgewichts. Als weitere Ursache kommt eine ungleiche Verteilung der Zellmasse schon bei der Bildung der eineiigen Zwillinge in Betracht. Untersuchungen über die Korrelation des Geburtsgewichts[57] zeigten bei EZ keineswegs die erwartete hohe Konkordanz. Die errechneten Werte für die Korrelation lagen zwischen 0,67[58] und 0,815[59]. Sie lagen damit nur unwesentlich höher als die von den gleichen Autoren für ZZ gefundenen von 0,58—0,79. Corney und Mitarb. (1972) fanden in einer Serie von 528 unausgelesenen Zwillingen bekannter Eiigkeit, daß EZ im Mittel 100 g weniger wogen als ZZ und daß dichorionische EZ schwerer waren als monochorionische. Die gleichen Faktoren, die bei EZ größere Differenzen in der intrauterinen Ernährung bewirken, dürften aber auch die Manifestation von Entwicklungsstörungen begünstigen.

Bei Merkmalen und Erbleiden, die sich erst im späteren Leben manifestieren, spielen Differenzen der intrauterinen Verhältnisse eine zunehmend geringere Rolle. Dafür sind andere spezifische Fehlerquellen zu berücksichtigen. So kann z.B. die genbedingte Ähnlichkeit der Persönlichkeitsstruktur EZ veranlassen, nun auch aktiv eine ähnlichere Umgebung zu suchen und zu schaffen als ZZ (Partnerwahl, Berufswahl, Ernährungsgewohnheiten etc.). Bei den meisten Merkmalen wird man ohnehin bei ZZ den Vergleich auf gleichgeschlechtliche Partner beschränken müssen, da sonst die Differenz der Geschlechtsdiskordanz verstärkend ins Gewicht fällt.

ad 6. Bereits im Hinblick auf die spezifische Umwelt der Zwillinge wurde deutlich, daß Zwillinge in einer Sondersituation stehen. Die Mehrlingsschwangerschaft ist beim Menschen eine Ausnahme und kann als anomal bezeichnet werden. Es ist deshalb von vornherein der Einwand möglich, daß Einlinge und Mehrlinge nicht streng vergleichbar sind und deshalb jeder aus Zwillingsuntersuchungen gezogene quantitative Schluß streng genommen nur für die Zwillingspopulation gilt. Man wird für jedes einzelne Merkmal gesondert prüfen müssen, ob man diese Fehlermöglichkeit als gering erachten kann oder nicht. *Übertriebene* Bemühungen bei der Erfassung und der rechnerischen Korrektur von Erfassungsfehlern sind nur von begrenztem Wert, da sie diese der Methode inhärenten Ungenauigkeiten nicht beseitigen können.

b) Abschätzung der Manifestationswahrscheinlichkeit mittels der Zwillingsmethode

Eine spezielle Anwendung der Zwillingsmethode betrifft die Abschätzung der *Manifestationswahrscheinlichkeit* eines Merkmals bzw. der Penetranz eines Gens unter bestimmten Bedingungen. Wir haben dazu weiter vorn eine Methode der Abschätzung aus Stammbaumdaten kennengelernt. Bei der Unsicherheit in der Schätzung aus kleinen Stichproben ist es wünschenswert, einen anderen unabhängigen Weg zur Schätzung zu haben. Dafür bieten sich zwei, im Prinzip ähnliche Wege an. Bei Merkmalen, die symmetrisch vorhandene Organe des Körpers betreffen, kann man die Häufigkeit einseitiger gegenüber beidseitiger Manifestation berechnen. Das entspricht bei Zwillingsdaten dem Verhältnis von diskordantem und konkordantem Auftreten des Merkmals bei EZ.

[57] Morton 1955, Fraccaro 1956, Penrose 1961.
[58] Penrose 1961.
[59] Fraccaro 1956.

Für die Berechnung der Manifestationswahrscheinlichkeit sind von verschiedenen Autoren Formeln angegeben worden. Im folgenden ist die Ableitung von LUXEMBURGER (1940) für vollständig erfaßte Serien wiedergegeben. Gesucht wird die Manifestationswahrscheinlichkeit bei den Genotypen, bei denen das betrachtete Merkmal überhaupt auftreten kann. Da von der Erbgleichheit der EZ ausgegangen wird, gibt die Methode nur über den umweltregulierten Anteil der Manifestationswahrscheinlichkeit des Merkmals Auskunft.

Die Anlage ist manifest bei

1. beiden Paarlingen bei EZ, die beide das Merkmal zeigen (positiv konkordante Paare, k),
2. je einem Paarling diskordanter Paare (d).

Die Manifestation ist ausgeblieben bei

1. je einem Paarling diskordanter Paare,
2. beiden Paarlingen der Zwillingspaare, die trotz genotypischer Veranlagung das Merkmal nicht aufweisen (negativ konkordante Paare, x).

Aus der Zwillingsserie können k und d direkt abgelesen werden. x ist unbekannt, kann aber erschlossen werden, da die Häufigkeit der drei Typen durch die Binomialverteilung bestimmt wird. Es gilt:

$$d = 2 \cdot \sqrt{k x} \quad \text{und} \quad x = \frac{d^2}{4k}.$$

Die Zahl aller manifesten Genotypen im Zwillingskollektiv ist $2k + d$, die Zahl aller Genotypen $2k + d + 2x + d = 2(k + d + x)$. Demnach ist das Verhältnis der Manifestation zu allen Genotypen, die gesuchte Manifestationswahrscheinlichkeit M:

$$M = \frac{2k + d}{2(k + d + x)};$$

und wenn man $x = \frac{d^2}{4k}$ einsetzt:

$$M = \frac{2k + d}{2\left(k + d + \frac{d^2}{4k}\right)} + \frac{2k}{2k + d} = \frac{1}{1 + \frac{d}{2k}}.$$

Diese einfache Formel gilt aber nur unter der Voraussetzung, daß alle in Frage kommenden positiv-konkordanten Partner unmittelbar, d.h. nicht über den Umweg über einen mit dem Merkmal behafteten Ausgangspaarling erfaßt werden. In der Regel trifft das aber nur auf einen Teil der Positiv-konkordanten zu. Man kann das auf einfachste Weise berücksichtigen, indem man das ebenfalls von LUXEMBURGER angegebene „Partnerverfahren" anwendet. Die Formel M lautet dann:

$$M = \frac{2 p_{ku} + p_{km}}{2 p_{ku} + p_{km} + pd} = \frac{1}{1 + \frac{pd}{2 p_{ku} + p_{km}}}.$$

Dabei bedeutet p_{ku} die Zahl der Paare mit zwei unmittelbar erfaßten konkordanten Partnern, p_{km} die Zahl der Paare, bei denen der zweite Partner mittelbar erfaßt wurde und p_d die Zahl der diskordanten Paare.

Beispiel: Im Klumpfußmaterial IDELBERGERs wurden 5 Partner unmittelbar, 3 mittelbar erfaßt. 27 Partner waren diskordant.

M ist dann $\frac{2 \cdot 5 + 3}{2 \cdot 5 + 3 + 27} = 0{,}325$ (32,5%).

Die durch das Verhältnis der positiv-konkordanten Paare zur Zahl aller Paare ausgedrückte Konkordanzziffer

$$K' = \frac{k}{k + d}$$

Tabelle 8. Werte von $y' = M$ bei bekanntem x und r. (Nach LUXENBURGER 1940, s. Text)

	$r=$										
	0,0	0,1	0,2	0,3	0,4	0,5	0,6	0,7	0,8	0,9	1,0
$k' = x =$ 0,0	0,0	0,0	0,0	0,0	0,0	0,0	0,0	0,0	0,0	0,0	0,0
0,1	0,1	0,109	0,118	0,126	0,135	0,143	0,151	0,159	0,167	0,174	0,182
0,2	0,2	0,216	0,231	0,245	0,259	0,273	0,286	0,298	0,310	0,322	0,333
0,3	0,3	0,320	0,340	0,358	0,375	0,391	0,407	0,421	0,435	0,449	0,462
0,4	0,4	0,423	0,444	0,464	0,483	0,500	0,516	0,531	0,545	0,559	0,571
0,5	0,5	0,524	0,545	0,565	0,583	0,600	0,615	0,630	0,643	0,655	0,667
0,6	0,6	0,623	0,643	0,661	0,677	0,692	0,706	0,718	0,730	0,740	0,750
0,7	0,7	0,720	0,737	0,752	0,766	0,778	0,789	0,799	0,808	0,816	0,824
0,8	0,8	0,815	0,826	0,839	0,848	0,857	0,865	0,872	0,878	0,884	0,889
0,9	0,9	0,908	0,915	0,921	0,926	0,931	0,935	0,939	0,942	0,945	0,947
1,0	1,0	1,0	1,0	1,0	1,0	1,0	1,0	1,0	1,0	1,0	1,0

bezeichnet LUXEMBURGER als „falsche‘ Konkordanzziffer, da die negativ-konkordanten Paare (x) nicht berücksichtigt sind. In ähnlicher Weise wie bei der Berechnung von M dargestellt, läßt sich die Formel für die wahre Konkordanzziffer (K), die auch diesen Anteil berücksichtigt, ableiten (s. dafür LUXEMBURGER). Die Formel zur Berechnung lautet:

$$K = \left(\frac{1}{1 + \frac{d}{2k}}\right)^2.$$

Aus der „falschen Konkordanzziffer“ K' läßt sich jedoch die Manifestationswahrscheinlichkeit direkt berechnen. Die Formel lautet:

$$M = \frac{2K'}{K'+1}.$$

Für die Ableitung sei wiederum auf LUXEMBURGER verwiesen. Besser benutzt man für die gleiche Formel die nach der weiter vorn angegebenen Methode von ALLEN (1965) errechneten Konkordanzraten, die ja auch nur die positiv-konkordanten Paare berücksichtigen, aber für den Erfassungsmodus korrigieren.

LUXEMBURGERs Formel geht von vollständiger Erfassung aus. Die Korrektur für eine Stichprobe, in der bei einem Teil der Paare beide Partner unmittelbar, bei einem Teil der zweite nur mittelbar erfaßt wurden, erfolgt durch Berücksichtigung der Größe „r“, die den Anteil der in bezug auf beide Partner unmittelbar erfaßten Paare an den positiv-konkordanten Paaren überhaupt angibt:

$$r = \frac{p_{ku}}{p_{kn} + p_{km}}.$$

LUXEMBURGER hat die sich für M ergebenden Werte bei bekannten Werten für K' (unkorrigierte Konkordanzrate) und r tabelliert (s. Tabelle 8).

Die für $r = 1$ angegebenen Werte entsprechen dabei im wesentlichen den von ALLEN auf etwas andere Weise errechneten oberen Grenzwerten für die Penetranzschätzung aus Konkordanzraten bei EZ. ALLENs Tabelle (s. Tabelle 9) gibt außerdem die entsprechenden Werte für den Vergleich symmetrischer Organe bei der gleichen Person.

Die angegebenen Rechnungen können nun noch für verschiedene Faktoren, wie z.B. das Manifestationsalter, korrigiert werden. Auf die Angabe dieser Verfahren kann verzichtet werden, sie finden sich u.a. bei LUXEMBURGER (1940). Sinnvoll sind Berechnungen dieser Art ohnehin nur bei Vorliegen sehr großen

Tabelle 9. Schätzung des oberen Grenzwerts der Penetranz aus Konkordanzen bei EZ oder Rechts-Links-Vergleich. (Nach ALLEN 1952)

Konkordanzrate (bilateral oder bei EZ) (%)	Oberer Grenzwert der Penetranz	
	aus Zwillingsdaten (%)	aus Rechts-Links-Daten (%)
10	22	40
20	33	56
30	46	71
40	57	82
50	67	89
60	75	94
75	86	98

Materials, wie es für seltenere Merkmale praktisch nie gegeben ist. Zudem müssen die Erfassungsbedingungen genau kontrolliert sein. Eine weitere, kaum je sicher erfüllte Bedingung ist, daß die Manifestationsbedingungen bei Einlingen und Mehrlingen gleich sind. Eine Penetranzberechnung aus Zwillingsdaten kann deshalb nur die obere Grenze der Penetranz angeben. Diese und weitere Einschränkungen der Methode sind u.a. von ALLEN (1951 u. 1965) eingehend diskutiert worden. Dort finden sich auch weitere Rechenanweisungen.

Sind somit weitergehende quantitative Schlüsse aus Zwillingsdaten nur mit Einschränkungen zu bewerten, so bleibt die Zwillingsmethode bei kritischer Anwendung doch die beste verfügbare Methode, um bei Merkmalen ohne eindeutigen monofaktoriellen Erbgang darüber zu entscheiden, ob eine beobachtete familiäre Häufung auf gemeinsame Erbfaktoren oder lediglich auf gleiche Umwelteinflüsse zurückzuführen ist. Sie gestattet diese Prüfung, ohne daß eine Vorkenntnis oder eine Annahme über einen bestimmten Erbgang notwendig ist. Darin liegt ihr Wert als erste orientierende Untersuchung vor allem bei Merkmalen mit multifaktorieller Erbgrundlage.

Findet man keinen statistisch signifikanten Unterschied in der Konkordanzrate zwischen EZ und ZZ, so ist vor allem bei relativ häufigen Merkmalen nicht ohne weiteres der Schluß gestattet, Erbfaktoren seien für die Manifestation ohne Bedeutung. EDWARDS (1963) machte das am folgenden hypothetischen Beispiel klar: In einer Bevölkerung fänden sich drei Gruppen, A, B und C, mit einer Häufigkeit wie 1:2:1. Diese Gruppen hätten eine Krankheitswahrscheinlichkeit wie $A \approx 1$, $B \approx 2$ und $C \approx 4$, d.h. ein Viertel der Bevölkerung (C) habe aufgrund genetischer Faktoren ein vierfach höheres Risiko, an einer bestimmten Krankheit zu erkranken, als ein anderes Viertel (A), also z.B. Erkrankungswahrscheinlichkeiten von 1%, 2% und 4%. Die Krankheitshäufigkeit in der Gesamtpopulation wäre dann $^1/_4 \cdot 1\% + ^2/_4 \cdot 2\% + ^1/_4 \cdot 4\% = 2^1/_4\%$ oder $^9/_{400}$.

Die bedingte Wahrscheinlichkeit dafür, daß, wenn 1 Partner von EZ erkrankt ist, auch der zweite affiziert gefunden wird, ist

$$W = \frac{1/4 \cdot 1/100 \cdot 1/100 + ^1/_2 \cdot 2/100 \cdot 2/100 + 1/4 \cdot 4/100 \cdot 4/100}{9/400}$$
$$= \frac{(1/4 \cdot 1/100 \cdot 1/100 + 1/2 \cdot 2/100 \cdot 2/100 + 1/4 \cdot 4/100 \cdot 4/100) \cdot 400}{9}$$
$$= \frac{1 \cdot 1^2 + 2 \cdot 2^2 + 1 \cdot 4^2}{9 \cdot 100} = 2{,}8\%,$$

d.h. aber, daß im Vergleich zur Häufigkeit des Leidens in der Gesamtbevölkerung die Inzidenz bei diesen EZ-Partnern nur um rund 25% erhöht ist. Im Ver-

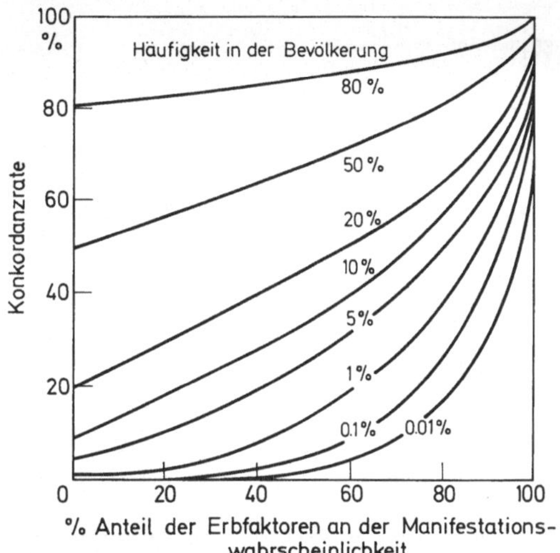

Abb. 45. Erwartete Konkordanzrate bei EZ in Abhängigkeit von der Häufigkeit des betrachteten Merkmals in der Bevölkerung und des Anteils der Erbfaktoren an der Manifestationswahrscheinlichkeit

gleich zwischen EZ und ZZ ist diese Differenz noch geringer, da ja auch ZZ einen Anteil gemeinsamer Erbanlagen von $^1/_2$ haben. Derartige geringe Unterschiede werden aber in Serien praktisch möglichen Umfanges überhaupt nicht erkennbar.

Auf anderem Wege kam auch Ch. Smith (1970) zu dem Schluß, daß, abgesehen von gemeinsamen Umwelteinflüssen, die Konkordanzraten von EZ nur dann hoch sein werden, wenn der Erbeinfluß sehr groß ist und daß deshalb eine niedrige Konkordanzrate bei EZ nicht als Beweis dafür angesehen werden kann, daß Erbfaktoren für die Ausprägung des untersuchten Leidens keine Rolle spielten. Diesen Fehlschluß findet man immer wieder in der Literatur. Die Abb. 45 zeigt graphisch die von Smith errechneten Beziehungen zwischen der erwarteten Konkordanzrate bei EZ und der Häufigkeit des betreffenden Leidens in der untersuchten Population und dem Anteil von Erbfaktoren an der Erkrankungswahrscheinlichkeit.

3. Unterscheidung zwischen monofaktoriellem Erbgang und multifaktorieller Vererbung mit Schwellenwerteffekt

Die Zwillingsmethode kann lediglich erweisen, daß Erbfaktoren für die Merkmalsausbildung wesentlich sind. Über die Art der Weitergabe, den Erbmodus, können nur Familienbeobachtungen Auskunft geben.

Autosomal-dominanter Erbgang mit voller Penetranz ist im allgemeinen leicht aus einem Stammbaum direkt erkennbar, desgleichen geschlechtsgebundener Erbgang. Autosomal-recessiver Erbgang ist gegenüber multifaktorieller Vererbung dadurch abgrenzbar, daß bei letzterer die Korrelation zwischen Eltern und Kindern gleich eng ist, wie zwischen Geschwistern, während bei autosomal-recessivem Erbgang die Korrelation zwischen Geschwistern $^1/_4$ beträgt, zwischen Eltern und Kindern aber, abhängig von der Genhäufigkeit, wesentlich geringer ist (s. S. 159 ff.). Ferner ist bei autosomal-recessivem Erbgang die Erkrankungshäufigkeit bei weiteren Geschwistern von Probanden in der Familie davon un-

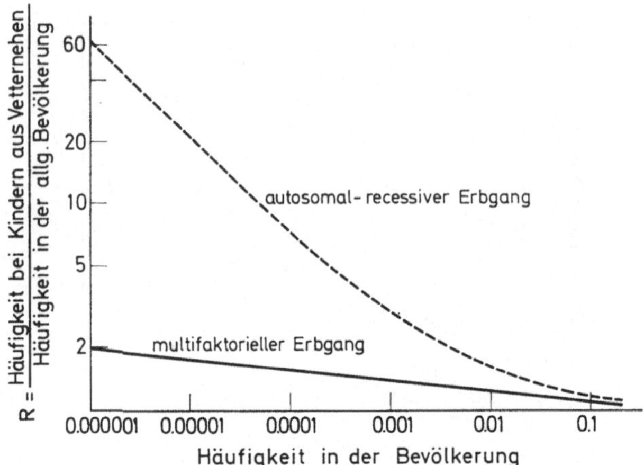

Abb. 46. Verhältnis der Häufigkeit von Merkmalsträgern unter den Kindern aus Vetternehen 1. Grades zur Häufigkeit von Merkmalsträgern in der allgemeinen Bevölkerung (p) in Abhängigkeit von p für multifaktorielle Vererbung (durchgezogene Linie) und für einfach autosomal recessiven Erbgang (unterbrochene Linie). (Nach Vogel u. Krüger 1964)

abhängig, ob die Eltern verwandt sind oder nicht. In beiden Fällen sind beide Eltern eines Merkmalsträgers in der Regel Heterozygote. Der Erwartungswert für Geschwister beträgt $^1/_4$. Bei multifaktoriellem Erbgang dagegen erhöht Verwandtschaft zwischen den Eltern von Merkmalsträgern das Wiederholungsrisiko in einer durch einen Probanden erfaßten Geschwisternschaft, da Verwandte eine durchschnittlich größere Anzahl gemeinsamer Gene besitzen.

Seltenere autosomal-recessive Merkmale finden sich unter Kindern aus Ehen zwischen Vettern 1. Grades wesentlich häufiger als in der allgemeinen Bevölkerung (s. S. 162). Ein derartiger Effekt, jedoch weitaus geringeren Ausmaßes, ist auch bei multifaktoriellem Erbgang zu erwarten[60]. Die Differenz zwischen diesem Verhältnis bei autosomal-recessivem Erbgang und bei multifaktorieller Vererbung ist bei seltenen Leiden sehr groß, sie verwischt sich bei häufigen Merkmalen. Siehe hierfür die Abb. 46.

Schwierigkeiten der Abgrenzung bestehen vor allem zwischen multifaktorieller Vererbung mit Schwellenwerteffekt und autosomal-dominantem Erbgang mit verminderter Penetranz*. Die hierfür brauchbaren Kriterien sollen deshalb etwas genauer untersucht werden:

1. Ein erstes, sehr wirksames Kriterium hat Edwards (1963) angegeben: Bei autosomal-dominantem Erbgang mit unvollständiger Penetranz wird in der Regel nur 1 Elter Träger des Merkmals sein. Die mittlere Differenz zwischen den Eltern wird deshalb größer sein als die mittlere Differenz zwischen beliebigen Personen in der Bevölkerung. Bei multifaktoriellem Erbgang werden dagegen beide Eltern eines Probanden ihrerseits im Durchschnitt eine höhere Zahl der betreffenden Gene besitzen und einander insofern in bezug auf dieses Merkmal ähnlicher sein. Die mittlere Differenz zwischen den Eltern ist deshalb geringer als die mittlere Differenz zwischen Individuen in der Bevölkerung.

[60] Newcombe 1963.

* Nach Abschluß dieses Manuskripts erschien eine ausführliche mathematische Behandlung der relevanten Modelle von J. Krüger [Hum. Genet. 17, 181—252 (1973)].

2. Einen weiteren orientierenden Hinweis geben Zwillingsbeobachtungen[61]. Nimmt man an, ein autosomal-dominantes Gen führe nur bei der Hälfte seiner Träger zur Manifestation des Merkmals, so fände sich dieses bei EZ mit einer Korrelation von 0,5. Da bei ZZ wie bei Geschwistern der Anteil gemeinsamer Gene im Mittel nur $^1/_2$ beträgt, betrüge die erwartete Korrelation nur $^1/_4$. Die erwarteten Konkordanzraten bei EZ wären also etwa doppelt so hoch wie bei ZZ. Bei multifaktoriellem Erbgang mit Schwellenwerteffekt wäre dagegen die Konkordanz bei EZ wiederum nur von der Umweltmodifizierbarkeit der Merkmalsausbildung abhängig. Je mehr Gene beteiligt sind, desto geringer wird aber auf der anderen Seite die Häufigkeit des Merkmals bei Geschwistern und damit auch ZZ. Deshalb spricht eine relativ hohe Konkordanzrate bei EZ zusammen mit einer geringen Konkordanzrate bei ZZ für multifaktoriellen Erbgang. Nach PENROSE kann allgemein gesagt werden, daß multifaktorielle Vererbung wahrscheinlich ist, wenn die Konkordanzrate bei EZ das Vierfache der bei ZZ gefundenen überschreitet.

3. Die Häufigkeit von Merkmalsträgern unter Geschwistern von Probanden ist bei autosomal-dominantem Erbgang mit verminderter Penetranz in allen Familien gleich, wenn man von der bei seltenen Merkmalen zu vernachlässigenden Möglichkeit der Ehe zwischen zwei Merkmalsträgern absieht. Das heißt, alle beobachteten Ehen sind vom Typ Aa × aa. Im Falle zweier gesunder Eltern ist lediglich die Manifestation des Merkmals bei einem Elter unterblieben. Bei multifaktoriellem Erbgang ist dagegen das Risiko von Familie zu Familie verschieden. Weitere befallene nahe Verwandte weisen auf eine höhere Häufigkeit der betreffenden Gene in der Familie und damit bei den Eltern hin. Ist somit die empirische Belastung für Geschwister in Familien, in denen mehr als ein naher Verwandter befallen ist, größer, so spricht das gegen autosomal-dominanten Erbgang mit verminderter Penetranz und für multifaktorielle Vererbung[62].

4. Geschwister von Probanden, deren beide Eltern phänotypisch gesund sind, werden, wie im vorigen Abschnitt begründet, bei unvollständig dominantem Erbgang die gleiche Merkmalshäufigkeit haben, wie solche von Probanden mit einem merkmalstragenden und einem gesunden Elternteil. Bei multifaktoriellem Erbgang mit Schwellenwert wird dagegen im Mittel die Merkmalshäufigkeit in den Geschwisterschaften dann wesentlich höher sein, wenn ein Elternteil auch Merkmalsträger ist[63]. Dieses Argument ist dem vorhergehenden verwandt.

5. Nach EDWARDS (1960) findet sich unter den Bedingungen eines multifaktoriellen Erbgangs ein Merkmal, das in der Bevölkerung die Häufigkeit p aufweist, bei Geschwistern von Probanden annähernd mit der Häufigkeit $\sqrt{p}$.

Eine geringere Häufigkeit ist zu erwarten, wenn Phänokopien häufig sind oder genetisch unterschiedene Merkmale phänotypisch gleich erscheinen. Bei unvollständig-dominantem Erbgang läge die Häufigkeit bei Geschwistern dagegen nur um einen von der Umweltmodifizierbarkeit des Merkmals abhängigen Wert unterhalb von $^1/_2$.

6. Die sich aus dem im vorigen Abschnitt Gesagten ergebenden Häufigkeitsbeziehungen hat NEWCOMBE (1964) benutzt, um in einem einfachen Schema graphisch eine Trennung von einfach monofaktoriell erblichen und multifaktoriell vererbten Leiden herbeizuführen. Im Schema ist das Verhältnis zwischen der Häufigkeit des Leidens bei Geschwistern von Merkmalsträgern zur Häufigkeit in der Bevölkerung für verschiedene Merkmalshäufigkeiten in der Bevölkerung aufgetragen. Man sieht, daß monofaktoriell erbliche Leiden in eine Gruppe fallen,

---

[61] PENROSE 1973 [62] EDWARDS 1960.
[63] VOGEL 1961, VOGEL u. KRÜGER 1967.

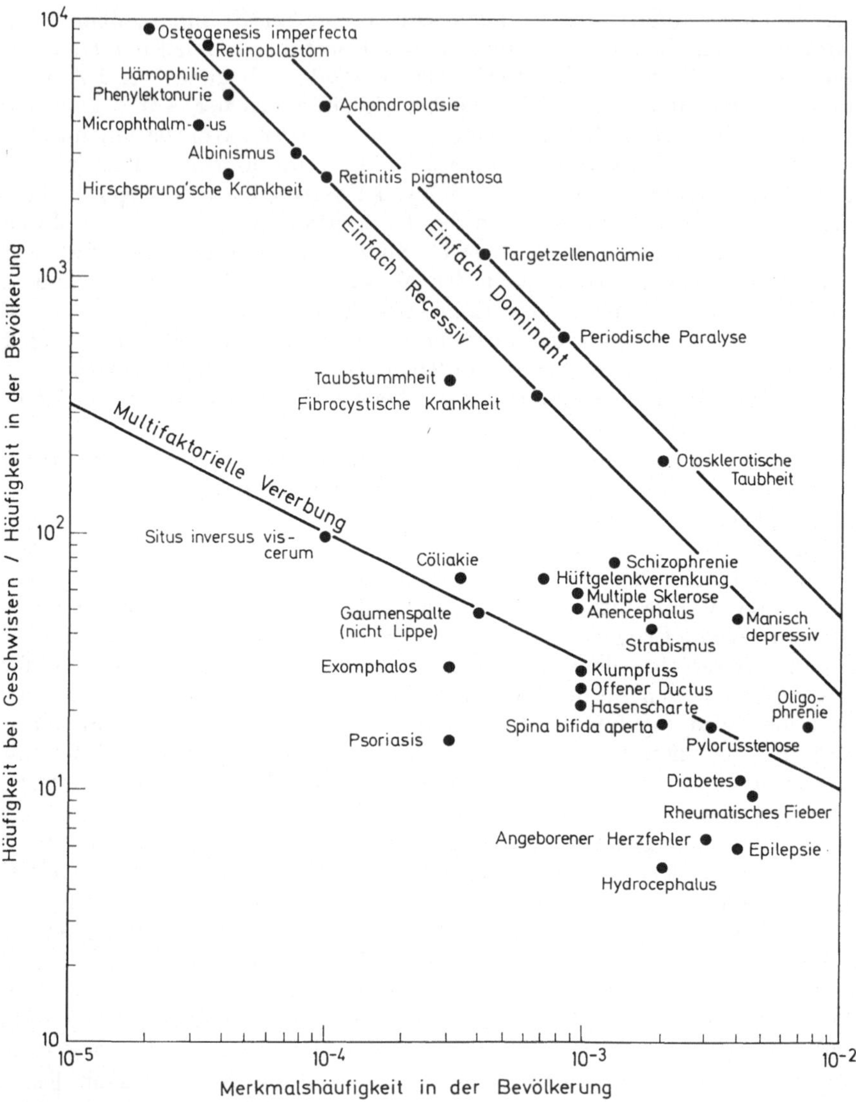

Abb. 47. Vergleich des Verhältnisses zwischen der Merkmalshäufigkeit bei Geschwistern von Probanden und in der allgemeinen Bevölkerung in Abhängigkeit von der Merkmalshäufigkeit in der Bevölkerung für Einzelgendefekte und für multifaktoriellen Erbgang. (Nach NEWCOMBE 1964)

die von der Gruppe der multifaktoriell ererbten Merkmale klar trennbar ist (Abb. 47).

7. Bei unvollständig dominantem Erbgang findet sich von Verwandten 1. Grades zu solchen 2. Grades zu solchen 3. Grades jeweils eine Reduktion der Merkmalshäufigkeit um $^1/_2$. Bei multifaktoriellem Erbgang mit Schwellenwert dagegen ist ein wesentlich schärferer Abfall in der Merkmalshäufigkeit von Verwandten 1. Grades zu Verwandten 2. Grades und, wenn auch weniger ausgeprägt,

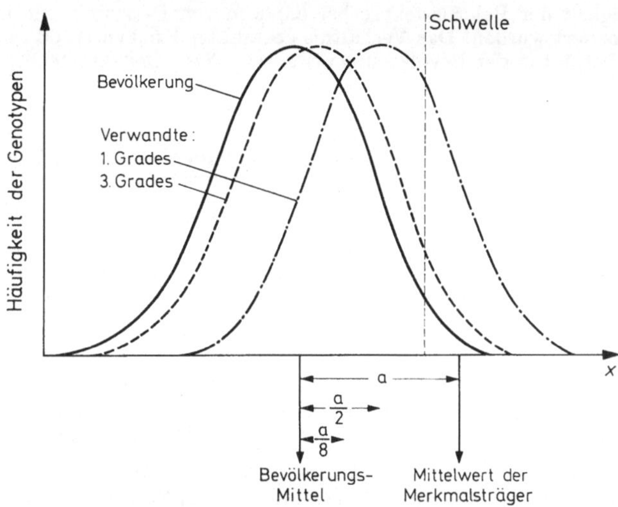

Abb. 48. Verteilung der Genotypen bei multifaktorieller Vererbung mit Schwellenwerteffekt. X = multifaktoriell genetisch bestimmte Krankheitsdisposition. Rechts der Schwelle besteht Erkrankungsgefahr. (Nach einem Modell von CARTER 1969)

zwischen Verwandten 2. Grades und Verwandten 3. Grades zu erwarten[64]. Nach EDWARDS Formel[65] beträgt bei multifaktoriellem Erbgang für ein Merkmal mit der Häufigkeit p in der Bevölkerung die erwartete Häufigkeit für Verwandte

1. Grades $p^{1/2}$,
2. Grades $p^{3/4}$,
3. Grades $p^{7/8}$.

Man kann sich mit dem weiter vorn gezeigten Modell vereinfachend vorstellen, dem diskontinuierlich auftretenden Merkmal läge eine kontinuierliche normalverteilte Variable zugrunde, die wir mit genetischer Disposition bezeichnen wollen. Von einer bestimmten Schwelle an träte das Merkmal bei allen oder einem Teil der Individuen dieses Genotyps in Erscheinung. Setzt man wiederum vereinfachend voraus, daß diese Disposition auch bei den Verwandten normal verteilt sei und die gleiche Varianz in der Bevölkerung aufweise, dann kann man den Anteil der befallenen Verwandten ablesen. (In der Abb. 48 nach CARTER (1969) sind nur die Kurven für Verwandte 1. und 3. Grades eingezeichnet.) Die Regression der Verwandten 1. Grades auf die Patienten ist dann $^1/_2$, die von Verwandten 2. Grades $^1/_4$, und die von Verwandten 3. Grades $^1/_8$. Je geringer die Häufigkeit des betrachteten Merkmals in der Bevölkerung ist, d.h. je weiter die Schwelle vom Bevölkerungsmittelwert entfernt ist, desto stärker ist das Erkrankungsrisiko für Verwandte im Vergleich zum allgemeinen Bevölkerungsrisiko erhöht; um so stärker fällt dann aber auch die relative Gefährdung ab, wenn man Verwandte 1., 2. und 3. Grades vergleicht.

Für praktische Beispiele dieses Verhaltens sei auf das Kapitel über Genetik der Mißbildungen verwiesen.

8. Aus dem Konzept der unterliegenden kontinuierlichen genetischen Disposition ergibt sich ferner die Vermutung, daß bei Leiden, die in verschieden schwerer Ausprägung auftreten können, die Patienten mit besonders schwerer Ausprägung auch näher dem extremen Anteil der Verteilung dieser Variablen zu suchen sein

[64] CARTER 1961, 1965, 1969. [65] EDWARDS 1960, 1963.

Tabelle 10. Häufigkeit der Pylorusstenose bei Kindern von Patienten, die ihrerseits dieses Leidens wegen operiert wurden. Das Verhältnis erkrankter Knaben zu erkrankten Mädchen beträgt in der Bevölkerung etwa 5:1. (Nach CARTER 1969)

	Verhältnis von Kindern mit Pylorusstenose zur Gesamtzahl der Kinder des betreffenden Geschlechts von Patienten mit Pylorusstenose	
	Söhne	Töchter
330 männliche Indexpatienten	19:346 (5,5%)	8:377 (2,4%)
239 weibliche Indexpatienten	20:103 (19,4%)	7:96 (7,3%)

werden. Sie besitzen demnach besonders viele der betreffenden Gene. Infolgedessen ist zu erwarten, daß bei multifaktoriellem Erbgang das Risiko für Verwandte um so höher ist, je schwerer das Leiden beim Probanden ausgeprägt ist. Bei unvollständig-dominantem Erbgang sollte das Risiko dagegen davon unbeeinflußt sein. Beobachtungen bei einigen Fehlbildungen (z.B. der Lippen-Kiefer-Gaumenspalte) bestätigen diese Erwartung.

9. Zeigt ein Merkmal eine ausgeprägte Bevorzugung eines Geschlechts, so ist bei Annahme multifaktorieller Erbgrundlage zu schließen, daß in einem Grenzbereich bei gleichem Anteil spezifische Gene bei einem Geschlecht die Manifestation des Merkmals bereits eintritt, beim anderen dagegen nicht. Angehörige des seltener befallenen Geschlechts müssen also, um „trotz des geschlechtsbedingten Schutzes" Merkmalsträger zu werden, mehr von den spezifischen Genen besitzen. Da Verwandte aber in beiden Fällen einen nur durch den Grad der Verwandtschaft bestimmten Anteil gemeinsamer Gene haben, müssen Verwandte gleichen Grades von Probanden des seltener befallenenen Geschlechts im Mittel eine größere Merkmalshäufigkeit aufweisen, als solche von Probanden des häufiger befallenenen Geschlechts[66]. Ein sehr typisches Beispiel stellen die Zahlen von CARTER (1969) bei Nachkommen von Patienten mit hypertrophischer Pylorusstenose dar (s. Tabelle 10). Eine solche Verteilung wird von keiner von der Annahme monofaktorieller Vererbung ausgehenden Hypothese befriedigend erklärt.

10. Der Nachweis unterschiedlicher Häufigkeit eines Leidens bei Trägern verschiedener Blutgruppeneigenschaften oder anderer monofaktoriell erblicher Eigenschaften wie z.B. Serumproteinmerkmalen oder der Fähigkeit, Phenylthiocarbamid zu schmecken, weist ebenfalls auf eine multifaktorielle Grundlage oder Beeinflussung des betreffenden Leidens hin. Man identifiziert mit der Blutgruppeneigenschaft dann einen, wenn auch im Einzelfall vielleicht wenig bedeutsamen Teilfaktor des multifaktoriellen Systems. Für die Prüfung derartiger Zusammenhänge eignet sich am besten die von WOOLF angegebene Methode:

Nach WOOLF wird die Häufigkeit der untersuchten Merkmale (z.B. A und 0) bei Patienten und Kontrollen nach der Formel:

$$x = \frac{A_{\text{Pat}} \times O_{\text{Kontr}}}{O_{\text{Pat}} \times A_{\text{Kontr}}}$$

verglichen. A_{Pat} bedeutet dabei die absolute Zahl von Patienten mit dem Merkmal A in der Stichprobe usw. Der Wert x wird dann 1, wenn die Verteilung der betreffenden Merkmale bei Patienten und Kontrollen gleich ist. Er gibt im Beispiel an, wievielmal größer die Häufigkeit des Leidens unter Angehörigen der Blutgruppe A ist als bei solchen der Blutgruppe 0.

[66] CARTER 1961, 1964.

Für die statistische Auswertung prüft man die Signifikanz der Abweichung des errechneten Wertes X von 1. Aus mathematischen Gründen ist es günstiger, hierzu den natürlichen Logarithmus von X zu bilden und dessen Abweichung von 0 zu prüfen. Die entsprechenden von Woolf angegebenen Formeln lauten auf das oben benutzte Beispiel der Blutgruppen A und 0 angewendet:

$Y = \ln x$,

$\text{Varianz } V = \frac{1}{A_{Pat}} + \frac{1}{O_{Pat}} + \frac{1}{A_{Kontr}} + \frac{1}{O_{Kontr}}$

$W = \frac{1}{V}$

χ^2 der Abweichung (1 Freiheitsgrad) $= \frac{y^2}{V} = wy^2$,

Standardabweichung von $y = V^{\frac{1}{2}} = \sqrt{V}$,

95% Vertrauensgrenzen von y etwa $= \pm 1{,}96\ V^{\frac{1}{2}}$.

Die Kombination mehrerer Serien erfolgt nach den Formeln:

$Y = \Sigma wy/\Sigma w$, $Y = \ln X$ (X = kombinierte Schätzung von x),

χ^2 der Abweichung (1 Freiheitsgrad) $= (\Sigma wy)^2/\Sigma w = Y^2 \Sigma w$,

χ^2 der Heterogenität $= \Sigma wy^2 - Y^2 \Sigma w$

(Freiheitsgrade = Anzahl der kombinierten Serien -1),

Standardabweichung von $Y = 1/(\Sigma w)^{1/2}$,

95% Vetrauensgrenzen etwa $Y \pm 1{,}96/(\Sigma w)^{1/2}$.

Diese Formeln sind nur anwendbar, wenn keine der beobachteten Häufigkeiten zu klein ist.

4. Schätzung des Anteils von Erbfaktoren an der Variabilität der Merkmalsausbildung bei multifaktoriell bestimmten Krankheiten

Ein Weg zur orientierenden Abschätzung des Anteils von Erbe und Umwelt an der Merkmalsausbildung wurde bei der Zwillingsmethode besprochen. Es ist wegen des umfangreicheren verfügbaren Materials einfacher und auch sicherer, diese Schätzung aus dem Verhältnis der Merkmalshäufigkeit bei Verwandten von Merkmalsträgern zur Merkmalshäufigkeit in der Gesamtbevölkerung vorzunehmen. Eine Methode hierfür hat Falconer (1965, 1967) angegeben und tabelliert. Sie erlaubt eine Schätzung der Heritabilität, hier definiert als das Ausmaß, in dem phänotypische Merkmale der Eltern an die Kinder weitergegeben werden. Die Methode ist einfach zu handhaben und brauchbar. Es ist aber zu beachten, daß bestimmte vereinfachende Grundannahmen gemacht werden und auch aus prinzipiellen Gründen nicht der Anteil der Erbfaktoren direkt geschätzt wird, sondern nur die obere Grenze dieses Wertes. Falconer geht von dem Modell multifaktorieller Vererbung mit scharfer Schwelle aus. Die zugrundeliegende kontinuierliche, normalverteilte Variable bezeichnet Falconer als „liability". Es wird angenommen, daß alle Individuen mit einer „liability" oberhalb der Schwelle auch Merkmalsträger sind, darunter aber merkmalsfrei erscheinen. Der Begriff der „liability" hat keine präzise Übersetzung ins Deutsche und wird deshalb im folgenden als solcher beibehalten. Unter Liability versteht Falconer ein Maß für die Summe aller erblichen und von der Umwelt bestimmten Faktoren, die ein Individuum mehr oder weniger für die Entwicklung eines bestimmten Leidens prädestinieren. Er erläutert das am Beispiel einer Infektionskrankheit: Die Empfänglichkeit eines Individuums wird hier durch seine immunologische Abwehr bestimmt, aber die liability schließt auch den Umfang seiner Exposition für die Infektion ein. Die liability eines Individuums für eine bestimmte Krankheit kann nicht direkt gemessen werden, jedoch läßt sich für eine Bevölkerung

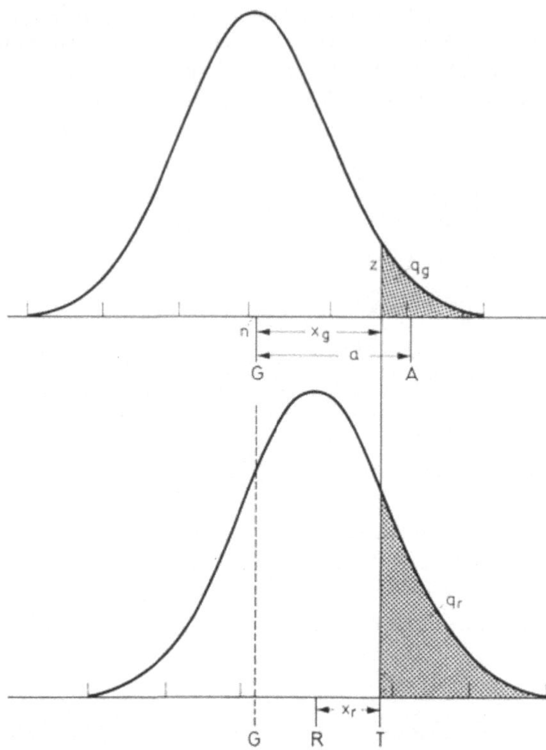

Abb. 49. Verteilung der Erkrankungswahrscheinlichkeit („liability") in der Bevölkerung (oben) und bei Verwandten von Merkmalsträgern (unten). (Nach FALCONER 1965). x-Achse = liability; y-Achse = Häufigkeit; T Schwelle; G Mittlere liability der Allgemeinbevölkerung; A Mittlere liability der Merkmalsträger in der allgemeinen Bevölkerung; R Mittlere liability der Verwandten; q Häufigkeit, d.h. Anteil von Individuen, deren liability die Schwelle überschreitet; x Abweichung der Schwelle vom Mittelwert; z Höhe der Ordinate an der Schwelle; a Mittlere Abweichung der Merkmalsträger vom Bevölkerungsmittel ($= z/q$); n Mittlere Abweichung der merkmalsfreien Individuen vom Bevölkerungsmittel ($= z/1{-}g = a \cdot q/p$). q_g und x_g beziehen sich auf die Allgemeinbevölkerung; q_r und x_r beziehen sich auf die entsprechenden Werte im Verwandtenkollektiv

oder Stichprobe die liability aus der Merkmalshäufigkeit abschätzen. Als Einheit verwendet FALCONER die Standarddeviation oberhalb und unterhalb der Schwelle.

Eine Voraussetzung der Methode ist, daß die liability in der Bevölkerung eine Normalverteilung aufweist, und daß das auch für Verwandte von Merkmalsträgern zutrifft. Letzteres ist tatsächlich nicht der Fall. Der dadurch entstehende Fehler ist aber nach FALCONER (1967) nieht erheblich, wenn die Schätzung aus Daten an Verwandten 1. oder weiteren Grades erfolgt. Für Zwillingsdaten allerdings ergibt sie einen wesentlich zu hohen Wert der Heritabilität. In seiner ersten Publikation machte FALCONER die weitere Voraussetzung, daß die Varianzen der Verteilung in allen Gruppen gleich wären. Er konnte später zeigen, daß das tatsächlich nicht erforderlich ist[67], die im folgenden gegebene Ableitung der Formel geht jedoch der Einfachheit halber von gleicher Varianz aus.

[67] FALCONER 1967.

Tabelle 11. Tafel für x und a für q-Werte von $q = 0{,}01\,\%$ bis $q = 50\,\%$. (Nach FALCONER 1965)

q-%	x	a	q-%	x	a	q-%	x	a	q-%	x	a
			0,50	2,576	2,982	1,00	2,326	2,665	1,50	2,170	2,525
0,01	3,719	3,960	0,51	2,569	2,886	1,01	2,323	2,662	1,51	2,167	2,522
0,02	3,540	3,790	0,52	2,562	2,880	1,02	2,319	2,658	1,52	2,165	2,520
0,03	3,432	3,687	0,53	2,556	2,873	1,03	2,315	2,655	1,53	2,162	2,518
0,04	3,353	3,613	0,54	2,549	2,868	1,04	2,312	2,652	1,54	2,160	2,515
0,05	3,291	3,554	0,55	2,543	2,862	1,05	2,308	2,649	1,55	2,157	2,513
0,06	3,239	3,507	0,56	2,536	2,856	1,06	2,304	2,645	1,56	2,155	2,511
0,07	3,195	3,464	0,57	2,530	2,850	1,07	2,301	2,642	1,57	2,152	2,508
0,08	3,156	3,429	0,58	2,524	2,845	1,08	2,297	2,639	1,58	2,149	2,506
0,09	3,121	3,397	0,59	2,518	2,839	1,09	2,294	2,636	1,59	2,147	2,504
0,10	3,090	3,367	0,60	2,512	2,834	1,10	2,290	2,633	1,60	2,144	2,502
0,11	3,062	3,341	0,61	2,506	2,829	1,11	2,287	2,630	1,61	2,142	2,499
0,12	3,036	3,317	0,62	2,501	2,823	1,12	2,283	2,627	1,62	2,139	2,497
0,13	3,012	3,294	0,63	2,495	2,818	1,13	2,280	2,624	1,63	2,137	2,495
0,14	2,989	3,273	0,64	2,489	2,813	1,14	2,227	2,621	1,64	2,135	2,493
0,15	2,968	3,253	0,65	2,484	2,808	1,15	2,273	2,618	1,65	2,132	2,491
0,16	2,948	3,234	0,66	2,478	2,803	1,16	2,270	2,615	1,66	2,130	2,489
0,17	2,929	3,217	0,67	2,473	2,789	1,17	2,267	2,612	1,67	2,127	2,486
0,18	2,911	3,201	0,68	2,468	2,793	1,18	2,264	2,609	1,68	2,125	2,484
0,19	2,894	3,185	0,69	2,462	2,789	1,19	2,260	2,606	1,69	2,122	2,482
0,20	2,878	3,170	0,70	2,457	2,784	1,20	2,257	2,603	1,70	2,120	2,480
0,21	2,863	3,156	0,71	2,452	2,779	1,21	2,254	2,600	1,71	2,118	2,478
0,22	2,848	3,142	0,72	2,447	2,775	1,22	2,251	2,597	1,72	2,115	2,476
0,23	2,834	3,129	0,73	2,442	2,770	1,23	2,248	2,594	1,73	2,113	2,474
0,24	2,820	3,117	0,74	2,437	2,766	1,24	2,244	2,591	1,74	2,111	2,472
0,25	2,807	3,104	0,75	2,432	2,761	1,25	2,241	2,589	1,75	2,108	2,470
0,26	2,794	3,093	0,76	2,428	2,757	1,26	2,238	2,586	1,76	2,106	2,467
0,27	2,782	3,081	0,77	2,423	2,753	1,27	2,235	2,583	1,77	2,104	2,465
0,28	2,770	3,070	0,78	2,418	2,748	1,28	2,232	2,580	1,78	2,101	2,463
0,29	2,759	3,060	0,79	2,414	2,744	1,29	2,229	2,578	1,79	2,099	2,461
0,30	2,748	3,050	0,80	2,409	2,740	1,30	2,226	2,575	1,80	2,097	2,459
0,31	2,737	3,040	0,81	2,404	2,736	1,31	2,223	2,572	1,81	2,095	2,457
0,32	2,727	3,030	0,82	2,400	2,732	1,32	2,220	2,570	1,82	2,092	2,455
0,33	2,716	3,021	0,83	2,395	2,728	1,33	2,217	2,567	1,83	2,090	2,453
0,34	2,706	3,012	0,84	2,391	2,724	1,34	2,214	2,564	1,84	2,088	2,451
0,35	2,697	3,003	0,85	2,387	2,720	1,35	2,211	2,562	1,85	2,086	2,449
0,36	2,687	2,994	0,86	2,382	2,716	1,36	2,209	2,559	1,86	2,084	2,447
0,37	2,678	2,986	0,87	2,378	2,712	1,37	2,206	2,557	1,87	2,081	2,445
0,38	2,669	2,978	0,88	2,374	2,708	1,38	2,203	2,554	1,88	2,079	2,444
0,39	2,661	2,969	0,89	2,370	2,704	1,39	2,200	2,552	1,89	2,077	2,442
0,40	2,652	2,962	0,90	2,366	2,701	1,40	2,197	2,549	1,90	2,075	2,440
0,41	2,644	2,954	0,91	2,361	2,697	1,41	2,194	2,547	1,91	2,073	2,436
0,42	2,636	2,947	0,92	2,357	2,693	1,42	2,192	2,544	1,92	2,071	2,434
0,43	2,628	2,939	0,93	2,353	2,690	1,43	2,189	2,542	1,93	2,068	2,434
0,44	2,620	2,932	0,94	2,349	2,686	1,44	2,186	2,539	1,94	2,066	2,438
0,45	2,612	2,925	0,95	2,346	2,683	1,45	2,183	2,537	1,95	2,064	2,320
0,46	2,605	2,918	0,96	2,342	2,679	1,46	2,181	2,534	1,96	2,062	2,428
0,47	2,597	2,911	0,97	2,338	2,676	1,47	2,178	2,532	1,97	2,060	2,426
0,48	2,590	2,905	0,98	2,334	2,672	1,48	2,175	2,529	1,98	2,058	2,425
0,49	2,583	2,898	0,99	2,330	2,669	1,49	2,173	2,527	1,99	2,056	2,423
0,50	2,576	2,892	1,00	2,326	2,665	1,50	2,170	2,525	2,00	2,054	2,421

Tabelle 11 (Fortsetzung)

q-%	x	a	q-%	x	a	q-%	x	a	q-%	x	a
2,0	2,054	2,421	7,0	1,476	1,918	12,0	1,175	1,667	17,0	0,954	1,489
2,1	2,034	2,403	7,1	1,468	1,912	12,1	1,170	1,663	17,1	0,950	1,485
2,2	2,104	2,386	7,2	1,461	1,906	12,2	1,165	1,659	17,2	0,946	1,482
2,3	1,995	2,369	7,3	1,454	1,899	12,3	1,160	1,655	17,3	0,942	1,479
2,4	1,977	2,353	7,4	1,447	1,893	12,4	1,155	1,651	17,4	0,938	1,476
2,5	1,960	2,338	7,5	1,440	1,887	12,5	1,150	1,647	17,5	0,935	1,473
2,6	1,943	2,323	7,6	1,433	1,881	12,6	1,146	1,643	17,6	0,931	1,470
2,7	1,927	2,309	7,7	1,426	1,876	12,7	1,141	1,639	17,7	0,927	1,467
2,8	1,911	2,295	7,8	1,419	1,870	12,8	1,136	1,635	17,8	0,923	1,464
2,9	1,896	2,281	7,9	1,412	1,864	12,9	1,131	1,631	17,9	0,919	1,461
3,0	1,881	2,268	8,0	1,405	1,858	13,0	1,126	1,627	18,0	0,915	1,458
3,1	1,866	2,255	8,1	1,398	1,853	13,1	1,122	1,623	18,1	0,912	1,455
3,2	1,852	2,243	8,2	1,392	1,847	13,2	1,117	1,620	18,2	0,908	1,452
3,3	1,838	2,231	8,3	1,385	1,842	13,3	1,112	1,616	18,3	0,904	1,449
3,4	1,825	2,219	8,4	1,379	1,836	13,4	1,108	1,612	18,4	0,900	1,446
3,5	1,812	2,208	8,5	1,372	1,831	13,5	1,103	1,608	18,5	0,896	1,443
3,6	1,799	2,197	8,6	1,366	1,825	13,6	1,098	1,605	18,6	0,893	1,440
3,7	1,787	2,186	8,7	1,359	1,820	13,7	1,094	1,601	18,7	0,889	1,437
3,8	1,774	2,175	8,8	1,353	1,815	13,8	1,089	1,597	18,8	0,885	1,434
3,9	1,762	2,165	8,9	1,347	1,810	13,9	1,085	1,593	18,9	0,882	1,431
4,0	1,751	2,154	9,0	1,341	1,804	14,0	1,080	1,590	19,0	0,878	1,428
4,1	1,739	2,144	9,1	1,335	1,799	14,1	1,076	1,586	19,1	0,874	1,425
4,2	1,728	2,135	9,2	1,329	1,794	14,2	1,071	1,583	19,2	0,871	1,422
4,3	1,717	2,125	9,3	1,323	1,789	14,3	1,067	1,579	19,3	0,867	1,420
4,4	1,706	2,116	9,4	1,317	1,784	14,4	1,063	1,575	19,4	0,863	1,417
4,5	1,695	2,106	9,5	1,311	1,779	14,5	1,058	1,572	19,5	0,860	1,414
4,6	1,685	2,097	9,6	1,305	1,774	14,6	1,054	1,568	19,6	0,856	1,411
4,7	1,675	2,088	9,7	1,299	1,769	14,7	1,049	1,565	19,7	0,852	1,408
4,8	1,665	2,080	9,8	1,293	1,765	14,8	1,045	1,561	19,8	0,849	1,405
4,9	1,655	2,071	9,9	1,287	1,760	14,9	1,041	1,558	19,9	0,845	1,403
5,0	1,645	2,063	10,0	1,282	1,755	15,0	1,036	1,554	20,0	0,842	1,400
5,1	1,635	2,054	10,1	1,276	1,750	15,1	1,032	1,551	20,1	0,838	1,397
5,2	1,626	2,046	10,2	1,270	1,746	15,2	1,028	1,548	20,2	0,834	1,394
5,3	1,616	2,038	10,3	1,265	1,741	15,3	1,024	1,544	20,3	0,831	1,391
5,4	1,607	2,030	10,4	1,259	1,736	15,4	1,019	1,541	20,4	0,827	1,389
5,5	1,598	2,023	10,5	1,254	1,732	15,5	1,015	1,537	20,5	0,824	1,386
5,6	1,589	2,015	10,6	1,248	1,727	15,6	1,011	1,534	20,6	0,820	1,383
5,7	1,580	2,007	10,7	1,243	1,723	15,7	1,007	1,531	20,7	0,817	1,381
5,8	1,572	1,000	10,8	1,237	1,718	15,8	1,003	1,527	20,8	0,813	1,378
5,9	1,563	1,993	10,9	1,232	1,714	15,9	0,999	1,524	20,9	0,810	1,375
6,0	1,555	1,985	11,0	1,227	1,709	16,0	0,994	1,521			
6,1	1,546	1,978	11,1	1,221	1,705	16,1	0,990	1,517	21,0	0,806	1,372
6,2	1,538	1,971	11,2	1,216	1,701	16,2	0,986	1,514	22,0	0,772	1,346
6,3	1,530	1,964	11,3	1,211	1,696	16,3	0,982	1,511	23,0	0,739	1,320
6,4	1,522	1,957	11,4	1,206	1,692	16,4	0,978	1,508	24,0	0,706	1,295
6,5	1,514	1,951	11,5	1,200	1,688	16,5	0,974	1,504	25,0	0,674	1,271
6,6	1,506	1,944	11,6	1,195	1,684	16,6	0,970	1,501	26,0	0,643	1,248
6,7	1,499	1,937	11,7	1,190	1,679	16,7	0,966	1,498	27,0	0,613	1,225
6,8	1,491	1,931	11,8	1,185	1,675	16,8	0,962	1,495	28,0	0,583	1,202
6,9	1,483	1,924	11,9	1,180	1,671	16,9	0,958	1,492	29,0	0,553	1,180
7,0	1,476	1,918	12,0	1,175	1,667	17,0	0,954	1,489	30,0	0,524	1,159

Tabelle 11 (Fortsetzung)

q-%	x	a	q-%	x	a	q-%	x	a	q-%	x	a
30,0	0,524	1,159	35,0	0,385	1,058	40,0	0,253	0,966	45,0	0,126	0,880
31,0	0,496	1,138	36,0	0,358	1,039	41,0	0,228	0,948	46,0	0,100	0,863
32,0	0,468	1,118	37,0	0,332	1,020	42,0	0,202	0,931	47,0	0,075	0,846
33,0	0,440	1,097	38,0	0,305	1,002	43,0	0,176	0,913	48,0	0,050	0,830
34,0	0,412	1,078	39,0	0,279	0,984	44,0	0,151	0,896	49,0	0,025	0,814
35,0	0,385	1,058	40,0	0,253	0,966	45,0	0,126	0,880	50,0	0,000	0,798

Abb. 49 zeigt zwei Normalverteilungen. Die obere entspricht der Verteilung der liability eines Leidens in der Bevölkerung. Der Abschnitt rechts der Schwelle entspricht einer Häufigkeit von Merkmalsträgern in der Bevölkerung (q_g) von 5%. Die untere Verteilung zeigt die gleiche Verteilung nach rechts verschoben. Sie stellt die Verteilung bei untersuchten Verwandten von Merkmalsträgern dar. Die Häufigkeit der Merkmalsträger in dieser Gruppe (q_r) beträgt 20%. Die auf der x-Achse angegebenen Einheiten sind Standarddeviationen gemessen von der Schwelle $= 0$. Werte links der Schwelle erscheinen somit mit negativem Vorzeichen, Werte rechts der Schwelle mit positivem Vorzeichen. Aus der Abbildung ergibt sich die Differenz zwischen der mittleren liability der Bevölkerung und der mittleren liability der Gruppe der Verwandten als

$$G - R = x_g - x_r.$$

Die mittlere liability der Merkmalsträger in einer Bevölkerung ist A. A ist um den Wert a (gemessen in Standardabweichungen) vom Bevölkerungsmittel G entfernt. Der Wert a hängt von der Häufigkeit des Merkmals ab und kann Tabellen für die Normalverteilung entnommen werden. Eine für die praktisch in Frage kommenden Frequenzen geeignete Tafel ist von Falconer (1965) zusammengestellt worden (Tabelle 11).

Die Regression der Verwandten auf die Probanden in bezug auf die liability (b) ist

$$b = \frac{R - G}{A - G} = \frac{x_g - x_r}{a}$$

x und a können für Häufigkeiten von 0,01—50% aus der Tafel entnommen werden. Man liest x_g und a für die Häufigkeit in der Bevölkerung und x_r für die gefundene Häufigkeit bei den betreffenden Verwandten ab. Aus der so gefundenen Regression läßt sich die Heritabilität h^2 nach folgender Formel berechnen:

$$h^2 = b/r.$$

Für die Ableitung sei auf Falconer (1965) verwiesen.

r ist der Korrelationskoeffizient, der für Verwandte 1. Grades (Eltern, Kinder, Geschwister) $^1/_2$ ist, für solche 2. Grades (Onkel, Tanten, Neffen, Nichten) beträgt er $^1/_4$ und für Vettern 1. Grades $^1/_8$. Die von Falconer angegebene Fluchtlinientafel (Abb. 50) erlaubt eine rasche Orientierung über die Heritabilität eines Leidens, wenn die Häufigkeit in der Bevölkerung und die Häufigkeit bei Verwandten 1. Grades bekannt ist.

Für weitere Angaben über die Berücksichtigung von Geschlechtsdifferenzen in der Krankheitshäufigkeit und die Berücksichtigung des Manifestationsalters muß auf die Originalarbeit von Falconer (1965, 1967) verwiesen werden. Da in das Maß der liability exogene Faktoren eingehen, wirken sich auch gemeinsame

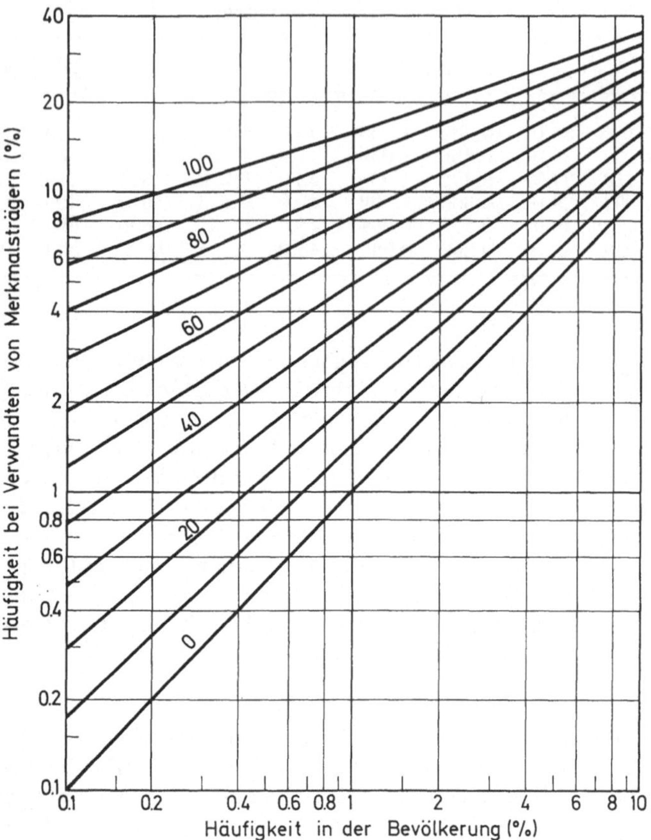

Abb. 50. Fluchtlinientafel zur Bestimmung des Anteils der Erbfaktoren an der Erkrankungswahrscheinlichkeit („heritability of liability") aus der Häufigkeit des Merkmals in der allgemeinen Bevölkerung und bei Verwandten ersten Grades. (Nach FALCONER 1965, Erklärung s. Text)

familiäre Umweltfaktoren so aus, daß sie die Schätzung der Heritabilität erhöhen. Der gefundene Wert stellt also stets einen oberen Grenzwert dar. Theoretisch könnte man den Beitrag familiärer Umweltfaktoren vermindern, indem man eher von Daten von Vettern als von solchen von Geschwistern ausgeht, in der Praxis sind erstere aber meist viel zu ungenau. Die Methode ist geeignet, eine allgemeine Orientierung über den vermutlichen Anteil genetischer Faktoren an der Variabilität in bezug auf ein Merkmal zu geben. Man kann sie ferner benutzen, um für die genetische Beratung eine brauchbare Schätzung des genetischen Risikos für Verwandtschaftsgrade abzuleiten, für die unmittelbare empirische Daten nicht vorliegen. So läßt sich z.B. die erwartete Häufigkeit für Verwandte 3. Grades errechnen, wenn die Häufigkeit des Leidens in der Bevölkerung und bei Verwandten 1. Grades bekannt ist. Für die Rechnung und auf Beispiele sei auf FALCONER (1965) verwiesen.

FALCONERS Ansatz ist von EDWARDS (1969) und von CH. SMITH (1970) weiterentwickelt und verbessert worden. Beide Autoren stimmen darin überein, daß FALCONERS Methode (sofern man von familiär-gemeinsamen Umweltfaktoren absieht), einen um etwa 10% zu niedrigen Wert für die Heritabilität ergibt. Für

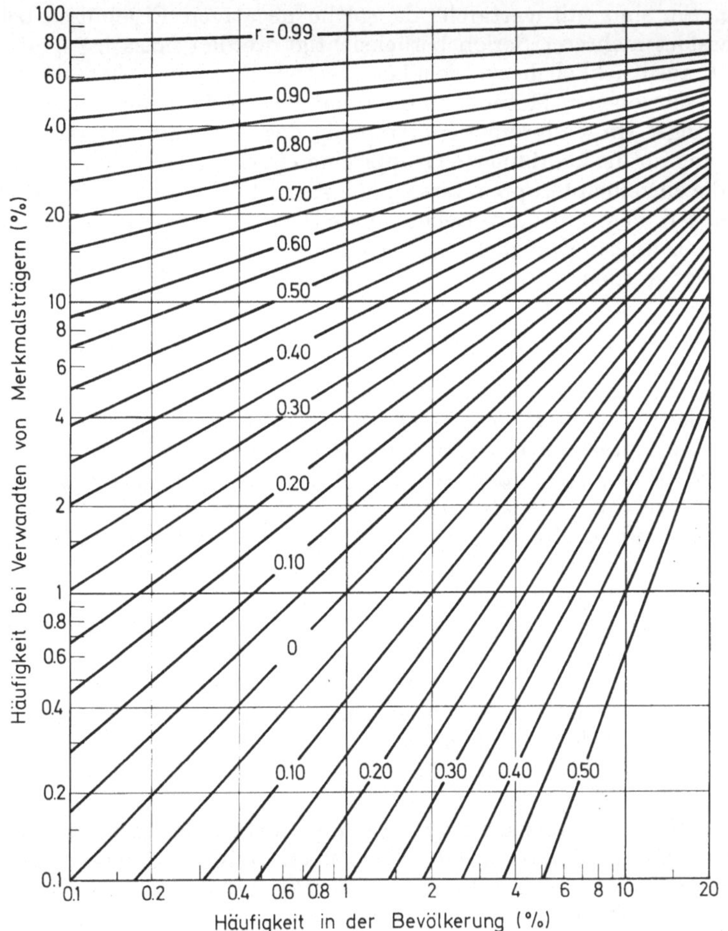

Abb. 51. Fluchtlinientafel zur Bestimmung der Korrelation „r" der Erkrankungswahrscheinlichkeit zwischen Verwandten aus der Häufigkeit eines Merkmals in der Bevölkerung und der Häufigkeit bei Verwandten von Merkmalsträgern. (Nach CH. SMITH 1970, Erklärung s. Text)

die Diskussion und die mathematische Begründung muß auf die Originalarbeit verwiesen werden. Die von SMITH angegebene Fluchtlinientafel (Abb. 51) gestattet es, die Korrelation der liability zwischen Verwandten (r) in Abhängigkeit von der Häufigkeit des Merkmals in der Bevölkerung und bei Verwandten von Probanden abzulesen. Wenn keine familiär-gemeinsamen Umwelteinflüsse zu berücksichtigen sind, ergibt sich daraus der Anteil von Erbfaktoren an der Erkrankungswahrscheinlichkeit (die „heritability of liability", h^2) nach der Beziehung

$$r = \mathrm{R}h^2 \quad \text{oder} \quad h^2 = \frac{r}{R}$$

Wobei R der Verwandtschaftskoeffizienz ist, der für Verwandte 1. Grades $^1/_2$, solche 2. Grades $^1/_4$ usw. ist. Für Verwandte 1. Grades wären die Werte von r also mit 2 zu multiplizieren, um die mit der Tabelle von FALCONER vergleichbaren Werte zu erhalten. („Negative" Werte für r können sich ergeben, wenn in einer Stichprobe die Häufigkeit bei Verwandten zufällig geringer ist als in der Bevölkerung. Sie sind mit vertafelt, da solche negativen Ergebnisse bei der Zusammenfassung mehrerer Serien berücksichtigt werden müssen.)

Es muß ausdrücklich hervorgehoben werden, daß eine schematische Anwendung der beschriebenen Methoden eine erhebliche Gefahr der Fehlinterpretation mit sich bringt. Im Falle einer Heterogenie des Ausgangsmaterials z.B. ergibt die Schätzung für die kombinierte Gruppe einen niedrigeren Anteil der heritability, als er für die einzelnen Gruppen tatsächlich zutrifft[68]. In jedem Einzelfall muß die Anwendbarkeit des multifaktoriellen Modells gegenüber einer monofaktoriellen Interpretation und die mögliche Mitwirkung von Auslese- und Umweltfaktoren berücksichtigt werden.

V. Die Erbanalyse, Erfassungsfehler und ihre Korrektur

In der Humangenetik haben wir es fast stets mit Stichproben aus einer größeren Bevölkerung zu tun. Eine solche Stichprobe hat nur dann einen Aussagewert, wenn sie repräsentativ ist, d.h. die Verhältnisse des ganzen Kollektivs unverzerrt wiedergibt. Oft ist das nicht der Fall, aber die durch die Erfassungsmethode bedingten Verzerrungen sind bekannt bzw. abschätzbar. Handelt es sich um systematische und regelmäßige Fehler, so sind sie oft rechnerisch korrigierbar. Bei unregelmäßigen Verzerrungen kann man zwar oft die Richtung angeben, in der der Fehler liegen muß, eine quantitative Korrektur ist jedoch nicht möglich.

Voraussetzung jeder Analyse ist, daß das untersuchte Material genetisch einheitlich ist. Man wird daher zunächst sorgfältig nach Anhaltspunkten suchen müssen, die auf mögliche Heterogenie hinweisen. Hier sind klinische (Phänotyp, Manifestationsalter) oder biochemische Differenzen sowie Hinweise auf verschiedenen Erbmodus in den einzelnen Familien besonders zu beachten.

Die Analyse selbst wird sich je nach Erfassungsmodus und Erbgang verschieden gestalten. Liegt eine zufällige Stichprobe von Familien vor, d.h. eine Stichprobe, die ohne Rücksicht auf das untersuchte Merkmal bei den Kindern gewonnen wurde, und sind einzelne Genotypen unmittelbar erkennbar, so kann man die gefundenen Aufspaltungsziffern direkt mit den bei den verschiedenen Kreuzungstypen erwarteten vergleichen. Das bekannteste Verfahren ist der *Chiquadrattest* (χ^2). Für die theoretische Grundlage der Chiquadratverteilung sei auf die einschlägigen Lehrbücher der Statistik verwiesen. Die für unsere Fragestellung gebräuchlichste Formel ist:

$$\chi^2 = \Sigma \frac{(E-B)^2}{E}$$

Dabei bedeutet E die Zahl der erwarteten und B die Zahl der beobachteten Fälle in jeder Klasse.

Bei der Kreuzung z.B. zwischen einem für das Sichelzellenhämoglobin (S) heterozygoten Individuum und einem für das Normalallel, nämlich das Hämoglobin (A) Homozygoten (Kreuzung: AA $\times$ AS) sind Kinder des Typs AA und AS im Verhältnis 1:1 zu erwarten. Setzen wie die beobachtete Zahl der Kinder von Typ AA $= a$ und die Zahl der beobachteten mit dem Typ AS $= b$ sowie die Gesamtzahl der Kinder gleich N, so errechnet sich für diesen Spezialfall χ^2 nach der Formel:

$$\chi^2_{m=1} = \frac{(\mathrm{a} - \frac{1}{2}N)^2}{\frac{1}{2}N} + \frac{(\mathrm{b} - \frac{1}{2}N)^2}{\frac{1}{2}N} = \frac{(\mathrm{a}-\mathrm{b})^2}{N}.$$

Die Notierung $m = 1$ bedeutet, daß ein χ^2 mit 1 Freiheitsgrad vorliegt. Da die Gesamtzahl der Beobachtungen festliegt, wird mit jeder Änderung einer Klasse die

[68] SMITH 1970.

Tabelle 12. Grenzwerte für χ^2 für die Signifikanzschranken 0,05, 0,01 und 0,001 für 1—30 Freiheitsgrade

Anzahl der Freiheitsgrade	Grenzwerte von χ^2 für $p=$			Anzahl der Freiheitsgrade	Grenzwerte von χ^2 für $p=$		
	0,05	0,01	0,001		0,05	0,01	0,001
1	3,841	6,635	10,828	16	26,296	32,000	39,252
2	5,991	9,210	13,816	17	27,587	33,409	40,790
3	7,815	11,345	16,266	18	28,869	34,805	42,312
4	9,488	12,277	18,467	19	30,144	36,191	43,820
5	11,070	15,086	20,515	20	31,410	37,566	43,315
6	12,592	16,812	22,458	21	32,671	38,932	46,797
7	14,067	18,475	24,322	22	33,924	40,289	48,268
8	15,507	20,090	26,125	23	35,172	41,638	49,728
9	16,919	21,666	27,877	24	36,415	42,980	51,179
10	18,307	23,209	29,588	25	37,652	44,314	52,620
11	19,675	24,725	31,264	26	38,885	45,642	54,052
12	21,026	26,217	32,909	27	40,113	46,963	55,476
13	22,362	27,688	34,528	28	41,337	48,278	56,892
14	23,685	29,141	36,123	29	42,557	49,588	58,302
15	24,996	30,578	37,697	30	43,773	50,892	59,703

Zahl in der anderen zwangsläufig mit geändert. Die Zahl der Freiheitsgrade ist im allgemeinen um 1 geringer als die Zahl der Klassen.

Der Wert χ^2 gestattet eine Aussage über die Wahrscheinlichkeit dafür, daß eine gefundene Abweichung beobachteter Werte vom Erwartungswert rein zufällig ist. χ^2 ist 0, wenn zwischen Beobachtung und Erwartung keine Differenz besteht. Mit zunehmender Abweichung nimmt χ^2 einen größeren Wert an. Den einem bestimmten χ^2 zugehörigen Wert p für die Wahrscheinlichkeit, daß eine Abweichung des gefundenen oder eines größeren Ausmaßes rein zufällig auftritt, kann man einer Fluchtlinientafel oder entsprechenden Tabellen entnehmen. Für die Praxis genügt es meist festzustellen, ob der für eine als ausreichend erachtete Wahrscheinlichkeit geltende Grenzwert überschritten wird oder nicht (vgl. Tabelle 12). Für ausführlichere Tabellen kann auf die einschlägigen Tabellenwerke und Lehrbücher der Statistik verwiesen werden. Eine Fluchtlinientafel zur Ermittlung der p-Werte hat Pätau (1942) angegeben. Sie ist auch abgedruckt bei Vogel (1961, S. 169ff.).

In gleicher Weise können kompliziertere Verhältnisse verglichen werden. Hat man z.B. aus einer Bevölkerung eine Stichprobe von Familien, die für ein bestimmtes Merkmal verschiedenen Kreuzungstypen angehören, so kann man die Analyse zunächst für jeden Kreuzungstyp nach dem oben besprochenen Schema führen und entscheiden, ob Beobachtungs- und Erwartungswerte befriedigend übereinstimmen. Man kann dann die einzelnen χ^2-Werte zu einem Gesamt-χ^2-Wert addieren. Dabei addieren sich auch die Freiheitsgrade.

Im Falle ungenügender Übereinstimmung läßt sich bei diesem Vorgehen u.U. erkennen, ob die Differenz nur in den Aufspaltungszahlen eines bestimmten Kreuzungstyps liegt; in diesem Falle wäre nach einer speziellen Erklärung zu suchen.

Bei einem sehr seltenen *autosomal-dominanten Merkmal* wird man keinen großen Fehler machen, wenn man alle Kreuzungen zwischen einem Merkmalsträger und einem Merkmalsfreien als Kreuzung vom Typ Aa $\times$ aa betrachtet und wie vorn erläutert analysiert. Bei häufigen dominanten Merkmalen muß man damit rechnen, daß solche Kreuzungen sowohl vom Typ Aa $\times$ aa als auch vom Typ AA $\times$ aa sein können. Wenn man voraussetzt, daß in der Bevölkerung

Panmixie herrscht, der Phänotyp also keinen Einfluß auf die Gattenwahl hat, so treten die genannten Kreuzungstypen abhängig von der Genfrequenz in einem bestimmten Häufigkeitsverhältnis zueinander auf. Das kann rechnerisch berücksichtigt werden. Ein geeignetes Verfahren nach C. A. B. SMITH (1955/56) ist bei VOGEL 1961 auf S. 191 näher erläutert.

Für ein *häufiges, autosomal-recessives Merkmal* ist die Situation im Prinzip sehr ähnlich, nur betrachten wir hier an Stelle des dominanten Gens das recessive Gen. Aus Verbindungen zwischen Individuen des Typs aa untereinander (Ehetyp aa × aa) können dann natürlich wieder nur Nachkommen des Typs aa entstammen.

1. Die wichtigsten Erfassungs- und Auslesefehler

Eine besondere Bedeutung erhalten auslese- und erfassungsbedingte Verzerrungen für die Prüfung bei *seltenen recessiven* Merkmalen. Die Fehler können hier zwei Formen haben: Entweder sie sind unregelmäßig, nicht überschaubar und deshalb auch im Prinzip nicht korrigierbar, oder sie beruhen auf einer gesetzmäßigen Abweichung und können deshalb auch analysiert und rechnerisch korrigiert werden. Eine Auswahl von publizierten Stammbäumen wird z.B. oft dadurch falsche Zahlen ergeben, daß Familien mit zahlreichen Merkmalsträgern bevorzugt die Aufmerksamkeit erregen und zur Veröffentlichung reizen. Es liegt eine sog. Interessantheitsauslese vor, die wir in der Richtung deuten, aber in ihrem Ausmaß nicht abschätzen können. Dieser Fehler kann noch dadurch vergrößert werden, daß in solchen Stammbäumen die Wiedergabe gesunder Verwandter oft unvollständig ist. Bei Stammbäumen mit autosomal-dominantem Erbgang fällt dieser Fehler weniger ins Gewicht, da das Verhältnis von Kranken zu Gesunden in den Stammbäumen günstiger liegt und innerhalb der oft großen Sippen zahlreiche Familien auf dem Weg über die Eltern erfaßt sind.

Die zweite Art von Fehlern ist systematisch und daher korrigierbar. Die wichtigste prinzipielle Wirkung aller erfassungsbedingten Auslesefehler dieser Gruppe ist es, daß die Merkmalshäufigkeit „p" überschätzt wird. Die Ursachen dafür sind:

1. Bei Erfassung der Familie über ein krankes Kind werden alle die Familien nicht erkannt, in denen zufällig nur gesunde Kinder aufgetreten sind, obwohl z.B. beide Eltern heterozygote Genträger eines autosomal-recessiven Leidens sind. Dieser Fehler wirkt sich um so schwerer aus, je kleiner die Geschwisterzahl in den Familien sind. (Bei autosomal-recessivem Erbgang ist der Anteil dieser Familien $(^3/_4)^s$, wenn s die Größe der Geschwisterschaft bedeutet.)

2. Bei Probandenauslese (very incomplete ascertainment) haben Familien mit mehreren Merkmalsträgern eine entsprechen höhere Chance erfaßt zu werden. Das Material ist mit Familien mit (zufällig) größerer Häufigkeit von Merkmalsträgern angereichert.

Eine praktische Schwierigkeit für das Verständnis bieten oft die vielfältigen in der Literatur üblichen Bezeichnungsweisen für die Standarderfassungs- und Ausleseverfahren. Die wichtigsten Grundtypen der Auslese wurden bereits erwähnt:

a) Die Familienauslese und

b) die Probandenauslese.

a) Familienauslese

Von Familienauslese spricht man, wenn das Verfahren darauf abzielt, in einer Bevölkerung oder einem repräsentativen Teil einer Bevölkerung alle Geschwisterreihen mit mindestens einem Merkmalsträger zu erfassen. Die Erfassung bzw.

Auslese richtet sich also auf die Geschwisterreihe oder Familie, die einen oder mehrere Merkmalsträger enthält, und nicht primär auf das befallene Individuum, daher der Name dieses Auslesetyps. Dieses Vorgehen ist nur für leicht und eindeutig erkennbare Merkmale geeignet, die zudem in der Bevölkerung nicht zu selten sind oder deren Träger aufgrund besonderer Eigenheiten besonders sicher und lückenlos erfaßt werden können.

b) Probandenauslese

Als Proband (abgeleitet vom Gerundivum von probare, prüfen) bezeichnet man in der Humangenetik eine selbständig erfaßte Ausgangsperson, von der aus man die weiteren Angehörigen der Familie oder Sippe aufnimmt und untersucht. Eine Probandenauslese liegt vor, wenn man von einzelnen Merkmalsträgern ausgeht. Sie unterliegt verschiedener Auslesewirkung, abhängig davon, auf welche Art die jeweiligen Probanden gewonnen wurden. So betrachtet, ist auch eine Zusammenstellung aus der Literatur im Prinzip eine Probandenauslese, sie ist jedoch durch die verschiedenen völlig unkontrollierbaren Faktoren, die darüber entscheiden, ob ein Fall oder eine Familie überhaupt zur Veröffentlichung gelangen, in ihrem Aussagewert sehr beschränkt.

Die praktisch wichtigsten Formen der Probandenauslese sind die Erfassung aus dem Material einer oder mehrerer Kliniken oder ähnlicher Institutionen (von Kaelin 1955, als „klinische Auslese“ bezeichnet) oder die gezielte Probandenauslese aus einer Bevölkerungsstichprobe, die nach unabhängigen Kriterien ausgewählt wurde (Geburtsjahrgang o. ä.). Im ersten Fall der Auslese, z.B. aus dem Krankengut einer Klinik, müssen zusätzliche Störfaktoren, z.B. die Indikation zum Aufsuchen der betreffenden Klinik, das soziologisch oder geographisch begrenzte Einzugsgebiet, u.U. Überrepräsentation von schweren oder chronischen Fällen usw. in Rechnung gestellt werden. Bei der zweiten Form der Erfassung aus einem andersartig definierten, repräsentativen Bevölkerungsteil treten die erfassungsbedingten Verzerrungen in reiner Form auf und können mit einem der noch zu beschreibenden Verfahren mathematisch korrigiert werden. Im Einzelfall kann es schwerfallen zu entscheiden, ob ein Material streng nach der Probandenmethode erfaßt ist, oder z.B. ein Teil der erkrankten Geschwister selbst auch als Probanden aufzufassen sind und damit die Methode in die Familienauslese übergeht. Eine Korrektur ist dann nur insofern möglich, als man beide Grenzfälle berechnet, indem man die Rechnung einmal so durchführt, als läge eine reine Probandenauslese vor, und ein zweites Mal die Werte unter Annahme von Familienauslese berechnet.

c) Synonyme

Neben den oben gebrauchten Bezeichnungen finden sich in der Literatur eine Reihe anderer Unterscheidungen, die sich mehr oder weniger genau mit den angeführten decken. So stellt Just (1920) die Individualauslese der Familienauslese gegenüber. Fisher (1934) bezeichnet die Familienauslese als complete ascertainment, die Probandenauslese als single ascertainment. Bailey (1951) unterscheidet single selection oder einfache Auslese von complete selection (vollständige Auslese) und bezeichnet dazwischenliegende Fälle als incomplete multiple selection. Kaelin (1955) unterscheidet in Anlehnung an Bailey drei Möglichkeiten der Auslese:

1. *Einfache Auslese*, bei der nur eine äußerst geringe Wahrscheinlichkeit dafür besteht, daß unter den Geschwistern von Probanden weitere Merkmalsträger ebenfalls unmittelbar als Probanden erfaßt wurden.

2. *Vollständige Auslese*, bei der in nahezu allen Familien alle in der Geschwisterreihe enthaltenen Merkmalsträger auch als Probanden erfaßt werden, die Wahrscheinlichkeit, als Proband erfaßt zu werden, für alle Merkmalsträger also nahezu Eins beträgt.

3. Einen dazwischen liegenden Typ.

In der angelsächsischen Literatur (s. z.B. LI 1961) findet sich für die erste Situation auch die Bezeichnung very incomplete ascertainment, für die zweite neben den Ausdrücken complete ascertainment oder complete selection auch die Benennung truncate ascertainment. Diese Bezeichnung rührt daher, daß, wie später gezeigt wird, der zugrundeliegende Ausleseprozeß bei recessivem Erbgang zu einer Verteilung führt, die einer Binomialverteilung entspricht, bei der eine extreme Klasse abgeschnitten ist.

2. Voraussetzungen der Analyse

Nach KAELIN (1955) läßt sich die Besonderheit der jeweiligen Erfassungsmethoden durch die von den speziellen Auslesebedingungen abhängige Wahrscheinlichkeit k dafür charakterisieren, daß ein weiterer Merkmalsträger in der Geschwisterreihe ebenfalls als Proband erfaßt wird. Der Grenzfall $k=0$ entspricht der Probandenauslese (very incomplete ascertainment), der Grenzfall $k=1$ der Familienauslese (complete selection, complete ascertainment). In der Praxis wird es sich meist um eine zwischen $k=0$ und $k=1$ gelegene Wahrscheinlichkeit handeln, die je nach dem Material und dem Vorgehen dem einen oder anderen Extrem angenähert sein wird. k in der Praxis genau anzugeben ist kaum einmal möglich, man wird deshalb die Rechnung, wie bereits erwähnt, für die Extremfälle $k=0$ und $k=1$ getrennt durchführen.

Um eine rechnerische Korrektur der auslesebedingten Verzerrungen durchführen zu können, muß man voraussetzen, daß k von Geschwisterreihe zu Geschwisterreihe gleich und konstant und von der Zahl der Geschwister s unabhängig ist. Ferner ist angenommen, daß die Wahrscheinlichkeit, Proband zu werden, für jeden Merkmalsträger innerhalb einer Geschwisterreihe dieselbe und nicht davon beeinflußt ist, ob in der Geschwisterreihe bereits frühere Merkmalsträger als Probanden erfaßt wurden oder ob die Eltern das Merkmal tragen. Selbstverständliche Voraussetzung ist natürlich, daß es sich um ein genetisch einheitliches Material handelt.

Für die Analyse lassen sich grundsätzlich zwei Wege einschlagen: Man geht von einer Erbgangshypothese aus und prüft, ob die für die erfassungsbedingten Verzerrungen korrigierten Zahlen mit den nach der Hypothese erwarteten übereinstimmen (Prüfverfahren), oder man schätzt zunächst unabhängig die nach Korrektur tatsächlich aufgetretenen Aufspaltungszahlen und vergleicht sie dann mit den nach der Hypothese erwarteten (Schätzverfahren). Während die Antwort im ersten Fall lediglich etwas darüber sagt, ob ausreichende Übereinstimmung besteht oder nicht, geben uns die zweiten Verfahren auch im Falle fehlender Übereinstimmung mit der Hypothese einen Schätzwert für die tatsächlich zutreffenden Aufspaltungswerte und damit eine weiterführende Information zur Formulierung einer neuen Hypothese oder z.B. der Angabe von empirischen Belastungsziffern.

3. Prüfverfahren

Familienauslese (complete ascertainment).

Können die Genotypen AA, A'A und A'A' auch phänotypisch erkannt und unterschieden werden, so kann man das Aufspaltungsverhältnis der Nachkommen

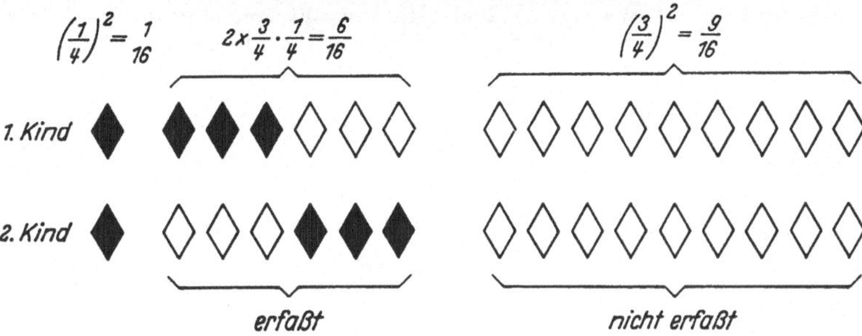

Abb. 52. Erwartungswerte für Geschwisterschaften mit zwei, einem und keinem Kranken bei autosomal-recessivem Erbmodus und Zweikindfamilien, wenn beide Eltern heterozygot sind (Aa × Aa)

der jeweiligen Ehetypen direkt ablesen und mit den Erwartungswerten vergleichen. Aus der Verbindung Aa × Aa sind dann AA-, $^1/_2$ AA'- und $^1/_4$ A'A'-Nachkommen zu erwarten. Ist dagegen A über a dominant, so sind die Ehetypen AA × AA, AA × Aa und Aa × Aa direkt nicht unterscheidbar. Die Elternkombination Aa × Aa kann aber daran erkannt werden, daß unter den Nachkommen der recessive Phänotyp aa auftritt (Progeny-Test). Es entgehen dabei jedoch alle die Ehen vom Typ Aa × Aa der Feststellung, bei denen zufällig kein Kind dieses Typs auftrat. Der Anteil der solcher Art nicht erkennbaren Verbindungen unter Heterozygoten hängt allein von der Zahl der Nachkommen ab und läßt sich nach der Binomialverteilung $(^1/_4 + {}^3/_4)^n$ errechnen. n bedeutet die Zahl der Kinder. $^1/_4$ ist die Wahrscheinlichkeit für jedes Kind, den recessiven Phänotyp aa zu haben, und drei Viertel die Wahrscheinlichkeit dafür, entweder den Genotyp Aa oder AA zu besitzen und dementsprechend den dominanten Phänotyp aufzuweisen. Für Zweikindfamilien ergibt sich aus der Formel

$$(^1/_4 + {}^3/_4)^2 = (^1/_4)^2 + 2 \times {}^3/_4 \times {}^1/_4 + (^3/_4)^2,$$

daß in einer von 16 Familien beide Kinder erkrankt sind, in 6 Familien eines und daß die verbleibenden 9 Familien kein krankes Kind aufweisen und deshalb nicht erfaßt werden (Abb. 52). Für Dreikindfamilien wäre das entsprechende Verhältnis,

$$(^1/_4 + {}^3/_4)^3 = (^1/_4)^3 + 3\,(^1/_4)^2 \times (^3/_4) + 3\,(^1/_4)\,(^3/_4)^2 + (^3/_4)^3 = \frac{1 + 9 + 27 + 27}{64}$$

d.h. $(^3/_4)^3$ oder 27 von 64 Familien werden nicht erkannt, die vom kranken Indexfall ausgehende Methode erfaßt nur $1 - (^3/_4)^3 = 37/64$ der in der Bevölkerung vorhandenen Dreikindfamilien, bei denen die Eltern den Genotyp Aa × Aa haben. Die Erfassung ist durch die Auslesebedingung, daß wenigstens ein krankes Kind vorhanden ist, verzerrt. Obwohl alle Familien in der Bevölkerung mit mindestens einem kranken Kind vollständig erfaßt werden (complete ascertainment), fehlt eine Gruppe der Binomialverteilung, die Verteilung ist abgeschnitten (truncated). Eine unmittelbare Berechnung der Aufspaltungszahlen führt zu einem falschen Ergebnis. Am Beispiel der Dreikindfamilie wird das deutlich: 64 Dreikindfamilien haben $3 \times 64 = 192$ Kinder. Bei einem autosomal-recessiven Erbleiden sind $^1/_4$, d.h. 48 Kranke zu erwarten.

Da 27 Familien mit (zufällig) nur gesunden Kindern nicht erfaßt werden, verteilen sich die 48 Kranken auf $3 \times 37 = 111$ Kinder. Der scheinbare Anteil

Tabelle 13. Theoretische Gesamtkinderzahlen c_s $[E_s(r/c) = p]$ und Streuungen $V_s(r/c)$ pro Geschwisterreihe für die Erbhypothesen $p = 0,25$ und $p = 0,50$ bei vollständiger ($k = 1$) Auslese sowie für $r_{\min} = 1$ bzw. $r_{\min} = 2$ als Mindestzahl von Merkmalsträgern pro erfaßte Geschwisterreihe. (Tabelle nach KAELIN 1955)

s	$p = 0,25$		s	$p = 0,50$	
	c_s	$10^2 \times V_s(r/c)$		c_s	$10^2 \times V_s(r/c)$
			$k = 1$; $r_{\min} = 1$		
2	4,5714	0,5859	2	2,6667	3,1250
3	5,1892	0,9766	3	3,4286	4,1667
4	5,8514	1,2268	4	4,2667	4,2969
5	6,5557	1,3770	5	5,1613	4,0625
6	7,2991	1,4565	6	6,0952	3,7109
7	8,0783	1,4868	7	7,0551	3,3482
8	8,8900	1,4834	8	8,0314	3,0151
9	9,7306	1,4576	9	9,0176	2,7235
10	10,5967	1,4175	10	10,0098	2,4731
11	11,4851	1,3686	11	11,0054	2,2594
12	12,3926	1,3150	12	12,0029	2,0767
13	13,3164	1,2596	13	13,0016	1,9198
14	14,2540	1,2041	14	14,0009	1,7841
15	15,2032	1,1498	15	15,0005	1,6659
16	16,1620	1,0975	16	16,0002	1,5621
			$k = 1$; $r_{\min} = 2$		
3	8,4000	0,1276	3	4,5000	0,9259
4	8,8358	0,2500	4	5,0909	1,6582
5	9,3085	0,3645	5	5,7692	2,1556
6	9,8188	0,4691	6	6,5263	2,4324
7	10,3668	0,5620	7	7,3500	2,5348
8	10,9526	0,6424	8	8,2267	2,5174
9	11,5756	0,7097	9	9,1434	2,4278
10	12,2347	0,7642	10	10,0888	2,3015
11	12,9288	0,8063	11	11,0540	2,1615
12	13,6560	0,8371	12	12,0323	2,0217
13	14,4146	0,8576	13	13,0191	1,8893
14	15,2024	0,8691	14	14,0111	1,7673
15	16,0170	0,8729	15	15,0064	1,6567
16	16,5862	0,8702	16	16,0037	1,5571

kranker Kinder beträgt demnach $48/111 \times 100 = 43\%$, statt wie tatsächlich korrekt 25%.$_s$

Da der Erfassungsfehler überschaubar ist, kann er mathematisch korrigiert werden, vorausgesetzt, man geht von der zutreffenden Erbgangshypothese aus. Man muß dazu das Material nach Familiengröße (Kinderzahl) aufgliedern und für jede Klasse gesondert die fehlende Zahl der nicht erfaßten Kinder ergänzen. Die in unserem Beispiel gefundene Zahl von 111 Kindern entsprach $1\text{-}(^3/_4)^3$ oder 37/64 der tatsächlichen Ausgangszahl (c) von Kindern aller Dreikindfamilien:

$$111 = (1\text{-}(^3/_4)^3)\,c \quad \text{und} \quad c = \frac{111}{1-(3/4)^3} = 192.$$

Allgemein ist der Korrekturfaktor für die Errechnung der theoretischen Gesamtkinderzahl (c_s) für ein Material aus Geschwisterschaften der Größe s $1-(^3/_4)^s$. Das Prinzip der Methode liegt darin, daß die Zahl der gesunden Kinder in einer Stichprobe auf eine theoretisch unverzerrte Gesamtzahl aufgefüllt wird, für deren Errechnung aber eine vorherige Formulierung der Erbgangshypothese, die geprüft

Tabelle 14. Erwartete absolute und relative Zahl der Merkmalsträger sowie zugehörige Streuungen pro Geschwisterreihe für die Erbhypothesen $p = 0{,}25$ und $p = 0{,}50$ bei vollständiger ($k = 1$) Auslese sowie für $r_{\min} = 1$ bzw. $r_{\min} = 2$ als Mindestzahl von Merkmalsträgern pro erfaßte Geschwisterreihe (Tabelle nach KAELIN 1955)

s	$p=0{,}25$				s	$p=0{,}50$			
	$E_s(r)$	$V_s(r)$	$E_s(r/s)$	$V_s(r/s)$		$E_s(r)$	$V_s(r)$	$E_s(r/s)$	$V_s(r/s)$
				$k=1;\ r/s=1$					
2	1,1429	0,1225	0,5714	0,0306	2	1,3333	0,2222	0,6667	0,0556
3	1,2973	0,2630	0,4324	0,0292	3	1,7143	0,4898	0,5714	0,0544
4	1,4629	0,4200	0,3657	0,0263	4	3,1333	0,7822	0,5333	0,0489
5	1,6389	0,5918	0,3278	0,0237	5	2,5806	1,0822	0,5161	0,0433
6	1,8248	0,7759	0,3041	0,0216	6	3,0476	1,3787	0,5079	0,0383
7	2,0196	0,9702	0,2885	0,0198	7	3,5276	1,6666	0,5039	0,0340
8	2,2225	1,1724	0,2778	0,0183	8	4,0157	1,9449	0,5020	0,0304
9	2,4327	1,3802	0,2703	0,0170	9	4,5088	2,2147	0,5010	0,0273
10	2,6492	1,5917	0,2649	0,0159	10	5,0049	2,4780	0,5005	0,0248
11	2,8713	1,8053	0,2610	0,0149	11	5,5027	2,7366	0,5502	0,0226
12	3,0981	2,0196	0,2582	0,0140	12	6,0015	2,9919	0,5001	0,0208
13	3,3291	2,2335	0,2561	0,0132	13	6,5008	3,2452	0,5001	0,0192
14	3,5635	2,4464	0,2545	0,0125	14	7,0004	3,4972	0,5000	0,0178
15	3,8008	2,6575	0,2534	0,0118	15	7,5002	3,7484	0,5000	0,0167
16	4,0405	2,8667	0,2525	0,0112	16	8,0001	3,9991	0,5000	0,0156
				$k=1;\ r_{\min}=2$					
3	2,1000	0,0900	0,7000	0,0100	3	2,2500	0,1875	0,7500	0,0208
4	2,2090	0,1951	0,5522	0,0122	4	2,5455	0,4298	0,6364	0,0269
5	2,3271	0,3159	0,4654	0,0126	5	2,8846	0,7175	0,5769	0,0287
6	2,4547	0,4522	0,4091	0,0126	6	3,2632	1,0360	0,5439	0,0288
7	2,5917	0,6040	0,3702	0,0123	7	3,6750	1,3694	0,5250	0,0279
8	2,7382	0,7706	0,3423	0,0120	8	4,1134	1,7037	0,5142	0,0266
9	2,8939	0,9510	0,3215	0,0117	9	4,5717	2,0297	0,5080	0,0251
10	3,0587	1,1439	0,3059	0,0114	10	5,0444	2,3426	0,5044	0,0234
11	3,2322	1,3478	0,2938	0,0111	11	5,5270	2,6412	0,5025	0,0218
12	3,4140	1,5611	0,2845	0,0108	12	6,0162	2,9270	0,5013	0,0203
13	3,6037	1,7819	0,2772	0,0105	13	6,5095	3,2022	0,5007	0,0189
14	3,8006	2,0086	0,2715	0,0102	14	7,0056	3,4694	0,5004	0,0177
15	4,0042	2,2394	0,2670	0,0100	15	7,5032	3,7307	0,5002	0,0166
16	4,2140	2,4726	0,2634	0,0097	16	8,0018	3,9881	0,5001	0,0156

werden soll, erforderlich ist. Auf diesem Prinzip beruht das von LENZ (1929) und HOGBEN (1932) für den Fall $k = 1$ und mindestens einen Merkmalsträger pro Familie ($r_{\min} = 1$) angegebene Verfahren. Es kann entsprechend modifiziert für die Bedingung mindestens zwei Merkmalsträger pro Familie ($r_{\min} = 2$) und für Probandenauslese ($k = 0$) angewandt werden, hat für letztere aber wenig Bedeutung. Die Werte für die theoretische Gesamtkinderzahl c_s für eine Geschwisterschaft der Größe s und für die Streuung pro Geschwisterschaft können tabelliert werden. Die vollständigen Tabellen finden sich bei KAELIN (1955), S. 300 u. 301. Hier seien nur die Tabellen für Familienauslese wiedergegeben (Tabelle 13).

Für die praktische Rechnung muß erst für jede Familiengröße die Zahl der Familien (n_s) und die Zahl der Merkmalsträger ($\bar{r}_s$) bestimmt werden. Es ist dann der Quotient $\bar{r}_s/n_s \times c_s$ zu bilden und mit dem erwarteten p zu vergleichen. Die Streuung ergibt sich aus dem Quotienten von $V_s(r)/c_s^2$ durch n_s.

Das Verfahren von LENZ und HOGBEN ist eine Variante des ursprünglich von BERNSTEIN (1925, 1929) angegebenen und als a priori-Methode bezeichneten Verfahrens. Seine praktische Bedeutung beschränkt sich wie die anderen Prüfver-

Tabelle 15. Rechenbeispiel für Prüfung nach der a priori-Methode. (Die Daten von SJÖGREN (1943) für die Friedreichsche Ataxie sind LI (1961) entnommen)

Größe der Geschwisterschaft	Zahl der beobachteten Geschwisterschaft	Zahl der Kinder	Beobachtete Zahl der Merkmalsträger	Erwartete Zahl der Merkmalsträger	V
2	8	16	9	$8\times 1{,}143=\ 9{,}144$	$8\times 0{,}1225=0{,}9800$
3	11	33	14	$11\times 1{,}297=14{,}267$	$11\times 0{,}2630=2{,}8930$
4	9	36	11	$9\times 1{,}463=13{,}167$	$9\times 0{,}4200=3{,}7800$
5	9	45	14	$9\times 1{,}639=14{,}751$	$9\times 0{,}5918=5{,}3262$
6	7	42	15	$7\times 1{,}825=12{,}775$	$7\times 0{,}7759=5{,}4313$
Zusammen	44	172	63	64,104	18,4105 $\sqrt{\sum V}==4{,}2908$

$\chi=\frac{64{,}104-63}{4{,}2908}=\frac{1{,}104}{4{,}2908}=0{,}2573$; $P\approx 0{,}8$. Das heißt, es besteht gute Übereinstimmung zwischen den unter der Annahme $p=0{,}250$ erwarteten und den gefundenen Werten.

fahren auf die Familienauslese. Man geht so vor, daß man die Erwartungswerte $E_s(r)$ für Merkmalsträger (r) in Geschwisterschaften mit der Größe s direkt mit der Zahl der in n_s solcher Geschwisterschaften gefundenen Merkmalsträger vergleicht. Die Erwartungswerte $\left(E_s(r)\right)$ für die einzelne Geschwisterschaft für die Größe s und die zugehörigen Varianzen sind in der Tabelle 14 angegeben. Die Spalte $E_s(r/s)$ entspricht dem erwarteten Anteil von Merkmalsträgern in Geschwisterschaften der Größe $s._s$

Für die Rechnung sind die Werte der zweiten und dritten Spalte mit der Zahl n_s der Geschwisterschaften der jeweiligen Klasse zu multiplizieren und innerhalb der Spalten zu addieren. Der Vergleich von gefundenen und erwarteten Werten kann mit dem χ-Test erfolgen:

$$\chi=\frac{|\text{Zahl der erwarteten Merkmalsträger} - \text{Zahl der gefundenen Merkmalsträger}|}{\sigma}$$

wobei $\sigma=\sqrt{\Sigma V}$.

Ein Rechenbeispiel gibt die Tabelle 15.

Für den Fall der Probandenauslese haben Prüfverfahren nur geringe Bedeutung, zumal hier gerade für die einfache Auslese ein sehr einfaches Schätzverfahren zur Verfügung steht.

4. Schätzverfahren

Schätzverfahren haben gegenüber den Prüfverfahren den Vorzug, daß sie nicht die vorherige Formulierung einer speziellen Erbgangshypothese erfordern, bzw. daß sie auch im Falle der Nicht-Übereinstimmung mit einem vermuteten Erbgang einen Wert für die tatsächlich vorliegenden Aufspaltungsverhältnisse liefern. Das älteste Schätzverfahren für den Fall der *Familienauslese* stellt die von WEINBERG (1912) beschriebene Geschwistermethode dar. Man bestimmt von jedem der Merkmalsträger innerhalb einer Geschwisterschaft ausgehend die relative Anzahl von Merkmalsträgern und Gesunden unter seinen Geschwistern. Eine Geschwisterschaft mit mehreren Merkmalsträgern wird also entsprechend oft ausgezählt. Bei zutreffender Erbgangshypothese werden Merkmalsträger und Merkmalsfreie dann im unverzerrten Verhältnis 1:1 unter den Nachkommen von

Tabelle 16. Relative Häufigkeit von Familien der Größe s mit r Merkmalsträgern in der Bevölkerung und in einer über Merkmalsträger erfaßten Stichprobe

Größe der Geschwisterschaften s	$s=2$	$s=3$	$s=4$
Zahl der Merkmalsträger $r=$	0 1 2	0 1 2 3	0 1 2 3 4
Verteilung der Familien in der Bevölkerung	9:6:1	27:27: 9:1	81:108: 54:12:1
In der Stichprobe	0:6:2	0:27:18:3	0:108:108:36:4

Eltern vom Typ Aa × aa und 3:1 von solchen vom Typ Aa × Aa erwartet. Wie z.B. KAELIN (1955) gezeigt hat, liefert diese Methode jedoch weder eine (asymptotisch) wirksame, noch eine erschöpfende Schätzung der Genwahrscheinlichkeit p. Modernere Verfahren sind ihr vorzuziehen.

Eine rasche Schätzung von $\hat{p}$ im Falle der Familienauslese kann nach GART (1967) mit größerer Effizienz als nach der Weinbergschen Geschwistermethode nach der Formel:

$$\hat{p} = \frac{R - a_1}{T - a_1}$$

erhalten werden. Hier bedeuten

R Zahl der Merkmalsträger in den Geschwisterschaften,

T Zahl aller Kinder in den Geschwisterschaften,

a_1 Zahl der Geschwisterschaften mit nur einem Merkmalsträger.

Dagegen ist das von WEINBERG für die *Probandenauslese* angegebene Schätzverfahren für den häufigsten Fall $K=0$, $r_{\min}=1$ voll wirksam und erschöpfend. Das Prinzip ist leicht zu verstehen: Die prinzipielle durch die Probandenauslese (very incomplete ascertainment) bewirkte Verzerrung resultiert daraus, daß nur Familien mit Merkmalsträgern erfaßt werden, und daß Familien mit mehreren (r) Merkmalsträgern eine r-mal so große Chance der Erfassung haben wie solche mit nur einem Merkmalsträger. Für Geschwisterschaften der Größe $s=2$, $s=3$ und $s=4$ resultieren daraus bei recessivem Erbgang z.B. folgende Verteilungen: Tabelle 16. Die in der Stichprobe aufgefundene Verteilung der Geschwisterschaft der Größe $s=3$ entspricht aber offenbar der vollständigen Binominalverteilung für Geschwisterschaften der Größe $s=2$ nämlich $(^3/_4 \times {}^1/_4)^2$. Genauso entspricht die Verteilung der Stichprobe der Geschwisterschaft der Größe $s=4$ der vollständigen Binominalverteilung für Geschwisterschaften der Größe $s=3$ usw. Allgemein entspricht also die Verteilung einer Stichprobe der Geschwisterschaften der Größe s der Binominalverteilung für $(^3/_4 + {}^1/_4)^{s-1}$. Die Verteilung wird also durch Weglassen je eines Merkmalsträgers in jeder Familie zu ihrer ursprünglichen Form restauriert (Abb. 53). Man kann sich leicht anschaulich vorstellen, daß man den Probanden, durch den die Familie erfaßt wurde, lediglich als Indikator für den Genotyp der Eltern betrachtet und nun von diesen ausgehend nur die übrigen Geschwister analysiert. Dabei tritt aber dann keine Verzerrung auf.

Für die praktische Rechnung ergibt sich

$p = \frac{R-P}{T-P}$, wobei

p = Häufigkeit der Merkmalsträger,

R = Zahl der Merkmalsträger,

T = Gesamtzahl der Kinder in den erfaßten Familien,

P = Zahl der Probanden.

Die Varianz beträgt $V = \frac{p \cdot q}{T-P}$.

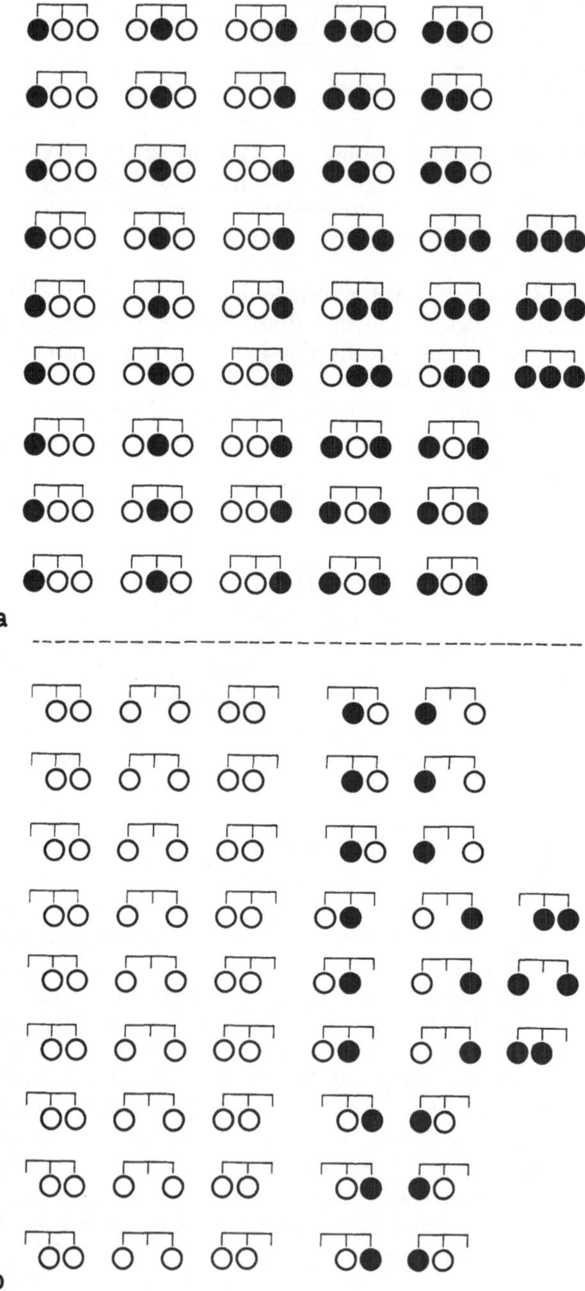

Abb. 53a u. b. Erfassungsfehler bei autosomal-recessivem Erbgang. a Zahl der erfaßten Dreikindfamilien, wenn die Erfassungswahrscheinlichkeit für Geschwisterschaften mit zwei oder drei Merkmalsträgern zwei- bzw. dreimal so groß ist wie für solche mit nur einem Merkmalsträger. Der Anteil der Kranken ist weit höher als bei autosomal-recessivem Erbmodus erwartet. b Korrektur der erfassungsbedingten Verzerrung durch Fortlassen jeweils des Merkmalsträgers, durch den die Familie erfaßt wurde (Probandenmethode). Der Anteil von Merkmalsträgern an der Gesamtzahl der Kinder ist nach dieser Korrektur 24/96 = 1/4. (Schema nach LI 1961)

Auf die vorher zitierten Daten von SJÖGREN (s. Tabelle 15) angewandt, ergibt sich nach dieser Rechnung

$$p = \frac{63-44}{172-44} = \frac{19}{128} = 0{,}148 \quad \text{und} \quad \mathrm{SE} = \sqrt{V} = \sqrt{\frac{0{,}148 \cdot 0{,}852}{128}} = 0{,}031.$$

(Die Betrachtung des Ausgangsmaterials und der Erfassungsmethode zeigen, daß Familienauslese vorliegt. Die hier angewandte Rechenmethode für Probandenauslese führt deshalb zu einer Überkorrektur und zu zu niedrigen Werten.)

Diese Schätzung ist voll (asymptotisch) wirksam und konsistent. Für den Fall $k=0$ und $r_{\min}=1$ gibt es kein besseres Verfahren; das Ergebnis ist mit dem des Maximum-Likelihood-Verfahrens identisch (KAELIN 1955). Für alle anderen Fälle außer $k=0$ und $r_{\min}=1$ ist die Maximum-Likelihood-Methode (übersetzt etwa: „Methode der größten Mutmaßlichkeit") vorzuziehen. Eine genaue Beschreibung der Verfahrens kann hier nicht gegeben werden. Für eine Ableitung und Diskussion kann wieder auf KAELIN (1955) verwiesen werden. Die praktische Anwendung und Rechnung erfolgt am einfachsten mit den von FINNEY (1947/1949) angegebenen gewogenen Scores.

Ziel des Verfahrens ist es, aus der beobachteten Zahl r von Merkmalsträgern in einer Geschwisterreihe der Größe s die Häufigkeit p von Merkmalsträgern der zugrundeliegenden abgeschnittenen Binomialverteilung zu schätzen. Dazu errechnet man für jede Geschwisterschaft einen Wert (gewogenen Score)

$$W_s Y_s = \frac{r-e}{p \cdot q} - B_s.$$

Dabei ist für den Fall $k=0$, $r_{\min}=1$:

$$e=1; \; B_s=0 \text{ und } W_s = \frac{S-1}{p \cdot q}.$$

Für den Fall $k=1$ ist $e=0$, die Werte für B_s und W_s können den Tabellen nach FINNEY (Tabelle 17) entnommen werden. Sie berechnen sich nach den Formeln

$$B_s = \frac{s^2 \cdot pq^{s-2}}{(1-q^s)^2} \quad \text{und} \quad W_s = \frac{s}{pq} \cdot \frac{1-q^s-s \cdot pq^{s-1}}{(1-q^s)^2}.$$

Der Schätzwert p errechnet sich aus $\frac{\sum W_s Y_s}{\sum W_s}$.

Für den Fall $k=0$, $r_{\min}=1$ (Probandenauslese, wenigstens ein Merkmalsträger in der Familie) stellt sich die Rechnung wie folgt dar:

$$\sum W_s Y_s = \sum \frac{r-e}{p \cdot q} = \frac{\text{Zahl der Merkmalsträger — Zahl der Familien}}{p \cdot q};$$

$$\sum W_s = \sum \frac{s-1}{p \cdot q} = \frac{\text{Zahl der Kinder insg. — Zahl der Familien}}{p \cdot q}$$

$$\hat{p} = \frac{\sum W_s Y_s}{\sum W_s}; \quad \mathrm{SE}\,(\hat{p}) = \sqrt{\frac{1}{\sum W_s}} = \sqrt{\frac{p \cdot q}{\text{Zahl der Kinder insg. — Zahl der Familien}}}.$$

Das Verfahren entspricht damit offensichtlich der Probandenmethode nach WEINBERG.

Für den Fall $k=1$, $r_{\min}=1$, also Familienauslese, entnimmt man W_s und B_s den Tabellen. Hierzu muß man zuerst eine grobe Schätzung von $\hat{p}$ vornehmen, für die z.B. die Probandenmethode nach WEINBERG zur Orientierung angewandt werden kann.

Wenn wir wieder die Zahlen der Erhebung von SJÖGREN benutzen und den Wert von $\hat{p}$, der nach der Probandenmethode ca. 0,15 ergab, wegen der vorliegen-

Tabelle 17a. Korrekturgrößen B_s und Gewichte W_s für die Anwendung der Methode der Scores bei der abgeschnittenen Binomialverteilung. $r_{\min}=1$, $k=1$[a] und $r_{\min}=2$, $k=0$ (bei Ersetzung von s durch $s-1$ uud r durch $r-1$)

s	$p=0,05$		$p=0,10$		$p=0,15$		$p=0,20$	
	B	W	B	W	B	W	B	W
2	21,039	11,073	11,080	6,156	7,792	4,583	6,173	3,585
3	21,016	22,510	11,029	12,709	7,707	9,600	6,047	8,188
4	20,984	34,310	10,958	19,654	7,589	15,038	5,875	12,967
5	20,942	46,471	10,868	26,986	7,442	20,882	5,664	18,163
6	20,892	58,992	10,758	34,697	7,266	27,113	5,417	23,739
7	20,832	71,871	10,631	42,777	7,065	33,708	5,142	29,651
8	20,764	85,105	10,486	51,216	6,841	40,641	4,845	35,856
9	20,687	98,692	10,324	60,002	6,597	47,885	4,532	42,308
10	20,602	112,628	10,147	69,121	6,337	55,412	4,211	48,962
11	20,507	126,909	9,956	78,558	6,063	63,191	3,887	55,775
12	20,405	141,533	9,751	88,300	5,780	71,193	3,566	62,706
13	20,294	156,494	9,534	98,330	5,489	79,389	3,251	69,721
14	20,175	171,788	9,307	108,630	5,195	87,749	2,947	76,789
15	20,049	187,411	9,069	119,186	4,899	96,247	2,658	83,881
16	19,914	203,358	8,824	129,978	4,605	104,857	2,384	90,976

s	$p=0,25$		$p=0,30$		$p=0,35$		$p=0,40$	
	B	W	B	W	B	W	B	W
2	5,224	3,483	4,614	3,295	4,198	3,229	3,906	3,255
3	5,049	7,480	4,379	7,149	3,891	7,061	3,514	7,158
4	4,815	11,948	4,073	11,489	3,506	11,386	3,041	11,545
5	4,533	16,833	3,717	16,230	3,075	16,077	2,540	16,241
6	4,214	22,071	3,331	21,279	2,631	21,008	2,053	21,090
7	3,872	27,598	2,934	26,545	2,200	26,069	1,613	25,974
8	3,517	33,347	2,544	31,947	1,802	31,172	1,236	30,814
9	3,160	39,258	2,173	37,416	1,449	36,257	0,926	35,568
10	2,810	45,274	1,831	42,898	1,146	41,282	0,680	40,220
11	2,476	51,530	1,525	48,356	0,893	46,228	0,491	44,772
12	2,162	57,445	1,255	53,762	0,686	51,088	0,350	49,235
13	1,872	63,531	1,022	59,103	0,521	55,865	0,246	53,623
14	1,609	69,585	0,825	64,372	0,392	60,566	0,171	57,952
15	1,373	75,952	0,660	69,568	0,292	65,203	0,118	62,235
16	1,164	81,543	0,524	74,697	0,216	69,785	0,080	66,485

[a] Gekürzt nach FINNEY, D. J.: The truncated binomial distribution. Ann. Eugen. (Lond.) **14**, 319—328 (1947/1949); wiedergegeben nach KAELIN 1955

den Familienauslese zunächst vorsichtig auf 0,20 schätzen, ergibt sich folgende Rechnung:

Für B_s und W_s werden die Zahlen entsprechend der Spalte für $p=0,20$ entnommen, $e=0$:

$$\sum W_s Y_s = \sum \frac{r_s}{p\cdot q} - \sum B_s = \frac{63}{0,2\cdot 0,8} - \sum B_s$$

$$= \frac{63}{0,2\cdot 0,8} - 8\cdot 6,173 - 11\cdot 6,046 - 9\cdot 5,875 - 9\cdot 5,664 - 7\cdot 5,417$$

$$= 393,75 - 49,384 - 66,517 - 52,875 - 50,976 - 37,919 = 136,115;$$

$$\sum W_s = 8\cdot 3,858 + 11\cdot 8,188 + 9\cdot 12,967 + 9\cdot 18,163 + 7\cdot 23,739$$

$$= 30,864 + 90,068 + 116,703 + 163,467 + 166,173 = 567,275;$$

Tabelle 17a (Fortsetzung)

s	P = 0,45		p = 0,50		p = 0,55		p = 0,60	
	B	W	B	W	B	W	B	W
2	3,700	3,363	3,556	3,556	3,459	3,843	3,401	4,252
3	3,205	7,417	2,939	7,837	2,697	8,434	2,465	9,246
4	2,639	11,925	2,276	12,516	1,938	13,330	1,618	14,408
5	2,075	16,661	1,665	17,315	1,301	18,217	0,980	19,416
6	1,568	21,488	1,161	22,059	0,826	22,944	0,558	24,174
7	1,144	26,177	0,778	26,665	0,501	27,478	0,302	28,711
8	0,811	30,795	0,504	31,118	0,293	31,844	0,157	33,093
9	0,560	35,287	0,318	35,435	0,167	36,088	0,080	37,377
10	0,379	39,665	0,196	39,648	0,093	40,250	0,039	41,605
11	0,251	43,948	0,118	43,785	0,050	44,360	0,019	45,804
12	0,164	48,157	0,070	47,871	0,027	48,439	0,009	49,986
13	0,106	52,312	0,041	51,924	0,014	52,501	0,004	54,160
14	0,068	56,429	0,024	55,956	0,007	56,553	0,002	58,330
15	0,043	60,519	0,014	59,974	0,004	60,599	0,001	62,499
16	0,027	64,592	0,008	63,985	0,002	64,643	—	66,666

s	P = 0,65		p = 0,70		P = 0,75		p = 0,80	
	B	W	B	W	B	W	B	W
2	3,377	4,824	3,381	5,635	3,413	6,827	3,472	8,681
3	2,235	10,339	1,996	11,830	1,741	13,932	1,463	17,072
4	1,313	15,830	1,025	17,740	0,756	20,409	0,514	21,398
5	0,704	21,011	0,475	23,189	0,294	26,301	0,160	31,060
6	0,352	25,880	0,204	28,300	0,106	31,867	0,046	37,445
7	0,167	30,531	0,083	33,222	0,036	37,288	0,013	43,735
8	0,077	35,055	0,033	38,051	0,012	42,652	0,003	49,996
9	0,034	39,511	0,012	42,840	0,004	47,995	0,001	56,249
10	0,015	43,935	0,005	47,613	0,001	53,332	0,000	62,500
11	0,006	48,343	0,002	52,379	—	58,666	—	68,750
12	0,003	52,743	0,001	57,142	—	64,000	—	75,000
13	0,001	57,141	0,000	61,904	—	69,333	—	81,250
14	0,000	61,538	0,000	66,667	—	74,667	—	87,500
15	0,000	65,934	0,000	71,429	—	80,000	—	93,750
16	—	70,330	—	76,190	—	85,333	—	100,000

s	P = 0,85		p = 0,90		p = 0,95	
	B	W	B	W	B	W
2	3,558	11,861	3,673	18,365	3,819	38,191
3	1,155	22,250	0,812	32,465	0,428	62,716
4	0,306	31,028	0,144	44,289	0,038	84,171
5	0,072	39,134	0,023	55,531	0,003	105,260
6	0,015	47,041	0,003	66,663	0,000	126,316
7	0,003	54,898	0,000	77,777	—	147,368
8	0,001	62,744	0,000	88,889	—	168,421
9	0,000	70,588	0,000	100,000	—	189,474
10	0,000	78,431	0,000	111,111	—	210,526
11	—	86,275	—	122,222	—	231,579
12	—	94,118	—	133,333	—	252,632
13	—	101,961	—	144,444	—	273,684
14	—	109,804	—	155,556	—	294,737
15	—	117,647	—	166,667	—	315,789
16	—	125,490	—	177,778	—	336,842

Tabelle 17 b. Korrekturgrößen B_s und Gewichte W_s für die Anwendung der Methode der Scores bei der abgeschnittenen Binomialverteilung. $r_{\min} = 2$, $k = 1$

s	$p=0{,}05$		$p=0{,}10$		$p=0{,}15$		$p=0{,}20$	
	B	W	B	W	B	W	B	W
3	42,093	7,510	22,194	4,252	15,638	3,228	12,426	2,774
4	42,074	15,272	22,150	8,790	15,563	6,783	12,311	5,923
5	42,048	23,290	22,092	13,623	15,461	10,676	12,154	9,459
6	42,016	31,566	22,017	18,757	15,331	14,916	11,953	13,391
7	41,977	40,105	21,926	24,196	14,172	19,508	11,709	17,721
8	41,931	48,910	21,818	29,947	14,985	24,457	11,422	22,446
9	41,878	57,982	21,693	36,013	14,768	29,763	11,095	27,559
10	41,818	67,326	21,552	42,399	14,523	35,426	10,729	33,045
11	41,751	76,944	21,393	49,105	14,251	41,443	10,329	38,886
12	41,676	86,839	21,217	56,135	13,951	47,806	9,898	45,058
13	41,595	97,012	21,024	63,488	13,626	54,507	9,440	51,534
14	41,506	107,467	20,814	71,165	13,277	61,534	8,962	58,283
15	41,409	118,205	20,587	79,164	12,905	68,874	8,468	65,272
16	41,305	129,228	20,344	87,482	12,513	76,511	7,963	72,467

s	$p=0{,}25$		$p=0{,}30$		$p=0{,}35$		$p=0{,}40$	
	B	W	B	W	B	W	B	W
3	10,560	2,560	9,375	2,480	8,588	2,493	8,058	2,583
4	10,393	5,551	9,142	5,456	8,269	5,557	7,629	5,825
5	10,165	8,984	8,825	8,935	7,840	9,188	7,060	9,698
6	9,876	12,864	8,426	12,908	7,310	13,352	6,379	14,124
7	9,527	17,181	7,954	17,345	6,700	17,986	5,622	18,993
8	9,124	21,919	7,421	22,204	6,035	23,006	4,835	24,169
9	8,672	27,049	6,842	27,426	5,341	28,317	4,060	29,519
10	8,179	32,536	6,232	32,945	4,646	33,820	3,331	34,294
11	7,654	38,337	5,609	38,689	3,974	39,423	2,675	40,290
12	7,107	44,404	4,989	44,587	3,345	45,045	2,105	45,552
13	6,548	50,687	4,387	50,574	2,774	50,624	1,625	50,675
14	5,986	57,134	3,816	56,592	2,267	56,117	1,235	55,645
15	5,432	63,698	3,284	62,592	1,829	61,496	0,924	60,466
16	4,892	70,332	2,797	68,537	1,457	66,749	0,682	65,151

$$\hat{p} = \frac{\sum W_s Y_s}{\sum W_s} = \frac{136{,}11}{567{,}275} = 0{,}2399;$$

$$\mathrm{SE}\,(p) = 0{,}04198.$$

Der gefundene Wert für $\hat{p}$ ist deutlich höher als unser grobgeschätzter Wert. Die Rechnung wird daher wiederholt, indem mit dem nächstliegenden höheren Tabellenwert (0,250) eingegangen wird:

$$\sum W_s Y_s = \frac{63}{0{,}25 \cdot 0{,}75} - 8 \cdot 5{,}224 - 11 \cdot 5{,}049 - 9 \cdot 4{,}815 - 9 \cdot 4{,}533 - 7 \cdot 4{,}214$$
$$= 336 - 41{,}792 - 55{,}539 - 43{,}335 - 40{,}797 - 29{,}498 = 125{,}039;$$

$$\sum W_s = 8 \cdot 3{,}483 + 11 \cdot 7{,}480 + 9 \cdot 11{,}948 + 9 \cdot 16{,}833 + 7 \cdot 22{,}071$$
$$= 27{,}864 + 82{,}280 + 107{,}532 + 151{,}497 + 154{,}497 = 523{,}670;$$

$$\hat{p} = \frac{\sum W_s Y_s}{\sum W_s} = 0{,}2387;$$

$$\mathrm{SE}\,(\hat{p}) = \sqrt{\frac{1}{\sum W_s}} = 0{,}0437.$$

Tabelle 17 b (Fortsetzung)

s	$p=0{,}45$		$p=0{,}50$		$p=0{,}55$		$p=0{,}60$	
	B	W	B	W	B	W	B	W
3	7,710	2,749	7,500	3,000	7,404	3,358	7,407	3,858
4	7,139	6,258	6,744	6,876	6,406	7,718	6,094	8,849
5	6,399	10,455	5,799	11,479	5,219	12,811	4,631	14,518
6	5,547	15,199	4,765	16,576	4,006	12,281	3,262	20,365
7	4,648	20,309	3,745	21,910	2,907	23,801	2,146	26,029
8	3,769	25,601	2,823	27,260	2,005	29,151	1,330	31,348
9	2,963	30,918	2,049	32,475	1,323	34,230	0,785	36,311
10	2,264	36,145	1,437	37,481	0,840	39,029	0,444	40,986
11	1,684	41,215	0,978	42,259	0,516	43,590	0,243	45,458
12	1,224	46,102	0,649	46,832	0,308	47,969	0,129	49,799
13	0,871	50,808	0,420	51,235	0,180	52,222	0,067	54,062
14	0,608	55,354	0,267	55,510	0,103	56,391	0,034	58,280
15	0,418	59,766	0,167	59,692	0,058	60,508	0,017	62,473
16	0,283	64,074	0,103	63,809	0,032	64,592	0,008	66,653

s	$p=0{,}65$		$p=0{,}70$		$p=0{,}75$		$p=0{,}80$	
	B	W	B	W	B	W	B	W
3	7,506	4,563	7,701	5,580	8,000	7,111	8,418	9,566
4	5,778	10,376	5,247	12,474	5,004	15,451	4,467	19,910
5	4,013	16,710	3,357	19,572	2,662	23,435	1,946	28,978
6	2,538	22,929	1,855	26,167	1,242	30,462	0,732	36,633
7	1,481	28,713	0,936	32,099	0,524	36,675	0,247	43,454
8	0,809	34,024	0,439	37,509	0,205	42,407	0,077	49,907
9	0,418	38,963	0,195	42,594	0,076	47,903	0,023	56,222
10	0,207	43,657	0,083	47,507	0,027	53,299	0,006	62,492
11	0,099	48,208	0,034	52,335	0,009	58,655	0,002	68,748
12	0,046	52,680	0,013	57,124	0,003	63,996	0,000	74,999
13	0,021	57,112	0,005	61,898	0,001	69,332	0,000	81,250
14	0,009	61,525	0,002	66,664	0,000	74,666	0,000	87,500
15	0,004	65,928	0,001	71,428	0,000	80,000	0,000	93,750
16	0,002	70,327	0,000	76,490	—	85,333	—	100,000

s	$p=0{,}85$		$P=0{,}90$		$p=0{,}95$	
	B	W	B	W	B	W
3	8,980	13,923	9,722	23,148	10,700	52,197
4	3,762	27,219	2,829	41,422	1,598	82,559
5	1,249	37,814	0,631	54,875	0,178	105,078
6	0,353	46,659	0,119	66,538	0,017	126,298
7	0,089	54,800	0,020	77,756	0,001	147,367
8	0,021	62,721	0,003	88,885	0,000	168,421
9	0,005	70,583	0,000	99,999	0,000	189,474
10	0,001	78,430	0,000	111,111	0,000	210,526
11	—	86,274	—	122,222	—	231,579
12	—	94,118	—	133,333	—	252,632
13	—	101,961	—	144,444	—	273,684
14	—	109,804	—	155,556	—	294,737
15	—	117,647	—	166,667	—	315,789
16	—	125,490	—	177,778	—	336,842

Beide Schätzungen liegen so dicht beieinander, daß eine weitere Rechnung keine Verbesserung ergeben würde. Andernfalls wäre eine Interpolation möglich nach der Formel:

$$x = y = \frac{\hat{p} - \hat{\bar{p}}}{p - \bar{p}}\ (x - \bar{p}) + \hat{\bar{p}}.$$

Die Varianz erhält man nach der Formel

$$\frac{1}{V\hat{p}} = \sum W_{\hat{p}} = \frac{(\hat{p} - \underline{p}) \cdot \Sigma \overline{W}_s - (\hat{p} - \bar{p}) \cdot \Sigma \underline{W}_s}{\bar{p} - \underline{p}};$$

$$\mathrm{SE}\,(\hat{p}) = \sqrt{\frac{1}{\Sigma W_{\hat{p}}}}.$$

Dabei bedeuten $\hat{\underline{p}}$ und $\underline{p}$ den bei Rechnung mit dem niedrigeren Ausgangswert für $\hat{p}$ gefundenen Wert bzw. den niedrigeren Ausgangswert für p, $\hat{\bar{p}}$ und $\bar{p}$ die entsprechenden Werte bei Rechnung mit dem höheren Ausgangswert. Für die Varianzberechnung bedeutet $\hat{p}$ das neu gefundene $\hat{p}$ und $\Sigma \overline{W}_s$ bzw. $\Sigma \underline{W}_s$ die zu dem höheren bzw. niedrigeren Ausgangswert p des ersten Rechengangs gehörigen Werte $\Sigma\, W_s$. In unserem Beispiel ergäbe sich folgende Rechnung:

$$Y = X = \frac{0{,}2399 - 2{,}2387}{-0{,}05} \cdot (X - 0{,}250) + 0{,}2387$$

$$= \frac{0{,}0012}{-0{,}05} \cdot (X - 0{,}250) + 0{,}2387 = -0{,}034 \times + 0{,}006 + 0{,}2387;$$

$$1{,}024 \times = 0{,}2447;$$

$$X = 0{,}23896.$$

Die Varianzberechnung des Interpolationswertes wäre wie folgt:

$$\frac{1}{V\hat{p}} = \sum W_{\hat{p}} = \frac{(\hat{p} - \underline{p}) \Sigma \overline{W}_s - (\hat{p} - \bar{p}) \Sigma \underline{W}_s}{\bar{p} - \underline{p}}$$

$$= \frac{(0{,}23896 - 0{,}2) \cdot 523{,}670 - (0{,}23896 - 0{,}25) \cdot 567{,}275}{0{,}250 - 0{,}200}$$

$$= \frac{0{,}03896 \cdot 523{,}670 - (0{,}01104) \cdot 567{,}275}{0{,}05}$$

$$= \frac{20{,}40532 + 6{,}26272}{0{,}05} = \frac{26{,}66491}{0{,}05} = 533{,}2982;$$

$$\mathrm{SE}\,(\hat{p}) = \sqrt{\frac{1}{\Sigma W_{\hat{p}}}} = \sqrt{\frac{1}{533{,}2982}} = 0{,}0433.$$

Eine *einfache Methode der Schätzung* von p bei Familienauslese hat LI (1964) angegeben. Die Schätzung erfolgt nach der Formel

$$p^* = \frac{R^*}{G^*} \qquad V(p^*) = pq/G^*$$

wobei R^* die Zahl aller nach dem ersten Merkmalsträger geborenen betroffenen Kinder

und G^* die Zahl aller nach dem ersten Merkmalträger insgesamt geborenen Kinder darstellt.

Das Ergebnis entspricht sehr gut der mit der Maximum-Likelihood-Methode gewonnenen Schätzung, ist aber nicht sehr effizient, da ein größerer Teil der Information verloren wird. Die Methode kann aber auch leicht adaptiert werden, um Unvollständigkeit von Geschwisterreihen bzw. Terminierung der Fortpflanzung von Geschwisterreihen bzw. Terminierung der Fortpflanzung nach einem befallenen Kind zu berücksichtigen[69].

[69] LI u. MANTEL 1968.

Li und Mantel (1968) beschrieben eine weitere leicht zu handhabende Methode, die bei Familienauslese angewandt werden kann. Die Formel hierfür lautet:

$$p' = \frac{r-j}{t-j}.$$

j ist die Zahl der Familien mit nur einem Merkmalsträger,
r die Zahl aller Merkmalsträger in der Stichprobe,
t die Zahl aller Kinder in der Stichprobe.

In einer Stichprobe von 175 Geschwisterreihen mit insgesamt 700 Kindern seien 256 Merkmalsträger. In 108 Geschwisterreihen fänden sich nur je 1 Merkmalsträger. Die Rechnung ergibt dann:

$$p' = \frac{256-108}{700-108} = \frac{148}{592} = \frac{1}{4}.$$

Die Originalarbeit enthält auch Tabellen zur Abschätzung der Varianz. Das Verfahren ist identisch mit der weiter vorn besprochenen, von Gart angegebenen Methode. Beide stützen sich auf eine frühere Arbeit von Mantel (1951).

5. Die Stellung der Merkmalsträger in der Geburtenreihe

Neben den Aufspaltungsziffern in den Geschwisterschaften kann die Stellung der Merkmalsträger innerhalb der Geburtenreihe zusätzliche Informationen liefern, insbesondere kann die Feststellung, daß das Auftreten kranker Kinder mit dem mütterlichen Alter oder mit einer höheren Stellenzahl in der Geburtenreihe positiv korreliert, auf die Bedeutung exogener oder mütterlicher Faktoren hinweisen.

Sofern das mütterliche Alter bei den Patienten bekannt ist, kann man einen unmittelbaren Vergleich zwischen dem mittleren Alter der Mütter der Patienten mit dem mittleren Alter der Mütter einer Vergleichsstichprobe von Individuen vergleichbarer Geburtenjahrgänge durchführen. Wegen der Veränderungen des Fortpflanzungsverhaltens in den letzten Jahrzehnten und dem unterschiedlichen Verhalten der sozialen Gruppen muß auf gleiche Zusammensetzung der Stichproben beider Serien hinsichtlich dieser Daten streng geachtet werden. Ferner muß kontrolliert werden, ob nicht das gegebenenfalls meist gleichzeitig erhöhte Alter der Väter der entscheidende Faktor ist. Als Hinweis darauf, daß bei erhöhtem Alter der Eltern, im konkreten Fall dem Alter des Vaters, vermehrtes Gewicht zukommt, wertet Penrose (1955) den Nachweis einer durchschnittlich größeren Altersdifferenz zwischen den Eltern von Probanden verglichen mit der Vergleichsstichprobe. Der einfachste allgemeine Test auf Einflüsse der Geburtenordnung oder des Alters der Eltern ist der Vergleich der Merkmalshäufigkeit in der ersten und der zweiten Hälfte der Geschwisterschaften. Wenn kein Geburtenordnungseffekt vorliegt, ist eine symmetrische Verteilung zu erwarten.

Einen einfachen, exakten Test für einen Geburtenordnungseffekt haben Haldane und Smith (1947/1949) angegeben. Die Methode beruht auf der Ermittlung der Summe der Geburtenordnungsziffer aller Merkmalsträger (A) und deren Vergleich mit dem Erwartungswert unter der Annahme, daß kein Positionseffekt vorliegt. Zur Vereinfachung der Rechnung benutzt man statt A den Wert 6 A. Bei vollständiger Klassifikation aller Geschwisterschaften und Ausschluß von Mehrlingen ist, wie die Autoren zeigten, der theoretische mittlere Erwartungswert

$$6A = 3r(s+1),$$

Tabelle 18. Theoretische mittlere Erwartungswerte (fett gedruckte Zahlen) und Varianzen (normaler Druck) von 6 A für vollständige Geschwisterschaften der Größe *s* mit *r* Merkmalsträgern. (Nach HALDANE u. SMITH 9147/49)

s \ r	1	2	3	4	5	6	7	8	9	10	11	12	13	14	15	16	17	18
2	**9**	**18**	—	—	—	—	—	—	—	—	—	—	—	—	—	—	—	—
	9	0																
3	**12**	**24**	**36**	—	—	—	—	—	—	—	—	—	—	—	—	—	—	—
	24	24	0															
4	**15**	**30**	**45**	**60**	—	—	—	—	—	—	—	—	—	—	—	—	—	—
	45	60	45	0														
5	**18**	**36**	**54**	**72**	**90**	—	—	—	—	—	—	—	—	—	—	—	—	—
	72	108	108	72	0													
6	**21**	**42**	**63**	**84**	**105**	**126**	—	—	—	—	—	—	—	—	—	—	—	—
	105	168	189	168	105	0												
7	**24**	**48**	**72**	**96**	**120**	**144**	**168**	—	—	—	—	—	—	—	—	—	—	—
	144	240	288	288	240	0	144											
8	**27**	**54**	**81**	**108**	**135**	**162**	**189**	**216**	—	—	—	—	—	—	—	—	—	—
	189	324	405	432	405	324	189	0										
9	**30**	**60**	**90**	**120**	**150**	**180**	**210**	**240**	**270**	—	—	—	—	—	—	—	—	—
	240	420	540	600	600	540	420	240	0									
10	**33**	**66**	**99**	**132**	**165**	**198**	**231**	**264**	**297**	**330**	—	—	—	—	—	—	—	—
	297	528	693	792	825	792	693	528	297	0								
11	**36**	**72**	**108**	**144**	**180**	**216**	**252**	**288**	**324**	**360**	**396**	—	—	—	—	—	—	—
	360	648	864	1008	1080	1080	1008	864	648	360	0							
12	**39**	**78**	**117**	**156**	**195**	**234**	**273**	**312**	**351**	**390**	**429**	**468**	—	—	—	—	—	—
	429	780	1053	1248	1365	1404	1365	1248	1053	780	429	0						
13	**42**	**84**	**126**	**168**	**210**	**252**	**294**	**336**	**378**	**420**	**462**	**504**	**546**	—	—	—	—	—
	504	924	1260	1512	1680	1764	1764	1680	1512	1260	924	504	0					
14	**45**	**90**	**135**	**180**	**225**	**270**	**315**	**360**	**405**	**450**	**495**	**540**	**585**	**630**		—	—	—
	585	1080	1485	1800	2025	2160	2205	2160	2025	1800	1485	1080	585	0				
15	**48**	**96**	**144**	**192**	**240**	**288**	**336**	**384**	**432**	**480**	**528**	**576**	**624**	**672**	**720**	—	—	—
	672	1248	1728	2112	2400	2592	2688	2688	2592	2400	2112	1728	1248	672	0			
16	**51**	**102**	**153**	**204**	**255**	**306**	**357**	**408**	**459**	**510**	**561**	**612**	**663**	**714**	**765**	**816**	—	—
	765	1428	1989	2448	2805	3060	3213	3264	3213	3060	2805	2448	1989	1428	765	0		
17	**54**	**108**	**162**	**216**	**270**	**324**	**378**	**432**	**486**	**540**	**594**	**648**	**702**	**756**	**810**	**864**	**918**	—
	864	1620	2268	2808	3240	3564	3780	3888	3888	3780	3564	3240	2808	2268	1620	864	0	
18	**57**	**114**	**171**	**228**	**285**	**342**	**399**	**456**	**513**	**570**	**627**	**684**	**741**	**798**	**855**	**912**	**969**	**1026**
	969	1824	2565	3192	3705	4104	4389	4560	4617	4560	4389	4104	3705	3192	2565	1824	969	0
19	**60**	**120**	**180**	**240**	**300**	**360**	**420**	**480**	**540**	**600**	**660**	**720**	**780**	**840**	**900**	**960**	**1020**	**1080**
	1080	2040	2880	3600	4200	4680	5040	5280	5400	5400	5280	5040	4680	4200	3600	2880	2040	1080
20	**63**	**126**	**189**	**252**	**315**	**378**	**441**	**504**	**567**	**630**	**693**	**756**	**819**	**882**	**945**	**1008**	**1071**	**1134**
	1197	2268	3213	4032	4725	5292	5733	6048	6237	6300	6237	6048	5733	5292	4725	4032	3213	2268

wenn r = Zahl der Merkmalsträger in der jeweiligen Geschwisterschaft,
und s = Zahl der Kinder in dieser Geschwisterschaft.

$$\sigma_{6A}^2 = 3r(s+1)(s-1).$$

Diese Werte von 6A und ihre Varianzen sind von HALDANE und SMITH tabelliert worden (Tabelle 18). Man addiert die gefundenen Erwartungswerte für 6A der einzelnen Geschwisterschaften und vergleicht sie mit dem beobachteten Wert für 6A. Die Varianz des Erwartungswerts erhält man ebenfalls durch die

Addition der einzelnen Varianzen. Für nicht vollständig klassifizierte Geschwisterschaften wurden von den Autoren an gleicher Stelle Korrekturverfahren beschrieben. Wenn nicht klassifizierte Nachkommen nur am Anfang oder am Ende einer Geschwisterschaft auftreten, können sie bei der Berechnung einfach fortgelassen werden. Man zählt dann den ersten klassifizierten Nachkommen mit Geburtsrang 1, den letzten klassifizierten mit Rang k.

Besteht Grund zu der Annahme, daß die erfaßten Geschwisterschaften unvollständig sind (nicht abgeschlossen, bzw. durch Kontrazeption nach dem letzten befallenen Kind terminiert), so kann man dafür korrigieren, indem man alle Geschwisterreihen eliminiert, in denen der Indexpatient an letzter Stelle steht und in allen übrigen Geschwisterreihen das letzte Kind fortläßt (vgl. VOGEL, zit. bei TÜNTE u. Mitarb. 1967). Allerdings geht ein erheblicher Teil des Materials verloren.

Fortwirkende exogene Faktoren können unter Umständen auch zu einer Häufung von Merkmalsträgern an aufeinanderfolgenden Plätzen innerhalb von Geschwisterschaften führen, ohne daß diese „Gruppierungen" („Runs") bevorzugt dem Anfang oder Ende der Geschwisterschaften zugeordnet wären. Einen statistischen Test zur Prüfung auf solche Ereignisse hat VOGEL (1955, 1957) angegeben. Für den Rechengang und die Tabellen sei auf die Originalarbeit verwiesen.

VI. Empirische Erbprognose

Die empirische Erbprognose soll Antwort auf die Frage geben, wie groß die Wahrscheinlichkeit für Verwandte von Merkmalsträgern ist, an dem gleichen Leiden (gegebenenfalls auch an einem verwandten Leiden) zu erkranken, und um wievielmal diese Wahrscheinlichkeit größer ist als für beliebige Personen aus der Bevölkerung. Diese Fragen sind für Merkmale mit einfachem Erbgang, sofern keine besonderen Komplikationen zu berücksichtigen sind, unmittelbar beantwortbar. Bei multifaktoriellem Erbgang und bei der Mitwirkung komplizierender Faktoren kann eine Aussage nur bei Vorliegen ausreichender Erfahrungsdaten gemacht werden. Dabei ist es dann nicht erforderlich, daß der Erbgang selbst genau bekannt ist. Die Belastungsziffern schließen die erbbedingte Belastung und die mittlere Gefährdung durch exogene Faktoren ein. Der Grundgedanke des Verfahrens ist der, daß man für eine bestimmte Klasse von Verwandten von Merkmalsträgern die Erkrankungshäufigkeit empirisch ermittelt und dann schließt, daß für entsprechende Verwandte eines Merkmalsträgers in einer bestimmten Familie die durchschnittliche Erkrankungswahrscheinlichkeit dieser gefundenen mittleren Erkrankungshäufigkeit entspricht. Die Berechtigung dieser Annahme ist durch Faktoren begrenzt, die in der Schwierigkeit der Gewinnung geeigneten Ausgangsmaterials, der Ausschaltung der auslesebedingten Verzerrungen und schließlich prinzipieller Eigenschaften des multifaktoriellen Erbgangs liegen.

Schwierig ist zunächst die Gewinnung wirklich unverzerrter Belastungsziffern. Die Wahl des Ausgangsmaterials bringt bereits Verzerrungen mit sich. Gruppen von Kliniks- und Anstaltspatienten enthalten bevorzugt schwere oder chronische Fälle. Die Patienten können soziale oder geographische Schichtung zeigen usw. Die Erfassung von Verwandten unterliegt ebenfalls von Merkmal zu Merkmal besonderen Bedingungen. So besteht die Gefahr, daß zu viele Kranke gefunden, gesunde Angehörige aber garnicht erwähnt werden. Mitunter wird auch die Erkrankung von Angehörigen verheimlicht usw. Nicht minder schwierig ist die Feststellung der Häufigkeit eines Merkmals in der allgemeinen Bevölkerung, die man ja als Vergleichsziffern benötigt. Diese Probleme stellen sich für jede Erhebung neu und für jedes Leiden etwas anders dar.

Ein allgemeines Problem ist die Berücksichtigung der oft sehr langen Manifestationsperiode. Viele Leiden liegen nicht bei der Geburt vor. Sie haben ein bevorzugtes Manifestationsalter, vor dessen Beginn die Krankheitshäufigkeit annähernd gleich Null ist und nach dessen Ablauf sie den Endwert annähernd erreicht hat. Zur Korrektur des dadurch bedingten Fehlers hat sich das abgekürzte Verfahren von WEINBERG bewährt. WEINBERG macht die hypothetischen Annahmen, daß die Erkrankungswahrscheinlichkeit vor Beginn der Manifestationsperiode Null ist, daß sie während der ganzen Manifestationszeit gleich ist und daß die Neuerkrankungen über die Gefährdungsperiode gleichmäßig verteilt sind. Ferner nahm er an, daß nach Abschluß der Gefährdungsperiode keine Neuerkrankungen mehr aufträten. Bei der Auswertung werden deshalb alle Personen, die das Gefährdungsalter noch nicht erreicht haben, nicht berücksichtigt. Alle, die während der Gefährdungsperiode als Gesunde ausscheiden, sei es durch Wegzug, Tod an anderen Leiden oder durch Abschluß der Untersuchung, zählen zur Hälfte als Gesunde. Wer die Manifestationsperiode ganz durchschritten hat und gesund geblieben ist, zählt voll als Gesunder. Alle Kranken zählen selbstverständlich voll. Ein Beispiel mag das Vorgehen veranschaulichen: Unter 280 Kindern von Merkmalsträgern seien 50 Merkmalsträger und 230 Gesunde. Von den letzteren sollen 30 das Gefährdungsalter noch nicht erreicht haben, 100 im Gefährdungsalter stehen und 100 das Gefährdungsalter voll durchlaufen haben. Bei der Auswertung fällt die erste Gruppe von 30 fort, die 100 im Gefährdungsalter stehenden zählen zur Hälfte, also mit dem Wert 50. Als Gesunde sind also zu zählen $50 + 100 = 150$. Zur Ermittlung der Gesamtzahl der zu wertenden (korrigierte Bezugsziffer) sind außerdem die 50 Merkmalsträger hinzuzurechnen. Die Erkrankungswahrscheinlichkeit für Kinder von Merkmalsträgern betrüge damit

$$\frac{50\ (\text{Merkmalsträger})}{200\ (\text{korrigierte Bezugsziffer})} = 0{,}25.$$

Die entsprechende Formel für die Erkrankungswahrscheinlichkeit lautet:

$$\frac{m_2}{L_2 - 1/2\, A_2},$$

wenn $m_2 =$ die Zahl der Merkmalsträger,
$L_2 =$ die Gesamtzahl der am Beginn der Manifestationsperiode Beobachteten (einschließlich Merkmalsträger),
$A_2 =$ die Zahl der im Manifestationsalter Stehenden oder Ausgeschiedenen ohne Merkmalsmanifestation bedeutet.

(s. KOLLER, 1940, S. 255ff., dort auch nähere Diskussion und weitere methodische Hinweise).

Literatur

AIDA, T.: On the inheritance of color in a fresh-water fish Aplocheilus latipes Temmick and Schlegel, with special reference to sex-linked inheritance. Genetics **6**, 554—573 (1921).

ALLEN, G.: The meaning of concordance and discordance in estimation of penetrance and gene frequency. Amer. J. hum. Genet. **4**, 115 (1952).

ALLEN, G.: Twin Research: Problems and Prospects. In: Progress in Medical Genetics (Ed. STEINBERG, A. G., A. G. BEARN), vol. IV, p. 242. New York: Grune & Stratton 1965.

ALLEN, G., HARVALD, B., SHIELDS, J.: Measures of twin concordance. Acta genet. (Basel) **17**, 475 (1967).

BAILEY, N. T. J.: The estimation of gene frequencies of recessives with inclomplete multiple selection. Ann. Eugen. (Lond.) **16**, 215—222 (1951).

BAILEY, N. T. J.: A classification of methods of ascertainment and analysis in estimating the frequencies of recessives in man. Ann. Eugen. (Lond.) **16** 223—225 (1951).

BARKER, J. S. F.: The effect of partial exclusion of certain matings and restriction of their average family size on the genetic composition of a population. Ann. hum. Genet. (Lond.) **30**, 7—11 (1966).

BELL, E.: I-DNA: Its packing into I-somes and its relation to protein synthesis during differentiation. Nature **224**, 326 (1969).

BENIRSCHKE, K.: Major pathologic features of the placenta, cord and membranes. In: Birth Defects Original Article Series, Vol. 1, No. 1, 1965. New York: National Foundation — March of Dimes 1965.

BERNSTEIN, F.: Zusammenfassende Betrachtungen über die erblichen Blutstrukturen des Menschen. Z. Abstammungslehre **37**, 237—270 (1925).

BERNSTEIN, F.: Variations- und Erblichkeitsstatistik. In: Handbuch der Vererbungswissenschaft, (Hrsg. BAUR, E., M. HARTMANN), Bd. I. Berlin 1929.

BERNSTEIN, F.: Über die Ermittlung und Prüfung von Genhypothesen aus Vererbungsbeobachtungen am Menschen und über die Unzulässigkeit der Weinbergschen Geschwistermethode als Korrektur der Auslesewirkung. Arch. Rassenbiol. **22**, 241—244 (1929).

BHORGEE, J. S., FOWLER, A. V., ZABIN, I.: Biochemical evidence that the operator locus is distinct from the z gene in the lac operon of Escherichia coli. J. molec. Biol. **43**/1, 219 (1969).

BRITTEN, R. J., KOHNE, D. E.: Repeated Segments of DNA. Part of the genetic material in some cells is repeated as many as a million times. Scientific American **222**, 24 (1970).

BULMER, M. G.: The biology of twinning in man. Oxford: Clarendon Press 1970.

CARTER, C. O.: The inheritance of congenital pyloric stenosis. Brit. med. Bull. **17**, 251—254 (1961).

CARTER, C. O.: In: Second International Conference on Congenital Malformations, p. 306. New York: International Medical Conference 1964.

CARTER, C. O.: The inheritance of common congenital malformations. In: Progress in Medical Genetics (Eds. STEINBERG, A. G., A. G. BEARN), Vol. IV. New York, London: Grune & Stratton 1965.

CARTER, C. O.: Genetics of common disorders. Brit. med. Bull. **25**, 52 (1969).

CAVALLI-SFORZA, L.: Grundbegriffe der Biometrie. Stuttgart: G. Fischer 1964.

CHAKRAVARTTI, M. R.: Hairy pinnae in Indian populations. Acta genet. (Basel) 18, 511—520 (1968).

COCKAYNE, E. A.: Inherited abnormalities of the skin and its appendages, p. 394. London: Oxford University Press 1933.

COHEN, M. M., CASSADY, G., HANNA, B. L.: A genetic study of hereditary renal dysfunction with associated nerve deafness. Amer. J. hum. Genet. **13**/4, 379—389 (1961).

CORNEY, G., ROBSON, E. B., STRONG, S. J.: The effect of zygosity on the birth weight of twins. Ann. hum. Genet. **36**, 45 (1972).

CORNU, P., LARRIEU, M. J., CAEN, J., BERNARD, J.: Transfusion studies in VON WILLEBRAND's disease: effect on bleeding time and factor VIII. Brit. J. Haemat. **9**, 189—202 (1963).

CRAWFORD, M. N., PUNNETT, H. H., CARPENTER, G. G.: Nature (Lond.) **215**, 1075 (1967); zit. nach RENWICK 1969.

CROW, F., KIMURA, M.: An introduction to population genetics theory. New York: Harper and Row 1970.

DAHLBERG, G.: Inbreeding in man. Genetics **14**, 421—454 (1929).

DANKS, D. M., ALLAN, J., ANDERSON, C. M.: A genetic study of fibrocystic disease of the pancreas. Ann. hum. Genet. **28**, 323 (1965).

DARLINGTON, C. D., MATHER, K.: The elements of genetics. London: Allan and Unwin 1949.

DENT, C. E., NORMAND, I. C. S.: Metaphyseal Dysostosis, Type Schmidt. Arch. Dis. Childh. **39**, 444—454 (1964).

DIEHL, K., VERSCHUER, O. v.: Zwillingstuberkulose. Jena: G. Fischer 1933.

DIEHL, K., VERSCHUER, O. v.: Erbeinfluß bei der Tuberkulose. Jena: G. Fischer 1936.

DONAHUE, R. P., BIAS, W. B., RENWICK, J. H., MCKUSICK, V. A.: Probable assignment of the duffy blood group locus to chromosome 1 in man. Proc. nat. Acad. Sci. (Wash.) **61**, 949 (1968).

DREYFUS, J. C.: The application of bacterial genetics to the study of human genetic abnormalities. In: Progress in Medical Genetics (Eds. STEINBERG, A. G., A. G. BEARN), Vol. VI. New York: Grune & Stratton 1969.

EDWARDS, J. H.: The simulation of mendelism. Acta genet. (Basel) **10**, 63 (1960).

EDWARDS, J. H.: The genetic basis of common disease. Amer. J. Med. **34**, 627 (1963).

EDWARDS, J. H.: The application of knowledge. In: Birth Defects Original Article Series, Vol. I, No. 2, 1965. New York: National Foundation — March of Dimes 1965.

Edwards, J. H.: Familial Predisposition in Man. Brit. med. Bull. **25**, 58 (1969).

Emery, A. E. H., Smith, C. A. B., Sanger, R.: The linkage relations of the loci for benign (Becker type) X-borne muscular dystrophy, colour blindness und the Xg blood groups. Ann. hum. Genet. **32**, 261 (1969).

Falconer, D. S.: The inheritance of liabilty to certain diseases, estimated from the incidence among relatives. Ann. hum. Genet. **29**, 51 (1965).

Falconer, D. S.: The inheritance of liability to disease with variable age of onset, with paticular reference to diabetes mellitus. Ann. hum. Genet. **31**, 1 (1967).

Farabee: Inheritance of digital malformations in man. Pap. Peabody Mus. Amer. Arch. Ethnol. Harvard Univ. **3**, 69 (1905).

Ferguson-Smith, M. A.: Review article: Karyotype-phenotype correlations in gonadal dysgenesis and their bearing on the pathogenesis of malformations. J. med. Genet. **2**, 93—156 (1965).

Ferguson-Smith, M. A.: X-Y chromosomal interchange in the aetiology of true hermaphroditism and of XX Klinefelter's syndrome. Lancet **1966 I**, 475—476.

Fialkow, P. J.: Is lyonisation total in man? Lancet **1970 II**, 315.

Fikrig, S. M., Musto, R. V., Uhr, J. W.: Antibody production in the absence of an X chromosome. Nature **221**, 870—871 (1969).

Finney, D. J.: The detection of linkage. Ann. Eugen. (Lond.) **10**, 171—214 (1940).

Finney, D. J.: The joint distribution of variance ratios based on a common error mean square. Ann. Eugen. (Lond.) **11**, 136 (1941—1942).

Finney, D. J.: The detection of linkage. 2. Further mating types; scoring for Boyd's data. Ann. Eugen. (Lond.) **11**, 10—30 (1941—1942).

Finney, D. J.: The detection of linkage. 3. Incomplete parental testing. Ann. Eugen. (Lond.) **11**, 115—135 (1941—1942).

Finney, D. J.: The detection of linkage. 4. Lack of parental records and the use of empirical estimates of information. J. Hered. **33**, 157—160 (1941).

Finney, D. J.: The detection of linkage. 5. Supplementary tables. Ann. Eugen. (Lond.) **11**, 224—232 (1941—1942).

Finney, D. J.: The detection of linkage. 6. The loss of information from incompleteness of parental records. Ann. Eugen. (Lond.) **11**, 233—244 (1941—1942).

Finney, D. J.: The truncated binomial distribution. Ann. Eugen. (Lond.) **14**, 319 (1947—1949).

Fisher, R. A.: Trans. roy. Soc. Edinb. **52**, 399 (1918). Reprinted with commentary by Moran, P. A. P., and Smith, C. A. B. in: The correlation between relatives on the supposition of Mendelian inheritance. Eugenics Laboratory Memoirs, No. 41. London: Cambridge University Press 1966.

Fisher, R. A.: The effect of methods of ascertainment upon the estimation of frequencies. Ann. Eugen. (Lond.) **6**, 13—25 (1934—1935).

Ford, C. E., Hamerton, J. L.: The chromosomes of man. Acta genet. (Basel) **6**, 264 (1956).

Fraccaro, M.: A contribution to the study of birth weight based on italian sample twin data. Ann. hum. Genet. **21**, 224 (1956).

Fraser Roberts, J. A.: Multifactorial inheritance and disease. In: Progress in Medical Genetics (Eds. Steinberg, A. G., A. G. Bearn), Vol. III, p. 178. New York, London: Grune & Stratton 1964.

Fromson, D., Nemer, M.: Cytoplasmic extraction: polyribosomes and heterogeneous ribonucleoproteins without associated DNA. Science **168**, 266 (1970).

Fuhrmann, W.: Das Syndrom der erblichen Nephropathie mit Innenohrschwerhörigkeit (Alport-Syndrom). Dtsch. med. Wschr. **88**, 525—532 (1963).

Gall, J. C., Stern, A. M., Cohen, M. M., Adams, M. S., Davidson, R. T.: Holt-Oram syndrome: Clinical and genetic study of a large family. Amer. hum. Genet. **18**, 187 (1966).

Galton, F.: Hereditary genius: an inquiry into its laws and consequences. London: MacMillan 1869.

Galton, F.: Natural inheritance. London: MacMillan 1889.

Gart, J. J.: A simple nearly efficient alternative to the simple sib method in the complete ascertainment case. Ann. hum. Genet. **31**, 283 (1967).

Gerald, P. S., Warner, S., Singer, J. D., Corcoran, P. A., Umansky, I.: J. Pediat. **70**, 172 (1967); zit. nach Renwick 1969.

Graham, J. B.: Chronic hereditary nephritis and Y-chromosome linkage: Reply to Graham. Amer. J. hum. Genet. **12**, 381—384 (1960).

Graham, J. B.: Biochemical genetic speculations provoked by considering the enigma of von Willebrand's disease. Thromb. Diathes. haemorrh. (Stuttg.) **9**, suppl. **2**, 119 (1963).

Graham, J. B.: A genetic nomenclature for human blood coagulation. Presented to the international Committee on Haemostasis and Thrombosis, Wien 1973, Persönliche Mitteilung.

GROUCHY, J. DE, VESLOT, J., BONNETTE, J., ROIDOT, M.: Amer. J. Dis. Child. **115**, 93 (1968); zit. nach RENWICK 1969.

GRÜNEBERG, H.: The genetics of a tooth defect in the mouse. Proc. roy. Soc. B **138**, 437—451 (1951).

GRÜNEBERG, H.: Threshold phenomena versus cell heredity in the manifestation of sex-linked genes in mammals. J. Embryol. exp. Morph. **22**, 145—179 (1969).

HALDANE, J. B. S.: A search for incomplete sex-linkage in man. Ann. Eugen. (Lond.) **7**, 28—57 (1936—1937).

HALDANE, J. B. S., SMITH, C. A. B.: A new estimate of linkage between the genes for colour blindness haemophilia in man. Ann. Eugen. (Lond.) **14**, 10—31 (1947).

HALDANE, J. B. S., SMITH, C. A. B.: A simple exact test for birth order effect. Ann. Eugen. (Lond.) **14**, 116—122 (1947—1949).

HAMERTON, J. L.: Robertsonian translocation in man: evidence for prezygotic selection. Cytogenetics **7**, 260 (1968).

HAMERTON, J. L.: Robertsonian translocation: evidence on segregation from family studies. In: Pfizer Medical Monographs, No. 5. University of Edinburgh Press 1970.

HARDY, G. H.: Mendelian proportions in a mixed population. Science **28**, 49—50 (1908).

HARRIS, H.: Enzyme and protein polymorphism in human populations. Brit. med. Bull. **25**, 5 (1969).

HARRIS, H., SMITH, C. A. B.: The sib-sib age of onset correlation among individuals suffering from a hereditary syndrome produced by more than one gene. Ann. Eugen. (Lond.) **14**, 309 (1947—1949).

HERRLIN, K.-M., HAUGE, M.: Determination of triplet zygosity. Acta genet. (Basel) **17**, 81 (1967).

HERRMANN, J.: Der Einfluß des Zeugungsalters auf die Mutationen zu Hämophilie A. Hum. Genet. **3**, 1—16 (1966).

HOLT, S. B.: Genetics of dermal ridges: parent-child correlations for total finger ridge-count. Ann. hum. Genet. **20**, 270 (1955—1956).

HOLT, S. B.: Interhitance of dermal ridge-counts. In: Reccent advandes in human genetics (L. S. PENROSE, Eds.). London: Churchill 1961.

HOLZINGER, K. J.: The relative effect of nature and nurture influences on twin differences. J. Educat. Psychol. **20**, 241—248 (1929).

HOOFT, C., VAN ACKER, K., VERBEECK, J.: Hématurie familiale. Acta paediat. belg. **17**, 201 (1963).

HRUBEC, Z.: The effect of diagnostic ascertainment in twins on the assessment of the genetic factor in disease etiology. Amer. J. hum. Genet. **25**, 15 (1973).

HUMMEL, K., BAUMGARTEN, R.: Plausibilität der Monozygotie bei gleichgeschlechtlichen Zwillingen auf Grund blutgruppenserologischer Befunde. Hum. Genet. **9**, 286 (1970).

IDELBERGER, K.: Die Zwillingspathologie des angeborenen Klumpfußes. Stuttgart: Thieme 1939.

JACOB, F., MONOD, J.: Genetic regulatory mechanisms in the synthesis of proteins. J. molec. Biol. **3**, 318 (1961).

JACOB, F., MONOD, J.: Cellular regulatory mechanisms. On the regulation of gene activity. Cold Spr. Harb. Symp. quant. Biol. **26**, 193 (1961).

JACOB, F., ULLMANN, A., MONOD, J.: Le promoteur élémént génétique nécessaire à l'expression d'un opéron. C. R. Acad. Sci. (Paris) **258**, 1325—1328 (1964).

JACOBS, PATRICIA A., AITKEN, J., FRACKIEWITZ, A., LAW, P., NEWTON, M. S., SMITH, P. G.: The inheritance of translocations in man: data from families ascertained through a balanced heterozygote. Ann. hum. Genet. (Lond.) **34**, 119 (1970).

JAMES, W. H.: Excess of like sexed paris of dizygotic twins. Nature **232**, 277 (1971 a).

JAMES, W. H.: Cycle day of insemination, coital rate and sex ratio. Lancet **1971 I**, 112 (b).

JUST, G.: Der Nachweis von Mendel-Zahlen bei Formen mit niedriger Nachkommenzahl, 1. Teil. Arch. mikr. Anat. **94**, 604—652 (1920).

KAELIN, A.: Statistische Prüf- und Schätzverfahren für die relative Häufigkeit von Merkmalsträgern in Geschwisterreihen bei einem der Auslese unterworfenen Material mit Anwendung auf das Retinagliom. Arch. Klaus-Stift. Vererb.-Forsch. **30**, 263 (1955).

KATTAMIS, CH., LEHMANN, H.: Duplication of alpha-thalassaemia gene in three Greek families with haemoglobin diseases. Lancet **1970 II**, 635.

KEMPTHORNE, O., OSBORNE, R. H.: The interpretation of twin data. Amer. J. hum. Genet. **13**, 320—339 (1961).

KOLLER, P. C., DARLINGTON, C. D.: The genetical and mechanical properties of the sex-chromosomes. J. Genet. **29**, 159 (1934).

KOLLER, S.: Methodik der menschlichen Erbforschung. In: Handbuch der Erbbiologie des Menschen (Hrsg. JUST, G.), Bd. 2, S. 249. Berlin: Springer 1940.

KRÜGER, S.: Zur Unterscheidung zwischen multifaktoriellem Erbgang mit Schwellenwerteffekt und einfachem diallelem Erbgang. Hum. Genet. **17**, 181 (1973).

LEHMANN, H., CARRELL, R. W.: Variations in the structure of human haemoglobin: with particular reference to the unstable haemoglobins. Brit. med. Bull. **25**, 14 (1969).

LENZ, F.: Die Bedeutung der statistisch ermittelten Belastung mit Blutsverwandtschaft der Eltern. Münch. med. Wschr. **66**, 1340—1342 (1919).

LENZ, F.: Über kombinantes Verhalten alleler Gene. Erbarzt **5**, 83 (1938).

LENZ, W.: Medizinische Genetik, 2. Aufl. Stuttgart: Thieme 1970.

LERNER, I. M.: Genetic homeastatis. Edinburgh-London: Oliver and Boyd 1954.

LI, C. C.: Human Genetics. New York: McGraw Hill 1961.

LI, C. C.: Genetic Aspects of Consanguinity. Amer. J. Med. **34**, 702—714 (1963).

LI, C. C.: Estimate of recessive proportion by first appearance time. Ann. hum. Genet. **28**, 177 (1964).

LI, C. C., MANTEL, N.: A simple method of estimating the segregation ratio under complete ascertainment. Amer. J. hum. Genet. **20**, 61 (1968).

LOEFFLER, L.: Papillarleisten- und Hautfurchensystem. In: Humangenetik, ein kurzes Handbuch in fünf Bänden (Hrsg. BECKER, P. E.), Bd. 1/2. Stuttgart: Thieme 1969.

LUNDSGAARD, R.: Leber's disease. A genealogic, genetic and clinical study of 101 cases of retrobular optic neuritis in 20 Danisch families. Acta ophthal. (Kbh.) Suppl. **30** (1944).

LUXENBURGER, H.: Die Zwillingsforschung als Methode der Erbforschung beim Menschen. In: Handbuch der Erbbiologie des Menschen (JUST, G., Hrsg.), 2. Band. Berlin: Springer 1940.

LYON, M. F.: Sex chromatin and gene action in the mammalian X chromosome. Amer. J. hum. Genet. **14**, 135 (1962).

MANTEL, N.: Evaluation of a class of diagnostic tests. Biometrics **7**, 240—246 (1951).

MATTHEY, R.: Les bases cytologiques de l'hérédité relativement liée au sexe chez les mamiféres. Experientia (Basel) **13**, 341—380 (1957).

MAYNARD-SMITH, S., PENROSE, L. S., SMITH, C. A. B.: Mathematical Tables for Research Workers. London: Churchill 1961.

MCKUSICK, V. A.: Coronary Artery Disease. In: Genetics and the Epidemiology of Chronic Disease (Eds. NEEL, J. V., M. W. SHAW, W. J. SCHULL). Washington: U.S. Department of Health, Education and Welfare, Public Health Service 1965.

MCKUSICK, V. A.: Mendelian inheritance in men, 3rd Ed. Baltimore: J. Hopkins Press 1971.

MCKUSICK, V. A.: Persönliche Mitteilung 1973; Übersicht im Druck in Annual Reviews of Genetics.

MCKUSICK, V. A., HOWELL, R. R., HUSSELS, I. E., NEUFELD, E. F., STEVENSON, R. E.: Allelism, Non-allelism, and genetic compounds among the Mucopolysaccharidoses. Lancet **1972 I**, 993.

MERZBACHER, L.: Gesetzmäßigkeiten in der Vererbung und Verbreitung verschiedener hereditär-familiären Erkrankungen. Arch. Rass.- u. Ges. Biol. **6**, 172—198 (1909).

MILCH, R. A.: Direct inheritance of alcaptonuria. Metabolism **4**, 513 (1955).

MILCH, R. A.: A preliminary note of 47 cases of alcaptonuria occurring in seven interrelated dominican families, with an additional comment on two previously reported pedigrees. Acta genet. (Basel) **9**, 123—126 (1959).

MILCH, R. A., MILCH, H.: Dominant inheritance of alcaptonuria. Acta genet. (Basel) **7**, 178 (1957).

MORTON, M. E.: The inheritance of human birth weight. Ann. hum. Genet. **20**, 125 (1955).

MORTON, N. E.: Further scoring types in sequential linkage tests with a critical review of autosomal and partial sex-linkage in man. Amer. J. hum. Genet. **9**, 55 (1957).

MORTON, N. E.: Morbidity of children from consanguineous marriages. In: A. G. STEINBERG (Ed.): Progress in Medical Genetics, Vol. I, 1961.

MÜHLMANN, W. E.: Ein ungewöhnlicher Stammbaum über Taubstummheit. Arch. Rassenbiol. **22**, 181—183 (1930).

MULLER, H. J.: Strahleneinwirkung und Mutation beim Menschen. Naturwissenschaftl. Rundschau **9**, 127—135 (1956).

MULLER, H. J.: In: Heritage from Mendel (R. A. BRINK, Ed.), p. 419. Madison: Univ. of Wisconsin Press 1967.

NANCE, W. E.: Anencephaly and Spina Bifida: a Possible Example of Cytoplasmic Inheritance in Man. Nature **224**, 373 (1969).

NANCE, W. E., ENGEL, E.: Autosomal Deletion in Man. Science **155**, 692—694 (1967).

NEWCOMBE, H. B.: Tests for polygenic inheritance. In: Proc. II. Int. Conf. on Congenital Malformations, New York 1963. New York: Int. Med. Congr. Ltd. 1964.

NEWCOMBE, H. B.: Environmental versus genetic interpretations of birth oder effects. Eugen. Quart. **12**, 90 (1965).

NILSSON, I. M., BLOMBÄCK, M., JORPES, E., BLOMBÄCK, B., JOHANSSON, S. A.: Von Willebrand's disease and its correction with human plasma fraction I–o. Acta med. scand. **159**, 179—188 (1957).

OHNO, S.: Evolution by gene duplication. Berlin-Heidelberg-New York: Springer 1970.

OHNO, S.: Simplicity of mammalian regulatory systems inferred by single gene determination of sex phenotypes. Nature **234**, 134 (1971).

OSBORNE, R. H.: Genetic basis of morphological variation: An evaluation and application of the twin study method. Cambridge/Mass.: Harvard Univ. Press 1959.

PÄTAU, K.: Eine neue χ^2-Tafel. Z. indukt. Abstamm.- u. Vererb.-L. **80**, 558—564 (1942).

PAPILLON-LÉAGE, E., PSAUME, J.: Dysmorphie des freins buccaux. Actualités odonto-stomat **8**, 7 (1954).

PAPILLON-LÉAGE, E., PSAUME, J.: Un malformation héréditaire de la muqueuse buccale. Brides et freins anormaux. Rev. Stomat. (Paris) **55**, 209 (1954).

PARKER, W. C., BEARN, A. G.: Application of genetic regulatory mechanisms to human genetics. Amer. J. Med. **34**, 680—691 (1963).

PEARSON, K.: On the laws of inheritance in man, 2. Biometrika **3**, 131 (1904).

PEARSON, K., LEE, A.: On the laws of inheritance in man: I. Inheritance of physical characters. Biometrika **2**, 357—462 (1903).

PENROSE, L. S.: The problem of antecipation in pedigrees of dystrophia myotonica. Ann. Eugen. (Lond.) **14**, 125—132 (1947—1949).

PENROSE, L. S.: The biology of mental defect. London: Sidgewick and Jackson 1949.

PENROSE, L. S.: The genetical background of common diseases. Acta genet. (Basel) **4**, 257 (1953).

PENROSE, L. S.: The general purpose sib-pair linkage test. Ann. Eugen. (Lond.) **18**, 120—124 (1953—1954).

PENROSE, L. S.: Parental age and mutation. Lancet **1955 II**, 312.

PENROSE, L. S.: Genetics of growth and development of the foetus. In: L. S. PENROSE (Ed.): Recent Advances in Human Genetics. London: Churchill 1961.

PENROSE, L. S.: Biological aspects. Proceedings of the London conference on the scientific study of mental deficiency. Dagenham/England: May and Baker 1962.

PENROSE, L. S.: Effects of additive genes at many loci compared with those of a set of alleles at one locus in parent-child and sib correlations. Ann. hum. Genet. **33**, 15 (1969).

PENROSE, L. S., STERN, C.: Reconsideration of the Lambert pedigree (Ichthyosis hystrix gravior). Ann. hum. Genet. **22**, 258—283 (1958).

PERKOFF, G. T., STEPHENS, F. E., TYLER, F. H.: Chronic Hereditary Nephritis and Y-Chromosome Linkage Reply to Graham. Amer. J. hum. Genet. **12**, 381 (1960).

REICH, T., JAMES, J. M., MORRIS, C. A.: The use of multiple thresholds in determining the mode of transmission of semicontinuous traits. Ann. hum. Genet. **36**, 163 (1972).

RENWICK, J. H.: Progress in mapping human autosomes. Brit. med. Bull. **25**, 6573 (1969).

RENWICK, J. H., SCHULZE, J.: A computer programme for the procressing of linkage data from large pedigrees. Excerpta med., Int. Congr. Ser. No. 32, p. E 145 (Abstract) (1961).

RENWICK, J. H., LAWLER, S. D.: Probable linkage between a congenital cataract locus and the Duffy blood group locus. Ann. hum. Genet. **27**, 67 (1963).

RENWICK, J. H., SCHULZE, J.: Male and female recombination fractions for the nail-patella: AB0 linkage in man. Ann. hum. Genet. **28**, 379 (1965).

REZNIKOFF, W. S., BECKWITH, J. R.: Genetic evidence that the operator locus is distinct from the z gene in the lac operon of Escherichia coli. J. molec. Biol. **43**/1, 215 (1969).

RHOADES, M. M.: Preferential segregation in maize. Genetics **27**, 395 (1942).

RIEGER, R., MICHAELIS, A., GREEN, M. M.: A glossary of genetics and cytogenetics. Berlin-Heidelberg-New York: Springer 1968.

RITTER, H.: Zur transspezifischen Evolution von Proteinen. Hum. Genet. **5**, 173—189 (1968).

ROSENBLOOM, A. L., SMITH, D. W.: The natural history of metaphyseal dysostosis. J. Pediat. **66**, 857—867 (1965).

RUDDLE, F. H., CHAPMAN, V. M., CHEN, T. R., KLEBE, R. J.: Linkage between human lactate dehydrogenase A and B and peptidase B. Nature **227**, 251 (1970).

SACHS, L.: Sex-linkage and the sex chromosomes in man. Ann. Eugen. (Lond.) **18**, 255—261 (1954).

SANDLER, L., NOVITZKI, E.: Meiotic drive as an evolutionary force. Amer. Nat. **91**, 105 (1957).

SANGER, R., RACE, R. R.: Zit. nach CARTER, C. O.: An ABC of medical genetics. London: Lancet Ltd. 1969.

SANTACHIARA, SILVANA, A., NABHOLZ, M., MIGGIANO, V., DARLINGTON, A. J., BODMER, W.: Genetic analysis with man-mouse somatic cell hybrids. Nature **227**, 248 (1970).

SCAIFE, J., BECKWITH, J. R.: Mutational alteration of the maximal level of lac operon expression. Cold Spr. Harb. Symp. quant. Biol. **31**, 403—408 (1966).

SCHLEUTERMANN, D. A., BIAS, W. B., MURDOCH, L. L., MCKUSICK, V. A.: Linkage of the Loci for the Nail-Patella-Syndrome and Adenylate Kinase. Amer. J. hum. Genet. **21**, 606—613 (1969).

SCHROEDER, W. A., HUISMAN, T. H. J.: Ann. N.Y. Acad. Sci. (1969); zit. nach LEHMANN u. CARRELL 1969.

SCHROEDER, W. A., HUISMAN, T. H. J., SHELTON, J. R., SHELTON, J. B., KLEIHAUER, E. F., DOZY, A. M., ROBBERSON, B.: Evidence for multiple structural genes for the γ chain of human fetal hemoglobin. Proc. nat. Acad. Sci. (Wash.) **60**, 537 (1968).

SHAW, R. F., GLOVER, R. A.: Abnormal segregation in hereditary renal disease with deafness. Amer. J. hum. Genet. **13**, 89 (1961).

SHIELDS, J.: Monozygotic twins brought up apart and brought up together. London-New York-Toronto: Oxford University Press 1962.

SIEMENS, H. W.: Die Zwillingspathologie. Ihre Bedeutung, ihre Methodik, ihre bisherigen Ergebnisse. Berlin-Springer 1924.

SIEMENS, H. W.: Die Leistungsfähigkeit der zwillingspathologischen Arbeitsmethode. Z. indukt. Abstamm.- u. Vererb.-L. **33**, 348 (1924).

SJÖGREN, T.: Klinische und erbbiologische Untersuchungen über die Heredo-ataxien. Acta psychiat. et neurol., Suppl. 27. Kopenhagen: E. Munksgaard 1943.

SMITH, C. A. B.: A test for segregation ratios in family data. Ann. hum. Genet. **20**, 257 (1955 — 1956).

SMITH, C. A. B.: Counting methods in genetical statistics. Ann. hum. Genet. **21**, 254—276 1956—1957).

SMITH, C. A. B.: Some comments of the statistical methods used in linkage investigations. Amer. J. hum. Genet. **11**, 289—305 (1959).

SMITH, C. A. B.: Linkage scores and corrections in simple two- and three-generation families. Ann. hum. Genet. **32**, 127—150 (1968).

SMITH, CH.: Heritability of liability and concordance in monozygous twins. Ann. hum. Genet. **34**, 85 (1970).

SMITH, D. W., DOCTER, J. M., FERRIER, P. E., FRIAS, J. L., SPOCK, A.: Possible localisation of the gene for cystic fibrosis of the pancreas to the short arm of chromosome 5. Lancet **1968 II**, 309.

SMITH, L. H., HUGULEY, CH. M., BAIN, J. A.: Hereditary orotic aciduria. In: STANBURY, J. B., J. B. WYNGAARDEN, D. S. FREDRICKSON (Eds.): The metabolic basis of inherited disease, 2. Aufl., p. 739—758. New York-Toronto-Sydney-London: McGraw-Hill Book Comp. 1966.

SPAHR, A., SPAHR-HARTMANN, I.: Dysostose metaphysaine familiale. Etude de 4 cas dans une fratrie. Helv. paediat. Acta **16**, 836—849 (1961).

STANBURY, J. B., WYNGAARDEN, J. B., FREDRICKSON, D. S.: The metabolic basis of inherited disease, Second Edition. New York: McGraw-Hill Book Company 1966.

STEPHENS, T. E., PERKHOFF, G. T., DOLOWITZ, D. A., TYLER, F. H.: Partially sex-linked dominant inheritance of interstitial pyelonephritis. Amer. J. hum. Genet. **3**, 303 (1951).

STERN, C.: The problem of complete Y-linkage Man. Amer. J. hum. Genet. **9**, 147—166 (1957).

STERN, C.: Principles of Human Genetics, Second Edition. San Francisco-London: W. H. Freeman and Comp. 1960 and 3rd Ed. 1973.

STERN, C.: Grundlagen der Humangenetik. Jena: G. Fischer 1968.

STERN, C., CENTERWALL, W. R., SARKAR, S. S.: New data on the problem of Y-linkage of hairy pinnae. Amer. J. hum. Genet. **16**, 445—471 (1964).

STEVANOVIC, DANILO V.: Alopecia congenita. Acta genet. (Basel) **9**, 127—132 (1959).

STEVENSON, A. C., BOBROW, M.: Determinants of Sex Proportions in Man, with Consideration of the Evidence Concerning a Contribution from X-linked Mutations to Intrauterine Death. J. med. Genet. **4**, 190 (1967).

STICKLER, G. B., NAHER, F. T., HUNT, J. C., BURKE, E. C., ROSEVEAR, J. W.: Familial bone disease resembling rickets (Hereditary metaphyseal dysostosis). Pediatrics **29**, 996—1004 (1962).

STRONG, H. J., CORNEY, G.: The placenta in twin pregnancy. Oxford: Pergamon Press 1967.

SUMMITT, ROBERT L.: Recessive Acrocephalosyndactyly with Normal Intelligence. In: Birth Defects, Original Article Series, The First Conference on The Clinical Delineation of Birth Defects, Part III, Limb Malformations, Vol. V, No. 3. New York: The National Foundation — March of Dimes.

SUTTON, H. E.: Biochemical genetics and man: Accomplishments and problems. Science **150**, 858—862 (1965).

TSCHUDY, D. P., PERLROTH, M. G., MARVER, H. S., COLLINS, A., HUNTER, G., JR., RECHCIGL, M., JR.: Acute intermittent porphyria: the first overproduction disease localized to a specific enzyme. Proc. nat. Acad. Sci. (Wash.) **53**, 841—847 (1965).

TÜNTE, W., BECKER, P. E., v. KNORRE, G.: Zur Genetik der Myositis Ossificans progressiva. Hum. Genet. **4**, 320 (1967).

TURPIN, R., LEJEUNE, J., LAFOURCADE, J., CHIGOT, P. L., SALMON, C.: Présomption de monozygotism en dépit d'un dimorphisma sexuel: Sujet masculin XY et sujet neutre haplo X. Compt. Rend. **252**, 2945 (1961).

VOGEL, F.: Der Run-Test, ein neues statistisches Verfahren zur Prüfung von Mendelhypothesen. Seine Anwendung beim Retinoblastom (Glioma retinae). Z. menschl. Vererb.- u. Konstit.-Lehre **33**, 31—41 (1955).

VOGEL, F.: Methoden zur Prüfung der Reihenfolge von Merkmalsträgern und Gesunden in Geschwisterschaften. Z. mensch. Vererb.- u. Konstit.-Lehre **34**, 194—204 (1957).

VOGEL, F.: Lehrbuch der allgemeinen Humangenetik. Berlin-Göttingen-Heidelberg: Springer 1961.

VOGEL, F.: Eine vorläufige Abschätzung menschlicher Gene. Z. menschl. Vererb.- u. Konstit.-Lehre **37**, 291—299 (1964).

VOGEL, F.: Sind die Mutationsraten für die X-chromosomal-recessiven Hämophilieformeln in Keimzellen von Frauen niedriger als in Keimzellen von Männern? Hum. Genet. **1**, 253—263 (1965).

VOGEL, F., DORN, H.: Krankheiten der Haut und ihrer Anhanggebilde. In: Humangenetik, ein kurzes Handbuch in fünf Bänden (Hrsg. Becker, P. E.), Bd. IV. Stuttgart: Thieme 1964.

VOGEL, F., KRÜGER, J.: Multifactorial determination of genetic affections. Proc. of the third int. Congress of Human Genetics (Ed. Crow, J. F., J. V. NEEL). Baltimore: Johns Hopkins Press 1967.

WAARDENBURG, P. J.: Leber's optic atrophy and the opinions of RUTH LUNDSGAARD. Ophthalmologica (Basel) **115**, 369—371 (1948).

WATSON, C. J., RUNGE, W., TADDEINI, L., BOSSENMAUER, I., CARDINAL, R.: A suggested control gene mechanism for the excessive production of types I and III porphyrins in congenital erythropoietic porphyria. Proc. nat. Acad. Sci. (Wash.) **52**, 478—485 (1964).

WEINBERG, W.: Beiträge zur Physiologie und Pathologie der Mehrlingsgeburten beim Menschen. Pflügers Arch. ges. Physiol. **88**, 346—430 (1901).

WEINBERG, W.: Über den Nachweis der Vererbung beim Menschen. Jahresh. Verein vaterl. Naturk. Württ. **64**, 368 (1908).

WEINBERG, W.: Methoden und Fehlerquellen der Untersuchung auf Mendelsche Zahlen beim Menschen. Arch. Rassen- und Gesellschaftbiologie **9**, 165—174 (1912).

WEINBERG, W.: Zur Vererbung der Anlage der Bluterkrankheit mit methodologischen Ergänzungen meiner Geschwistermethode. Arch. Rassen- und Gesellschaftsbiologie **9**, 694—709 (1912).

WEISMANN, A.: Vorträge über Decendenztheorie. Jena: Fischer 1902.

WENINGER, M.: Diskussionsbeitrag zu S. B. HOLT: Quantitative genetics of dermal ridge-patterns on fingers. Acta genet. (Basel) **6**, 473 (1956—1957).

WENINGER, M.: Zur ,,polygenen" (additiven) Vererbung des quantitativen Wertes der Fingerbeerenmuster. Homo **15**, 96 (1964).

WILLIAMS, T. F., WINTERS, R. W., BURNETT, CH. H.: Familial (hereditary) vitamin D-resistant rickets with hypophosphataemia. In: The metabolic basis of inherited disease (Eds. STANBURY, J. B., J. B. WYNGAARDEN, D. S. FREDRICKSON), p. 1477. New York-Toronto-Sydney-London: McGraw-Hill Book Comp. 3rd Ed. 1972.

WINTERS, R. W., GRAHAM, J. B., WILLIAMS, T. F., McFALLS, V. W., BURNETT, C. H.: A genetic study of familial hyperphosphatemia and vitamin D resistant rickets. Trans. Ass. Amer. Phycns **70**, 234 (1957).

WINTERS, R. W., GRAHAM, J. B., WILLIAMS, T. F., McFALLS, V. W., BURNETT, C. H.: A genetic study of familial hypophosphatemia and vitamin D resistant rickets with a review of the literature. Medicine (Baltimore) **37**, 97—142 (1958).

Wolfers, D.: Problems of Expanding Populations. Nature **225**, 593 (1970).

WOOLF, B.: On estimating the relation between blood group and disease. Ann. hum. Genet. **19**, 251—253 (1955).

WRIGHT, S.: The results of crosses between inbred strains of guinea pigs differing in number of digits. Genetics **19**, 537—551 (1934).

WRIGHT, S.: The genetical structure of populations. Ann. Eugen. (Lond.) **15**, 323 (1951).

YING, I. A., IVES, E.: Can. J. Genet. Cytol. **10**, 575 (1968); zit. nach RENWICK 1969.

ZIPSER, D.: Polar mutations and operon function. Nature **221**, 21—25 (1969).

Abgeschlossen im September 1970. Im Druck geringfügig ergänzt, Januar 1974.

Die Chromosomen des Menschen und ihre Untersuchung in somatischen Zellen

Von

Thea Koske-Westphal und Eberhard Passarge

Mit 17 Abbildungen

I. Einleitung

Seit 1959 hat die Anwendung cytogenetischer Untersuchungsmethoden, allein oder in Kombination mit anderen genetischen Untersuchungen, folgende prinzipiellen Ergebnisse für die Genetik des Menschen erbracht:

1. Nachweis eines sehr weiten Spektrums von Chromosomenanomalien bei etwa 5—10% aller Konzeptionen.
2. Vorliegen eines relativ engen Spektrums von Chromosomenaberrationen bei etwa 0,5% lebend geborener Kinder, mit wesentlichen klinischen oder erbprognostischen Konsequenzen bei etwas über 0,1%.
3. Korrelation von Karyotyp und Phänotyp, Abgrenzung von gut einem Dutzend chromosomal bedingter Krankheitsbilder.
4. Beteiligung von Autosomen und Geschlechtschromosomen an den Chromosomenaberrationen etwa je zur Hälfte; man findet die gleichen Aberrationstypen, wie sie aus der klassischen Cytologie bekannt sind, verteilt etwa je zur Hälfte auf numerische und auf strukturelle Aberrationen.
5. Vorkommen eines ausgeprägten chromosomalen Polymorphismus mit erkennbarer Heterozygotie bei bis zu 50% der Bevölkerung.
6. Nachweis der Einzelzellentstehung verschiedener Tumoren.
7. Einzelheiten über den Ablauf der DNA-Synthese im Zellcyclus und die Rolle des fakultativen und konstitutiven Heterochromatins.

In den vergangenen 2 Jahren (1970—1972) haben wichtige methodische Fortschritte die Situation der Cytogenetik entscheidend verändert: erstmals können alle homologen Paare sicher zugeordnet und darüber hinaus jedes einzelne Chromosom individuell identifiziert werden, weil durch Anfärbung mit bestimmten Fluorochromen bzw. durch Giemsafärbung nach verschiedenartig abgewandelter Vorbehandlung ein für jedes Chromosom spezifisches Bandenmuster dargestellt werden kann (vgl. Abschnitte IV und V dieses Kapitels). Diese Bandenmuster sind so spezifisch, daß sie auch die Identifizierung von Chromosomenarmen und kleinen Chromosomenabschnitten erlauben und damit zur Aufklärung von Chromosomenrearrangements in Ontogenese und Phylogenese herangezogen werden können. Ganz nebenher haben die neuen Färbemethoden ein vereinfachtes Verfahren zur Identifizierung von Anomalien des Y-Chromosoms in Interphasekernen ermöglicht, so daß nun praktisch alle Anomalien der Geschlechtschromosomen in einfachen Suchtests erfaßt werden können.

Das vorliegende Kapitel beschreibt die Chromosomen des Menschen in somatischen Zellen, insbesondere die Untersuchungsmöglichkeiten von Metaphasechromosomen im Hinblick auf die Methodik ihrer Identifizierung. Es schildert den normalen Karyotyp des Menschen und wendet sich insbesondere der normalen Variabilität des Karyotyps als Ausdruck eines chromosomalen Polymorphismus zu. In einem besonderen Abschnitt wird der gegenwärtige Stand der Genkartierung des menschlichen Genoms und die Grundzüge ihrer Erstellung, insbesondere die Somazellhybridisierung dargelegt, zumal einschlägige Beiträge in der deutschsprachigen Literatur bisher fehlen. Einem Abschnitt über die Auswertung cytogenetischer Befunde folgt eine kurze Zusammenstellung der bisher beim Menschen beobachteten Aberrationstypen mit ihren pathologisch-anatomischen Auswirkungen und der cytogenetischen Nomenklatur.

Eine Darstellung spezieller cytogenetischer Probleme, insbesondere von Chromosomenanomalien, geht über den Rahmen dieses Kapitels hinaus, und es darf auf entsprechende Übersichten verwiesen werden[1]. Das Literaturverzeichnis dient weniger der Vollständigkeit als dem Einzelnachweis und der Eröffnung weiterer Information.

II. Normale Metaphase-Chromosomen

Das vorliegende Kapitel bezieht sich auf lichtmikroskopisch erkennbare mitotische Chromosomen in Metaphase oder Prometaphase, wie sie für die übliche Diagnostik verwendet werden. Die Möglichkeit ihrer näheren Analyse gründet sich auf folgende grundlegende methodische Fortschritte der vergangenen 2 Jahrzehnte.

1. Verbesserte Zellkulturtechniken; 2. Mitosestimulierung von Lymphocyten durch Phytohämagglutinin; 3. Arretierung der Mitose in Metaphase durch verschiedene Spindelgifte (Colchicin-Derivate, Vinblastinsulfat); 4. Hypoosmotische Behandlung der Zellen; 5. Einführung der ^{3}H-Thymidin-Autoradiographie; 6. Nachweis von spezifischen Bandmustern mit Fluorochromen oder modifizierten Giemsafärbungen.

Im folgenden Abschnitt werden die wesentlichen Methoden der Untersuchung und Analyse beschrieben.

1. Untersuchungsmaterial

Chromosomenpräparate können aus allen Geweben und Zellsuspensionen gewonnen werden, die Mitosen enthalten. Da sich die Chromosomen während der Metaphase oder Prometaphase am besten untersuchen lassen, laufen alle Kultivierungsmethoden auf eine Anreicherung von Zellen in Teilung hinaus.

Zur Analyse eignen sich Metaphasen mit gut ausgebreiteten Chromosomen ohne Überlagerungen. Sie werden im Mikroskop bei einer geringen Vergrößerung ausgesucht und dann bei etwa 1000facher Vergrößerung betrachtet. Man sieht in einer normalen menschlichen Metaphase die 46 Chromosomen als längliche Gebilde, die longitudinal in 2 Chromatiden geteilt sind (Abb. 1 und 2). Diese beiden Chromatiden, die längsseits nebeneinander liegen, werden durch eine Konstriktion, das Centromer oder primäre Konstriktion zusammengehalten, an der die durch die Präparation zerstörte Mitosespindel ansetzt. Die Position des Centromers ist für jedes Chromosom konstant und teilt es in sog. lange und kurze Arme. Durch die Gesamtlänge des Chromosoms und die Position des Centromers kommt es zu einer charakteristischen Form jedes einzelnen Chromosoms.

Da jede Metaphase einen ihr eigenen, spezifischen Kontraktions- und Streuungsgrad besitzt, ergibt sich ein typisches Aussehen, das ein Wiedererkennen einer Zelle erleichtert. Durch diesen Umstand ist es möglich, Chromosomen von

[1] BENIRSCHKE 1969, PASSARGE 1970a u. b, HAMERTON 1971, JACOBS et al. 1970, 1972, WRIGHT, CRANDALL, BOYER 1972, FORD 1973, SCHWARZACHER u. WOLF 1974.

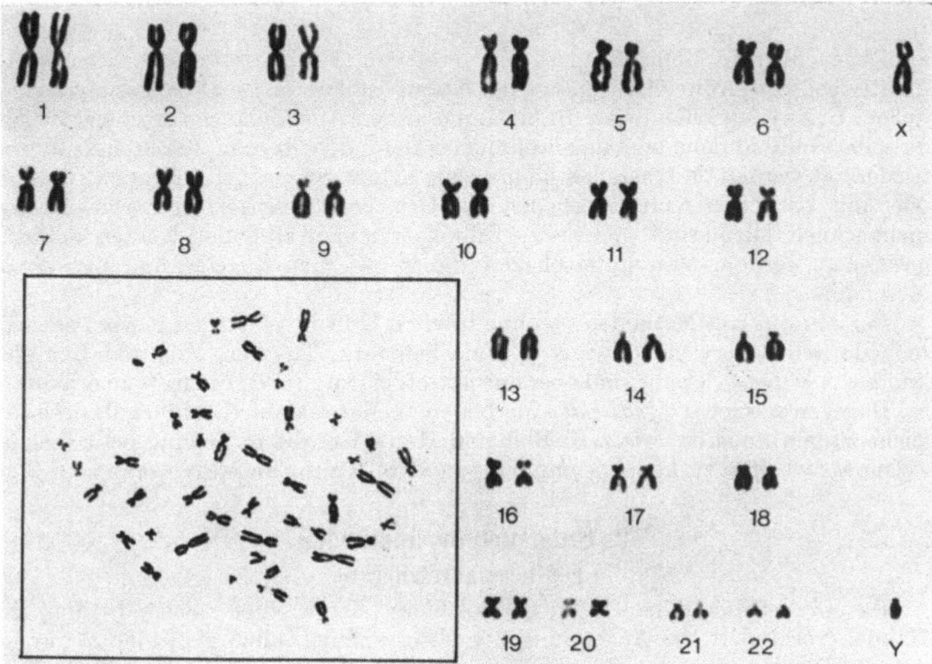

Abb. 1. Normaler männlicher Karyotyp. Paarweise Anordnung der Chromosomen nach dem Denver-London-System. Exakte Zuordnung ist nur für Paar Nr. 1, 2, 3, 16, 17, 18 und das Y-Chromosom möglich. Standard-Giemsafärbung. Vergrößerung des Karyotyps ca. 1500 ×, Vergrößerung der Metaphase im linken unteren Bild ca. 750 ×

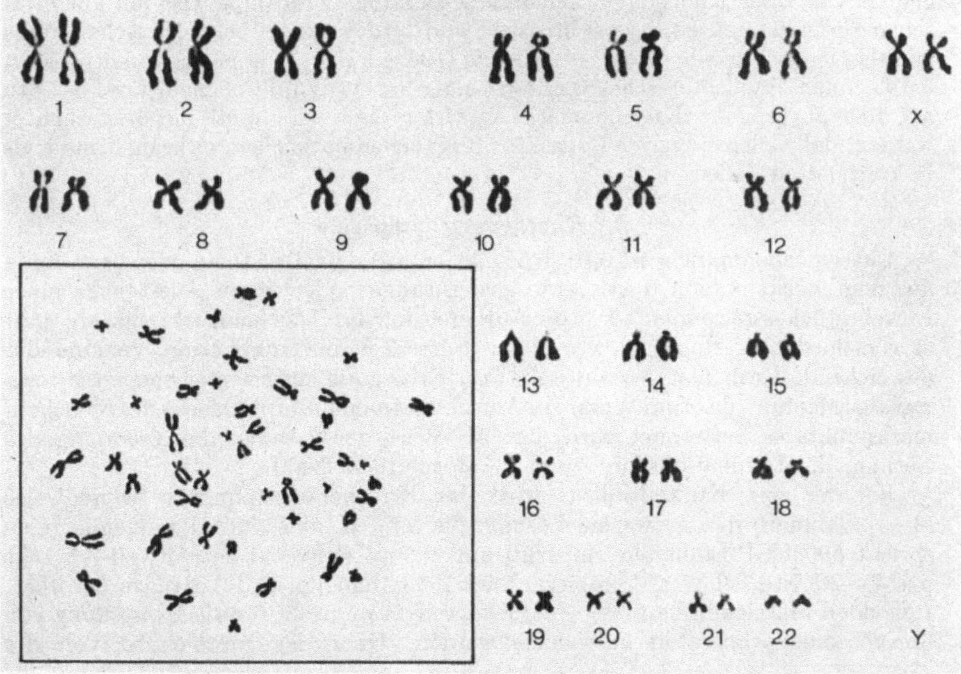

Abb. 2. Normaler weiblicher Karyotyp. Anordnung wie in Abb. 1

zwei benachbarten Metaphasen zu unterscheiden. Bei guter Technik liegen präparativ bedingte Abweichungen von der Normalzahl unter 1—2% der analysierten Zellen. In Zweifelsfällen, wie z.B. bei numerischen Abweichungen einzelner Zellen desselben Individuums, oder ungewöhnlichen Befunden überhaupt, sollten Kulturen wiederholt werden. Mitosezellen können aus jedem sich schnell teilenden Gewebe oder mit Hilfe von Kulturmethoden aus Geweben, welche zwar normalerweise nicht schnell teilend sind, die aber zu Teilungen in vitro stimuliert werden können, gewonnen werden. Man unterscheidet daher zwischen *direkten* und *indirekten* Methoden.

Bei den *direkten* Methoden — ohne in-vitro-Kultur — werden in vivo schnell teilende Zellen verwendet, wie z.B. Knochenmark, Thymus, Milz und Lymphknoten. Alle diese Gewebe sind aber nur mittels chirurgischen Eingriffs zu erhalten.

Dagegen werden die *indirekten* Methoden an Material durchgeführt, das relativ leicht zu gewinnen ist, wie z.B. Blut und Haut. Um die in Teilung befindlichen Zellen aufarbeiten zu können, muß eine in-vitro-Kultur angelegt werden.

2. Untersuchungsmethoden

a) Mitosenanreicherung

Das Deacetylmethylcolchicin, als Colchicin (Merck) oder Colcemid (Ciba) im Handel, verhindert die Ausbildung der Mitosespindel, ohne aber eine Wirkung auf die Prophasestadien oder das Einsetzen der Zellteilung zu haben. Es verursacht auch keine chromosomalen Aberrationen[2]. Indem es eine Kontraktion der Chromosomen bewirkt und die Längsspaltung der beiden Chromatiden verstärkt, trägt es zur Aufklärung der Chromosomenmorphologie bei. Das Colchicin läßt man in vitro auf die Zellen einwirken, und die Zellkultur wird anschließend aufgearbeitet. Es ist aber auch direkt in vivo gegeben worden, gefolgt von einer Knochenmarksbiopsie. Allerdings wird diese Technik aus ethischen Gesichtspunkten heraus kritisiert und bringt zudem beim Menschen keine entscheidenen Vorteile. TJIO und WHANG (1962) haben eine Methode entwickelt, bei der man eine isotonische Kochsalzlösung mit 1 mg/ml Colchicin für 1—2 Std auf das abgezogene Knochenmark einwirken läßt. Es muß hierbei beachtet werden, daß Colchicin sowie Colcemid in Knochenmarkzellen wirksamer sind als in kultivierten Zellen.

b) Knochenmarkpräparate

Das Knochenmark wird mittels Punktion aus dem Brustbein oder beim Kind aus dem Beckenkamm durch kräftiges Ansaugen oder durch Ausstanzen eines Gewebestückes gewonnen[3]. Für die Aufbereitung des Knochenmarkpunktates gibt es verschiedene geringfügig, vor allem in der Zeit der Inkubation, voneinander abweichende Methoden[4]. Wichtig sind zur Erlangung einer ausreichenden Mitoserate das Medium, das zum Waschen, Aufschwemmen und Inkubieren des Knochenmarkpunktates verwendet wird, der pH-Wert der Lösung, die Trennung der Lösung, die Inkubationsdauer und die absolute Zellzahl.

Bei der sog. Kurzzeitkultur wird das Knochenmarkpunktat tropfenweise (8—10 Tropfen) in eine warme Lösung, die 5 ml Hanks', 0,1 ml Liquemin (entspricht 500 USP-Einheiten Heparin) und 0,5 ml Colcemid enthält, eingebracht und 2—$2^1/_2$ Std bei 37° C inkubiert. Nach Zentrifugieren und Absaugen der überstehenden Flüssigkeit kann der Zellrückstand dann direkt für die Herstellung von Chromosomenpräparaten verwendet werden. Dabei ist, abweichend von der

---

[2] HUGHES 1952. [3] BERMAN 1953.

[4] TJIO u. WANG 1962, KIOSSOGLOU et al. 1964, TOLKSDORF et al. 1965.

Chromosomenpräparation aus Zellsuspensionen von Blutkulturen, zu beachten, daß eine hypotone Behandlung in 0,075 M KCl für 20 min erfolgen muß und eine mindestens viermalige Wiederholung des Waschens mit Fixativ. In Anbetracht der sehr kurzen Inkubation der Suspension, die man kaum mehr als „Kultur" bezeichnen kann, darf man auf die Zählung der Leukocyten verzichten.

Es können aber auch Langzeitkulturen der Knochenmarkzellen angelegt werden. Unter bestimmten Bedingungen können Knochenmarkzellsuspensionen auch in Monolayer-Kultur übergeführt werden, die dann ähnlich wie eine Fibroblastenkultur behandelt wird[5].

c) Blutkulturen

Am einfachsten ist peripheres Blut zu erlangen. Es ist wichtig, eine größtmögliche Zahl in Teilung befindlicher Zellen und Mitosen zu bekommen. Dies wird durch Lymphocytentransformation nach Stimulierung mit Phytohämagglutinin (PHA) erreicht. Nowell (1960) zeigte, daß PHA stark mitogen wirkt. Kleine Lymphocytenzellen werden durch PHA zu aktiven Lymphocyten transformiert, die zu mitosebereiten Blastocyten werden. Es hat sich weiter gezeigt, daß es durch PHA zu einer Trennung der Leukocyten von den Erythrocyten kommt. Der Effekt ist prämitotisch, PHA beeinflußt die Zelloberfläche so, daß Substanzen aus dem Kulturmedium eindringen, die ihrerseits den mitotischen Prozeß bewirken. Die dadurch einsetzende Blastentransformation beginnt sofort mit ribosomaler Aktivität, die nach 1 Std mit der RNA-Synthese einsetzt und ca. 24 Std später mit der DNA-Synthese folgt.

α) *Aufbereitung in Makrokultur; sog. Leukocyten-Kultur*

Bei der klassischen Methode nach Hungerford (1965) und Moorhead et al. (1960) werden die Leukocyten aus dem Venenblut abgetrennt. 10—20 ml Venenblut werden mit einer heparinbenetzten Spritze aufgenommen und ca. 2 Std stehen gelassen, bis sich ein Plasmaüberstand bildet. Man kann es auch im Kühlschrank auf 4° C abkühlen und PHA 0,2/10 ml Blut kurz vor dem Kulturansatz zusetzen. Nach dem Zentrifugieren wird das Plasma und etwas Zellrasen abgesaugt. Die Suspension wird gut durchgemischt und eine Zellzählung vorgenommen. Es soll eine Leukocytenzahl von $1—2 \times 10^3$ Zellen/mm³ vorhanden sein. Der Zellsuspension wird dann Kulturmedium (TC 199, NCT 805, MEM Eagle, Chromosomen Medium 1A von Gibco oder McCoy 5a) zugesetzt, und mit Hilfe von NaOH oder CO_2-Gas wird der pH-Wert auf 7,0—7,2 gebracht. Die Kulturdauer beträgt 3 Tage[6].

β) *Vollblut oder Mikrokultur*

Hier unterscheidet man zwei Methoden. Die erste wurde von Edwards (1962) beschrieben. Eine kleine Menge, 0,5—1 ml heparinisiertes, PHA versetztes Vollblut aus Fingerbeere oder Ferse mit Serum vermischen, zentrifugieren und nochmalige Verdünnung des überstehenden Serums und der Leukocyten mit Kulturmedium. Bei der zweiten Methode, von Arakaki und Sparkes (1963), Robinson et al. (1964) und McGuire (1966) beschrieben, wird eine kleine Menge Vollblut in einer heparinisierten Pasteurpipette direkt in ein vorbereitetes Kulturmedium eingeimpft. Das Kulturmedium enthält TC 199 Medium, 15% fetales Kälberserum (FCS) und 0,1 ml PHA. Für 2—3 Tage bei 37° C inkubieren.

Als Kulturmedium können auch alle anderen unter der Makrokultur aufgeführten Medien verwendet werden, vor allem das Chromosomenmedium 1A von Gibco, das bereits FCS, Antibiotica, modifiziertes Earle-Medium und PHA enthält.

[5] Pfeiffer 1970, Berman et al. 1955, Fraccaro et al. 1960. [6] Pfeiffer 1970.

d) Langzeitkulturen aus Gewebsexplantaten

Zellkulturen können aus den verschiedensten Körpergeweben und -organen gewonnen werden, es hat sich aber als günstig erwiesen, für Chromosomenanalysen Haut in Gewebekultur zu nehmen. Gewebestücke (Biopsie- oder Autopsie-Material) werden ganz fein zerkleinert und in vitro in einem Nährmedium angesetzt. Ein Herumschwimmen der Explantatstücke muß vermieden werden, da die nach 8—14 Tagen aussprießenden Fibroblasten nur an der Oberfläche des Kulturgefäßes wachsen. Für ein gutes primäres Wachstum empfiehlt sich die Anwendung perforierten Cellophans oder die „Sandwich"-Methode (Gewebestücke werden zwischen zwei Deckgläser gebracht). In der Primärkultur teilen sich die morphologisch heterogenen Zellen. Je nach dem Ausgangsmaterial sind anfangs epitheliale oder fibroblastenähnliche Zellen vorherrschend. Nach einiger Zeit, spätestens nach der ersten Subkultur, werden nur noch Fibroblastenzellen vorhanden sein. Da Fibroblastenkulturen praktisch eine unbeschränkte Teilung des Ausgangsmaterials zulassen, bietet sich diese Methode für eine Chromosomenanalyse in manchen Fällen mehr an als eine Blutkultur.

Aus der Hautbiopsie wachsen unter günstigen Verhältnissen innerhalb von 7—14 Tagen in vitro Zellen aus. In der ersten Woche wird das Medium nicht gewechselt, nachher aber etwa alle 4—6 Tage. Nach ca. 21 Tagen bildet sich ein verhältnismäßig konfluenter Monolayer auf der Glasoberfläche. Die so auswachsenden Zellen können auf verschiedene Weise in Suspension gebracht werden, einerseits auf mechanischem Wege (scraping) oder auch auf chemischem Wege durch Einwirkung von proteolytischen Enzymen. Es gibt Zellinien, die sich nicht oder nur schlecht auf mechanischem Wege ablösen lassen, und so hat sich im allgemeinen die Trypsinierung weitgehend durchgesetzt. Die im folgenden beschriebene vereinfachte Methode soll hier empfohlen werden; für eingehendere Details und spezielle Methoden sei auf ausführliche Beschreibungen verwiesen[7]. Nach Entfernung des Mediums wird mit BSS oder einer gleichwertigen Lösung zweimal gewaschen, und dann läßt man eine 0,25%ige vorgewärmte Trypsinlösung für ca. 5 min im Inkubator einwirken. Wenn sich ein Großteil der Zellen von der Glasoberfläche gelöst hat (im Mikroskop kontrollieren), muß zum Abstoppen der Trypsinwirkung Medium zugegeben und gut durchgemischt werden. Die Zellsuspension muß dann mit Medium wieder verdünnt und auf frische Flaschen verteilt werden. Es empfiehlt sich, eine Zelldichte von 10^5 pro ml für einen neuen Ansatz zu nehmen.

Soll eine Kultur für eine Chromosomenanalyse abgebrochen werden, muß die Zelldichte und Teilungsaktivität mikroskopisch kontrolliert werden. Wenn sich bei lockerer Zelldichte genügend Teilungen finden, d.h., die Zellkultur muß in der Phase des stärksten Wachstums sein, dies ist ca. 15—24 Std nach Subkultivierung erreicht, läßt man Colcemid in einer Endkonzentration von 10^{-7} M für 5—8 Std im Inkubator einwirken. Anschließend wird, wie oben beschrieben, trypsiniert, die Zellsuspension zentrifugiert, und der Zellrückstand in üblicher Lufttrockenmethode aufgearbeitet (s. Abschnitt II.2.e).

Als Kulturmedium empfiehlt sich eine Zusammensetzung von TC MEM Eagle und fetalem Kälberserum 8:2 oder 9:1 mit einem Zusatz von 5%igem Glutamin und Penicillin-Streptomycin. Auch hier sei für weitere in Frage kommende Kulturmedien auf ausführliche Beschreibungen an anderer Stelle verwiesen[8].

Deckglas- und „Sandwich"-Methode. Um Explantate zum Festsetzen zu bringen, kann man sie zwischen zwei Deckgläser bringen. Dieses sog. Sandwich

[7] PARKER 1961, PAUL 1970, WOLF 1970

[8] PAUL 1970, WOLF 1970, PARKER 1961, WILLMER 1965/66.

wird mit Medium in Kulturflaschen gebracht und inkubiert. HARNDEN (1960) impfte Zellen von gut wachsenden Kulturen in Kulturflaschen, die bereits Deckgläser enthielten. Nachdem die Zellen auf den Deckgläsern ausgewachsen waren, wurden diese zur Präparation und Analyse entfernt. Es empfiehlt sich, nach 24—48 Std im Mikroskop zu prüfen, ob genügend Mitosen vorhanden sind. Ist dies der Fall, wird Colchicin zugegeben, und nach ca. 6 Std kann gleich mit der hypotonen Behandlung der Deckgläser begonnen werden.

Einfrieren von Fibroblastenzellen. Lebende Zellen können unbegrenzt bei niedrigen Temperaturen in flüssigem Stickstoff aufbewahrt werden. Die Zellen, die sich in einem Gemisch von Medium und Dimethylsulfoxyd 9:1 befinden, werden in Einfrierampullen (1 ml Suspension pro Ampulle) gefüllt und diese zugeschmolzen. Nach 6—14 Std Lagerung in einem geeigneten Isoliergefäß auf Trockeneis kommen die Ampullen in einen Stickstoffbehälter, in dem sie bei $-196°$ C in flüssigem Stickstoff unbegrenzt aufbewahrt werden können[9]. Der Sinn dieser Maßnahme liegt darin, daß Untersuchungen selbst nach langen Zeiträumen retrospektiv möglich sind und wiederholte Biopsien derselben Person unnötig werden.

e) Präparation der Zellsuspensionen

Um eine optimale Präparation zu bekommen, müssen alle Chromosomen einer Zelle vollständig und in ihrer Struktur gut erkennbar sein. Die Chromosomen sollen in einer Ebene ausgebreitet sein und möglichst einander nicht überdecken. Das Cytoplasma soll weitgehend entfernt sein.

Um alle diese Bedingungen zu erfüllen, sind vor allem drei Punkte zu beachten: die hypotone Behandlung, die Fixierung und die Ausbreitung der Chromosomen.

1. Hypotone Behandlung[10]. Um eine Schwellung der Zellen und eine Ausbreitung der Chromosomen zu bekommen, ist es notwendig, die Zellen mit einer hypotonen Lösung zu behandeln. Es werden hierfür verschiedene Lösungen verwendet: verdünnte Hanks-Lösung, Kulturmedium in einer Verdünnung 1:3 mit Aqua dest., 0,8—1,2%ige Na-Citrat-Lösung oder am häufigsten 0,075 M KCl[11]. Die hypotone Behandlung soll bei 37° C für ca. 10—30 min erfolgen.

2. Die Fixierung erfolgt, nachdem die hypotone Lösung abzentrifugiert ist. Die Zellen werden in einer Fixierlösung (Carnoysches Fixativ) von Eisessig und absolutem Methylalkohol im Verhältnis 1:3 suspendiert. Der Fixierungsvorgang soll mindestens zweimal wiederholt werden.

3. Für die Ausbreitung gibt es zwei Methoden: die Quetschmethode und die Lufttrockenmethode. Bei der Quetschmethode werden die fixierten und gefärbten Zellen unter einem Deckglas unter starkem Druck gequetscht. Es bedarf einer großen Übung und Erfahrung, um bei bestimmten Zellen den richtigen Druck anzuwenden.

Bei der Lufttrockenmethode[12] läßt man 1 Tropfen der fixierten Zellsuspension auf einen völlig fettfreien feuchten Objektträger tropfen, sich ausbreiten und möglichst schnell trocknen. Um eine bessere Ausbreitung zu erzielen, kann der Suspensionstropfen durch Neigen des Objektträgers über die ganze Oberfläche zur Ausbreitung gebracht werden.

Die so hergestellten Präparate können dann für jegliche Art von Färbungen verwendet werden. Die am häufigsten verwendete Färbung ist die mit einer Giemsa-Lösung. Aber auch mit 2%iger essigsaurer Orcein- oder 2%iger Karminlösung kann gefärbt werden.

---

[9] PAUL 1970, PARKER 1961, HAMERTON 1971, VON BÖHMER et al., 1973.
[10] HSU 1952, FORD u. HAMERTON 1956.
[11] HUNGERFORD 1965. [12] ROTHFELS u. SIMINOVITCH 1958.

Mit diesen Farbstoffen werden die Chromosomen alle gleichmäßig intensiv angefärbt, und es ist nur die grobe Morphologie der einzelnen Chromosomen erkennbar.

Am besten eignet sich die Giemsafärbung, und zwar wird die Stammlösung von Merck im Verhältnis 1:9 oder 1:10 mit einer Pufferlösung (pH 6,8—7,0) verdünnt und die Präparate ca. 10 min gefärbt. Nach anschließendem Abspülen in fließendem Leitungswasser wird kurz in 70%, 96% und absolutem Alkohol differenziert und über Xylol in Eukitt eingedeckt.

Orcein ergibt eine rötliche und im allgemeinen schwächere Chromosomenfärbung als Giemsa, ist aber einfacher zu handhaben und eignet sich besonders gut für autoradiographische Präparate.

3. Spezielle Methoden

Mit den bisher beschriebenen Methoden war es nur möglich, die Chromosomen nach ihrer relativen Länge und der Lage des Centromers zu unterscheiden, sowie einige besondere morphologische Merkmale, wie sekundäre Konstriktionen oder Satelliten (definiert in Abschnitt V.1.). Eine genauere Identifizierung wurde möglich, als man erkannte, daß verschiedene Teile eines Chromosoms ihre DNA-Replikation zu verschiedenen Zeiten vollenden. Da dieser Vorgang relativ konstant für jedes Chromosomenpaar ist, bietet das „späte DNA-Replikationsmuster" die Möglichkeit, einzelne Chromosomen zu identifizieren[13]. Es hat sich auch gezeigt, daß eines der beiden X-Chromosomen im weiblichen Zellkern genetisch inaktiv ist und im Interphasekern als das sog. „Sexchromatin"[14] sichtbar ist. Dieses X-Chromosom beendet seine DNA-Replikation später als die Autosomen und das homologe X-Chromosom[15].

In den letzten Jahren sind verschiedene Färbemethoden entwickelt worden, die ein spezifisches Bandenmuster in den Metaphasechromosomen erzeugen. Zwar ist die molekulare Grundlage all dieser Färbereaktionen noch weitgehend unbekannt, aber alle geben mehr oder weniger ähnliche cytologische Resultate.

Durch die Einführung der Fluorescenzanalyse[16] ist zum ersten Mal die Identifizierung aller menschlichen Chromosomen möglich geworden.

Mit dieser Methode wird in den Chromosomen ein Bandenmuster, die Q-Bänder, sichtbar gemacht. Außerdem können Bandenmuster mit verschiedenen Vorbehandlungen und nachfolgender Giemsafärbung hervorgerufen werden (G-Bänder). Mit ihrer Hilfe konnten weitere Fortschritte in der Identifizierung einzelner Chromosomen gewonnen werden. Im haploiden Chromosomensatz des Menschen sind inzwischen mehr als 200 differenzierbare Bänder definiert. Jedes einzelne Chromosomenpaar der Autosomen und die beiden Geschlechtschromosomen X und Y haben ein eigenes spezifisches Bandenmuster, wie in Abschnitt IV beschrieben.

a) Autoradiographie

Verschiedene Regionen menschlicher Chromosomen beenden ihre DNA-Replikation später als andere[17]. Dementsprechend beginnt die DNA-Replikation in den verschiedenen Chromosomenregionen nicht gleichzeitig[18].

Das Nucleosid Thymidin ist ein Vorläufer der DNA und ermöglicht eine Markierung, da der Pyrimidinring des markierten Thymidins das radioaktive Isotop enthält. Meistens wird Tritium-Thymidin (^{3}H-TdR) verwendet. Tritium wird durch Neutronenbeschuß von Lithium erzeugt. Das Isotop zerfällt mit

---

[13] SCHMID 1963, GERMAN 1964a, b, Übersichten bei GIANNELLI 1970, MILLER 1970.
[14] BARR u. BERTRAM 1949, LYON 1961. [15] MORISHIMA et al. 1962, GERMAN 1962a, b.
[16] CASPERSSON et al. 1968, 1969a, b, CASPERSSON u. ZECH, 1973 MILLER et al. 1973.
[17] GERMAN 1962b, SCHMID 1963. [18] TAKAGI u. SANDBERG 1968.

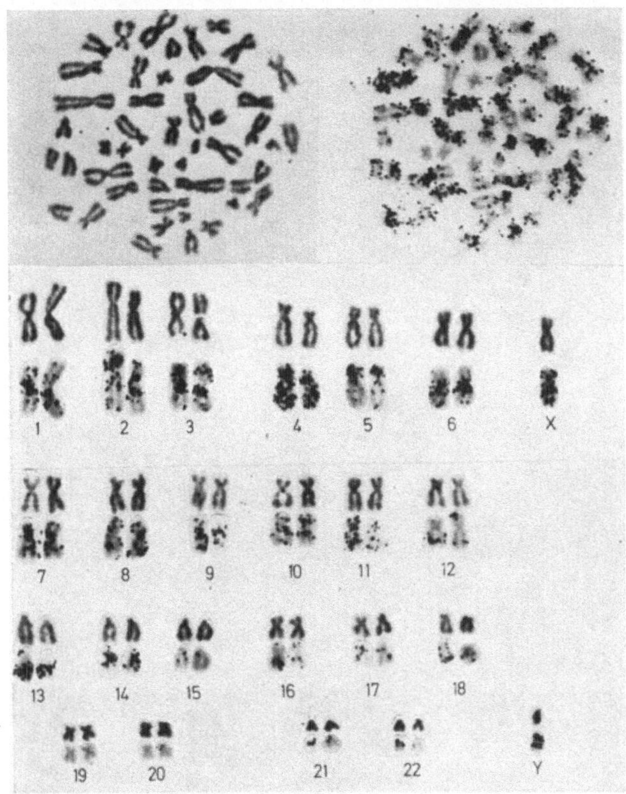

Abb. 3. Autoradiogramm einer männlichen Zelle. Charakteristisches terminales DNA-Replikationsmuster fast sämtlicher Chromosomenpaare im Markierungsgrad entsprechend etwa dem sog. „mittleren Stadium" (vgl. Text). In dieser Zelle liegt außerdem eine terminale Deletion des kurzen Armes eines Chromosoms 4 (4p—) vor (Paar 4, das Chromosom rechts). (Lymphocytenkultur, 0,3 μCi/ml ^{3}H-TdR für 6 Std, 1,9 Ci/mMol spez. Akt., Orcein, AR-Stripping Film 10 Tage)

einer Halbwertszeit von 12,26 Jahren und sendet sehr weiche β-Strahlen aus. Setzt man einer Zelle radioaktive Bausteine der DNA, z.B. Tritium-Thymidin, zu, so werden alle Zellen mit DNA-Synthese die markierten Bausteine aufnehmen und einbauen. Im letzten Abschnitt der S-Periode des Zellcyclus beenden größere Chromosomenabschnitte ihre Replikation, während sie in anderen Chromosomenabschnitten noch fortgesetzt wird. Die DNA-Synthese wird in heterochromatischen Abschnitten später beendet als in anderen Chromosomenabschnitten. Die autoradiographisch markierten Chromosomen zeigen somit ein spezifisches Muster von markierten und unmarkierten Chromosomensegmenten. Homologe Chromosomen durchlaufen weitgehend die gleichen Markierungsmuster im gleichen zeitlichen Ablauf (Abb. 3 u. 4).

Um die spätreplizierenden Regionen der Chromosomen aufzuzeigen, wird den Zellkulturen ^{3}H-Thymidin beigefügt und bis zur Aufarbeitung in der Kultur gelassen. Die Einwirkungsdauer ist je nach dem Zellcyclus der jeweiligen Kultur verschieden, da die Länge der G_2-Periode individuell variabel ist. Für die Untersuchung des frühen Replikationsmusters muß Pulsmarkierung durchgeführt

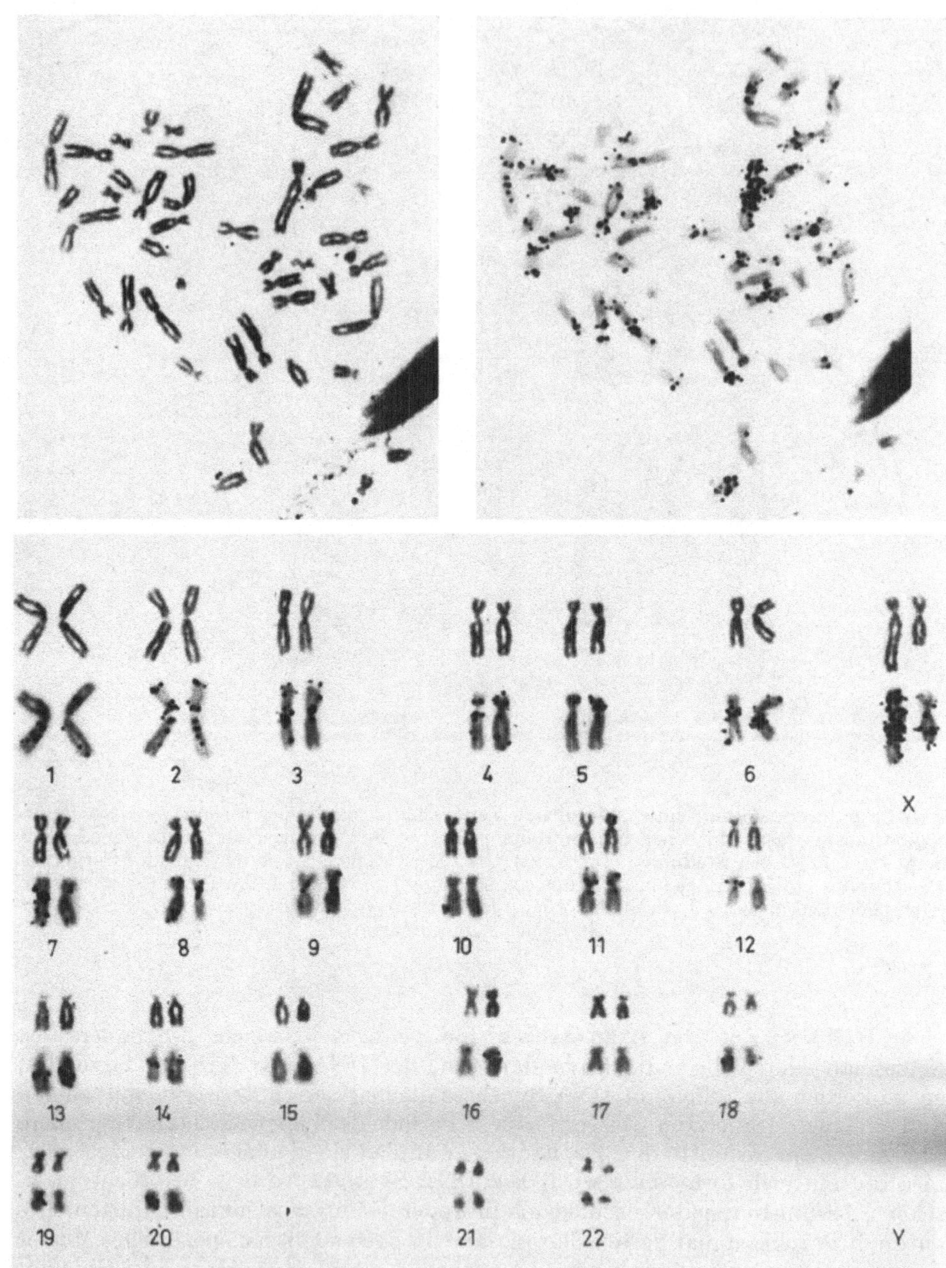

Abb. 4. Autoradiogramm einer weiblichen Zelle im Spätstadium der terminalen DNA-Replikation. Der lange Arm des spätreplizierenden X-Chromosoms ist hier durch eine Translokation eines nichtidentifizierten autosomalen Segmentes verlängert (aus Passarge 1970). Dieses Segment hat die Replikation bereits beendet, im Gegensatz zum spätreplizierenden X-chromosomalen Anteil des Translokationschromosoms. Das Autoradiogramm illustriert auch das Spätstadium der Replikation von Chromosom Nr. 4 und 5 sowie Nr. 13 und 14. Chromosom Nr. 21 und 22 gehören nach heutiger Auffassung ausgetauscht, da das kleinere, später replizierende Paar als Nr. 21 identifiziert wurde (vgl. Text)

werden; dabei wird z.B. für 10 min ^{3}H-Thymidin dem Medium zugegeben, dieses Medium wird dann entfernt und durch nicht radioaktives Medium ersetzt. Pulsmarkierung wird auch für den Abschluß des späten Replikationsmusters angewendet. Die kontinuierliche Markierung ist effektvoller, hierbei wird ^{3}H-Thymidin mit einer spezifischen Aktivität von 1,9 Ci/mMol bis 3 Ci/mMol in standardisierter Lösung verwendet. Man setzt einer Kultur ^{3}H-Thymidin in einer Konzentration von 1 μCi/ml Medium zu und beläßt es ca. 2—4 Std in der Kultur. Anschließend wird der Kultur Colchicin zugegeben und nach weiteren 2 Std bei peripheren Blutkulturen, 4—6 Std bei Fibroblastenkulturen, kann die Chromosomenpräparation gemacht werden.

Es gibt zwei Möglichkeiten, die Präparate mit einer lichtempfindlichen photographischen Schicht zu überziehen: die Emulsionstechnik und die Stripping-Film-Technik. Bei der letzteren Methode werden Kodak AR 10-Filmplatten verwendet, die den Vorteil einer feineren Körnung haben und eine einheitliche Dicke der lichtempfindlichen Schicht garantieren. Daher wird für alle quantitativen Untersuchungen diese Methode angewandt, während für Routineuntersuchungen, wenn viele Präparate beschichtet werden müssen, autoradiographische Emulsionen, z.B. Kodak NTB 2, vorgezogen werden. Für detaillierte technische Angaben sei auf die Beschreibungen von Schmid (1965), Gey (1970), Giannelli (1970) und Miller (1970) hingewiesen.

Die Belichtungsdauer hängt von der Konzentration und der Einwirkungszeit des Thymidins auf die Kulturen ab. Im allgemeinen genügen 7—10 Tage. Die Präparate werden während dieser Zeit lichtdicht verschlossen bei +4° C aufbewahrt und dann mit einem Kodak-Entwickler D 19 für 1—2 min entwickelt, fixiert und mit Giemsa oder Toluidinblau gefärbt. Die bereits vor der Beschichtung am Mikroskop aufgesuchten und photographierten Mitosen werden nun wieder aufgesucht und mit der Körnung photographiert.

Es empfiehlt sich für die Analyse, vor der Beschichtung die Chromosomen mit essigsaurem Orcein anzufärben. Will man Kontrollbilder nach der Befilmung machen, muß man die Silberkörner entfernen[19], und anschließend kann der ganze autoradiographische Film durch Hydrolyse abgelöst werden[20].

b) Fluorescenzmethode

Zellkerne und Chromosomen lassen sich durch Fluorescenzfarbstoffe, wie z.B. Acridinfarbstoffe, gut anfärben und somit fluorescenzmikroskopisch im Ultraviolettlicht darstellen. Zahlreiche Acridinderivate haben eine starke Affinität zu Nucleinsäuren. Daher gibt die Intensität der Fluorescenz vor allem Auskunft über die Menge und Verteilung der in bestimmten Zonen lokalisierten DNA.

Für die Untersuchungen an menschlichen Chromosomen bedeutete es einen großen Fortschritt, als Caspersson und seine Mitarbeiter (1969b, 1970a, b, c) ein bisher kaum beachtetes Derivat des Mepacrins, das Quinacrin Mustard, als Farbstoff in die Cytogenetik einführten. Da sich dieser Farbstoff verschieden an die einzelnen Chromosomensegmente bindet, entsteht ein Bandenmuster von hellen und dunklen Bändern, das sich über das ganze Chromatid erstreckt.

Dieses Bandenmuster ist ein konstantes, für jedes einzelne Chromosom spezifisch, und ermöglicht eine Identifizierung des einzelnen Chromosoms. Einige Chromosomenregionen zeigen auffallend helle Fluorescenz, wie z.B. der distale lange Arm des Y-Chromosoms (Abb. 5).

Vergleicht man menschliche Chromosomen, die mit Quinacrin-Fluorescenz gefärbt sind, mit Acridine Orange oder Feulgen-gefärbten, zeigt sich, daß die bei

[19] Bianchi et al. 1964. [20] Gey 1970.

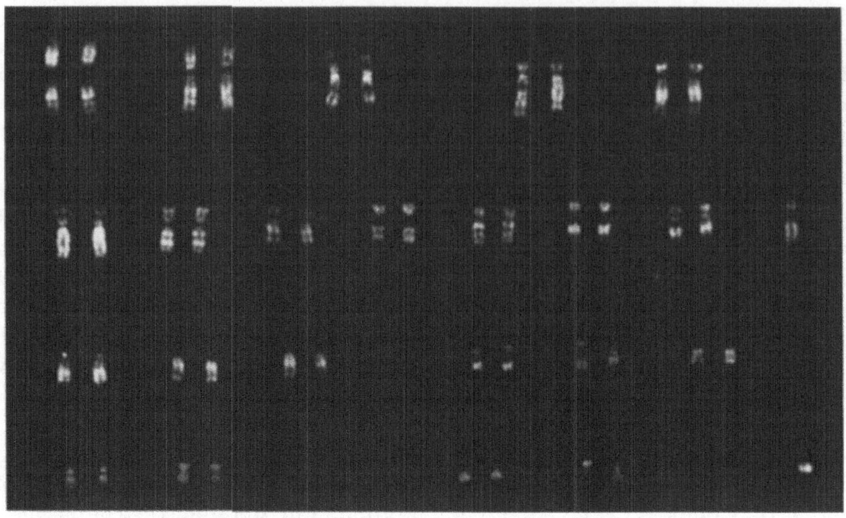

Abb. 5. Normaler männlicher Karyotyp mit Quinacrin-Mustard-Fluorescenzfärbung. (Mit freundlicher Genehmigung von Dr. LORE ZECH, Stockholm)

Quinacrin-Fluorescenz beobachteten hellen Bänder nicht darauf beruhen, daß in diesen spezifischen Regionen eine größere Menge von DNA lokalisiert ist. Vielmehr spiegelt das durch Quinacrin erzeugte Bandenmuster eine qualitativ verschiedenartige Fähigkeit des Quinacrins wider, sich an die DNA zu binden.

Anfangs wurde angenommen, daß die stark fluorescierenden Chromosomenregionen auch einen hohen Guanin-Cytosin-Gehalt hätten[21], vor allem da das Quinacrin Mustard mit seiner alkylierenden Gruppe mit dem Guanin der DNA reagiert. Allerdings zeigte es sich, daß auch Quinacrin-Dihydrochlorid sowie Quinacrin-Hydrochlorid dieselben Eigenschaften wie das Quinacrin Mustard zeigen, obwohl sie keine alkylierende Gruppe enthalten. Mit Untersuchungen an gereinigten Nucleinsäuren in Lösung zeigten WEISBLUM und DE HASETH (1972), daß sich Quinacrin eher an adenin-thymidin-reiche Bereiche der DNA bindet. Sie fanden auch, daß die Proflavine fast die gleiche Spezifität wie das Quinacrin haben. Färbt man menschliche Chromosomen mit proflavin-ähnlichen Stoffen, wird annähernd das gleiche Bandenmuster wie bei Quinacrinfärbung sichtbar.

Durch die Anwendung der Immunofluorescenz konnte die Lokalisation verschiedener Basen in menschlichen Chromosomen nachgewiesen werden[22]. Die Bänderung bei Quinacrin-Mustardfärbung ist mit der von Anti-A-Immunoglobulin identisch.

Zur Technik der Fluorescenzfärbung ist zu sagen, daß man Quinacrin Mustard (50 µg/ml in destilliertem Wasser), 2%ige Quinacrin-Dihydrochloridlösung oder 1%ige Quinacrin-Hydrochloridlösung verwenden kann, wobei dem Quinacrin Mustard der Vorrang zu geben ist, da seine Fluorescenz bei Beleuchtung im Mikroskop stabiler ist. Die luftgetrockneten Präparate werden durch die Alkoholreihe geführt, zum Schluß für 5 min in destilliertem Wasser und anschließend in McIlvain's Pufferlösung mit einem pH-Wert von 7,0 für 5 min gelassen. Gefärbt wird gut 20 min, und anschließend dreimal je 5 min in Pufferlösung gewaschen, in der Pufferlösung eingedeckt und das Deckglas mit Nagellack oder Gummi-

[21] CASPERSSON et al. 1969b. [22] DEV et al. 1972.

lösung luftdicht versiegelt. Um ein allzu schnelles Verblassen der Fluorescenz zu verhindern, empfiehlt es sich, der letzten Pufferlösung eine 60%ige Glucoselösung in einem Verhältnis 1:1 zuzusetzen.

Mit Fluorochromen gefärbte Substanzen werden mit einer Lichtquelle excitiert und im Bereich ihrer maximalen Emission (Atebrin und Quinacrin Mustard z.B. 494—510 nm) untersucht. Die Chromosomen werden in einem Mikroskop mit Fluorescenzeinrichtung analysiert, wofür man Durchlicht und Auflicht verwenden kann. Als Lichtquelle eignet sich besonders eine Quecksilberhöchstdrucklampe (HBO 200), aber auch eine Xenon- oder Halogenlampe können verwendet werden. Weiterhin muß vorhanden sein: 1. ein Erregerfilter zwischen der Lichtquelle und dem Objekt, der das sichtbare Licht mit längerer Wellenlänge sowie auch die Wärmestrahlen herausfiltert, und 2. ein Sperrfilter zwischen Objekt und Auge bzw. Kamera, der das ultraviolette und blaue Licht herausfiltert. Der erste Filter verhindert, daß Licht mit längerer Wellenlänge die Fluorescenz überstrahlt, der zweite dient sowohl zum Schutz der Augen und des Filmes bei der Mikrophotographie als auch zur Kontrasterhöhung. Der Erregerfilter soll alles Licht mit einer Wellenlänge über 470 nm und der Sperrfilter alles Licht unter 470 nm auslöschen (Übersicht bei SCHWARZACHER 1974). Als Erregerfilter kommen ein BG-12-Filter und ein Sperrfilter 494 oder 510 nm in Frage.

Es ist in manchen Fällen wichtig, das Bandenmuster durch Messung zu bestätigen. Dabei sind zwei Punkte zu berücksichtigen: 1. die relative Entfernung zwischen den Bändern innerhalb eines Chromosoms und 2. die relative Flurescenzintensität der verschiedenen Bänder. Messungen der Fluorescenzintensität können am Mikroskop mit einem Mikrofluorometer, wie er von CASPERSSON et al. (1970b, c) beschrieben wurde, durchgeführt werden. Besser ist es aber, die Messungen an Photographien oder auch Negativen mit einem Mikrodensitometer zu machen.

Überhaupt empfiehlt es sich, Fluorescenz-Chromosomenanalysen nur an Photographien vorzunehmen, da die Chromosomen unter der UV-Lichteinwirkung sehr schnell verblassen und keine eingehende Analysierung unter dem Mikroskop zulassen. Als Filmmaterial verwendet man am besten hochempfindliche Filme, wie z.B. Ilford HP4, mit DIN-Werten zwischen 20 und 30. Filme mit feinerer Körnung sind weniger lichtempfindlich und benötigen daher längere Expositionszeiten. Dies sollte aber wegen des schnellen Verblassens des Objektes vermieden werden.

c) Giemsa-Banden-Techniken

Für die Erzeugung der Giemsa-Banden oder sog. G-Bänder gibt es eine ganze Reihe von Techniken, wobei einige nur in Kleinigkeiten voneinander abweichen. Alle erzeugen das gleiche charakteristische Bandenmuster in den Metaphasechromosomen, welches mit einem normalen Mikroskop bis in die feinsten Details analysiert werden kann.

Am Anfang dieser Entwicklung stand die von GALL und PARDUE (1969) und PARDUE und GALL (1970) beschriebene in-situ-Hybridisation von DNA und RNA an cytologischen Präparaten. Sie fanden, daß die Centromerregion in Mäusechromosomen eine stärkere Anfärbung zeigt als die übrigen Arme. ARRIGHI und HSU (1971) kamen bei menschlichen Chromosomen zu einem ähnlichen Ergebnis.

Diese in-situ-Hybridisationsmethoden sind zur Lokalisation bestimmter DNA-Abschnitte innerhalb eines Chromosoms bei cytologischen Präparaten geeignet. Der Vorgang hierbei ist im allgemeinen folgender: Zuerst wird die DNA innerhalb der Zellen im Präparat voneinander getrennt, z.B. mit NaOH-Behandlung, um einzelne DNA-Stränge zu bekommen. Anschließend werden die Präparate in einer Lösung dieser einzelsträngigen Nucleinsäuremoleküle (DNA oder RNA) inkubiert.

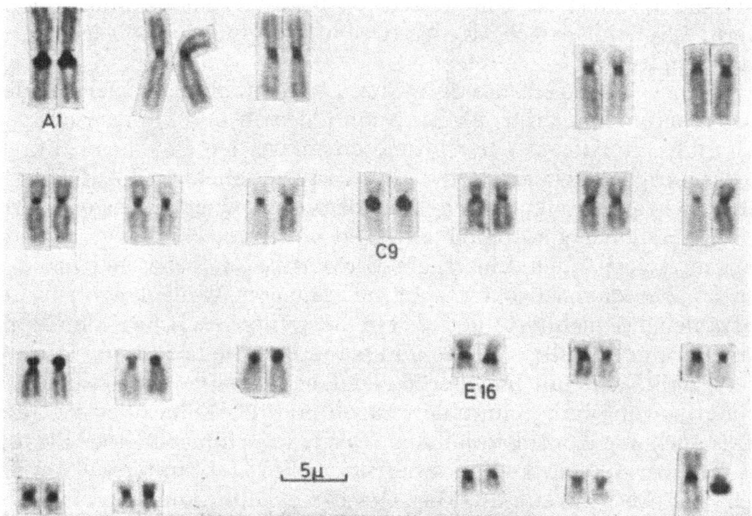

Abb. 6. C-Bandenmuster. (Mit freundlicher Genehmigung von Drs. T. R. CHEN und F. H. RUDDLE, und Chromosoma [Berl.].) Auffallend das gefärbte konstitutive Heterochromatin an den sekundären Konstriktionen von Chromosom Nr. 1, 9 und 16

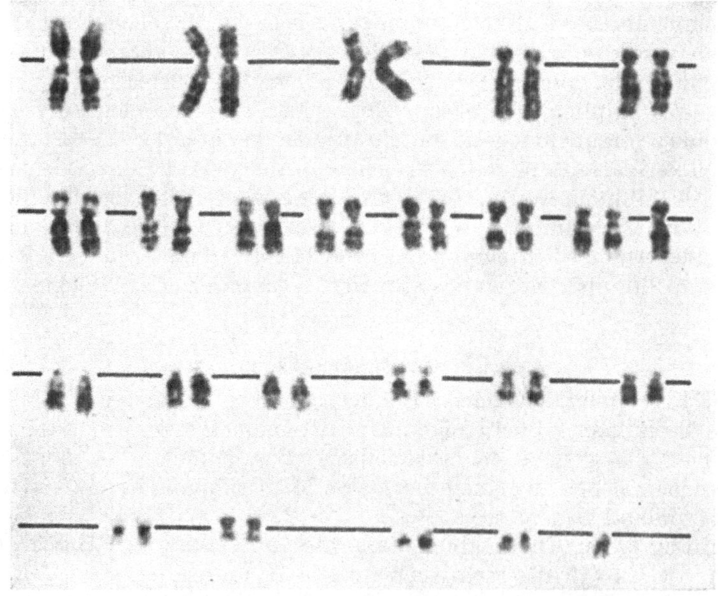

Abb. 7. G-Bandenmuster nach ASG-Methode eines normalen männlichen Karyotyps. (Mit freundlicher Genehmigung von Dr. H. J. EVANS, Edinburgh und The National Foundation, New York.) 1. Reihe A- und B-Gruppe, 2. Reihe C-Gruppe und das X-Chromosom, 3. Reihe D- und E-Gruppe, 4. Reihe F- und G-Gruppe und Y-Chromosom

Die zugeführte Nucleinsäure ist radioaktiv mit Tritium markiert. Es verschmelzen nur solche Nucleinsäuremoleküle, die eine im wesentlichen komplementäre Basensequenz haben. Die Teile der Chromosomen in einem Präparat, die mit den zugesetzten Molekülen verschmelzen, enthalten somit die entsprechenden Basensequenzen. Sie werden durch die Autoradiographie sichtbar gemacht.

Allerdings werden bei der in-situ-Hybridisation vorwiegend nur die DNA-Abschnitte lokalisiert, die sich aus repetitiven Basensequenzen zusammensetzen. Die repetitive DNA ist aus einer großen Zahl von identischen oder fast identischen DNA-Sequenzen zusammengesetzt; z.B. kann ein einziger diploider Nucleus mehr als eine Million Kopien von ein und derselben DNA-Sequenz enthalten[23]. Nicht repetitive DNA-Sequenzen können mit diesen Methoden nicht lokalisiert werden.

Im Zusammenhang mit diesen Arbeiten stellten ARRIGHI und HSU (1971) fest, daß eine einfache Behandlung der menschlichen Chromosomen mit NaOH und eine anschließende Inkubation mit 2 × SSC bei 65° C für mehrere Stunden und eine darauffolgende Färbung mit einer Giemsaphosphatpufferlösung mit pH 7,0 eine differenzierte Färbung der Chromosomen ergab.

Ganz ähnliche Ergebnisse zeigten die von CHEN und RUDDLE (1971), GAGNÉ et al. (1971) sowie YUNIS et al. (1971) beschriebenen Methoden.

Auf der Pariser Konferenz 1971, bei der eine Standardisierung der menschlichen Chromosomen mit den neuen Methoden eingeführt wurde, sind diese Methoden, die eine Färbung des konstitutiven Heterochromatins bewirken, als die *C-Methoden* und die Bänder als die *C-Bänder* definiert (Abb. 6).

Gleichzeitig mit den C-Bändern wurden in den verschiedensten Laboratorien voneinander unabhängige, aber einander ähnliche Methoden entwickelt, die eine stark gefärbte charakteristische Bänderung entlang dem ganzen Chromosom bewirken (Abb. 7 und 8).

Diese Bänderungen, denen allen eine Giemsafärbung gemeinsam ist, werden unabhängig von den zusätzlichen Behandlungen als *Giemsabandenmethoden* und die Bänder als *G-Bänder* bezeichnet.

Bei der *ASG-Methode* („acid-saline-Giemsa")[24] bewirken die drei Faktoren die Bänderung (Abb. 7). SUMNER et al. (1971) beschreiben eine verhältnismäßig kurze und einfache Methode: Die Chromosomenpräparate werden in einer 2 × SSC-(Sodium-Chlorid- und Trisodium-Citrat-)Lösung für 1 Std bei 60° C inkubiert und anschließend in einer Giemsalösung mit pH 6,8 $1^1/_2$ Std lang gefärbt. Nach Abspülen mit Leitungswasser werden die Präparate in gewohnter Weise eingedeckt. Die Inkubationszeit kann nach Bedarf erhöht und die Färbezeit verkürzt werden. Chromosomenpräparate aus Fibroblasten sind NaOH-resistenter als solche aus Lymphocytenkulturen. Die einzelnen Vorgänge müssen von Präparat zu Präparat jeweils variiert werden; eine erfolgreiche Abweichung besteht beispielsweise darin, die Präparate vor der Inkubation für 10—30 sec mit 0,01 M oder 0,007 M NaOH zu behandeln. Damit nähert sich die Technik den *Alkaline-Saline-Giemsa*-Methoden von DRETS und SHAW (1971), SCHNEDL (1971b) und GAGNÉ et al. (1971). Die luftgetrockneten Chromosomenpräparate werden für 30 sec mit einer 0,07 M NaOH mit pH 11 behandelt, anschließend 10 min in 12 × SSC-Pufferlösung mit pH 7,0 gewaschen und für 60—70 Std bei 65° C in einer mit 12 × SSC benetzten Feuchtigkeitskammer inkubiert. Gefärbt wird für 5 min in einer Farblösung von 5 ml Giemsa, 50 ml Aqua dest. und 1,5 ml Citronensäure, die auf einen pH von 6,8—7,0 eingestellt ist.

Eine ähnliche Methode wurde von SCHNEDL (1971a, 1971b) entwickelt. Die Chromosomenpräparate werden bei 60° C mit einer 0,5%igen Agarschicht bezogen, getrocknet und dann für 30—120 sec mit NaOH-Lösungen von 0,07 bis 0,007 M behandelt. Die Präparate werden anschließend in 70%, 96% und absolutem Äthanol gewaschen, trocknen gelassen und für mindestens 12 Std in

[23] BRITTEN u. KOHNE 1968. [24] SUMNER et al. 1971.

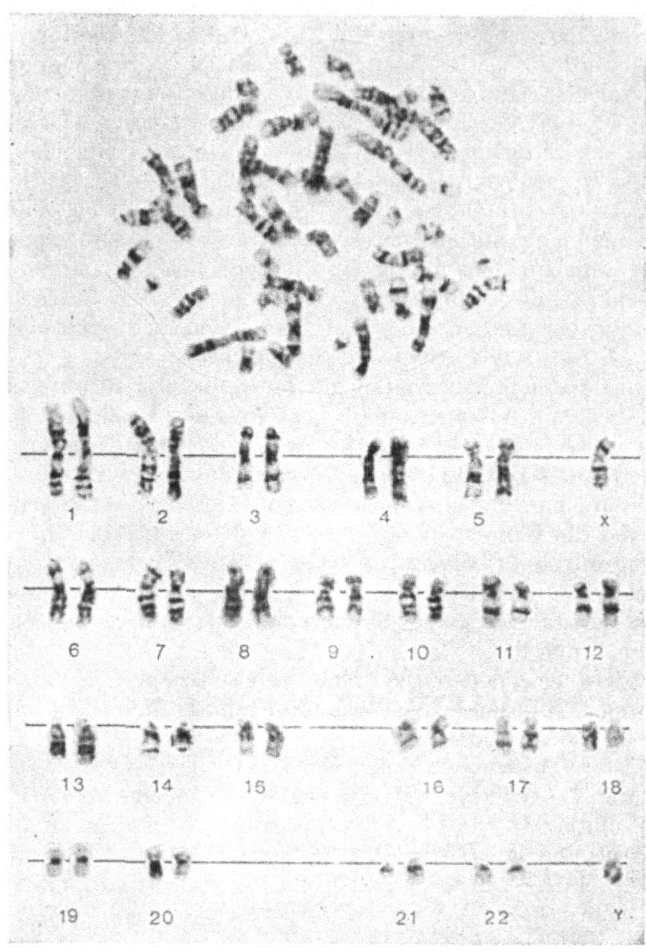

Abb. 8. G-Bandenmuster eines normalen männlichen Karyotyps nach Trypsinierung und anschließender Giemsafärbung (Lymphocytenkultur, Behandlung der Chromosomenpräparate mit 0,25% Trypsin für 20 sec, anschließend Färbung in Giemsa-Sørensenpufferlösung 1:10 bei pH 7,0 für 15 min

Sörensen-Puffer (0,06 M KH_2PO_4/Na_2HPO_4) mit pH 6,8 bei 59° C inkubiert und anschließend in einer gepufferten Giemsalösung pH 7,0 für 20 min gefärbt (10 ml Giemsa-Stammlösung von Merck mit 90 ml Phosphatpuffer 1,14 g $Na_2HPO_4 \cdot 2H_2O$, 0,49 g KH_2PO_4 auf 1 Liter Aqua dest.).

Für alle Methoden sollen die Präparate, wenn sie gefärbt werden, nicht älter als 1—2 Monate sein.

Wenn die Behandlung mit NaOH zu stark ist, wird ein ähnliches Aussehen der Chromosomen erzielt wie bei der C-Bandenmethode, während man bei kürzerer oder schwächerer NaOH-Behandlung ein deutliches G-Bandenmuster in den Chromosomen bekommt. Das Bandenmuster ähnelt weitgehend dem der Fluorescenzfärbung, mit den Giemsa-Methoden können aber mehr und feinere Bänder differenziert werden. Das detaillierteste Bandenmuster kann in den Chromosomen der Prometaphase analysiert werden. Somit ist es möglich, Chromosomenkarten aufzustellen.

Bei der *Giemsa-11-Methode*[25] wird eine verschieden starke Bindung an die Farbkomponenten hergestellt. Die Rot-Komponente der Giemsafärbung tritt später auf als die methylenblaue und zeigt somit eine eigene Spezifität. An der sekundären Konstriktion sowie an den kurzen Armen der Chromosomen der D-Gruppe beginnt die Rotfärbung, die sich dann über alle Chromosomen erstreckt. Die Präparate werden mit einer Giemsalösung mit einem pH von 11 gefärbt. Dabei erscheint sofort nach 1 min an allen Centromerregionen eine Blaufärbung, die nach einigen Minuten in eine einheitliche Blaufärbung übergeht und sich über die ganzen Chromosomen erstreckt. Nach ungefähr 8 min erscheint eine Rotfärbung, zuerst an der sekundären Konstriktion des Chromosom 9, dies ist auch die größte gefärbte Zone, die dann auch auf die kurzen Arme bzw. Satellitenregionen der D-Gruppe und schließlich auf die dem Centromer angrenzenden Teile der langen Arme des Chromosoms Nr. 1 (die gefärbte Zone ist kleiner als bei der Färbetechnik von Arrighi und Hsu), Nr. 5, 10 und 19, die kurzen Arme von Nr. 7, 21 und 22 und die distalen Abschnitte der langen Arme des Y-Chromosoms übergreift. Nach weiterer Färbedauer nimmt die Rotfärbung der Chromosomen immer weiter zu, bis sie nach ca. 45 min im ganzen rot sind und jegliche Differenzierung verlorengegangen ist.

Die erfolgreichste Methode beruht auf der Tatsache, daß die Einwirkung von Enzymen, wie z.B. Trypsin oder Pronase, und eine anschließende Giemsafärbung ein fast identisches Bandenmuster in den Chromosomen erzeugt[26] (Abb. 8). Durch die enzymatische Einwirkung werden Proteinbestandteile aus den chromosomalen Nucleoproteinen teilweise entfernt. Die Präparate werden mit einer 0,25—0,025%igen Trypsinlösung für 20—60 sec abgespült und in Leishman oder Giemsa mit einer Pufferlösung im Verhältnis 1:4 und einem pH-Wert von 6,8—7,0 gefärbt. Die mit Enzym behandelten Chromosomen schwellen an und fasern auf. Das Bandenmuster scheint vom Grad der Spiralisation der Chromosomen abhängig zu sein. Chromosomen der Prometaphase zeigen viele, deutliche Bänder, während bei den mehr kondensierten Chromosomen das Bandenmuster weniger deutlich ist und mehrere Bänder miteinander verschmolzen erscheinen. Aber homologe Chromosomen haben immer ein identisches Bandenmuster, das mit dem der ASG-Behandlung identisch ist. Es ist sogar schärfer und kontrastreicher; somit ist eine Identifizierung morphologisch ähnlicher Chromosomen leichter. Das deutlichere Bandenmuster mag auch darauf beruhen, daß durch die enzymatische Einwirkung die beiden Chromatiden vereinigt werden.

Zum Schluß sollen noch die *R-Bänder* (reverse Bänder) erwähnt werden, für die es bisher nur die von Dutrillaux et al. (1971) beschriebene Methode gibt. Die Präparate werden mit einer hypotonischen Lösung, die verdünntes Kälberserum, $MgCl_2$ in wäßriger Lösung und Hyaluronidase enthält, behandelt und für 10 min in einem Phosphatpuffer mit pH 6,5 bei 86—87° C inkubiert. Die Inkubationszeit kann nach Bedarf verlängert werden. Die Färbung erfolgt in Giemsa mit Phosphatpuffer mit pH 6,7. R-Bänder befinden sich dort, wo bei den Giemsafärbungen ungefärbte Bänder sind. Zentromerregion und sekundäre Konstriktionen bleiben ungefärbt. Die distalen Enden der Chromosomenarme (Telomerregionen) sind im Gegensatz zu den Bandmustern der anderen Färbemethoden angefärbt. Eine Weiterentwicklung dieser Methode ist eine den R-Bändern entsprechende Fluorescenzfärbung mit Acridinorange. Bei Anwendung verschiedener

[25] Bobrow, Pearson u. Madan 1972.

[26] Dutrillaux et al. 1971, Seabright 1971, 1972, Sperling 1972, Wang u. Fedoroff 1972.

Säure- oder Wärmedenaturierung verlieren die R-Bänder ihre Giemsa- resp. Flurescenzfärbung, während alle distal gelegenen Bänder ihre Färbung beibehalten und sogar intensivieren. Wegen ihrer terminalen Lage werden sie von DUTRILLAUX (1973) *T-Bänder* genannt.

Alle hier beschriebenen Methoden erlauben eine mehr oder weniger vollständige Identifizierung der menschlichen Chromosomen. Welche der Methoden im Einzelfall angewendet werden soll, hängt von der jeweiligen spezifischen Problemstellung ab. Eine optimale Aussage wird durch eine Kombination von Fluorescenz- und Giemsabanden-Technik erzielt. Handelt es sich um Fragen, die die X-Chromosomen in weiblichen Zellen betreffen, wird immer die autoradiographische Analyse den besten Aufschluß geben.

Bei einem Vergleich der Bandenmuster der Metaphasechromosomen, die mit den verschiedenen Methoden behandelt worden sind — Fluorescenzfärbung, Färbung nach Erhitzen und Färbung nach proteolytischer Behandlung —, zeigt es sich, daß zwar nicht immer alle Bänder gefärbt sind, daß aber die Reihenfolge der Bänder immer die gleiche ist. Einige Ausnahmen gibt es allerdings. Es scheint, als ob die verschiedenen Methoden eine biochemische Heterogenität der Chromosomen wiedergeben. Die Kongruenz der mit den verschiedenen Methoden dargelegten Strukturen zeigt, daß es nicht nur auf die lokale Grundzusammensetzung der DNA ankommt, sondern auch, und wahrscheinlich vor allem, auf die jeweilige Proteinzusammensetzung. Mit dem Entstehungsmechanismus der verschiedenen Bänder befassen sich neue Arbeiten von COMINGS (1973) und SUMNER (1973) und Mitarbeitern. Eine ausführliche Beschreibung der verschiedenen Methoden und ihrer Anwendung in der Cytogenetik findet sich bei SCHNEDL (1974), SCHWARZACHER und WOLF (1974).

4. Alterseinfluß auf die Zahl der Chromosomen

Verschiedene Untersuchungen ergaben, daß sich die Chromosomenzahl in Metaphasen aus Lymphocytenkulturen mit zunehmendem Alter eines Menschen verringert. COURT BROWN et al. (1966, 1967) fanden, daß bei Frauen über 60 Jahren in 5% der Metaphasen aus Lymphocyten nur 45 Chromosomen vorhanden waren, und dieser Anteil stieg bis zu 12% bei Frauen über 75. Bei Männern über 65 Jahren wurde eine ähnliche, wenn auch nicht so auffallende Neigung zu aneuploiden Zellen beobachtet.

Kürzlich konnte von PIERRE und HOAGLAND (1971) nachgewiesen werden, daß es sich bei dem fehlenden Chromosom in männlichen Zellen um das Y-Chromosom handelt.

5. Einflüsse der Zellkultur auf Chromosomenzahl und -struktur

Unabhängig vom Alter der untersuchten Personen können auch in normalen Kulturen Abweichungen numerischer und struktureller Art auftreten. Ungefähr 1—2% der Metaphasen aus Lymphocyten- oder Fibroblastenkulturen und ein verschieden hoher Prozentsatz von Amnionzellkulturen sind polyploid, meistens tetraploid. Tetraploide Zellen entstehen vermutlich durch Zellfusion oder durch endomitotische Reduplikation. Über die Häufigkeit und Entstehung polyploider und endoreduplizierter Zellen sind mehrere Untersuchungen angestellt worden[27]. Die Häufigkeit von Endoreduplikationen (tetraploide Zellen mit Diplo-Chromosomen) schwankt von unter 0,1 bis etwa 1%.

---

[27] SCHWARZACHER u. SCHNEDL 1965, POWSNER 1966, PAWLOWITZKI u. CENANI 1967, MILUNSKY et al. 1970.

In normalen Kulturen können aber auch strukturelle Besonderheiten gefunden werden, die leicht zu Fehlinterpretationen führen. Dazu gehören z.B. sekundäre Konstriktionen (s. Abschnitt V.2), die als Varianten des normalen Karyotyps aufzufassen sind. Es handelt sich dabei um eine Einschnürung eines oder beider Chromatiden, eventuell unter Bildung eines achromatischen Chromatidensegmentes, aber ohne eindeutige Unterbrechung der Kontinuität des Chromatids. Die Häufigkeit der sekundären Konstriktion kann durch bestimmte Chemikalien (wie z. B. 5-Bromdesoxyuridin [BUdR], Hydroxylamin-Hydrochlorid oder Mitomycin C) erhöht werden[28].

In einigen Prozent der Metaphasen werden Chromosomenbrüche gefunden. Über ihre Häufigkeit lassen sich keine genauen Angaben machen, da diese Variabilität durch unübersehbar zahlreiche Faktoren, wie z.B. Anwendung verschiedener Nährmedien, bedingt sein kann. Häufige Ursache von temporär und individuell auftretenden Chromosomenbrüchen sind Bestrahlung und Virusinfekte.

In normalen Kulturen finden sich vor allem zwei Arten von Brüchen: 1. Chromatid „gaps" oder Chromatidbrüche, dabei ist nur ein Chromatid kaum oder deutlich unterbrochen; diese Läsion muß nach Beendigung der DNA-Synthese in der G_2-Phase aufgetreten sein; 2. Isochromatidbrüche (auch als Chromosomenbrüche bezeichnet), hierbei sind beide Chromatiden an derselben Stelle deutlich unterbrochen; die Läsion kann vor Beginn der DNA-Synthese in der G_1-Phase aufgetreten sein. Diese Brüche werden ungefähr in 1—2% der analysierten Mitosen beobachtet,

Andere Strukturaberrationen treten normalerweise seltener auf, und ihr Auftreten mag den Verdacht auf anomal erhöhte Brüchigkeit wecken. Es können dizentrische Chromosomen (mit 2 Centromeren) sowie Reunionsfiguren als Folge von Chromosomenbrüchen in normalen Kulturen auftreten, dies ist aber so selten der Fall, daß man bei ihrem Auftreten Verdacht auf eine klinische Störung hegt.

Nähere Einzelheiten über Chromosomenbrüchigkeit finden sich bei Bloom (1972), Evans (1972), German (1972), Passarge (1972).

III. Der Standardkaryotyp

Bei der Klassifizierung der menschlichen Metaphasechromosomen wird nach den bei der Konferenz in Denver (1960) festgelegten Richtlinien vorgegangen. Änderungen wurden dann auf den Konferenzen von London (1963) und Chicago (1966) vorgenommen. Danach werden die Autosomen nunmehr paarweise von 1—22 numeriert und soweit wie möglich nach Größe und Lage des Centromers angeordnet (Abb. 1 und 2). Nach der Lage des Centromers unterscheidet man zwischen folgenden Chromosomentypen: 1. *metazentrisch*, wenn das Centromer ungefähr in der Mitte der beiden Arme liegt; 2. *submetazentrisch*, wenn das Centromer das Chromosom in einen langen und einen kurzen Arm teilt; 3. *akrozentrisch*, wenn das Centromer den langen Arm von einem extrem kurzen Arm, der Satelliten tragen kann, trennt. Die Geschlechtschromosomen werden mit X und Y bezeichnet und gesondert angeordnet; meist bei der Autosomengruppe, der sie der Größe und Struktur nach entsprechen. Die 22 Autosomenpaare werden in 7 deutlich voneinander unterscheidbare Gruppen (A bis G) eingeteilt. Wie schon erwähnt, besteht bei den Metaphasechromosomen jeder Arm aus zwei Chromatiden (Schwesterchromatiden). Im cytogenetischen Sprachgebrauch wird in der Regel nur der Singular benutzt, obwohl unter dem „Arm" des Metaphasechromosoms immer die beiden Schwesterchromatiden zu verstehen sind. Folgende

[28] Brøgger u. Johansen 1972, Brown et al. 1972.

Parameter werden zur morphologischen Charakterisierung eines Chromosoms benutzt:

1. Die relative Länge; 2. der Chromosomenarm-Index, definiert als das Verhältnis des längeren zum kürzeren Arm; 3. der Centromer-Index, definiert als das Verhältnis des kürzeren Armes zur Gesamtlänge des Chromosoms, woraus sich die relative Lage des Centromers bestimmt.

Der menschliche Karyotyp besteht aus folgenden Gruppen:

A-Gruppe (Chromosomen 1—3): große, metazentrische und submetazentrische Chromosomen;

B-Gruppe (Chromosomen 4—5): große, submetazentrische Chromosomen;

C-Gruppe (Chromosomen 6—12): mittelgroße, submetazentrische Chromosomen. Die X-Chromosomen können morphologisch nicht von dieser Gruppe unterschieden werden;

D-Gruppe (Chromosomen 13—15): mittelgroße, akrozentrische Chromosomen mit Satelliten an den kurzen Armen;

E-Gruppe (Chromosomen 16—18): relativ kurze, metazentrische bis submetazentrische Chromosomen;

F-Gruppe (Chromosomen 19—20): kleine, metazentrische Chromosomen;

G-Gruppe (Chromosomen 21—22): kleine, akrozentrische Chromosomen mit Satelliten an den kurzen Armen. Das Y-Chromosom steht nach Form und Größe dieser Gruppe nahe.

Die *Satelliten* sind auffallende morphologische Merkmale der akrozentrischen Chromosomen (D- und G-Gruppe). Es sind kleine runde, stark gefärbte Körperchen, die von den Enden der kurzen Arme durch eine nicht oder nur schwach gefärbte Region getrennt sind. Man nimmt an, daß es sich um die nucleolusbildende Region handelt[29]. In der Metaphase findet man regelmäßig, daß die kurzen Arme zweier oder mehrerer satellitentragender akrozentrischer Chromosomen zusammenliegen. Man nimmt an, daß die Assoziation der akrozentrischen Chromosomen von den nucleolusbildenden Regionen bewirkt wird, wenn sich diese Chromosomen vereinen, um einen gemeinsamen Nucleolus zu bilden[30].

Den neueren Untersuchungen von PATIL und LUBS (1971) über die Verteilung der an den akrozentrischen Assoziationen beteiligten Chromosomen liegt eine zuverlässige Identifizierung jedes akrozentrischen Chromosoms mit Hilfe der Fluorescenzmethode zugrunde. Von 195 Assoziationen, bei denen nur 2 Chromosomen beteiligt waren, fand sie in 30 Fällen zwischen Homologen statt (21 — 21 in 11 Fällen, 14 — 14 in 7 und in 8 Fällen zwischen zwei 22) und in 165 Fällen zwischen nichthomologen Chromosomen (die Assoziation zwischen 14 und 21 war mit 23 die häufigste und die Assoziation zwischen 15 und 22 in 11 Fällen die seltenste).

Das Y-Chromosom nimmt nicht an der akrozentrischen Assoziation teil. Es kann aber zu Assoziationen der akrozentrischen Chromosomen mit Regionen sekundärer Konstriktion kommen.

Neben den Centromeren, die auch als primäre Konstriktionen bezeichnet werden, gibt es die sekundären Konstriktionen. Sie finden sich z.B. im proximalen Teil des einen Armes vom Chromosom Nr. 1, wodurch eine Differenzierung der beiden Arme ermöglicht wird; der die sekundäre Konstriktion tragende Arm wird als der lange Arm angesehen. Weitere sekundäre Konstriktionen kommen z.B. am proximalen Teil des langen Armes von Chromosom Nr. 9 und 16 vor (Abb. 9 u. 10). Diese sekundären Konstriktionen sind sowohl aus theoretischen Gründen als auch für die Identifizierung der einzelnen Chromosomen interessant. Die Chromatiden

[29] HAMERTON 1971. [30] FERGUSON-SMITH 1964, SCHMID 1969, BROSS et al. 1973.

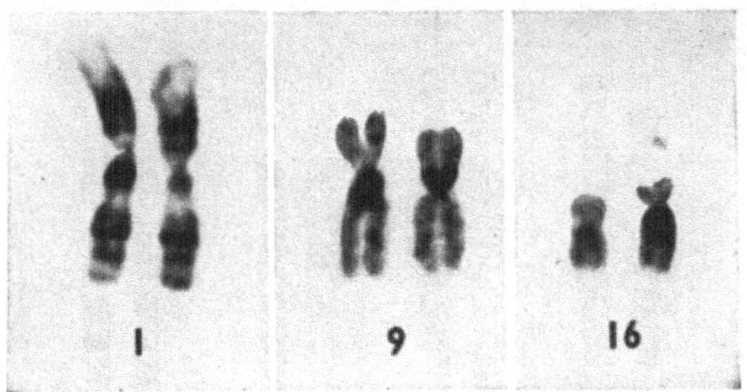

Abb. 9. Polymorphismus des konstitutiven Heterochromatins an sekundären Konstriktionen von Chromosom Nr. 1, 9 und 16, wie sie sich mit der C-Bandenmethode darstellt. (Angeordnet aus Karyotypen von Dr. M. A. FERGUSON-SMITH, Glasgow)

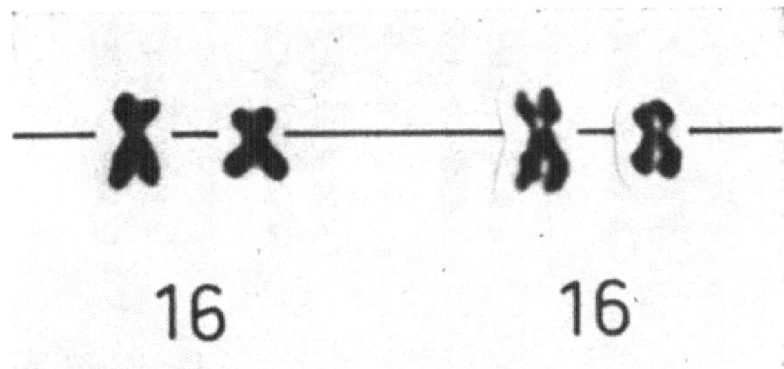

Abb. 10. Normale Längenvariation von zwei Paaren Chromosom Nr. 16. Besonders das linke Chromosom des rechten Paares zeigt deutlich die sekundäre Konstriktion im proximalen langen Arm. (Aus PASSARGE 1970)

sind an diesen Stellen dünn und nur schwach anfärbbar, aber trotzdem sind sie auch in diesen Regionen durchgehend; es handelt sich um keine „gaps". Es wurden Methoden für eine Chromosomenpräparation beschrieben, welche die sekundären Konstriktionen verstärken[31].

OHNUKI (1968) entwickelte eine Technik, mit der die Spiralstruktur der menschlichen Chromosomen verdeutlicht wurde, und es zeigte sich, daß die Schlingen in der Prophase kleiner, aber zahlreicher sind als in den kontrahierten Chromosomen. Mit zunehmender Kontraktion nimmt die Zahl der Schlingen ab, während ihre Durchmesser zunimmt. Die Richtung der Schlingen ist zufallsgegeben. Im Centromer und in den sekundären Konstriktionen sind die Schlingen ausgedehnt oder fehlen ganz.

Die technische Entwicklung der letzten 2 Jahre ermöglichte es, alle menschlichen Chromosomen einzeln zu identifizieren. Es wurde daher eine Standardisierung für die Bandennomenklatur der Chromosomen und ihrer einzelnen Regionen auf der Konferenz in Paris (1971) ausgearbeitet (s. Nomenklatur) (Abb. 11).

IV. Identifizierung einzelner Chromosomen

Fluorescenz (Abb. 5) und Bandentechniken (Abb. 7 und 8) ermöglichen die Identifizierung der einzelnen Chromosomen, da jedes Chromosom in der Meta- und Prometaphase ein spezifisches Bandenmuster aufweist. Als Band wird nach der Pariser Nomenklatur (Paris-Konferenz 1971) der Teil des Chromosoms

[31] SAKSELA u. MOORHEAD 1962, SASAKI u. MAKINO 1963.

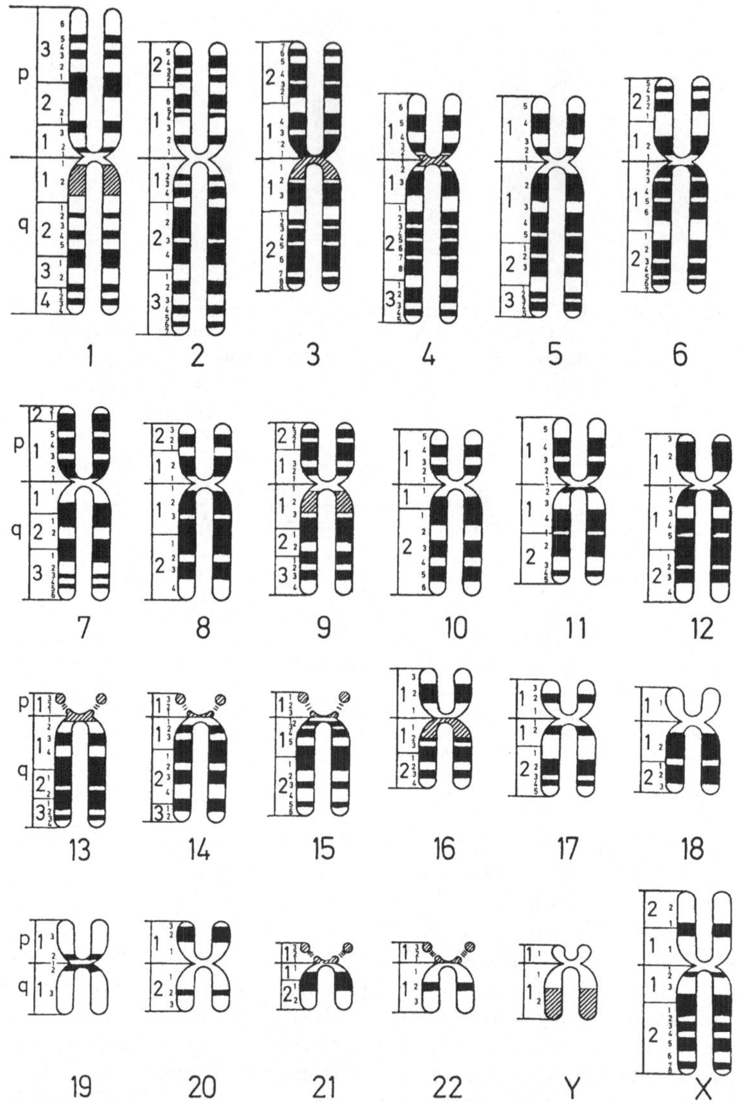

Abb. 11. Schematische Darstellung des Bandenmusters nach der Pariser Nomenklatur, wie sie mit den Q-, G- und R-Färbemethoden erzeugt werden. Positive Q- und G-Bänder und negative R-Bänder sind in Schwarz, variable Regionen sind schraffiert. Centromer nur nach Q-Färbung. Armbezeichnungen, Regionen- und Bandnumerierung nach der Pariser Nomenklatur (vgl. Abschnitt 9) sind jeweils links bei der Reihe angegeben. (Aus Paris-Konferenz 1971, mit freundlicher Genehmigung von Dr. D. BERGSMA und The National Foundation, New York)

definiert, der mittels der Q-, G- oder R-Methode von dem benachbarten Teil als deutlich heller oder dunkler unterscheidbar ist. Die Chromosomen bestehen nur aus hellen und dunklen Bändern, es gibt nur dünnere oder breitere, heller oder dunkler gefärbte Bänder. Chromosomen der Promethaphase, also gestreckte Chromosomen, weisen ein differenzierteres Bandenmuster auf. Somit hängt die

Anzahl der Bänder vom jeweiligen Kontraktionsgrad des Chromosoms ab. Das Bandenmuster, wie es in Abb. 11 in einer schematischen Darstellung wiedergegeben ist, beruht vor allem auf den Ergebnissen von Caspersson et al. 1970a, b, c, 1971, Sumner et al. 1971, Schnedl 1971b, Patil et al. 1971, Drets und Shaw 1971 und Dutrillaux und Lejeune (1971).

Es sei hier auch auf die vergleichenden Arbeiten von autoradiographischen Untersuchungen mit Fluorescenz- und Giemsabänderung von Ganner und Evans (1971), Evans et al. (1971), Breg et al. (1972) und Miller et al. (1971) hingewiesen.

1. Identifizierung der einzelnen Chromosomen nach Standardmethoden, Autoradiographie, Fluorescenz und Giemsa-Banden-Techniken

A-Gruppe, Chromosom Nr. 1—3

Chromosom Nr. 1 ist das größte metazentrische Chromosom des menschlichen Karyotyps. Das Centromer liegt praktisch in der Mitte. Der Chromosomenindex beträgt 1,1 und der Centromer-Index 48—49. Nahe dem Centromer, im proximalen Abschnitt des langen Armes, findet sich gelegentlich eine sekundäre Konstriktion, die auch für die gelegentlich vorkommende Verlängerung des langen Armes verantwortlich ist.

Die *autoradiographischen* Untersuchungen ergeben beim Chromosom Nr. 1 ein Replikationsmuster, das in drei Phasen eingeteilt werden kann. Frühstadium: die Replikation findet über dem ganzen Chromosom statt, ausgenommen ist nur das distale Viertel des langen Armes; Übergangsstadium: die Replikation erfolgt über dem proximalen langen und distalen kurzen Arm, Spätstadium: die Replikation findet über dem proximalen langen Arm, nahe dem Centromer, statt.

Bei der *Q-Bänderung* ist der distale Teil des kurzen Armes blaß, zum Centromer hin folgen zwei helle Bänder. Der lange Arm hat wenig oder keine Fluorescenz im Bereich der sekundären Konstriktion, in der Mitte zwei sehr helle Bänder, und der distale Teil weist gleichmäßige Fluorescenz auf.

Die *G*-Bänderung ist analog zur Q-Bänderung, mit der Ausnahme, daß am langen Arm der Bereich der sekundären Konstriktion bei der Fluorescenzfärbung nicht fluorescierend erscheint, bei der Giemsa-Bänderung dunkle Bänder aufweist.

Chromosom Nr. 2 ist das längste submetazentrische Chromosom mit einem Arm-Index von 1,5—1,6 und einem Centromer-Index von 38—40.

Autoradiographische Untersuchungen zeigen, daß das Chromosom Nr. 2 noch in seiner ganzen Länge repliziert, während die distalen Enden von Chromosom Nr. 1 die Synthese bereits beendet haben. Es findet sich eine relativ späte Aktivität im proximalen Teil beider Arme, nahe dem Centromer.

Bei der *Q-Bänderung* erscheinen beide Arme ziemlich einheitlich mittelstark fluorescierend mit einigen schwächeren Bändern und nur zwei auffallend hellen Bändern in der Mitte des langen Armes.

Dementsprechend ist auch die *G-Bänderung*. 4—7 Bänder können auf dem langen Arm und 3—4 am kurzen Arm vorhanden sein. Das Centromer ist nur leicht gefärbt.

Chromosom Nr. 3 ist das zweitgrößte metazentrische Chromosom mit einem Arm-Index von 1,2 und einem Centromer-Index von 45—46. Dieses Chromosom ist ungefähr 20% kürzer als Chromosom Nr. 1 und läßt sich von diesem gut unterscheiden. Arm- und Centromer-Index deuten an, daß in manchen Fällen ein kurzer und ein langer Arm unterschieden werden kann.

In der *Autoradiographie* findet im mittleren und späteren Stadium eine Aktivität nahe dem Centromer und distal auf beiden Armen statt. Dadurch kann ein symmetrisches Replikationsmuster entstehen.

Q-Bänderung. Nahe dem Centromer, am proximalen Ende des langen Armes, erscheint ein hell fluorescierendes Band. Die Intensität der Fluorescenz dieses Bandes ist individuell verschieden und tritt in allen Zellen ein und derselben Person auf. Familienuntersuchungen zeigen, daß es sich um eine erbliche Variante handelt (s. Abschnitt 5). Häufig zeigt nur eines der beiden Chromosomen dieses helleuchtende Band. Das restliche Chromosom zeigt ein konstantes Muster mit je einem helleren Band an den distalen Enden.

Die *G-Bänder* entsprechen im wesentlichen den Q-Bändern. Dunkle Bänder befinden sich an den distalen und proximalen Enden beider Arme, während sie im Mittelbereich ungefärbt sind und somit weiße Bänder aufweisen.

B-Gruppe, Chromosomen Nr. 4—5

Die **Chromosomen 4—5** lassen sich morphologisch nicht unterscheiden. Es sind die größten der auffallend submetazentrischen Chromosomen und sie können als Gruppe gut identifiziert werden. Ihr Arm-Index beträgt 2,6—3,2 und der Centromer-Index 24—30. Kein Chromosom der C-Gruppe hat einen so niedrigen Centromer-Index; daher können Chromosomen der C-Gruppe mit dieser Gruppe nicht verwechselt werden. Bei Messungen soll Chromosom Nr. 4 um etwa 5—8% länger sein als Nr. 5.

Autoradiographisch lassen sich die beiden Chromosomen im Übergangs- und Spätstadium der S-Phase gut unterschieden. Das in ganzer Länge spätreplizierende Paar wird als Nr. 4 angesehen, während Paar Nr. 5 die Synthese im langen Arm relativ früh beendet und nur noch im kurzen Arm aktiv ist.

Bei *Q-Bänderung* ist das Bandenmuster für die Paare Nr. 4 und Nr. 5 auffallend verschieden. Im langen Arm von Nr. 4 sind 4 Bänder mit derselben mittelmäßigen Helligkeit. Rein optisch gesehen scheint der lange Arm eine eher einheitliche Fluorescenz mit 4 schwachen Bändern zu haben. Nahe dem Centromer ist häufig ein schmales helles Band zu sehen, das in diesen Fällen eine Identifikation erleichtert, es hat polymorphen Charakter (s. Abschnitt V).

G-Bänder. Mehr dunkle Bänder als Nr. 5, 4 Bänder am langen Arm und 1—2 Bänder am kurzen Arm.

Für das Chromosom Nr. 5 ist ein Q-Bänderkomplex in der Mitte des langen Armes sowie ein blasses terminales Band typisch. Die G-Bänderung entspricht der Q-Bänderung und zeichnet sich durch einen dunklen Komplex von 2—3 Bändern in der Mitte und ein dünnes dunkles Band am distalen Ende des langen Armes aus. Der kurze Arm hat distal ein dunkles Band.

C-Gruppe

Die **Chromosomen** *6-X-12* der C-Gruppe sind ohne die verschiedenen Differenzierungsmethoden nicht eindeutig zu unterscheiden. Nach der Londoner Konvention (1963) sind die Paare 6, 7, 8 und 11 relativ metazentrisch, mit einem Centromer-Index von etwa 27—35. Chromosom Nr. 6 ist das größte Chromosom dieser Gruppe, aber nur wenig größer als das angenommene X-Chromosom und das Chromosom Nr. 7. Im proximalen langen Arm von Chromosom Nr. 9 findet sich häufig eine sekundäre Konstriktion.

Diese Gruppe erlaubt auch *autoradiographisch* keine eindeutige Differenzierung. Es fällt gelegentlich ein Paar auf, das im proximalen langen Arm im Übergangsstadium deutlich radioaktiv ist; dabei dürfte es sich im allgemeinen um das

Chromosom Nr. 9 handeln. Jedoch hat die Fluorescenzidentifizierung zur Klärung des Replikationsmusters auch innerhalb dieser Gruppe geführt[32].

In Zellen weiblicher Herkunft ist ein Chromosom dieser Gruppe in späten Stadien der S-Phase stark radioaktiv, während die Replikation in den anderen Chromosomen bis auf kurze Abschnitte beendet ist. Es sind viele Untersuchungen über die späte Replikation dieses heteropyknotischen X-Chromosoms gemacht worden[33]. Dabei wurde festgestellt, daß die späte Replikation eines X-Chromosoms in XX-Zellen sich auf beide Arme erstreckt, jedoch findet sich die stärkste Aktivität am langen Arm, und in sehr späten Stadien kann der kurze Arm relativ ohne Aktivität sein. Die Centromerregion ist frei von Silberkörnern[34]. Pulsmarkierung zu Beginn der S-Phase hat gezeigt, daß das spätreplizierende X-Chromosom auch später als die anderen Chromosomen mit der DNA-Replikation beginnt[35].

Obwohl das X-Chromosom nach Denver- und London-Nomenklatur zwischen Chromosom Nr. 6 und 7 eingeordnet wird, hat sich das spätreplizierende X-Chromosom häufig als kürzer erwiesen[36].

Zwischen dem Fluorescenzmuster und dem späten Replikationsmuster herrscht eine sehr gute Übereinstimmung. Dies gilt auch für das isopyknotische X-Chromosom der weiblichen sowie für das X der männlichen Zelle.

Überzählige und strukturell abnorme X-Chromosomen replizieren im allgemeinen spät und können somit von den überzähligen und abnormen Autosomen der C-Gruppe unterschieden werden.

Erst die deutlich differenzierten *Fluorescenzmuster* der einzelnen Chromosomen dieser Gruppe ermöglichen eine Identifikation.

Chromosom Nr. 6 hat bei *Q-Färbung* zwei deutliche Bänder von mittlerer Helligkeit am kurzen Arm, die durch ein dunkles Band voneinander getrennt sind. Der lange Arm erscheint einheitlich mit nur schwach fluorescierenden Bändern.

Dieses Chromosom ist bei der *G-Bänderung* an dem breiten ungefärbten Band zwischen den dunklen Bändern an den distalen und proximalen Enden des kurzen Armes erkennbar.

Chromosom Nr. 7 zeigt bei *Q-Färbung* am kurzen Arm terminal ein helles Band. Am langen Arm sind zwei helle Bänder sehr deutlich.

Bei *G-Bänderung* sind zwei breite dunkle Bänder in der Mitte des langen Armes sehr auffallend.

Chromosom Nr. 8 hat bei keiner der speziellen Färbemethoden eine auffallende Markierung und wird daher oft nur durch Ausschluß identifiziert. In optimalen photographischen Abbildungen sowie bei Messungen können im langen Arm deutlich zwei hellere Q-Bänder identifiziert werden.

Chromosom Nr. 9. Bei *Q-Färbung* bleibt die sekundäre Konstriktion nahe dem Centromer dunkel; zwei helle Bänder am langen Arm erleichtern die Identifikation.

G-Bänderung. Ein breites oder zwei schmälere dunkle Bänder distal am kurzen Arm, zwei breite Bänder am langen Arm. Die sekundäre Konstriktion ist nicht gefärbt.

Chromosom Nr. 10 hat am langen Arm nahe dem Centromer ein breites helles Band bei *Q-Färbung*, dem distal zwei schwächer fluorescierende Bänder folgen. Das Centromer ist dunkel und der kurze Arm ist gleichmäßig fluorescierend.

G-Bänderung. Am langen Arm sind meist drei dunkle Bänder, von denen das proximale Band am stärksten gefärbt ist.

---

[32] Breg et al. 1972. [33] Morishima et al. 1962, German 1962, 1967.

[34] Frøland 1967. [35] Priest et al. 1967.

[36] Schmid 1963, German 1964a, b, Patau 1965, Chandra u. Hungerford 1967.

In **Chromosom Nr. 11** ist bei *Q-Färbung* ein schmales, aber auffallendes Band am langen Arm nahe dem Centromer gelegen. In manchen Fällen ist dieses Band von dem angrenzenden einzigen helleuchtenden Band durch ein breites dunkles Band getrennt, welches der von einigen Autoren beschriebenen sekundären Konstriktion entspricht. Der distale Teil des langen Armes ist dunkler.

Auch bei *G-Bänderung* ist ein nicht gefärbtes Band im Mittelteil des langen Armes auffallend. Das Centromer ist gefärbt, und der kurze Arm hat proximal ein breites dunkel gefärbtes Band.

Chromosom Nr. 12 ähnelt sehr Chromosom Nr. 11, hat aber einen etwas höheren Centromer-Index. Wie bei Nr. 11 erscheint der distale Teil des langen Armes sehr dunkel im Gegensatz zu dem proximal gelegenen helleuchtenden Band.

Bei der *G-Bänderung* erscheint Chromosom Nr. 12 dem Chromosom Nr. 11 sehr ähnlich, nur ist das nicht gefärbte Band am langen Arm nicht so breit wie bei Nr. 11; distal davon befinden sich 2—3 dunkle Bänder und am distalen Ende ein ungefärbtes Band.

Obwohl das **X-Chromosom** im Gegensatz zu den anderen Chromosomen der C-Gruppe in seiner Länge stark schwankt, paßt es im allgemeinen zu den längeren Chromosomen dieser Gruppe. Der Centromer-Index ist recht hoch, aber auch etwas variabel. In weiblichen Zellen ist ein Chromosom der C-Gruppe in späten Stadien der S-Phase stark radioaktiv, während die Replikation in anderen Chromosomen bis auf kurze Abschnitte beendet ist. Es handelt sich dabei um ein X-Chromosom. Dieses spätreplizierende X-Chromosom beginnt auch mit der DNA-Replikation später als die anderen Chromosomen. Die späte Replikation erstreckt sich auf beide Arme, jedoch findet sich am langen Arm die stärkste Aktivität. Überzählige oder strukturell abnorme X-Chromosomen replizieren auch spät und können somit von überzähligen abnormen Autosomen der C-Gruppe unterschieden werden.

Bei *Q-Färbung* ist der lange Arm heller als der kurze. Es kann an einem deutlichen Band im kurzen Arm und einem breiteren dunklen Band zwischen obigem Band und einem ähnlich hellen Band im langen Arm erkannt werden.

Die Fluorescenzmuster von Chromosom Nr. 10 und dem X-Chromosom erscheinen manchmal recht ähnlich. Allerdings ist für das X-Chromosom der höhere Centromer-Index und bei Mikrofluorometer-Messungen das breitere „Tal", in dem das Centromer liegt, sehr typisch. Zwischen beiden X-Chromosomen der weiblichen Zelle sind keine fluorescenzmikroskopischen Unterschiede festgestellt worden.

G-Bänderung. Zwei auffallende Bänder am langen Arm und ein auffallendes dunkles Band in der Mitte des kurzen Armes.

D-Gruppe, Chromosomen Nr. 13—15

Die **Chromosomen Nr. 13, 14 und 15** sind als Gruppe leicht erkennbare akrozentrische Chromosomen. Der Centromer-Index liegt bei 15 und ist der niedrigste des Karyotyps. Alle drei Paare tragen Satelliten, die aber, entweder aus präparativ technischen Gründen oder aus individueller Variabilität, nicht immer bei allen D-Chromosomen einer Zelle sichtbar sind. Geringe Längenunterschiede können beobachtet werden, die zwar nur 10% erreichen, aber dann eine Anordnung der Größe nach erlauben und gut mit autoradiographischen Befunden korreliert sind. Die Replikationsmuster dieser akrozentrischen Chromosomen unterscheiden sich in den späten Stadien der S-Phase relativ zuverlässig. Das Paar Nr. 13 repliziert im größten Teil des langen Armes, während das Paar Nr. 15 nur noch wenig oder keine Aktivität über dem proximalen langen Arm oder dem

Centromer zeigt. Das Paar Nr. 14 liegt dazwischen und repliziert über dem Centromer sowie auch häufig über dem proximalen Drittel des langen Armes. Detaillierte Untersuchungen an dieser Gruppe wurden von GIANNELLI und HOWLETT (1966) durchgeführt; sie zeigten, daß der Markierungsgrad in Korrelation steht zur Chromosomenlänge: das relativ längste D war das am stärksten markierte (Nr. 13), und das autoradiographisch identifizierte Paar Nr. 15 das relativ kürzeste.

Während bei der *Fluorescenzfärbung* die langen Arme der Chromosomen dieser Gruppe leicht voneinander unterschieden werden können, gibt es relativ viele individuelle Varianten der kurzen Arme. An den kurzen Armen der drei Chromosomenpaare, aber vor allem an Nr. 13 und 15 können kleine stark fluorescierende Regionen auftreten.

Chromosom Nr. 13 unterscheidet sich von den beiden anderen durch seine starke Fluorescenz. Die zwei auffallend hellen Bänder des langen Armes sind vom Centromer durch ein weniger fluorescierendes Band getrennt. Manchmal tritt zusätzlich auch ein sehr dünnes, aber intensiv leuchtendes Band nahè dem Centromer auf. Die kurzen Arme und die Satelliten können sehr helleuchtend sein.

In **Chromosom Nr. 14** ist das am stärksten fluorescierende Band im proximalen Teil des langen Armes lokalisiert. Das terminale hellere Band am distalen Teil des langen Armes ist immer gut erkennbar, obwohl es recht schmal ist.

Chromosom Nr. 15 hat ein breites helleuchtendes Band im proximalen Teil des langen Armes, ähnlich wie Nr. 14, aber der distale Teil des langen Armes ist dunkel. Die Fluorescenz ist im ganzen bei diesem Chromosom schwächer als bei Nr. 14.

Mit der *Giemsabanden-Technik* zeigt das Chromosom Nr. 13 dunkel gefärbte Bänder in der Mitte des langen Armes. Die Satellitenregion ist gefärbt. Nr. 14 hat am proximalen Teil ein breites dunkles Band und am Ende des langen Armes ein schmäleres, aber auffallend dunkles Band.

Chromosom Nr. 15 hat ein ähnliches Bandmuster wir Nr. 14, nur fehlt ihm das distale dunkle Band. Die dunkle Bänderung hört in der Mitte des langen Armes auf, und der restliche Teil des langen Armes erscheint hell.

E-Gruppe, Chromosomen Nr. 16—18

Chromosom Nr. 16 läßt sich regelmäßig von den beiden anderen Paaren der E-Gruppe unterscheiden. Es ist metazentrisch oder etwas submetazentrisch, mit einem Arm-Index von 1,4—1,8 und einem Centromer-Index von ca. 40. Im allgemeinen beträgt seine Länge gut ein Drittel der Länge eines Chromosoms Nr. 1. Es zeichnet sich durch erhebliche Schwankungen in seiner Länge aus und weist in ungefähr 10% eine sekundäre Konstriktion im proximalen langen Arm auf. Variationen in der Länge betreffen vor allem den langen Arm, aber auch Verkürzungen des kurzen Armes werden beobachtet.

Chromosomen Nr. 17 und 18 können in guten Präparaten nach ihrer Länge und der Lage des Centromers unterschieden werden. Chromosom Nr. 18 ist um durchschnittlich 5—10% kürzer und besitzt eindeutig kürzere kurze Arme, mit einem Arm-Index von 2,4—4,2 und einem Centromer-Index von 26 (21—29). Dagegen deutet der Centromer-Index von 31 (Streubreite 23—36) bei Chromosom Nr. 17 und der Arm-Index von ca. 1,8—3,1 auf eine mehr proximale Position des Centromers. Aufgrund seiner kürzeren kurzen Arme kann man in den meisten Fällen Chromosom Nr. 18 von Chromosom Nr. 17 gut unterscheiden.

Autoradiographie. Alle drei Chromosomen der E-Gruppe besitzen ein charakteristisches Replikationsmuster.

Chromosom Nr. 16 repliziert im langen Arm, vor allem nahe dem Centromer, im frühen und späten Stadium sehr aktiv.

Chromosom Nr. 17 schließt die Replikation sehr früh ab und ist schon im mittleren Stadium kaum noch aktiv.

Chromosom Nr. 18 ist dagegen bis ins späte Stadium noch in seiner ganzen Länge aktiv und kann somit gut von Chromosom Nr. 17 unterschieden werden.

Das *Fluorescenzmuster* von Chromosom Nr. 16 ist sehr typisch. Das proximale Ende des langen Armes erscheint meist dunkel, wobei die Länge des dunklen Bandes von der Größe der sekundären Konstriktion abhängt. Distal weist der lange Arm ein breites helles Band auf.

Chromosom Nr. 17 und 18 unterscheiden sich auch fluorescenzmikroskopisch gut voneinander. Der lange Arm von Nr. 17 ist durch 2 Bänder charakterisiert, eines nahe dem Centromer und das andere mehr distal gelegen, welches auch heller leuchtend ist. Chromosom Nr. 18 hat auch 2 Bänder im langen Arm, aber beide haben die gleiche Intensität.

Bei der *G-Bänderung* ist der proximale lange Arm von Chromosom Nr. 16 stark gefärbt. Chromosom Nr. 17 ist recht schwach gefärbt. Am proximalen Teil des langen Armes ist ein dunkleres Band und am distalen Ende ein schmäleres dunkles Band. Chromosom Nr. 18 hat zwei dunkle Bänder am distalen langen Arm. Am kurzen Arm ist ein mittelstark gefärbtes Band.

F-Gruppe, Chromosomen Nr. 19—20

Chromosomen Nr. 19 und 20 sind nicht voneinander unterscheidbare kleine metazentrische Chromosomen. Der Arm-Index beträgt 1,2—1,9, der Centromer-Index im allgemeinen etwas mehr als 40, es werden Werte von 34—46 angegeben (Chicago-Konferenz 1966). Diese Gruppe ist *autoradiographisch* nicht eindeutig zu differenzieren. Beide Paare replizieren sehr früh und gleichmäßig.

Die *Q-Bänderung* erlaubt im allgemeinen eine Identifizierung der beiden Paare. Chromosom Nr. 19 hat zwei deutlich fluorescierende Bänder nahe dem Centromer in jedem Arm. In Chromosom Nr. 20 zeigt der kurze Arm eine auffallend stärkere Fluorescenz als der lange Arm. Der auffallendste Unterschied zwischen den beiden Paaren ist, daß Nr. 19 das am schwächsten fluorescierende Chromosom der ganzen Metaphasenplatte überhaupt ist. Nr. 20 ist heller fluorescierend.

Mit der *G-Bänderung* ist es am besten möglich, die beiden Chromosomen zu unterscheiden. Chromosom Nr. 19 ist an der Centromerregion dunkel gefärbt.

Chromosom Nr. 20 hat ein dunkel gefärbtes Band am kurzen Arm und ein etwas heller gefärbtes Band am langen Arm. Das Centromer ist weniger gefärbt als bei Nr. 19.

G-Gruppe, Chromosomen Nr. 21—22

Die **Chromosomen Nr. 21 und 22** sind kleine akrozentrische Chromosomen von gelegentlich etwas unterschiedlicher Länge. Obwohl nicht immer sichtbar, sind die kurzen Arme satellitentragend. Chromosom Nr. 21 kann bis zu 5% kürzer sein. Der Arm-Index beträgt 2,3—6,8 für Nr. 21. Der Centromer-Index liegt bei beiden Paaren um 25, schwankt aber von 13—33.

Die *autoradiographisch* feststellbaren Unterschiede im Replikationsverhalten der beiden Paare sind so minimal, daß eine individuelle Identifizierung mit dieser

Methode nicht sicher möglich ist. Da die anderen speziellen Färbemethoden eine genaue Identifikation zulassen, sollte man sich bei dieser Gruppe nicht auf autoradiographische Zuordnung beschränken.

Die *Q-Bänderung* der beiden Paare ist auffallend verschieden. Das deutlich stärker fluorescierende Chromosomenpaar, das als Trisomie beim Down-Syndrom vorkommt[37], wird als Chromosom Nr. 21 bezeichnet, obwohl es das kleinere ist (Paris-Konferenz 1971). Der lange Arm zeigt proximal leuchtende und schmale, etwas weniger helle Segmente. Die kurzen Arme und Satelliten zeigen verschieden starke Fluorescenz. Es sind aber auch Satelliten ohne Fluorescenz beobachtet worden. Für die Identifizierung ist wichtig, daß Chromosom Nr. 21 im ganzen viel stärker fluoresciert als Nr. 22. Die an sich schon schwächere Fluorescenz von Chromosom Nr. 22 nimmt an den langen Armen distal noch mehr ab.

Bei der *G-Bänderung* ist Nr. 21 das stärker gefärbte und kleinere Chromosom. Am langen Arm sind 1—2 dunkle Bänder. Chromosom Nr. 22 hat am proximalen langen Arm ein dunkles Band und distal ein schwächer gefärbtes.

Das **Y-Chromosom** unterscheidet sich durch seine größere Länge, ein undeutliches Centromer, Abwesenheit von Satelliten und durch Chromatinapposition am langen Arm von den Chromosomen der G-Gruppe. Es beteiligt sich nicht an der Assoziation der akrozentrischen Bereiche. Der Arm-Index schwankt von 2,9 bis unendlich, d.h., es ist kein kurzer Arm erkennbar und der Centromer-Index liegt bei 16 (Streubreite 0—26).

Autoradiographisch ist das Y-Chromosom deutlich aktiver als die Chromosomen der G-Gruppe. Es repliziert länger und intensiver und kann vor allem in den späteren und mittleren Stadien deutlich erkannt werden.

Die *Q-Bänderung* ist sehr auffallend. Der in seiner Länge sehr variable distale lange Arm (vgl. Abschnitt V) zeigt eine besonders starke Fluorescenz. Photoelektrische Messungen haben ergeben, daß die Fluorescenz pro DNA-Einheit dreimal so groß ist wie der Durchschnitt für die ganze Metaphasenplatte. Manolov et al. (1971) zeigten, daß es sich bei dem fluorescierenden Abschnitt der langen Arme um zwei Bänder handelt, die man fast immer, bei nicht zu starker Kontraktion, unterscheiden kann. Das proximale Band (*q*2) ist breiter und heller fluorescierend. In stark kontrahierten Y-Chromosomen sind die beiden Bänder (*q*2 und *q*3) miteinander verschmolzen und bilden den stark fluorescierenden Teil des Y-Chromosoms, der in seiner Längenvariabilität den bekannten Polymorphismus dieses Chromosoms bewirkt.

Bei Anwendung der *G-Bänderung* ist das Y-Chromosom meist im ganzen etwas dunkler, der distale Teil des langen Armes erscheint dagegen noch intensiver gefärbt. Die Färbung kann aber bei den verschiedenen Techniken variieren.

2. Chromosomenmessungen

Zwar gibt es viele Daten über Chromosomenmessungen (vgl. Chicago-Konferenz 1966, Paris-Konferenz 1971), trotzdem bleibt aber ihre Zuverlässigkeit fraglich. Selbst in guten Präparaten können die Längenvarianten einzelner Chromosomen beträchtlich sein. Unterschiede des Kontraktionsgrades beider Arme eines Chromosoms und andere präparativ bedingte Faktoren machen Messungen der absoluten Chromosomenlänge zur Identifizierung homologer Chromosomen in einzelnen Zellen unmöglich. Beispielsweise können peripher gelegene Chromosomen in luftgetrockneten Präparaten etwas größer sein[38].

[37] Caspersson et al. 1970, O'Riordan et al. 1971. [38] Patau 1965.

Adäquate Standardisierung und Kontrollen sind wichtige Voraussetzungen für Chromosomenmessungen. Man mißt Chromosomen auf stark vergrößerten photographischen Abzügen oder in Projektionen des Negativs auf eine Leinwand oder andere Fläche in einem bestimmten Abstand. Da Centromer und achromatische Regionen eines Chromosoms meist nicht präzise genug bestimmt werden können, bereiten diese Abschnitte gewisse Schwierigkeiten beim Messen; die sich dadurch ergebenden Ungenauigkeiten müssen durch Standardisierung und sorgfältige Kontrollen kompensiert werden.

Für detaillierte Angaben zur Methodik der Chromosomenmessungen sei auf den Text der Pariser Konferenz (Paris-Konferenz 1971) sowie die dort zitierte Literatur verwiesen.

V. Variabilität des Karyotyps

Als die moderne Cytogenetik des Menschen vor gut einem Jahrzehnt begann, war das Hauptaugenmerk auf die Charakterisierung des Standardkaryotyps, wie er im vorhergehenden Kapitel beschrieben wurde, und seiner groben Abweichungen hinsichtlich Anzahl und Struktur infolge verschiedener Anomalien gerichtet. Letzteres erfolgte hauptsächlich durch Untersuchungen an phänotypisch abnormen Personen. In den letzten Jahren zeigte es sich jedoch, daß Studien an unausgelesenen, gesunden Individuen notwendig sind, um eine Vorstellung von der tatsächlichen Häufigkeit chromosomaler Anomalien sowie gewisser Varianten und ihrer Verteilung im Karyotyp zu erhalten. Die Edinburgh-Studie[39] und die New Haven-Studie[40] waren die ersten systematischen Untersuchungen, die eine quantitative Aussage über die Variabilität des menschlichen Karyotyps bei normalen Erwachsenen- und Neugeborenenpopulationen machten. Die folgenden Ausführungen beziehen sich im wesentlichen auf diese Daten, die neuerdings durch ähnliche Untersuchungen ergänzt werden[41].

Es zeigt sich, daß der menschliche Karyotyp ein hochpolymorphes System ist. Ungefähr 5—7% der menschlichen Bevölkerung sind für mindestens eine, in der Metaphase lichtmikroskopisch erkennbare strukturelle autosomale Änderung heterozygot; nimmt man einige Fluorescenzmerkmale dazu, so sind es sogar bis zu 50% der Bevölkerung. Ursprünglich waren mit den Standardfärbungen autosomale Strukturvarianten des Karyotyps, wie er in Abschnitt III beschrieben ist, bei etwa 2—3% Neugeborener beobachtet worden[42]. Neueste Ergebnisse, die auf spezifischen Färbungen basieren, verdoppeln diese Zahlen zumindest[43].

Die Kenntnis ihrer Art und Verteilung ist wichtig, um Normvarianten von pathologischen Gegebenheiten abgrenzen und genau den Ort von Bruchstellen angeben zu können. Art, Häufigkeit und Position dieser Varianten sind für jedes Chromosom charakteristisch, so daß sie als cytologische Marker verwendet werden können. Sie sind für genetische Untersuchungen besonders wichtig, da sie sich nach den Mendelschen Gesetzen vererben, wie es z.B. die Studie von WIKRAMANYAKE et al. (1971) zeigte und von RENWICK (1971a, 1971b) methodisch näher dargelegt worden ist.

Im folgenden sollen einige allgemein wichtige Eigenschaften der oben erwähnten verschiedenen menschlichen Polymorphismen besprochen werden. Im Anschluß daran wird eine genaue Beschreibung der einzelnen Varianten sowie deren Häufigkeit und Bedeutung für die Identifizierung der einzelnen Chromosomen gegeben.

---

39 COURT BROWN et al. 1966, 1967, 1969, JACOBS et al. 1970.

40 LUBS u. RUDDLE 1970, 1971.

41 ZANKL u. ZANG 1971, HAMERTON et al. 1972. 42 LUBS u. RUDDLE 1970.

43 CRAIG-HOLMES u. SHAW 1971, BOBROW et al. 1971, FERGUSON-SMITH 1974.

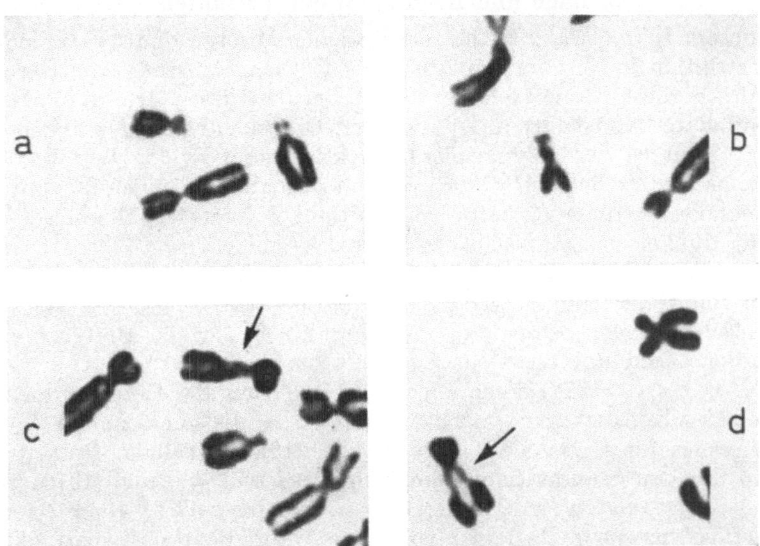

Abb. 12a—d. Varianten von Chromosomen der D-Gruppe (a), G-Gruppe (b), und prominente sekundäre Konstriktion an einem Chromosom Nr. 9 (c und d). Standard-Giemsafärbung. (Aus PASSARGE 1970)

1. Chromosomale Varianten

Folgende Arten von chromosomalen Varianten konnten bisher identifiziert werden:

1. Variationen der Satelliten-Regionen bei den akrozentrischen Chromosomen der D- und G-Gruppe in Form von Vergrößerung des proximalen kurzen Armes, Vergrößerung oder Verdoppelung der Satelliten (Tandem-Satelliten), Fehlen der Satelliten, verkleinerte kurze Arme (s. Abb. 12a und b).

2. Polymorphismus der sekundären Konstriktionen, wie Verlängerung, selektive Anfärbbarkeit mit verschiedenen Giemsa-Färbemethoden, Brüchigkeit und perizentrische Inversionen (Abb. 12c und d, Abb. 9).

3. Starke Fluorescenz des zentrischen Heterochromatins bei einigen Autosomen, z.B. 3 und 4, und des langen Armes vom Y-Chromosom (Abb. 5).

Es muß hervorgehoben werden, daß die von LUBS und RUDDLE (1970) in ihrer New Haven-Studie aufgeführten Daten aus der Analyse von je zwei einwandfreien, idealen Metaphasen stammen, die von 2444 unausgesuchten Neugeborenen gemacht wurden, wobei die einzelnen Chromosomen nur nach Standardfärbungen identifiziert wurden. Die New Haven-Untersuchung wies ferner auf gewisse rassische Unterschiede hin[44].

Bei Anwendung von Q- und C-Bandenfärbungen, aber auch bei G-Bänderung, können bestimmte chromosomale Varianten unterschieden werden. Wenn diese Varianten vorhanden sind, können sie als Merkmal für das jeweilige Chromosom dienen, obwohl man sich wegen des polymorphen Charakters bei der Identifizierung bestimmter Chromosomen nicht darauf verlassen kann. Im folgenden werden die Lage und die spezifischen Eigenschaften der bis heute bekannten chromosomalen Varianten beschrieben.

---

[44] LUBS u. RUDDLE 1971.

2. Lage und Häufigkeit der Varianten

Chromosom 1. In etwa 25% der menschlichen Mitosen findet sich eine sekundäre Konstriktion im proximalen Abschnitt des langen Armes von Chromosom Nr. 1 (1qh+), die zu einer leichten Verlängerung dieses Armes führen kann. Diese sekundäre Konstriktion ist bei der C-Bandenfärbung dunkel gefärbt (Abb. 10). Somit ist der polymorphe Charakter dieser Region bestätigt, und es zeigt sich, daß zusätzliches Heterochromatin vorhanden sein muß[45]. Mit der G-Bandenmethode ist diese Region ebenfalls dunkel gefärbt, während sie bei der Q-Färbung dunkel oder nur schwach fluorescierend ist.

Ursprünglich nahm man an, daß diese familiär vorkommende Variante abhängig sei von verschieden starken Kontraktions- oder Spiralisationszuständen. Die beschriebene enge Koppelung mit dem Locus für die Blutgruppe Duffy führte zu der Zuordnung des Gens *Fy* zu Chromosom Nr. 1[46].

FERGUSON-SMITH (1974) beschrieb eine Vermehrung des Heterochromatins an der sekundären Konstriktion von Chromosom Nr. 1, die somit zu einer Verlängerung des Armes führt, bei 8,8% (bei 19 von 216) Individuen. Frühere Untersuchungen mit den Standardmethoden von LUBS und RUDDLE (1970) und von FERGUSON-SMITH zeigten eine Häufigkeit von 0,62 bzw. 0,5%. Diese Region, wie die meisten polymorphen Regionen, ist in der Autoradiographie spätreplizierend.

Chromosom 2. Das distale Drittel des langen Armes von Chromosom 2 zeigt in seltenen Fällen eine sekundäre Konstiktion. LUBS und RUDDLE (1970) geben eine Häufigkeit von 0,17% und FERGUSON-SMITH (1974) von 0,004% an. FERGUSON-SMITH beobachtete an dieser Stelle eine größere Brüchigkeit. Eine parazentrische sekundäre Konstriktion mit erhöhter Brüchigkeit, familiär auftretend, ist beobachtet worden[47].

Chromosom 3. Dieses Chromosom weist ein schmales hell fluorescierendes Band am langen Arm, genau anschließend an das Centromer auf (Abb. 5), das bei 50% der Individuen in einem und bei 35% in beiden Homologen[48] erscheint und hereditär ist. LEISTI (1971) beschreibt eine sekundäre Konstriktion an dieser Stelle. LUBS und RUDDLE (1970) beschreiben ein etwas verkürztes Chromosom 3 in 0,29% von 2444 normalen Neugeborenen. FERGUSON-SMITH (1974) beobachtete eine vermehrte Brüchigkeit bei einer median gelegenen Konstriktion des langen Armes.

Chromosom 4 und 5. Morphologisch auffallende Varianten sind in der B-Gruppe sehr selten[49], und ihr Auftreten würde eher an eine Translokation oder eine Insertion denken lassen, wenn nicht eine Abweichung des im allgemeinen recht konstanten C-Bandes nachgewiesen werden kann. Die Centromerregion des Chromosom 4 zeigt in 35—40% der Zellen intensive Fluorescenz und scheint konstant für ein Individuum zu sein.

Chromosom 9. Dieses Chromosom ist das einzige Chromosom der C-Gruppe, das häufig einen charakteristischen Polymorphismus aufweist. Seine parazentrische sekundäre Konstriktion am proximalen langen Arm ist schon seit längerem als eine Region mit auffallender Variation bekannt. Die C-Bandentechnik zeigt, daß diese Region ein dichter Heterochromatinblock ist, dessen Größe innerhalb der verschiedenen Individuen bis zu 100% variieren kann (Abb. 9). Sie läßt sich gut und bevorzugt metachromatisch bei Anwendung der Giemsa 11-Methode färben[50]. Sie erscheint als ein negatives Q-Band, das aber verschiedene Breite

[45] CRAIG-HOLMES u. SHAW 1971, FERGUSON-SMITH 1974. [46] RENWICK 1971a.
[47] LEJEUNE et al. 1968, LEISTI 1971, FERGUSON-SMITH 1974.
[48] SCHNEDL 1971c, 1974. [49] LUBS u. RUDDLE 1970.
[50] BOBROW, MADAN u. PEARSON 1972, GAGNÉ u. LABERGE 1972.

aufweisen kann. Die sekundäre Konstriktion kann relativ lang sein und das Centromer so unauffällig, daß man es mit herkömmlicher Standardfärbung irrtümlich als ein „Translokationschromosom“ diagnostizieren könnte.

Diese Region, welche während der Endphase der DNA-Synthese spätrepliziert, ist von Interesse, da an dieser Stelle erhöhte spontane Chromosomenbrüchigkeit auftreten kann[51]. Die Eigenschaft dieser und anderer sekundärer Konstriktionen (z.B. auf Chromosomen 1 und 16) bei Einwirkung von Mitomycin C Brüchigkeit aufzuweisen, war schon seit einigen Jahren bekannt[52].

Ein anderer interessanter Polymorphismus des Chromosoms Nr. 9 ist das Vorkommen einer perizentrischen Inversion der sekundären Konstriktion, wodurch ein fast metazentrisches Chromosom entsteht[53]. Ferguson-Smith (1974) beobachtete diese Variante bei 1,8% (4 von 216) Individuen, die mit den speziellen Giemsatechniken untersucht wurden. Es dürfte sich um dieselbe Variante handeln, wie sie von Lubs und Ruddle (1970, 1971) als ein metazentrisches Chromosom der C-Gruppe beschrieben wurde, dann aber für ein Chromosom Nr. 11 angesehen wurde. Ferguson-Smith (1974) beschreibt das Vorkommen einer verlängerten sekundären Konstriktion des Chromosoms Nr. 9 (9qh+) bei 1,2% (17 von 2270) Individuen bei Anwendung der Standardfärbungen und bei 3,7% (8 von 216) bei Anwendung der G-Bandenfärbung.

Chromosom 13, 14 und 15. In der D-Gruppe kommen Varianten am häufigsten vor. Sie treten fast ausschließlich in der Satellitenregion auf und sind mit den Standardfärbungen erkennbar (Abb. 12a), obwohl sie mit den Bandenmethoden genauer und deutlicher identifiziert werden können. Wie schon erwähnt, bestehen die beobachteten Varianten aus Verlängerung der kurzen Arme (ph+), großen Satelliten (ps+), Doppelsatelliten (pss), verkürzten kurzen Armen mit oder ohne Satelliten (ph—). Das Q-Bandenmuster zeigt intensive oder helleuchtende Fluorescenz der Satelliten und/oder der kurzen Arme. Außerdem ist ein verschieden intensiv leuchtendes Band am proximalen langen Arm von Chromosom Nr. 13 erkennbar. Die Intensität und Verteilung der Fluorescenz neigt dazu, innerhalb eines Individuums auffallend konstant zu sein und kann als hervorragender Marker verwendet werden. Auch das G- und C-Bandenmuster zeigt eine große Variabilität der Satellitenregion, die vor allem in Größenunterschieden des centromeren Heterochromatinblocks und in Größen- und Intensitätsunterschieden der gefärbten Satelliten besteht.

In Präparaten, die mit den Standardfärbungen behandelt sind, wurden von Lubs und Ruddle (1970) zur Definition von Varianten der D- und G-Gruppe folgende Kriterien angewendet. Die Länge des kurzen Armes eines akrozentrischen Chromosoms wird mit dem kurzen Arm von Chromosom Nr. 18 aus derselben Zelle verglichen. Normalerweise ist der kurze Arm des akrozentrischen Chromosoms kürzer als der kurze Arm des Chromosoms Nr. 18. Die kurzen Arme eines akrozentrischen Chromosoms werden als „lang“ bezeichnet, wenn sie so lang sind wie die kurzen Arme eines Chromosom Nr. 18, und als „sehr lang“, wenn sie die Länge noch übertreffen. Die Bezeichnung „Riesen-Satelliten“ bezieht sich auf Satelliten, deren Größe die der kurzen Arme noch übertreffen.

Die Häufigkeit autosomaler Polymorphismen in der D-Gruppe wird mit 3,7% (8 von 216) bei Verwendung der Bandentechniken (Ferguson-Smith 1974) und mit 2,3% (411 von 2444) von Ferguson-Smith (1974) und Lubs und Ruddle (1970) bei Anwendung der Standardfärbungen angegeben.

Ferguson-Smith (1974) gibt für die einzelnen Arten des Polymorphismus für jedes Chromosom der D-Gruppe folgende Verteilung an: 7 ph—, 0 ph+, 3 ps+,

[51] Schmid u. Vischer 1969, Schwanitz et al. 1971.

[52] Brøgger u. Johansen 1972, Brown et al. 1972. [53] Wahrman et al. 1972.

2 pss für Chromosom Nr. 14 und 0 ph−, 7 ph+, 2 ps+, 1 pss für Chromsom Nr. 15*, bei einer Gesamtzahl von 62 D-Gruppen-Varianten aus 2486 Individuen.

Chromosom 16. Die parazentrische sekundäre Konstriktion am proximalen langen Arm von Chromosom Nr. 16 (16 qh) ist ein häufiger Manifestationsort für den menschlichen Chromosomenpolymorphismus. Morphologisch erscheint sie meist als eine erweiterte, heller gefärbte Region. Sie ist mit den G- und C-Bandenmethoden stark gefärbt (Abb. 6, 7, 9 und 10), während sie bei der Q-Färbung als negative Region erscheint. Die C-Bandenmethode kann eine verminderte heterochromatische Region an dieser Stelle aufzeigen[54]. Eine andere Stelle (16qh′) am distalen Drittel des langen Armes zeigt erhöhte Brüchigkeit als dominant ererbtes Merkmal[55]. Die Brüchigkeit wird besonders durch Mitomycin C erhöht[56]. Beide Stellen, 16 qh und 16 qh′, haben zur Kartierung des Haptoglobin α-Locus ($Hp\alpha$) am langen Arm von Chromosom Nr. 16 gedient[57]. Sehr wahrscheinlich ist $Hp\alpha$ zwischen den beiden Orten gelegen und nicht distal von 16 qh′[58].

Ungefähr 10% der Zellen zeigen die sekundäre Konstriktion am proximalen langen Arm, wodurch die häufig beobachteten Längenvariationen dieses Chromosoms herbeigeführt werden. In 80% der Zellen wird nach 7 Std in calciumfreiem Medium diese sekundäre Konstriktion sichtbar. Bei Anwendung der Bandentechniken beobachtete FERGUSON-SMITH (1974) bei 5,5% (12 von 216) Individuen eine auffallende sekundäre Konstriktion am proximalen langen Arm, nahe dem Centromer, während mit den Standardfärbemethoden nur eine Häufigkeit von 0,88% (FERGUSON-SMITH 1974) und von 3,3% (LUBS und RUDDLE 1970) angegeben wurde.

Chromosom 17. An diesem Chromosom sind Varianten selten. Eine ausgeprägte sekundäre Konstriktion kann zur Bildung von Pseudo-Satelliten am kurzen Arm führen, die als familiäres Merkmal auftreten und ein nützlicher Marker sein kann. Es kommt zu keiner Teilnahme an einer Satellitenassoziation[59]. FERGUSON-SMITH (1974) fand diese Variante in 0,46% (1 von 216) und 0,75% (17 von 2270) bei Anwendung von Standardfärbungen bzw. G-Bandenfärbung. LUBS und RUDDLE (1970) fanden bei ihrer Untersuchung keine solche Variante, und auch wir haben sie während der letzten 4 Jahre in Präparaten von über 1600 Individuen nicht gesehen. Eine sekundäre Konstriktion kann auch in der Mitte des langen Armes von Chromosom Nr. 17 vorkommen[60]. Diese Region könnte identisch sein mit der Region, in der durch den Adenovirus Typ 12 eine erhöhte Chromatid- und Isochromatidbrüchigkeit bei menschlichen embryonalen Nierenzellen nachgewiesen wurde[61].

Chromosom 18. An diesem Chromosom sind bis heute keine Varianten bekannt.

Chromosom 19 und 20. CRAIG-HOLMES und SHAW (1971) beschrieben bei Anwendung der C-Bandentechnik von ARRIGHI und HSU (1971) ein Chromosom der F-Gruppe mit erhöhtem centromeren Heterochromatinanteil. Von LUBS und RUDDLE (1970) wurde beobachtet, daß eine sekundäre Konstriktion am distalen kurzen Arm zur Entstehung von Pseudo-Satelliten führt und einen verlängerten langen Arm bewirkt, jeweils mit einer Häufigkeit von 0,04%.

Chromosom 21 und 22. In der Satellitenregion der akrozentrischen Chromosomen der G-Gruppe treten polymorphe Veränderungen etwa ebenso häufig auf, wie bei den Chromosomen der D-Gruppe. Sowohl Satelliten als auch kurze Arme

---

* Nomenklatur s. Abschnitt X. [54] CRAIG-HOLMES u. SHAW 1971.
[55] MAGENIS, HECHT u. LOVRIEN 1970. [56] BRØGGER u. JOHANSEN 1972.
[57] MAGENIS, HECHT u. LOVRIEN 1970.
[58] RENWICK 1971a. [59] SCHMID 1969, LEISTI 1971.
[60] FERGUSON-SMITH 1964, 1974. [61] ZUR HAUSEN 1967.

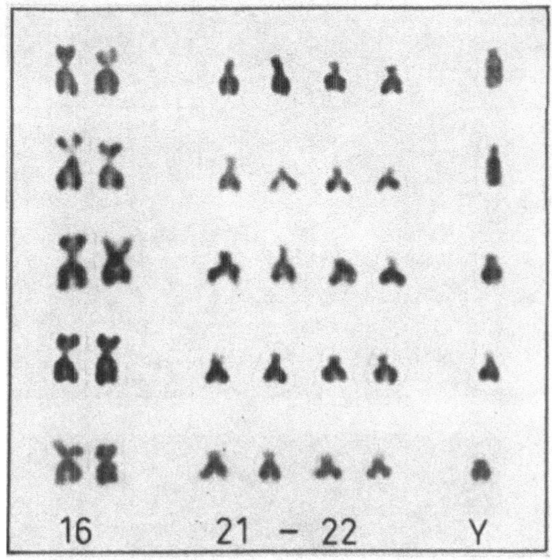

Abb. 13. Normale Variationen in der Länge des Y-Chromosoms bei 5 verschiedenen Individuen. (Aus PASSARGE 1970)

können schwache, mittelstarke, intensiv oder helleuchtende Fluorescenz zeigen, wobei das Fluorescenzmuster innerhalb eines Individuums konstant und erblich ist. Beim G-Bandenmuster können entweder eine positive oder negative Heteropyknose der auffallenden Satelliten konstant für jede Variante sein, während die Satellitenstiele und andere sekundäre Konstriktionen bei G- und C-Bandenmethoden blaß und negativ heteropyknotisch bleiben. Die Centromerregionen sind bei der C-Bandenmethode dunkel gefärbt und zeigen, daß es Unterschiede in der Größe des Heterochromatinblocks gibt[62]. Die Standardfärbungen lassen weniger sichtbare Varianten erkennen, trotzdem wurden relativ hohe Zahlen beobachtet. COURT BROWN et al. (1966) beschreiben in ihrer Edinburgh-Studie bei 1,2% von 756 Personen einen verlängerten kurzen Arm, während LUBS und RUDDLE in der New Haven-Studie 3,5% von 2444 Neugeborenen angeben[63]. In der New Haven-Studie wurden 2,5% auffallende Satelliten beschrieben (Abb. 12b).

Andere Varianten sind wesentlich seltener, und es handelt sich dabei meist um Riesensatelliten oder auffallend verlängerte oder verkürzte kurze Arme (0,04—0,08% für jede Variante nach LUBS und RUDDLE 1970). Für eine Definition dieser Varianten gilt das gleiche wie schon für die D-Gruppe ausgeführt wurde. In einer Anzahl von Fällen traten Riesensatelliten bei Neugeborenen mit angeborenen Mißbildungen auf; vielleicht stellen sie nicht immer Normvarianten dar. In einem Chromosom dieser Gruppe tritt in 5% eine sekundäre Konstriktion am langen Arm auf. Die familiäre Häufigkeit von Doppelsatelliten wurde kürzlich von LEISTI (1971) beschrieben. FERGUSON-SMITH (1974) gibt eine Gesamthäufigkeit der Varianten der Chromosomen der G-Gruppe mit 1,6 bzw. 1,8% bei Anwendung von Standard- und Bandenmethoden an. Er erhielt folgende Verteilung für die einzelnen Chromosomen und die Art der Variante:

Chromosom 21: 1 ph−, 2 ph+, 3 ps+, 1 pss;
Chromosom 22: 0 ph−, 1 ph+, 2 ps+, 0 pss*.

[62] CRAIG-HOLMES u. SHAW 1971, FERGUSON-SMITH 1974. [63] LUBS u. RUDDLE 1970.
* Nomenklatur s. Abschnitt X.

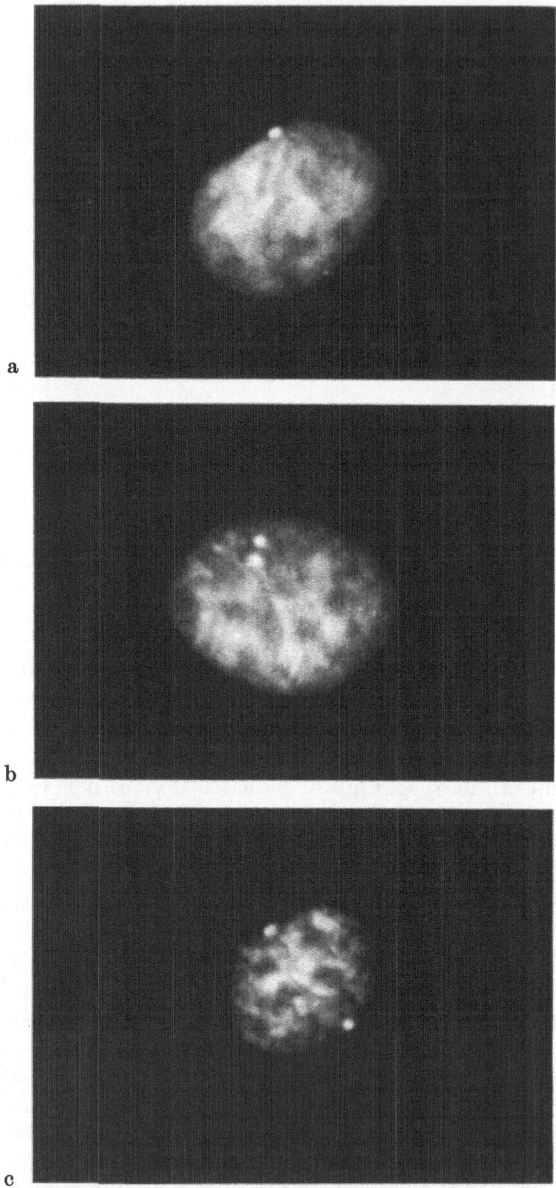

Abb. 14a—c. Interphasekerne der Mundschleimhaut mit einem normalen Y-Körperchen (a) (Y-Chromatin) nach Färbung mit Quinacrin-Mustard (vgl. HELLWEG-FRÜND et al. 1972) Duplex-Y-Körperchen als normale Variante des Y-Chromatins (b), sowie ein doppeltes Y-Körperchen als Hinweis auf das Vorliegen von zwei Y-Chromosomen (c). Vergr. ca. 2400 ×

X-Chromosom. Bis jetzt sind keine eindeutigen Varianten an diesem Chromosom bekannt. LUBS (1969) beschreibt ein familiäres Vorkommen eines X-Chromosoms mit Satelliten am distalen langen Arm. Dabei handelte es sich aber wahrscheinlich nicht um eine normale Variante, da Verlust von Chromosomenmaterial vorlag.

Y-Chromosom. Die beträchtlichen Längenvarianten am langen Arm dieses Chromosoms (Abb. 13) sind schon seit über einem Jahrzehnt bekannt. Gleichzeitig wurde auch die auffallende Konstanz dieses Chromosoms innerhalb eines Individuums erkannt und in mehreren Berichten beschrieben[64]. Dieser Polymorphismus wurde zur Aufdeckung von fremden Zellen nach einer Austauschtransfusion[65] zum Vaterschaftsausschluß[66] verwendet, oder um männliche Nachkommen in einem großen Stammbaum von einem gemeinsamen männlichen Vorfahr herauszufinden[67]. Im allgemeinen weist die Länge des Y-Chromosoms in einer Population eine normale Verteilungskurve auf. LUBS und RUDDLE (1970) fanden Längenvarianten des Y-Chromosoms in 5,6% von 2444 Neugeborenen, meist handelte es sich um eine Verlängerung (in 5% war es länger als ein Chromosom der F-Gruppe und in 0,33% länger als ein Chromosom Nr. 18), während es in 0,25% sehr klein (kleiner als ein Chromosom der G-Gruppe) war. Ähnliche Zahlen erhielten auch COURT BROWN et al. (1966), die über Varianten bei 2—3% in einer normalen Population von Erwachsenen berichteten. Ein kurzes Y-Chromosom wurde bei weniger als 1% der Männer gefunden.

Beträchtliche Fortschritte bei der Aufklärung des polymorphen Charakters des Y-Chromosoms wurden durch die Einführung der Q-, C- und G-Bandenmethoden gemacht und der Tatsache, daß das Y-Chromosom durch seine hellleuchtende Fluorescenz, dem „F-Körper" oder Y-Chromatin auch im Interphasekern (Abb. 14) erkennbar ist[68]. Der variable Teil des langen Armes beim Y-Chromosom weist helleuchtende Fluorescenz auf und färbt sich bei den C- und G-Bandenmethoden an. Es wird nunmehr allgemein angenommen, daß es sich um eine inaktive heterochromatische Region handelt[69] und daß der Polymorphismus des Y-Chromosoms auf Längenvarianten dieses Teils beruht[70]. Einem kurzen Y-Chromosom kann der fluorescierende Teil des langen Armes fehlen, aber diese Aberration scheint selten zu sein.

VI. Chromosomale Lokalisierung von Genloci beim Menschen

Die Feststellung der Lokalisierung von Genloci auf Chromosomen ist eine grundsätzliche genetische Aufgabe. Eine detaillierte Genkarte des menschlichen Genoms wäre nicht nur im Rahmen der klinischen Genetik unmittelbar wichtig (z.B. indirekte Diagnostik durch Koppelungsnachweis benachbarter Genloci), sondern würde zu einem besseren Verständnis genetischer Regulationsvorgänge während der Entwicklung und Differenzierung führen. Beim Menschen stehen zum Nachweis von gekoppelten Genen und ihrer möglichen Zuordnung zu einzelnen Chromosomen zwei grundsätzliche Verfahren zur Verfügung: 1. die Stammbaumanalysen und 2. die Somazellgenetik, die zwar in ihrer Methode grundverschieden sind, sich aber sehr nützlich ergänzen,

Die *Stammbaumanalyse* ist durch die lange Generationszeit, geringe Zahl von Nachkommen, Fehlen von genetischen Kreuzungsexperimenten und eine begrenzte Zahl von polymorphen genetischen Markern stark behindert. Die *Somazellgenetik* bietet Möglichkeiten der genetischen Analyse ohne diese Beschränkungen.

Tabelle 1 zeigt die Genkarte des Menschen unter Berücksichtigung dieser grundsätzlichen Nachweisverfahren. Bis 1968 wäre diese Tabelle vollständig leer

[64] COHEN et al. 1966, UNNÉRUS et al. 1967.
[65] NAIMAN et al. 1966. [66] JONASSON et al. 1972. [67] BORGAONKAR et al. 1969.
[68] CASPERSSON et al. 1970, PEARSON, BOBROW u. VOSA 1970, HELLWEG-FRÜND et al. 1972.
[69] ARRIGHI u. HSU 1971, CHEN u. RUDDLE 1971.
[70] SCHNEDL 1971a, BOBROW et al. 1971, BORGAONKAR u. HOLLANDER 1971, ROBINSON u. BUCKTON 1971, GAGNÉ et al. 1971, YUNIS et al. 1971.

Tabelle 1. Zuordnung von Genloci zu Autosomen beim Menschen (Stand: Februar 1974)

Chromosom Nr.	Nachweisverfahren			Referenz
	(1) Stammbaumanalyse	(2) Somazellhybridisierung	(3) Indirekt durch Kopplung mit (1) oder (2)	
1	Fy, Cae	Pep-C, PGM-1, 6PGD	Rh, El-1, Amy-S, Amy-P, AOD?	RUDDLE et al. 1972, MERRITT et al. 1973, BURGERHOUT et al. 1973
2	AcP(2p)	IDH, MOR, Gal		RUDDLE 1973, FERGUSON-SMITH et al. 1973, SUN et al. 1974
3		—		
4		Adenin B^+ (4, 5)		KAO u. PUCK 1972
5				
6		MOD, IPO-B, PGM_3	HL-A	CHEN et al. 1973, JONGSMA et al. 1973, Creagan et al. 1973
7		MPI, T-antigen		MCMORRIS et al. 1973, CROCE et al. 1973
8		—		
9		—		
10		GOT		RUDDLE 1973
11		LDH-A	ES-A4, AL	BOONE et al. 1972, SHOWS 1972, PUCK et al. 1972
12		LDH-B, Pep-B, Gly-A^+		CHEN et al. 1973, JONES et al. 1973
13		—		TISCHFIELD u. RUDDLE 1973
14		NP		RICCIUTI u. RUDDLE 1973
15		—		
16	Hp (16q)	APRT		TISCHFIELD u. RUDDLE 1974
17		TK (17q)		s. RUDDLE 1972 u. 1973
18		Pep-A		RUDDLE 1973
19		GPI		MCMORRIS et al. 1973
20		ADA		BOONE et al. 1972, Creagan et al. 1973
21		IPO-A, AVP		RUDDLE 1973
22		—		

Abkürzungen zu Tabelle 1

AcP	Saure Erythrophosphatase, E.C.3.1.3.2
ADA	Adenosindeaminase, E.C.3.5.4.4.
AL	Letales Zelloberflächenantigen, PUCK et al. 1972
Amy-P	pankreatische bzw.
Amy-S	saliväre Amylasen, E.C.3.2.1.1
AOD	Auriculo-Osteodysplasie, MCKUSICK Nr. 10900
APRT	Adeninphosphoribosyltransferase, E.C.2.4.2.7.
AVP	Antivirales Protein, Interferon
Cae	zonuläre pulverisierende Katarakt, MCKUSICK Nr. 11680
cf	cystische Pankreasfibrose oder Mucoviscidose, MCKUSICK Nr. 21970
El-1	Elliptocytose-1, MCKUSICK Nr. 13050
ES-A2	Esterase A2
ES-A4	Esterase A4, E.C.3.1.1.2., SHOWS 1972
Fy	Blutgruppe Duffy, MCKUSICK Nr. 11070
Gal	Galactose-l-phosphat-uridyltransferase E. C. 2. 7. 7. 12
GOT	Glutamat-oxalacetattransaminase, E.C.2.6.1.1.
6PGD	6-Gluconatphosphatdehydrogenase, E.C.1.1.1.44
GPI	Glucosephosphatisomerase, E.C.5.3.1.9.
Gly-A^+	Glycinauxotrophie, s. PUCK et al. 1972
HL-A	Histokompatibilitätslocus A

gewesen, und die Mehrzahl der aufgeführten Genloci wurde erst seit 1971 dem jeweiligen Autosom zugeordnet. Wie die Tabelle zeigt, sind inzwischen Gene auf mindestens 15 der 22 Autosomen und 5 syntänische (auf dem gleichen Chromosom liegende) Kopplungsgruppen bekannt.

Eine vollständige Darstellung der einzelnen Befunde und ihrer Nachweistechniken ginge weit über den Rahmen dieses Kapitels hinaus. Im folgenden sollen lediglich die genetischen Grundlagen der verschiedenen Nachweismethoden skizziert und der sich rasch ändernde gegenwärtige Stand angegeben werden. Ausführliche Übersichten zur chromosomalen Zuordnung autosomaler Gene finden sich bei RENWICK (1969, 1971a, 1971b, 1972), PASSARGE (1970b), EDWARDS (1972), KIMBERLING (1972), RUDDLE (1972a, 1972b, 1973, GRZESCHIK 1973, BOOTSMA et al. 1973). Die Ergebnisse der Genkartierung des menschlichen X-Chromosoms sollen hier nur am Rande erwähnt und auf einige neuere Arbeiten verwiesen werden[71].

Die wichtigste Voraussetzung für eine erfolgreiche Zuordnung von Genen zu Autosomen ist die eindeutige Identifizierung eines einzelnen Chromosoms. Dies ist erst seit etwa 1971 für alle Chromosomen des Menschen möglich, wie in Abschnitt IV beschrieben.

Zur Stammbaumanalyse war die Einführung von Computertechniken und besonderer mathematischer Verfahren eine wichtige Voraussetzung für die erfolgreiche Anwendung polymorpher genetischer Marker in der Kopplungsanalyse (vgl. RENWICK 1971a, 1971b).

Tabelle 1 zeigt deutlich, welche überragende Bedeutung der Somazellgenetik für die Analyse von Kopplung und chromosomaler Zuordnung zukommt.

Die experimentell induzierte Fusion von somatischen Zellen in vitro ist die entscheidende Grundlage der genetischen Analyse in der Somazellgenetik[72], weil sie analog zur Fusion von Gameten ist und die Verschmelzung genetisch verschiedener Zellen erlaubt *(Zellhybride)*. Die anschließende Analyse der Segregation von genetischen Markern ist deshalb möglich, weil auch die Zellkerne verschmolzener Zellhybriden fusionieren *(Heterokaryon)* und viele Heterokaryone die Chromosomen eines oder beider Elternkerne nacheinander und regellos verlieren. Dadurch entstehen die verschiedensten genetischen Re(kombinationen), die es gestatten, die An- oder Abwesenheit eines bestimmten Genprodukts mit der eines

Abkürzungen zu Tabelle 1

Hpα	Haptoglobin-alphalocus, McKUSICK-Katalog Nr. 14010		oxydoreductase decarboxylierendes Enzym, E.C.1.1.1.40
IDH	Isocitratdehydrogenase, E.C.1.1.1.42	MPI	Mannosephosphatisomerase, E.C.5.3.1.8
IPO	Indophenoloxydase	NPP	Nucleosidphosphorylase, E.C.2.4.2.1
LDH-A	Lactatdehydrogenase-A, E.C.1.1.1.27	P	Blutgruppe P, McKUSICK Nr. 11140
LDH-B	Lactatdehydrogenase-B, E.C.1.1.1.27	Pep-A, -B, -C	Peptidasen A, B, C
MDH-NAD, MOR	NAD-abhängige Malatdehydrogenase oder Malatoxydoreductase, E.C.1.1.1.37	PGM-1	Phosphoglucomutase-1, E.C.2.7.5.1
MDH-NADP, MOD	NADP-abhängige cytoplasmatische Malatdehydrogenase oder Malat-	Rh	Rhesus-Blutgruppe, McKUSICK Nr. 11170
		TK	Thymidinkinase, E.C.2.7.1.21

[71] BERG u. BEARN 1968, SANGER u. RACE 1970, EDWARDS 1971, GRZESCHIK et al. 1972 u. 1973.

[72] HARRIS 1970, 1971, 1972, WATKINS 1971, EPHRUSSI 1972, GRZESCHIK 1973, BOOTSMA et al. 1973, RUDDLE 1973.

bestimmten Chromosoms oder Chromosomenarmes zu korrelieren. Mensch-Maus- und Mensch-Hamster-Heterokaryone verlieren nur die menschlichen Chromosomen und sind deshalb für diese Zwecke besonders geeignet.

Allerdings kann dieses System nur auf Gene angewendet werden, deren Produkte in Zellkulturen als polymorphe Phänotypen nachgewiesen werden können, wie verschiedene Isoenzyme, Pharmakoresistenz (drug resistance markers), Nutritionsauxotrophie (nutritional auxotrophs), Oberflächenantigene und andere, soweit sie relativ einfacher genetischer Kontrolle unterliegen.

Der Katalog dieser biochemischen Marker ist in den vergangenen 8—10 Jahren sehr wesentlich erweitert worden, insbesondere im Hinblick auf sog. Allozym-Polymorphismen, deren Frequenz beim Menschen und der Maus (Mus musculus) bis zu 40—50% beträgt[73]. Allozyme sind durch verschiedene Allele codierte, im allgemeinen elektrophoretisch trennbare multimolekulare Formen von Enzymvarianten, die am gleichen Locus segregieren. Da Unterschiede zwischen zahlreichen humanen und murinen Markern bestehen, erlauben sie eine Segregationsanalyse mit genetischen Kopplungstests[74].

Spontan fusionieren Zellen oder Zellkerne kaum, und selbst nach Anwendung fördernder Maßnahmen, wie Einwirkung gewisser Viren oder Chemikalien[75], werden selten mehr als 1% lebensfähige Heterokaryone gebildet. Es ist deshalb erforderlich, für Heterokaryone und gegen die elterlichen Zellen zu selektieren. Dazu sind Zellen geeignet, die als Folge einer spontanen oder auch induzierten Mutation die Fähigkeit zur Synthese gewisser Enzyme verloren haben und dadurch auf die Anwesenheit korrespondierender Metaboliten angewiesen sind oder durch ihre Anwesenheit vergiftet werden können. Dabei müssen jedoch die Elternzellen verschiedene Mutanten sein, so daß bei Anwendung eines doppelt selektiven Kulturmediums (gegen jede der Elternzellen, die infolge ihres genetischen Defekts in diesem Medium nicht wachsen können) nur die Zellhybriden wachsen, weil sie sich innerhalb des verschmolzenen Kerns genetisch komplementieren.

Wichtige selektive Systeme bilden z.B. Zellen, denen entweder das Enzym Thymidinkinase (TK) oder Hypoxanthin-Guanin-Phosphoribosyltransferase (HGPRT) oder Adenosinphosphoribosyltransferase (APRT) fehlt. Diese Zellen sind jeweils resistent gegen 8-Azaguanin (3 μg/ml), 5-Bromdesoxyuridin (30 μg pro ml) oder Alanosin, weil sie diese die weitere Synthese blockierenden Pyrimidin- bzw. Purinanaloge nicht einbauen können. Das System der Hybridselektion beruht darauf, daß Säugetierzellen zwei Stoffwechselwege zur Synthese von Nucleotiden besitzen, einen de novo-Weg der Synthese aus Zucker und Aminsosäuren, und einen „Sparweg" unter Verwendung bereits vorhandener Nucleoside, wie Thymidin und Hypoxanthin. Die de novo-Synthese wird durch Aminopterin blockiert; der Sparweg erfordert die gleichzeitige Anwesenheit von TK und HGPRT. Aminopterinresistente, aber TK- bzw. HGPRT-defiziente Elternzellen können deshalb nicht in einem Kulturmedium wachsen, das *H*ypoxanthin, *A*minopterin und *T*hymidin enthält (HAT-Medium[76]). Hybride Zellen dagegen produzieren die Genprodukte *beider* Elternzellen, TK und HGPRT, und wachsen ungehindert in HAT-Medium.

Die gesamte Somazellgenetik beruht auf diesem Prinzip der genetischen Komplementation hybrider Zellen in selektiven Medien verschiedener Modifikationen. (Übersichten z.B. bei RUDDLE 1972, EPHRUSSI 1972, SINISCALCO 1972.) Die Ergebnisse der Genkartierung in Spalte 2 der Tabelle 1 sind im Prinzip so gewonnen, jedoch in Kombination mit cytogenetischen Analysen, die eine Korrelation von Genprodukt und Chromosom erlauben.

---

[73] RUDDLE 1972a. [74] RUDDLE 1972b u. 1973.

[75] EPHRUSSI 1972, WATKINS 1971, Übersicht bei GRZESCHIK 1973. [76] LITTLEFIELD 1964.

Neben den in Tabelle 1 dargestellten, bereits weitgehend als gesichert angesehenen Zuordnungen von Genloci zu Autosomen werden derzeit folgende mögliche Zuordnungen diskutiert, gelten aber als unsicher:

1. Saure Erythrocytenphosphatase (17150)* auf Chromosom 2**,
2. MNSs-Blutgruppe (11130) auf Chromosom 2 oder 4,
3. Gm (14710) auf Chromosom 6,
4. Hageman-Faktor (23400) auf dem kurzen Arm von Chromosom 6.

Für folgende bereits nachgewiesene Kopplungsgruppen existiert noch keine Chromosomenzuordnung:

a) AB0—NP1—AK (AB0-Blutgruppe, 11030 — Nagel-Patella-Syndrom, 16120 — Adenylatkinase, 10300);

b) Dm1-Se-Lu (Dystrophia myotonica, 16090 — Sekretor, 18210 — Lutheran Blutgruppe 11120);

c) möglicherweise P (Blutgruppe P, 11140) und cf (Cystische Prankreasfibrose, 21970);

d) Gm(γG)-Kopplungsgruppe, bestehend aus einer Ansammlung (clustering) struktureller Loci für die Immunglobuline γG_2, γG_3, γG_1, (14710), γA_2 (14700), sowie Pi (α_1-Antitrypsin, 10740);

e) Tf (Transferrin, 19000) — E_1 (Pseudocholinesterase, 17740);

f) ALB (Albumin-Locus, 10360) — Gc (Gruppenspezifische Komponente, 13920);

g) TYS (Sklerotylose, 18160) — MNSs (MNSs-Blutgruppe, 11130);

h) Hbβ (Hämoglobulin-β-Locus, 14190) — Hbδ (Hämoglobulin-δ-Locus, 14210);

i) Pelger-Hüet-Locus (16940) — ungewöhnliche Form einer Muskeldystrophie (15900).

k) Epidermolysis bullosa Typ Ogna (13190) — Erythrocyten-Glutamin-pyruvattransaminase (GPT, E.C.2.6.1.2.).

Von diesen Kopplungsgruppen ist b) erfolgreich für die pränatale Diagnose angewendet worden[77].

VII. Erhebung und Auswertung von Befunden

Bei der Analyse mitotischer Chromosomen und deren Auswertung müssen individuelle Unterschiede zwischen den einzelnen Laboratorien berücksichtigt werden. Obwohl es kein schematisch festgelegtes Vorgehen gibt, müssen doch gewisse Grundregeln eingehalten werden, um sinnvolle Vergleichsmöglichkeiten zu schaffen.

Eine kurze Übersicht über gewisse Grundregeln soll im folgenden gegeben werden. Weitere Einzelheiten bei Patau 1965, Passarge 1970.

1. Mikroskopische und photographische Analyse

Die Chromosomenanalyse setzt sich aus mikroskopischer und photographischer Analyse zusammen. Die mikroskopische Analyse besteht aus direktem Betrachten durch das Mikroskop, meistens mit Hilfe von Zeichnen, Zählen und Prüfen jedes Chromosoms auf seine Zuordnung und Struktur hin.

* Numerierung nach dem McKusick-Katalog (V. A. McKusick: Mendelian Inheritance in Man, 3rd edition. Baltimore: Johns Hopkins Press 1971); dort weitere Angaben und Literatur.

** Durch eine neuere Untersuchung ist diese Lokalisierung wahrscheinlich gemacht (Ferguson-Smith et al. 1973.

[77] Harper et al. 1971.

Tabelle 2. Diagnose eines Chromosomenmosaiks. Beziehung zwischen prozentualer Verteilung zweier Zellinien und Gesamtzahl untersuchter Zellen

Anteil differenter Zellen (%)	Zellzahl zu untersuchen, um mindestens eine differente Zelle zu finden			Erwartete Zahl differenter Zellen (bei $p = 0{,}80$) bei folgender Anzahl untersuchter Zellen:		
	$p = 0{,}80$	$p = 0{,}95$	$p = 0{,}99$	25	30	50
1	160	300	460	0	0	0
2	80	150	230	0	0	0
3	53	100	154	0	0	1
4	40	75	115	0	0	1
5	32	60	92	0	1	1
6	27	50	77	1	1	2
7	23	43	66	1	1	2
8	20	38	58	1	1	2
9	18	33	52	1	1	3
10	16	30	46	1	1	3
11	15	27	42	1	2	3
12	13	25	38	2	2	3
13	12	23	35	2	2	4
14	11	21	33	2	2	4
15	11	20	31	2	2	4
16	10	19	29	2	2	4
17	9	18	27	2	2	5
18	8	17	25	2	2	5
19	8	16	24	2	2	5
20	8	15	23	2	3	6
25	6	12	18	3	3	7
30	5	10	15	4	3	9
40	4	8	11	5	3	12
50	3	6	9	6	4	15

Tabelle von PAUL H. LA MARCHE, M.D. und HORACE MARTIN, Ph.D. (Providence, Rhode Island) nach der Poisson-Verteilung. (Publiziert mit freundlicher Erlaubnis von Dr. PAUL H. LA MARCHE, aus PASSARGE 1970).

Die erforderliche Zahl der zu untersuchenden Metaphasen kann zwischen wenigen und über 100 schwanken. Zum Erkennen einer strukturellen Chromosomenanomalie können etwa fünf klar differenzierbare vollständige Metaphasen genügen, theoretisch sogar nur zwei. Allerdings ist dann die Möglichkeit gegeben, daß ein Chromosomenmosaik nicht erkannt wird. Für die Routineanalyse von Patienten empfiehlt sich die Analyse von 10—15 guten Metaphasen, es sei denn, daß aus klinischen Gründen ein Mosaik vermutet wird. Findet man eine oder mehrere auffällige Zellen, werden weitere Zellen analysiert, eventuell speziell nur auf das sich andeutende Problem hin.

Die photographische Analyse ist die Grundlage der Dokumentation, der weiteren Analyse und der Anfertigung von Karyotypen. Die Zahl der notwendigen Karyotypen hängt von der Fragestellung ab. Es sei betont, daß man bei jeder Ungewißheit des Befundes auf das mikroskopische Bild zurückgreifen muß, weil die Photographie in jedem Fall von geringerer Qualität ist. Wir halten es für wichtig, daß jedem Karyotyp eine Photographie der zugehörigen ganzen Metaphase beigefügt wird, um die Qualität dieser Zelle beurteilen zu können.

2. Diagnose von Chromosomenmosaiken

Ein Chromosomenmosaik besteht bei gleichzeitigem Vorkommen von mehr als einer postzygotisch entstandenen Zellinie mit verschiedenem Chromosomenkomplement bei ein und demselben Individuum. Bei Herkunft der Zellen aus mehr als einer Zygote spricht man von Chimärismus (Übersicht bei FORD 1969). Der Nachweis eines Mosaiks oder einer Chimäre stößt auf Schwierigkeiten, wenn eine Zellinie in der Minorität ist, z.B. unter 10% aller Zellen des untersuchten Gewebes. Der sichere Ausschluß eines Mosaiks ist theoretisch und praktisch nicht möglich. In der Praxis kann man ein statistisches Verfahren anwenden, das detaillierte Angaben zur Wahrscheinlichkeit des Ausschlusses im Verhältnis zur Anzahl der untersuchten Zellen erlaubt. Die Tabelle 2 setzt — unter Berücksichtigung verschiedener Vertrauensgrenzen — den Prozentsatz divergenter Zellen des Mosaiks zur notwendigen Zahl der zu analysierenden Zellen in Beziehung. Der Tabelle 2 liegt die Poisson-Verteilung zugrunde, obwohl uns aus mathematischen Gründen die Verwendung der Binominalverteilung empfohlen worden ist (U. LANGENBECK, pers. Mitt.), entsprechend einer Tabelle bei FORD (1969).

3. Analyse von Chromosomenbrüchen

Die Untersuchungen von Brüchen in menschlichen Chromosomen ist wichtig für ihr spontanes Auftreten bei bestimmten erblichen Störungen[78] und ihre Entstehung durch umschriebene physikalische oder chemische Einflüsse in vivo sowie in vitro[79]. Eine Übersicht über die verschiedenen Brüche und ihre Folgen würde über den Rahmen dieses Kapitels hinausgehen, und so werden im folgenden nur einige Bemerkungen zur Methodik der Analyse gemacht.

Die genaue Durchführung einer Analyse von Brüchen hängt hauptsächlich von der Fragestellung und dem Zweck der Untersuchung ab. Es gibt allerdings einige Prinzipien, die beachtet werden sollten, wie beispielsweise die von COHEN und SHAW (1965) angegebenen. Wegen ihrer großen Wichtigkeit für eine sinnvolle Analyse von Brüchen in Chromosomen der Mitose und Meiose sollen einige Voraussetzungen gekürzt wiedergegeben werden.

1. Adäquate Kontrollen sind unerläßlich. Die Auswahl der Kontrollen ergibt sich aus der Versuchsanordnung: Zellen vom gleichen Individuum bei in vitro-Experimenten; Kontrollpersonen gleichen Alters, Geschlechts, Rasse etc. bei Untersuchung von in vivo-Effekten oder bei spontanen Chromosomenbrüchen. Die Kontrollkulturen sollen selbstverständlich parallel zur gleichen Zeit laufen, und Experiment- und Kontrollpräparat sollten verschlüsselt sein. Dabei empfiehlt es sich, statistische Zufallszahlen zu verwenden.

2. Bei allen in vitro-Experimenten müssen Replikakulturen mitlaufen. Mindestens zwei Beobachter sollten dieselben Zellen analysieren, und zum Vergleich sind Zellen aus Replikakulturen zu untersuchen. Die analysierten Zellen sollten von einer großen Zahl von Präparaten stammen.

3. Die Analyse muß blind geschehen. Der Untersucher sollte nicht wissen, ob er das Testpräparat oder eine Kontrolle untersucht. Dazu ist es oft nötig, die zu analysierenden Zellen von einer anderen Person und nicht vom Untersucher aussuchen zu lassen. So wird vermieden, daß der Untersucher das Testpräparat an Nebenerscheinungen, wie z.B. Mitoserate, gewissen cytologischen Effekten und anderem mehr erkennt. Den Kriterien der Auswahl der Zellen kann nicht genug Aufmerksamkeit geschenkt werden.

4. Der Analysevorgang muß standardisiert werden. Der Untersucher sollte nicht in die Lage versetzt werden, seine Beobachtungen auch gleich zu inter-

[78] GERMAN 1972, PASSARGE 1972. [79] BLOOM 1972.

pretieren. Gewisse Kriterien und Definitionen müssen vor Beginn der Untersuchungsserien aufgestellt werden und sollten nicht ohne weiteres geändert werden.

5. Eine statistische Analyse der Daten ist unerläßlich. Bereits bei der Planung der Untersuchung empfiehlt es sich, den Rat eines Statistikers einzuholen.

Betreffs Punkt 4 halten wir eine mikroskopische Analyse von mindestens 100—200 Metaphasen für das absolute Minimum. Bei den analysierten Zellen muß festgestellt werden, ob es sich um vollständige Zellen handelt. Die Lokalisation von Brüchen oder anderen Defekten kann auf einem einfachen Schema eingetragen werden. Die Kulturdauer der Lymphocyten beeinflußt die Häufigkeit von Brüchen[80]. Demnach empfiehlt sich die Analyse von Brüchen in Zellen aus Kulturen von 48, 72 und 120 Std Dauer.

4. Chromosomenanalyse durch Computer

Gewisse Stadien der Analyse mitotischer Chromosomen bieten sich für eine Übernahme der Arbeiten durch einen Computer an, um Zeit zu sparen und Arbeitsleistung und Genauigkeit zu verbessern. Das Karyotypieren bildet einen empfindlichen Engpaß im zeitlichen Ablauf einer Chromosomenanalyse.

Die Analyse der Metaphasechromosomen gliedert sich in fünf Stadien, von denen jedes vom Computer übernommen werden könnte:

1. Kultur und Anfertigung der Präparate; 2. Aufsuchen und Auswahl geeigneter Zellen; 3. Analyse durch Messung und Berechnung; 4. Karyotypierung durch Zuordnung und Messung; 5. Interpretation der Daten.

Wie von Shaw (1972) und anderen Autoren ausgeführt wurde, bleibt das Hauptproblem das Erkennen von Mustern, da der Computer Schwierigkeiten hat bei der Wahrnehmung von überkreuzten Chromosomen und bei strukturellen Anomalien sowie Artefakten. Aus diesem Grunde wurden eine Anzahl halbautomatischer Vorgänge entwickelt[81].

Von besonderem Interesse für den Cytologen sind die kürzlich entwickelten Kopier-Karyotypen und ein Lichtmikroskopsystem, das vom Department of Biomathematics der University of Texas, M.D. Anderson Hospital und dem Jet Propulsion Laboratorium des California Institute of Technology entwickelt wurde (für eine genaue Beschreibung s. S. 311ff. aus Wright, Crandall u. Boyer 1972). Bei diesen Systemen werden die Chromosomen entweder von einer Photographie oder direkt vom Objektträger abgetastet und digitalisiert, in einzelne Bilder zerlegt, gemessen nach Länge, Centromerindex, Regionen, optischer Dichte und anderen geeigneten Parametern, normalisiert und schließlich als Bild-Karyotyp wiedergegeben.

Alle zur Zeit in Verwendung befindlichen Systeme benötigen eine menschliche Überwachung, die aber nicht unbedingt durch einen erfahrenen Cytologen erfolgen muß.

Die Fehlerrate bei Karyotypen mittels Computer wurde von Shaw (1972) mit ungefähr 1% (2 Fehler auf 184 Chromosomen) oder eine Fehlinterpretation bei jeder vierten Zelle im Vergleich zur menschlichen Ungenauigkeit von 0,2% angegeben. Allerdings setzt dies einwandfreie Zellen voraus, während der Computer wahrscheinlich wesentlich ungenauer bei technisch nicht einwandfreien Zellen arbeiten wird. Die geringere qualitative Genauigkeit des Computers wird durch

---

[80] Court Brown 1967.

[81] Bender u. Kastenbaum 1969, Neurath u. Enslein 1969, Lubs u. Ruddle 1970, Gilbert u. Muldal 1971, Caspersson u. Zech 1973.

seine größere Übereinstimmung und Beschaffung quantitativer Messungen ausgeglichen.

Man kann in Zukunft mit einer größeren Verbreitung der vollautomatisierten Analyse sowie Verkürzung von Zeit und Kosten rechnen.

5. Archivierung cytogenetischer Daten

Es wäre wünschenswert, wenn in der medizinischen Cytogenetik einschlägige Familien- und klinische Daten zusammen mit den cytologischen Resultaten gesammelt würden. Obwohl wenige Laboratorien eine Computerkartei unterhalten, ist es doch nötig, zumindest eine einfache Diagnosekartei anzulegen. Es ist von Vorteil, Familienberichte und nicht individuelle Einzelberichte anzulegen.

Für jede Art von Archivierung sind folgende Punkte unerläßlich:

1. Individuelle Daten, z.B. Familien- und Vornamen, Geburtsdatum, Mädchenname, Familienstand, Datum der Untersuchung;
2. Familiendaten, von Geschwistern, Eltern, Großeltern und weitere familiäre Verwandtschaftsverhältnisse;
3. Klinische Daten und Diagnosen;
4. Photographie des Patienten;
5. Cytogenetische Daten;
6. Andere genetische Daten;
7. Dokumentation zusätzlicher oder früherer ärztlicher Untersuchungen.

Detaillierte Beschreibungen herkömmlicher Archivierungsmethoden sowie Anwendung von Computern finden sich bei Yesley (1966), Newcombe (1967) und Kimberling (1972).

VIII. Typen von Chromosomenaberrationen

Im folgenden sind die wichtigsten bisher beim lebenden Menschen beobachteten Typen von Chromosomenaberrationen zusammengestellt. Diese Angaben beziehen sich nur auf lebende Neugeborene, aber nicht auf nur fetal beobachtete Störungen. Die Zahlen in Klammern geben die Häufigkeit bei Neugeborenen und etwaige Zahlen dokumentierter Beobachtungen an.

1. Numerische Chromosomenanomalien

a) Anomalien der Geschlechtschromosomen

45,X (Monosomie X, ca. 1:4000, <300); 47,XXX (ca. 1:2800, <100); 47,XXY (ca. 1:1500, >200); 47,XYY (ca. 1:1500, <100); 48,XXXX (ca. 1:8000, <10); 48,XXXY (ca. 1:5000, <15); 48,XXYY (ca. 1:4000, ca. 45); 49,XXXXX (<1:25000; <5); 49,XXXXY (<1:25000; ca. 35); von 49,XXXYY, 49,XXYYY und 49,XXYYY nur Einzelfälle.

Wichtigste Mosaiktypen: 45,X/46,XX; 45,X/46,XY; 46,XX/47,XXY; 46,XX/46,XY; 47,XXY/48,XXXY.

b) Anomalien der Autosomen

Trisomie 13 (ca. 1:5000, ca. 100); Trisomie 18 (ca. 1:3000, ca. 150); Trisomie 21 (ca. 1:650; ca. 1000) mit deutlicher Abhängigkeit der Häufigkeit von mütterlichem Alter zur Zeit der Konzeption. Mosaike bei ca. 1% Trisomie 21, und ca. je 20 dokumentierte Beobachtungen mit Trisomie 18 und Trisomie 13. Verschiedene doppelte Aneuploidien sind vereinzelt bekannt, z.B. Trisomie 21 + XXY, Trisomie 13 + Trisomie 18, Trisomie 18 + XXX, Trisomie 18 + XXY.

c) Polyploidie

Triploidie (69,XXX oder 69,XXY) und Tetraploidie (96,XXXX oder 96,XXYY) sind nur wenige Male (<25) bei lebenden Neugeborenen beobachtet worden, meistens im Mosaikverband mit normalen Zellen. Dagegen ist diese Form der Chromosomenstörung nach 45,X die zweithäufigste Anomalie im fetalen Gewebe von Spontanaborten (ca. 16% aller abnormen Feten und ca. 4% aller Aborte).

2. Stabile strukturelle Chromosomenanomalien

a) Terminale Deletionen

4p—* (<1:20000; ca. 25, vgl. Abb. 3), 5p— (ca. 1:15000; ca. 100), 13q— (<1:20000; ca. 15), 18p— (<1:20000; ca. 25), 18q— (<1:20000; ca. 30), 21q— (<1:20000; ca. 15), 21p— (<1:20000; ca. 15), 22q— (= Philadelphia-chromosom, nur in Knochenmarkzellen bei chronischer myeloischer Leukämie).

b) Balancierte Robertsonsche Translokation

Chromosomenkomplement von 45 Chromosomen mit zwei fehlenden akrozentrischen Chromosomen, die zu einem metazentrischen oder submetazentrischen Chromosom fusioniert sind. Der häufigste Typ ist t(DqDq) bei etwa 1:1000. Die Translokation t(DqGq) und t(GqGq) spielen beim familiären Down-Syndrom (Mongolismus) eine Rolle. Die Beteiligung akrozentrischer Chromosomen an dieser Translokation ist nicht zufallsverteilt. Bei der unbalancierten Translokation dieses Typs liegen 46 Chromosomen vor, wobei in einer akrozentrischen Gruppe ein meta- oder ein submetazentrisches Chromosom anstatt eines akrozentrischen Chromosoms vorliegt.

c) Balancierte reziproke Translokationen

Chromosomenkomplement von 46 Chromosomen, von denen zwei strukturell abnorm sind, und zwar eine komplementäre Längenzunahme bzw. Längenabnahme der beteiligten Chromosomen bei unverändertem genetischen Gesamtmaterial aufweisen. Zahl und Art dieser Translokationen sind unbegrenzt. Bei unbalancierten Translokationen sind entweder zusätzliche Chromosomenabschnitte vorhanden (vgl. Abb. 4) oder sie fehlen im Sinne einer Deletion.

d) Inversionen

Man unterscheidet perizentrische und parazentrische Inversionen, je nach Beteiligung der Centromerregion. Bei der perizentrischen Inversion wird der Chromosomenarm-Index verändert, die Länge bleibt aber gleich (Abb. 15a u. c). Beobachtungen beim Menschen betreffen z.B. die Chromosomen 2, 9, 13, 16, Y.

e) Insertionen

Der Einschub von Chromosomenmaterial, meist aus einer Translokation herrührend, ist erst mit den neuen Bandentechniken schlüssig beweisbar. Beim Menschen gibt es bisher nur wenige gesicherte Beobachtungen[82].

---

* Bedeutet (partielle) Deletion des kurzen Armes (p) von Chromosom 4 (vgl. Abschnitt X, Nomenklatur).

[82] Shapiro u. Warburton 1972, Therkelsen et al. 1973.

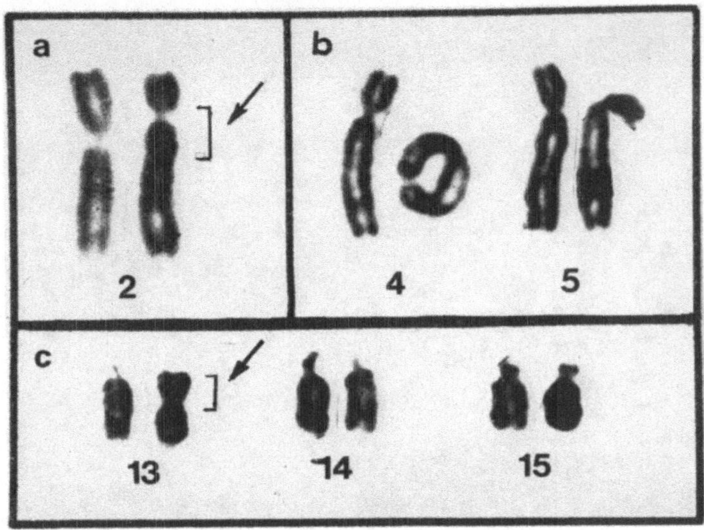

Abb. 15. a Perizentrische Inversion eines Chromosom Nr. 2. b Ringchromosom. c D-Gruppe, perizentrische Inversion eines Chromosom Nr. 13. Beispiele für beim Menschen beobachtete Strukturanomalien von Chromosomen: Perizentrische Inversion eines Chromosoms Nr. 2 (a) und eines hier nicht näher identifizierten Chromosoms der D-Gruppe (c), aufgetragen als Nr. 13; ein Ringchromosom eines Chromosoms der B-Gruppe (b). Die beiden perizentrischen Inversionen treten in anderen Generationen familiär auf und führen zu einem unbalancierten Karyotyp bei den Probanden. (Eigene unveröffentlichte Befunde)

3. Unstabile Strukturanomalien

Als cytologisch unstabile Strukturanomalien bezeichnet man Chromosomenstörungen, die mit der normalen Zellteilung nicht oder schwer vereinbar sind, wie z.B. Ringchromosomen (Abb. 15b), dizentrische Chromosomen, azentrische Fragmente, Reunionsfiguren und komplexe Rearrangements (vgl. Abb. 16, 17). Viele dieser Typen treten z.B. nach Bestrahlung oder infolge chemischer Einwirkung in vivo oder in vitro auf[83]. In vivo sind nur Ringchromosomen mit einer sicheren Karyotyp-Phänotyp-Korrelation beschrieben.

a) Ringchromosomen

1r (2 Fälle), 4r (ca. 5 Beobachtungen, vgl. Abb. 15b), 5r (ca. 10 Beobachtungen), verschiedene Cr, Xr (ca. 25 Beobachtungen), 13r (ca. 10 Beobachtungen, 14r (ca. 5), 18r (ca. 10), 21r (ca. 6), Yr (2—3). Ringchromosomen implizieren per definitionem eine partielle Deletion.

b) Austauschfiguren

Nach Wiedervereinigung von Brüchen kann es zu sog. Reunionsfiguren kommen, die je nach Zahl und Art der beteiligten Chromosomen als tri- oder quadriradiale Reunionsfiguren homologer oder nichthomologer Chromosomen auftreten (vgl. Abb. 16a u. b). Ihr spontanes Vorkommen wird bei einigen hereditären Erkrankungen beobachtet[84].

[83] Gebhart 1970, Evans 1972, Bloom 1972. [84] German 1972, Passarge 1972.

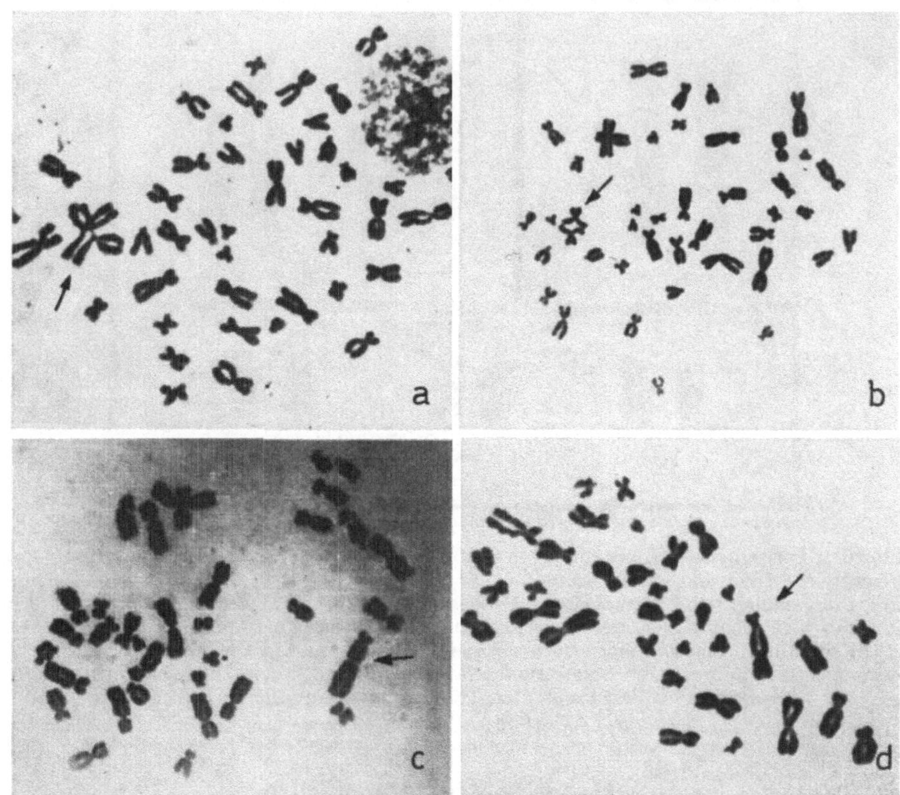

Abb. 16a—d. 4 Metaphasen (teilweise inkomplett) mit Chromosomenaustauschfiguren (a und b) und dizentrischen Chromosomen (c und d). Giemsafärbung. Vergr. ca. 1000 ×. (Aus PASSARGE 1972)

Auf die klinische Relevanz und genetischen Konsequenzen von Chromosomenstörungen beim Menschen soll hier nicht eingegangen werden (vgl. z.B. HAMERTON 1971, JACOBS et al. 1972, FORD 1973 und die in der Einleitung zitierte Literatur).

IX. Pathologisch-Anatomische Auswirkungen von Chromosomenanomalien

Der folgende Abschnitt wird während der Drucklegung des Manuskripts eingeschoben, weil ein eigens dafür vorgesehenes Kapitel ausfallen muß. Wir beschränken uns dabei auf einige einführende Hinweise. Die pathologische Anatomie der Chromosomenanomalien ist vielfältig und betrifft praktisch alle Organsysteme und Gewebe. Es gibt dabei zwar keine für eine Chromosomenstörung spezifische Veränderung, aber das Gesamtbild pathologisch-anatomischer Veränderungen kann oftmals den Verdacht auf eine zugrunde liegende Chromosomenstörung nahelegen.

1. Fehlbildungssyndrome infolge Störungen der Autosomen

Drei autosomale Trisomiesyndrome (Trisomie 13, Trisomie 18, Trisomie 21) treten bei lebend geborenen Kindern auf und können verhältnismäßig typische

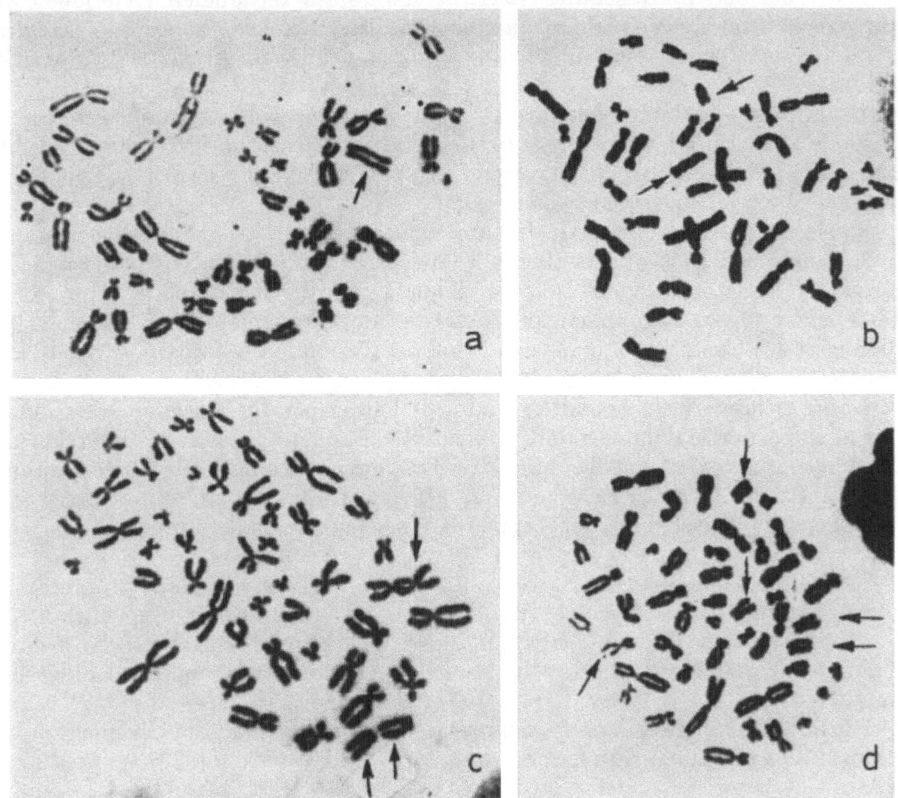

Abb. 17a—d. 4 Metaphasen mit zum Teil multiplen Strukturanomalien, bestehend aus azentrischen Fragmenten (a—d) und einem dizentrischen Chromosom (c, oberer Pfeil). Giemsafärbung. Vergr. ca. 1000 ×. (Aus PASSARGE 1972)

pathologisch-anatomische Veränderungen verursachen (Übersichten bei WARKANY et al. 1966, EGLI u. STALDER 1973, TÖNDURY 1973). Besonders hervorzuheben ist das Auftreten von Mißbildungen des Frontalhirns und der Augen bei der Trisomie 13. Sehr häufig finden sich dabei auch Anomalien des Cerebellum und des Corpus callosum. Histologisch fallen Heterotopien von Nervenzellen in der weißen Masse auf.

Angeborene Fehlbildungen des Herzens sind häufige Begleitmißbildungen bei den drei autosomalen Trisomiesyndromen (Übersichten bei WARKANY et al. 1966, FUHRMANN 1972, PASSARGE 1972). Bei der Trisomie 13 sind Ventrikelseptumdefekt, offener Ductus Botalli und Vorhofseptumdefekt die häufigsten Fehlbildungen. Meist finden sich Kombinationen verschiedener Anomalien, davon am häufigsten Ventrikelseptumdefekt mit offenem Ductus Botalli. Selten existiert nur ein einziger Defekt oder ist das Herz anatomisch normal. Bei der Trisomie 18 sind Pulmonalstenosen sowie Anomalien der Aortenklappen und Mitralklappen häufig. Demgegenüber treten Ventrikelseptumdefekte relativ zurück. Nur bei etwa 1—2% der Fälle ist das Herz anatomisch normal. Bei der Trisomie 21 (Down-Syndrom) treten angeborene Herzdefekte bei etwa der Hälfte der Patienten auf. Besonders häufig sind hier Endokardkissendefekte mit Septumprimum-Defekt und persistierendem Atrioventricularkanal.

Auch bei den in Abschnitt VIII.2.a erwähnten terminalen Deletionen von Autosomen finden sich gehäuft angeborene Herzdefekte. Septumdefekte, insbesondere des Vorhofs, sind dabei zwar bevorzugt, aber ein spezieller Typ existiert nicht.

Unter den Fehlbildungen des Urogenitalsystems sind Cystennieren für die Trisomie 13 typisch[85], während sie bei der Trisomie 18 selten sind. Hier beobachtet man Hufeisennieren. Bei der Trisomie 21 spielen Fehlbildungen des Urogenitalsystems eine relativ geringe Rolle.

Typische Anomalien des Gastrointestinaltrakts sind unvollständige Rotation des Colons, Meckelsches Divertikel, überzählige Milzen, Hypoplasien oder Aplasien der Gallengänge und andere Defekte. Bemerkenswert ist das relativ häufige Auftreten einer tracheooesophagealen Fistel bei der Trisomie 18[86]. Typische Fehlbildungen des Gastrointestinalsystems bei der Trisomie 21 sind Duodenalstenose, anuläres Pankreas sowie kongenitale intestinale Aganglionose[87].

Gaumen- und Gesichtsspalten sind sehr häufig bei der Trisomie 13, kommen aber auch bei der Trisomie 18 und Trisomie 21 häufiger vor als in der Bevölkerung. Es ist bemerkenswert, daß bei allen drei Trisomien sowohl eine isolierte Gaumenspalte auftritt. Normalerweise muß die isolierte Gaumenspalte ohne Begleitfehlbildungen ätiologisch von der Lippen-Kiefer-Gaumenspalte unterschieden werden[88].

Zahlreiche Anomalien des Skeletsystems treten bei autosomalen Chromosomenstörungen auf (Übersichten bei WARKANY et al. 1966, BOFINGER et al. 1973). Besonders typisch ist das Auftreten einer postaxialen Hexadaktylie bei der Trisomie 13 und einer phocomelie-ähnlichen Reduktionsanomalie bei der Trisomie 18.

Hinsichtlich der Beteiligung anderer Organsysteme sei auf die Übersichten von WARKANY et al. (1966), EGLI u. STALDER (1973), TÖNDURY (1973) verwiesen.

a) Pathologisch-anatomische Anomalien bei Störungen der Geschlechtschromosomen

Charakteristische anatomische Fehlentwicklungen finden sich vor allem beim Turner-Syndrom (Fehlen eines Geschlechtschromosoms mit typischem Karyotyp 45,X) und Klinefelter-Syndrom (ein überzähliges X-Chromosom im männlichen Geschlecht mit typischem Karyotyp 47,XXY). Beim Turner-Syndrom treten bindegewebige Streifen anstelle der Ovarien auf (sog. „Streak Gonade") sowie Aorten-Isthmusstenosen und andere Anomalien des linken Herzens und der Aorta. Bemerkenswerterweise ist die Entwicklung der Ovarien beim Turner-Syndrom in der Embryonalzeit bis etwa zum 4. Schwangerschaftsmonat normal. Erst danach setzt die bindegewebige Veränderung ein[89].

Für das Klinefelter-Syndrom sind kleine derbe Testes mit hyalinisierten Tubuli und praktisch fehlender Spermatogenese typisch.

2. Störungen der Embryonalentwicklung

Chromosomenanomalien sind eine häufige Ursache von Störungen der Embryonalentwicklung. Nach neueren Übersichten[90] sind etwa 50% von Spontanaborten in den ersten 4 Schwangerschaftsmonaten durch Chromosomenstörungen bedingt. Dabei findet sich ein sehr großes Spektrum von Chromosomenanomalien, die größtenteils bei lebendgeborenen Neugeborenen nicht vorkommen, wie z.B.

---

[85] WARKANY et al. 1966, EGLI u. STALDER 1972.

[86] WARKANY et al. 1966. [87] WARKANY et al. 1966. [88] WARKANY et al. 1966.

[89] CARR et al. 1968. [90] PAWLOWITZKI 1972.

Trisomien von Chromosomen der Gruppe A oder Gruppe B. Man darf deshalb annehmen, daß diese Störungen bereits pränatal mit dem Leben nicht vereinbar sind. Bemerkenswert ist das relativ häufige Vorkommen des Karyotyps 45,X, der postnatal zum klinischen Bild des Turner-Syndroms führt sowie von Triploidie (Karyotyp 69,XXY; 69,XYY; 69,XXX infolge eines dreifachen haploiden Chromosomensatzes pro Zelle). Ausgedehnte cystische Hygrome und Lymphödeme sowie schwere Gefäßmißbildungen finden sich bei Feten mit triploidem Chromosomensatz[91].

3. Chromosomenanomalien bei Tumoren

Zellkulturen von Tumorgewebe zeigen fast immer Chromosomenanomalien. Obwohl ein einzelner Tumor oder eine Gruppe von Tumorzellen gleicher Herkunft durch identische oder ähnliche Chromosomenveränderungen charakterisiert werden können, erlauben diese Chromosomenveränderungen keine spezifische Tumordiagnostik. Die klonale Evolution von numerischen und strukturellen Chromosomenveränderungen in Tumorzellen ist ein cytologisches Merkmal ihrer malignen Entartung. Sie sind Ausdruck einer veränderten, wahrscheinlich verminderten Stabilität der Chromosomen. Durch die Chromosomenveränderung kommt es zu Zellen mit neuen und anderen funktionellen Eigenschaften, u. a. der Fähigkeit zu unkontrolliertem Wachstum[92]. Infolge des eindeutigen Fehlens einer regelmäßig bestehenden Relation einer bestimmten Chromosomenveränderung und Tumorart können die beobachteten Chromosomenveränderungen zwar als Markierer für bestimmte Tumoren (sog. Markerchromosomen mit klonaler Entwicklung) benutzt, nicht aber für diagnostische Zwecke verwendet werden.

Eine Ausnahme bildet das *Philadelphia-Chromosom* als diagnostisches Merkmal für die meisten Fälle von chronisch-myeloischer Leukämie beim Erwachsenen (Übersicht bei Baserga u. Castoldi 1973). Das Philadelphia-Chromosom (Ph^1) bildet die beste Korrelation von Markerchromosomen und maligner Proliferation eines bestimmten Gewebes.

Das Philadelphia-Chromosom ist ein kleines akrozentrisches Chromosom, das den distalen Teil des langen Arms verloren hat. Es tritt meist nur in Knochenmarkzellen von Patienten mit chronischer myeloischer Leukämie auf, und zwar in granulocytären, erythroiden und megakaryocytären Zellen. Während eines akuten Schubs der Erkrankung kann es im peripheren Blut nachweisbar sein. Es ist in phytohämagglutinin stimulierten Lymphocyten und in Fibroblastenkulturen nicht vorhanden. Bei der sehr seltenen chronisch-myeloischen Leukämie des Kindesalters pflegt das Philadelphia-Chromosom zu fehlen. Im Erwachsenenalter gibt es Ph^1-negative Fälle mit einer eher akut oder subakuten Verlaufsform der Erkrankung.

Neuere Untersuchungen mit Hilfe spezieller Identifizierungsmethoden einzelner Chromosomen (vgl. Abschnitt IV.1.) haben gezeigt, daß es sich beim Philadelphia-Chromosom um eine partielle Deletion des langen Armes eines Chromosoms 22 handelt (Übersicht bei Baserga u. Castoldi 1973). Es ist allerdings nicht sicher bekannt, ob es sich dabei tatsächlich um eine terminale Deletion oder möglicherweise um eine Translokation handelt*. Der Nachweis eines Philadelphia-Chromosoms in Knochenmarkzellen kann somit im allgemeinen als Beweis für die Diagnose einer chronisch-myeloischen Leukämie aufgefaßt werden. Diese regelmäßige Korrelation bedeutet ferner, daß ein ätiologischer Zusammenhang

[91] Geisler et al. 1973. [92] Levan 1969, Chen u. Shaw 1973.

* In der Tat ist kürzlich eine reziproke Translokation nachgewiesen worden (Rowley 1973, Hayata et al. 1973.

zwischen Chromosomenanomalie und myeloischem Prozeß bestehen muß, der im einzelnen aber noch ungeklärt ist.

4. Genetische Krankheiten mit Neigung zu Chromosomenbrüchigkeit und Tumoren

Spontane Chromosomeninstabilität ist ein cytologisches Merkmal einiger genetisch bedingter Erkrankungen, das in vitro und wahrscheinlich auch in vivo auftritt (Übersichten bei GERMAN 1972, PASSARGE 1972, SCHROEDER u. KURTH 1971). Diesen Erkrankungen ist ferner die Neigung zum Auftreten verschiedener maligner Tumoren gemeinsam. Speziell handelt es sich hier um die Ataxia teleangiectatica (Louis-Bar-Syndrom), das Bloom-Syndrom, die Fanconi-Anämie und das Xeroderma pigmentosum. Eine Neigung zu Chromosomeninstabilität mit Chromosomenbrüchigkeit und Rearrangements findet sich ferner bei einigen hämatologischen Erkrankungen, die hier nicht weiter berücksichtigt werden sollen[93].

Die Ataxia teleangiectatica ist durch cerebelläre Koordinationsstörungen, charakteristische Teleangiektasien des nasalen Anteils der Skleren sowie Immundefizienz mit ausgeprägter Neigung zu sinu-pulmonalen Infektionen gekennzeichnet. Lymphome und Sarkome treten auf, aber auch Medulloblastome, Gliome oder Dysgerminome. Es finden sich makroskopische und mikroskopische Anomalien des Thymus, der Ovarien und praktisch des gesamten lymphoiden Systems. Der Immunglobulinspiegel ist variabel, insbesondere ist Immunglobulin A oft erniedrigt oder abwesend. Lymphocyten können nur vermindert durch Phytohämagglutinin stimuliert werden. Chromsosomenbrüchigkeit ist verschiedentlich, aber nicht regelmäßig beobachtet worden.

Bei der Fanconi-Anämie steht prä- und postnataler Minderwuchs im Vordergrund, kombiniert mit einem im allgemeinen nach dem 3. Lebensjahr zunehmenden Mangel an Blutzellen der weißen und roten Reihe einschließlich der Megakaryocyten in Knochenmark und peripherem Blut. Charakteristische anatomische Fehlbildungen sind Hypo- und Aplasien des Radius und des Daumens, Cervicalrippen, Fusion von Rippen, vertebrale Anomalien und Skoliose. Sehr häufig sind Nierenanomalien in Form von Hufeisenniere und einseitiger Nierenaplasie, Doppelniere und Doppelnierenbecken. Ptosis palpebrae, Mikrophthalmie und Netzhautablösung sind häufige okuläre Anomalien. Verschiedene Herzdefekte können vorkommen. In kultivierten Lymphocyten und Fibroblasten finden sich typische, wenngleich nicht spezifische Chromosomenveränderungen[94].

Das Bloom-Syndrom ist durch ausgesprochen starken prä- und postnatalen Minderwuchs (durchschnittliches Geburtsgewicht unter 2 kg bei normaler Schwangerschaftsdauer) und charakteristische Teleangiektasien im Gesicht gekennzeichnet. Es gibt bisher kaum pathologisch-anatomische Untersuchungen. In kultivierten Lymphocyten und Fibroblasten finden sich in etwa 15% der Zellen Zeichen von Chromosomenbrüchigkeit und spontanen Rearrangements. Es kommt zum bevorzugten Austausch von Chromosomenmaterial zwischen homologen Chromosomen[95].

Beim Xeroderma pigmentosum entstehen ultraviolett-empfindliche pigmentierte Hautveränderungen, die zu multiplen Carcinomen führen. Die Ultraviolett-Empfindlichkeit und sehr wahrscheinlich die daraus resultierende Carcinomanfälligkeit beruht auf einem genetischen Defekt der ultraviolett spezifischen

---

[93] SCHROEDER u. KURTH 1971.

[94] GERMAN 1972, SCHROEDER u. KURTH 1971, SCHROEDER 1972.

[95] GERMAN 1972, PASSARGE 1972.

Endonuclease der DNA. Nach UV-Bestrahlung kommt es nicht zu einer normalen DNA-Reparatur (DNA-repair, vgl. GERMAN 1972). Chromosomenbrüchigkeit und strukturell abnorme Chromosomen finden sich beim Xeroderma pigmentosum vor allem nach UV-Bestrahlung von kultivierten Fibroblasten, nicht dagegen in kultivierten Lymphocyten.

X. Nomenklatur

Auf vier internationalen Kongressen, abgehalten in Denver 1960, London 1963, Chicago 1966 und Paris 1971, wurden Konventionen und Vereinheitlichungen der Terminologie cytogenetischer Befunde angestrebt. Die Berichte wurden alle veröffentlicht (s. Literaturverzeichnis). Bei den Konferenzen von 1960 und 1963 wurde eine Definition des Karyotyps gegeben, wie sie in Abschnitt 3 dieses Kapitels beschrieben ist. Die Konferenz von 1966 führte eine abgekürzte Schreibweise zur anschaulichen Beschreibung cytogenetischer Befunde ein, welche weiterhin verwendet wird und auch für Computer Anwendung findet. Bei der Konferenz von 1971 wurden die Bezeichnungen der Chicago-Konferenz erweitert und teilweise geändert. Es wurden Kriterien für die Definition und Zuordnung der Chromosomen-Bänder, wie sie durch die Fluorochrome und verschiedenen Giemsafärbungen entdeckt wurden, geschaffen. Alle Konferenzen, die sich mit der Nomenklatur befaßten, behandelten auch Chromosomenmessungen. Die Hauptpunkte der Chicago- (1966) und Paris-Nomenklatur (1971) werden im folgenden, unter Berücksichtigung der Änderungen der Chicago-Nomenklatur durch die von Paris, gegeben.

1. Nomenklatur des normalen Karyotyps und numerische Abweichungen

Die Autosomen werden paarweise von 1—22 durchnumeriert und in Gruppen von A—G eingeteilt. Der Karyotyp wird mit Angabe der Chromosomengesamtzahl sowie Zahl und Art der beobachteten Geschlechtschromosomen, getrennt durch ein Komma, beschrieben:

46,XX = normaler weiblicher Karyotyp;
46,XY = normaler männlicher Karyotyp.

Jedes fehlende oder überzählige vollständige Chromosom wird nach einem weiteren Komma und unter Voransetzen eines Plus- bzw. Minuszeichens vor das Symbol für die Änderung gekennzeichnet:

47,XY,+21 = männlicher Karyotyp mit 47 Chromosomen, das zusätzliche Chromosom ist ein Chromosom Nr. 21;

45,XY,−G = männlicher Karyotyp mit 45 Chromosomen, das fehlende Chromosom gehört der G-Gruppe an, konnte aber nicht exakt identifiziert werden.

Das Voransetzen des Plus- bzw. Minuszeichens vor das Symbol wurde erst 1971 eingeführt, früher wurde es hinter das Symbol gesetzt. Nunmehr bedeutet ein Plus- bzw. Minuszeichen hinter das Symbol gesetzt eine Zu- bzw. Abnahme der Länge (s. weiter unten). Es gibt keine freie Stelle nach einem Komma oder anderen Satzzeichen. Mosaike werden mit einem Schrägstrich angezeigt, der die beiden Zellinien voneinander trennt:

47,XY,+G/45,X = ein Mosaik, das aus zwei Zellinien besteht: einer männlichen mit 47 Chromosomen sowie einem zusätzlichen Chromosom der G-Gruppe und einer Zellinie mit 45 Chromosomen und einem fehlenden Geschlechtschromosom (entweder X- oder Y-Chromosom).

2. Nomenklatur der strukturellen Anomalien (Chicago-Nomenklatur, 1966)

Alle Strukturanomalien werden mit Kleinbuchstaben angegeben.

p = kurzer Arm eines Chromosoms (von petit abgeleitet)
q = langer Arm eines Chromosoms (nächster Buchstabe nach p)
h = sekundäre Konstriktion
i = Isochromosom
r = Ringchromosom
s = Satellit
t = Translokation
ace = azentrisches Chromosomenfragment (kein Centromer)
cen = Centromer
dic = dizentrisches Chromosom (zwei Centromere)
end = Endoreduplikation
inv = Inversion
mar = Markerchromosom
mat = mütterlichen Ursprungs
pat = väterlichen Ursprungs
tri = trizentrisches Chromosom (drei Centromere)
? = ein Fragezeichen nach einem Symbol bedeutet, daß die genaue Identifizierung für das Symbol fehlt (früher wurde das Fragezeichen vor das Symbol gesetzt).

Früher wurden diese Symbole entweder vor oder hinter die Chromosomen oder Chromosomengruppen, auf die sie sich beziehen, gesetzt. Die Paris-Nomenklatur (1972) schlägt vor, daß alle Symbole, eine Änderung der Chromosomenstruktur betreffend, vor die Chromosomenbezeichnung gesetzt werden, und das neu angeordnete Chromosom in Klammern gesetzt wird.

Das Plus- und Minuszeichen nach einem Symbol zeigt nunmehr eine Zunahme (+) oder Abnahme (—) der Länge des Symbols, auf das sie folgen:

46,XY,16q+ = ein männlicher Karyotyp mit 46 Chromosomen und einer Zunahme an Länge des langen Armes von einem Chromosom Nr. 16;

47,XX,+16q+ = ein weiblicher Karyotyp mit 47 Chromosomen und einem zusätzlichen Chromosom Nr. 16, das einen verlängerten langen Arm hat;

46,XX,16p— = ein weiblicher Karyotyp mit 46 Chromosomen, Chromosom Nr. 16 hat einen verkürzten kurzen Arm.

Eine Zunahme oder Verminderung der Länge einer sekundären Konstriktion wird mit einem kleinen „h" nach dem Symbol des jeweiligen Armes, an dem sie vorkommt, bezeichnet:

46,XY,16qh+ = ein männlicher Karyotyp mit 46 Chromosomen und einer Verlängerung der sekundären Konstriktion am langen Arm von Chromosom Nr. 16;

46,XY,13ph— = ein männlicher Karyotyp mit 46 Chromosomen und einer Verkürzung der negativ gefärbten Region am kurzen Arm von Chromosom Nr. 13.

Weitere strukturelle Abweichungen und ihre Symbole:

46,XY,r(16) = männlicher Karyotyp mit 46 Chromosomen und einem Ringchromosom Nr. 16;

46,X,i(Xq) = weiblicher Karyotyp mit 46 Chromosomen und nur einem normalen X-Chromosom und einem X-Chromosom, das durch ein Isochromosom des langen Armes ersetzt ist;

46,X,dic(Y) = männlicher Karyotyp mit 46 Chromosomen und einem dizentrischen Y-Chromosom;

46,XY,inv(2p+q−) = Chromosom Nr. 2 mit einer perizentrischen Inversion, die eine Verlängerung des kurzen Armes und eine Verkürzung des langen Armes bewirkt.

Eine perizentrische Inversion ist die Umkehrung eines Chromosomensegmentes unter Einbeziehung des Centromers, da die beiden Inversionspunkte auf verschiedenen Chromosomenarmen lokalisiert sind (vgl. z.B. RIEGER, MICHAELIS, GREEN 1968).

Eine Translokation ist eine Änderung der Chromosomenstruktur, die durch Positionswechsel eines Chromosomensegmentes an ein anderes Chromosom entstanden ist. Sie wird durch ein kleines „t" bezeichnet und vor die betroffenen Chromosomen gesetzt, die in Klammer stehen und durch ein Semikolon getrennt sind.

46,XX,t(2q−; 5p−) = ein weiblicher Karyotyp mit 46 Chromosomen und einer reziproken Translokation zwischen dem langen Arm von Chromosom Nr. 2 und dem kurzen Arm von Nr. 5.

Man kann die Art der Translokation spezifizieren, indem man anstatt „t" „rcp" für reziprok oder, wenn es sich um eine Robertsonsche Translokation handelt (das ist die Verschmelzung der Centromeren von akrozentrischen Chromosomen), „rob" anstelle des „t" setzt. Für alle weiteren spezifischen strukturellen Abweichungen und ihre Schreibweise sei auf die Chicago- und Paris-Nomenklatur (1968, 1972) hingewiesen.

3. Nomenklatur der Chromosomen-Bänderung

Die Pariser Konferenz von 1971 (Paris-Nomenklatur 1972) entwickelte ein Nomenklatursystem, das eine genaue Bestimmung der Bruchstellen in jeder geänderten Chromosomenstruktur erlaubt. Dafür wurden zusätzlich neue Symbole eingeführt und die Bandenmuster (Q-, G-, R-Bänder) zur Bestimmung der chromosomalen Anordnung herangezogen. Der Chromosomenkarte in Abb. 11 liegen die Q-, G- und R-Bandenmuster zugrunde. Die Größe und Position der Chromosomenbänder in der schematischen Abbildung geben einen guten qualitativen Eindruck, obwohl sie nicht auf exakt meßbaren Daten basieren. Die drei Bandenmethoden entsprechen einander so gut, daß es möglich war, eine Karte zu konstruieren. Die einzige Ausnahme bildet das Centromer, das nur nach der Q-Bandenmethode berücksichtigt wurde. Das Centromer wird durch eine Linie dargestellt, von der man annimmt, daß sie das Centromer in seinem Mittelpunkt in zwei angrenzende Regionen teilt. Die C-Bänder sind in dieser Karte nicht berücksichtigt. Die Bänder werden vom Centromer nach außen den Arm entlang numeriert. Somit haben lange und kurze Arme die gleichen Bandnummern, und es ist notwendig, bei jeder Bandbezeichnung auch die Armbezeichnung hinzuzufügen.

2p21 = Chromosom 2, kurzer Arm (p), region 2, band 1.

Für eine genaue Beschreibung sei auf den Originaltext (Paris-Konferenz 1971) verwiesen.

Es ist zu beachten, daß sich jedes Chromosom aus Bändern zusammensetzt, es gibt keine Zwischenregionen, sondern nur Bandregionen, die aber wieder unterteilt sein können.

4. Änderungen der Chicago-Nomenklatur und neue Symbole des Paris Report (1972)

Einige Änderungen der Chicago-Nomenklatur, wie sie im Paris-Report zum Ausdruck kommen, sind schon in Abschnitt X.2. erwähnt worden. Durch die Bändermethoden und die damit verbundene Möglichkeit, Anomalien genauer zu identifizieren und zu lokalisieren, mußten auch zusätzliche Symbole eingeführt werden, die im folgenden aufgeführt sind:

del = Deletion
dup = Duplikation
der = abgeleitete Chromosomen
ins = Insertion
inv ins = invertierte Insertion
rcp = reziproke Translokation
rec = rekombiniertes Chromosom
rob = Translokation des Robertsonschen Typs
tan = Tandemtranslokation
ter = terminal, z.B. „qter" = Ende des langen Armes
: = Bruch ohne Vereinigung
: : = Bruch und Wiedervereinigung.

Für alle weiteren spezifischen strukturellen Abweichungen, bei Drei- und Vierbruchereignissen und deren Nomenklatur, sei auf den Paris-Report (Paris-Konferenz 1972) hingewiesen.

Danksagung. Wir danken Frau Lis Berenbrok für photographische Arbeiten, Fräulein Karin Ziegler für technische Assistenz, Frau Mechthild Roloff für sekretarielle Hilfe und Frau Dr. Roswith E. Seel für Durchsicht des Manuskripts. Untersuchungen der Autoren werden durch die Deutsche Forschungsgemeinschaft unterstützt.

Literatur

Arakaki D. T., Sparkes, R. S.: Microtechnique for culturing leucocytes from whole blood. Cytogenetics **2**, 57—60 (1963).

Arrighi, F. E., Hsu, T. C.: Localization of heterochromatin in human chromosomes. Cytogenetics **10**, 81—86 (1971).

Barr, M. L., Bertram, E. G.: A morphological distinction between neurones of the male and female, and the behavior of the nucleolar satellite during accelerated nucleoprotein synthesis. Nature **163**, 676—677 (1949).

Baserga, A., Castoldi, G. L.: The Philadelphia Chromosome. Biomedicine **18**, 89—94 (1973).

Bender, M. A., Kastenbaum, M. A.: Statistical analysis of the normal human karyotype. Amer. J. hum. Genet. **21**, 322—351 (1969).

Benirschke, K.: Comparative Mammalian Cytogenetics. Berlin-Heidelberg-New York: Springer 1969.

Berg, K., Bearn, A. G.: Human serum protein polymorphisms: A selected review. Ann. Rev. Genet. **2**, 341—362 (1968).

Berman, L.: A review of methods for aspiration and biopsy of bone marrow. Amer. J. clin. Path. **23**, 384 (1953).

Berman, L., Stulberg, C. S., Ruddle, F. H.: Long-term tissue cultures of human bone marrow: A report of isolation of a strain of cells ressembling epithelial cells from bone marrow of a patient with carcinoma of the lung. Blood **10**, 896 (1955).

Bianchi, N., Lima-de-Faria, A., Jaworska, H.: A technique for removing silver grains and gelatin from tritium autoradiographs of human chromosomes. Hereditas (Lund) **51**, 207—211 (1964).

Bloom, A. D.: Induced chromosomal aberrations in man. In: Advances in Human Genetics, Vol. 3, p. 99—172 (H. Harris, K. Hirschhorn, Eds). New York-London: Plenum Press 1972.

Bobrow, M., Madan, K., Pearson, P. L.: Staining of some specific regions of human chromosomes, particularly the secondary constriction of No. 9. Nature New Biol. **238**, 122—124 (1972).

Bobrow, M., Pearson, P. L., Pike, M. C., El-Alfi, O. S.: Length variation in the quinacrine-binding segment of human Y chromosomes of different sizes. Cytogenetics **10**, 190—198 (1971).

Böhmer, H. von, Wöhler, W., Wendel, U., Passarge, E., Rüdiger, H. W.: Studies on the optimal cooling rate of human diploid fibroblasts. Exptl. Cell Res. **79**, 496—498 (1973).

BOFINGER, M., DIGNAN, P. ST. J., SCHMIDT, E., WARKANY, J.: Reduction malformations and chromosome anomalies. Amer. J. Dis. Child. **125**, 135—143 (1973).

BOONE, C., CHEN, T. R., RUDDLE, F. H.: Assignment of three human genes to chromosomes (LDH-A to 11, TK to 17, and IDH to 20) and evidence for translocation between human and mouse chromosomes in somatic cell hybrids. Proc. nat. Acad. Sci. (Wash.) **69**, 510—514 (1972).

BOOTSMA, D., KEIJZER, W., KLEIJER, W. J., DE WEERD-KASTELEIN, E. A., DE WIT, J., KHAN, P. M., VAN SOMEREN, H., WESTERVELD, A.: Mammalian cell culture studies. Genetics Suppl. **73**, 167—179 (1973).

BORGOANKAR, D. S., HOLLANDER, D. H.: Quinacrine fluorescence of the human Y chromosome. Nature **230**, 52 (1971).

BORGOANKAR, D. S., MCKUSICK, V. A., HERR, H. M., COBOS, DE LOS, B., YODER, O. A.: Constancy of the length of human Y chromosome. Ann. Génét. **12**, 262—264 (1969).

BREG, W. R., ALLDERDICE, P. W., MILLER, D. A., MILLER, O. J.: Quinacrine fluorescence patterns and terminal DNA labelling of human C group chromosomes. Nature New Biol. **236**, 76—78 (1972).

BRITTEN, R. J., KOHNE, D. E.: Repeated sequences in DNA. Science **161**, 529—540 (1968).

BRØGGER, A., JOHANSEN, J.: A model for production of chromosome damage by mitomycin C. Chromosoma (Berl.) **38**, 95—104 (1972).

BROSS, K., DITTES, H., KRONE, W., SCHMID, M., VOGEL, W.: Biochemical and cytogenetic studies on the nucleolus organizing regions (NOR) of man. Humangenetik **20**, 223—229 (1973).

BROWN, J. A., PALMER, C. G., YU, P. L.: The distribution and localization of drug-induced secondary constrictions in human chromosomes. Canad. J. Genet. Cytol. **14**, 81—93 (1972).

BURGERHOUT, W., VAN SOMEREN, H., BOOTSMA, D.: Cytological mapping of the genes assigned to the human A1 chromosome by use of radiation-induced chromosome breakage in a human-chinese hamster hybrid cell line. Humangenetik **20**, 159—162 (1973).

CARR, D. H., HAGGAR, R. A., HART, A. G.: Germ Cells in the Ovaries of XO Female Infants. Amer. J. clin. Path. **49**, 521—526 (1968).

CASPERSSON, T., FARBER, S., FOLEY, G. E., KUDYNOWSKI, J., MODEST, E. J., SIMONSSON, E., WAGH, U., ZECH, L.: Chemical differentiation along metaphase chromosomes. Exp. Cell Res. **49**, 219—222 (1968).

CASPERSSON, T., LOMAKKA, G., ZECH, L.: The 24 fluorescence patterns of the human metaphase chromosomes distinguishing characters and variability. Hereditas (Lund) **67**, 89—102 (1971).

CASPERSSON, T., ZECH, L.: Fluorescent labeling and identification of human chromosomes. In: Perspectives in Cytogenetics, p. 163—185 (S. W. WRIGHT, B. F. CRANDALL, L. BOYER, Eds). Springfield/Ill.: Charles C. Thomas 1972.

CASPERSSON, T., ZECH, L. (ed.): Chromosome identification — technique and applications in biology and medicine. Proc. 23rd Nobel Symposium September 25—27, 1972, Stockholm. New York and London: Academic Press 1973.

CASPERSSON, T., ZECH, L., JOHANSSON, C.: Differential binding of alkylating fluorochromes in human chromosomes. Exp. Cell Res. **60**, 315—319 (1970a).

CASPERSSON, T., ZECH, L., JOHANSSON, C., LINDSTEN, J., HULTEN, M.: Fluorescent staining of heteropycnotic chromosome regions in human interphase nuclei. Exp. Cell Res. **61**, 472—474 (1970b).

CASPERSSON, T., ZECH, L., JOHANSSON, C., MODEST, E. J.: Identification of human chromosomes by DNA-binding fluorescent agents. Chromosoma (Berl.) **30**, 215—277 (1970c).

CASPERSSON, T., ZECH, L., MODEST, E. J., FOLEY, G. E., WAGH, U., SIMONSSON, E.: Chemical differentiation with fluorescent alkylating agents in Vicia faba metaphase chromosomes. Exp. Cell Res. **58**, 128—140 (1969a).

CASPERSSON, T., ZECH, L., MODEST, E. J., FOLEY, G. E., WAGH, U., SIMONSSON, E.: DNA-binding fluorochromes for the study of the organization of the metaphase nucleus. Exp. Cell Res. **58**, 141—152 (1969b).

CHANDRA, H. S., HUNGERFORD, D. A.: Identification of the human X chromosome: A reconciliation between results obtained from morphological and from autoradiographic studies. Ann. Génét. **10**, 13—17 (1967).

CHEN, T. R., RUDDLE, F. A.: Karyotype analysis utilizing differentially stained constitutive heterochromatin of human and murine Chromosomes. Chromosoma (Berl.) **34**, 51—72 (1971).

CHEN, T. R., MCMORRIS, F. A., CREAGAN, R., RICCIUTI, F., TISCHFIELD, J., RUDDLE, F. H.: Assignment of the genes for malate oxidoreductase decarboxylating to chromosome 6 and peptidase B and lactate dehydrogenase B to chromosome 12 in man. Amer. J. Hum. Genet. **25**, 200—207 (1973).

CHEN, T. R., SHAW, M. W.: Stable chromosome changes in a human malignant melanoma. Cancer Res. **33**, 2042—2047 (1973).
Chicago Conference 1966: Standardization in human cytogenetics. Birth defects: Original article series, Vol. II, No. 2. New York: The Nation. Foundation 1966.
COHEN, M. M., SHAW, M. W.: Specific effects of viruses and antimetabolites on mammalian chromosomes. In Vitro **1**, 50—66 (1965).
COHEN, M. M., SHAW, M. W., MACCLUER, J. W.: Racial differences in the length of the human Y chromosome. Cytogenetics **5**, 34—52 (1966).
COMINGS, D. E., AVELINO, E., OKADA, T. A., WYANDT, H. E.: The mechanism of C- and G-banding of chromosomes. Exp. Cell Res. **77**, 469—493 (1973).
COURT BROWN, W. M.: Human Population Cytogenetics. Amsterdam: North-Holland Publ. 1967.
COURT BROWN, W. M., BUCKTON, K. E., JACOBS, P. A., TOUGH, I. M., KUENSBERG, E. V., KNOX, J. E. D.: Chromosome studies on adults. In: Eugenics Laboratory Memoir Series, Vol. XLII, The Galton Laboratory. Cambridge University Press 1966.
COURT BROWN, W. M., SMITH, P. G.: Human population cytogenetics. Brit. med. Bull. **25**, 74—80 (1969).
CRAIG-HOLMES, A. P., SHAW, M. W.: Polymorphism of human constitutive heterochromatin Science **174**, 702—704 (1971).
CREAGAN, R., TISCHFIELD, J., RICCIUTI, F., RUDDLE, F. H.: Chromosome assignments of genes in man using mouse-human somatic cell hybrids: mitochondrial superoxide dismutase (indophenol oxidase-B, tetrameric) to chromosome 6. Humangenetik **20**, 203—209 (1973).
CREAGAN, R. P., TISCHFIELD, J. A., NICHOLS, E. A., RUDDLE, F. H.: Autosomal assignment of the gene for the form of adenosine diaminase which is deficient in patients with combines immunodeficiency syndrome. Lancet **1973 II**, 1449.
CROCE, C. M., GIRARDI, A. J., KOPROWSKI, H.: Assignment of the T-antigen gene of simian virus 40 to human chromosome C-7. Proc. Nat. Acad. Sci. **70**, 3617—3620 (1973).
Denver Report 1960: A proposed standard system of nomenclature of human mitotic chromosomes. Lancet **1960 I**, 1063—1065.
DEV, V. G., WARBURTON, D., MILLER, O. J., MILLER, D. A., ERLANGER, B. F., BEISER, S. M.: Consistent pattern of binding of anti-adenosine antibodies to human metaphase chromosomes. Exp. Cell Res. **74**, 1, 288—293 (1972).
DRETS, M. E., SHAW, M. W.: Specific banding patterns of human chromosomes. Proc. nat. Acad. Sci. (Wash.) **68**, 2073—2077 (1971).
DUTRILLAUX, B., GROUCHY, DE, J., FINAZ, C., LEJEUNE, J.: Mise en évidence de la structure fine des chromosomes humains par digestion enzymatique (pronase en particulier). C. R. Acad. Sci. (Paris) **273**, 587—588 (1971).
DUTRILLAUX, B., LEJEUNE, J.: Sur une nouvelle technique d'analyse du caryotype humain. C. R. Acad. Sci. (Paris) **272**, 2638—2640 (1971).
DUTRILLAUX, B.: Nouveau système de marquage chromosomique: Les bandes T. Chromosoma (Berl.) **41**, 395—402 (1973).
EDWARDS, J. H.: Chromosome analysis from capillary blood. Cytogenetics **1**, 90 (1962).
EDWARDS, J. H.: The analysis of X-linkage. Ann. hum. Genet. **34**, 229—250 (1971).
EDWARDS, J. H.: Linkage Studies. In: Perspectives in Cytogenetics (S. W. WRIGHT, B. F. CRANDALL, L. BOYER, Ed.), p. 97—114. Springfield, Ill.: Ch. C. Thomas 1972.
EGLI, F., STALDER, G.: Malformations of kidney and urinary tract in common chromosomal aberrations. I. Clinical Studies. Hum. Genet. **18**, 1—15 (1973).
EPHRUSSI, B.: Hybridization of Somatic Cells. Princeton, N. J.: Princeton University Press 1972.
EVANS, H. J., BUCKTON, K. E., SUMNER, A. T.: Cytological mapping of human chromosomes: results obtained with quinacrine fluorescence and the acetic-saline Giemsa technique. Chromosoma (Berl.) **35**, 310—325 (1971).
EVANS, H. J.: Actions of radiations on human chromosomes. Phys. in Med. Biol. **17**, 1—13 (1972).
FERGUSON-SMITH, M. A.: The techniques of human cytogenetics. Amer. J. Obstet. Gynec. **90**, 1035—1054 (1964).
FERGUSON-SMITH, M. A.: Autosomal polymorphism. In: Medical Genetics Today (D. RIMOIN, R. N. SCHIMBE, Ed.). Birth Defects, Original Article Series. New York: The National Foundation in press.
FERGUSON-SMITH, M. A., NEWMAN, B. S., ELLIS, P. M., THOMSON, D. M. G., RILEY, J. D.: Assignment by deletion of human red cell acid phosphatase gene locus to the short arm of chromosome 2. Nature New Biol. **243**, 271—274 (1973).
FORD, C. E., HAMERTON, J. L.: The chromosomes of man. Nature **178**, 1020—1023 (1956).
FORD, C. E.: Mosaics and chimaeras. Brit. med. Bull. **25**, 104—109 (1969).

FORD, E. H. R.: Human Chromosomes. London and New York: Academic Press 1973.

FRACCARO, M., KAIJSER, K., LINDSTEN, J.: Somatic chromosome complement in continuously cultures cells of two individuals with gonadal dysgenesis. Ann. hum. Genet. **24**, 45 (1960).

FRØLAND, A.: Internal asynchrony in late replicating X chromosomes. Nature **213**, 512—513 (1967).

FUHRMANN, W.: Fehlbildungen des Herzens und der großen Gefäße. In: Handbuch der Humangenetik, Band III/2, S. 257—327 (P. E. BECKER, Hrsg.). Stuttgart: Thieme 1972.

GAGNÉ, R., TANGUAY, R., LABERGE, C.: Differential staining patterns of heterochromatin in man. Nature New Biol. **232**, 29—30 (1971).

GAGNÉ, R., LABERGE, C.: Specific cytological recognition of the heterochromatic segment of number 9 chromosome in man. Exp. Cell Res. **73**, 239—242 (1972).

GALL, J. G., PARDUE, M. L.: Formation and detection of RNA-DNA hybrid molecules in cytological preparations. Proc. nat. Acad. Sci. (Wash.) **63**, 378—383 (1969).

GANNER, E., EVANS, H. J.: The relationship between patterns of DNA replication and of quinacrine fluorescence in the human chromosome complement. Chromosoma (Berl.) **35**, 326—341 (1971).

GEBHART, E.: The treatment of human chromosomes in vitro: Results. In: Chemical Mutagenesis in Mammals and Man (F. VOGEL, G. RÖHRBORN, Hrsg.), S. 367—382. Berlin-Heidelberg-New York: Springer 1970.

GEISLER, M., KLEINEBRECHT, J., DEGENHARDT, K.-H.: Histologische Analysen von triploiden Spontanaborten. Humangenetik **16**, 283—294 (1972).

GERMAN, J. L.: Synthesis of deoxyribonucleic acid during interphase. Lancet **1962 I**, 744.

GERMAN, J. L.: DNA synthesis in human chromosomes. Trans. N.Y. Acad. Sci. Ser. II **24**, 395—407 (1962b).

GERMAN, J.: Identification and characterization of human chromosomes by DNA replication sequence. In: Cytogenetics of Cells in Culture, p. 191—207 (R. J. C. HARRIS, Ed.). New York, London: Academic Press 1964a.

GERMAN, J.: The pattern of DNA synthesis in the chromosomes of human blood cells. J. Cell Biol. **20**, 37—55 (1964b).

GERMAN, J.: Autoradiographic studies of human chromosomes. I. A review. In: Proceedings of the Third Int. Congr. Human Genetics, p. 123—136 (J. F. CROW, J. V. NEEL, Eds). Baltimore: Johns Hopkins Press 1967.

GERMAN, J.: Genes which increase chromosomal instability in somatic cells and predispose to cancer. Progr. med. Genet. 8, 61—101 (1972).

GEY, W.: Autoradiographie an menschlichen Chromosomen mit ^{3}H-Thymidin. In: Methoden in der medizinischen Cytogenetik (SCHWARZACHER, H. G., WOLF, U., Hrsg.), p. 67—85. Berlin-Heidelberg-New York: Springer 1970.

GIANNELLI, F.: Human Chromosomes DNA Synthesis. Monographs in Human Genetics, Vol. 5 (L. BECKMAN, M. HAUGE, Eds). Basel: S. Karger 1970.

GIANNELLI, F., HOWLETT, R. M.: The identification of the chromosomes of the D group (13—15). Denver: An autoradiographic and measurement study. Cytogenetics **5**, 186—205 (1966).

GILBERT, C. W., MULDAL, S.: Measurement and computer system for karyotyping human and other cells. Nature **230**, 203—207 (1971).

GRZESCHIK, K. H., ALLDERDICE, P. W., GRZESCHIK, A., OPITZ, J. M., MILLER, O. J., SINISCALCO, M.: Cytological mapping of human X-linked genes by use of somatic cell hybrids involving an X-autosome translocation. Proc. nat. Acad. Sci. (Wash.) **69**, 69—73 (1972).

GRZESCHIK, K.-H.: Utilization of somatic cell hybrids for genetic studies in man. Humangenetik **19**, 1—40 (1973).

HAMERTON, J. L.: Human Cytogenetics, Vol. I, General Cytogenetics, Vol. II, Clinical Cytogenetics. New York, London: Academic Press 1971.

HAMERTON, J. L., RAY, M., ABBOTT, J., WILLIAMSON, C., DUCASS, G. C.: Chromosome studies in a neonatal population. Canad. med. Ass. J. **106**, 776—779 (1972).

HARNDEN, D. G.: A human skin culture technique used for cytological examinations. Brit. J. exp. Pathol. **41**, 31—37 (1960).

HARPER, P., BIAS, W. B., HUTCHINSON, J. R., MCKUSICK, V.: ABH secretor status of the foetus: A genetic marker identifiable by amniocentesis. J. med. Genet. 8, 438—440 (1971).

HARRIS, H.: Cell Fusion. The Dunham Lecturs. Oxford: Clarendon Press 1970.

HARRIS, H.: The expression of genetic information: A study with hybrid animal cells. Harvey Lectures, Series **65**, p. 1—32. New York, London: Academic Press 1971.

HARRIS, H.: The Croonian Lecture, 1971. Cell fusion and the analysis of malignancy. J. nat. Cancer Inst. **48**, 851 (1972).

HAUSEN, H. ZUR: Induction of specific chromosomal aberrations by adenovirus type 12 in human embryonic kidney cells. J. Virol. **1**, 1174—1185 (1967).

HAYATE, I., KAKATI, S., SANDBERG, A. A.: A new translocation related to the philadelphia chromosome. Lancet **1973 II**, 1385.

HELLWEG-FRÜND, S., KOSKE-WESTPHAL, T., FUCHS-MECKE, S., PASSARGE, E.: Fluoreszenzmikroskopische Identifizierung von Anomalien des Y-Chromosoms. Dtsch. med. Wschr. **97**, 43, 1650—1661 (1972).

HSU, T. C.: Mammalian chromosomes in vitro. I. The karyotype of man. J. Hered. **43**, 167—172 (1952).

HUGHES, A.: The mitotic cycle. New York: Academic Press 1952

HUNGERFORD, D. A.: Leucocytes cultures from small inocula of whole blood and the preparation of metaphase chromosomes by treatment with hypotonic KCl. Stain Technol. **40**, 333—338 (1965).

JACOBS, P. A., PRICE, W. H., LAW, P. (Eds): Human Population Cytogenetics. Pfizer Medical Monographs 5. Edinburgh: University of Edinburgh Press 1970.

JONGSMA, A., VAN SOMEREN, H., WESTERVELD, A., HAGEMEIJER, A., PEARSON, P.: Localization of genes on human chromosomes by studies of human-chinese hamster somatic cell hybrids. Humangenetik **20**, 195—202 (1973).

KAO, F.-T., PUCK, T. T.: Genetics of somatic cells: demonstration of a human esterase activator gene linked to the AdeB gene. Proc. Nat. Acad. Sci. **69**, 3273—3277 (1972).

LEJEUNE, J., DUTRILLAUX, B., LAFOURCADE, J., BERGER, R., ABONYI, D., RETHORÉ, M. O.: Endoréduplication sélective du bras long du chromosome 2 chez une femme et sa fille. C. R. Acad. Sci. (Paris) **266**, 24—26 (1968).

LEVAN, A.: Chromosome Abnormalities and Carcinogenesis. In: Handbook of Molecular Cytology (A. LIMA-DE-FARIA, Ed.), p. 717—731. Amsterdam, London: Elsevier 1969.

LITTLEFIELD, J. W.: Selection of hybrids from matings of fibroblasts in vitro and their presumed recombinants. Science **145**, 709 (1964).

London Report 1963: The London conference on the normal human karyotype. Cytogenetics **2**, 264—268 (1963).

LUBS, H. A.: A marker X chromosome. Amer. J. hum. Genet. **21**, 231—244 (1969).

LUBS, H. A., RUDDLE, F. H.: Applications of quantitative karyotypy to chromosome variation in 4400 consecutive newborns. In: Human Population Cytogenetics, p. 120—142 (P. A. JACOBS, W. H. PRICE, P. LAW, Eds). Pfizer Medical Monographs 5. Edinburgh: University of Edinburgh Press 1970.

LUBS, H. A., RUDDLE, F. H.: Chromosome polymorphism in American negro and white populations. Nature **233**, 134—136 (1971).

LYON, M. F.: Gene actions in the X-chromosome of the mouse (Mus musculus L.). Nature **190**, 372—373 (1961).

MAGENIS, R. E., HECHT, F., LOVRIEN, E. W.: Heritable fragile site on chromosome 16: probable localization of haptoglobin locus in man. Science **170**, 85—87 (1970).

MANOLOV, G., MANOLOVA, Y., FISKESJÖ, G., LEVAN, A.: The complexity of the fluorescent pattern of the human Y-chromosom. Hereditas **68**, 328—331 (1971).

MCKUSICK, V. A.: Mendelian Inheritance in Man, 3rd edition. Baltimore: Johns Hopkins Press 1971.

MCMORRIS, F. A., CHEN, T. R., RICCIUTI, F., TISCHFIELD, J., CREAGAN, R., RUDDLE, F. H.: Chromosome assignment in man of the genes for two hexosephosphate isomerases. Science **179**, 1129—1131 (1973).

MERRITT, A. D., LOVRIEN, E. W., RIVAS, M. L., CONNEALLY, P. M.: Human amylase loci: genetic linkage with the duffy blood group locus and assignment to linkage group I. Amer. J. Hum. Genet. **25**, 523—538 (1973).

MIGEON, B. R., CHILDS, B.: Hybridization of mammalian somatic cells. Progr. med. Genet. **7**, 1—28 (1970).

MILLER, O. J.: Autoradiography in human cytogenetics. In: Advances in Human Genetics, Vol. 1, p. 35—130 (H. HARRIS, K. HIRSCHHORN, Eds). New York, London: Plenum Press 1970.

MILLER, D. A., ALLDERDICE, P. W., MILLER, O. J.: Quinacrine fluorescence patterns of human D group chromosomes. Nature **232**, 24—27 (1971).

MILLER, O. J., MILLER, D. A., WARBURTON, D.: Application of new staining techniques to the study of human chromosomes. In: Progr. in Medical Genetics IX, p. 1—47 (A. G. STEINBERG, A. G. BEARNM Eds.). New York and London: Grune & Stratton 1973.

MILUNSKY, A., LITTLEFIELD, J. W., ATKINS, L.: Tetraploidy in amniotic-fluid cells. Lancet **1970 II**, 979.

MOORHEAD, P. S., NOWELL, P. C., MELLMAN, W. J., BATIPPS, D. M., HUNGERFORD, D. A.: Chromosome preparations of leucocytes cultured from human peripheral blood. Exp. Cell Res. **20**, 613—616 (1960).

MORISHIMA, A., GRUMBACH, M. M., TAYLOR, J. H.: Asynchronous duplication of human chromosomes and the origin of sex chromatin. Proc. nat. Acad. Sci. (Wash.) **48**, 756—763 (1962).

NAIMAN, J. L., PUNNETT, H. H., DESTINÉ, M. L., LISCHNER, H. W.: Yy chromosomal chimaerism. Lancet **1966 II**, 590.

NEURATH, P. W., ENSLEIN, K.: Human chromosome analysis as computed from arm lengths measurements. Cytogenetics **8**, 337—354 (1969).

NEWCOMBE, H. B.: Record linking; the design of efficient systems for linking records into individual and family histories. Amer. J. hum. Genet. **19**, 335—359 (1967).

NOWELL, P. C.: Phytohemagglutinin: an initiator of mitosis in cultures of normal human leucocytes. Cancer Res. **20**, 462 (1960).

OHNUKI, Y.: Structure of chromosome. I. Morphological studies of the spiral structure of human somatic chromosomes. Chromosoma **25**, 402—428 (1968).

O'RIORDAN, M. L., ROBINSON, J. A., BUCKTON, K. E., EVANS, H. J.: Distinguishing between the chromosomes involved in Down's syndrome (trisomy 21) and chronic myeloid leukaemia (Ph′) by fluorescence. Nature **230**, 167—168 (1971).

PARDUE, M. L., GALL, J. G.: Chromosomal localization of mouse satellite DNA. Science **168**, 1356—1358 (1970).

Paris Conference (1971): Standardization in Human Cytogenetics. Birth Defects: Original Article Series, Vol. VIII, No. 7. New York: The National Foundation 1972.

PARKER, R. C.: Methods of Tissue Culture, 3rd ed. New York: Hoeber Medical Division Harper & Row 1961.

PASSARGE, E.: Der Karyotyp des Menschen. In: Methoden in der medizinischen Cytogenetik (SCHWARZACHER, H. G., WOLF, U., Eds). Berlin-Heidelberg-New York: Springer 1970a.

PASSARGE, E.: Population cytogenetics, assignment of gene loci to autosomes, karyotype-phenotype correlations. Humangenetik **9**, 1—15 (1970b).

PASSARGE, E.: Spontaneous chromosomal instability. Humangenetik **16**, 151—157 (1972).

PASSARGE, E.: Genetische Faktoren in der Ätiologie angeborener Fehlbildungen des Herzens. In: Pädiatrische Kardiologie (E. W. KECK, Hrsg.), p. 271—341. München, Berlin, Wien: Urban & Schwarzenberg 1972.

PATAU, K.: Identification of chromosomes. In: Human Chromosome Methodology, p. 155—186 (J. J. YUNIS, Ed.). New York, London: Academic Press 1965.

PATIL, S. R., LUBS, H. A.: Non-random association of human acrocentric chromosomes. Hum. Genet. **13**, 157—159 (1971).

PATIL, S. R., MERRICK, S., LUBS, H. A.: Identification of each human chromosome with a modified giemsa stain. Science **173**, 821—822 (1971).

PAUL, J.: Cell and Tissue Culture, 4th ed. Edinburgh, London: Livingstone 1970.

PAWLOWITZKI, I. H.: Frequency of Chromosome Abnormalities in Abortions. Hum. Genet. **16**, 131—136 (1972).

PAWLOWITZKI, I. H., CENANI, A.: Sporadic triploid cells in human blood and fibroblast cultures. Humangenetik **5**, 65—69 (1967).

PEARSON, P. L., BOBROW, M., VOSA, C. G.: Technique for identifying Y chromosomes in human interphase nuclei. Nature **226**, 78—80 (1970).

PFEIFFER, R. A.: Kultivierung von Blut und Knochenmarkzellen. In: Methoden in der medizinischen Cytogenetik (SCHWARZACHER, H. G., WOLF, U., Eds). Berlin-Heidelberg-New York: Springer 1970.

PIERRE, R. V., HOAGLAND, H. C.: 45,X cell lines in adult men: Loss of Y chromosome, a normal aging phenomenon? Proc. Mayo Clin. **46**, 52—55 (1971).

POWSNER, E. R.: Frequency of endoreduplication in short-term cultures of human blood cells. J. Lab. clin. Med. **67**, 610—614 (1966).

PRIEST, J. H., HEADY, J. E., PRIEST, R. E.: Delayed onset of replication of human X chromosomes. J. Cell Biol. **35**, 483—487 (1967).

PUCK, T. T., WUTHIER, P., JONES, C., KAO, F.-T.: Genetics of somatic mammalian cells: Lethal antigens as genetic markers for study of human linkage groups. Proc. nat. Acad. Sci. (Wash.) **68**, 3102—3106 (1971).

RENWICK, J. H.: Progress in mapping human autosomes. Brit. med. Bull. **25**, 65—73 (1969).

RENWICK, J. H.: The mapping of human chromosomes. Ann. Rev. Genet. **5**, 81—120 (1971a).

RENWICK, J. H.: Assignment and map-positioning of human loci using chromosomal variation. Ann. hum. Genet. **35**, 79—97 (1971b).

RENWICK, J. H.: Linkage and Assignment of autosomal gene loci. In: Perspectives in Cytogenetics (S. W. WRIGHT, B. F. CRANDALL, L. BOYER, Eds), p. 149—158. Springfield, Ill.: Ch. C. Thomas 1972.

RICCIUTI, F., RUDDLE, F. H.: Assignment of nucleoside phosphorylase to D-14 and localization of X-linked loci in man by somatic cell genetics. Nature New Biol. **241**, 180—182 (1973).

RIEGER, R., MICHAELIS, A., GREEN, M. M.: A glossary of genetics and cytogenetics. Berlin-Heidelberg-New York: Springer 1968.

ROBINSON, J. S., BISHUN, M. P., RASHAD, M. N., MORTON, W. R. M.: Chromosome analysis from capillary blood. Lancet **1964 I**, 328.

ROBINSON, J. A., BUCKTON, K. E.: Quinacrine fluorescence of variant and abnormal human Y chromosomes. Chromosoma (Berl.) **35**, 342—352 (1971).

ROTHFELS, K. H., SIMINOVITCH, L.: An air drying technique for flattening chromosomes in mammalian cells grown in vitro. Stain Technol. **33**, 73—77 (1958).

ROWLEY, J. D.: Chromosomal patterns in myelocytic leukemia. New England J. Med. **289**, 220 (1973).

RUDDLE, F. H.: Linkage analysis using somatic cell hybrids. In: Advances in Human Genetics, Vol. 3, p. 173—235. (H. HARRIS, K. HIRSCHORN, Eds.) New York, London: Plenum Press 1972a.

RUDDLE, F. H.: New developments in the establishment of gene linkage relationships in man. In: Workshop on Mechanisms and Prospects of Genetic Exchange, Berlin, December 11—13, 1971, p. 299—304. Advances in the Biosciences, Vol. 8. New York: Pergamon Press; Braunschweig: Vieweg 1972b.

RUDDLE, F. H., RICCIUTI, F., MCMORRIS, F. A., TISCHFIELD, J., CREAGAN, R., DARLINGTON, G., CHEN, T. R.: Somatic cell genetic assignment of peptidase C and the Rh linkage group to chromosome A-1 in man. Science **176**, 1429—1431 (1972).

RUDDLE, F. H.: Linkage analysis in man by somatic cell genetics. Nature **242**, 165—169 (1973).

SAKSELA, E., MOORHEAD, P. S.: Enhancement of secondary constriction and the heterochromatic X in human cells. Cytogenetics **1**, 225—244 (1962).

SANGER, R., RACE, R. R.: Towards mapping the X chromosome. In: Modern Trends in Human Genetics, Vol. 1, p. 241—266 (A. E. H. EMERY, Ed.). London: Butterworths 1970.

SASAKI, M. S., MAKINO, S.: The demonstration of secondary constriction in human chromosomes by means of a new technique. Ann. J. hum. Genet. **15**, 24—33 (1963).

SCHMID, W.: DNA replication patterns of human chromosomes. Cytogenetics **2**, 175—193 (1963).

SCHMID, W.: Autoradiography of human chromosomes. In: Human chromosome methodology (J. J. YUNIS, Ed.). New York: Academic Press 1965.

SCHMID, W.: Satellites on the long Y chromosome Arm: a familial Y autosome translocation in man. Cytogenetics 8, 415—426 (1969).

SCHMID, W., VISCHER, D.: Spontaneous fragility of an abnormally wide secondary constriction region in a human chromosome No. 9. Humangenetik **7**, 22—27 (1969).

SCHNEDL, W.: Fluoreszenzuntersuchungen über die Längenvariabilität des Y-Chromosoms beim Menschen. Humangenetik **12**, 188—194 (1971a).

SCHNEDL, W.: Banding pattern of human chromosomes. Nature New Biol. **233**, 93—94 (1971b).

SCHNEDL, W.: Unterschiedliche Fluorescenz der beiden homologen Chromosomen Nr. 3 beim Menschen. Humangenetik **12**, 59—63 (1971c).

SCHNEDL, W.: Banding patterns in human chromosomes visualized by giemsa staining after various pretreatments. In: Methods in Human Cytogenetics. Berlin-Heidelberg-New York: Springer (in press).

SCHNEDL, W.: Analysis of the human karyotype by the recent banding technique. Arch. Klaus-Stift. Vererb.-Forsch., in press.

SCHROEDER, T. M.: Genetische Faktoren der Krebsentstehung. Fortschr. Med. **90**, 603—608 (1972).

SCHROEDER, T. M., KURTH, R.: Spontaneous chromosomal breakage and high incidence of leukemia in inherited disease. Blood **37**, 96—112 (1971).

SCHWANITZ, G., ROTT, H.-D., KÖLLERMANN, M.: Vergrößerte sekundäre Einschnürung des Chromosoms C9 bei Mutter und Kind. Humangenetik **11**, 258—263, 1971.

SCHWARZACHER, H. G., SCHNEDL, W.: Endoreduplication in human fibroblast cultures. Cytogenetics **4**, 18 (1965).

SCHWARZACHER, H. G.: Fluorescence microscopy of chromosomes in interphase nuclei. In: Human Cytogenetics. Berlin-Heidelberg-New York: Springer (in press).

SCHWARZACHER, H. G., WOLF, U. eds.: Methods in human Cytogenetics 2nd edition. Berlin-Heidelberg-New York: Springer (in press).

SEABRIGHT, M.: A rapid banding technique for human chromosomes. Lancet **1971 II**, 971—972.

SEABRIGHT, M.: The use of proteolytic enzymes for the mapping of structural rearrangements in the chromosomes of man. Chromosoma (Berl.) **36**, 204—210 (1972).

SHAPIRO, L. R., WARBURTON, D.: Interstitial translocation in man. Lancet **1972 II**, 712—713.

SHAW, M. W.: Computer and chromosomes: The state of the art. In: Perspectives in Cytogenetics, p. 309—315 (S. W. WRIGHT, B. F. CRANDALL, L. BOYER, Eds). Springfield/Ill.: Ch. C. Thomas 1972.

SHOWS, T. B.: Genetics of human-mouse somatic cell hybrids: linkage of human-mouse somatic cell hybrids: linkage of human genes for lactate dehydrogenase-A and esterase-A_4. Proc. nat. Acad. Sci. (Wash.) **69**, 348—352 (1972).

SINISCALCO, M.: Correction of genetic defects in cultured mammalian cells, p. 307—325. In: Workshop on Mechanisms and Prospects of Genetic Exchange, Berlin, December 11—13, 1971. Advances in the Bioscience, Vol. 8. New York: Pergamon Press; Braunschweig: Vieweg 1972.

SPERLING, K., WIESNER, R.: A rapid banding technique for routine use in human and comparative cytogenetics. Humangenetik **15**, 349—353 (1972).

SUMNER, A. T., EVANS, H. J., BUCKLAND, R. A.: New technique for distinguishing between human chromosomes. Nature New Biol. **232**, 31—32 (1971).

SUMNER, A. T., EVANS, H. J., BUCKLAND, R. A.: Mechanisms involved in the banding of chromosomes with quinacrine and giemsa. I. The effects of fixation in methanolacetic acid. Exp. Cell Res. **81**, 214—222 (1973).

SUMNER, A. T., EVANS, H. J.: Mechanisms involved in the banding of chromosomes with quinacrine and giemsa II. The interaction of the dyes with the chromosomal components. Exp. Cell Res. **81**, 223—236 (1973).

SUN, N. C., CHANG, C. C., CHU, E. H. Y.: Chromosome assignment of the human gene for galactose-1-phosphate uridyltransferase. Proc. Nat. Acad. Sci. **71**, 404—407, (1974).

TAKAGI, N., SANBERG, A. A.: Chronology and pattern of human chromosome replication. VIII. Behavior of the X and Y in early S-phase. Cytogenetics **7**, 135—143 (1968).

TISCHFIELD, J., RUDDLE, F. H.: Assignment of APRT to chromosomes D13 or D14 by somatic cell genetics. Persönl. Mitteilg., 1973.

TISCHFIELD, J. A., RUDDLE, F. H.: Assignment of the gene for adenine phosphoribosyltransferase to human chromosome 16 by mouse-human somatic cell hybridization. Proc. Nat. Acad. Sci. **71**, 45—49, (1974).

TJIO, J. H., WHANG, J.: Chromosome preparations of bone marrow cells without prior in vitro culture or in vivo colchicine administration. Stain Technol. **37**, 17 (1962).

TÖNDURY, G.: Malformations of Kidney and Urinary Tract in Common Chromosomal Aberrations. II. Morphogenetic Studies. Humangenetik Part II, **18**, 16—32 (1973).

TOLKSDORF, M., WIEDEMANN, H. R., HANSEN, H. G., LEHMANN, W.: Pätau-Syndrom mit Trisomie D_1+D/D— Translokation. Med. Welt (Stuttg.) 2304, 1965.

UNNÉRUS, V., FELLMAN, J., DE LA CHAPELLE, A.: The length of the human Y chromosome. Cytogenetics **6**, 213—227 (1967).

WAHRMAN, J., ATIDIA, J., GOITEIN, R., COHEN, T.: Pericentric inversions of chromosome 9 in two families. Cytogenetics **11**, 132—144 (1972).

WANG, H. C., FEDOROFF, S.: Banding in human chromosomes treated with trypsin. Nature New Biol. **235**, 52—53 (1972).

WARKANY, J., PASSARGE, E., SMITH, L. B.: Congenital malformations in autosomal trisomy syndromes. Amer. J. Dis. Child. **112**, 502—517 (1966).

WATKINS, J. F.: Cell fusion in virology. In: Perspect. in Virology, Vol. 17, p. 159—178. New York, London: Academic Press 1971.

WEISBLUM, B., DE HASETH, P. L.: Quinacrine. A chromosome stain specific for deoxyadenylate-deoxythymidylate-rich regions in DNA. Proc. nat. Acad. Sci. (Wash.) **69**, 3, 629—632 (1972).

WIKRAMANYAKE, E., RENWICK, J. H., FERGUSON-SMITH, M. A.: Chromosomal heteromorphisms in the assignment of loci to particular chromosomes: a study of four pedigrees. Ann. Génét. **14**, 245—256 (1971).

WILLMER, E. N.: Cells and Tissues in Culture, Vol. 1, 2, 3. London: Acad. Press 1965—1966.

WOLF, U.: Zellkulturen aus Gewebeexplantaten. In: Methoden in der medizinischen Cytogenetik (SCHWARZACHER, H. G., WOLF, U., Hrsg.) p. 36—54. Berlin-Heidelberg-New York: Springer 1970.

WRIGHT, S. W., CRANDALL, B. F., BOYER, L. (Eds): Perspectives in Cytogenetics. The next Decade. Springfield/Ill.: Ch. C. Thomas 1972.

YESLEY, G. J.: Methods of coding and filing family records. In: The Metabolic Basis of Inherited Disease, 2nd. edit., p. 1373—1379 (J. B. STANBURY, J. B. WYNGAARDEN, D. S. FREDRICKSON, Eds). New York: McGraw-Hill 1966.

YUNIS, J. J., ROLDAN, L., YASMINEH, W. G., LEE, J. C.: Staining of satellite DNA in metaphase chromosomes. Nature **231**, 532—533 (1971).

ZANKL, H., ZANG, K. D.: Structural variability of the normal human karyotype. Humangenetik **13**, 160—162 (1971).

Biochemische Genetik des Menschen

Von

W. Schloot und H. W. Goedde, Hamburg*

Mit 77 Abbildungen

A. Einleitung

I. Molekulare Struktur und biologische Aktivität

Während früher in der Humangenetik und Anthropologie eine deskriptiv formale Betrachtungsweise der Vererbungsvorgänge im Vordergrund stand, ist es aufgrund neuer biochemischer und biophysikalischer Methoden möglich, deren Grundlagen im molekularen Bereich zu bearbeiten; die biologisch-genetische Variabilität der Organismen kann biochemisch untersucht werden. Eines der Ziele moderner biochemisch-genetischer Forschung ist es, nicht nur die Struktur der unterschiedlichen, im lebenden Organismus vorhandenen Moleküle in ihrem Bezug zur „Aktivität der Gene" aufzuklären, sondern die Beteiligung und Bedeutung der genetischen Information für Funktionszusammenhänge zu erkennen.

In diesem Kapitel über die „Biochemische Genetik" des Menschen wird vorausgesetzt, daß die grundlegenden Zusammenhänge und die wichtigsten Begriffe aus vorhergehenden Kapiteln wie „Allgemeine Grundlagen der Genetik" (F. Mainx), „Molekulare Grundlagen der Genetik" (H. Kössel) etc. bekannt sind; außerdem sei auf einführende Lehrbücher der Biochemie hingewiesen, z.B. von Karlson (1967), Rapoport (1969) etc.

Eine erschöpfende Darstellung der Biochemischen Genetik des Menschen ist in diesem Rahmen nicht möglich. Da kurzgefaßte gute Übersichten z.B. von Harris (1970) und detaillierte Darstellungen zu den einzelnen angeborenen Stoffwechselstörungen bzw. Erbkrankheiten z.B. von Stanbury, Wyngaarden und Fredrikson (1972) bzw. McKusick (1972) vorliegen, haben wir exemplarisch verschiedene, zum Verständnis der grundlegenden Zusammenhänge wichtige Fragestellungen herausgegriffen.

Obwohl der Aufbau von Proteinen aus Aminosäuren und die Faltung von Polypeptidketten bereits näher bestimmt werden konnten, lassen sich die verschiedenen spezifischen Funktionen von Proteinen nicht allein mit der Kenntnis ihrer Bausteine und deren Anordnung erklären. Der Zusammenhang zwischen biologischer Aktivität und molekularer Struktur ist einer der wesentlichen Aspekte der Proteinforschung. Ähnliche Zusammenhänge stehen bei der Untersuchung der DNA/RNA-Relation bezüglich der Anordnung von Nucleotidbausteinen im Makromolekül und den Besonderheiten der Informationsübertragung im Vordergrund. Besonders wichtig und interessant ist es, beide Bereiche, d.h. DNA/Informationssystem und (Enzym)-Protein/Stoffwechselaktivität hinsichtlich ihrer Kausalzusammenhänge zu analysieren.

Die Kenntnis der Identität von genetischer Information und Nucleotidsequenz macht eine Fülle neuer Aspekte der naturwissenschaftlichen Bearbeitung zugänglich. Häufig kann aber, insbesondere bei höheren Organismen, die genetische

* Für die Mithilfe bei der Abfassung des Manuskripts, der Durchsicht der Druckfahnen und der Herstellung der Abbildungsvorlagen sind wir Frau E.-M. Iversen, Frau E. Oppl und Herrn H. Rausch zu besonderem Dank verpflichtet.

Information nur indirekt durch Charakterisierung von Proteinen untersucht werden; diese sind die in ihrem Aufbau genetisch determinierten Syntheseprodukte der Zelle. Unter den Proteinen sind vor allem diejenigen von Interesse, die enzymatische Aktivität besitzen und katalysierend den Stoffwechsel körpereigener, aber auch körperfremder Substrate (z.B. Pharmaka) steuern. Methodisch gut charakterisierbare Proteine sind deshalb für das Studium biochemisch-genetischer Grundlagen besonders geeignet. Eine große Anzahl interindividuell variierender Merkmale wurde so entdeckt. Neben angeborenen Stoffwechselkrankheiten und anderen genetisch bedingten Erkrankungen sind viele erbliche Proteinpolymorphismen bekannt, bei denen bisher keine Beziehung zu gravierenden pathologischen Stoffwechselreaktionen, pharmakogenetischen Reaktionen etc. festgestellt werden konnte. Beispiele sind die saure Erythrocytenphosphatase, Lactatdehydrogenase, Phosphoglucomutase, Adenosindeaminase, Adenylatkinase, Amylase, Kohlensäureanhydrase, Malatdehydrogenase, Aminopeptidase u.a.

Die verschiedenen Möglichkeiten von Mutationen und deren unterschiedliche Folgen sind ausführlich an Mikroorganismen studiert worden, wie in dem Kapitel „Molekulare Grundlagen der Genetik" (H. Kössel) beschrieben worden ist (vgl. auch Bresch u. Hausmann 1970). Aber auch Enzymvarianten von Säugetieren konnten durch kinetische Konstanten, elektrophoretische Beweglichkeit, immunologische Spezifität (cross reacting material) charakterisiert werden. In anderen Fällen kann eine Sequenzanalyse der Primärstruktur eines Proteins zum indirekten Nachweis einer Mutation herangezogen werden.

Wie Untersuchungen an Enzymproteinen verschiedener Species ergeben haben, hat die Differenzierung von Proteinvarianten in der Evolution eine wesentliche Rolle gespielt. Eine Veränderung des Stoffwechsels durch neue Enzymvarianten mit abgeänderten katalytischen Eigenschaften ist denkbar. Eine neue Variante kann ein zusätzlicher Selektionsfaktor — positiv, meist jedoch negativ — sein. Phylogenetische Aspekte sind in der biochemischen Genetik also auch von besonderem Interesse, insbesondere wie weit die an Mikroorganismen entwickelten Hypothesen und Modelle des genetischen Informationssystems bzw. der Genwirkung auf den Menschen angewendet werden können. Ausgehend von den Ergebnissen der Phylogenetik muß erwartet werden, daß sich auch im genetischen Informationssystem im Laufe der Phylogenese andere Steuerungsmechanismen entwickelt haben. Begriffe wie „Operatorgen", „Operon", „Strukturgen" usw. dürfen bislang nur mit Vorbehalt, z.B. zur Beschreibung von Regulationsvorgängen im Stoffwechsel des Menschen, angewendet werden. Über den Anschluß der speziellen Befunde beim Menschen an das zentrale Dogma der Genwirkung und zum Verständnis der Zusammenhänge zwischen genetisch bedingter Pathogenese und zugrunde liegenden molekularen Mechanismen vgl. Kapitel „Molekulare Grundlagen der Genetik" (H. Kössel) sowie „Allgemeine Grundlagen der Genetik" (F. Mainx), „Populationsgenetik" (G. Flatz) und „Konstitutionelle Erkrankungen" (G. Jörgensen) oder die Übersicht von Harris (1970).

II. Genotyp und Umwelt

Der Mensch wird nicht nur als Species bzw. Population fortwährend mit neuen Umweltsituationen konfrontiert, sondern auch als Individuum indirekt durch seine Individualentwicklung (Embryogenese — intrauterine Phase — Postembryogenese — Wachstum — adultes Stadium — Seneszenz). Wie andere Organismen ist der Mensch ein „Reaktionsprodukt" aus Genotyp und Umwelt, wobei beide Faktoren durch Stabilität, aber auch Labilität gekennzeichnet sind. Im Laufe einer langen Entwicklung (Phylogenese) ist der Mensch auf eine definierte

Umwelt eingespielt und angepaßt; er hat unter anderem aufgrund seiner biologischen Konstitution Möglichkeiten, Änderungen der Umwelt im Rahmen seiner species-spezifischen und individuellen Toleranzgrenzen zu entsprechen.

Bei der vom Menschen nicht gezielt beeinflußten Evolution der eigenen und anderer Species erfolgte als Endresultat eine Selektion einer für die jeweilige Situation möglichst günstigen Konstellation. In der augenblicklichen „Entwicklung" sind im Vergleich zur Menschheitsentstehung neue Komponenten hinzugekommen, andere haben an Bedeutung verloren. Durch künstliche Veränderungen seiner Umwelt — also Entstehung neuer Faktoren, die bei dem phylogenetischen Entwicklungsprozeß des Menschen nicht vorhanden waren — hat der Mensch sein für andere Situationen spezifisches Informationsmuster vor neue Probleme gestellt („Umweltschutz"). Es entsteht — mit Einschränkung — eine Disharmonie zwischen dem auf eine bestimmte Umwelt abgestimmten Genotyp und neuen exogenen Faktoren.

Besonders heute in der vom Menschen — mehr unbewußt als bewußt — mitgesteuerten Evolution erfolgt eine Änderung der ursprünglichen Situation: es werden unter anderem als Folge von Mutationen neue Informationen (= neue Merkmale) der Auseinandersetzung mit der Umwelt angeboten. Durch den Eingriff des Menschen werden unter anderem auch krankheitsbestimmende „negative" Merkmale erhalten, die unter früheren „natürlichen" Evolutionsbedingungen nur eine sehr geringe Chance zum Weiterbestehen gehabt hätten. Andererseits können durch derartige „Manipulationen" (z.B. medizinische Eingriffe) auch Merkmale erhalten werden, die für die jeweilige neue und künstliche Umweltsituation „positiv" sind[1].

Aufgrund dieser vielschichtigen Probleme der Änderung der Umweltsituation, verursacht durch Evolution komplexer Systeme wie Zivilisation, Kultur, Technik, Wissenschaft usw. müssen die Toleranzgrenzen des menschlichen Informationsmusters und der davon abhängenden biochemischen Stoffwechselgefüge erkannt werden — eine Voraussetzung, um die Grenzen des menschlichen Organismus, bezogen auf die Weiterentwicklung der oben genannten Systeme, zu erkennen. Bei der Klärung dieser Fragestellungen ist es notwendig, die biochemisch-genetischen Zusammenhänge zu analysieren und zu berücksichtigen.

III. Methodische Probleme und Aufgaben biochemisch-genetischer Untersuchungen an Menschen

Genetische Untersuchungen an Organismen, wie Viren und Bakterien, aber auch Drosophila etc. [vgl. Kapitel „Molekulare Grundlagen der Genetik" (H. KÖSSEL) und „Allgemeine Grundlagen der Genetik" (F. MAINX)], sind relativ einfach durchzuführen: z.B. Kreuzungsexperimente und direkte Analysen der DNA und RNA usw. an wenigen Zellen. Bei höheren Organismen, besonders hinsichtlich der Untersuchungen am Menschen, bestehen große methodische Schwierigkeiten. Gezielte Kreuzungsexperimente können nicht durchgeführt werden, sondern es können nur an bereits bestehenden Kombinationen, d.h. Familien, retrospektiv entsprechende Befunde erhoben werden. Eine zusätzliche Komplikation für genetische Untersuchungen höherer Organismen ist durch die verschiedenartige Differenzierung und Spezialisierung der meisten Körperzellen bedingt; hinzu kommen unterschiedliche Funktionszustände. Eine Möglichkeit, die dadurch bedingten Schwierigkeiten zu umgehen und das genetische Informationssystem des Menschen zu analysieren, ist, den Stoffwechsel an Zellkulturen zu untersuchen (vgl. Kap. D.VI.4.).

---

[1] WOLSTENHOLME 1963.

Trotzdem ist es notwendig, für den Menschen sowohl im Normalbereich als auch in Extremsituationen die Beziehung zu umreißen, die zwischen Genwirkung und Biochemie des Stoffwechsels besteht. Derartige Analysen haben Bedeutung in Hinsicht auf 1. Leistungsfähigkeit und Vitalität unter normalen Bedingungen, 2. Normalpersonen unter „ungewöhnlichen“ Bedingungen, 3. Krankheit allgemein, 4. Erbkrankheiten speziell. Zu den Aufgaben der Biochemischen Genetik zählen hier hauptsächlich folgende Fragestellungen:

1. Biochemische Untersuchung der Beziehungen zwischen Genen und Merkmalen (Phänen),
2. Biochemie der Zusammenhänge zwischen Genwirkung und Differenzierungsvorgängen, also einem Teilaspekt der Analyse der Individualentwicklung,
3. biochemisch-genetische Analyse der Unterschiede im Bereich des Normalen und ihre Bedeutung für die erblichen Unterschiede hinsichtlich Gesundheit und Leistungsfähigkeit [vgl. Kapitel „Konstitutionelle Erkrankungen“ (G. Jörgensen)],
4. biochemisch-genetische Analyse extremer Stoffwechselsituationen (z.B. „inborn errors of metabolism“),
5. Analyse der biochemischen Besonderheiten bei Heterozygoten, besonders bei recessivem Erbgang,
6. Klärung der Beziehungen zwischen bestimmten Merkmalen (z.B. Blutgruppen) und häufigen Erkrankungen (Kopplungsanalyse),
7. Erfassung der Toleranzgrenzen des normalen Erbgefüges und der Bedeutung seltener oder neuer Merkmale bei neuen Umweltsituationen/-faktoren (z.B. Pharmakogenetik),
8. Entwicklung von Methoden auf biochemischer Basis, um vorhandene Fehlinformationen (Erbkrankheiten) zu analysieren, zu umgehen bzw. zu kompensieren oder zu „reparieren“ (Biochemisch-Klinische Genetik),
9. Charakterisierung des DNA/RNA-Systems bezüglich Stabilität/Labilität und der dieses System beeinflussenden Faktoren (Mutagenitätsforschung, Biochemie der Genwirkung).

B. Methoden in der Biochemischen Genetik

Verschiedene Methoden, die in der Anthropologie Anwendung finden, sind im Prinzip auch bei der Untersuchung von Fragestellungen der Biochemischen Genetik von grundlegender Bedeutung. Werden Anhaltspunkte für eine erbliche Krankheit oder einen wissenschaftlich interessanten genetischen Defekt gefunden, so muß der Erbgang des betreffenden Merkmals mit Hilfe verschiedener Verfahren gesichert oder ausgeschlossen werden. Voraussetzung ist, daß biochemische Methoden zur Verfügung stehen, mit denen die Merkmale erfaßt werden können. Es handelt sich hier also zunächst nicht um die Diagnose einer bereits genetisch abgeklärten oder definierten Krankheit, sondern um eine rein genetische Fragestellung — genetisch definiertes Merkmal, Erbgang oder nicht.

Die Untersuchungen im Rahmen der Biochemischen Genetik stützen sich weitgehend auf experimentelle Daten, die mit biochemischen Methoden erarbeitet worden sind. Um diese zu verstehen und richtig beurteilen zu können, sollen zunächst einige der wichtigsten Methoden und deren Aussagemöglichkeiten kurz umrissen werden, soweit sie für die Gebiete der Pharmakogenetik, Klinischen Genetik und allgemeinen Biochemischen Genetik Bedeutung haben. Außerdem wird in den folgenden Kapiteln auf biochemische Methoden, die bei der Zwillingsforschung, bei Familienuntersuchungen und bei populationsgenetischen Untersuchungen angewendet wurden, hingewiesen. An verschiedenen Beispielen wird erläutert, in welcher Form für die Genetik und für die Klinik Aussagen gemacht werden und wo die Grenzen dieser Methoden liegen. In den anschließenden Kapiteln wird dann kurz beschrieben, wie biochemische Methoden bei Zwillingsuntersuchungen, Familienuntersuchungen und bei populationsgenetischen Untersuchungen Anwendung gefunden haben (Grundbegriffe der Biochemie und der Genetik vgl. z.B. KARLSON 1972, und Kapitel „Allgemeine Grundlagen der Genetik" von F. MAINX).

I. Biochemische Bestimmung qualitativ und quantitativ individuell verschiedener Merkmale

Innerhalb der letzten 30 Jahre wurden Nachweismethoden entwickelt, mit denen im menschlichen Serum über 40 gut voneinander zu unterscheidende Proteine dargestellt werden können. Bei vielen dieser Proteine konnte gezeigt werden, daß sie innerhalb der Species Mensch nicht einheitlich sind. Die zugrunde liegenden Proteinvarianten sind offensichtlich genetisch bedingt. Es wurde bereits an anderer Stelle ausgeführt (vgl. „Molekulare Grundlagen der Genetik" von H. KÖSSEL), daß anhand der Primärstruktur der Enzymproteine und ihrer Varianten unter Umständen unmittelbar auf Mutationen, also Änderungen der in den Chromosomen niedergelegten Information, geschlossen werden kann. Die Kenntnis der Aminosäuresequenz eines Proteins ermöglicht einen Rückschluß auf die Basensequenz der DNA. Änderungen in der Basensequenz haben also in der Regel Proteinvarianten zur Folge. Bei der Fülle der Eigenschaften der Enzymproteine und bei der Vielzahl der Methoden, diese Eigenschaften zu bestimmen, ist es häufig dem Zufall überlassen, gerade die Methode ausfindig zu machen, die eine Differenzierung normaler Proteine von ihren Varianten ermöglicht.

1. Elektrische Ladung, Molekülgröße und -gestalt

Ein wichtiges Kriterium zur Charakterisierung eines Proteins ist die elektrische Ladung; sie hängt ab von den vorhandenen ionisierbaren Gruppen der Aminosäuren, deren Dissoziationskonstanten unterschiedlich sind. Die Ladung eines Proteins ist also entsprechend der Aminosäurezusammensetzung vom pH-Wert abhängig. Nur diejenigen funktionellen Gruppen werden erfaßt, bei denen eine Dissoziation möglich ist, wie bei allen Carboxylgruppen und basischen Gruppen, die nicht als Peptidbindungen vorliegen, und den C- und N-terminalen Komponenten der Haupt- und Seitenketten; d.h. bei Aminosäuren wie Asparaginsäure, Glutaminsäure, Asparagin, Glutamin, Lysin, Arginin sowie Histidin (Imidazolgruppe), Thyrosin (Phenolgruppe) und Cystein (SH-Gruppe), soweit diese Gruppe nicht im Cystin gebunden vorliegt.

Ist als Folge einer Mutation eine der Aminosäuren ausgetauscht (ein Ladungsträger gegen einen Nicht-Ladungsträger, z.B. Cystein gegen Alanin bzw. umgekehrt etc.), dann kann die dadurch verursachte Differenz in der elektrischen Gesamtladung zwischen dem normalen Protein und der Variante unter entsprechenden pH-Bedingungen mit Hilfe der Elektrophorese oder anderer Methoden erfaßt werden. In diesem Fall sind solche pH-Bedingungen optimal, bei denen eine Dissoziation der ausgetauschten Aminosäuren erfolgt. Eine derartige Differenz in der Nettoladung und den daraus resultierenden elektrophoretischen Mobilitätsunterschieden besteht z.B. zwischen normalem Hämoglobin und Sichelzellhämoglobin und anderen Hämoglobinvarianten (Abb. 1), die mit Hilfe elektrophoretischer Technik nachgewiesen wurden[2].

[2] LEHMANN u. HUNTSMAN 1966.

	1	6	7	16	22	26	28	42	43	46	61	63	67	77	79	87	90	92	95	98	113	121	126	132	136	146
	Val	Glu	Glu	Gly	Glu	Glu	Leu	Phe	Glu	Gly	Lys	His	Val	His	Asp	Thr	Glu	His	Lys	Val	Val	Glu	Val	Lys	Gly	His
S	-	Val	-	-	-	-	-	-	-	-	-	-	-	-	-	-	-	-	-	-	-	-	-	-	-	-
C	-	Lys	-	-	-	-	-	-	-	-	-	-	-	-	-	-	-	-	-	-	-	-	-	-	-	-
G. San José	-	-	Gly	-	-	-	-	-	-	-	-	-	-	-	-	-	-	-	-	-	-	-	-	-	-	-
Siriraj	-	-	Lys	-	-	-	-	-	-	-	-	-	-	-	-	-	-	-	-	-	-	-	-	-	-	-
J. Baltimore	-	-	-	Asp	-	-	-	-	-	-	-	-	-	-	-	-	-	-	-	-	-	-	-	-	-	-
D. Bushmann	-	-	-	Arg	-	-	-	-	-	-	-	-	-	-	-	-	-	-	-	-	-	-	-	-	-	-
E. Saskatoon	-	-	-	-	Lys	-	-	-	-	-	-	-	-	-	-	-	-	-	-	-	-	-	-	-	-	-
G. Coushatta	-	-	-	-	Ala	-	-	-	-	-	-	-	-	-	-	-	-	-	-	-	-	-	-	-	-	-
E	-	-	-	-	-	Lys	-	-	-	-	-	-	-	-	-	-	-	-	-	-	-	-	-	-	-	-
Genova	-	-	-	-	-	-	Pro+	-	-	-	-	-	-	-	-	-	-	-	-	-	-	-	-	-	-	-
Hammersmith	-	-	-	-	-	-	-	Ser+	-	-	-	-	-	-	-	-	-	-	-	-	-	-	-	-	-	-
G. Galverston	-	-	-	-	-	-	-	-	Ala	-	-	-	-	-	-	-	-	-	-	-	-	-	-	-	-	-
K. Ibadan	-	-	-	-	-	-	-	-	-	Glu	-	-	-	-	-	-	-	-	-	-	-	-	-	-	-	-
Hikari	-	-	-	-	-	-	-	-	-	-	Asn	-	-	-	-	-	-	-	-	-	-	-	-	-	-	-
M. Saskatoon	-	-	-	-	-	-	-	-	-	-	-	Tyr*	-	-	-	-	-	-	-	-	-	-	-	-	-	-
Zürich	-	-	-	-	-	-	-	-	-	-	-	Arg+	-	-	-	-	-	-	-	-	-	-	-	-	-	-
M. Milwaukee	-	-	-	-	-	-	-	-	-	-	-	-	Glu*	-	-	-	-	-	-	-	-	-	-	-	-	-
Sidney	-	-	-	-	-	-	-	-	-	-	-	-	Ala+	-	-	-	-	-	-	-	-	-	-	-	-	-
J. Iran	-	-	-	-	-	-	-	-	-	-	-	-	-	Asp	-	-	-	-	-	-	-	-	-	-	-	-
G. Accra	-	-	-	-	-	-	-	-	-	-	-	-	-	-	Asn	-	-	-	-	-	-	-	-	-	-	-
D. Ibadan	-	-	-	-	-	-	-	-	-	-	-	-	-	-	-	Lys	-	-	-	-	-	-	-	-	-	-
Agenogi	-	-	-	-	-	-	-	-	-	-	-	-	-	-	-	-	Lys	-	-	-	-	-	-	-	-	-
M. Hyde Park	-	-	-	-	-	-	-	-	-	-	-	-	-	-	-	-	-	Tyr*	-	-	-	-	-	-	-	-
N. Baltimore	-	-	-	-	-	-	-	-	-	-	-	-	-	-	-	-	-	-	Glu	-	-	-	-	-	-	-
Köln	-	-	-	-	-	-	-	-	-	-	-	-	-	-	-	-	-	-	-	Met+	-	-	-	-	-	-
New York	-	-	-	-	-	-	-	-	-	-	-	-	-	-	-	-	-	-	-	-	Glu	-	-	-	-	-
D. Punjab	-	-	-	-	-	-	-	-	-	-	-	-	-	-	-	-	-	-	-	-	-	Gln	-	-	-	-
O. Arab	-	-	-	-	-	-	-	-	-	-	-	-	-	-	-	-	-	-	-	-	-	Lys	-	-	-	-
Hofu	-	-	-	-	-	-	-	-	-	-	-	-	-	-	-	-	-	-	-	-	-	-	Glu	-	-	-
K. Woolwich	-	-	-	-	-	-	-	-	-	-	-	-	-	-	-	-	-	-	-	-	-	-	-	Gln	-	-
Hope	-	-	-	-	-	-	-	-	-	-	-	-	-	-	-	-	-	-	-	-	-	-	-	-	Asp	-

Abb. 1. Aminosäuresequenz verschiedener Hämoglobinvarianten beim Menschen (β-Ketten); obere Reihe: Aminosäure- und Sequenz-Nr. der Normalkette; □ Sichelzellhämoglobin, * Methämoglobin, + nicht-stabiles Hämoglobin, Gln Glutamin. (Nach Harris 1968)

Unter der Voraussetzung, daß durchschnittlich 5 der üblichen 20 Aminosäuren an der Nettoladung des Proteins beteiligt sind, ist zu erwarten, daß durch eine einzige Nucleotidsubstitution ungefähr $^1/_4$ aller dieser Mutanten elektrophoretisch nachzuweisen ist. Die Zahl genetisch bedingter Proteinvarianten, die durch elektrophoretische Methoden analysiert werden können, erhöht sich weiter, wenn man die Polymorphismen einschließt, die auf nicht homologes Crossing-over zurückgehen. Auch ohne diese Erweiterung macht die oben berechnete Zahl deutlich, welche Bedeutung die elektrophoretischen Methoden für die Biochemische Genetik haben. Außerdem beeinflussen natürlich die Molekülgröße und die Morphologie des Moleküls die elektrophoretische Mobilität („Barrier-Effekt").

Mit Hilfe der genannten Methoden konnte z.B. das Haptoglobinmuster (vgl. Kap. C.V.) interpretiert werden. In der horizontalen Stärkegelelektrophorese entstehen die Haptoglobinmuster (Abb. 2) aufgrund der Fähigkeit des Haptoglobinmoleküls „hp 2" zu polymerisieren, während das Molekül „hp 1" diese Fähigkeit nicht besitzt. Nach reduktiver Spaltung der α-Ketten von den β-Ketten können in der vertikalen Stärkegelelektrophorese unter Harnstoffzusatz nicht mehr — wie bei der horizontalen Stärkegelelektrophorese — mehrere Fraktionen nachgewiesen werden, sondern nur eine einzige Bande. Wahrscheinlich kann die Polypeptidkette hp 2α nach der reduktiven Abspaltung nicht mehr polymerisieren. Die Polymerisationsfähigkeit der Haptoglobinmoleküle dürfte also nur eine Eigenschaft der β-Ketten sein. Aufgrund der Bestimmung der Molekulargewichte der α-Polypeptidketten erwies sich, daß für das Zustandekommen der charakteristischen Haptoglobinmuster in der vertikalen Harnstoffelektrophorese nicht allein

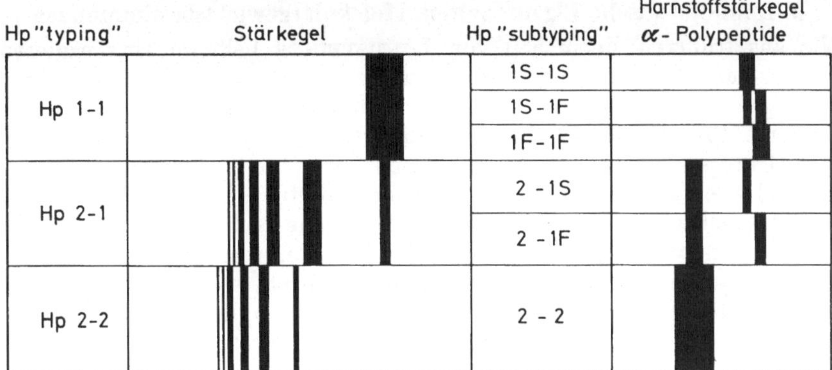

Abb. 2. Haptoglobinbanden in der Stärkegelelektrophorese; rechts Darstellung der α-Polypeptidketten nach Harnstoffgel/Stärkegelelektrophorese zur Untergruppenbestimmung, s = slow, f = fast. (Nach GIBLETT 1968)

die Molekülgröße verantwortlich ist. Während die unterschiedliche elektrophoretische Mobilität zwischen der Polypeptidkette hp 2α und hp 1Sα bzw. hp 1Fα durch die verschiedenen Molekülgrößen erklärt werden könnten, besteht diese Möglichkeit der Interpretation nicht für die unterschiedliche Mobilität der beiden Polypeptidketten hp 1Sα und hp 1Fα. Für beide Ketten wurde das gleiche Molekulargewicht gefunden. Da nach der präparativen Darstellung das Haptoglobin denaturiert ist, also nicht mehr in der ursprünglichen Tertiärstruktur vorliegt, kann auch eine unterschiedliche Tertiärstruktur nicht die Auftrennung dieser Polypeptidketten erklären. Es konnte — wie beim Sichelzellhämoglobin — nachgewiesen werden, daß sich die Polypeptidketten hp 1Fα und hp 1Sα durch die Substitution einer Aminosäure voneinander unterscheiden: ein Lysinrest ist bei der Polypeptidkette hp 1Sα durch einen Glutaminsäurerest ersetzt (vgl. Kap. C.V.). Dadurch ist die Polypeptidkette hp 1Fα stärker positiv geladen als hp 1Sα, und hp 1Fα wandert im stark sauren Milieu weiter kathodisch als die Polypeptidkette hp 1Sα.

Das Zustandekommen der Haptoglobinmuster in der Stärkegelelektrophorese beruht also einerseits auf der unterschiedlichen Molekülgröße und andererseits auf einer unterschiedlichen Ladung. In diesem Fall ist es sinnvoll, eine Elektrophorese durchzuführen, bei der nicht nur aufgrund der Ionenverhältnisse, sondern auch unter Berücksichtigung der Molekülgröße getrennt wird. Beide Bedingungen, nämlich Trennung aufgrund eines Siebeffektes und Trennung aufgrund der unterschiedlichen Ladung werden in der Stärkegelelektrophorese erfüllt. Andere effektvolle Methoden zur Erkennung geringer Unterschiede in der Nettoladung von Proteinen sind Adsorption an verschiedene Ionenaustauscher und Elution. Besonders geeignet sind die Äthyl-aminoäthyl- oder andere dissoziierbare Gruppen, die an Cellulose, Sephadex oder ähnliche Trägermedien, wie Hydroxylapatit usw. gebunden sind.

Eine weitere Möglichkeit, in der Ladung unterschiedliche Proteine voneinander zu differenzieren, beruht auf der Bestimmung des isoelektrischen Punktes. Neben den früher benutzten, einfacheren Bestimmungsmethoden wird heute eine von SVENSSON (1961) ausgearbeitete, sehr empfindliche Methode zur Bestimmung des isoelektrischen Punktes — die sog. Elektrofocussierung — angewendet. Mit dieser Methode ist es möglich, den isoelektrischen Punkt eines Proteins mit einer Genauigkeit von $^1/_{100}$ pH innerhalb eines größeren pH-Bereiches zu bestimmen.

2. Immunologische Eigenschaften, Molekulargewichtsbestimmungen

Wie aus früheren Versuchen von Landsteiner bekannt ist, reagieren die Antikörper auf sehr kleine, begrenzte Gruppierungen innerhalb einer Polypeptidkette. Wegen der hohen Empfindlichkeit konnten mit immunologischen Verfahren komplizierte Proteinpolymorphismen aufgeklärt werden (vgl. Abb. 11—13, 24 und 36). Unterschiede der Proteine können auch durch Bestimmung der Molekulargewichte erkannt werden. Zur Klärung, ob eine unterschiedliche Mobilität in der Stärkegelelektrophorese durch die elektrische Ladung oder das Molekulargewicht verursacht wird, können Methoden der Gelfiltration, der zweidimensionalen Elektrophorese in Gelen verschiedener Konzentrationen oder der Dichtegradientenzentrifugation angewandt werden (vgl. Kap. B.I.4.c). Zur Einführung in die Immunologie sei auf Humphrey u. White (1971) verwiesen.

3. Katalytische Eigenschaften von Enzymproteinen

Da die Enzyme durch ihre katalytische Aktivität gekennzeichnet sind, können andere Kriterien der Biochemie zur Charakterisierung der Enzymproteine herangezogen werden, wie die Affinität zu Substraten, die Beziehung zu Inhibitoren (Abb. 3a) und Aktivatoren, die Wechselzahl (turnover number), physikochemische Charakteristika des Enzym-Substrat-Komplexes oder von Enzym-Inhibitor-Komplexen, die Dissoziationskonstante (des aktiven Zentrums), das pH-Optimum, die sog. Hitze-Inaktivierung (Abb. 3b). Bei den Untersuchungen der enzymatischen Aktivität ist nicht nur die funktionelle Gruppierung als solche näher zu studieren, sondern das Enzymprotein insgesamt ist zu berücksichtigen; d.h. die oben erwähnten Charakteristika der enzymatischen Aktivität sind auf den Gesamtkomplex des Moleküls zu beziehen. So erfolgt z.B. die Bindung des Cholinesters nur an einer bestimmten Stelle des Enzymproteins ,,Cholinesterase", und zwar über die Hydroxylgruppe des Serins (Abb. 4). Die hohe Hydrolyserate bei sehr niedrigen Substratkonzentrationen, die hohe Empfindlichkeit der enzymatischen Funktion gegenüber einigen Inhibitoren sowie die Tatsache, daß nur wenige Ester nach Bindung an diese Hydroxylgruppe gespalten werden, deuten darauf hin,

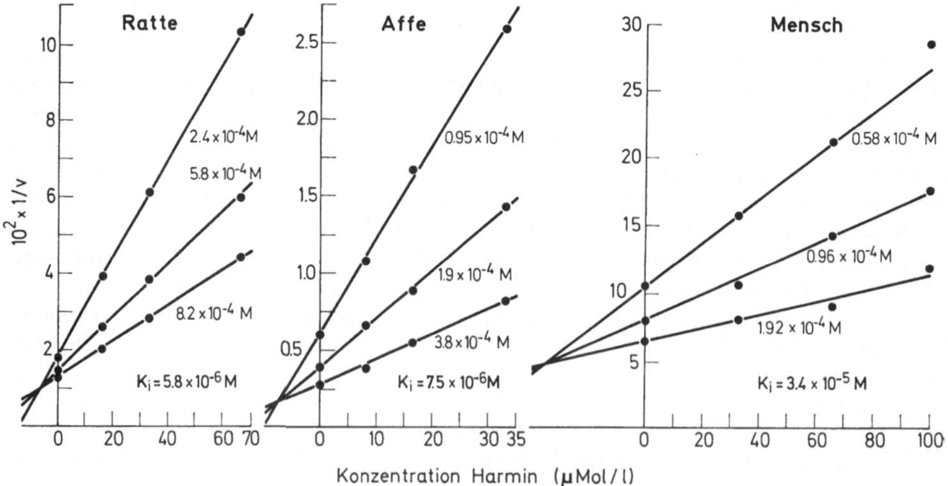

Abb. 3a. Kompetitive Hemmung der INH-N-Acetyltransferase durch Harmin; Konzentrationsangaben auf den Geraden bezogen auf INH, $v = \Delta E/\text{min}$, Konzentration des Acetylgruppendonators N,S-Diacetylcysteamin $= 1{,}9 \times 10^{-3}$ M. (Nach Schloot, Tigges, Blaesner u. Goedde 1969, verändert)

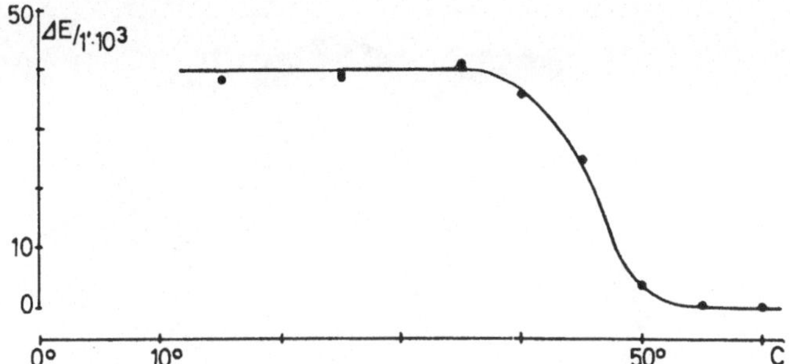

Abb. 3b. Stabilität der N-Acetyltransferase (Leberhomogenat/Macaca mulatta) nach Inkubation bei verschiedenen Temperaturen; Ordinate: Reaktionsgeschwindigkeit; Abszisse: Inkubationstemperatur. (Nach GOEDDE, SCHLOOT u. VALESKY 1966)

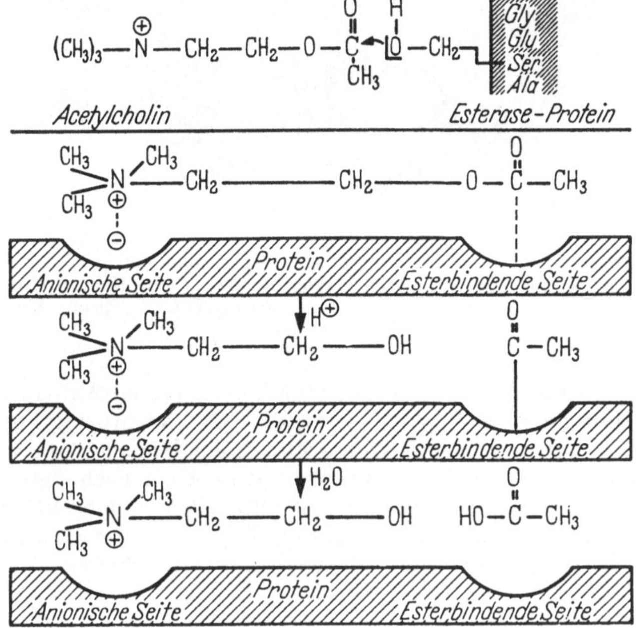

Abb. 4. Modell zur schematischen Darstellung der Cholinesterspaltung durch die Pseudocholinesterase. (Nach GOEDDE, DOENICKE u. ALTLAND 1967, verändert)

daß andere Seiten des Proteins an der Kontrolle dieser Vorgänge beteiligt sind[3]. Das Peptid des Cholinesterasemoleküls, welches das Serin mit der freien Hydroxylgruppe enthält, scheint das gleiche zu sein wie im Chymotrypsin, Trypsin und Thrombin. Trotz der Gleichheit dieser speziellen Gruppierung haben die genannten Enzyme eine sehr unterschiedliche charakteristische Substratspezifität.

Die Spezifität der Enzyme kommt unter anderem dadurch zustande, daß diese Proteine eine unterschiedliche, z.B. globuläre Struktur haben. Der komplizierte Aufbau der Enzymproteine, wie er z.B. bei den Ketosäureoxydasen bekannt ist (Abb. 5), bereitet große Schwierigkeiten, wenn Beziehungen zwischen Funktion und Struktur des Enzyms aufgeklärt werden sollen. Die charakteristischen Eigenschaften von Enzymen werden jedoch nicht nur durch die Ober-

[3] RAPOPORT 1969.

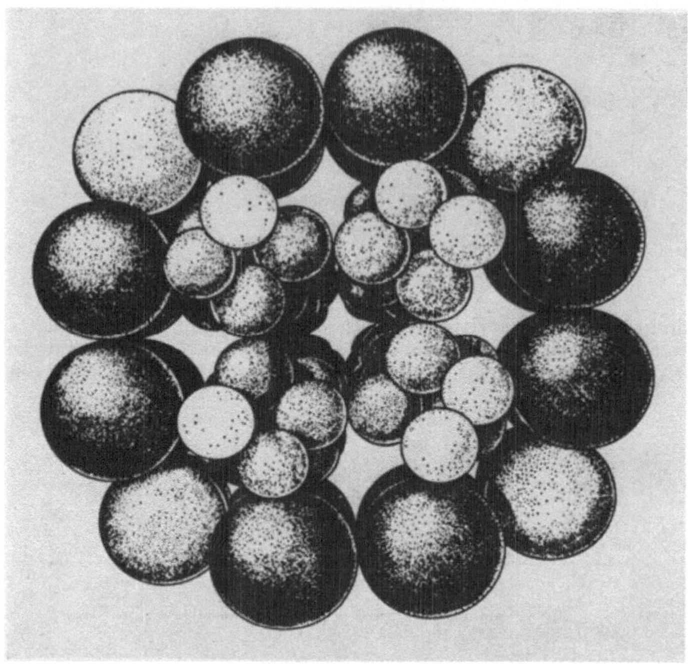

Abb. 5. Strukturmodell des Pyruvatdehydrogenase-Komplexes; große Kreise: Pyruvatdehydrogenase; mittlere Kreise: Lipoamidoxidoreductase; kleine Kreise: Untereinheiten der Liponsäurereductase-Transacetylase. (Nach FERNANDEZ-MORAN, REED, KOIKE u. WILLMS 1964, verändert)

flächenstruktur bestimmt, sondern auch durch den inneren Aufbau des Moleküls. Dieser wurde besonders von PERUTZ, ROSSMANN, CULLIS, MUIRHEAD, WILL (1960) anhand von Modellen der normalen und abnormen Hämoglobine nachgewiesen. Ausgehend von derartigen Beobachtungen sind Untersuchungen an Enzymvarianten geeignet, durch Vergleich der strukturellen und funktionellen Unterschiede von Enzymen und ihren Varianten Beziehungen zwischen den Eigenschaften eines Enzymproteins und seiner Struktur zu erkennen.

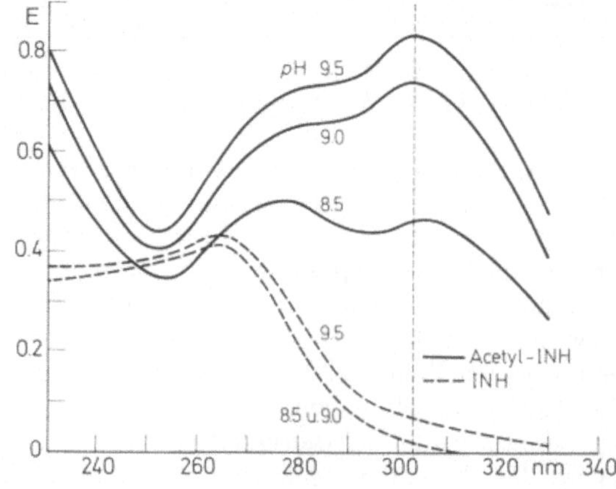

Abb. 6. Extinktion von INH und Acetyl-INH im Bereich von 230—330 nm bei verschiedenem pH; maximale Extinktionsdifferenz bei 303 nm und pH 9,0. (Nach GOEDDE u. SCHLOOT 1968)

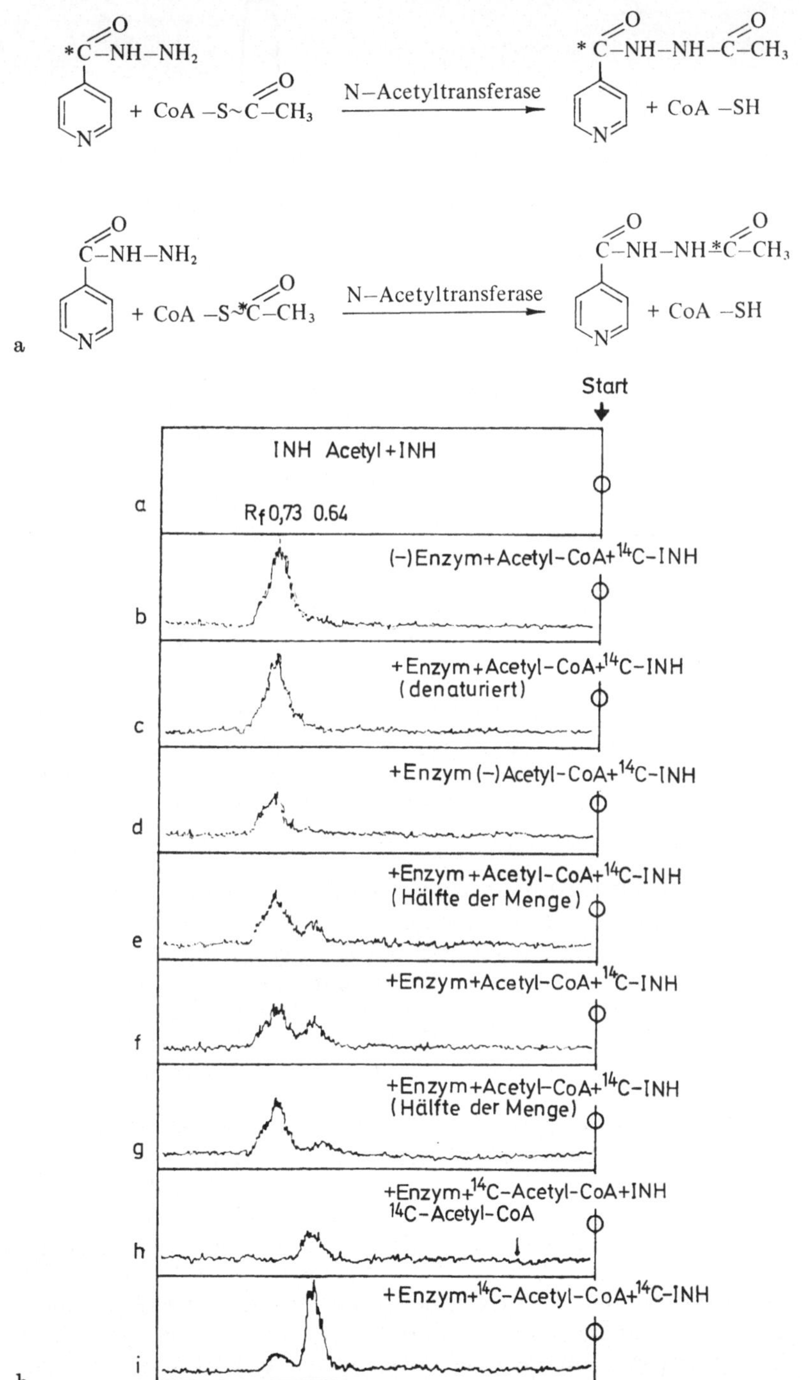

Abb. 7. a Schematische Darstellung der INH-Acetylierung mit radioaktiv markiertem INH bzw. Acetylcoenzym A. (Nach GOEDDE, SCHLOOT u. VALESKY 1965, verändert). b Radiopapierchromatographische Darstellung von INH und Acetyl-INH nach enzymatischer Acetylierung von INH in vitro. (Nach GOEDDE, SCHÖPF, FLEISCHMANN 1964; GOEDDE u. SCHLOOT 1968, verändert)

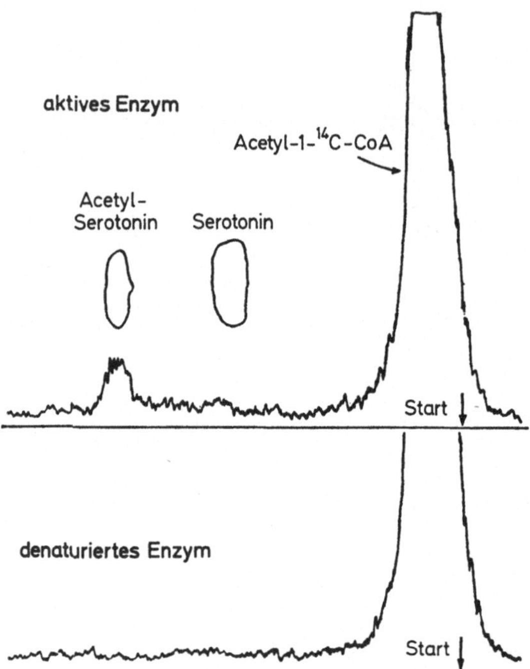

Abb. 7c. Nachweis der Acetylierung von Serotonin durch eine N-Acetyltransferase mit markiertem Acetyl-1-^{14}C-CoA (links) und markiertem (3-^{14}C)-Serotonin (rechts oben) — linker Gipfel = Serotonin, rechter Gipfel = Acetylserotonin, Wanderung auf der Dünnschichtplatte von links nach rechts; rechts unten: Szintigramm der Radioaktivitätsverteilung auf der Dünnschichtplatte — Wiedergabe durch Simultandruckverfahren. (Nach SCHLOOT u. GOEDDE 1970)

4. Beispiele für die Untersuchung von Enzymproteinvarianten

Zum Nachweis eines genetisch bedingten Enzympolymorphismus und damit auch der Bestimmung der Häufigkeit bestimmter Enzymvarianten in einer großen Stichprobe ist es wichtig, Methoden zu finden, mit denen schnell und sicher auch aus „Rohmaterial", z.B. Serum, Erythrocyten, Organhomogenaten (Biopsie, Autopsie) oder Zellkulturen, Enzymvarianten erfaßt werden können. Es sei in diesem Zusammenhang an elektrophoretische Testverfahren erinnert, mit denen die Polymorphismen der Phosphoglucomutase, Adenylatkinase, Adenosindeaminase, 6-Phosphogluconatdehydrogenase, Glucose-6-phosphatdehydrogenase, Pseudocholinesterase, Katalase, alkalische oder saure Phosphatase untersucht werden. Bei der Ausarbeitung neuer Methoden muß berücksichtigt werden, daß Mutationen, die Enzymproteine betreffen, zu einem weitgehenden Verlust der enzymatischen Aktivität führen können. Deswegen können hier Untersuchungsmethoden, die lediglich auf Messungen der Enzymaktivität beruhen, nur noch bedingt eingesetzt werden. Weiterhin wird das Studium der Enzympolymorphismen und Enzymvarianten dadurch erschwert, daß die Konzentration dieser Proteine in den Organen und Körperflüssigkeiten häufig niedrig ist (vgl. Kap. C.IV.).

Von dieser Schwierigkeit werden besonders solche Untersuchungen betroffen, die auf eine Klärung der Feinstruktur des Proteins zielen. So benötigt man zur Reinigung der Glucose-6-phosphatdehydrogenase 11 Liter Blut, dagegen zur Strukturanalyse von Hämoglobinen (also Nicht-Enzymproteinen) nur einige

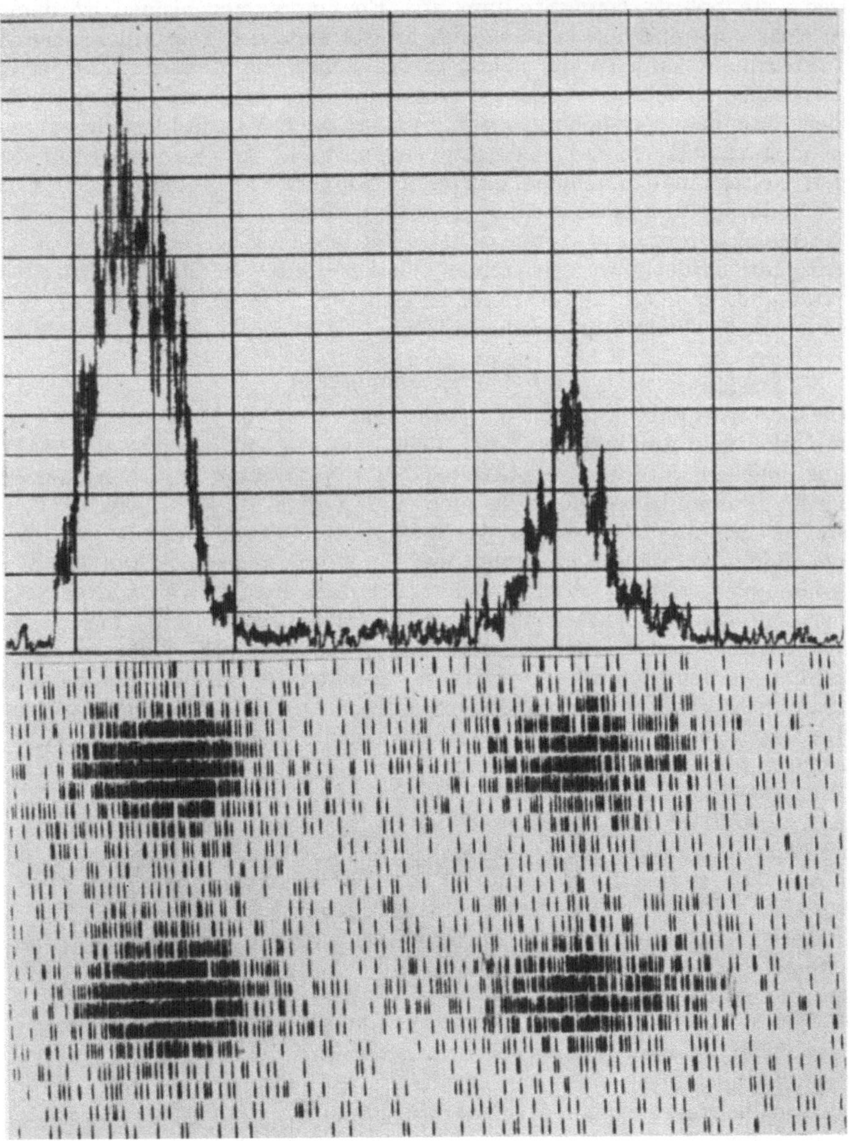

Abb. 7c

Milliliter Blut. Eine weitere Komplikation entsteht dann, wenn bei spektrophotometrisch untersuchten Reaktionen die Reaktionsprodukte bei einer ähnlichen Wellenlänge adsorbieren wie die Ausgangsprodukte (Abb. 6, vgl. Extinktion von INH und Acetyl-INH bei 250 nm und 303 nm). In den Fällen, bei denen weder durch spektrophotometrische Verfahren noch durch colorimetrische oder andere physikalisch-chemische Bestimmungsmethoden die enzymatische Aktivität überprüft werden kann, müssen häufig Verfahren mit radioaktiv markierten Substraten oder Coenzymen angewendet werden (Abb. 7). Diese sind jedoch hinsichtlich der apparativen Ausrüstung sehr aufwendig.

Der erste Schritt beim Studium von Enzympolymorphismen ist demnach neben elektrophoretischen Untersuchungen das Messen der enzymatischen Aktivität. Hierdurch kann bereits häufig in der Klinik ein Anhaltspunkt für einen enzymatischen Defekt gewonnen werden. Hat man aufgrund formalgenetischer Studien (Familienuntersuchungen) (Kap. B.III. u. D.VI.) festgestellt, ob es sich um eine autosomal recessiv vererbte enzymatische Störung im Stoffwechsel handelt, so kann man annehmen, daß die Enzymaktivität bei dem Patienten weitgehend reduziert und nicht meßbar ist, während bei den Eltern etwa die Hälfte der Normalaktivität zu erwarten ist. Hiermit ist ein Weg gezeigt, auf dem sog. Heterozygote entdeckt werden können, Personen also, die Merkmalsträger eines Defektes sind, ohne an ihm erkrankt zu sein (vgl. Kap. D.VI. u. D.VII), wie an folgenden Beispielen gezeigt werden soll.

a) Ahornsirupkrankheit

Die Ahornsirupkrankheit ist ein autosomal recessives Erbleiden, bei dem die verzweigtkettigen Aminosäuren Valin, Leucin und Isoleucin und in gleicher Weise die aus ihnen im Stoffwechsel entstehenden α-Ketosäuren in hohen Konzentrationen im Blut und im Urin vorhanden sind[4] (vgl. Abb. 55 u. Kap. D.IV.). Die erwähnten Aminosäuren werden durch oxydative Desaminierung zu den entsprechenden α-Ketosäuren umgesetzt und bei Normalpersonen dann durch einen Enzymkomplex oxydativ decarboxyliert, der dem des Pyruvatoxydase-Systems ähnlich ist; es erfolgt Freisetzung von CO_2. Da die Aminosäure- und die Ketosäurekonzentration bei Patienten mit Ahornsirupkrankheit erhöht ist, muß angenommen werden, daß der enzymatische Defekt in einem der darauf folgenden Schritte im Stoffwechselweg — der oxydativen Decarboxylierung — zu suchen ist. Deswegen wurde das System der oxydativen Decarboxylierung mit Hilfe von Ketosäuren getestet, deren Carboxylgruppe ^{14}C-markiert war[5]. Die interessierenden Enzyme sind vor allem in Leber und Niere, aber auch in Lymphocyten vorhanden. Aus 50 ml Blut mit anschließender Isolierung der Lymphocyten steht genug Material zur Verfügung, um entsprechende Enzymbestimmungen durchzuführen. Das radioaktiv markierte CO_2 der Carboxylgruppen, das durch die enzymatische Reaktion freigesetzt wird, kann an Filterpapier, das mit KOH getränkt ist, adsorbiert werden. Anschließend wird mit Hilfe eines Szintillationsspektrometers die Radioaktivität gemessen. Als Aktivitätseinheit wurde die Menge radioaktiven CO_2 definiert, welche von 16 Mill. Leukocyten freigesetzt wird. Unter Standardtestbedingungen wurde von isolierten Leukocyten von Patienten mit Ahornsirupkrankheit kein markiertes CO_2 freigesetzt, während die Leukocyten der Eltern eines von der Krankheit betroffenen Kindes verglichen mit Normalpersonen etwa die Hälfte an radioaktiv markiertem CO_2 freisetzen. In Abb. 8 sind die Ergebnisse von Untersuchungen an 6 Familien zusammengefaßt, in denen Kinder an Ahornsirupkrankheit erkrankt waren[6]. Die Eltern der

[4] SNYDERMAN 1967b.

[5] GOEDDE, LANGENBECK u. BRACKERTZ 1968, GOEDDE, RICHTER, STAHLMANN u. SIXEL 1963, GOEDDE, HÜFNER, MÖHLENBECK u. BLUME 1967, GOEDDE 1972a, GOEDDE u. LANGENBECK 1974.

[6] GOEDDE u. KELLER 1967, GOEDDE, BLUME, MÖHLENBECK, ROTTHAUWE, SIMON u. LANG 1966, GOEDDE, KELLER, BLUME, HENSE u. BRACKERTZ 1968, GOEDDE u. LANGENBECK 1969 u. 1973.

Abb. 8. Ahornsirupkrankheit: Erbgang in verschiedenen Familien; rechts Umsatzwerte bei homozygoten, heterozygoten und atypisch homozygoten Merkmalsträgern; ○ □ normal homozygot, ◐ ◧ heterozygot, ● ■ atypisch homozygot, ◌ ⬚ nicht untersucht. (Nach GOEDDE u. KELLER 1967)

Abb. 8

Familie A

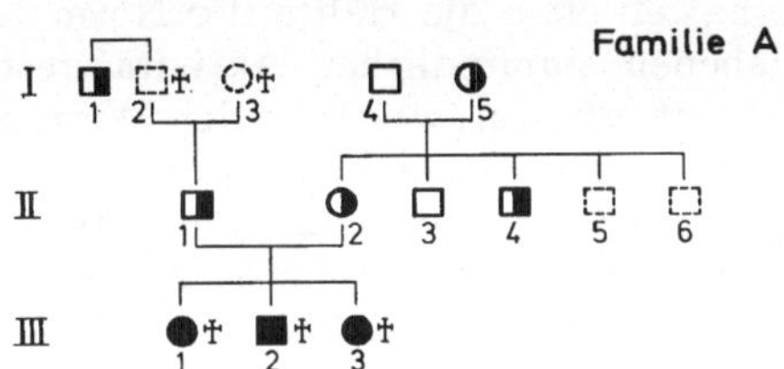

	Umgesetzte Substrate (mμ Mol)		
	α-Oxoiso-caproat	α-Oxoiso-valerat	α-Oxoiso-β-methylvalerat
I_1	1.48	-	-
I_4	3.10	3.45	3.53
I_5	1.82	2.38	1.60
II_1	2.20	2.58	1.77
II_2	0.93	1.76	1.07
II_3	2.71	-	-
II_4	2.36	-	-
III_1	×)	×)	×)
III_2	×)	×)	×)
III_3	×)	×)	×)

Familie B

	α-Oxoiso-caproat	α-Oxoiso-valerat	α-Oxoiso-β-methylvalerat
I_2	1.11	1.37	1.74
I_3	1.02	1.33	1.08
I_4	1.13	-	-
II_1	2.23	-	-
II_2	0.79	1.14	1.47
II_3	0.80	0.73	0.98
II_4	1.84	-	-
III_1	4.48	4.99	4.82
III_2	-	-	-
III_3	-	-	-
III_4	1.33	-	-

Familie C

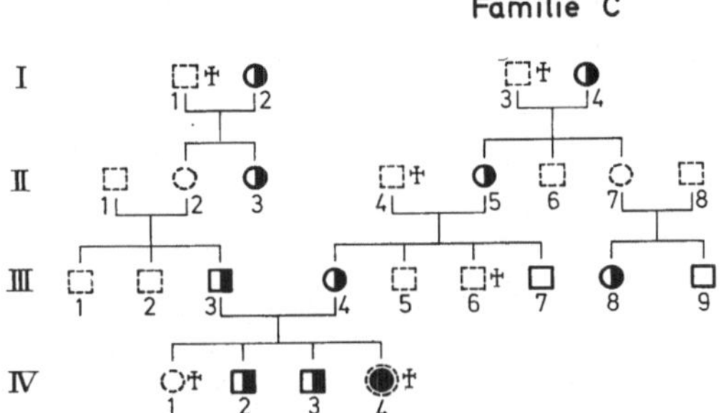

	α-Oxoiso-caproat	α-Oxoiso-valerat	α-Oxoiso-β-methylvalerat
I_2	1.65	2.18	2.56
I_4	1.97	2.54	-
II_3	1.78	2.22	1.80
II_5	0.91	0.71	0.60
III_3	1.06	2.53	1.40
III_4	1.72	1.37	0.92
III_7	2.58	4.30	3.12
III_8	2.02	2.65	1.96
III_9	3.70	4.41	2.86
IV_2	1.42	1.40	1.03
IV_3	2.03	1.95	1.53
IV_4	-	-	-

Familie D

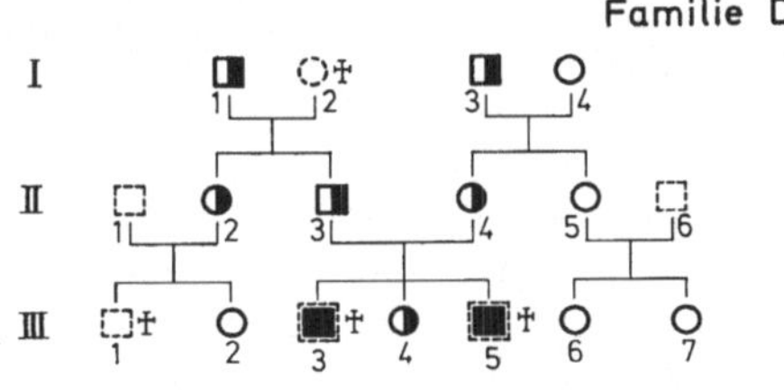

	α-Oxoiso-caproat	α-Oxoiso-valerat	α-Oxoiso-β-methylvalerat
I_1	1.59	1.87	1.81
I_3	1.25	-	-
I_4	2.98	-	-
II_2	0.64	0.45	0.22
II_3	0.75	1.24	1.22
II_4	1.24	1.72	1.60
II_5	3.32	-	-
III_2	2.85	4.30	3.00
III_3	-	-	-
III_4	1.72	2.18	2.17
III_5	-	-	-
III_6	2.98	-	-
III_7	3.32		

Familie E

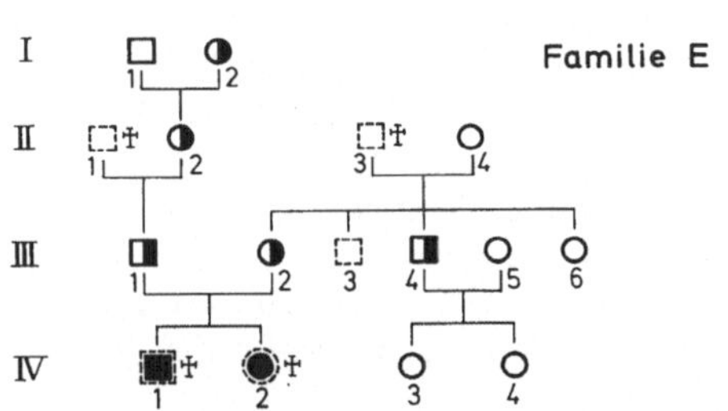

	α-Oxoiso-caproat	α-Oxoiso-valerat	α-Oxoiso-β-methylvalerat
I_1	3.36	-	-
II_2	1.76	-	-
II_3	1.30	1.69	1.41
II_4	4.06	-	-
III_1	1.98	-	-
III_2	1.78	2.43	1.82
III_4	1.50	2.18	1.56
III_5	3.33	4.25	3.51
III_6	3.26	-	-
IV_1	-	-	-
IV_2	-	-	-
IV_3	3.07	-	-
IV_4	3.81	-	-

Familie F

	α-Oxoiso-caproat	α-Oxoiso-valerat	α-Oxoiso-β-methylvalerat
I_1	1.41	1.62	-
I_2	2.70	4.37	3.11
II_1	1.61	2.12	1.64
II_5	4.63	5.91	3.55
II_6	1.92	-	-
II_{10}	1.28	2.41	1.76
II_{12}	1.31	-	-
II_{13}	1.82	2.45	1.68
II_{15}	1.16	1.77	1.20
III_1	3.08	4.97	-
III_2	-	-	-

betreffenden Kinder und einige Verwandte hatten etwa die Hälfte der Normalaktivität (Heterozygote). Mit dem beschriebenen empfindlichen Aktivitätstest lassen sich also Merkmalsträger dieser Krankheit erfassen; zwischen den Werten von Heterozygoten und Normalpersonen zeigt sich kaum eine Überlappung. Der Test erlaubt, Kriterien als Grundlage für eine genetische Beratung zu ermitteln. Bei der Ahornsirupkrankheit ist es also z.B. mit Hilfe eines enzymatischen Testverfahrens möglich, die Träger einer Mutation häufig zu entdecken.

b) Alkoholdehydrogenase (ADH) (vgl. S. 421)

Der Polymorphismus der menschlichen Alkoholdehydrogenase wurde 1964 durch VON WARTBURG, BETHUNE u. VALLEE durch Entdeckung einer sog. atypischen Alkoholdehydrogenase erkannt, die hinsichtlich der elektrophoretischen

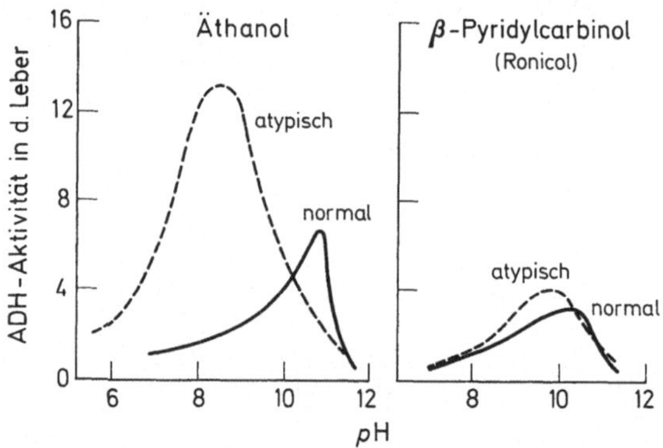

Abb. 9. Oxydation von Äthanol und β-Pyridylcarbinol (Ronicol) durch normale und atypische menschliche Leberalkoholdehydrogenase; pH-Abhängigkeit. Äthanoloxydation mit gereinigten Enzympräparaten; Ronicoloxydation durch Leberhomogenate. NAD $1{,}6 \times 10^{-3}$ M; Äthanol $1{,}6 \times 10^{-2}$ M; Ronicol $1{,}6 \times 10^{-3}$ M. Messung bei 366 nm bei 25° C. (Nach VON WARTBURG u. SCHÜRCH 1968)

Mobilität und des Molekulargewichtes keine Unterschiede aufwies. Mit kinetischen Daten konnten jedoch Differenzen bei den Proteinvarianten nachgewiesen werden; unter anderem erfolgte die Oxydation des Alkohols bei dem normalen Enzym bei einem pH-Optimum von 10,3, während die Enzymmutante ein Optimum von 8,3 hatte (Abb. 9). Durch einen Vergleich der Aktivitäten bei den beiden pH-Werten ließen sich also beide Enzyme voneinander unterscheiden. Eine weitere Möglichkeit der Differenzierung besteht darin, daß durch Thioharnstoff das Normalenzym der ADH stark aktiviert wird, während die Mutante zu 30% gehemmt wird. Weiterhin ließ sich ein unterschiedliches Verhalten gegenüber den Alkoholen β-Pyridylcarbinol (Abb. 9) und Äthylalkohol finden. Mit beiden Alkoholen kann ein Schnelltest mit Hilfe von Leberbiopsiematerial durchgeführt werden. An einer Stichprobe der Londoner Bevölkerung wurde mit dieser Technik eine Häufigkeit der Mutante von 1:25 gefunden, während die Häufigkeit in einer Schweizer Stichprobe 1:5 war[7].

c) Pseudocholinesterase (vgl. Kap. B.II.3., B.III. und C.III.)

Ein Polymorphismus, der mit einigen der anfangs erwähnten Methoden ausführlich untersucht worden ist, ist der der Pseudocholinesterase. Die enzymatische

[7] VON WARTBURG u. SCHÜRCH 1968.

Aktivität dieses Enzyms kann leicht bestimmt werden. Besonders exakt reproduzierbar ist der spektrophotometrische Test nach KALOW, GENEST u. STARON (1956), bei dem Benzoylcholin als Substrat verwendet wird. Der zeitabhängige Abfall der Benzoylcholinkonzentration während der enzymatischen Reaktion ist von einem Abfall der Absorption bei 240 nm begleitet. Obwohl der Enzymspiegel durch einige Krankheiten beeinflußt sein kann, ist er bei gesunden Personen innerhalb der Schwankungsbreite konstant. Von LEHMANN u. RYAN (1956) wurde gezeigt, daß die genetisch bedingte Empfindlichkeit gegenüber dem Muskelrelaxans Suxamethonium durch die Existenz einer Enzymvariante der Pseudocholinesterase erklärt werden kann. Es besteht eine direkte Beziehung zwischen Substratkonzentration (des Muskelrelaxans), Enzymaktivität und -affinität von normalen Personen und sog. atypischen Merkmalsträgern. Bei einer Konzentration von 10^{-4} M Succinyldicholin kann nur das Normalenzym die Hydrolyse des Muskelrelaxans katalysieren. Die Aktivität der sog. atypischen Enzymvarianten wird erst bei hohen Substratkonzentrationen wirksam; eine entsprechend hohe Applikation von Succinyldicholin wird jedoch in der Anaesthesie nicht erreicht. Bestimmt man die Aktivität dieser Pseudocholinesterase mit dem Substrat Benzoylcholin, so liegt die mittlere Enzymaktivität wesentlich niedriger als der Mittelwert bei Kontrollpersonen; ein breites Überlappen der Verteilungskurven ist zu berücksichtigen. Bestimmt man andererseits die Enzymaktivität für das Muskelrelaxans Succinyldicholin als Substrat, kann man Individuen, die gegen Succinyldicholin empfindlich sind, leicht von solchen unterscheiden, die keine Empfindlichkeit gegen dieses Pharmakon zeigen. In Abb. 10 ist die Aktivität der Pseudocholinesterase mit den Substraten Benzoylcholin bzw. ^{14}C-Succinylcholin verglichen. In diesem Fall ist also eine Differenzierung des Normalenzyms und des mutierten Enzyms von der Wahl eines geeigneten Substrates abhängig. Benützt man Procain als Substrat — entsprechend einem Vorschlag von FOLDES (l.c. GOEDDE, ALTLAND u. SCHLOOT 1968) —, dann erhält man eine klare trimodale Verteilung der Enzymaktivitäten (Tabelle 1, vgl. auch Abb. 26).

Tabelle 1. Dibucainzahlen und Verhältniswerte der Procain/Tetracain-Hydrolyse bei verschiedenen Genotypen der Pseudocholinesterase (Nomenklatur vgl. Kap. B.III.). (Nach FOLDES, in GOEDDE, ALTLAND u. SCHLOOT, 1968, verändert)

Phänotyp	Dibucain-Zahl		Procain-Tetracain-Verhältnis	
	Mittelwert ± S.D.	Bereich	Mittelwert ± S.D.	Bereich
U (23)	71,6 ± 0,6	66—77	366 ± 8	320—464
UA (24)	55,5 ± 1,0	46—62	196 ± 6	142—239
A (18)	12,3 ± 1,1	6—25	40 ± 3	16—59

Die deutliche Unterscheidung der Phänotypen einerseits bei der Verwendung von Succinyldicholin bzw. Procain als Substrat und die überlappenden Werte bei Benutzung von Benzoylcholin andererseits kann man nicht damit erklären, daß der Test mit Benzoylcholin weniger exakt sei: die Genauigkeit der Bestimmung ist bei allen drei Testsystemen ähnlich gut. Eine Klärung erbrachte erst die Analyse der Affinität der Enzymvarianten zu den verschiedenen Substraten; die Affinität zum Benzoylcholin ist im Vergleich zum Normalenzym um den Faktor 5 erniedrigt, zum Succinyldicholin um den Faktor 100 (KALOW 1962, GOEDDE, HELD u. ALTLAND 1968).

Läßt sich unter Anwendung der oben erwähnten Substrate mit den üblichen Methoden keine Pseudocholinesteraseaktivität nachweisen, so werden die Individuen als homozygot für die „silent-gene"-Information bezeichnet. Die Häufigkeit dieser Homozygoten beträgt nach SIMPSON u. KALOW (1964) ca. 1:100000.

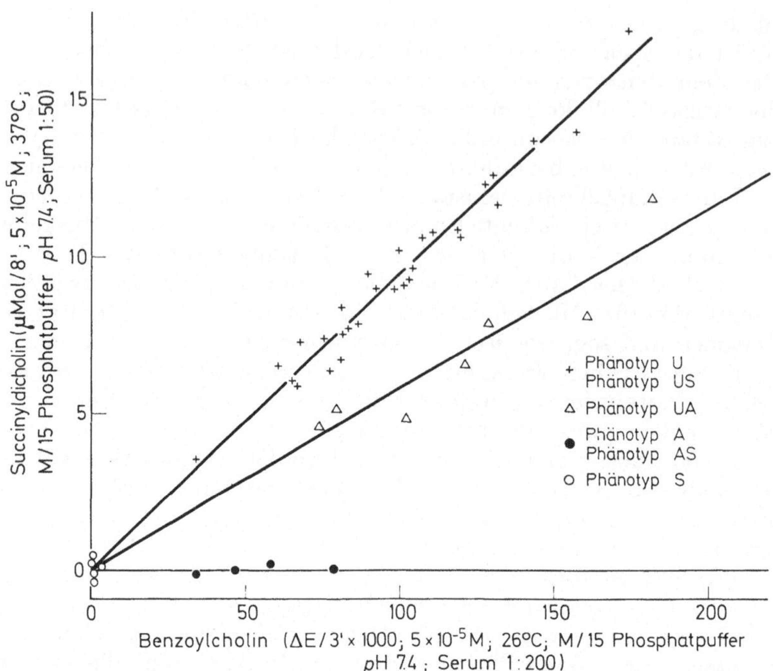

Abb. 10. Positive Korrelation der enzymatischen Hydrolyse von Succinyldicholin und Benzoylcholin bei verschiedenen Phänotypen der Pseudocholinesterase; Ordinate: Umsatzwerte Succinyldicholin, Abszisse: Umsatzwerte Benzoylcholin. (Nach GOEDDE, ALTLAND u. SCHLOOT 1968 u. GOEDDE, HELD u. ALTLAND 1968)

Um zu klären, ob diese Homozygoten für die silent-gene-Information keinerlei Aktivität besitzen, oder aber nur eine besonders stark erniedrigte, wurden 15 solcher Seren exakter untersucht[8]. Bis auf eine Ausnahme konnte im spektrophotometrischen Test unter Standardbedingungen keine Hydrolyse von Benzoylcholin nachgewiesen werden. Da die Absorption von Benzoylcholin sehr hoch ist, läßt sich der spektrophotometrische Test für höhere Substratkonzentrationen (10^{-2} M) nicht anwenden. Mit Hilfe der Mikromanometrie konnte jedoch festgestellt werden, daß 3 der 15 Seren eine enzymatische Aktivität von 1—3% der Normalwerte hatten. Ein anderes Verfahren, um eine Aktivität dieser sog. silent-gene-Seren zu erfassen, ist die Stärkegelelektrophorese. Mit dieser Technik wurden bei 3 der 15 Seren die Hauptbande der Pseudocholinesterase (C_4-Bande, vgl. Abb. 28) nachgewiesen. Ein anderes empfindliches elektrophoretisches Verfahren, die Disk-Elektrophorese, wurde ebenfalls zur Analyse dieser schwer zu charakterisierenden Phänotypen angewandt[9].

Zur weiteren Identifizierung des Proteins sind immunologische Methoden geeignet. Ein Antiserum wurde durch Immunisierung von Kaninchen mit 500fach angereichertem Normalenzym hergestellt[10]. Unter der Voraussetzung, daß die Antigene identisch sind, kann man annehmen, daß die Enzymaktivität proportional zum Quadrat des Durchmessers der präcipitierten Zone ist. Weiterhin kann die Enzymaktivität überschlagsmäßig aufgrund der Farbintensität bei der Entwicklung bestimmt werden. In Abb. 11 findet man in einigen Proben einen

[8] GOEDDE u. ALTLAND 1968, ALTLAND u. GOEDDE 1970a, GOEDDE, GEHRING u. HOFFMANN 1965a u. b.

[9] ALTLAND u. GOEDDE 1970b. [10] GOEDDE, GEHRING u. HOFFMANN 1965a u. b.

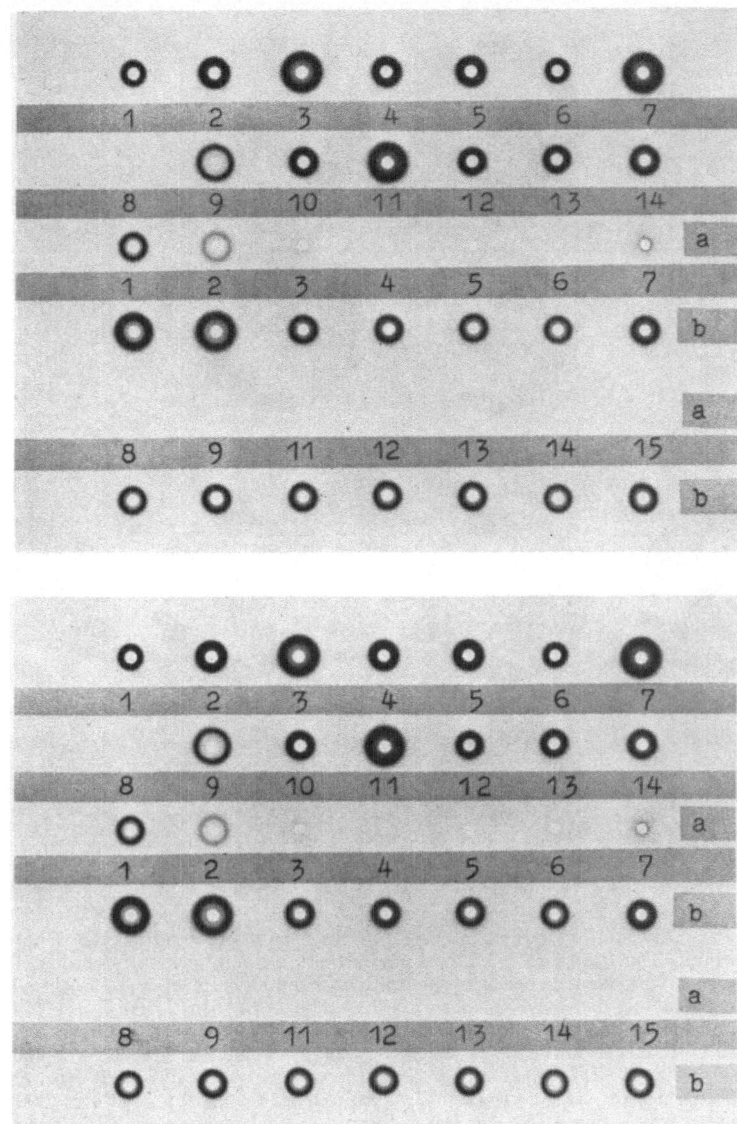

Abb. 11. Radial-Immunodiffusion menschlicher Pseudocholinesterase. 1—3 = 0,5, 1,0 und 2,0 µl Serum (Phänotyp U C_5^-); 4 = 1,0 µl Serum (Phänotyp UA); 5 = 1,0 µl Serum (Phänotyp A); 6 = 1,0 µl Serum (Phänotyp AS); 7 = 1,0 µl Serum (Phänotyp U) und 1,0 µl Serum (Phänotyp A); 8 und 9 = 2 µl von DFP-gehemmtem Serum (Phänotyp U C_5^-); 10 und 11 = 9000fach angereicherte normale menschliche Pseudocholinesterase ohne und mit 1,0 µl Serum (Phänotyp U C_5^-); 12—14 = 0,5 µl Serum eines nicht-immunisierten Kaninchens. 1 (a) und (b) = 6 µl Serum Nr. 1 ohne und mit 0,5 µl Serum (Phänotyp U C_5^-); 2 (a) und (b) = 3 µl Serum Nr. 2 ohne und mit 0,5 µl Serum (Phänotyp U C_5^-); 3—15 (a) und (b) = 6 µl Serum Nr. 3—15 ohne und mit 0,5 µl Serum (Phänotyp U C_5^-). Schwaches Präcipitat in 3 (a); die Farbentwicklung um das Loch 7 (a) ist diffus und stellt kein typisches Präcipitat dar. Darstellung der Vorlage mit 2 verschiedenen Tonwertabstufungen. (Nach ALTLAND u. GOEDDE 1970)

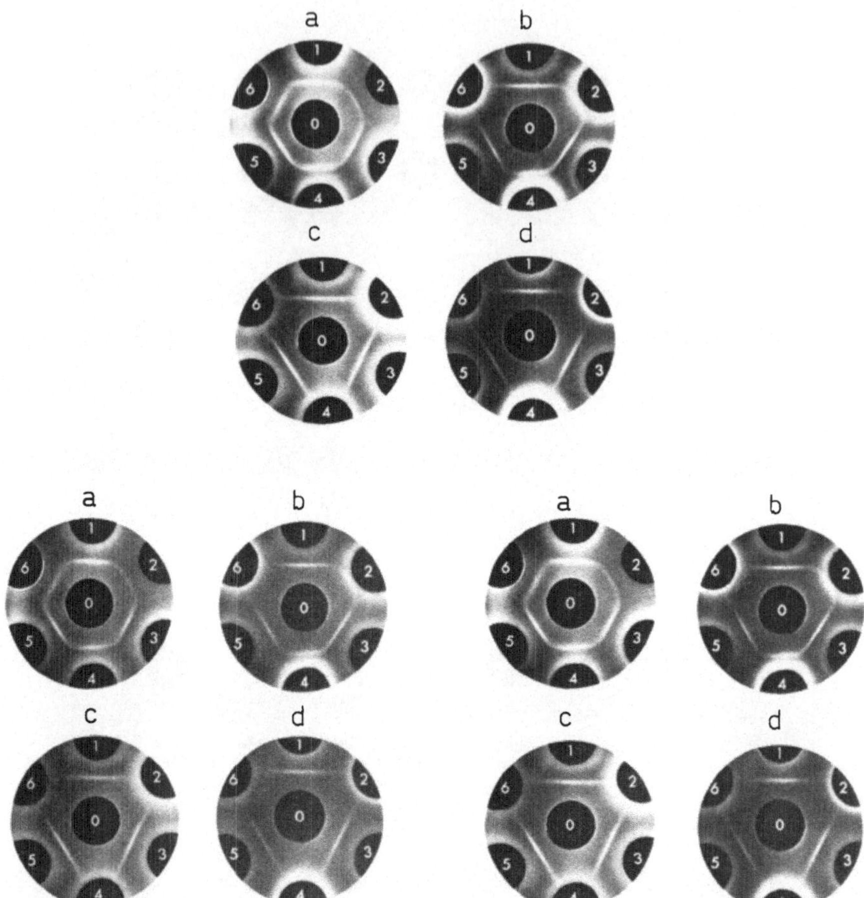

Abb. 12. Native Präcipitate der Pseudocholinesterase nach Anwendung der Doppelimmundiffusionstechnik. Die Präcipitate können im indirekten Licht erkannt werden. 0 = 200 µl Antiserum gegen 10000fach gereinigte menschliche Pseudocholinesterase; Löcher 1, 3 und 5 in allen Platten (a) bis (d) = 200 µl Serum (Phänotyp U C_5^-); (a) Loch 2 = 3000fach angereicherte menschliche Pseudocholinesterase; Loch 4 = 200 µl Serum (Phänotyp A); Loch 6 = 200 µl Serum von Macaca mulatta; (b) Loch 2 = 200 µl Serum Nr. 1; Loch 4 = 200 µl Serum Nr. 2; Loch 6 = 200 µl Nr. 3; (c) Loch 2 = 200 µl Serum Nr. 4; Loch 4 = 200 µl Serum Nr. 5; Loch 6 = 200 µl Serum Nr. 6; (d) Loch 2 = 200 µl Serum Nr. 7; Loch 4 = 200 µl Serum Nr. 8; Loch 6 = 200 µl Serum Nr. 13. Darstellung der Vorlage mit 3 verschiedenen Tonwertabstufungen. (Nach Altland u. Goedde 1970a)

sehr kleinen Kreis mit einer intensiven Farbentwicklung und in anderen Proben Kreise mit größerem Durchmesser und schwacher Anfärbbarkeit. Diese Beobachtung kann man mit der Annahme erklären, daß die immunologischen Eigenschaften der verschiedenen Proben nicht immer mit der Enzymaktivität korrespondieren und deswegen verschiedene Enzymproteine vorhanden sein können[11].

Eine andere Möglichkeit, um immunologische Unterschiede bei den Enzymvarianten der Pseudocholinesterase herauszufinden, ist der Immunadsorptionstest (Abb. 12); er ist unabhängig von der enzymatischen Aktivität. In Abb. 13 ist das Ergebnis dieser Versuche gezeigt. Der Prozentsatz des adsorbierten Anti-

[11] Altland u. Goedde 1970a u. b.

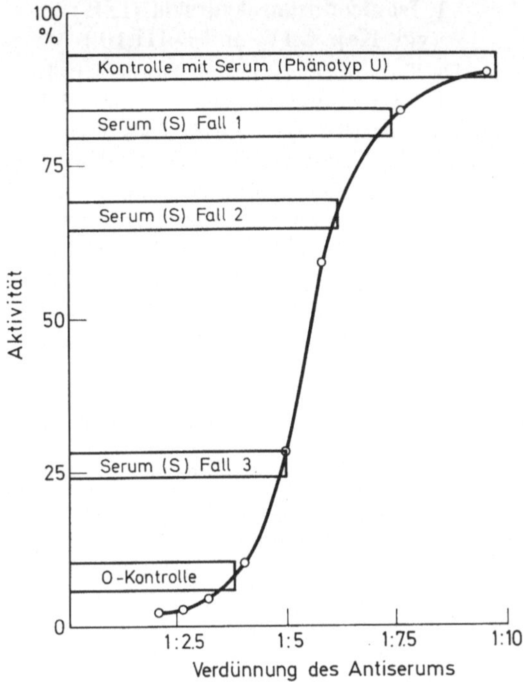

Abb. 13. Immuntitration mit dem Antiserum gegen Pseudocholinesterase und Serum (U). Die Säulen zeigen die Ergebnisse der Immunadsorption mit silent-gene-Serum. Zwei dieser Seren weichen nicht von der Kontrolle ab. (Nach GOEDDE u. ALTLAND 1968)

körpers — bezogen auf Kontrollwerte mit Normalserum — ist auf der Ordinate aufgetragen. Nach Titration mit Antiserum resultiert eine S-förmige Kurve. Während bei dem silent-gene-Serum mit der höchsten Antiserumadsorption mit Benzoylcholin keine meßbare Aktivität nachzuweisen war, ist das silent-gene-Serum mit einer Adsorption von ungefähr 30% dasjenige, welches im spektrophotometrischen Verfahren ungefähr 3% Aktivität hatte. Die anderen untersuchten silent-gene-Seren unterschieden sich nicht vom Leerwert. Es ergibt sich also, daß die enzymatische Aktivität der silent-gene-Seren mit dem immunologischen Verhalten nicht positiv korreliert ist. Die Enzymvarianten der Pseudocholinesterase lassen sich also weniger gut durch elektrophoretische Verfahren differenzieren als durch andere biochemische und immunologische Verfahren.

II. Zwillingsuntersuchungen

Die Aktivität vieler im Blut nachweisbarer intakter Enzyme ist bei Gesunden intraindividuell konstant[12]; das gleiche gilt für Enzyme in anderen Organen, die über Belastungstests (vgl. S. 458) in ihrer Aktivität gemessen werden können. Zur Klärung, ob und in welchem Maße die Aktivität der Enzymproteine durch Umweltfaktoren modifiziert sein kann, sind Untersuchungen an eineiigen (EZ) und zweieiigen Zwillingen (ZZ) herangezogen worden. Allgemein sind in vielen Fällen die Ergebnisse von Zwillingsuntersuchungen Anlaß für Stammbaumuntersuchungen an Familien, populationsgenetische Fragestellungen etc. gewesen.

[12] HESS 1962.

1. Isonicotinsäurehydrazid (INH)
(vgl. Kap. C.IV. und D.III.10.)

Die Ausscheidung des Tuberkulostaticums Isonicotinsäurehydrazid ist intraindividuell konstant und interindividuell verschieden (Polymorphismus der N-Acetyltransferase, vgl. SCHLOOT 1970c). Von BÖNICKE u. LISBOA wurde untersucht, inwieweit die intraindividuelle Konstanz des INH-Stoffwechsels im menschlichen Organismus von der Erbanlage her bestimmt und inwieweit andere Faktoren beteiligt sein können (1961). Dazu wurden Versuche über die Ausscheidung von INH an eineiigen (EZ) und zweieiigen (ZZ) Zwillingen durchgeführt. Außerdem wurden zum Vergleich Ergebnisse von entsprechenden Versuchsreihen an Geschwistern und an nichtverwandten Personen eingeschlossen. Die Versuchsergebnisse sind in Tabelle 2 zusammengestellt. Je 5 Paare eineiiger und zweieiiger

Tabelle 2. INH-Ausscheidung bei eineiigen und zweieiigen Zwillingen sowie bei nichtverwandten Personen. (Nach BÖNICKE und LISBOA, 1961, verändert)

Lfd. Nr.	Zwillinge		Isoniazidgehalt des Urins in % der appl. Dosis			Variabilität	Durchschnittliche Variabilität
	Art	Namen	Isoniazid-Nachweis				
			chemisch	mikrobiologisch	Mittelwert		
1	E.Z.	Ab.P., ♂	9,56	8,06	8,81	0,53	
		Ab.J., ♂	8,63	7,93	8,28		
2	E.Z.	To.El., ♀	26,90	25,10	26,00	0,80	
		To.Er., ♀	26,80	23,60	25,20		
3	E.Z.	Sa.H., ♂	13,05	10,60	11,83	0,55	0,58
		Sa.E., ♂	13,95	10,80	12,38		
4	E.Z.	Kr.R., ♀	12,32	12,10	12,21	0,71	
		Kr.M., ♀	10,95	12,05	11,50		
5	E.Z.	Ko.M., ♀	4,58	3,53	4,06	0,31	
		Ko.D., ♀	5,80	2,94	4,37		
6	Z.Z.	Wi.El., ♀	12,02	12,24	12,13	1,54	
		Wi.Er., ♀	13,89	13,45	13,67		
7	Z.Z.	Cl.R., ♀	11,59	10,15	10,87	6,25	
		Cl.M., ♀	5,04	4,20	4,62		
8	Z.Z.	Bl.J., ♂	12,78	9,20	10,99	2,53	5,34
		Bl.C., ♂	9,10	7,82	8,46		
9	Z.Z.	Ro.H., ♀	4,39	3,38	3,89	11,27	
		Ro.B., ♀	16,88	13,44	15,16		
10	Z.Z.	Rö.W., ♂	10,98	10,00	10,49	5,10	
		Rö.Ch., ♂	15,45	15,73	15,59		
11		Paare nichtverwandter Versuchspersonen (25 Versuchspersonen = 300 mögliche Zweierkombinationen)					10,4

Zwillinge wurden 25 nichtverwandten Paaren gegenübergestellt; es ergaben sich 300 mögliche Zweierkombinationen. Die Variabilität der INH-Ausscheidung im Urin ist bei den eineiigen Zwillingen sehr gering; sie liegt zwischen 0,31 und 0,80 und beträgt im Mittel 0,58. Während bei den eineiigen Zwillingspaaren somit eine weitgehend identische INH-Ausscheidung festzustellen ist, ist in der Gruppe der zweieiigen Zwillingspaare dagegen die durchschnittliche Variabilität der INH-Ausscheidung 9mal größer. Als durchschnittliche Variabilität ergibt sich hier ein Wert von 5,34 (Vergleichswert der EZ 0,58). Noch größer ist die durchschnittliche Abweichung von 10,4 für die gemessenen Ausscheidungswerte bei den Paaren nichtverwandter Versuchspersonen. Bei den eineiigen Zwillingen sind also die Ausscheidungswerte gleich; mit geringerem Verwandtschaftsgrad der einzelnen Gruppen wird die Variabilität der Ausscheidungswerte des INH größer. Durch diese und andere Arbeiten von Bönicke u. Lisboa (1961) und Bönicke u. Reif (1953a u. b) war eine Möglichkeit zur Einstufung in „Schnell"- und „Langsam"-Ausscheider gegeben. Hohe bzw. niedrige INH-Konzentrationen im Harn haben eine Parallele in entsprechend gegeneinander abgesetzten INH-Konzentrationen im Plasma. Bei der einen Gruppe der untersuchten Personen sinkt die INH-Plasmakonzentration schnell, bei der anderen langsam ab (vgl. Abb. 21).

2. Lactatdehydrogenase (LDH)

(vgl. Kap. C.VI.)

Auch bei einer direkten Bestimmung von Enzymaktivitäten in vitro können in Zwillingsuntersuchungen Anhaltspunkte darüber erarbeitet werden, inwieweit Umwelteinflüsse an Schwankungen der Enzymaktivität beteiligt sind oder nicht. Zur Klärung, ob und in welchem Maße die Aktivität von im Blutserum nachweisbaren Enzymen durch exogene Faktoren modifiziert werden, wurden z.B. verschiedene Enzyme bei ein- und zweieiigen Zwillingen getestet[13]. In Abb. 14 sind die Werte für die Aktivität der Lactatdehydrogenase (LDH) bei Zwillingen aufgetragen; hierbei fanden Einzelaktivitäten der Isoenzyme keine Berücksichtigung. Die Differenzen innerhalb der Paare der ZZ sind wesentlich größer als die innerhalb der EZ. Die Varianzanalyse ergab folgendes (Tabelle 3): die beiden nicht-

Tabelle 3. Vergleich der Lactatdehydrogenase-Aktivität bei eineiigen und zweieiigen Zwillingen sowie nichtverwandten Personen. (Nach Schloot, Murken und Goedde, 1966)

	Stichproben	F	$F_{p=0,05}$	Intraclass-korrelations-koeffizient r
a	EZ/nichtverwandte Personen	4,3	3,23	0,72
b	ZZ/nichtverwandte Personen	1,15	5,19	0,06
c	ZZ/EZ	5,81	3,48	

verwandten Gruppen aus der Stichprobe der EZ und ZZ sind in bezug auf die Differenzen innerhalb der Paare nicht heterogen; das gleiche gilt für die Stichproben der ZZ im Vergleich zu den nichtverwandten Kombinationen aus dieser Stichprobe. Heterogenität besteht dagegen zwischen der Stichprobe der eineiigen Zwillinge und der Stichprobe der nichtverwandten Paare innerhalb der EZ-Stichprobe und — wie schon aus Abb. 14 zu erwarten war — Signifikanz im Unterschied der Varianten der EZ und ZZ. Die Nullhypothese kann also verworfen werden. Die Heterogenität nimmt zu in der Reihenfolge: EZ, ZZ, nichtverwandte Paare aus den Stichproben der eineiigen Zwillinge und der zweieiigen Zwillinge. Mit höherem Verwandtschaftsgrad nimmt die Variabilität der Enzymaktivitäten zwischen den Paaren ab.

[13] Schloot, Murken u. Goedde 1966.

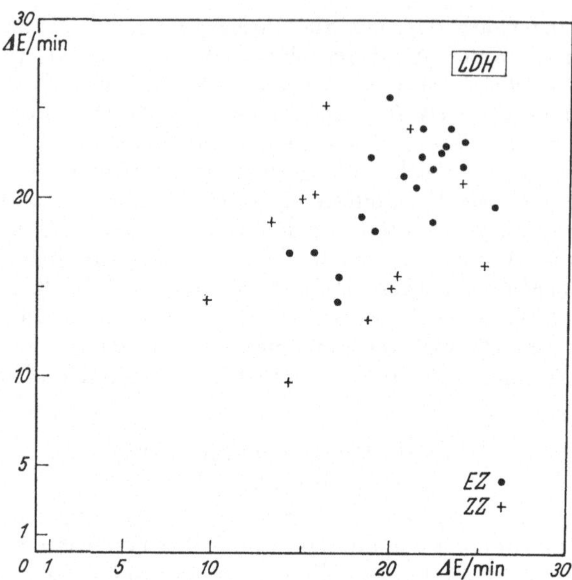

Abb. 14. Aktivität der Lactatdehydrogenase (LDH) bei ein- (EZ) und zweieiigen Zwillingen (ZZ). (Nach SCHLOOT, MURKEN u. GOEDDE 1966)

Es ist denkbar, daß in dieser Stichprobe seltene Varianten der LDH-Untereinheiten vorhanden waren, die die Höhe der LDH-Gesamtaktivität beeinflußt haben. Ein Polymorphismus der Untereinheiten A und B der LDH wurde bereits beschrieben (vgl. Kap. C.VI.). Bisher ist allerdings nicht bekannt, ob diese sehr seltenen Varianten einen Einfluß auf den Enzymaktivitätsspiegel haben. In der vorliegenden Stichprobe konnte diese Frage nicht entschieden werden, da keine Elektrophoresen durchgeführt wurden. Bei Fehlen einer Korrelation mit derartigen Varianten müßte zur Absicherung der unterschiedlichen Heterogenitätswerte überprüft werden, ob ein unterschiedlich hoher LDH-Spiegel vererbt wird.

3. Pseudocholinesterase (PCHE)

(vgl. Kap. B.I.4.c, B.III., D.III.4. und D.VII.)

Es soll an einem anderen Beispiel gezeigt werden, in welchem Maße seltene Enzymvarianten die Heterogenitätswerte beeinflussen können. In Abb. 15 sind die Werte für die Aktivität der Pseudocholinesterase von EZ und ZZ jeweils doppelt aufgetragen. Wie aus der Abbildung ersichtlich, ist die Variabilität der Differenzen innerhalb der eineiigen und zweieiigen Zwillinge sehr ähnlich. Auffällig ist der große Unterschied in den Aktivitäten bei einem Paar zweieiiger Zwillinge. Der eine dieser beiden Zwillinge ist Träger einer atypischen Pseudocholinesterase (Phänotypus UA), während der andere normal homozygot (Phänotypus UU) ist. Träger einer weiteren atypischen Variante sind die in Abb. 15 gekennzeichneten eineiigen Zwillinge mit dem Phänotypus UF; hier ist jeder der Zwillinge heterozygot. Allgemein fällt auf, daß bei den Zwillingen des am häufigsten in der Bevölkerung vorkommenden Phänotyps UU (96%) sowohl bei den eineiigen Zwillingen als auch bei den zweieiigen Zwillingen Differenzen innerhalb der Paare gering sind. Zur weiteren Analyse und zur Absicherung der Werte, die bei Normalpersonen eine sehr große Variabilität aufweisen, wurde der Vergleich auf eine Stichprobe nichtverwandter Personen aus der Gruppe der eineiigen bzw.

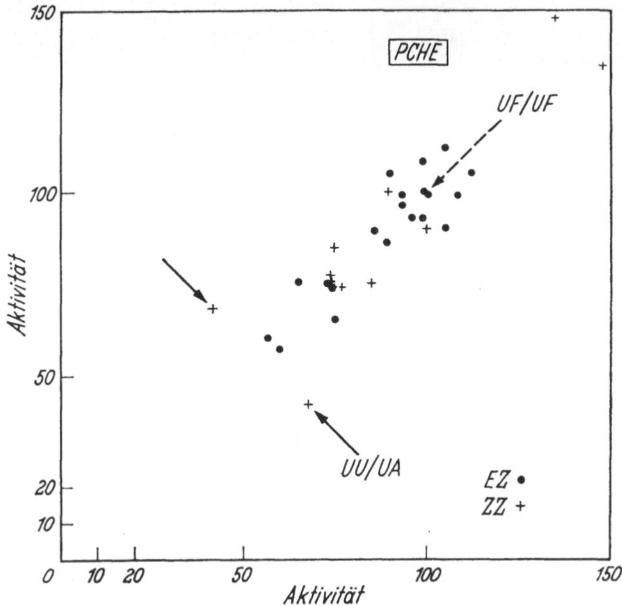

Abb. 15. Aktivität der Pseudocholinesterase bei ein- und zweieiigen Zwillingen. Nomenklatur vgl. Kap. B.III. (Nach SCHLOOT, MURKEN u. GOEDDE 1966)

Tabelle 4. Vergleich der Pseudocholinesterasewerte bei eineiigen und zweieiigen Zwillingen sowie nichtverwandten Personen. (Nach SCHLOOT, MURKEN und GOEDDE, 1966)

	Stichproben	F	$F_{p=0,05}$	Intraclass-korrelations-koeffizient r
a	EZ/nichtverwandte Personen	9,5	3,23	0,81
b	ZZ/nichtverwandte Personen	9,2	5,19	0,8
c	ZZ/EZ	3,63	3,48	

zweieiigen Zwillinge ausgedehnt (alle folgenden Angaben gelten für $p = 0{,}05$ im F-Test) (Tabelle 4): Die Stichprobe der nichtverwandten Personen innerhalb der eineiigen Zwillinge unterscheidet sich nicht signifikant von der entsprechenden Stichprobe aus der Population der zweieiigen Zwillinge. Signifikante Unterschiede der Variabilität der Aktivität bestehen jedoch zwischen den ein- und zweieiigen Zwillingen. Die Summe der Abweichungsquadrate ist für die Differenz innerhalb der EZ-Paare signifikant kleiner als die entsprechende der ZZ-Paare (Tabelle 4). Klammert man jedoch die Werte der atypischen Enzymvarianten (die durch Hemmversuch ermittelt wurden; vgl. Kap. C.III.) aus, so sind die Varianzen der beiden Stichproben nicht mehr eindeutig unterschiedlich.

Die Berechnung der Korrelationskoeffizienten aus Aktivitätswerten, die für die Enzyme Malatdehydrogenase (MDH), Glutamatpyruvattransaminase (GPT) und Glutamatoxalacetattransaminase (GOT) bei den Zwillingen gemessen wurden, ergaben, daß die Unterschiede in allen drei Stichproben (EZ, ZZ und nichtverwandte Paare) ähnlich sind. In Abb. 16 sind die Werte für MDH (a), GPT (b) und GOT (c) aufgetragen. Die errechneten F-Werte sind wesentlich kleiner als

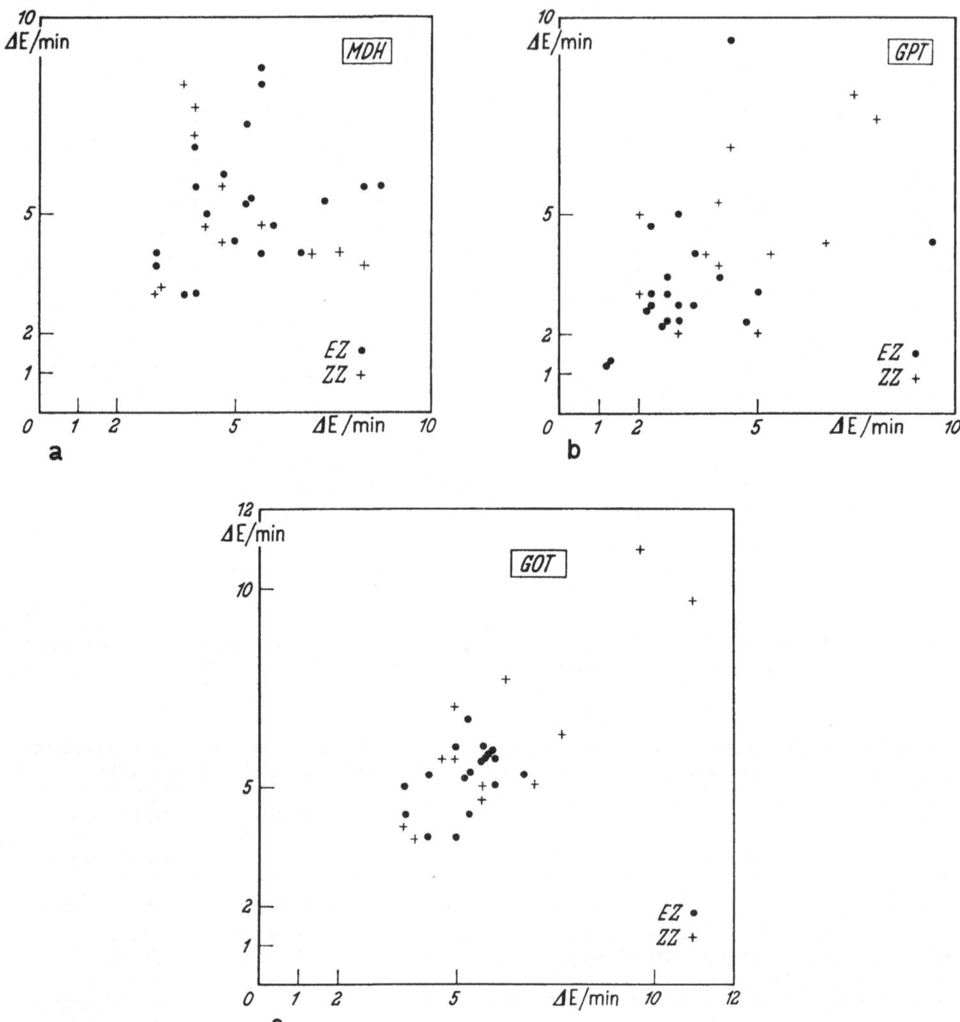

Abb. 16a—c. Aktivität der Malatdehydrogenase (a), Glutamat-Pyruvat-Transaminase (b) und Glutamatoxalacetat-Transaminase (c) bei ein- und zweieiigen Zwillingen. (Nach Schloot, Murken u. Goedde 1966)

der Vergleichswert $p=0{,}05$. Der F-Wert bei dem Vergleich ZZ/EZ beträgt für GOT 2,66 gegenüber einem Schwellenwert von 3,69; die entsprechenden Werte für GPT sind $F=0{,}43$ gegenüber 4,77; die Werte für MDH: $F=2{,}41$ gegenüber 4,77. Die Auswertung erfolgte nach Holt (l.c. Vogel 1961).

Aufgrund dieser Untersuchungen[14] konnten für die Enzyme MDH, GPT, GOT bei dem Vergleich der verschiedenen Gruppen keine Unterschiede der Aktivitäten festgestellt werden. Es ist zu berücksichtigen, daß in ähnlicher Weise, wie es für die Pseudocholinesterase gezeigt wurde, seltene atypische Varianten bei der Varianzanalyse einer kleinen Stichprobe den F-Wert in entscheidender Weise beeinflussen (i.e. verfälschen) können.

[14] Schloot, Murken u. Goedde 1966.

III. Familienuntersuchungen

Von besonderer Wichtigkeit für die Erbgangsanalyse ist der Nachweis, ob ein „monogener Erbgang" vorliegt, oder ob es sich um eine multifaktorielle Vererbung handelt (vgl. „Nebengene", Kap. C.IV.). Besonders bei komplexen Merkmalen ist es schwierig, den Erbgang mit den Mendelschen Regeln in Einklang zu bringen. Dabei ist es von besonderer Wichtigkeit, den Charakter eines Merkmals zu erkennen und den mehr oder weniger komplizierten Zusammenhang zwischen „Phän" und „Gen" aufzuklären (vgl. Kap. B.I.4.c). Verschiedene „Stufen" der Erbgangsanalyse werden unterschieden[15].

Eine Analyse des Erbgangs kann relativ exakt bei Anwendung biochemischer Methoden zur Charakterisierung von Proteinvarianten etc. erfolgen. So ist auf dem Gebiet der Pharmakogenetik der Erbgang der Enzymvarianten der Pseudocholinesterase besonders gut untersucht. Obwohl die Primärstrukturen der verschiedenen Varianten der Pseudocholinesterase noch unbekannt sind, also Rückschlüsse auf die dem Polymorphismus zugrunde liegenden Nucleotidsequenzen der

Tabelle 5. Genotypen und Phänotypen der Pseudocholinesterase-Varianten. (Nach GOEDDE und BAITSCH, 1964, verändert)

	Gen locus 1	
	Genotypus	Phänotypus
Homozygot	$E_1^u\ E_1^u$	U
	$E_1^a\ E_1^a$	A
	$E_1^f\ E_1^f$	F
	$E_1^s\ E_1^s$	S
Heterozygot	$E_1^u\ E_1^a$	UA
	$E_1^u\ E_1^f$	UF
	$E_1^u\ E_1^s$	US
	$E_1^a\ E_1^f$	AF
	$E_1^a\ E_1^s$	AS
	$E_1^f\ E_1^s$	FS

DNA noch nicht möglich sind, konnte die Vererbung der verschiedenen Enzymvarianten exakt analysiert werden[16]. (Zur Charakterisierung der Enzymproteinvarianten s. Kap. C.III.) Im folgenden wird die Bedeutung von Familienuntersuchungen sowohl für den Nachweis des Erbgangs als auch für die Überprüfung formalgenetischer Modelle aufgezeigt.

Für den Polymorphismus der Pseudocholinesterase wurde das formalgenetische Modell „4 Allele für einen autosomalen Genort E_1" zugrunde gelegt (Tabelle 5). Die Synthese der Pseudocholinesterase-Proteinvarianten wird kontrolliert durch die genetischen Informationen E_1^u, E_1^a, E_1^f und E_1^s, die sich wie Allele eines autosomalen Genorts verhalten. Wieweit die verschiedenen Allele in sich einheitlich sind, insbesondere die sog. „stummen Allele" (E_1^s), soll hier offen bleiben. Die angeführten Indices bedeuten: u = „usual"; a = „atypical" = „dibucainresistent"; f = „fluorid-resistent"; s = „silent gene" (vgl. Kap. B.I.4.c). In umfangreichen Untersuchungen haben GOEDDE u. Mitarb. 377 vollständige Familien mit 713 Kindern untersucht (Tabelle 6a). Die Familien stammten aus dem süddeutschen Raum. Klinisch kranke Personen oder solche, die wegen einer Apnoe nach Succinyldicholin-Applikation zur Untersuchung kamen, befanden sich nicht darunter. Familien mit unehelichen Kindern wurden ausgeschlossen.

[15] VOGEL 1961.

[16] GOEDDE, DOENICKE u. ALTLAND 1967, GOEDDE, OMOTO, RITTER u. BAITSCH 1964.

Tabelle 6. Familienuntersuchungen zum Pseudocholinesterase-Polymorphismus. a Untersuchungsgut; b Aktivitäten und Inhibitorzahlen verschiedener Pseudocholinesterase-Phänotypen (Mittelwerte). (Nach Goedde, Omoto, Ritter und Baitsch, 1964, verändert)

Familien	n	Eltern	Kinder	Gesamtzahl der untersuchten Personen
		a		
Vollständig	377	754	713	1467
Unvollständig	31	31	58	89
Gesamt	408	785	771	1556

b

Phänotypus	n	Aktivität	FN	DN	RO-2.0683
UU	123	244,60	54,4	81,3	3,1
σ	—	79,68	2,5	2,1	1,6
UA	50	171,94	47,2	64,0	16,0
σ	—	29,06	3,5	4,2	4,9
UF	19	220,38	50,1	75,6	9,6
σ	—	55,00	3,2	1,5	2,8

Mit einem „Screening-Test“ wurde Serum verschiedener Personen auf Enzymvarianten hin untersucht. Die Durchschnittsaktivitätswerte liegen für Phänotyp UU zwischen 0 und 4 und für Phänotyp UA zwischen 16 und 18[17]. Die empirisch erhaltenen Mittelwerte sind in Tabelle 6b angegeben. Bei 85 der 377 untersuchten Familien wurden in dem Screening-Test Werte > 5 gefunden. Nach einer weiteren Untersuchung dieser Seren mittels Bestimmung der DN- und FN-Zahlen (s. Kap. C.III.) sowie der Enzymaktivitäten wurden alle Seren, die nicht dieser Norm entsprachen, einem modifizierten Agardiffusionstest unterworfen[18], mit dessen Hilfe die Phänotypen UA von anderen Phänotypen differenziert werden können. Die Phänotypenhäufigkeit bei Eltern und Kindern sind in Tabelle 7 zusammengestellt. Über die Häufigkeit des Phänotypus UF ist bisher wenig bekannt. In der Stichprobe „Eltern“ wurde eine Häufigkeit dieses Phänotyps von 1,5%, in der Stichprobe der Kinder eine solche von 0,9% gefunden. Bei den Genfrequenzen, die für die verschiedenen Varianten in Tabelle 7 zusammengestellt sind, handelt

Tabelle 7. Häufigkeit verschiedener Pseudocholinesterase-Phänotypen bei Eltern und Kindern und Genfrequenzen; Erwartungswerte in Klammern. (Nach Goedde, Omoto, Ritter und Baitsch, 1964, verändert)

	N	UU	UA	UF	AA	AF	FF
Eltern	801	763	26	12	—	—	—
		(763,27)	(25,31)	(11,69)	(0,16)	(0,16)	(0,04)
		95,25%	3,25%	1,50%			
Kinder	778	747	24	7	—	—	—
		(747,27)	(23,34)	(6,85)	(0,16)	(0,11)	(0,02)
		96,01%	3,09%	0,90%			

Eltern: $E_1^u = 0{,}9762$, $E_1^a = 0{,}0162$, $E_1^f = 0{,}0075$.
Kinder: $E_1^u = 0{,}9801$, $E_1^a = 0{,}0154$, $E_1^f = 0{,}0045$.

[17] Kalow u. Davies 1959.
[18] Goedde u. Fuss 1964.

Tabelle 8. Phänotypen der Kinder bei verschiedenen Elternkombinationen; Erwartungswerte in Klammern. (Nach GOEDDE, OMOTO, RITTER und BAITSCH, 1964, verändert)

Eltern-kombina-tionen	n_F[a]	n_{Kd}	Phänotypen der Kinder				χ^2	df	P
			UU	UA	UF	AF			
UU × UU	346 (342,37)	652	652 (652,00)	—	—	—			
UU × UA	20 (22,73)	44	26 (22,00)	18 (22,00)	—	—	1,4546	1	$30\% > P > 20\%$
UU × UF	10 (10,52)	15	9 (7,50)	—	6 (7,50)	—	0,6000	1	$50\% > P > 40\%$
UA × UF	1 (0,35)	2	1 (0,50)	1 (0,50)	0 (0,50)	0			
Gesamt	377	713							

[a] Prüfung auf Übereinstimmung zwischen beobachteten und erwarteten Häufigkeiten: $\chi^2 = 0{,}4529$; df = 2; $80\% > P > 70\%$.

es sich um Schätzwerte. Die angegebenen Erwartungswerte wurden aus der Genhäufigkeit derselben Stichprobe errechnet. Die Übereinstimmung zwischen Beobachtungs- und Erwartungswerten ist in allen Kombinationen (Tabelle 8) gut. Die Aufspaltungen lassen sich dahingehend interpretieren, daß das zugrunde gelegte Modell „4 Allele E_1^u, E_1^a, E_1^f und E_1^s auf einem autosomalen Locus" anhand des vorliegenden Familienmaterials nicht vollständig begründet werden kann, da Phänotypen mit dem Allel E_1^s nicht beobachtet wurden. Die Ergebnisse fordern aber auch kein komplizierteres Modell, etwa die Einbeziehung nicht-alleler modifizierender Gene (vgl. „Nebengene", Kap. C.IV.2.).

In der Familie eines Probanden einer anderen Stichprobe, der eine Apnoe von 7—8 Std nach Relaxierung mit Succinyldicholin erlitt, konnte jedoch der Erbgang des Allels E_1^s untersucht werden[19]. In Abb. 17 ist der Stammbaum der Familie aufgezeichnet. Die Beobachtungen lassen sich formalgenetisch so interpretieren, daß in der Familie des Probanden neben dem normalen Allel E_1^u zwei atypische Allele, E_1^a und E_1^s, vorhanden sind. Das „silent gene" (E_1^s) stammt offenbar von der Familie des Vaters des Probanden: bei den untersuchten Personen aus der Familie des Vaters (I_5) fand man bei 4 Personen eine deutlich er-

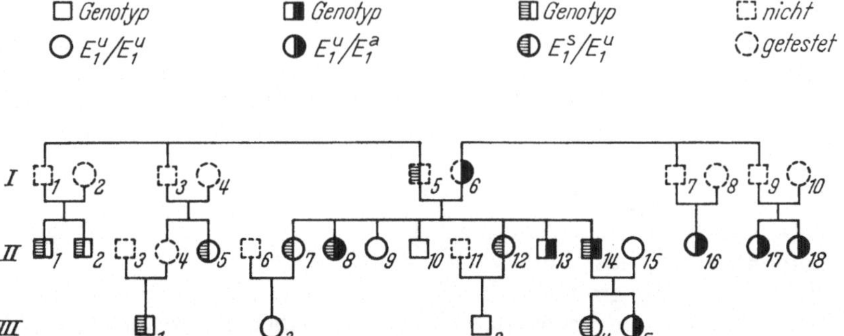

Abb. 17. Vererbung von Pseudocholinesterase-Varianten über drei Generationen. (Nach GOEDDE, DOENICKE u. ALTLAND 1967; verändert)

[19] GOEDDE, FUSS, GEHRING u. BAITSCH 1964.

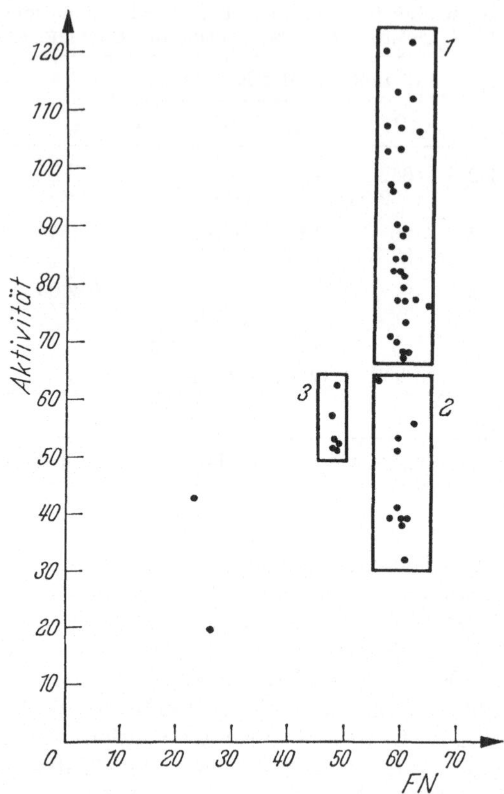

Abb. 18. Verteilung der Enzymaktivitäten und Fluoridwerte bei 50 untersuchten Personen. (Nach Goedde, Fuss, Gehring u. Baitsch 1964)

niedrigte Enzymaktivität. Von den 6 Geschwistern des Probanden (II_{14}) haben zwei (II_7, II_{12}) eine erniedrigte Enzymaktivität bei normalen Fluorid- und Dibucainzahlen. Das Allel E_1^a stammt dagegen von der Familie der Mutter (I_6) des Probanden. In der Familie der Mutter konnte das Allel E_1^f nicht nachgewiesen werden, jedoch typische intermediäre Inhibitorzahlen, die auf das Allel E_1^a hinweisen. Aus den für die Enzymaktivitäten und Inhibitorzahlen erhaltenen Werten kann man auf die genetische Information der bereits verstorbenen Eltern (I_5 und I_6) des Probanden rückschließen: Die Mutter war heterozygot für das „dibucain-resistente" Allel und demnach heterozygot E_1^u/E_1^a. Der Vater dagegen war heterozygot für das Allel E_1^s (Genotypus E_1^u/E_1^s). Es sind also 4 Gruppen gegeneinander abzugrenzen (Abb. 18):

1. Normal homozygot, Phänotypus U;
2. heterozygot für das „silent gene" US;
3. heterozygot für das „dibucain-resistente" Allel UA;
4. die zwei im Diagramm (Abb. 18) nicht umrandeten Punkte entsprechen den Werten, die bei den Probanden (III_{45}) und seiner Schwester (II_{38}) (Abb. 19) ermittelt wurden; beide sind heterozygot für das „dibucain-resistente" Allel und für das „silent gene" (AS).

Ein Beispiel dafür, daß biochemisch-genetische Untersuchungen auf dem Gebiet der formalen Genetik auch praktische Bedeutung haben können, ergab sich

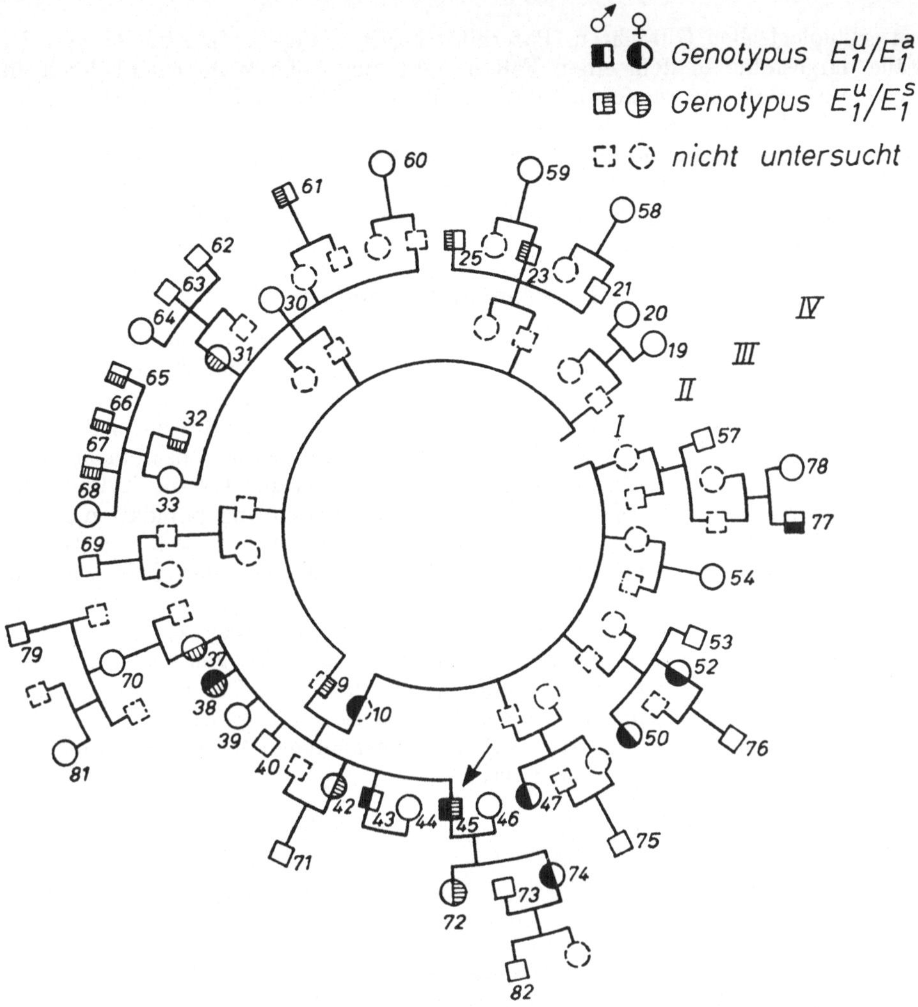

Abb. 19. Vererbung der Pseudocholinesterase-Varianten E^u, E_1^a und E_1^s. (Nach GOEDDE, FUSS, GEHRING u. BAITSCH 1964, verändert)

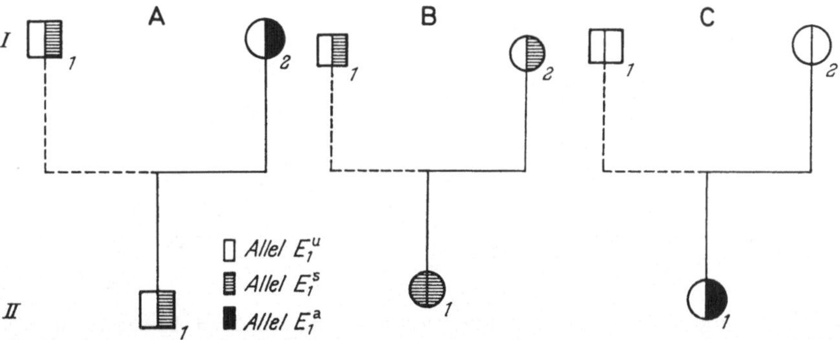

Abb. 20. Pseudocholinesterase-Varianten in der Paternitätsbegutachtung. A: Übereinstimmung zwischen fraglichem Vater und Kind bezüglich des „silent gene“-Allels; B: Übereinstimmung zwischen fraglichem Vater, Kind und der Mutter bezüglich des „silent gene“-Allels; C: Hohe Wahrscheinlichkeit für einen „Ausschluß“ des fraglichen Vaters. (Nach GOEDDE, FUSS, RITTER u. BAITSCH 1965, verändert)

bei erbbiologischen Gutachten (Paternitätsbestimmungen). In Abb. 20 sind drei Fälle dargestellt: in dem einen Fall besteht eine hohe Wahrscheinlichkeit für einen Ausschluß des fraglichen Vaters, in dem anderen Fall ein starker positiver Hinweis[20]. Dieses Nachweisverfahren kann jedoch wegen der Seltenheit der atypischen Pseudocholinesterasevarianten nicht sehr häufig Anwendung finden; sind dagegen solche Varianten häufiger vorhanden und stehen spezifische Testverfahren zur Verfügung, ist der Aussagewert sehr hoch (vgl. Tabelle 11).

IV. Populationsgenetik

Die Untersuchung der biochemischen Grundlagen der Populationsgenetik in Anschluß an Zwillings- und Familienuntersuchungen — zur Abgrenzung und Beteiligung genetischer Faktoren und zur Absicherung eines Erbganges — hat unter verschiedenen Aspekten Bedeutung: Wieweit beeinflussen z.B. heute populationsgenetisch wirksame Mechanismen die genetische Zusammensetzung der Menschheit, welche Konsequenzen lassen sich daraus für die Zukunft des Menschen ableiten? Beispiele für die praktische Bedeutung populationsgenetischer Untersuchungen und Beobachtungen sind: Selektionsvorteil von Heterozygoten bei Sichelzellanämie (vgl. Kap. D.III.8.) und Thalassämie (Cooly-Anämie) (vgl. S. 418), Bedeutung der Glucose-6-phosphatdehydrogenase-Varianten bei Malaria (vgl. Kap. D.III.3.), Selektion im AB0-Blutgruppensystem (vgl. S. 404), Beziehungen zwischen Blutgruppen und inneren Erkrankungen und Infektionskrankheiten (vgl. Kap. C.V.7.), Änderungen der AB0-Genhäufigkeit unter modernen Lebensbedingungen, Beziehungen zwischen AB0-Blutgruppensystem und Haptoglobinsystem (vgl. Kap. C.V.7.), pharmakogenetische Beobachtungen (vgl. Kap. D.III.) etc. (vgl. Kap. FLATZ)[21].

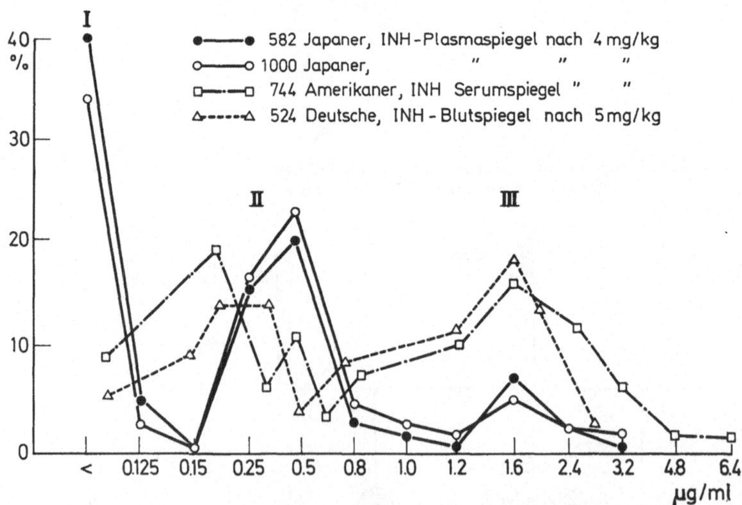

Abb. 21. Trimodale bzw. bimodale Häufigkeitsverteilung der INH-Ausscheidung bei verschiedenen Populationen. Abszisse: INH-Konzentration, Ordinate: prozentuale Häufigkeit. (Nach SUNAHARA 1962, verändert)

[20] GOEDDE, FUSS, RITTER u. BAITSCH 1965, GOEDDE, FUSS u. BAITSCH 1965.

[21] VOGEL 1961, SCHLOOT 1970a, b u. c, 1971, 1973a, b u. c, AGARWAL, GOEDDE, SCHLOOT, FLATZ u. RHODE 1973.

Neben den bereits erwähnten Zwillings- und Familienuntersuchungen bieten populationsgenetische Untersuchungen die Möglichkeit, neue Polymorphismen zu erkennen. Wie viele neuere Studien auf dem Gebiet der Biochemischen Genetik an zum Teil willkürlich herausgegriffenen Enzymen[22] (vgl. Tabelle 11) gezeigt haben, existieren Enzymvarianten in weit größerem Umfang als bisher angenommen wurde. Ihre Bedeutung, speziell auch für die Klinik, ist bislang kaum analysiert und bekannt. Aufgrund statistischer Erhebungen sind jedoch Anhaltspunkte für eine Beziehung zwischen der Prädisposition für bestimmte Krankheiten einerseits und Blut- oder Serumgruppenvarianten andererseits herausgearbeitet worden (vgl. Kap. JÖRGENSEN).

Bei populationsgenetischen Untersuchungen bestimmter Enzympolymorphismen müssen, wie allgemein bei Enzymbestimmungen, bei der Auswertung enzymatischer Aktivitäten und elektrophoretischer Charakteristika verschiedene Faktoren berücksichtigt werden: Durch die Bestimmungsmethode bestimmte Schwankungsbreite der Meßwerte, durch exogene Faktoren und durch endogene genetische Faktoren bedingte Variabilitäten.

Prinzipiell ist zu unterscheiden zwischen Varianten eines Enzyms, die bei einem Individuum gleichzeitig nachzuweisen sind — den Isoenzymen —, und den sog. genetisch bedingten Enzymvarianten, die interindividuell verschieden sind. Isoenzyme sind definitionsgemäß in ihrer Proteinstruktur unterschiedliche Enzyme gleicher Spezifität. Sie lassen sich mit Methoden der Proteinchemie z.B. elektrophoretisch oder chromatographisch voneinander trennen. Die Konstellation verschiedener Isoenzyme kann für bestimmte Organe eines Individuums charakteristisch in dieser Hinsicht sein, also auch intraindividuell verschieden sein; im Gegensatz zu den oben beschriebenen genetisch bedingten Enzymvarianten ist sie interindividuell konstant. Das Isoenzymmuster ist nicht nur organbezogen intraindividuell verschieden; es ändert sich außerdem oft auch im Laufe der Individualentwicklung. Die Bauelemente der Isoenzyme — die Monomeren — sind in ihrer Struktur wie die anderen Proteine und deren Varianten genetisch festgelegt und können deshalb ebenfalls einem genetisch bedingten Polymorphismus unterliegen. So sind bezüglich der LDH (Lactatdehydrogenase) am A- und B-Locus bei verschiedenen Species Mutationen bekannt (vgl. genetisch bedingte Enzymvarianten der LDH, Kap. C.VI.).

Wenn man ein Enzym bzw. allgemein ein Protein auf Vorhandensein oder Häufigkeit genetisch bedingter Enzymvarianten untersucht, so wird sich bei der Auftragung von Meßwerten der Enzymaktivitäten etc. gegen die Zahl der untersuchten Individuen im Idealfall eine scharf profilierte multimodale Verteilung (Abb. 21 u. 22) ergeben. Die Zahl der Gipfel würde der Zahl der möglichen Kombinationen aus den vorhandenen Merkmalen entsprechen. Bei zwei Varianten (und dementsprechend formuliert bei zwei Allelen) ist eine trimodale Verteilung zu erwarten. Tatsächlich liegen die Verteilungswerte jedoch häufig so ungünstig, daß zwei oder mehrere Gipfel zu einem zusammenfallen und zunächst eine geringere Anzahl von Allelen vorgetäuscht wird, als in Wirklichkeit vorhanden ist. Ein Beispiel dafür ist die saure Erythrocytenphosphatase (Abb. 23).

Nicht bei allen bekannten (Enzym-)Proteinpolymorphismen konnten bisher jedoch Unterschiede der Proteinstruktur oder der aktiven Gruppen nachgewiesen werden. Unabhängig von der Problematik, ob eine Strukturgenmutation oder eine Mutation, die das Steuerungssystem betrifft, vorliegt, sind in einigen Fällen unterschiedliche Aktivitätswerte nachweisbar, die intraindividuell konstant, interindividuell verschieden ausfallen. Obwohl hier also zunächst manchmal keine

[22] HARRIS 1969.

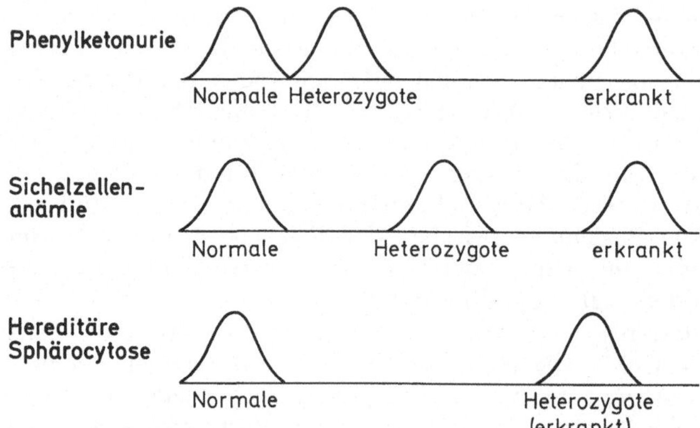

Abb. 22. Abgrenzung heterozygoter Merkmalsträger bei verschiedenen erblichen Stoffwechselerkrankungen. (Nach HSIA 1966, verändert)

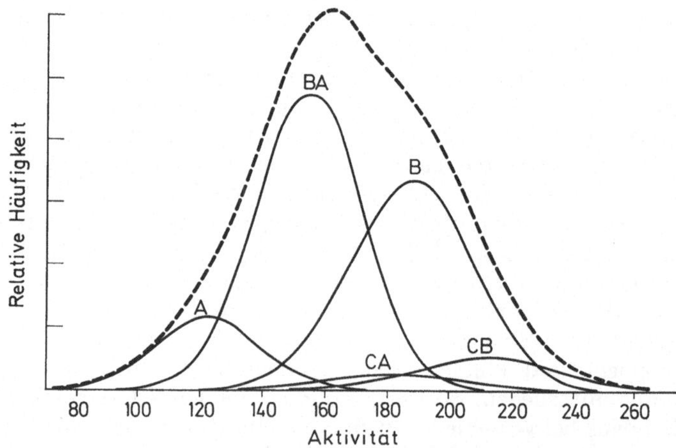

Abb. 23. Häufigkeitsverteilung der Varianten der sauren Erythrocytenphosphatase. ---- Gesamtpopulation, —— verschiedene Phänotypen. (Nach HARRIS 1968, verändert)

unterschiedlichen Proteinbanden in der Elektrophorese nachweisbar sind, ist in einigen dieser Fälle eine Charakterisierung der verschiedenen Phänotypen anhand der Aktivitätswerte möglich gewesen. Ein Beispiel hierfür ist der Polymorphismus der N-Acetyltransferase, einem Enzym, das geschwindigkeitsbestimmend beim Abbau des Isonicotinsäurehydrazids (INH) ist. Der Polymorphismus wurde durch Untersuchungen an Zwillingen, an Familien und schließlich populationsgenetisch näher studiert und ist eines der ältesten Beispiele genetisch bedingter Polymorphismen auf dem Gebiet der Pharmakogenetik (vgl. Abb. 21 u. Kap. B.II.1.).

Bei dem Polymorphismus der Pseudocholinesterase sind mindestens 4 verschiedene Allele auf dem autosomalen Locus E_1 nachgewiesen worden[23]. Neben dem „normalen" Allel E_1^u sind die Allele E_1^a, E_1^f und E_1^s für die Dibucain- und Fluorid-resistenten Enzyme und die Variante beschrieben worden, bei der eine enzymatische Aktivität unter normalen Testbedingungen nicht nachgewiesen werden kann (Kap. B.I.4.c, B.II.3., B.III.).

[23] GOEDDE, OMOTO, RITTER, BAITSCH 1964, GOEDDE, FUSS, GEHRING u. BAITSCH 1964.

Tabelle 9. Häufigkeit des Allels E_1^a bei verschiedenen Populationen. (Nach ALTLAND, EPPLE und GOEDDE, 1967, verändert)

Population	N	Phänotypen U+US+UF	Phänotypen UA+F+FS	Phänotypen A+AS+AF	Frequenz des Allels E_1^a
Deutsche	8314	8047	264	3	0,0162
Brasilianer	2138	2076	60	2	0,0149
Kanadier	2017	1942	74	1	0,0188
Griechen	561	545	16	0	0,0143
Griechen	360	347	13	0	0,0181
Briten	703	676	27	0	0,0192
Israelis	433	406	27	0	0,0312
Weiße Amerikaner	246	238	8	0	0,0163
Tschechoslowaken	180	168	12	0	0,0333
Portugiesen	179	173	6	0	0,0168
Nordafrikaner	106	103	3	0	0,0142
Berber	55	53	2	0	0,0182
Marokkanische Juden	51	50	1	0	0,0098
Thais	723	723	0	0	0
Neger (Seattle)	666	659	7	0	0,0053
Kongo-Neger	585	584	1	0	0,0009
Japaner	511	511	0	0	0
Philippinos	411	409	2	0	0,0024
Mexikanische Indianerstämme	377	370	7	0	0,0093
Chinesen (Formosa)	340	339	1	0	0,0015
Eskimos	145	145	0	0	0
Australier	98	97	1	0	0,0051
3 südamerikanische Indianerstämme	291	291	0	0	0

Zunächst wurden umfangreiche Untersuchungen an verschiedenen Populationen zur Häufigkeit des Allels E_1^a durchgeführt. Es ergab sich zunächst bei Studien in England, Amerika und Australien etc. eine Häufigkeit der Heterozygoten E_1^u/E_1^a für das dibucain-resistente Enzym von etwa 3—4%, der eine Allelenhäufigkeit von ca. 1,5—2% des oben erwähnten Allels entspricht[24].

Der Phänotypus Homozygoter (Genotypus E_1^a/E_1^a) wird einmal unter 2500 bis 4000 Personen angetroffen. Die annähernd gleich große Häufigkeit des mutierten Gens in verschiedenen Populationen könnte dadurch zustande gekommen sein, daß die Mutationsrate bei diesen Populationen gleich groß ist und keine Selektion gegen die Träger des mutierten Allels erfolgt. Man kann die derzeitige Häufigkeit des mutierten Allels entweder als die Summe aller bisher erfolgten Mutationen interpretieren oder annehmen, daß die Selektion gegen die Träger des mutierten Gens bei allen Populationen gleich stark ist.

Neuere Untersuchungen zur Populationsgenetik der Pseudocholinesterase ergaben, daß das Allel E_1^a in Japan sowie in Thailand (Tabelle 9) bisher nicht nachgewiesen werden konnte, obwohl bei der untersuchten Anzahl von 723 Thai-Seren etwa 16 Personen des Phänotyps UA theoretisch hätten gefunden werden müssen[25]. Untersuchungen von MORROW u. MOTULSKY (1965) ergaben, daß auch in anderen Populationen, wie bei den Eskimos, das Allel E_1^a nicht vorhanden ist (vgl. Tabelle 9). Sehr niedrige Häufigkeiten des Allels E_1^a fanden MORROW u. MOTULSKY (1965) bei Negern und Philippinos.

[24] GOEDDE u. ALTLAND 1963, GOEDDE, DOENICKE u. ALTLAND 1967.
[25] OMOTO u. GOEDDE 1965, ALTLAND, EPPLE u. GOEDDE 1967.

Tabelle 10. Pseudocholinesterase-Varianten: Häufigkeit der C_5^+-Komponente bei verschiedenen Populationen. (Nach ALTLAND, BUCHER, KIM, BUSCH, BOCKELMANN und GOEDDE, 1969, verändert)

Population	N	C_5^+ (%)
Brasilianer	6500	8
Briten	1941	10
Deutsche	952	12
Kanadier	726	7
Cree-Indianer	589	14
Population der Osterinseln	497	0
Polen	445	6
Skolt-Lappen	330	12
Neger (Seattle)	317	5
Tschechoslowaken	312	11
Finnen	299	3
Xavante-Indianer	285	0
Population der Insel Tristan da Cunha	214	17
Griechen	138	9
Griechen	100	29
Neger (Seattle)	100	2
Thais	81	14
Juden (Irak)	64	0
Isländer	25	16

Bei Normalpersonen enthält die elektrophoretisch nachweisbare sog. C_4-Proteinfraktion die Hauptenzymaktivität. Für eine andere Proteinvariante — die C_5^+-Varianten der Pseudocholinesterase — ist ein weiterer Genort (E_2-Locus) zu postulieren. Die mittlere Enzymaktivität von Seren mit der C_5^+-Komponente ist um 30% erhöht im Vergleich zu Seren, die diese Komponente nicht enthalten. Die Häufigkeit der C_5^+-Komponente bei verschiedenen Populationen ist in Tabelle 10 zusammengefaßt. Mit 2,7% ist die Häufigkeit der C_5^+-Komponente in den Stichproben der finnischen Population niedrig[26]. Ähnliche Werte wurden nur bei Negern aus Seattle/Washington gefunden[27].

C. Variabilität im Bereich des Normalen

I. Häufigkeit und Verbreitung genetisch bedingter (Protein-)Polymorphismen

Der Anstoß zur Untersuchung genetisch bedingter Polymorphismen von Proteinen wurde durch die Entdeckung des AB0-Blutgruppensystems durch LANDSTEINER gegeben. Aufgrund der genetisch bedingten Merkmale dieses Systems ist es möglich, normale „unauffällige" Personen Gruppen zuzuordnen. Neben den AB0-Blutgruppen wurden weitere Systeme, wie das MNS-System, das Rhesus-System, das Lewis-System etc. gefunden. Die Merkmale aller dieser Systeme werden vererbt (vgl. PROKOP 1966).

Die durch die Allelie bedingten Unterschiede im Antigencharakter lassen eine verschiedenartige Biosynthese der betreffenden Substanzen erwarten. Bei den AB0-Blutgruppen und bei dem Lewis-System scheint die Biosynthese komplexer Mucopolysaccharide betroffen zu sein. Es handelt sich vermutlich um spezifische Glykosyl-transferierende Enzyme, die bestimmte Zucker wie Acetylgalaktos-

[26] ALTLAND, BUCHER, KIM, BUSCH, BOCKELMANN, GOEDDE 1969.
[27] MORROW u. MOTULSKY 1965.

amin, Galaktose und Fucose an entsprechende Seiten in den Makromolekülen transferieren[28]. Man kann annehmen, daß die Allele A und B im AB0-Gruppensystem die Synthese von verschiedenen Enzymen mit qualitativ unterschiedlichen Eigenschaften determinieren. Das Allel der Blutgruppe 0 ist dagegen „inaktiv". Dieser Zustand kann als „Enzymdefizienz" bezeichnet werden und ist z. B. ganz allgemein mit den mutierten Allelen bei den inborn errors of metabolism vergleichbar[29]. In entsprechender Weise ist auch das Allel Le^{a-} auf dem Lewis-Locus ein Analogon zu den Allelen, die bestimmte Krankheiten determinieren. Man kann also feststellen, daß Phänomene, die einerseits bei den von LANDSTEINER beschriebenen AB0-Blutgruppen und andererseits bei den inborn errors of metabolism eine Rolle spielen, im Prinzip sehr viel Ähnlichkeit miteinander haben (vgl. S. 365)[30].

Der einzige größere Unterschied bei dem Vergleich der Blut- und Serumgruppensysteme mit den Enzympolymorphismen scheint zunächst die unterschiedliche Verteilung der Genfrequenzen zu sein. In Deutschland sind ca. 40% der Bevölkerung homozygot für die Genkonstellation der Gruppe 0 (Enzymdefizienz). Dagegen sind die Gene, die die inborn errors of metabolism verursachen, relativ selten (Größenordnung: 10^{-4} bis 10^{-5}). Andererseits gibt es aber auch bei Enzymproteinpolymorphismen ähnliche Genhäufigkeiten. Beispiele dafür sind die Glucose-6-phosphatdehydrogenase, der Polymorphismus des Haptoglobins (vgl. Tabelle 16) und der Polymorphismus der INH-Ausscheidung (vgl. Kap. C.V.). Es muß untersucht werden, ob es sich bei den Polymorphismen der Blutgruppen sowie anderer (Enzym-)Proteine um Phänomene handelt, die eine spezielle oder eine ungewöhnliche Situation charakterisieren, oder ob sie ein Beispiel für ein allgemeines Phänomen sind, das nur aufgrund mangelnder Untersuchungen und fehlender einfacher Methoden noch nicht weiter analysiert worden ist*.

Um eine Aussage zur Häufigkeit und Verbreitung genetisch bedingter Polymorphismen machen zu können, wurden von HARRIS (1967) verschiedene Enzyme in zwei Populationen untersucht, u. a.

1. die saure Erythrocytenphosphatase (EC 3.1.3.2), die sich von der sauren Phosphatase anderer Gewebe unterscheidet,
2. die Phosphoglucomutase (EC 2.7.5.1), die im Kohlenhydratstoffwechsel Bedeutung hat und in vielen Geweben vorkommt, und
3. die Adenylatkinase (EC 2.7.4.3; ATP-AMP-Phosphotransferase), die im ATP-Stoffwechsel wichtig ist.

Diese und andere Enzyme wurden von HARRIS sowohl an Engländern als auch an einer Negerpopulation untersucht.

Prinzipiell erfordert die Untersuchung der meisten Enzymproteine einen beträchtlichen technischen Aufwand; zum Nachweis eines Polymorphismus müssen umfangreiche Untersuchungen (Zwillingsuntersuchungen, Familienuntersuchungen, Stichprobenuntersuchungen, vgl. Kap. B.II., B.III., B.IV.) durchgeführt werden. Aufgrund dieser Schwierigkeiten hat sich zunächst die Auswahl und Untersuchung der Merkmale meist danach gerichtet, wie leicht Versuchsmaterial zu beschaffen ist, und ob dieses Material mit geringem technischen Aufwand zu bearbeiten ist.

Die Zahl der gefundenen Allele stimmt bei den beiden von HARRIS untersuchten Populationen weitgehend überein (Tabelle 11). Die Genfrequenzen sind

---

[28] WATKINS 1967.
[29] GARROD 1909, SCHLOOT u. GOEDDE 1967, ALTLAND u. GOEDDE 1967. [30] HARRIS 1967.
* Diese Untersuchungen sind von erheblicher Bedeutung für Aussagen nicht nur für bisher nicht weiter erkannte Zusammenhänge mit Krankheitsbildern, sondern auch für den Bereich „Gesundheit" (vgl. Kap. JÖRGENSEN).

Tabelle 11. Genfrequenzen der Allele verschiedener Enzymproteine. Ergebnisse einer elektrophoretischen Untersuchung von 18 willkürlich ausgewählten Enzymen in europäischen und Negerpopulationen. Berücksichtigt wurden nur die häufigeren Allele (Frequenz < 0,001); viele seltene Allele wurden ebenfalls gefunden. (Nach HARRIS, 1969, verändert)

Enzym	Europäer			Neger		
	Allel 1	Allel 2	Allel 3	Allel 1	Allel 2	Allel 3
Saure Erythrocytenphosphatase	0,36	0,60	0,04	0,17	0,83	—
Phosphoglucomutase						
Locus PGM_1	0,76	0,24	—	0,79	0,21	—
Locus PGM_2	1,00	—	—	0,99	0,01	—
Locus PGM_3	0,74	0,26	—	0,34	0,66	—
Adenylatkinase	0,95	0,05	—	1,00	—	—
Peptidase A	1,00	—	—	0,90	0,10	—
Peptidase D (Prolidase)	0,99	0,01	—	0,95	0,03	0,02
Adenosindeaminase	0,94	0,06	—	0,97	0,03	—

Andere Enzyme, die untersucht wurden: Phosphohexoseisomerase, Malatdehydrogenase, Isocitratdehydrogenase, Hexokinase der roten Blutkörperchen, Methämoglobinreductase, Pyrophosphatase der roten Blutkörperchen, Pyruvatkinase, alkalische Phosphatase der Placenta, Peptidase B und C sowie eine „Oxydase“ der roten Blutkörperchen. Keines zeigte einen normalen Polymorphismus bei elektrophoretischer Untersuchung, obwohl eine große Anzahl sehr seltener Varianten identifiziert wurde.

dagegen deutlich verschieden. Bei den Untersuchungen wurde berücksichtigt, daß die Phosphoglucomutase in verschiedenen Isoenzymvarianten vorkommt (PGM_1, PGM_2 und PGM_3). Über die Verteilung der Allele der sauren Erythrocytenphosphatase wird an anderer Stelle ausführlich berichtet (vgl. Kap. C.IV.3). Ausgehend von den Beobachtungen an den Varianten dieses Enzymproteins sollte man auch bei Vorliegen einer zunächst unimodal erscheinenden Verteilung anderer Enzyme nicht einen Polymorphismus des betreffenden Proteins prinzipiell ausschließen. Zum Beispiel ist bei Individuen mit dem Typ A (vgl. Abb. 23) der sauren Erythrocytenphosphatase die Enzymaktivität am niedrigsten im Vergleich zu der Aktivität der anderen Typen. Man kann in diesem Fall eine Parallele zu den Enzymdefizienten bei Homozygoten in bezug auf die klassischen inborn errors of metabolism ziehen — natürlich auch zu den Blutgruppen 0 und Le^{a-}. Zum Unterschied zu einigen der inborn errors of metabolism kann jedoch bei der sauren Erythrocytenphosphatase z.Z. die Funktion dieses Enzyms noch nicht abgeleitet werden. Aufgrund der Tatsache, daß sich nach zufälliger Auswahl einiger Enzyme mehrere polymorphe Genloci identifizieren ließen, kann angenommen werden, daß das Phänomen des genetisch bedingten Polymorphismus tatsächlich relativ häufig ist.

Es erhebt sich die Frage, inwieweit die bisher beschriebenen Polymorphismen voneinander abhängig sind oder nicht. Insbesondere interessiert es, inwieweit Krankheiten, Schwere der Erkrankung, Verlaufsform etc. mit derartigen Polymorphismen in Zusammenhang stehen können (vgl. Tabelle 12). So wurde z.B. von ERIKSSON (1964) und KÜPPERS u. BEARN (1967) eine Beziehung zwischen dem Auftreten von Lungenemphysem und α_1-Antitrypsinmangel beschrieben. BECKMAN (1959) beobachtete ein atypisches Hämoglobinmuster bei Patienten mit bestimmten Tumoren, während MITCHELL, HALDEN, JONES, BRYAN, STIRMAN, MUIRHEAD (1960) bei Personen mit Eisenmangel, denen oral eine große Dosis von Eisensulfat gegeben wurde, einen erniedrigten Transferrinspiegel feststellten. Bei der Überprüfung vieler anderer Merkmale auf Kopplung mit bestimmten Krankheiten wurden auch viele negative Ergebnisse erhalten; so wurde z.B. kein Zu-

Tabelle 12. Untersuchungen zur Korrelation zwischen Erbkrankheiten und bestimmten Proteinpolymorphismen. (Nach HSIA, SHIH, EASTERBERG, FARQUHAR, KIM, YEH und YOUNG, 1969, verändert)

Krankheit	Haptoglobin-Phänotypen			n	Hp^1 Häufigkeit
	1-1	2-1	2-2		
Kontrollen	18	51	32	101	0,431
Down-Syndrom	18	36	25	79	0,456
Phenylketonurie	8	30	30	68	0,338
Cystische Fibrose	17	34	24	75	0,453

	Transferrin-Phänotypen		n	Tf^C Häufigkeit
	C	BC		
Kontrollen	101	—	101	1,000
Down-Syndrom	73	—	73	1,000
Phenylketonurie	68	—	68	1,000
Cystische Fibrose	74	1	75	0,993

	6-Phosphogluconat-dehydrogenase-Phänotypen		n	Pd^B Häufigkeit
	A	AB		
Kontrollen	97	4	101	0,020
Down-Syndrom	75	1	76	0,007
Phenylketonurie	65	4	69	0,029
Cystische Fibrose	72	3	75	0,020

	Adenylatkinase-Phänotypen			n	AK^1 Häufigkeit
	AK 1	AK 2-1	AK 2		
Kontrollen	98	3	0	101	0,986
Down-Syndrom	74	4	1	79	0,962
Phenylketonurie	66	3	0	69	0,978
Cystische Fibrose	74	1	0	75	0,993

	Phosphoglucomutase-Phänotypen			n	PGM^1 Häufigkeit
	1	2-1	2		
Kontrollen	68	30	3	101	0,882
Down-Syndrom	48	25	6	79	0,766
Phenylketonurie	45	23	1	69	0,819
Cystische Fibrose	46	26	3	75	0,787

	Saure Erythrocytenphosphatase-Phänotypen						n	Häufigkeit der Allele		
	A	BA	B	CB	CA	andere		P^a	P^b	P^c
Kontrollen	14	43	38	1	4	—	100	0,375	0,600	0,025
Down-Syndrom	10	30	34	2	1	—	77	0,331	0,649	0,019
Phenylketonurie	12	21	31	3	2	—	69	0,341	0,623	0,036
Cystische Fibrose	14	14	36	5	5	3	75	0,313	0,607	0,067

sammenhang gefunden zwischen Tuberkulose und Gc-Polymorphismus[31] und zwischen Malaria und saurer Phosphatase[32]. In einer anderen großen Übersicht wurde der Zusammenhang zwischen verschiedenen genetisch bedingten Polymorphismen — Haptoglobine, Transferrine, 6-Phosphogluconatdehydrogenase, Adenylatkinase, Phosphoglucomutase, saurer Phosphatase — bei einer Chromosomenanomalie (Down-Syndrom) sowie bei zwei genetisch bedingten Krankheiten (Phenylketonurie und cystische Pankreasfibrose) von HSIA, LING-YU SHIH, EASTERBERG, FARQUHAR, KIM, YEH u. YOUNG (1969) untersucht (Tabelle 12). Die Genfrequenzen in den verschiedenen Patientengruppen unterschieden sich hier in keiner Hinsicht signifikant von den Genfrequenzen bei den Kontrollgruppen[33].

Die bisher gefundenen Polymorphismen werden weitgehend unabhängig voneinander vererbt. Das Problem der Genkartierung beim Menschen erweist sich dadurch als um so schwieriger. Andererseits kann man verallgemeinern, daß der hohe Grad der Individualität, z.B. der Antigenstruktur der Erythrocyten hinsichtlich der Blutgruppenpolymorphismen, auch für andere Enzymproteine und Proteine der verschiedenen Gewebe Gültigkeit hat. Dieses Phänomen ist beim Studium biochemischer und klinischer Fragestellungen zu berücksichtigen. Für die Beurteilung biochemischer Stoffwechselreaktionen ist es besonders wichtig, ob sich strukturelle Unterschiede von Enzymvarianten im allgemeinen auch funktionell auswirken können, und wie die Folgen unter Normalbedingungen sind. Es muß auch geklärt werden, in welcher Weise sich Enzyme eines polymorphen Systems hinsichtlich ihrer Funktion in einer Stoffwechselkette von denen unterscheiden, die nicht polymorph sind, und welche Schlußfolgerungen für die Stoffwechselregulation daraus zu ziehen sind. Weiterhin ist zu untersuchen, ob Individuen mit verschiedenen Phänotypen bzw. Genotypen auch entsprechend unterschiedlich auf Umgebung, Diät, Stress-Situation usw. reagieren, ob eine bestimmte Anfälligkeit für Krankheiten, Pharmaka etc. mit einem bestimmten Phänotypus verbunden ist. Es handelt sich also bei den Fragestellungen der Biochemischen Genetik nicht nur um spezielle Probleme der Klinischen Genetik und Pharmakogenetik, sondern vor allem um Probleme der biochemischen Individualität im Normalbereich. Dabei ist es nicht nur von Interesse, welche unter der großen Anzahl von Enzymen und Proteinen beim Menschen in polymorphen Systemen vorkommen: Es muß geklärt werden, ob es sich bei den polymorphen Systemen vorwiegend um solche handelt, die „Strukturgene“ betreffen, oder solche der „Regulator“- bzw. „Operatorgene“ (vgl. Kap. C.IV.). Damit verbunden ist die Frage nach qualitativen und quantitativen Unterschieden, die die Enzymaktivität beeinflussen.

Bei der Gesamtproblematik kann die Frage nach dem Zustandekommen der unterschiedlichen Frequenzen bei verschiedenen Populationen, z.B. durch Balancierung und Selektionsbedingungen, nicht ausgeklammert werden. Es handelt sich hier also nicht nur um ein Problem der Genetik, sondern ganz allgemein der „Human-Biologie“. Man hat bislang nur wenige Anhaltspunkte, welcher Art die Selektionsfaktoren sind, die die verschiedenen Polymorphismen balancieren. Viele Allele kommen in einer Häufigkeit vor, nach der es sehr unwahrscheinlich ist, daß es sich um eine bloße Summation von Mutanten handelt (Tabelle 13). Seltene Allele sind die Allele der PGM_2, die 6 Allele der placentalen alkalischen Phosphatase, die der Peptidase A und D usw.[34]. Nur einige dieser Allele sind jedoch so selten, daß man sie mit dem Phänomen Einzelmutation in niedriger Frequenz

[31] JÖRGENSEN u. HEMPEL 1968.
[32] MODIANO, FILIPPI, BRUNELL, FRATTAROLI, SINISCALO 1967.
[33] HSIA, LING-YU SHIH, EASTERBERG, FARQUHAR, KIM, YEH u. YOUNG 1969.
[34] PARR 1966.

Tabelle 13. Häufigkeit atypisch homozygoter und heterozygoter Merkmalsträger bei verschiedenen enzymatischen Störungen. (Nach LA DU, 1964, verändert)

Erkrankung	Populationen	Häufigkeit der atypisch Homozygoten (per 1000)	Häufigkeit der heterozygoten Merkmalsträger (per 1000)
Alcaptonurie	Nordirland	0,004—0,01	4,0—6,4
Pentosurie	USA	0,02	8,9
Phenylketonurie	Gesamtbevölkerung	0,04	12,8
	Irland und Westschottland	0,25	31,2
	Südostengland	0,015	7,8
Albinismus	Nordirland	0,131	22,7
	San Blas-Indianer (Panama)	4,70	128
Pseudocholinesterasedefekt	Kanada	0,354	37,6
Nebenwirkungen bei INH-Therapie[a]	Eskimos	46	338
	Latein-Amerika	328	492
	USA und Kanada	551	383
Defizienz Vitamin C-Synthese	Gesamtbevölkerung	1.000[b]	—

[a] Vgl. S. 431.
[b] Unter der Voraussetzung, daß der Enzymdefekt, aufgrund dessen aus L-Gulonolacton keine L-Ascorbinsäure gebildet werden kann, recessiv vererbt wird (vgl. Abb. 61).

erklären kann. Dazu zählen z.T. die Allele, die die klassischen inborn errors of metabolism verursachen. Die Frequenz dieser Allele liegt in einer Häufigkeit von 0,01—0,0005 (vgl. Kap. D.II.).

Biochemisch-genetische Untersuchungen am Menschen haben neben ihrer Bedeutung für die Grundlagenforschung und Klinik nicht zuletzt in sozialpolitischer Hinsicht Bedeutung. Obwohl zu erwarten ist, daß bei einem Teil der beobachteten Polymorphismen auf der Ebene biochemischer Vorgänge lediglich Parallelen zu den als „Luxusbildungen" in der Phylogenetik bekannten Phänomenen[35] vorliegen, sind andere genetische Varianten in bezug auf Entstehung von Mißbildungen, individuelle Dosierung von Pharmaka[36], internationalen Vertrieb von Arzneimitteln, Eugenik etc. zu diskutieren (vgl. S. 414, 479)[37].

Die Häufigkeit von genetisch bedingten Stoffwechselstörungen ist vermutlich beim Menschen nicht höher als bei anderen Säugetieren oder Wirbeltieren. Trotzdem ist ein relativ gutes Bild vorhanden, weil die Klärung dieser Fälle aus klinischer und ärztlicher Sicht von besonderem Interesse ist. Biochemisch-genetische und populationsgenetische Untersuchungen lassen sich deshalb leichter am Menschen durchführen, da hier die Stoffwechselstörungen am ehesten bekannt sind und untersucht werden.

II. Polymorphismus der Blutgruppensubstanzen: Biochemische Grundlagen

Über die mögliche enzymatische Basis der Biosynthese von Blutgruppensubstanzen wurden von WATKINS (1967) und anderen Hypothesen aufgestellt (vgl. Abb. 24). Substanzen mit serologischen Eigenschaften, die den Antigenen A,

[35] RENSCH 1968. [36] SCHLOOT 1973a, GOEDDE u. SCHLOOT 1968, LÖHR 1970.
[37] SCHLOOT 1970b u. c, 1971, 1973a u. c.

Immunspezifischer Zucker

Blutgruppe	Name	Struktur
A	N-Acetyl-D-Galaktosamin	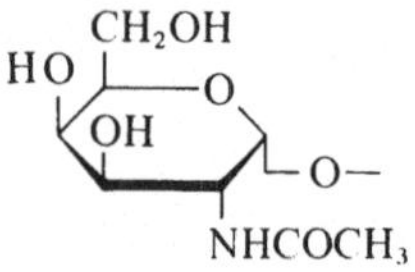 CH_2OH, HO, O, OH, —O—, $NHCOCH_3$
B	D-Galaktose	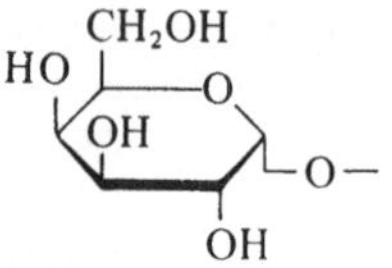 CH_2OH, HO, O, OH, —O—, OH
H	L-Fucose	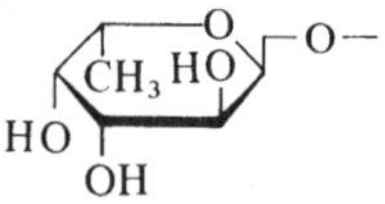 O, —O—, CH_3, HO, HO, OH

Abb. 24a. Immunspezifische Zucker bei den Blutgruppen A, B und H

UDP-Gal + β-Gal-(1→3 oder 4)-GNAc-R
↑(1,2)
α-Fuc
(H-aktive Struktur)

↓ *D*-Galaktosyl-Transferase

α-Gal-(1→3)-β-Gal-(1→3 oder 4)-GNAc-R
↑(1,2)
UDP + α-Fuc
(B-aktive Struktur)

Abb. 24b. Bildung der B-spezifischen Blutgruppenstrukturen. (Nach WATKINS 1967, verändert)

B, Le^a und Le^b auf den roten Blutkörperchen entsprechen, findet man z.B. in wasserlöslicher Form in den Absonderungen des Speichels und im Urin[38]. Auf der Basis der Sekretion dieser Blutgruppensubstanzen kann man beim Menschen eine Einteilung in vier Gruppen treffen (Tabelle 14). Diese Unterteilung wurde weitgehend durch die Arbeiten von CEPPELLINI (1955) ermöglicht. Von der ersten der in Tabelle 14 gezeigten Gruppen werden also ausgeschieden: A-, B- oder H-Substanzen, Le^a und Le^b, von der zweiten Gruppe nur Le^a, von der dritten Gruppe A, B oder H, aber nicht Le^a oder Le^b. Die vierte Gruppe ist sehr selten und sezerniert weder A, B und H noch Le^a und Le^b-Substanzen. Die Fähigkeit, die Substanzen A, B oder H zu sezernieren, wird von sog. Sekretorgenen kontrolliert: SeSe oder Sese = Sekretion, sese = keine Sekretion. Untersuchungen

[38] KABAT.

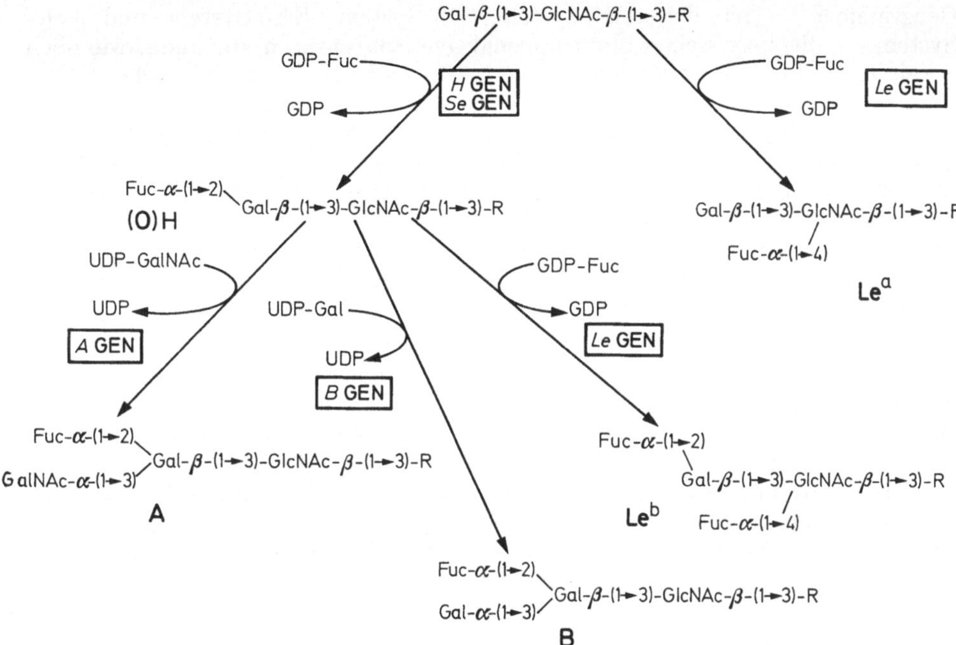

Abb. 24c. Durch die Glykosyltransferase der menschlichen Milch katalysierte Reaktion in Korrelation zu den Blutgruppentypen. (Nach GROLLMAN, KOBATA u. GINSBURG 1970, verändert)

Tabelle 14. Verschiedene Sekretionstypen von Blutgruppensubstanzen beim Menschen. (Nach WATKINS 1967, verändert)

Typ	A, B oder H	Le^a	Le^b
1	+++	+	++
2	—	+++	—
3	+++	—	—
4	—	—	—

Schlüssel: +++ = starke spezifische Aktivität; + = schwache spezifische Aktivität; — = keine Aktivität.

dazu wurden bereits von SCHIFF u. SASAKI (1932) durchgeführt. Die Substanz H wird zu einem größeren Ausmaß von Individuen der Blutgruppe 0 sezerniert als von Individuen, die den anderen Blutgruppen des AB0-Systems zugehören. Die Substanz H wird einem unabhängigen Gensystem Hh zugeordnet. Die Sekretion von Le^a steht nicht unter der Kontrolle von Sekretorgenen, die oben erwähnt sind, und gehört wiederum zu einem unabhängigen Gensystem Lele. Von der Substanz Le^b nimmt man an, daß sie als Produkt aus dem Zusammenwirken der Gene H und Le entsteht[39].

Die sezernierten Blutgruppensubstanzen stehen also im Zusammenhang mit den Blutgruppengenen. Die Grundannahme ist, daß aus einer gemeinsamen Vorläufersubstanz (Ausgangssubstanz) unter dem Einfluß von vier unabhängigen

[39] WATKINS u. MORGAN 1956.

Gensystemen — nämlich AB0-System, Hh-System, Sese-System und Lele-System —, die spezifischen blutgruppenaktiven Substanzen, die dann, wie oben erwähnt, in die Körperflüssigkeit sezerniert werden, aufgebaut werden[40]. Die Blutgruppensubstanzen erhalten ihre Individualität und ihre genau umrissenen serologischen Eigenschaften auf der Basis eines allen gemeinsamen Ausgangsglykoproteins durch Addition spezifischer Zucker an die Kohlenhydratkette (Abb. 24) (an der Peripherie der Moleküle) in einer definierten Sequenz. Die scheinbare Wechselwirkung der Gene AB0 sowie Hh und Lele im Bereich des Phänotyps kann dadurch erklärt werden, daß die Produkte dieser Gene bzw. der Allele dieser Systeme aktive Enzyme produzieren, d.h. A und B in dem AB0-System, H in dem Hh-System und Le in dem Lele-System, die alle das gleiche Substrat als Ausgangssubstanz haben.

Es ist bisher nicht exakt möglich gewesen, die geforderten Enzyme als Produkte der Allele A und B eindeutig nachzuweisen. Dies kann nach WATKINS (1967) verschiedene Gründe haben: 1. Die Enzyme sind besonders instabil. 2. Es war bisher nicht möglich, in vitro die geeigneten Bedingungen zu schaffen, um die Enzyme in ihrer vollständigen Aktivität zu testen. 3. Aufgrund der Tatsache, daß ein bestimmtes Nucleotid als Teil des Nucleosid-Diphosphat-Glykosids nicht zu dem Enzym paßt; so könnte z.B. Thymidinphosphatgalaktose anstelle von Uridindiphosphatgalaktose als Zuckerdonator bei der Synthese der B-aktiven Struktur benötigt werden.

Als Vorbedingung für die Bildung der A- und B-Strukturen wird nach WATKINS die Bildung der H-aktiven Strukturen angesehen. Das bedeutet, daß die Spezifität der Enzyme, welche durch die Allele A und B kontrolliert werden, so ausgerichtet ist, daß sie die Addition von N-Acetylgalaktosamin oder Galaktose nur dann durchführen können, wenn eine Fucosyleinheit bereits an der terminalen Galaktoseeinheit der Ausgangskette vorhanden ist. Die Addition von Fucose, welche durch das Gen H kontrolliert wird, kann nur dann stattfinden, wenn das betreffende Individuum Träger des Sekretorgens Se ist. Bei Abwesenheit der Sekretorgene können die Strukturen H, A und B nicht gebildet werden, selbst wenn in dem individuellen Chromosomensatz die Gene für H, A und B vorhanden sind. Da das Gen Le nicht unter der Kontrolle des Sekretorgens Se steht, erfolgt die Addition der Fucose, die durch den Genort Le kontrolliert wird, auch bei Abwesenheit von Se-Genen. Die Le^a-Strukturen entstehen durch schrittweisen Abbau der A-, B- oder H-Kohlenhydratketten. Der Fucosylrest, der die Spezifität der Le^a-Gruppe bedingt, ist bei vollständigen A-, B- oder H-Strukturen maskiert. Andererseits sind jedoch die Le^a-Strukturen nicht unbedingt Vorbedingung für die Bildung von H-, A- oder B-Strukturen. Man nimmt an, daß innerhalb der Hh- und Lele-Systeme nur jeweils eines der betreffenden Allele enzymatisch aktive Produkte synthetisiert. Beim AB0-System wird dagegen vermutet, daß sowohl die A- und B-Gene aktive Enzyme produzieren, während die 0-Gene kein aktives Enzymprodukt synthetisieren. Die Genprodukte (Enzyme) (Abb. 24c) von A- und B-Genen dürften deshalb qualitativ verschieden sein, weil sie die unterschiedlichen Strukturen von N-Acetylgalaktosamin einerseits und eine D-Galaktosylkonfiguration in α-(1→3)-Bindung andererseits an eine H-aktive Struktur transferieren können. Für diese beiden Enzyme sind die Art des Acceptors, die Position an dem Acceptor, auf den der Zucker transferiert wird, und die anomerische Spezifität* der gebildeten Bindung identisch.

---

[40] WATKINS 1967.

* Anomere: C-1-Isomere bei Hexosen und Pentosen; Übergang von der Ringform in die aliphatische und umgekehrt (RAPOPORT 1969).

III. Enzymproteinpolymorphismus und seltene Strukturvarianten: Pseudocholinesterase (PCHE, Serumcholinesterase)

(vgl. Kap. B.I.4.c, B.II.3., D.VII.1.)

Die genetisch bedingte biochemische Individualität läßt sich am Polymorphismus des Enzymproteins Pseudocholinesterase besonders gut demonstrieren, obwohl die physiologische Bedeutung dieser unspezifischen Cholinesterase nicht bekannt ist. Ebenso wenig sind Selektionsfaktoren und Selektionsmechanismen bekannt, die auf die Häufigkeit der verschiedenen Pseudocholinesterasevarianten Einfluß nehmen. Nach dem augenblicklichen Wissen ist es für die Träger der ver-

$$(CH_3)_3N^{(+)}—CH_2—CH_2—O—CO—CH_2—CH_2—CO—O—CH_2—CH_2—N^{(+)}(CH_3)_3$$

$$\downarrow \text{Pseudocholinesterase}$$

$$(CH_3)_3—N^{(+)}—CH_2—CH_2—O—CO—CH_2—CH_2—COOH + \text{Cholin}$$

$$\downarrow \text{Pseudocholinesterase}$$

$$HOOC—CH_2—CH_2—COOH + \text{Cholin}$$

Abb. 25. Abbau von Succinyldicholin über Succinylmonocholin zu Succinat und Cholin durch die Pseudocholinesterase. (Nach GOEDDE, DOENICKE u. ALTLAND 1967, verändert)

schiedenen Varianten unter natürlichen Bedingungen ohne Bedeutung, welchem Genotyp sie angehören. Nur unter „künstlichen" — therapeutischen — Bedingungen sind die Träger bestimmter Varianten gegenüber der übrigen Population benachteiligt. Die Zahl dieser Betroffenen ist allerdings niedrig. Der Polymorphismus der Pseudocholinesterasen ist also ein gutes Beispiel für das Auftreten biochemisch-genetischer Varianten beim Menschen, die in seltenen Fällen unter unphysiologischen Bedingungen einen Nachteil für die betreffende Person haben.

Die Serumpseudocholinesterase ist wesentlich am enzymatischen Abbau des Muskelrelaxans Succinyldicholin in vivo beteiligt. Durch den schnellen Konzentrationsabfall im Plasma bedingt, kann das Relaxans an den den Capillaren eng benachbarten Endplatten nur sehr kurz zur Wirkung kommen. An diesen Endplatten erzeugt das Succinyldicholin durch einen depolarisierenden Block eine relaxierende Wirkung. Der Abbau des Succinyldicholins erfolgt zunächst zum Succinylmonocholin und dann zu Cholin und Succinat (Abb. 25). Succinylmonocholin und Cholin besitzen nur eine sehr geringfügige relaxierende Wirkung. Der weitere Abbau von Monocholin zu Succinat und Cholin zeigt eine stark verminderte Umsatzgeschwindigkeit; der Umsatz erfolgt ebenfalls durch die Pseudocholinesterase[41]. Die Wirkung des Relaxans Succinyldicholin wird wesentlich verlängert durch Inhibition der Pseudocholinesterase durch verschiedene Substanzen, wie z.B. Lithocain. Auch für andere Verbindungen wurde eine Hemmwirkung des Enzyms durch Inhibitorversuche nachgewiesen: Dolantin, Novocain, Meperidin, Dibucain, Tetracain, Prostigmin, Eserin, Decamethonium und Insekticide aus der Gruppe der Organophosphorverbindungen (z.B. E 605). Alle diese Substanzen hemmen die „normale" Pseudocholinesterase.

Der Syntheseort der Pseudocholinesterase ist vermutlich die Leber. Als man zuerst etwa 1952 bei einigen Patienten eine stark verlängerte Apnoe nach Applikation von Succinyldicholin beobachtete, lag es zunächst nahe, einen Leberschaden als Ursache anzusehen. Erst nachdem in Familien eine Häufung der Fälle einer verlängerten Apnoe nach Succinyldicholin beobachtet wurde, konnte von LEHMANN u. RYAN (1956) nachgewiesen werden, daß bei einigen Personen und deren Ver-

[41] GOEDDE, ALTLAND, SCHLOOT 1968; GOEDDE, HELD u. ALTLAND 1968.

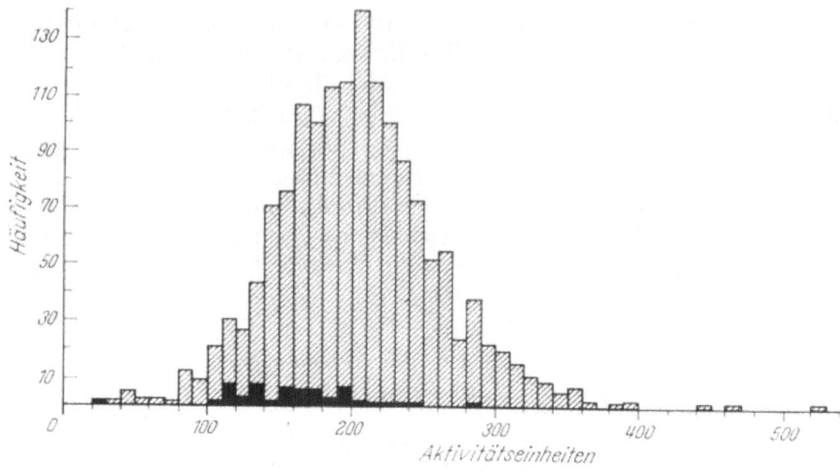

Abb. 26. Verteilung der Aktivitäten von normaler und „dibucain-resistenter" Pseudocholinesterase, Untersuchungen von 2032 Personen; schwarz gezeichnete Säulen: Pseudocholinesterasespiegel von Serum mit einem Wert DN < 70. (Nach KALOW u. STARON 1957, verändert)

wandten nicht eine Leberschädigung, sondern qualitativ veränderte Enzymproteine der Pseudocholinesterase die Ursache der verlängerten Apnoe waren.

DAVIES, MARTON u. KALOW konnten zeigen (1960), daß das Succinyldicholin in den niedrigen Konzentrationen, wie sie zur Muskelrelaxierung angewendet werden, nur durch das Serumenzym der Normalpersonen enzymatisch abgebaut werden kann. Bei einigen Pseudocholinesterasevarianten ist dagegen die Affinität zum Succinyldicholin als Substrat herabgesetzt. Die Michaeliskonstanten für die Umsetzung von Succinyldicholin an atypischem und normalem Enzym unterscheiden sich um den Faktor 100. Es ist bekannt, daß eine Veränderung in der Aminosäuresequenz am aktiven Zentrum für die stark erniedrigte Affinität der „atypischen" Enzymvariante zu dem Substrat verantwortlich ist[41a]. Während also im Serum von Normalpersonen in der ersten Minute nach Applikation der größte Teil des Succinyldicholins gespalten wird, kann bei den succinyldicholinempfindlichen Personen ein enzymatischer Abbau und pharmakologisch gezielter Effekt nicht erfolgen.

Für die Substrate Acetylcholin und Benzoylcholin findet man im Plasma succinyldicholin-empfindlicher Personen ebenfalls eine Aktivitätserniedrigung von 50—75%. Da die individuelle Schwankungsbreite der Aktivitätswerte jedoch sehr groß ist (Abb. 26), ist in dieser Hinsicht keine exakte Analyse der Aktivitäten genetisch bedingter Varianten möglich.

Eine ausgezeichnete Differenzierung der Varianten ist jedoch aufgrund von Affinitätsunterschieden mit Hilfe eines von KALOW, GENEST u. STARON entwickelten Hemmtests möglich (1956): In diesem Test wird davon ausgegangen, daß substratähnliche, unterschiedlich stark positiv geladene Inhibitoren der Pseudocholinesterase eine verschieden hohe Affinität zu dem Normalenzym einerseits und den Enzymvarianten aus Serum succinyldicholin-empfindlicher Personen andererseits haben. Benutzt man Benzoylcholin als Substrat der Reaktion und Dibucain als Inhibitor, dann bezeichnet man die prozentuale Hemmung als „Dibucainzahl". Die Dibucainzahl (= DN; N = number) ist für bestimmte

[41a] ALTLAND, GOEDDE, HELD, JENSEN, MÜNSCH u. SOLEM 1971.

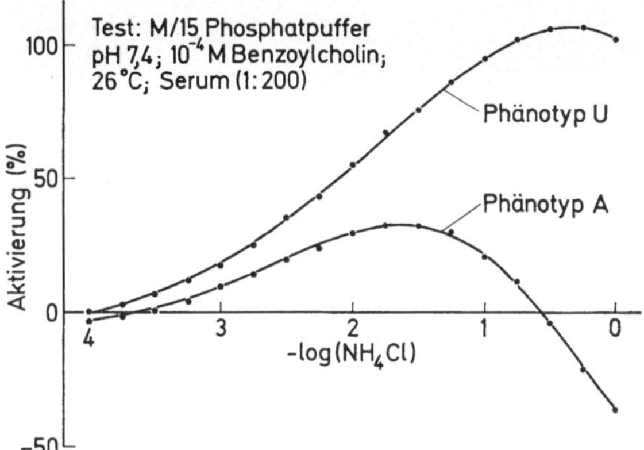

Abb. 27. Unterschiedliche Aktivierung der Pseudocholinesterase der Phänotypen U und A durch Ammoniumchlorid (Substrat Benzoylcholin). (Nach GOEDDE, ALTLAND u. HELD 1968, verändert)

Phänotypen immer gleich — unabhängig von der jeweiligen Aktivität des Enzyms. Die auf diese Weise zunächst als „atypische", dann als „dibucain-resistente Enzymvariante" bezeichnete Pseudocholinesterasevariante wurde zuerst entdeckt. Zur Unterscheidung dieser Variante vom normalen Enzym können auch Aktivatoren verwendet werden[42].

Von besonderer Bedeutung ist hier das Ammoniumchlorid. Bei Konzentrationen von 10^{-4} M Substrat (Benzoylcholin) und 10^{-1} M Ammoniumchlorid wird das normale Enzym zu 250% aktiviert, die Enzymvariante succinyldicholinempfindlicher Personen jedoch gehemmt (50%) (Abb. 27).

Im Laufe der Zeit wurden weitere Enzymvarianten der Pseudocholinesterase beschrieben, u.a. von HARRIS u. WHITTAKER (1961, l.c.; GOEDDE, DOENICKE u. ALTLAND 1967): Eine Enzymvariante, die durch Dibucain stark gehemmt wird, durch Natriumfluorid jedoch wenig („fluorid-resistentes Enzym"). Von besonderem Interesse sind die Enzymvarianten, deren Aktivität nur noch mit äußerst empfindlichen Methoden zu messen sind[43]. Heute sind ungefähr 30 Fälle dieser sog. „stummen" Geninformation (Silent Gene, Allel E_1^s) beschrieben. Die Häufigkeit der Homozygoten für diese Information (Genotypus E_1^s/E_1^s) wird als 1:100000 angenommen. In Alaska scheint die Variante jedoch häufiger zu sein[44]. Die Varianten, die für Narkosezwischenfälle verantwortlich sind, erreichen also zahlenmäßig nicht den Grenzwert von 1%, so daß hinsichtlich dieser Variante eigentlich noch nicht von einem echten, genetisch bedingten Polymorphismus gesprochen werden darf. Die Varianten der Pseudocholinesterase kommen in einer Häufigkeit vor, wie sie bei den inborn errors of metabolism bekannt sind; sie haben nur hinsichtlich künstlich geschaffener neuer Umweltbedingungen einen „Auslesewert", hier also bei der Narkose mit Succinyldicholin.

Von KALOW u. STARON wurde zunächst die Hypothese aufgestellt, daß die Steuerung der Proteinsynthese gestört sei (1957). Man nahm an, daß für das

[42] CLARK, GLAUBIGER u. LA DU 1968; GOEDDE, HELD u. ALTLAND 1968; GOEDDE, ALTLAND u. SCHLOOT 1968.

[43] LIDDEL, LEHMANN u. SILK 1962; DOENICKE, GÜRTNER, KREUTZBERG, REMES, SPIESS u. STEINBEREITHER 1963; GOEDDE, GEHRING u. HOFFMANN 1965a u. b; GOEDDE, FUSS, GEHRING u. BAITSCH 1964; GOEDDE, ALTLAND, SCHLOOT 1968; GOEDDE u. ALTLAND 1968; ALTLAND u. GOEDDE 1970.

[44] GUTSCHE, SCOTT u. WRIGHT 1967.

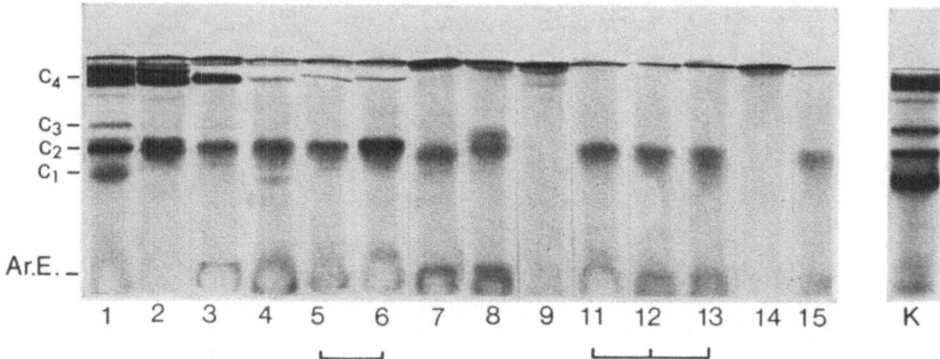

Abb. 28. Disk-Elektrophorese mit Seren von 16 Personen, Aktivitätsfärbung der Esterase mit α-Naphthylbutyrat. C_1—C_4: Pseudocholinesterasezonen nach der Nomenklatur von HARRIS, HOPKINSON u. ROBSON (1962). *Ar. E.* Aromatische Esterase. Die C_4 Fraktion der Seren 1—3 besteht aus mehr als einer Bande, wie anhand kürzerer Inkubation mit der Färbelösung nachgewiesen werden kann. Das aufgetragene Volumen des Serums beträgt jeweils 10 µl. Verwandte sind durch Klammern kenntlich gemacht. *K* Kontrolle mit 5 µl Serum aus einer anderen Serie. (Nach ALTLAND u. GOEDDE 1970)

„silent gene" an einem Locus verschiedene Allele A^1—A^n vorhanden sind, deren Information das quantitative Ausmaß des synthetisierten Proteins steuere, wobei ein Allel A^n den völligen Ausfall der Aktivität (bzw. der Proteinsynthese) bedinge. Anlaß zu dieser Hypothese waren Befunde für die Phänotypenaufspaltung in einigen Familien, die zunächst nicht interpretiert werden konnte. Um einen derartigen Erbgang zu erklären, ist es jedoch nicht notwendig, daß das geforderte Allel völlig stumm ist. Inzwischen wurde von GOEDDE, ALTLAND u. SCHLOOT (1968), GOEDDE u. ALTLAND (1968) und ALTLAND u. GOEDDE (1970) in verschiedenen Untersuchungen nachgewiesen, daß die „silent gene"-Varianten nicht einheitlich, sondern sehr variabel sind[45]. Es wurden 15 Fälle Homozygoter für das „silent gene" untersucht, 6 aus Deutschland, die übrigen aus den USA und Südafrika. Nur in dem Serum einer dieser Personen ließ sich im spektrophotometrischen Standardtest nach KALOW[45a] mit Benzoylcholin als Substrat eine enzymatische Aktivität in Höhe von ca. 4% in bezug auf das Normalserum nachweisen. Bei den anderen Seren konnte nur nach Stärkegel- bzw. Polyacrylamidgelelektrophorese (Disk-Elektrophorese) mit anschließender Substratfärbung eine schwache enzymatische Aktivität der Esterasezonen festgestellt werden.

Wie in Abb. 28 dargestellt ist, bestehen erhebliche Unterschiede zwischen den „silent gene"-Seren. Bei den 15 untersuchten Seren ergaben sich nicht nur Differenzen hinsichtlich der Enzymaktivität, sondern auch hinsichtlich der Antigenität. Zur Analyse der Gesamtproteinsynthese dieser Enzyme wurden immunologische Testverfahren mit Antiseren von Kaninchen durchgeführt. Besonders mit den Methoden der Immundoppeldiffusion, Immunelektrophorese, Immunadsorption und der immunologischen Bestimmungstechnik von MANCCHINI[46] konnten Differenzen der Enzymaktivität und der Antigenität nachgewiesen werden. In etwa der Hälfte der untersuchten Fälle ist eine enzymatische Aktivität in sehr geringem Maße, allerdings in unterschiedlicher Höhe nachweisbar. In einigen Seren war auch

[45] GOEDDE, GEHRING u. HOFFMANN 1965a u. b.
[45a] KALOW u. LINDSAY 1955.
[46] GOEDDE, GEHRING u. HOFFMANN 1965a u. b; ALTLAND u. GOEDDE 1970a u. b, GOEDDE, ALTLAND u. SCHLOOT 1968.

immunologisch kein Pseudocholinesteraseprotein nachweisbar. Für eine endgültige Klärung ist es notwendig, die Aminosäuresequenz zumindest des aktiven Zentrums zu bestimmen. Dies war zunächst nicht möglich, da nicht genügend Material zur Verfügung stand bzw. für Untersuchungen an kleinen Materialmengen noch nicht entsprechende Methoden entwickelt waren. Inzwischen sind Untersuchungen zur Aufklärung des aktiven Zentrums durch Peptidanalyse durchgeführt worden[47].

Eine andere seltene Variante wurde von HARRIS, HOPKINSON u. ROBSON (1962) entdeckt. Es handelt sich hier um die sog. C_5^+-Komponente, die nach Stärkegelelektrophorese als Proteinbande zu identifizieren ist. Aufgrund verschiedener formalgenetischer und populationsgenetischer Untersuchungen zur C_5^+-Komponente ist es sehr wahrscheinlich, daß auch die Information für diese Komponente vererbt wird. Der Erbgang ist jedoch nicht geklärt[48].

Durch eine weitgehende Reinigung des Enzymproteins der Pseudocholinesterase war es möglich, dieses Präparat bei Narkosezwischenfällen in der Klinik einzusetzen (vgl. Kap. D.VII.1.). Andere Hinweise zum Polymorphismus der Pseudocholinesterase s. Kap. B.IV.

IV. Quantitative Unterschiede der Proteinsynthese: Additivität der Genwirkung

Hypothetisch kann angenommen werden, daß eine Stoffwechselstörung nicht nur durch Proteinvarianten, sondern auch durch Mutationen der die Synthese steuernden und kontrollierenden Genorte hervorgerufen wird (vgl. Kap. KÖSSEL und Kap. MAINX). Das gebildete Enzymprotein ist qualitativ normal, während die Syntheserate durch verschiedenartige Faktoren gestört wird. Allerdings können sich auch Strukturgenmutationen in sehr unterschiedlicher Weise auf die meßbare Enzymaktivität auswirken:

1. „Nonsense"-Mutationen; hierbei entsteht überhaupt kein Protein.
2. Die Mutation bewirkt, daß das synthetisierte Protein aufgrund des Verlustes an biologischer Aktivität und immunologischer Eigenschaften nicht mehr als solches methodisch erfaßt werden kann.
3. Das gebildete Protein ist instabil und deswegen nur in äußerst geringen Konzentrationen nachweisbar, obwohl die Syntheserate normal ist.
4. Durch Mutationen entstehen Codonen, die die Anwesenheit seltener t-RNA notwendig macht, wodurch die Synthese limitiert wird.

Eine ausführliche Zusammenstellung und Abhandlung dieser Problematik gibt DREYFUS (1969).

Ein strukturell abgeändertes Protein kann, sofern es in einer angereicherten Fraktion zur Verfügung steht, meistens — nicht immer! — mit immunobiochemischen Verfahren durch eine Antigen-Antikörper-Kreuzreaktion identifiziert werden. Wenn nur ein leicht abgewandeltes Enzymprotein untersucht wird, muß damit gerechnet werden, daß seine immunologischen Eigenschaften nicht immer auffällig anders sind als die des normalen Proteins. Eine durch Mutation bedingte erniedrigte oder erhöhte Syntheserate kann als solche allein mit derartigen Methoden nicht bewiesen werden.

Es ist schwierig, ein experimentell sicher belegtes Beispiel für den genetisch bedingten Polymorphismus einer unterschiedlichen Synthese aufgrund einer (Regulatorgen/Operatorgen)-Mutation beim Menschen aufzuzeigen. Angaben in

[47] ALTLAND, GOEDDE, HELD, JENSEN, MÜNSCH u. SOLEM 1971.

[48] HARRIS, HOPKINSON, ROBSON u. WHITTAKER 1963; HARRIS, ROBSON, GLEN-BOTT u. THORNTON 1963; ALTLAND, BUCHER, KIM, BUSCH, BOCKELMANN u. GOEDDE 1969.

Tabelle 15. Quotient aus der mittleren Aktivität Heterozygoter und der Aktivität normal Homozygoter bei verschiedenen Erkrankungen. (Nach Childs und Young, 1963, verändert)

	Mittlere Aktivität Heterozygoter / Mittlere Aktivität normal Homozygoter
Galaktosämie	0,49
Methämoglobinämie	0,48
Akatalasie	0,41
Glucose-6-phosphat-dehydrogenase-Mangel	
Europäer	0,43
Neger	0,56
Pyruvatkinase-Mangel	0,45

der Literatur zur Abgrenzung und Klassifizierung von Stoffwechselerkrankungen in solche, die auf eine „Kontrollgenmutation“ und solche, die auf eine „Strukturgenmutation“ zurückzuführen sind, fallen deswegen mitunter außerordentlich unterschiedlich aus. Parker u. Bearn (1963a) nehmen an, daß die Mehrzahl der in Tabelle 15 zusammengestellten Krankheiten auf Kontrollgenmutationen zurückzuführen sind, während von anderer Seite diskutiert wird[49], daß die meisten molekularen Stoffwechselstörungen autosomal-recessiv vererbt werden und auf Strukturgenmutationen zurückzuführen sind (vgl. Kap. C.IV.3.).

Wenn nach Parker u. Bearn (1963a) Kontrollgenmutationen für Stoffwechselerkrankungen verantwortlich sind, dann ist es denkbar, daß die Regulation sich von derjenigen unterscheidet, wie sie bei Bakterien beschrieben wurde, daß also während der Evolution neue Typen der Regulation entstanden wären. So unterscheidet Dreyfus hypothetisch zwischen solchen Strukturgenen, die zu den Regulatorgenen eine ähnliche Beziehung haben wie bei Bakterien, während andere Strukturgene eine Modifikation durchlaufen haben und bei der Proteinsynthese einer anderen Art von Regulation unterliegen. Über die Art der Kontrollmechanismen der Regulation der Syntheserate von Enzymen und Proteinen gibt es bisher bei Säugetieren oder anderen höheren Organismen kaum konkrete Daten. Zur Additivität der Genwirkung wurden bei verschiedenen Polymorphismen beim Menschen und bei Primaten von Hopkinson, Spencer u. Harris (1964), Schloot, Blume, Goedde u. Flatz (1967), Schloot u. Goedde (1968), Schloot (1970c) und Edinger, Schloot u. Goedde (1974) verschiedene Berechnungen durchgeführt.

Als Kontrollgenmutationen könnten eventuell die erythrocytäre Porphyrie, und zwar als „Regulator-negative Mutation“ und die Von-Willebrand-Krankheit als „Supressor-Mutation“ eingestuft werden[50].

Generell muß bei allen derartigen Überlegungen über Syntheseraten von Proteinen, Enzymen etc. die Induktion über Hormone berücksichtigt werden. Es ist denkbar, daß eine genetisch bedingte Störung einer Hormonproduktion/Hormonausschüttung die Synthese von Proteinen beeinflußt. Ähnlich wichtig können genetisch bedingte Störungen in der Struktur von Zellmembranen sein, die z.B. die Permeabilität von Hormonen beeinflussen, wodurch die Synthese einzelner

[49] Dreyfus 1969. [50] Dreyfus 1969.

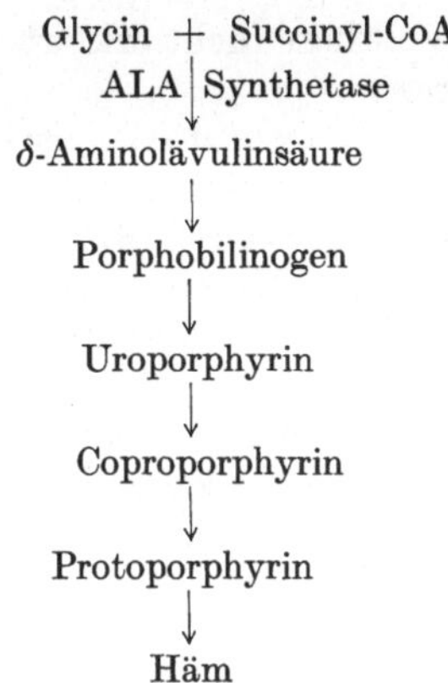

Abb. 29. Biosynthese des Häm; geschwindigkeitsbestimmend ist die δ-Aminolävulinsäuresynthetase (ALA-Synthetase). (Nach KAPPAS u. GRANICK 1968, verändert)

Enzyme oder auch ganzer Enzymsysteme — unter Umständen auf bestimmte Organe lokalisiert — betroffen werden. Dadurch würde eine primäre Regulationsstörung vorgetäuscht werden, obwohl weder bei Struktur- und Operatorgenen noch bei Regulatorgenen eine Mutation eingetreten ist, die die Syntheserate eines bestimmten Proteins verändert. Man könnte — unter Berücksichtigung der hormonellen Regulationsvorgänge — von indirekten bzw. sekundären genetisch bedingten Polymorphismen sprechen.

Auch andere indirekte Mechanismen führen zu einer Enzymstörung bzw. zu einem Enzymmangel, z.B. beim Fehlen spezialisierter Zellen, in denen bestimmte Proteine synthetisiert werden. Es würde sich in diesem Fall um eine Differenzierungsstörung während der Entwicklung handeln. Beispiel: Mangel an γ-Globulin, wenn entsprechende Plasmazellen nicht gebildet werden. Eine weitere Art von erblichen Stoffwechselstörungen kann durch die Bildung eines Inhibitors, der die Aktivität eines Enzyms in vivo vermindert, bedingt sein. So soll die Hemmung der Melaninsynthese bei der Phenylketonurie durch Anstau von Phenylalaninmetaboliten bedingt sein[51]. Aus dem Modell, welches von GRANICK u. URATA (1963) und KAPPAS u. GRANICK (1968) aufgestellt worden ist, wird verständlich, wie ein Inhibitor die Aktivität einer Protein- bzw. Enzymsynthese beeinflußt. Das geschwindigkeitsbestimmende Enzym der Porphyrinsynthese ist die δ-Aminolävulinsäuresynthetase (Abb. 29). Die Induktion der Enzymsynthese erfolgt durch Hemmung eines Repressors und dadurch Aktivierung des Gens für die δ-Aminolävulinsäuresynthetase. Es wird diskutiert, ob bei einem Defekt des Repressors dieser Synthetase verschiedene Pharmaka als Inhibitoren in Frage kommen und damit eine exzessive Bildung von Porphyrin verursachen (vgl. Abb. 51).

Ein anderes Modell wird bei der Stoffwechselstörung der kongenitalen Leberporphyrie (dominanter Erbgang) diskutiert. Da bei Heterozygoten gefordert werden muß, daß das eine von den beiden hypothetischen Kontrollgenen normal ist, kann der erhöhte Enzymspiegel bei Heterozygoten also nicht als eine Kontrollgenmutation erklärt werden. Dieses Phänomen könnte so interpretiert werden, daß der eine Operator mutiert ist, so daß er auf den normalen Repressor nicht anspricht und über das eine Chromosom eine fortwährende Enzymproteinsynthese stattfindet, während über das andere homologe Chromosom eine Repression normal erfolgt. Bei dieser Hypothese wird vorausgesetzt, daß die Operatorzone

[51] MIYAMOTO u. FITZPATRICK 1957.

klein ist. Es wird mit dieser Hypothese nicht erklärt, warum sich diese Krankheit nicht in der Kindheit manifestiert.

Zur Klärung, ob eine Strukturgenmutation oder eine autosomale Kontrollgenmutation vorliegt, können auch Untersuchungen der Enzymspiegel Heterozygoter sowie zur Additivität der Genwirkung (vgl. S. 387) wenig konkrete Hinweise geben. Überprüft man die Enzymspiegel von Heterozygoten bei fünf verschiedenen „Inborn Errors of Metabolism", bei denen Strukturmutationen zugrunde liegen könnten, so findet man, daß in allen in Tabelle 15 zusammengestellten Fällen die Enzymaktivität ungefähr halb so hoch ist wie bei Normalpersonen. Dies ist eher ein Hinweis darauf, daß in diesen Fällen keine Kompensation durch Regulation wie bei Bakterien erfolgt. Bei Nachweis von Enzymproteinvarianten kann theoretisch zusätzlich ein genetisch bedingter Kontrollgenpolymorphismus vorhanden sein (vgl. S. 388).

Wenn andererseits aufgrund kinetisch-biochemischer Untersuchungen an Enzymproteinen keine Varianten festgestellt werden können, ist der Schluß auf das Fehlen solcher Strukturvarianten bzw. auf das Vorliegen eines Kontrollgenpolymorphismus noch nicht gerechtfertigt. Diese Problematik und die der Additivität der Genwirkung soll im folgenden am Polymorphismus der INH-Ausscheidung und -Acetylierung (vgl. S. 336 u. 429) sowie der sauren Erythrocytenphosphatase (vgl. S. 385) umrissen werden.

1. N-Acetyltransferase

(vgl. Kap. B.II.1. u. Kap. D.III.10.)

Das INH * wird beim Menschen durch eine N-Acetyltransferase[52] acetyliert und dadurch tuberkulostatisch unwirksam. Die Acetylierung des INH — und damit korrespondierend die Abnahme des „freien" INH im Serum — erfolgt bei verschiedenen Genotypen unterschiedlich schnell. Beim Abbau des INH ist die N-Acetylierung geschwindigkeitsbestimmend; nur ein kleiner Teil des Isonicotinsäurehydrazids wird über andere Abbauwege eliminiert. Bei populationsgenetischen Untersuchungen wurde bereits 1958 von HARRIS, KNIGHT u. SELIN sowie

Tabelle 16a. Unterschiedliche INH-Ausscheidung bei verschiedenen menschlichen Populationen und bei Rhesusaffen (Ac RR und Ac RS = schnelle Acetylierung, Ac SS = langsame Acetylierung). (Nach SCHLOOT, BLUME, GOEDDE, FLATZ u. BHAIBULAYA 1967, verändert)

Population	n	Acetylierung von INH		Genfrequenz Ac^S	Methode
		Ac RR+ Ac RS	Ac SS		
Europa	900	459 (51%)	441 (49%)	0,70	Bestimmung von nicht-acetyliertem INH in vivo; colorimetrische Methode
Afrika	197	91 (46%)	106 (54%)	0,74	
Indien	442	180 (41%)	262 (59%)	0,77 0,76 0,54	
Japan	1808	1601 (88,5%)	207 (11,5%)	0,34	
Thailand	100	43 (43%)	57 (57%)	0,76	
Rhesusaffen	106	60 (56%)	46 (44%)	0,66	Acetylierung von INH in vitro (Leberhomogenate); spektrophotometrischer Test

* Isonicotinsäurehydrazid.

[52] SCHLOOT 1970a u. c.

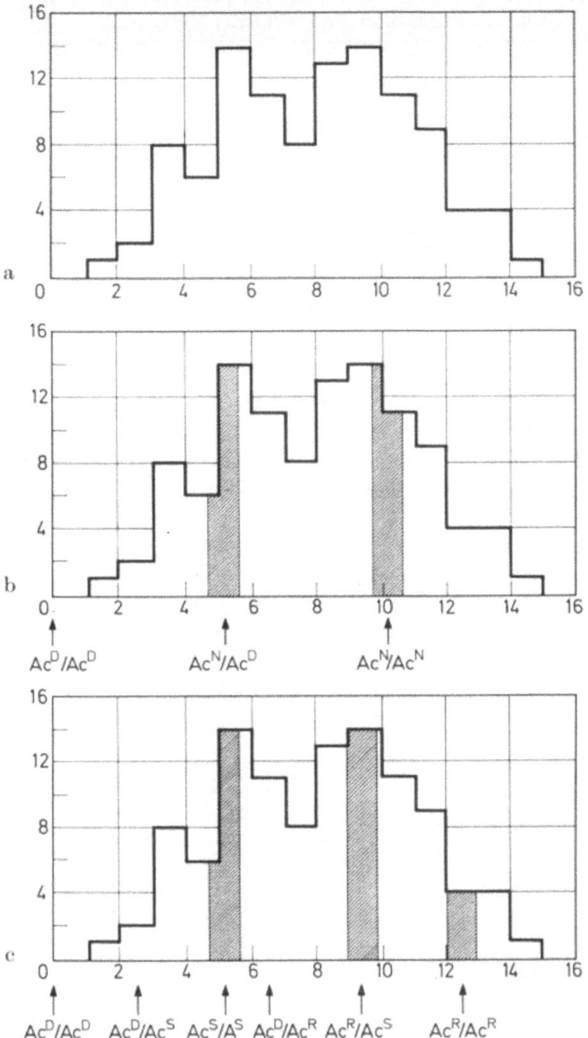

Abb. 30. a Häufigkeitsverteilung der INH-Acetylierung bei 106 Rhesusaffen (Leberhomogenate, spezifische Aktivitäten). (Nach SCHLOOT u. GOEDDE 1968, verändert). b Hypothetisches Modell unter Annahme einer „Mangelmutante" (silent gene). c Hypothetisches 3-Allelen-Modell der INH-Ausscheidung (schraffierte Säulen = Mittelwerte der Phänotypen aus dem 2-Allelen-Modell; Abszisse: spezifische Aktivität, Ordinate: Anzahl der untersuchten Tiere)

durch Zwillings- und Familienuntersuchungen von BÖNICKE u. REIF (1953b) der genetisch bedingte Polymorphismus der INH-Ausscheidung beim Menschen (vgl. Abb. 33) nachgewiesen. Auch an Stichproben indischer Rhesusaffen (Macaca mulatta) wurde von SCHLOOT u. GOEDDE (1968) in direkten enzymatischen Untersuchungen in vitro eine multimodale Verteilung der INH-Acetylierung gefunden (Abb. 30); es wurden Genfrequenzen berechnet, die den Verhältnissen bei menschlichen Populationen entsprechen (vgl. Tabelle 16). Die INH-Konzentration im Plasma nach in vivo-Belastung korrespondiert der INH-Acetylierung in vitro

Tabelle 16b. Genotypenfrequenzen in verschiedenen Populationen. (Nach SCHLOOT, BLUME, GOEDDE, FLATZ und BHAIBULAYA, 1967, verändert)

Population	n	INH-Ausscheidung						Genfrequenz Ac^S
		„Rapid" (Ac^R/Ac^R)		„Intermediate" (Ac^R/Ac^S)		„Slow" (Ac^S/Ac^S)		
			%		%		%	
Japan	1808	798	44,1	803	44,4	207	11,5	0,34
Thailand	108	21	19,5	57	52,8	30	27,8	0,54
Thailand	100	6	6	37	37	57	57	0,76
USA	291	22	7,7	117	40,1	152	52,2	0,72

(Leberhomogenate) (Abb. 31)[53]; bei einem Vergleich der spezifischen Aktivitäten der INH-Acetylierung mit denen anderer Enzyme, wie Sorbitdehydrogenase (Abb. 32a) oder Isocitratdehydrogenase (Abb. 32b), bzw. bei einem Vergleich mit dem Gewicht der jeweiligen Leber[54] (Abb. 32c) wurde keine Abhängigkeit gefunden.

Durch Messung von Enzymaktivitätswerten, bzw. in vivo-Versuchen, kann eine biochemische Charakterisierung und Einteilung in Phänotypen erfolgen. Entsprechend der unterschiedlich schnellen Acetylierung des INH kennt man je eine Gruppe Homozygoter für schnelle Acetylierung (Ac^R/Ac^R, R = rapid) und

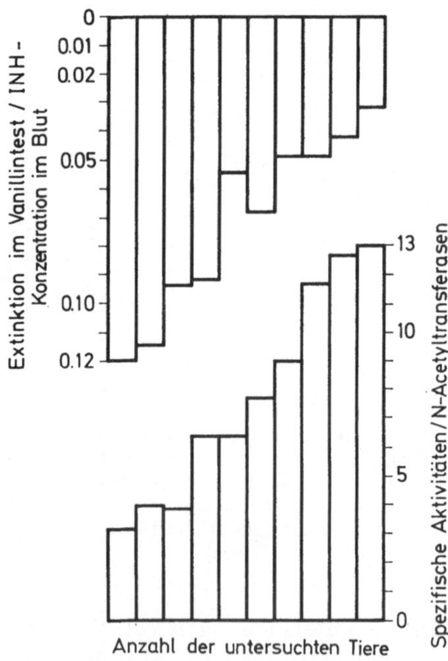

Abb. 31. INH-Konzentrationen im Plasma im Vergleich zu den spezifischen Aktivitäten der N-Acetyltransferase aus Leberhomogenaten von Macaca mulatta. (Nach GOEDDE, SCHLOOT u. VALESKY 1966, verändert)

[53] GOEDDE u. SCHOEPF 1964, GOEDDE, SCHOEPF u. FLEISCHMANN 1964, GOEDDE, SCHOEPF, FLEISCHMANN u. HOFFBAUER 1964, GOEDDE, SCHLOOT u. VALESKY 1966.

[54] SCHLOOT 1970c.

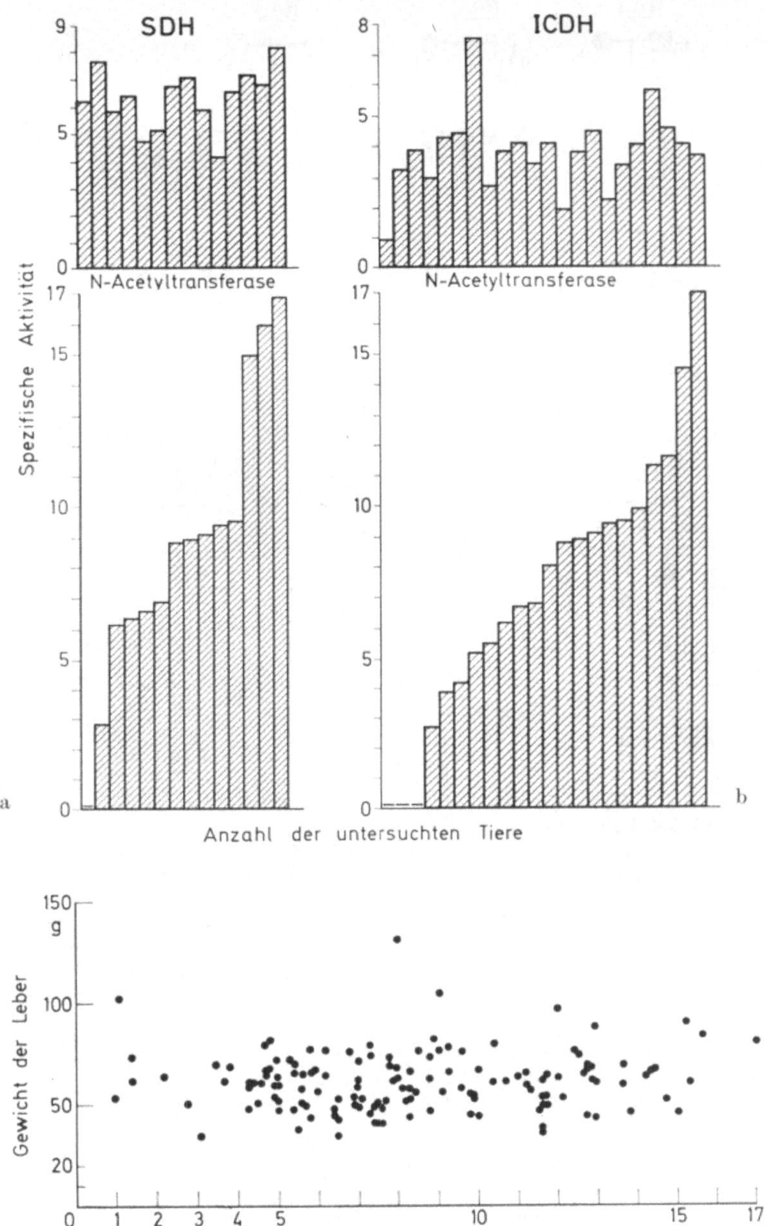

Abb. 32a—c. Vergleich der spezifischen Aktivitäten der N-Acetyltransferase und Isocitronensäuredehydrogenase (ICDH) (b), der Sorbitdehydrogenase (SDH) (a) und dem Gewicht der jeweiligen Lebern in Gramm (c). (a und b nach GOEDDE, SCHLOOT u. VALESKY 1966, verändert, c nach SCHLOOT 1970c)

langsame Acetylierung (Ac^S/Ac^S, S = slow) sowie eine Gruppe heterozygoter Individuen (Ac^R/Ac^S). In dieser Gruppe liegt der Wert der Umsatzgeschwindigkeit zwischen denen der beiden anderen Gruppen (Abb. 34a).

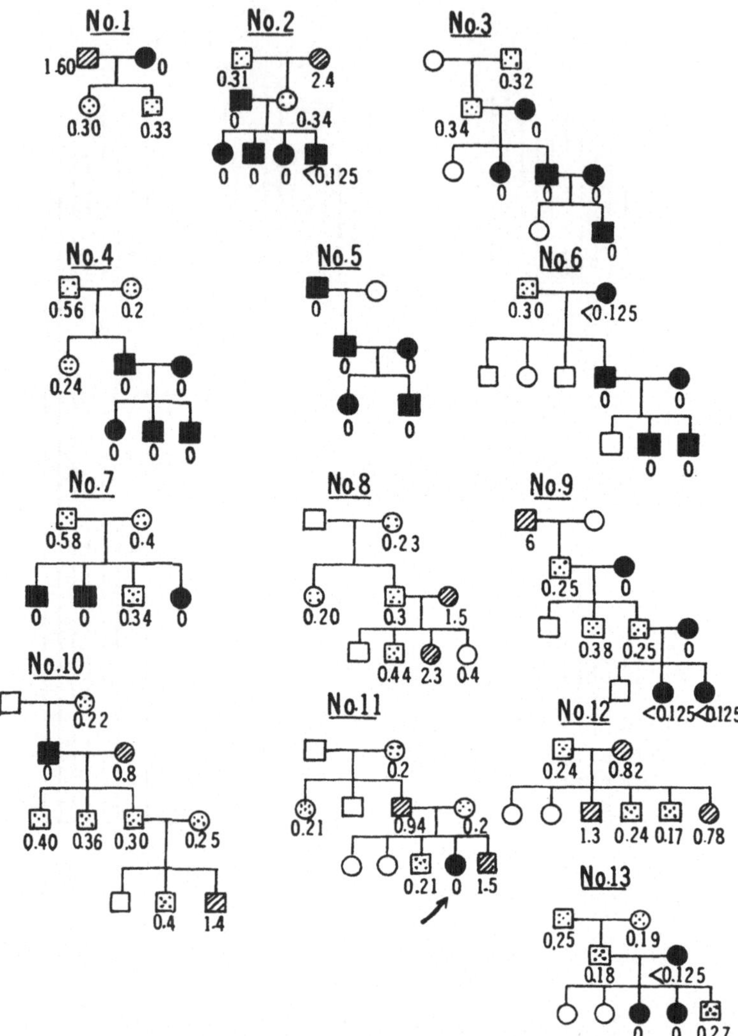

Abb. 33a. Familienuntersuchungen zur Vererbung der INH-Acetylierung. □ männliche Individuen, ○ weibliche Individuen, ■ Ac^R/Ac^R, ▒ Ac^R/Ac^S, ▨ Ac^S/Ac^S, ▭ keine Angaben. (Nach Sunahara u. Urano 1963, verändert)

Genetisches Modell	2 Allele Ac^R und Ac^S auf einem autosomalen Genort	
	Phänotypen	
Genotypen	formal	Acetylierung
Ac^S/Ac^S	Ac (SS)	langsam
Ac^R/Ac^S	Ac (RS)	schnell
Ac^R/Ac^R	Ac (RR)	schnell
Ac^D/Ac^D	Ac (DD)	minimal

Abb. 33b. Polymorphismus der INH-Acetylierung; formalgenetisches Modell: 2 Allele auf einem autosomalen Genort. *Ac* Acetylierung, *R* rapid (schnell), *S* slow (langsam), *D* = deficient. (Nach Goedde u. Schoepf 1964 und Schloot 1970a, verändert)

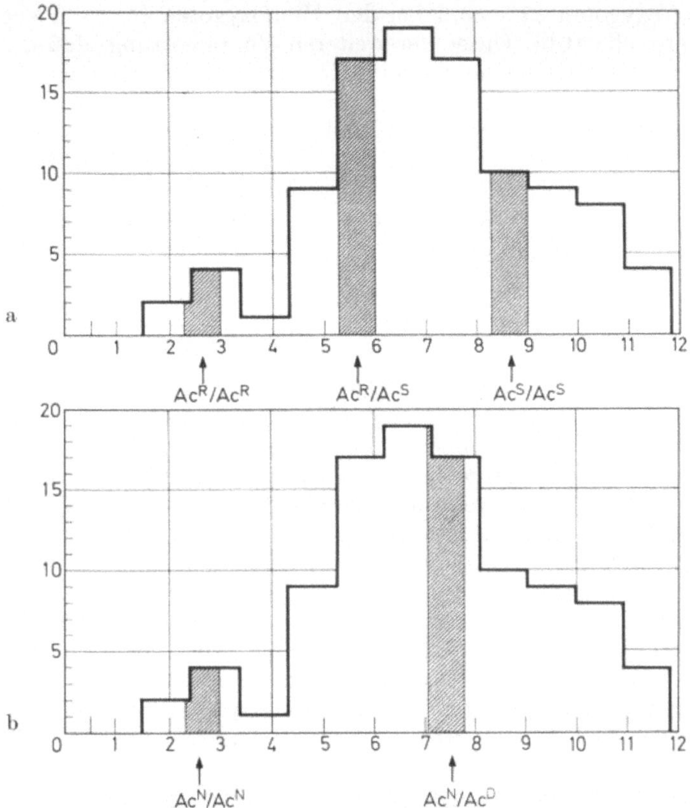

Abb. 34. a Häufigkeitsverteilung der INH-Acetylierung in einer thailändischen Stichprobe ($n = 100$); Bestimmung der INH-Konzentration im Plasma (nach GOEDDE, SCHLOOT u. BENKMANN 1967); schraffierte Säulen von links nach rechts: Mittelwerte der Phänotypen für schnelle, mittlere und langsame Acetylierung. (Nach SCHLOOT, BLUME, GOEDDE, FLATZ u. BHAIBULAYA 1967). b Schraffierte Säulen: Mittelwerte der INH-Plasma-Konzentrationen bei Annahme einer ,, Mangelmutante" (silent gene). Abszisse: INH-Plasma-Konzentration, Ordinate: Anzahl der untersuchten Personen

In Abb. 34a sind die unterschiedlichen INH-Serumkonzentrationen[55] gegen die Zahl der Personen aufgetragen (in vivo-Untersuchungen an einer thailändischen Stichprobe)[56]. Durch einen Einschnitt bei der Konzentration 4 μg INH/ml werden die Werte von 6 Personen mit schnellem INH-Abbau von einer größeren Gruppe abgetrennt, die durch eine langsamere Inaktivierung des INH gekennzeichnet ist.

Hypothese A. In der Gruppe der oben erwähnten 6 Personen sind die Homozygoten für ,,schnelle Acetylierung", in der anderen Gruppe (94 Personen) sind die Heterozygoten einschließlich der Homozygoten für ,,langsame Acetylierung" zusammengefaßt. Bei der Annahme, daß in der hier untersuchten Population ein Gleichgewicht der Allele im Sinne eines Hardy-Weinberg-Gleichgewichts vorgelegen hat, kann die Häufigkeit der Allele für schnelle und langsame Acetylierung und die Häufigkeit der Genotypen in dieser Stichprobe berechnet werden; sie beträgt bei Homozygoten für ,,langsame Acetylierung" 57%,

[55] GOEDDE, SCHLOOT, BENKMANN 1967.
[56] SCHLOOT, BLUME, GOEDDE, FLATZ u. BHAIBULAYA 1967.

für die Heterozygoten 37% und bei den Homozygoten für „schnelle Acetylierung" 6% (Tabelle 16b). Unter der weiteren Voraussetzung, daß die schnellen und langsamen „Ausscheider" homozygot und daß die intermediären Ausscheider heterozygot sind, kann nun untersucht werden, ob die Genwirkung in einfacher Weise additiv ist. Sind beide Allele (bzw. deren Genprodukte) in ihrer Aktivität additiv, dann muß die mittlere INH-Konzentration der Gruppe der Heterozygoten (Ac^R/Ac^S) (Abb. 34a) auch rechnerisch aus den Werten der Homozygoten zu ermitteln sein. Eine Überprüfung würde nach der Formel

$$\frac{\text{Mittlere INH-Konzentration Gruppe } Ac^R/Ac^R}{2} +$$

$$\frac{\text{Mittlere INH-Konzentration Gruppe } Ac^S/Ac^S}{2} = \text{Mittlere INH-Konzentration } Ac^R/Ac^S$$

erfolgen. Der Erwartungswert der mittleren Konzentration für die Heterozygoten liegt bei 5,67, der aus den ersten 37 Individuen aus der Gruppe der Heterozygoten und Langsamausscheider errechnete Wert in ähnlicher Größenordnung bei 5,63[57].

Nach dem gleichen Verfahren zur Aufgliederung einer Verteilung nach Phänotypen kann man vorgehen, wenn die Acetyltransferaseaktivität direkt gemessen wurde. In Abb. 30a sind an 106 Rhesusaffen die spezifischen Aktivitäten, ermittelt an Leberhomogenaten, gegen die Anzahl der untersuchten Tiere aufgetragen. Hier wurde die Abgrenzung der langsam acetylierenden Tiere von den übrigen beiden Gruppen im Bereich der spezifischen Aktivitätswerte 7 und 8 vorgenommen (*Hypothese B*, Abb. 30c), die Häufigkeit der Genfrequenzen berechnet, die Mittelwerte der spezifischen Aktivitäten der 3 Gruppen (Säulen) ermittelt und mit den theoretisch errechneten verglichen. Die Übereinstimmung dieser Werte ist auch hier so groß, daß sie als Hinweis auf die Additivität der Genwirkung angesehen werden darf[58].

Auch bei der Annahme einer „silent-gene"-Mutante (vgl. Abb. 33b u. Abb. 30b; „D" = deficient) sind unter anderem drei Gruppen von Individuen zu erwarten, gleichgültig, ob eine Strukturvariante oder ob z. B. ein Kontrollgendefekt vorliegt:

1. eine Gruppe mit normaler Aktivität;
2. Heterozygote mit einer auf die Hälfte des Normalwertes erniedrigten Aktivität;
3. eine Gruppe von Individuen, die homozygot für die silent-gene-Mutation sind; diese Konstellation ist möglicherweise letal. Es wird kein aktives Enzymprotein synthetisiert.

Beide Verteilungen (Abb. 30 u. Abb. 34) können unter diesem Gesichtspunkt betrachtet werden. Da bei Rhesusaffen bisher keine Stammbaumuntersuchungen zur Vererbung der INH-Ausscheidung durchgeführt werden konnten, ist die in Abb. 30c erfolgte Einstufung zunächst nicht zwingend. In Abb. 30c wurden dem rechten „Gipfel" die Individuen Ac^R/Ac^R und die Heterozygoten Ac^R/Ac^S und die Homozygoten Ac^S/Ac^S dem linken „Gipfel" zugeordnet. Es wird also das formalgenetische Modell „2 Allele Ac^R und Ac^S auf einem autosomalen Genort", wie bei menschlichen Populationen beobachtet, vorausgesetzt. Man kann nun — unter der Voraussetzung, daß ein genetisch bedingter Polymorphismus bei Rhesusaffen vorhanden ist — überprüfen, ob eine andere Eingruppierung sinnvoller ist.

Hypothese C. Die mittlere Aktivität des linken Gipfels (Abb. 30b, Ac^N/Ac^D) beträgt 5,20, die des rechten Gipfels (Ac^N/Ac^N) liegt bei 10,01. Hier finden wir also recht genau den theoretisch zu erwartenden Faktor 2, d.h. halbe Enzym-

[57] SCHLOOT, BLUME, GOEDDE, FLATZ u. BHAIBULAYA 1967.
[58] SCHLOOT u. GOEDDE 1968.

aktivität bei den Heterozygoten (vgl. Tabelle 15). Bei diesem Modell ist die Übereinstimmung zwischen Erwartungswert und theoretisch errechnetem Wert besser als bei dem in Abb. 30c, da der Wert für die mittlere Aktivität in der Gruppe der Heterozygoten dort (Hypothese B) eine Abweichung von ca. 5% hat gegenüber dem errechneten Wert aus den mittleren Aktivitäten der beiden homozygoten Gruppen. Es ist also möglich, bei dem neu aufgestellten Modell eine „Mangelmutante" D (= Defizient) zu postulieren. Danach wären 2 Allele Ac^N (normal) und Ac^D auf einem autosomalen Genort bei autosomal-recessivem Erbgang zu fordern. Da in der Stichprobe die Gruppe Ac^D/Ac^D nicht repräsentiert ist, kann man zunächst davon ausgehen, daß die homozygoten Individuen (Ac^D/Ac^D) nicht lebensfähig sind (vgl. unten).

Hypothese D. Auch bei der in Abb. 34 dargestellten menschlichen Stichprobe erscheint eine andere Gruppierung bzw. Einordnung, als sie in Abb. 34a vorgenommen wurde, denkbar (Abb. 34b). Bei einem Ausfall des jeweiligen Genortes, auch gegebenenfalls in Form inaktiver Genprodukte, könnte z.B. der linke Gipfel (6 Personen) die Gruppe der Normalpersonen darstellen (schnelle Ausscheidung), während in der rechten Gruppe die Heterozygoten Ac^N/Ac^D repräsentiert wären. Auch hier müßte eine dritte Gruppe postuliert werden, die INH nicht inaktiviert bzw. nicht acetyliert. Eine solche Gruppe ist bisher nicht beschrieben worden, so daß bei diesem Modell ebenfalls von einer letalen Variante auszugehen ist, sofern sie homozygot auftritt. Überträgt man die für die beiden verschiedenen Modelle berechneten mittleren Aktivitäten in die Verteilung (Abb. 30b u. Abb. 34b), so erscheint das neue Modell (D bzw. C) optisch zunächst wahrscheinlicher, rechnerisch dagegen nicht.

Bei der menschlichen Stichprobe sprechen auch umfangreiche Zwillings- und Familienuntersuchungen sowie andere populationsgenetische Untersuchungen gegen dieses neu eingeführte Modell (Abb. 34b). Bei dem in Tabelle 16 vorausgesetzten formalgenetischen Modell und den darauf aufbauenden Berechnungen der Genfrequenzen für die thailändische Stichprobe besteht dagegen eine gute Übereinstimmung mit den an anderen Stichproben berechneten Genfrequenzen. Zudem ist bei der menschlichen Stichprobe eine gute Übereinstimmung zwischen Erwartungswerten und theoretischen Werten in der Gruppe der Heterozygoten vorhanden; die Abweichung beträgt weniger als 1% (s. oben S. 382).

Auch die Neuinterpretation der Verteilung der Werte des Rhesusaffen (Abb. 30b) ist widersprüchlich. An einer größeren Stichprobe (700 Tiere) wurde festgestellt, daß ein Phänotyp Ac^{DD} („Nullaktivität") in einer Größenordnung von über 1% existiert[59]. Diese Tiere sind lebensfähig. Da eine Häufigkeit von über 1% vorhanden ist, kann man nicht davon ausgehen, daß es sich um „Durchbrenner" handelt. Nach Anreicherungsverfahren an Lebern dieser Tiere konnte eine minimale Aktivität nachgewiesen werden. Bezogen auf die mittlere Aktivität der untersuchten Gesamtstichprobe liegt die spezifische Aktivität des Rohhomogenats dieser Tiere bei 5%[60].

Sollte die Häufigkeit von ca. 1—2% bei Tieren ohne meßbare Aktivität im Standardtest an weiteren Stichproben bestätigt werden, müßte zumindest für die Rhesusaffen ein 3-Allelen-Modell gefordert werden, mit den Genotypen Ac^D/Ac^D, Ac^S/Ac^S, Ac^R/Ac^R, Ac^S/Ac^R, Ac^D/Ac^R und Ac^D/Ac^S. Die Häufigkeit dieser verschiedenen neuen Genotypen wäre jedoch so gering, daß sie in der Verteilung (Abb. 30a) nicht wesentlich zu einer Verfälschung der zugrunde gelegten Berechnungen führen würde. Die mittleren Aktivitäten der nun zu berücksichtigenden Genotypen sind in Abb. 30c gekennzeichnet. Da nach Anreicherung in den

---

[59] SCHLOOT 1970c. [60] SCHLOOT u. GOEDDE 1967, SCHLOOT 1970c.

Lebern dieser Tiere auch die Aktivität nachgewiesen werden konnte, würde es sich hier um eine Parallele zum „silent gene“ der Pseudocholinesterase handeln[61] (vgl. Kap. B.I.4.c). Es ist also durchaus möglich, daß bei dem Polymorphismus der N-Acetyltransferase bei Rhesusaffen noch mehr Allele vorhanden sind, die dann die Streuung innerhalb der einzelnen Gruppen (vgl. „Nebengene“, s. unten) erkären würden.

Wegen methodischer Schwierigkeiten war es bisher nicht möglich, eine elektrophoretische Untersuchung des Enzymproteins durchzuführen, da bezüglich der Entwicklung einer Aktivitätsfärbung große Schwierigkeiten bestehen. Auch immunologische Testverfahren konnten zur Klärung dieser Frage noch nicht herangezogen werden, da es trotz Anwendung sehr verschiedenartiger Methoden bislang nicht gelungen ist, das Enzymprotein hoch anzureichern (maximale Reinigung bisher ca. 500fach; SCHLOOT u. GOEDDE 1967, GOEDDE, ALTLAND u. SCHLOOT 1968). Solange diese Methoden keine Ergebnisse erbracht haben, kann eine endgültige Entscheidung, ob hier ein Kontrollgenpolymorphismus oder ein Strukturgenpolymorphismus vorliegt, nicht erfolgen. Eine Sequenzanalyse der gereinigten Enzymproteine der verschiedenen Phänotypen könnte ebenfalls eine Aussage ergeben.

2. „Nebengene“

Zur Klärung verschiedener Phänomene, die mit einem einfachen Allelenmodell bei dem Polymorphismus der N-Acetyltransferase nicht in Einklang gebracht werden konnten, wurden Hilfshypothesen aufgestellt. Es wird dabei davon ausgegangen, daß — wie oben bereits erwähnt — „Nebengene“ („minor genes“) die Abgrenzung im eigentlichen N-Acetyltransferasepolymorphismus verfälschen. Auch andere genetisch bedingte Enzympolymorphismen sind häufig dadurch gekennzeichnet, daß sich die verschiedenen biochemisch charakterisierten Phänotypen- bzw. Genotypengruppen mehr oder weniger stark überlappen. Man ist zu der Auffassung gekommen, daß in einigen dieser Fälle neben dem Hauptgen, welches für den Polymorphismus weitgehend verantwortlich ist, andere, relativ unbedeutende Gene den Polymorphismus eines Enzymproteins bzw. die damit zusammenhängenden enzymatischen Reaktionsabläufe beeinflussen. Man stellt deswegen dem Hauptgen ein oder mehrere „Nebengene“ gegenüber (major/minor genes). Auch von den Nebengenen können verschiedene Allele in einer Population vorhanden sein, so daß die Beeinflussung des eigentlichen Polymorphismus aufgrund einer Allelie der Nebengene unterschiedlich ist. Hinweise auf Nebengene kann man bei Familienuntersuchungen finden. Es ist dann zu erwarten, daß die Variabilität innerhalb der Familien geringer ist als die Variabilität zwischen Familien.

Bei der Untersuchung des genetisch bedingten Polymorphismus der INH-Ausscheidung, bedingt durch das polymorphe N-Acetyltransferase-System, analysierten EVANS u. Mitarb. (1968) die Existenz von Nebengenen anhand zweier Beobachtungsreihen:

1. Die Untersuchungen wurden in diesem Fall nicht anhand der Acetylierung des INH durchgeführt, sondern durch Bestimmung der Sulfamethazin-Acetylierung. Nach einer oral gegebenen Standarddosis wurde im Urin der prozentuale Anteil des acetylierten Sulfamethazins gemessen. Für diese Untersuchungen waren verschiedene Personen eines bestimmten Phänotyps ausgesucht worden. Es wurde festgestellt, daß die Variabilität bei den Individuen, die wiederholt untersucht wurden, zu verschiedenen Zeiten geringer war als die Variabilität der Sulfamethazin-Acetylierung zwischen den Individuen dieser Stichproben[62].

---

[61] SCHLOOT u. GOEDDE 1968, SCHLOOT 1970c. [62] WHITE u. EVANS 1968.

Tabelle 17. Variabilität der INH-Plasmakonzentration (μg/ml) bei Familien, deren Mitglieder zu der Gruppe der langsam acetylierenden Phänotypen gehören; Werte nach Körpergewicht korrigiert. (Nach EVANS 1968, verändert)

Gesamtzahl der untersuchten Personen	Zahl der Familien	Mittelwert innerhalb der Familien $= W$	Mittelwert zwischen den Familien $= B$	$\frac{B}{W} = F$	P
47	13	0,5397	2,4849	4,6	$< 0{,}001$

2. Hinsichtlich der INH-Plasmakonzentration, die nach einer bestimmten Dosis und nach einer bestimmten Zeit gemessen werden kann, besteht eine signifikant positive Regression zum Körpergewicht[63]. Damit war eine Voraussetzung geschaffen, die Meßwerte entsprechend des Körpergewichts zu korrigieren. Untersucht man nun unter derartigen Kriterien Familien, in denen z.B. nur langsame Acetylierer (Ac^S/Ac^S) vorkommen, dann ist die Variabilität zwischen den Familien größer als die Variabilität innerhalb der Familien bzw. der Verwandtschaft. Dieser Zusammenhang wird aus der Tabelle 17 ersichtlich.

3. Saure Erythrocytenphosphatase (SEP)

Der Vergleich von Aktivitätswerten erlaubt nicht immer eine Aussage über Vorhandensein oder Nichtvorhandensein eines genetisch bedingten Polymorphismus. Während man im Idealfall auch bei den Meßwerten von Enzymaktivitäten beim Auftragen gegen die Zahl der untersuchten Personen eine scharf profilierte multimodale Verteilung erhält, bei der die Zahl der Gipfel der Zahl der möglichen Kombinationen aus den vorhandenen Merkmalen entspricht, ist z.B. bei dem Polymorphismus der sauren Erythrocytenphosphatase hinsichtlich der Aktivitätswerte eine eindeutige unimodale Verteilung vorhanden (Abb. 35a)[64]. In einer Stichprobe von 426 Personen wurden die spektrophotometrisch gemessenen Aktivitätswerte gegen die Zahl der Personen aufgetragen. Durch eine andere Methode als die der Aktivitätsbestimmung wurde nachgewiesen, daß die saure Erythrocytenphosphatase bei verschiedenen Individuen qualitativ verschieden ist. Im Stärkegelelektropherogramm nach HOPKINSON, SPENCER u. HARRIS (1964) wandern die Enzymproteine je nach Genotyp unterschiedlich schnell. Die Banden werden als A-, B- und C-Banden bezeichnet (Abb. 35b). Dementsprechend gibt es 3 Allele, symbolisch abgekürzt als Ph^A, Ph^B und Ph^C (Ph = Abkürzung für „Phosphatase").

Obwohl die Aktivitätswerte unimodal verteilt sind (vgl. Abb. 35a), handelt es sich unter Berücksichtigung der Elektrophoresewerte tatsächlich um eine multimodale Verteilung, in der sich verschiedene, genetisch festumrissene Gruppen überlagern. In verschiedenen populationsgenetischen Untersuchungen und Familienuntersuchungen wurde ein 3-Allelen-Modell aufgestellt[65] und der Erbgang dieser Allele nachgewiesen[66]. Um zu überprüfen, ob sich auch bei diesem Polymorphismus, bei dem Strukturvarianten sicher belegt sind, die Genprodukte additiv verhalten oder nicht, wurden die Aktivitätswerte entsprechend den Charakteristica der Stärkegelelektrophorese zu Gruppen zusammengefaßt und die den Banden zugeordnete mittlere Aktivität der Gruppen Homozygoter AA und

[63] EVANS, MANLEY u. MCKUSICK 1960; EVANS, STOREY u. MCKUSICK 1961.
[64] SCHLOOT, GOEDDE, BLUME u. FLATZ 1967, SCHLOOT 1970c, EDINGER, SCHLOOT u. GOEDDE 1974.
[65] HOPKINSON, SPENCER u. HARRIS 1964.
[66] GOEDDE, RITTER, CALLSEN u. FLOCK 1966; CALLSEN, FLOCK, RITTER u. GOEDDE 1966; GOEDDE, BENKMANN, CHRIST, HIRTH, SINGH 1970, EDINGER, SCHLOOT u. GOEDDE 1974.

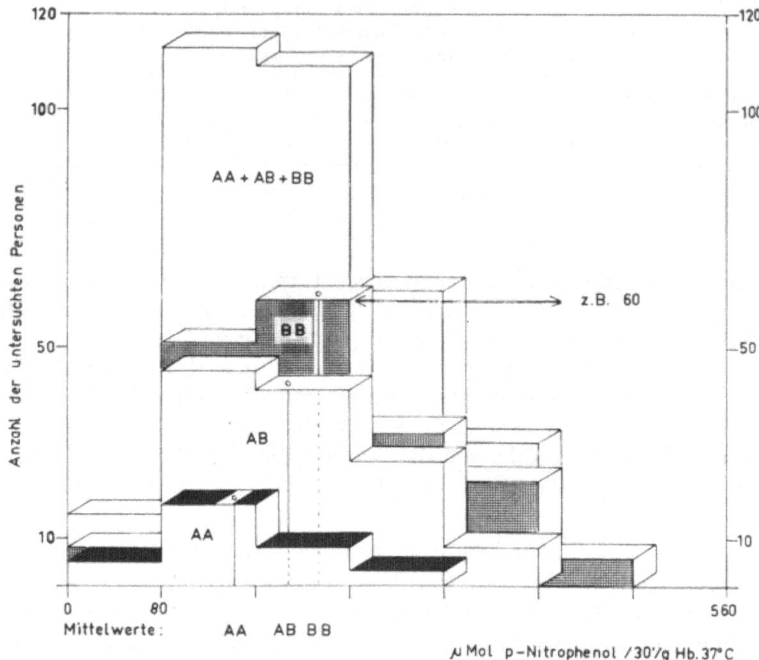

Abb. 35a. Additivität der Genwirkung bei der sauren Erythrocytenphosphatase; Population: Zentralthailand ($n = 335$). (Nach SCHLOOT, GOEDDE, BLUME u. FLATZ 1967, verändert)

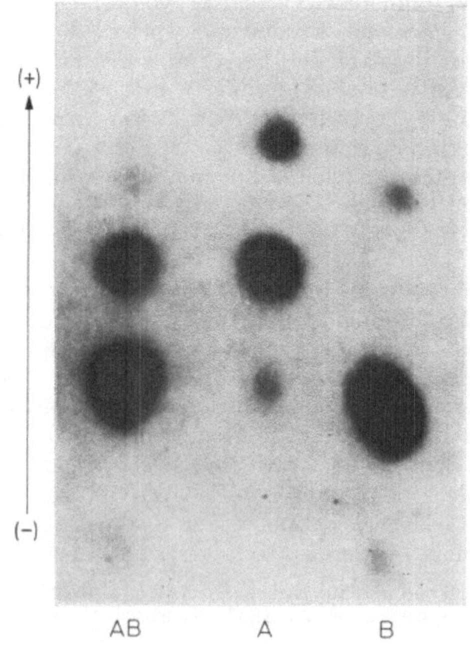

Abb. 35b. Elektropherogramm der sauren Erythrocytenphosphatase in Stärkegel mit den Phänotypen AB, A und B

BB berechnet (Abb. 35a, Mittelwerte der einzelnen Gruppen = Säulen). Es ergibt sich, daß die Aktivität, die den Allelen dieser Gruppen zuzuordnen ist, in korrespondierender Weise an der Aktivität der Heterozygoten AB beteiligt ist. Mittelwerte: Abweichung aus 4 Stichproben an verschiedenen Populationen von verschiedenen Autoren: 2—3%[67]. Man kann diese Beziehung formelmäßig schreiben:

$$\frac{AA}{2} + \frac{BB}{2} = AB.$$

Es wurde aufgrund ähnlicher Ergebnisse von SPENCER, HOPKINSON u. HARRIS (1964) die Hypothese aufgestellt, daß z.B. die Allele A und B bzw. die Aktivität der entsprechenden Genorte in einfacher Weise additiv sind.

Bei der großen Schwankungsbreite der Aktivitätswerte, die innerhalb der Gruppen (AA, BB, AB) größer ist als die intraindividuelle Schwankungsbreite, liegt es nahe, auch hier zusätzlich einen Polymorphismus der Proteinsyntheserate zu fordern oder zusätzliche Hypothesen in Form der „Nebengene" (s. oben) aufzustellen.

Interessant sind die Beobachtungen hinsichtlich der Überschneidung der spektrophotometrisch bestimmten Enzymaktivität: Die Phosphataseaktivität der untersuchten Familienstichproben[68] ist normal verteilt, d.h.: haben die Eltern niedrige Phosphataseaktivität, so liegen die Werte der Kinder, wenn sie von den elterlichen abweichen, höher. Umgekehrt verhält es sich, wenn die Aktivität der sauren Erythrocytenphosphatase der Eltern im höheren Bereich liegt; dann zeigen die Kinder Aktivitäten in mittleren bis niedrigen Bereichen. Hat ein Elternteil hohe und ein Elternteil niedrige Enzymaktivität, so zeigen die Kinder mittlere Aktivitätswerte. Die Aktivitätswerte der Kinder weichen also jeweils in Richtung auf die durchschnittlichen, d.h. mittleren Aktivitätswerte ab. Diese Befunde weisen möglicherweise auf ein polygenes System hin.

Unter Berücksichtigung der Hypothese 1 Cistron/1 Polypeptid ist es denkbar, daß bei den homozygoten Phänotypen A und B zwei strukturell verschiedene Enzymproteine vermutlich unter der Kontrolle desselben Gens gebildet werden. Unter diesem Gesichtspunkt kann keine Aussage darüber gemacht werden, ob der Unterschied in der Gesamtaktivität dieser Phänotypen einer ungleichen quantitativen Synthese oder verschiedenen katalytischen Eigenschaften der einzelnen Enzymvarianten zuzuschreiben ist. Interessant ist vor allen Dingen, daß die Durchschnittsaktivitäten, die jedem Allel zuzuschreiben sind, sich wie 2:3:4 (Ph^A, Ph^B, Ph^C) verhalten.

Nach Untersuchungen von SCOTT, DUNCAN u. EKSTRAND (1966) scheint das Allel Ph^C der Erythrocytenphosphatase hauptsächlich bei Europiden vorzukommen. Es ist nicht bei Orientalen gefunden worden und nur sehr selten bei Negern. Ebenfalls wurde es bei Eskimos und Indianern nicht gefunden. Eine besonders hohe Häufigkeit des Ph^A-Allels wurde u.a. bei Eskimos festgestellt.

Der Polymorphismus der sauren Erythrocytenphosphatase scheint sich in sehr verschiedener Hinsicht von anderen Polymorphismen zu unterscheiden. Man kann davon ausgehen, daß die elektrophoretischen Muster nicht in gleicher Weise Änderungen in der Sequenz der zugrunde liegenden Proteine entsprechen wie bei einigen anderen Proteinpolymorphismen[69]. Die Allele Ph^B und Ph^C haben jeweils als Hauptsyntheseprodukte qualitativ gut charakterisierbare Elektrophorese-

[67] HOPKINSON, SPENCER u. HARRIS 1964; GOEDDE, RITTER, CALLSEN, FLOCK 1966; REICH 1968, SCHLOOT 1970c, EDINGER, SCHLOOT u. GOEDDE 1974.

[68] SPENCER, HOPKINSON u. HARRIS 1964; GOEDDE, RITTER, CALLSEN u. FLOCK 1966, GOEDDE, BENKMANN, CHRIST, HIRTH u. SINGH 1970.

[69] KARP u. SUTTON 1967.

banden, ebenfalls das Allel Ph^R, welches als Hauptsyntheseprodukt eine Bande hat, die in ihrer Mobilität den Nebenbanden der Allele Ph^B und Ph^C entspricht. Es ist möglich, daß die verschiedenen Banden aufgrund von Polymerisation der Proteine zustande kommen. Die Allele Ph^B und Ph^C würden jeweils zwei Hauptpolymere produzieren. Dabei wären die Mengen, die in einer unterschiedlichen Relation zueinander stehen, zurückzuführen auf die Struktur der Untereinheiten und möglicherweise auf das Redoxpotential und andere Faktoren. Bei dem Allel Ph^R ist zu diskutieren, daß hier nicht die Fähigkeit besteht — im Gegensatz zu den Syntheseprodukten der Allele Ph^B und Ph^C —, aus den Syntheseprodukten höhere Polymere zu bilden. Es würden nur kleinere Polymere gebildet werden, wie auch in einem gewissen Umfang von den Genen Ph^B und Ph^C. Nach dieser Hypothese würde eine Substitution von Aminosäuren die Polymerisationsfähigkeit beeinflussen. Auf diese Weise könnte erklärt werden, daß größere Änderungen in der Primärstruktur resultieren. Die Häufigkeit der Allele (Stichprobe amerikanischer Neger) beträgt Ph^A 0,21, Ph^B 0,76, Ph^C 0,015, Ph^R 0,012 und Ph^D 0,003 (vgl. Edinger, Schloot u Goedde 1974).

4. Haptoglobin

Auch für bestimmte Varianten des Polymorphismus der Haptoglobinproteine (vgl. Kap. C.V.) wurden verschiedene Hypothesen über Kontrollgenmutationen aufgestellt. Ein befriedigendes genetisches Modell, z.B. bei Hypohaptoglobinämien (Abb. 36), konnte jedoch nicht entwickelt werden. Man muß davon ausgehen, daß

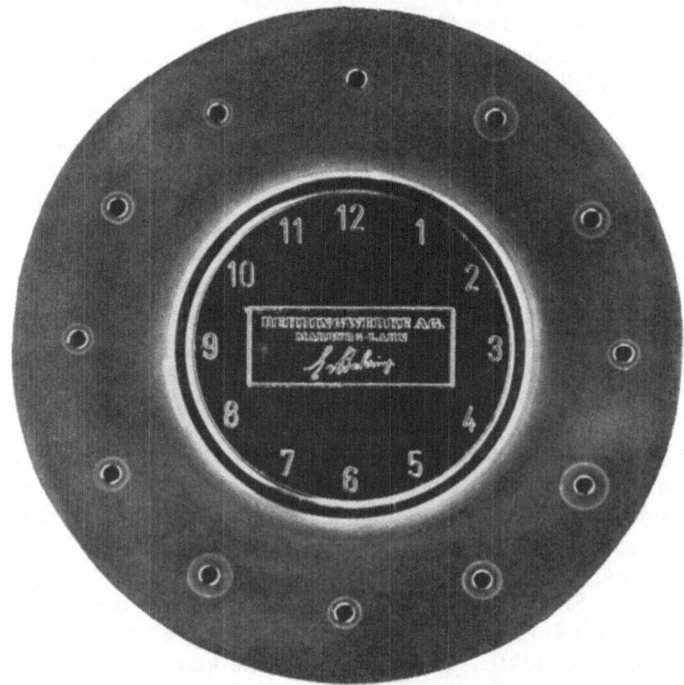

Abb. 36. Semiquantitative Haptoglobinbestimmung in Partigen-Hp-Immundiffusionsplatten; drei Seren in drei Verdünnungen: 1:6, 1:12 und 1:24; Nr. 1—3: Hp 1-1, Nr. 4—6: Hp 2-1, Nr. 7—9: Hp 2-2 und Nr. 10—12: Hp Hypo. (Nach Hirth, Benkmann, Busch u. Goedde 1970)

bei quantitativen Effekten und phänotypischen Variationen ein wesentlicher Anteil auch dem Umwelteinfluß und dem Alter zuzuordnen ist (vgl. S. 402).

MURRAY, ROBINSON u. VISNICH (1966) kommen aufgrund ihrer Untersuchungen, die an europäischen Familien durchgeführt wurden, zu der Hypothese, daß eine Mutation eines Haptoglobinkontrollgens erfolgt ist, welches in einfacher Weise recessiv vererbt wird. Das bedeutet Übereinstimmung mit der Hypothese von PARKER u. BEARN (1963b). In beiden Studien sind umfangreiche Familienuntersuchungen durchgeführt worden. Nach der von PARKER u. BEARN (1963) aufgestellten Hypothese wird angenommen, daß die Strukturgene des Haptoglobins normalerweise durch ein Kontrollgen, nämlich C, reguliert werden, dagegen bei Negerpopulationen *zwei* mutante Kontrollgene, nämlich C^1 und C^2 jeweils spezifisch für den Hp^1-Locus und den Hp^2-Locus vorhanden sind. Dabei bilden die Kontrollgene C^1 und C^2 Aktivatoren A_1 und A_2 (oder A im Falle des Kontrollgens C), welche die Synthese an den Haptoglobinstrukturgenen in Gang setzen. A_1 stimuliert Hp^1, nicht jedoch Hp^2 usw. Personen mit dem Strukturgen-Genotyp Hp^1/Hp^2 und dem Haptoglobin-Kontrollgen-Genotyp C^1/C^1 (Phänotyp Hp 2-1) weisen eine reduzierte Synthese des Hp 2-Genprodukts auf. Personen mit dem Genotyp Hp^1/Hp^1 mit zwei Kontrollgenen C^2 wären dann dem Phänotyp Hp-Hypo zuzuordnen.

Ein weiterer Phänotyp Hp^0 ist durch völliges Fehlen von Haptoglobin gekennzeichnet. Unabhängig davon, daß man in diesem Fall Phänokopieeffekte berücksichtigen muß, konnte der Erbgang dieses Hp^0-Typs nachgewiesen werden. Dieser Typ kommt besonders häufig in Familien vor, in denen die Variante Hp 2-1 M (vgl. Abb. 40) ebenfalls gefunden wird. Detaillierte Vorstellungen zur Vererbung bei den Typen Hp 2-1 M und Hp^0; siehe STANBURY, WYNGAARDEN u. FREDRICKSON (1972).

5. Allgemeine Schlußfolgerungen

Theoretisch kann man erwarten, daß von allen Enzymen bzw. Proteinen Varianten existieren, von denen aber nur einige Stoffwechselstörungen hervorrufen, wie z.B. in Abb. 1 u. Tabelle 18 dargestellt.

Bei der biochemischen Untersuchung von Enzymen, besonders bei der Einführung neuer klinischer Enzymtests, sollte das entsprechende Enzym auf eine eventuell bestehende Variabilität (qualitativ oder quantitativ) geprüft werden. Man muß differenzieren zwischen solchen Enzymen, die entweder tatsächlich uniform sind, oder Enzymsystemen, deren Varianten die Diagnose bzw. die Versuchsergebnisse nicht verfälschen bzw. als solche leichter zu identifizieren sind.

Es ist aus den angeführten Gründen heute kaum zu schätzen, in wie weit bei höheren Tieren, besonders beim Menschen, auch die Steuersysteme der Proteinsynthese etc. genetisch bedingt polymorph sind. Die Analyse dieser hypothetisch zu fordernden, genetisch bedingten Steuerungspolymorphismen wird dadurch erschwert, daß verschiedene Regulationssysteme ineinandergreifen und Möglichkeiten zur Kompensation gegeben sind, die bei diesen Untersuchungen berücksichtigt werden müssen[70]. In den Fällen, in denen eine Additivität der Genwirkung festzustellen ist (einschließlich derjenigen, bei der die Aktivität der Heterozygoten auf die Hälfte der homozygot Normalen erniedrigt ist [Tabelle 15]), kann man davon ausgehen, daß 1. keine wesentliche Kompensation durch Regulation erfolgt, damit 2. ein anderes Regulationsmodell, wie es von Bakterien her bekannt ist, anzunehmen ist und daß 3. eine Störung des hypothetischen Operatorgens — falls keine Strukturgenvarianten (Sequenzanalyse) nachzuweisen sind — vorliegt.

[70] Vgl. CARTIER, NAJMAN, LEROUX u. TEMKINE 1968, SCHLOOT 1970c, SCHLOOT u. GOEDDE 1968.

Tabelle 18. Eigenschaften verschiedener Glucose-6-Phosphatdehydrogenase-Varianten. (Nach Harris 1968, verändert)

Variante	Aktivität: in % der Normalwerte	Elektrophoretische Mobilität bezogen auf Normalwerte	K_m-Wert von G-6-P und NADP+	Aktivität mit 2-Desoxy-G-6-P bezogen auf G-6-P	Hitzestabilität	pH-Aktivitätskurve
Normal (B+)	100	normal	—	—	—	abgeflacht
Madison	100	langsam	?	?	?	?
A+	88	schnell	—	—	—	—
Baltimore-Austin	75	langsam	—	—	—	—
Ibadan-Austin	72	langsam	—	—	—	—
Barbieri	40—60	schnell	erhöht	?	?	?
Kerala	50	langsam	erniedrigt	erhöht	—	biphasisch
Tel-Hashomer	25—40	langsam				leicht biphasisch
Athen	25	langsam	erniedrigt	erhöht	leicht erniedrigt	biphasisch
Seattle	8—21	langsam	erniedrigt	erhöht	—	biphasisch
Loyola	15	langsam	?	?	?	?
A—	8—20	schnell	—	—	—	—
Canton	4—24	schnell	erniedrigt	erhöht	leicht erniedrigt	biphasisch
West-Bengalen	9	langsam	erniedrigt (G-6-P), erhöht (NADP+)			
Mediterrane Variante	0—7	normal	erniedrigt	stark erhöht	niedrig	biphasisch
*Oklahoma	4—10	normal	erhöht	—	niedrig	schmaler Gipfel
*Chicago	9—26	normal	—	—	sehr niedrig	—
*Eyssen	0	langsam	?	?	sehr niedrig	?
*Ohio	2—16	schnell	schwach erhöht	—	sehr niedrig	?

— = Normalbereich; * = Variante mit kongenitaler nicht sphärocytärer hämolytischer Anämie; G-6-P = Glucose-6-phosphat; NADP+ = Nicotinamid-adenin-dinucleotid-phosphat.

V. Polymorphismus und Variabilität des Haptoglobins

Genetisch bedingte Polymorphismen von Enzymproteinen wurden in den vorangegangenen Kapiteln vorgestellt. Da in bezug auf die genetische Information und damit des Informationsmusters zwischen Enzymproteinen und anderen Proteinen kein grundsätzlicher Unterschied festgestellt werden konnte, sind auch bei nicht enzymatisch wirksamen Proteinen als Folge von Mutation und Selektion genetisch bedingte Polymorphismen zu erwarten. Auch wenn derartige Proteine nicht mit speziellen Methoden der Enzymchemie, wie z.B. Aktivitätsmessungen, identifiziert und charakterisiert werden können, gibt es Möglichkeiten, über indirekte Verfahren und — wie bei Enzymproteinuntersuchungen — durch Sequenzanalyse die molekulare Struktur von Varianten aufzudecken bzw. individuelle quantitative Unterschiede festzustellen. Gut untersuchte Proteine, welche nicht durch eine enzymatische Aktivität charakterisiert sind, sind die C'3-Komponente und das Haptoglobin[71]. Die Haptoglobine wurden 1938 von POLONOVSKI u. JAYLE entdeckt. Seitdem erfolgten viele Untersuchungen zur molekularen Struktur und physiologischen Funktion sowie zur Populationsgenetik, Formalgenetik, bezüglich Selektionsfaktoren, Krankheiten usw. Die Reindarstellung des Haptoglobins erfolgte von CONNELL u. SMITHIES (1959). Bereits 1947 haben JAYLE u. GILLARD auf eine mögliche Heterogenität des Haptoglobins hingewiesen. Die meisten Untersuchungen zur Analyse dieser Heterogenität wurden mit der Stärkegelelektrophorese durchgeführt. Trägermedium ist partiell hydrolysierte Kartoffelstärke.

1. Varianten der α-Ketten

Die Vererbung der heterogenen Haptoglobintypen wies 1955 SMITHIES nach: Demnach existieren 2 Allele, die als Hp^1 und Hp^2 bezeichnet werden; nach horizontaler Stärkegelelektrophorese lassen sich 3 Phänotypen nachweisen: Hp 1-1, Hp 2-1 und Hp 2-2 (Tabelle 19a). Diese Tabelle gilt unter der Voraussetzung der formalen Hypothese "2 Allele Hp^1 und Hp^2 an einem autosomalen Locus". Vereinzelt wurden abweichende Phänotypen gefunden, für deren Interpretation eine Erweiterung des formalgenetischen Modells um zusätzliche Allele gefordert wurde[72]. Bei Homozygotie für das Allel Hp^1 ist in der Stärkegelelektrophorese nur eine Bande festzustellen. Bei den Individuen, die homozygot für Hp^2 sind, entstehen durch verschiedene Kombinationen der Polymeren mehrere zusätzliche Banden; eine andere Kombination von Banden wird bei Heterozygoten gebildet; sie unterscheidet sich von den Banden der Homozygoten mit dem Phänotypus Hp 2-2 (Abb. 37).

Tabelle 19a. 2-Allelen-Modell zum Haptoglobinpolymorphismus. (Nach WEYRAUCH 1966)

Genotypus	Hypothetische Genprodukte	Phänotypus
Hp^1/Hp^1	hp 1 hp 1	Hp 1-1
Hp^2/Hp^1	hp 2 hp 1	Hp 2-1
Hp^2/Hp^2	hp 2 hp 2	Hp 2-2

Nach reduktiver Spaltung des Haptoglobins mit Harnstoff und Mercaptoäthanol ergibt sich in der vertikalen Stärkegelelektrophorese, daß das Haptoglobin aus α- und β-Ketten zusammengesetzt ist (vgl. Kap. C.V.3.). Nur bei den α-Ketten waren zunächst Varianten bekannt, die die verschiedenen Phänotypen kennzeichnen. Durch die Methode des sog. "subtyping" sind folgende Phänotypen nachweisbar: Hp 1F-1F, Hp 1F-1S, Hp 1S-1S, Hp 2-1F, Hp 2-1S und Hp 2-2. Das formalgenetische Modell müßte also erweitert werden: „3 Allele Hp^{1S},

[71] GOEDDE, BENKMANN u. HIRTH 1970, SCHLOOT 1970c.

[72] CONNELL u. SMITHIES 1959; GALATIUS-JENSEN 1960; GIBLETT u. STEINBERG 1960; BAITSCH u. LIEBRICH 1961a u. b; PROKOP, BUNDSCHUH u. FALK 1961; SUTTON u. KARP 1964; CLEVE u. DEICHER 1965.

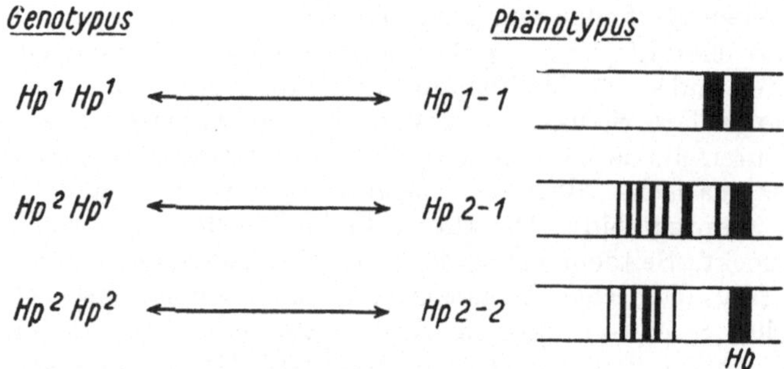

Abb. 37. Die drei ubiquitären Haptoglobintypen. Rechts die Banden, wie sie im Stärkegel mit Benzidin darstellbar sind. (Nach Baitsch, Schwarzfischer u. Ziegelmayer 1961)

Tabelle 19b. 3-Allelen-Modell

Genotypus	Polypeptidkettenstruktur (Die Symbole für die β-Polypeptidkette sind der Einfachheit halber nicht mit aufgeführt)	Phänotypus
Hp^{1F}/Hp^{1F}	hp 1Fα hp 1Fα	Hp 1F-1F
Hp^{1F}/Hp^{1S}	hp 1Fα hp 1Sα	Hp 1F-1S
Hp^{1S}/Hp^{1S}	hp 1Sα hp 1Sα	Hp 1S-1S
Hp^{2}/Hp^{1F}	hp 2α hp 1Fα	Hp 2-1F
Hp^{2}/Hp^{1S}	hp 2α hp 1Sα	Hp 2-1A
Hp^{2}/Hp^{2}	hp 2α hp 2α	Hp 2-2

Tabelle 19c. Haptoglobinphänotypen unter Voraussetzung eines 2-Allelen-, 3-Allelen- und 5-Allelen-Modells. (Nach Weyrauch 1966)

Unter der Voraussetzung eines		
2-Allelen-Modells	3-Allelen-Modells	5-Allelen-Modells
Zu erwartende Phänotypen		
Hp 1-1	Hp 1F-1F Hp 1S-1F Hp 1S-1S	Hp 1F-1F Hp 1S-1F Hp 1S-1S
Hp 2-1	Hp 2-1F	Hp 2FF-1F Hp 2SF-1F Hp 2SS-1F
	Hp 2-1S	Hp 2FF-1S Hp 2SF-1S Hp 2SS-1S
Hp 2-2	Hp 2-2	Hp 2FF-2FF Hp 2FF-2SF Hp 2FF-2SS Hp 2SF-2SF Hp 2SF-2SS Hp 2SS-2SS

Tabelle 19d. Haptoglobin-Phänotypen der Kinder in 89 Familien. (Nach GOEDDE, RITTER u. WEYRAUCH 1965; WEYRAUCH 1966, verändert)

Zeile	Eltern-Kombinationen	N_F	N_{Kd}	Phänotypen der Kinder					
				Hp 1F-1F	Hp 1F-1S	Hp 2-1F	Hp 1S-1S	Hp 2-1S	Hp2-2
1	Hp1F-1F × Hp2-1F	2	2	1 (1,0)		1 (1,0)			
2	Hp1F-1F × Hp2-1S	3	5		3 (2,5)	2 (2,5)			
3	Hp1F-1F × Hp2-2	4	6			6 (6.0)			
4	Hp1F-1S × Hp1F-1S	2	3	1 (0,75)	— (1,5)		2 (0,75)		
5	Hp1F-1S × Hp2-1F	6	9	1 (2,25)	4 (2,25)	3 (2,25)		1 (2,25)	
6	Hp1F-1S × Hp2-1S	5	10		4 (2,5)	— (2,5)	— (2,5)	6 (2,5)	
7	Hp1F-1S × Hp2-2	4	5			— (2,5)		5 (2,5)	
8	Hp2-1F × Hp2-1F	6	9	— (2,25)		7 (4,5)			2 (2,25)
9	Hp2-1F × Hp2-1S	12	21		11 (5,25)	2 (5,25)		2 (5,25)	6 (5,25)
10	Hp2-1F × Hp2-2	10	21			11 (10,5)			10 (10,5)
11	Hp2-1S × Hp2-1S	5	6				3 (1,5)	2 (3,0)	1 (1,5)
12	Hp-1S × Hp2-2	17	32					17 (16,0)	15 (16,0)
13	Hp2-2 × Hp2-2	13	24						24 (24,0)
	Gesamt	89	153						

Hp^{1F} und Hp^2 an einem autosomalen Locus" (Tabelle 19b). Die Polypeptidketten haben die Bezeichnung: hp 1Fα, hp 1Sα und hp 2.

Zur Überprüfung des 3-Allelen-Modells wurden verschiedene Elternkombinationen mit den beobachteten Kinderphänotypen verglichen[73]. In Tabelle 19d stehen die zu erwartenden Aufspaltungsziffern unter den Beobachtungswerten. Aus den Phänotypenhäufigkeiten der Eltern wurden nach der Genzählmethode die Häufigkeiten für die Allele Hp^{1F}, Hp^{1S} und Hp^2 geschätzt. Das Allel Hp^{1F} hat eine Häufigkeit von 0,22191, das Allel Hp^{1S} von 0,18539 und das Allel Hp^2 eine Häufigkeit von 0,59270. Unter der Voraussetzung des Hardy-Weinberg-Gleichgewichts und einer Panmixie wurden die Erwartungswerte für die auftretenden Elternkombinationen berechnet und die Übereinstimmung zwischen Beobachtungs- und Erwartungswerten mit Hilfe der χ^2-Methode überprüft.

Bei 6 Phänotypen sind 21 mögliche Elternkombinationen zu erwarten (Tabelle 19c). Von diesen wurden in der vorliegenden Untersuchung 13 Elternkombinationen beobachtet. Die Übereinstimmung zwischen den Beobachtungs-

[73] GOEDDE, RITTER u. WEYRAUCH 1965.

und Erwartungswerten ist gut: $\chi^2 = 6{,}8376$; bei 12 Freiheitsgraden ergibt sich $90 < p < 80\%$. Die Aufspaltung der Kinderphänotypen in den untersuchten Elternkombinationen ist entsprechend dem oben formulierten 3-Allelen-Modell widerspruchsfrei. In keiner der Elternkombinationen treten bei den Kindern Phänotypen auf, die nach diesem Modell nicht zu erwarten wären. Diese Ergebnisse lassen nicht zu, ein einfacheres Modell anzunehmen, sie fordern aber auch kein komplizierteres.

2. Genetische Mechanismen

Die bei dem Haptoglobinpolymorphismus gefundenen genetischen Phänomene repräsentieren Ereignisse wie Punktmutation, partielle Duplikation, intragenes Crossing-over usw. Unter diesen Gesichtspunkten hat der Polymorphismus der

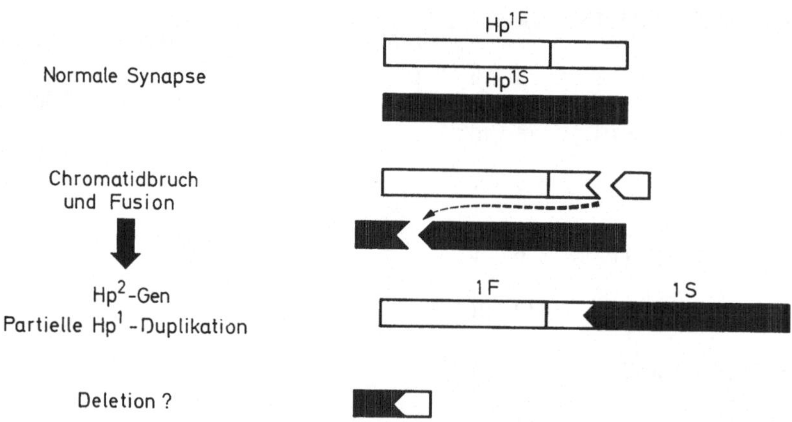

Abb. 38. Hypothetische Bildung von Hp^2 durch partielle Duplikation von Hp^{1F}- und $Hp_1{}^{S}$-Genen. (Nach GIBLETT 1968, verändert)

Haptoglobine auch Bedeutung für das Verständnis der Evolution. Durch eine einzige Punktmutation dürfte der Unterschied zwischen den hp 1Fα-Ketten und hp 1Sα-Ketten durch Substitution einer einzigen Aminosäure entstanden sein[74]. Für die Entstehung des Hp^2-Gens muß ein komplizierterer Mechanismus angenommen werden, nämlich der einer partiellen Duplikation. Dieser Mechanismus ist in Abb. 38 dargestellt. Neben dem Hp^2-Gen entsteht hier aus den terminalen Fragmenten der beiden Hp^1-Gene ein „Deletionsgen". Vielleicht kann man mit diesem Deletionsgen das „stumme" Allel (Hp^0) identifizieren[75]. Es ist unwahrscheinlich, daß dieser Crossing-over-Mechanismus ein einmaliges Ereignis im Frühstadium der Entwicklung des Menschen war. Daß sich trotzdem nur der eine Typ Hp^{2FS} durchgesetzt hat, deutet auf einen Selektionsvorteil hin. Da die DNS-Informationskette für hp^2 ungefähr doppelt so lang ist wie für hp 1α, kann es bei Heterozygoten vom Typ Hp 2-1 zwischen den homologen Chromosomen im Bereich des Haptoglobincodes nicht zu einer kompletten Synapse kommen. Man kann also aufgrund von homologem, jedoch ungleichem Crossing-over die Bildung neuer Gene erwarten (Abb. 39). Die Existenz derartiger Gene wurde von SMITHIES, CONNELL, DIXON (1962a u. b) diskutiert und durch die Arbeiten von NANCE u. SMITHIES (1963) durch Nachweis unterschiedlicher hp 2α-Ketten in der Elektrophorese bewiesen. Die Häufigkeit dieser Gene ist jedoch wesentlich niedriger als die von Hp^{2FS}[76].

[74] SMITHIES, CONNELL u. DIXON 1966, 1962b. [75] GIBLETT 1968.
[76] SHIM u. BEARN 1964b.

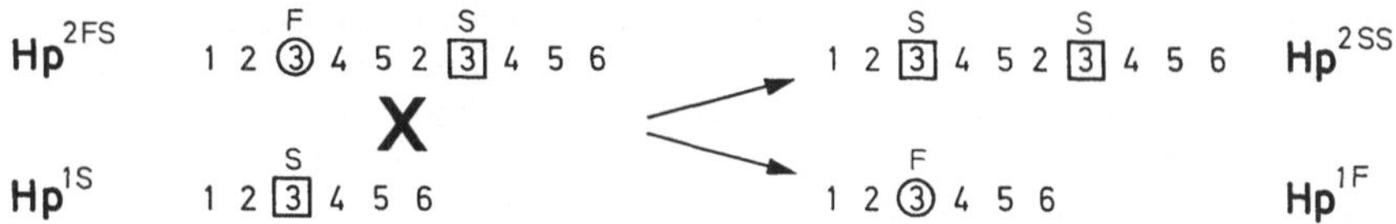

Abb. 39. Ungleiches homologes Crossing over mit Heterozygoten; Entstehung zweier neuer Gene Hp^{2SS}. Jede Zahl stellt ein Segment der DNA dar; die Substitution eines einzelnen Basenpaares in Segment 3 ist als ③ und [3] für Hp^{1F} bzw. Hp^{1S} gekennzeichnet. (Nach GIBLETT 1968)

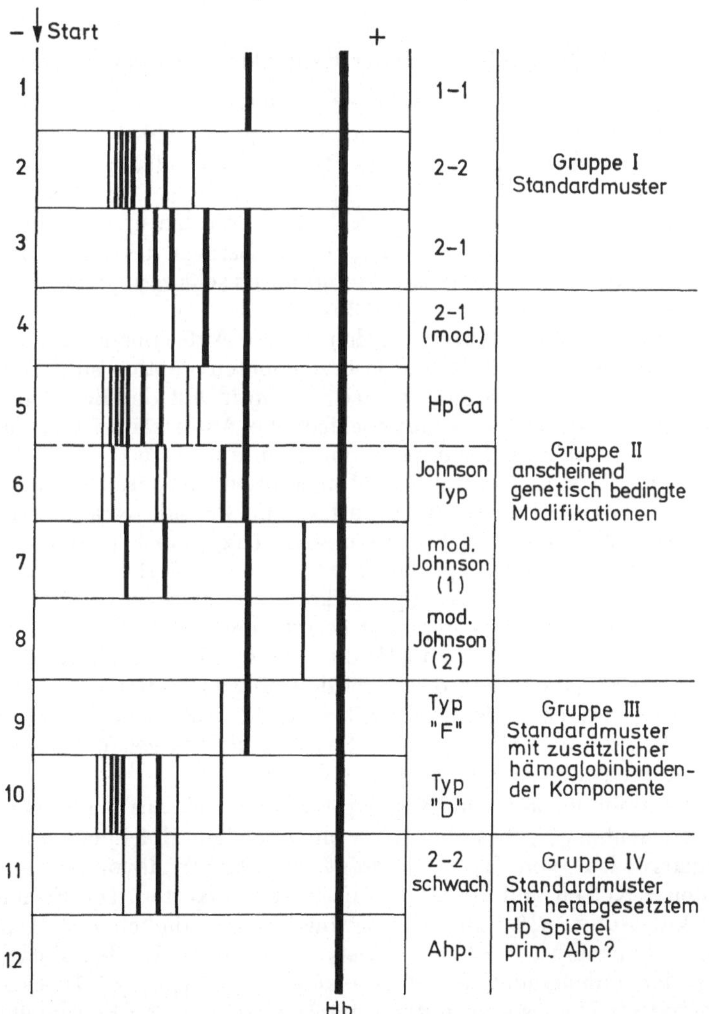

Abb. 40. Haptoglobin-Sondertypen verschiedener Hp-Muster nach Benzidinfärbung. (Nach PROKOP 1966)

Formal gesehen entsteht bei einem Heterozygoten durch nichthomologes Crossing-over zwischen dem DNS-Code der Polypeptidketten hp^{1F} und hp^{1S} die Information hp^{2FS}. Theoretisch können durch homologes Crossing-over bei den Heterozygoten die Genotypen $Hp^{2FS}Hp^{1S}$ und $Hp^{2FS}Hp^{1F}$ und für die Polypeptidkette hp 2α die genetische Information Hp^{2SS}, Hp^{2FF} neben Hp^{2FS} entstehen. Für die formalgenetische Interpretation müßte ein 5-Allelen-Modell gefordert werden: Tabelle 19c. Neben der partiellen Genduplikation (s. oben), die das Protein hp 2α (Gen: Hp^{2FS}) bedingt, tritt in seltenen Fällen eine partielle Triplikation ein. Dazu rechnet man die Haptoglobintypen Hp-Johnson (Hp^{J}). Man nimmt an, daß dieser Phänotyp durch nichthomologes Crossing-over zwischen den DNA-Strängen für die Allele Hp^2 und Hp^1 entsteht. Man stellt sich vor, daß als Folge dieses Crossing-over die Geninformation für Hp^1 und Hp^2 auf dem gleichen Chromosom liegt. Die Bezeichnung für dieses Gen ist entweder Hp^{2J} oder Hp^3. Es gibt verschiedene Typen von Hp-Johnson (Abb. 40), die vermutlich die Heterogenität des Crossing-over an verschiedenen Orten dokumentieren[77].

3. Molekülstruktur der Haptoglobinproteine

a) α-Ketten-Varianten

Die Polypeptidketten hp 1Fα und hp 1Sα unterscheiden sich nur in einer Aminosäure: Lysin bzw. Glutaminsäure. Die Polypeptidkette hp 2α setzt sich aus zwei Ketten vom Typ hp 1Fα und hp 1Sα zusammen, die beide durch ein Peptid J miteinander verbunden sind (Abb. 41). Von den ursprünglichen hp 1α-Ketten fehlen jedoch in dem hp 2α-Molekül im Bereich des Verbindungsstücks einige Aminosäuren. Da die Zahl dieser Aminosäuren sehr gering ist, wird das Gen für hp 2α als Hp^{2FS} bezeichnet (vgl. S. 330).

Mit dem Fingerprint-Verfahren wurden nähere Aufschlüsse zum Aufbau der Polypeptide erhalten. Die mit N und C bezeichneten Peptide sind beiden Polypeptidketten gemeinsam, während ein drittes Peptid mit der Bezeichnung F bei der Polypeptidkette hp 1Fα eine unterschiedliche Aminosäurezusammensetzung hat. Das Peptid F hat zwei Diaminomonocarbonsäurereste (Lysin), während in dem Peptid S ein Lysinrest durch die Monoaminodicarbonsäure Glutaminsäure ersetzt ist. Die Polypeptitkette hp 2α enthält die Peptide N und C in gleicher Weise wie die Polypeptidketten hp 1Fα und hp 1Sα, jedoch relativ vermindert; dafür wurde aber neben den Peptiden F und S ein zusätzliches Peptid J nachgewiesen, welches weder bei der Polypeptidkette hp 1Fα noch bei der Polypeptidkette hp 1Sα zu finden ist. Das Peptid J besitzt die endständige Aminosäure der Peptidkette C und die carboxylendständige Aminosäure des Peptids N. Nach DIXON u. SMITHIES (1964) hat das Peptid J ungefähr drei aminoendständige Aminosäurereste und ist vermutlich mit dem 12. aminoendständigen Aminosäurerest des Peptids N verbunden. Die Sequenz der restlichen 14 Aminosäuren ist ähnlich der der Aminosäuresequenz des Peptids C.

Ein Haptoglobinmolekül vom Typ Hp 1-1 setzt sich aus 4 Polypeptidketten zusammen: gewichtsmäßig bestehen 20% eines solchen Moleküls aus α-Ketten[78]. Das Molekulargewicht von Hp 1-1 beträgt ca. 100000, davon entfallen 20000 auf die beiden α-Ketten und 80000 auf die beiden β-Ketten. Die Formel für das Gesamtmolekül lautet: $\alpha_2^1\beta_2$. Die Wanderungsgeschwindigkeit der Haptoglobinmoleküle des Typs Hp 2-2 ist nach Depolymerisation in der Elektrophorese ähnlich der der unbehandelten Hp-Moleküle vom Typ Hp 1-1. Das Depolymerisationsprodukt hat also vermutlich die Struktur $\alpha_2^2\beta_2$[79]. Die schnellste Kom-

[77] GIBLETT 1968. [78] SHIM u. BEARN 1964a. [79] SMITHIES 1965.

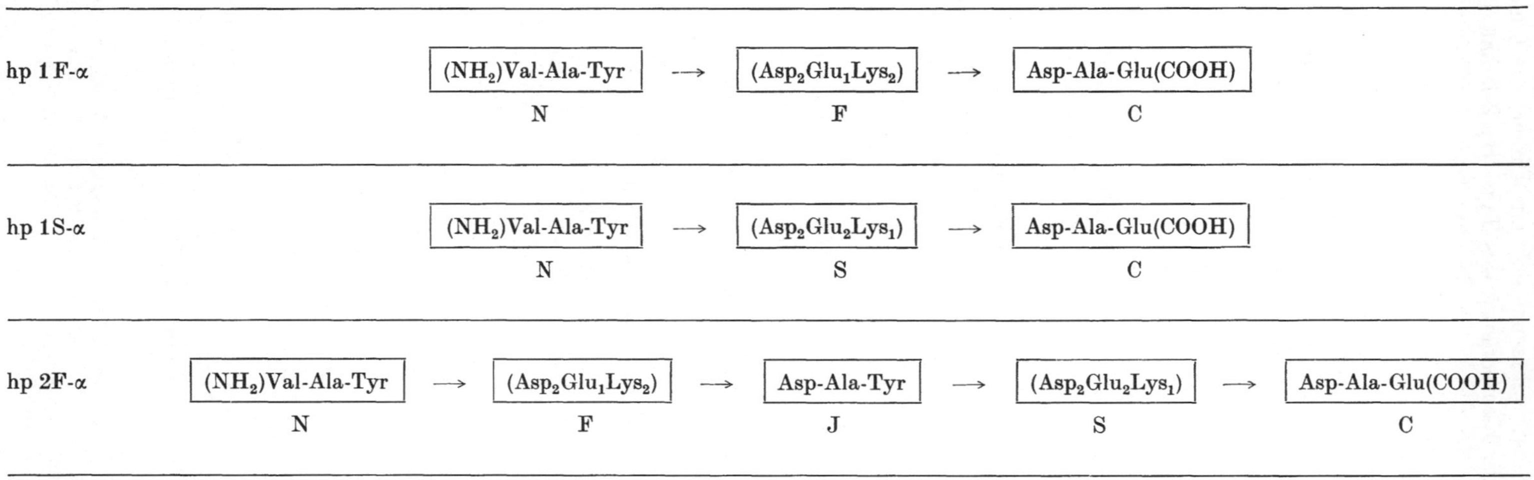

hp 1F-α			(NH_2)Val-Ala-Tyr	→	$(Asp_2Glu_1Lys_2)$	→	Asp-Ala-Glu(COOH)		
			N		F		C		
hp 1S-α			(NH_2)Val-Ala-Tyr	→	$(Asp_2Glu_2Lys_1)$	→	Asp-Ala-Glu(COOH)		
			N		S		C		
hp 2F-α	(NH_2)Val-Ala-Tyr	→	$(Asp_2Glu_1Lys_2)$	→	Asp-Ala-Tyr	→	$(Asp_2Glu_2Lys_1)$	→	Asp-Ala-Glu(COOH)
	N		F		J		S		C

Abb. 41. Skizze der Haptoglobin-α-Polypeptidketten; die Aminosäuren der in ( ) geschriebenen Peptide sind in den entsprechenden Peptiden vorhanden, ihre Stellung ist aber nicht geklärt. (Nach DIXON in SMITHIES 1964, verändert)

ponente von Hp 2-2 ist wahrscheinlich ein Dimer, die folgenden sind Trimere usw.[80]. Die schnellste Komponente des Typs Hp 2-1 hat die gleiche Mobilität wie die von Hp 1-1. In dieser Bande sind keine hp 2α-Komponenten vorhanden[81]. Die Banden des Hp 2-1-Typs stellen also dar: das Hp 1-1-Monomer $\alpha_2^1\beta_2$ und nachfolgende Dimere, Tetramere usw. mit den Komponenten $\alpha_2^1\beta_2$ und $\alpha_2^2\beta_2$.

Auch chemisch gesehen ist das Haptoglobin ein sehr heterogenes Protein mit einem großen Anteil von Kohlenhydraten wie Fucose, Hexose, Glucosamin und Sialinsäure[82]. Aufgrund der Untersuchungen von CHEFTEL, CLOAREC, MORETTI u. JAYLE (1965) kann angenommen werden, daß die Oligosaccharidketten der β-Ketten heterogen sind, ohne daß diese jedoch den Phänotyp beeinflussen. Das Haptoglobinmolekül ähnelt in seiner Molekularstruktur dem Hämoglobinmolekül insofern, als es aus α- und β-Ketten aufgebaut ist. Aufgrund ähnlicher Sequenzen und einiger Ketten der sog. Bence-Jones-Proteine kann vermutet werden, daß eine funktionelle Ähnlichkeit zwischen Haptoglobin und dem Immunoglobulinmolekül besteht[83]; dies weist auf einen gemeinsamen Ursprung in der Evolution hin.

b) β-Ketten-Varianten

Im Gegensatz zu der Polymorphie der α-Ketten ist die β-Kette bei allen oben beschriebenen Haptoglobintypen einheitlich. 1967 wurde von JAVID ein Phänotyp „Hp 2-1 Bellevue" beschrieben, der wahrscheinlich durch eine abnorme β-Kette charakterisiert ist. Die genetische Information scheint unter Kontrolle eines eigenen Locus ohne Linkage zum bisher bekannten Hp-Locus (α-Ketten) zu stehen. Dieser Locus wird mit Bp (Wildtyp), Bp^A und Bp^B (Mutante) bezeichnet. Es wurden die Phänotypen Hp 1-1 Bellevue und Hp 2-2 Bellevue gefunden. Bis auf Hp 1-1 Bellevue können alle Mutanten von den üblichen Haptoglobinphänotypen sowohl in der Stärkegelelektrophorese als auch in der Polyacrylamidgelelektrophorese unterschieden werden.

4. Physiologie des Haptoglobins

Das Haptoglobin schützt den Körper hauptsächlich vor Hämoglobin- und damit vor Eisenverlust[84]. Nach DORBRYSZYCKA, PUSZTAI u. KUKRAL (1969) bindet das Haptoglobin Hämoglobin stöchiometrisch und irreversibel. Dieser Komplex wird als „echte Peroxydase" bezeichnet[85]. Intravenös injiziertes Hämoglobin wird schnell von Haptoglobin gebunden und kann in diesem Komplex nicht die Glomerulusmembran passieren, ist daher nicht im Urin nachzuweisen[86]. Im Haptoglobin/Hämoglobin-Komplex ist das Haptoglobin irreversibel aus dem Kreislauf gezogen.

Patienten mit hämolytischen Anämien, verbunden mit intravasculärer Hb-Ausschüttung sind weitgehend haptoglobinfrei. Der jeweilige Haptoglobingehalt korreliert m. E. mit dem Grad des Erythrocytenzerfalls[87]. Erfolgt der Zerfall der roten Blutkörperchen extravasculär, gilt diese Korrelation nicht. Das Haptoglobin hat einen stabilisierenden Effekt auf das Hämoglobin, indem es den Austausch des Häms zwischen Methämoglobin und Albumin verhindert. Im Plasma wird nach hämolytischen Episoden kein Methämoglobin gebildet, so lange Haptoglobin vorhanden ist[88].

[80] MARINIS u. OTT 1965. [81] JAVID 1964. [82] JAYLE u. MORETTI 1962.
[83] SHIM u. BEARN 1964a. [84] ALLISON 1958. [85] POLONOVSKI u. JAYLE 1940.
[86] LAURELL u. NYMAN 1957, ALLISON 1958. [87] NOSSLIN u. NYMAN 1958.
[88] NYMAN 1960, BUNN u. JANDL 1966.

Biochemische Untersuchungen zur Bedeutung von Tyrosin- und Tryptophangruppen im Zusammenhang mit der Peroxydase-Aktivität des Haptoglobin/Hämoglobin-Komplexes wurden an Kaninchenhaptoglobin durchgeführt. Haptoglobinpräparate, in denen alle Tyrosinreste durch Acetylierung blockiert wurden, bzw. alle Tryptophanreste mit 2-Hydroxy-5-Nitrobenzylbromid reagiert hatten, wurden isoliert und die Beziehung zum Hämoglobin studiert. Die modifizierten Haptoglobinmoleküle reagieren noch mit Hämoglobin, jedoch hat der sich dann bildende Hp/Hb-Komplex keine Peroxydase-Aktivität mehr. Wurde dagegen ein Haptoglobin-Hämoglobin-Komplex einer Acetylierung unterworfen, wie sie bei isolierten Haptoglobinmolekülen gelingt, blieben 20% der ursprünglichen Peroxydase-Aktivität erhalten. Andererseits verursacht eine Blockierung der Tryptophanreste des Haptoglobin/Hämoglobin-Komplexes einen vollständigen Verlust von Aktivität.

Für das Zustandekommen dieses Komplexes werden unterschiedliche Ursachen diskutiert, u.a. werden Ionenbindungen zwischen sauren Gruppen des Haptoglobins und basischen Gruppen des Hämoglobins sowie eine Beteiligung des Kohlenhydratanteils des Haptoglobinmoleküls an der Bindungsreaktion mit Hämoglobin angenommen. Andere Autoren vermuten Bindungen zwischen Aminogruppen des Hämoglobins mit Carboxylgruppen des Haptoglobins sowie die Beteiligung elektrophoretischer oder van-der-Waalsscher Kräfte. Aufgrund anderer Ergebnisse sollen die Kohlenhydrate nicht an der Bindung beteiligt sein, ebensowenig die Disulfid-Brücken[89].

Bestimmte Hämoglobinvarianten werden nicht an Hp gebunden: die β- und γ-Tetrameren (HbH und Hb Barth) und HbA (reduziert)[90]. Man kann annehmen, daß die Verbindung Haptoglobin/Hämoglobin von dem Vorhandensein von ungleichen Polypeptidketten in einer Anordnung, die der im normalen Hämoglobin gleicht, abhängig ist. Bei einem Vergleich von Desoxyhämoglobin und Hämoglobin H ist eine Erniedrigung der Bindung von Desoxyhämoglobin an Haptoglobin zu erwarten, da Oxyhämoglobin H aufgrund von röntgenkristallographischen Untersuchungen von Perutz u. Mazzarella dem Desoxyhämoglobin A ähnelt. In den von Nagel, Rothman, Bradley u. Ranney (1965) durchgeführten Versuchen wurde nachgewiesen, daß Desoxyhämoglobin das Haptoglobin nicht in gleicher Weise zu binden vermag, wie das Oxyhämoglobin A bzw., daß eine entsprechende Bindungskapazität nicht vorhanden ist. Das Unvermögen von Desoxyhämoglobin und Hämoglobin H, das Haptoglobin zu binden, läßt vermuten, daß die β-Kette, wie sie in den Tetrameren des Oxyhämoglobin A gefunden wird, an der Hämoglobin/Haptoglobin-Bindung beteiligt ist. Dabei bleibt offen, ob die β,β- oder α,β-Region des Tetramers an der Haptoglobin-Bindung direkt beteiligt ist. Während also die Hämoglobine H und Barts nicht in der Lage sind, menschliches Haptoglobin zu binden, ist diese Fähigkeit bei den Hämoglobinen A_2, F, I und Lepore vorhanden. Daraus kann man schließen, daß die konfigurativen Unterschiede oder die Abwesenheit von α-Ketten für den Mangel an der Bindungskapazität von Hämoglobin H und Barts im Haptoglobin verantwortlich sind.

Unabhängig von den biochemischen Grundlagen wurden Hypothesen zur Bindungskapazität des Haptoglobins und Hämoglobins bei den verschiedenen Varianten aufgestellt. Von Ogawa u. Kawamura (1966) wurde beobachtet, daß bei Zugabe einer Hämoglobinmenge, die geringer ist als die für eine entsprechende Haptoglobinprobe (Typ Hp 1-1) notwendige volle Bindungskapazität, zwei haptoglobinhaltige Banden im Acrylamidgel zu beobachten sind, die als „subband“ und „original band“ bezeichnet werden. Ähnliche Phänomene treten auch bei

[89] Robert, Boussier u. Jayle 1957; Rafelson, Cloarec, Moretti u. Jayle 1961.
[90] Nagel u. Ranney 1964; Nagel, Rothman, Bradley, Ranney 1965.

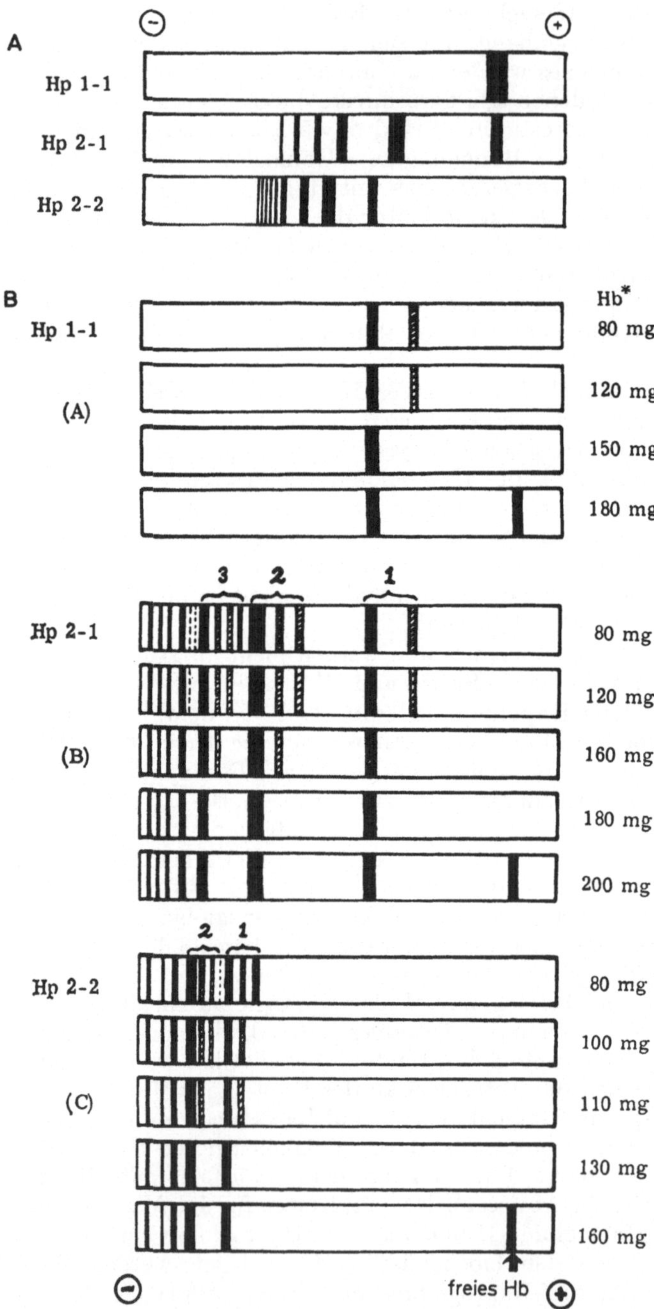

Abb. 42. A Schematische Darstellung der Haptoglobinbanden in Stärkegelelektrophorese. B Darstellung der Hb-Hp-Komplexe nach Acrylamidgel-Disk-Elektrophorese (Benzidinfärbung). ▬ Hauptbande, ▨ Unterbande, █ > ▨ > ▨ > ▯ > unterschiedliche Anfärbung. 1: erste Gruppe, 2: zweite Gruppe, 3: dritte Gruppe; *Hb-Konzentration in den Proben (mg Hb/100 ml Serum). (Nach Ogawa u. Kawamura 1966, verändert)

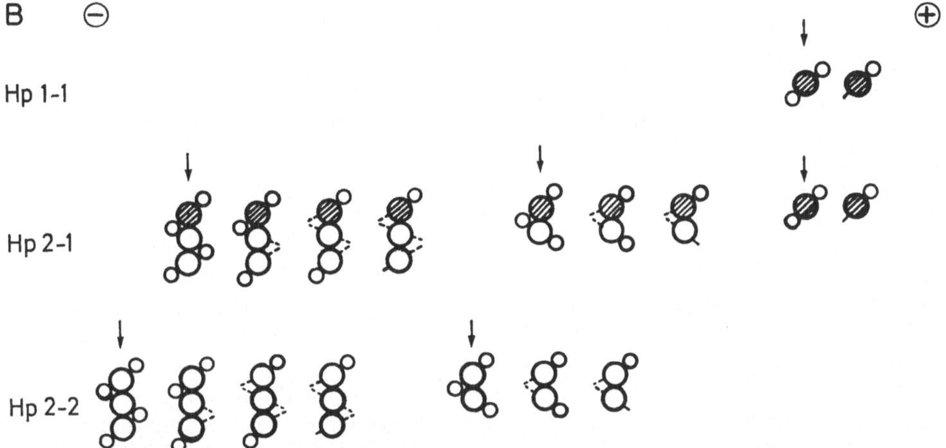

Abb. 43. A Schematische Darstellung der Polymerisation von Haptoglobinmolekülen und deren elektrophoretische Beweglichkeit in Stärkegel nach ALLISON. B Schematische Darstellung der Hb-Hp-Komplexe nach OGAWA u. KAWAMURA. ---- Bindungsstelle, ↓ Hauptbande, ◍ Hp 1-Proteine, ○ Hp 2-Protein, o Hb-Einheit. (Nach OGAWA u. KAWAMURA 1966)

anderen Typen, Hp 2-1 und Hp 2-2 auf (Abb. 42). OGAWA u. KAWAMURA entwickelten aufgrund ihrer Untersuchungen und in Anlehnung an die Hypothese von ALLISON u. AP RAYS (1957) ein Modell über die Zusammensetzung des Haptoglobin/Hämoglobin-Komplexes. Nach ALLISON et al. kann sich ein Hp 1-Proteinmolekül mit zwei Molekülen Hämoglobin kombinieren (Abb. 43A). Nach dieser Hypothese besitzen die Monomeren von Haptoglobin 1 und Haptoglobin 2 jeweils zwei hämoglobinbindende Seiten. Dementsprechend hat Hp 1-1 und die erste Gruppe vom Typ Haptoglobin 2-1 zwei hämoglobinbindende Seiten. Die erste Gruppe des Typs Hp 2-2 und die zweite Gruppe des Typs 2-1, welche beide dimer sind, besitzen 4 Seiten, und die Trimeren besitzen 6 Seiten. Da diese Zahlen nicht in Übereinstimmung stehen mit der Anzahl der von OGAWA elektrophoretisch gefundenen Haptoglobin-enthaltenden Banden, muß angenommen werden, daß bei benachbarten Haptoglobinproteinen eine Hämoglobinbindung durch Polymerisation maskiert ist. Demnach wäre also die tatsächlich zur Verfügung stehende Zahl der hämoglobinbindenden Seiten in den Polymeren jeweils $n+1$. Die jetzt resultierende Zahl steht in guter Übereinstimmung mit der Zahl der Haptoglobin-enthaltenden Banden, wie sie in der Arbeit von OGAWA beschrieben worden sind (Abb. 43B). (Gegenhypothese: s. LAURELL 1959.)

5. Immunologische Eigenschaften

Neben der elektrophoretischen Auftrennung im Stärkegel sind die Phänotypen des Haptoglobins immunologisch sowohl von den übrigen Serumproteinen als auch voneinander zu unterscheiden[91] (Abb. 36). Es werden drei Antigeneigenschaften beschrieben: A, B und C[92]. Alle drei Haptoglobintypen weisen die Eigenschaft A auf; die Eigenschaft B ist blockiert, wenn ein Komplex zwischen Hp 1-1 und Hämoglobin vorliegt; eine teilweise Blockierung erfolgt bei anderen Typen. Die Eigenschaft C kommt nur bei den polymeren Typen vor, also solchen mit der hp 2α-Kette[93]. Es wurde weiter nachgewiesen, daß die Antikörper gegen die hp β-Kette nur mit freiem Haptoglobin reagieren, nicht mit dem Hb/Hp-Komplex. Dagegen reagieren Antikörper gegen hp α unabhängig davon, ob Hämoglobin anwesend ist oder nicht[94]. Man darf also schließen, daß die Hämoglobinbindung mit der β-Kette des Haptoglobins zusammenhängt[95]. Immunologische Untersuchungen mit Hilfe der Ouchterlony-Technik ergaben, daß bei Kaninchen zwei autosomal vererbte allele Gene vorhanden sind. Dieser Haptoglobinlocus bei Kaninchen wird als Hp h bezeichnet.

6. Haptoglobinspiegel/Genetik
(vgl. Kap. C.IV.)

Der Haptoglobinspiegel schwankt beträchtlich. Er ist bei Männern höher als bei Frauen und variiert auch entsprechend den Haptoglobinphänotypen stark. Durchschnittswerte (an 144 Männern) sind folgende: Hp 1-1 144 mg/100 ml; Hp 2-1 116 mg/ml; Hp 2-2 88 mg/100ml. Bei 84 normalen Frauen vom Typ Hp 1-1 lag der Durchschnitt bei 115 mg/100 ml; beim Typ Hp 2-1 bei 95 mg/100 ml und beim Typ Hp 2-2 bei 79 mg/100 ml[96]. Allgemein läßt sich die Beziehung nachweisen, daß die größeren Polymeren pro Gewichtseinheit weniger Hämoglobin binden als die kleinen. Man muß also nicht unbedingt eine unterschiedliche Syntheserate der Produkte der verschiedenen Haptoglobinallele postulieren. Die Unterschiede zwischen den 3 Phänotypen können also auf der niedrigen Haptoglobinbindungskapazität beruhen, die die Polymeren haben, und nicht auf einem tatsächlichen Unterschied in der exakt vorhandenen Menge an Haptoglobinprotein.

Bisher konnte keine befriedigende Hypothese einer genetischen Erklärung der quantitativen Unterschiede des Haptoglobinspiegels aufgestellt werden. Dies bereitet besonders Schwierigkeiten in den Fällen, wo entweder eine Ahaptoglobinämie oder eine Hypohaptoglobinämie[97] bzw. der Phänotyp Hp 2-1 M vorkommt[98]. Für Europa wird das Vorkommen der Ahaptoglobinämie unter 1% geschätzt. Dagegen findet sich diese in Afrika in einer Häufigkeit bis zu 40%. Die Hypothese, daß ein inaktives Strukturgen Hp^0 [99] für die Entstehung des Phänotyps Hp0 verantwortlich ist, kann nicht voll befriedigen[100]. Parker u. Bearn (1963b) erklären einige Fälle von Ahaptoglobinämie durch eine Mutation am hypothetischen Kontrollgen. In manchen Fällen können niedrige Haptoglobinwerte nur durch die Annahme einer gestörten — jedoch nicht genetisch bedingt — Synthese erklärt werden[101], z.B. können Lebererkrankungen mit einer Hapto-

---

[91] Korngold 1963. [92] Giblett 1968.
[93] Beuing, Cleve u. Deicher 1965; Eichmann, Deicher u. Cleve 1966.
[94] Shim, Lee u. Kang 1965. [95] Gordon u. Bearn 1966; Cleve u. Deicher 1965.
[96] Nyman, Higashi u. Lubs 1966; Giblett 1968.
[97] Hirth, Benkmann, Christ, Busch, Goedde 1970. [98] Sutton u. Karp 1964.
[99] Allison 1959; Sutton, Neel, Livingstone, Benson, Kunstadter u. Trombley 1959; Giblett u. Steinberg 1960.
[100] Sutton u. Karp 1964. [101] Kluthe, Faul u. Hempel 1965.

globinbildungsstörung einhergehen, die ihrerseits einen niedrigen Haptoglobinspiegel zur Folge hat (vgl. Kap. C.IV.4.).

7. Phänokopieeffekte
(vgl. Kap. D.V.1.)

In anderen Untersuchungen wurden erhöhte Haptoglobinwerte bei einer Reihe von Krankheiten, die mit Gewebsnekrosen kombiniert sind (HIGASHI 1966), beschrieben. Erhöhte Werte findet man bei entzündlichen Erscheinungen und neoplastischen Erkrankungen[102]. Die Verabreichung von Androgenen erhöht ebenfalls die Haptoglobinkonzentration, während die Applikation von Diäthylstilboestrol und Äthinyloestradiol an gesunde Frauen den Haptoglobinspiegel erniedrigt.

Die erniedrigten Serumhaptoglobinspiegel sowie das Vorkommen von Ahaptoglobinämie können möglicherweise auch mit einer intravasculären Hämolyse zusammenhängen, wie sie durch Malaria verursacht wird. Untersuchungen von CURTAIN, GAJDUSEK u. KIDSON (1965) haben erbracht, daß die mittleren Serumhaptoglobinspiegel in den Küstenbereichen z.B. von Neuguinea niedriger sind als im Hochland. Da nach CURTAIN, GAJDUSEK u. KIDSON und anderen Autoren das Haptoglobin 2-2-Serum im Durchschnitt weniger Hämoglobin bindet als die Typen 2-1 bzw. 1-1, muß man damit rechnen, daß bei einer vergleichbaren Hämolyse verschiedener Personen bei dem Typ 2-2 eine Ahaptoglobinämie leichter vorgetäuscht wird als bei Personen mit den Typen 2-1 und 1-1. Sofern hohe Hämolyseraten festzustellen sind, kann auf diese Weise in endemischen Gebieten der Malaria eine verminderte Frequenz vom Typ 2-2 vorgetäuscht werden. Andererseits ist eine Kompensation durch Reduktion der Zahl der 2-2-Typen deswegen denkbar, weil bei hohen Hämolyseraten die langsame hochmolekulare Komponente des Typs Hp 2-2 als erste verschwindet, so daß Individuen vom Typ Hp 2-1 von solchen vom Typ Hp 1-1 unterschieden werden können.

8. Selektionsfaktoren

In allen bisher untersuchten menschlichen Populationen kann die Häufigkeit der beiden Allele Hp^1 und Hp^2 nicht allein durch Aufsummation von Neumutationen erklärt werden[103]. Es liegt ein echter Polymorphismus vor, an dessen Balance bestimmte Selektionsmechanismen beteiligt sein müssen. Viele weitere Untersuchungen über einen Zusammenhang zwischen Blut- und Serumgruppen, Genen und Krankheiten haben dies bestätigt.

Um eine im Vergleich zu anderen Populationen hohe Frequenz des Haptoglobin 1-Gens zu erklären, wurde eine Hypothese aufgestellt, nach der in bestimmten Gebieten als Folge intravasculärer Hämolysen eine Selektion zugunsten der Haptoglobin 1-Typen erfolgt ist, und daß die Seren vom Phänotypus Hp 1-1 und Hp 2-1 mehr Hämoglobin binden können als solche des Phänotypus Hp 2-2 (s. oben). Diese Vorstellung wird durch die Feststellung unterstützt, daß Kinder vom Phänotypus Hp 1-1 in einem Gebiet mit hoher Malariaverbreitung einen höheren Hämoglobin- und Serumeisenspiegel haben als solche vom Phänotypus Hp 2-2.

Bei der Abgrenzung der Selektionsfaktoren muß jedoch berücksichtigt werden, daß Bewohner des Flachlandes z.B. auch durch den Arbovirus infiziert werden, der von Moskitos übertragen wird und durch den Hämolysen ausgelöst werden (s. oben). Alle derartigen Faktoren können entweder mit der Malaria zusammenhängen oder unabhängig von der Malaria einen Einfluß auf die Verteilung der Haptoglobinfrequenzen haben. Ähnliche Beobachtungen wurden von PINTERA

[102] JAYLE u. MORETTI 1962; NYMAN 1959. [103] RITTER u. HINKELMANN 1966.

(1965) mitgeteilt. Danach haben Mütter von Kindern mit hämolytischen Krankheiten, die durch AB0- bzw. Rh-Incompatibilität verursacht wurden, nach der Geburt, sofern sie nicht zu den Typen Hp 2-1 bzw. 1-1 zählen, besonders niedrige Serumhaptoglobinspiegel. Mütter mit der Haptoglobinkombination Hp 2-2 haben einen erniedrigten Mittelwert. Eine Berücksichtigung der Haptoglobintypen erfolgte bei Untersuchungen an Patienten mit Diabetes mellitus, Leberparenchymschäden, Hepatitis sowie Lebercirrhosen. Die Unterschiede in den Phänotypenhäufigkeiten im Vergleich zu Kontrollpersonen sind nicht signifikant. Weitere Untersuchungen über die Verteilung der drei häufigsten Hyptoglobintypen wurden von anderen Autoren durchgeführt, z.B. bei Sarkoidose, Lungentuberkulose, rheumatischem Fieber, Lupus erythematodes, Hämophilie, Leukämietypen, Herzinfarkt, Gallensteinleiden, Ulcus ventriculi, Collumcarcinom, gutartige und bösartige Tumoren, Neurodermitis, Schizophrenie und Mongolismus. Eine signifikante Häufung eines bestimmten Haptoglobintyps hat sich in der Mehrzahl dieser Untersuchungen nicht ergeben.

HEVER u. KALNAI (1966) haben dagegen unter 866 Tuberkulosekranken ein statistisch signifikantes Überwiegen des Hp^2-Gens festgestellt. Auch bei der Leukämie scheint ein Selektionsfaktor vorhanden zu sein, da eine erhöhte Frequenz des Hp^1-Gens unter Leukämiepatienten gefunden wurde. BAITSCH u. MEIER (1959) und BAITSCH u. LIEBRICH (1961 b) haben in ihren Untersuchungen gefunden, daß innerhalb relativ kleiner Populationen bezüglich des Haptoglobinmerkmals vermutlich weit größere Inhomogenitäten vorhanden sind als im AB0- und Rh-System[104]. Es wurde außerdem bezüglich der Haptoglobinphänotypen eine mangelnde Übereinstimmung zwischen Beobachtungs- und Erwartungswerten festgestellt. Die Tatsache einer fehlenden Übereinstimmung zwischen den Beobachtungs- und Erwartungswerten bei den Kindern in Tabelle 20 (Zeile 9) gibt zu der Vermutung Anlaß, daß eine Selektion sichtbar wird, die pränatal oder unmittelbar postnatal wirksam ist. In dieser Stichprobe ist ein stärkeres Überwiegen der Kinder mit dem Phänotypus Hp 1S-1S zu Lasten der Kinder mit dem Phänotypus Hp 2-1F und Hp 2-1S festzustellen. Der Abweichungswert, der an einer relativ kleinen Stichprobe gewonnen wurde, stimmt bei Elternkombinationen Hp 2-1 $\times$ Hp 2-1 mit den Aufspaltungsergebnissen der gesamten zugrunde liegenden Population überein[105]. Bei der vorliegenden Stichprobe entsteht der Eindruck, daß in AB0-unverträglichen Elternkombinationen die Kinder vom Phänotypus Hp 1-1 einen Selektionsvorteil gegenüber Kindern mit anderen Haptoglobintypen haben. Bei den Kindern aus AB0-unverträglichen Ehen besteht ein signifikanter Überschuß beim Phänotypus Hp 1-1 und eine entsprechende Verminderung der Phänotypen Hp 2-1, Hp 2-2 ($p < 0{,}005$). Es könnte also ein Zusammenhang bestehen zwischen AB0-Inkompatibilität und Haptoglobinphänotyp der Kinder, zumal bei Mutter-Kind-Unverträglichkeit Mütter vom Phänotypus Hp 2-2 signifikant niedrigere Haptoglobinspiegel haben als Kontrollmütter[106]. Einen weiteren Hinweis auf einen derartigen Zusammenhang gibt die Untersuchung von PINTERA (1965) (vgl. oben).

Ein den Normalwerten entsprechender Haptoglobinspiegel wird in der Ontogenese normalerweise in einem Alter von ungefähr 1 Jahr erreicht. Das Fehlen von Haptoglobin bei Neugeborenen wird entweder auf mangelnde Synthese oder auf Hämolyse der kurzlebigen fetalen Erythrocyten zurückgeführt.

[104] BAITSCH, RITTER, GOEDDE u. RIEDEL 1964.
[105] BAITSCH, RITTER, GOEDDE u. ALTLAND 1963; GOEDDE, RITTER u. WEYRAUCH 1965; RITTER, LOEKE, WEYRAUCH u. GOEDDE 1966; BAITSCH, RITTER, GOEDDE u. RIEDEL 1964; SUTTON u. KARP 1964.
[106] RITTER u. HINKELMANN 1966.

Tabelle 20. Haptoglobinphänotypen der Kinder in 521 Familien. (Nach RITTER u. HINKELMANN 1966, verändert)

Elternkombinationen	N_F	N_{Kd}	Kinderphänotypen				χ^2	df	P
			Hp 1-1	Hp 2-1	Hp 2-2				
Hp 1-1 × Hp 1-1	7	13	13	—	—	—			
	10,76		13,0	—	—				
Hp 1-1 × Hp 2-1	43	80	44	36	—	—			
	35,24		40,0	40,0	—		0,8	1	0,50—0,30
Hp 2-1 × Hp 1-1	34	62	30	32	—	—			
	35,24		31,0	31,0	—		0,064	1	0,80—0,70
Hp 1-1 × Hp 2-2	28	51	—	51	—	1			
	28,86		—	51,0	—				
Hp 2-2 × Hp 1-1	22	41	—	41	—	—			
	28,86		—	41,0	—				
Hp 2-1 × Hp 2-1	120	246	80	106	60	2			
	115,46		61,5	123,0	61,5		7,951	2	0,02—0,01
Hp 2-1 × Hp 2-2	102	190	—	93	97	2			
	94,55		—	95,0	95,0		0,084	1	0,80—0,70
Hp 2-2 × Hp 2-1	89	187	—	92	95	—			
	94,55		—	93,5	93,5		0,048	1	0,90—0,80
Hp 2-2 × Hp 2-2	76	140	—	—	140	3			
	77,44		—	—	140,0				
Gesamt	521	1010							

VI. Genetisch bedingte Polymorphismen bei Isoenzymen: Lactatdehydrogenase (LDH)

Es ist zu erwarten, daß auch Genloci von Isoenzymen (Isozymen)[107] Mutationen unterliegen. So wurden für die a- und b-Loci der LDH-Untereinheiten Mutationen nachgewiesen, anhand derer die tetramere Isoenzymstruktur näher analysiert werden konnte. Bei Untersuchungen an der Maus Peromyscus maniculatus ergab sich, daß mutierte Allele vorhanden sind und autosomal codominant vererbt werden. Ist aus der Untereinheit B die Variante B′ geworden, so müssen bei heterozygoten Tieren im Bereich der LDH-1-Zone 5 Banden vorhanden sein: B B B B, B B B B′, B B B′ B′, B B′ B′ B′ und B′ B′ B′ B′. Im Bereich der Zone LDH 2 ist zu erwarten: B B B A, B B B′ A, B B′ B′ A und B′ B′ B′ A etc. Von SHAW u. BARTO (1963) wurden die in dieser Hinsicht aufgestellten Hypothesen experimentell bewiesen (Abb. 44).

Die erste Mutation hinsichtlich der menschlichen LDH-Isoenzyme (Abb. 45) wurde von BOYER, FAINER, WATSON-WILLIAMS 1963 beschrieben. Die Gesamtaktivität der LDH war aber bei Personen mit der Variante der B-Untereinheit nicht niedriger als normal; es konnten auch keine Abweichungen der Michaelis-Menten-Konstanten und der Enzymkinetik festgestellt werden. Die ersten Mutanten der A-Untereinheit wurden von NANCE, CLAFLIN u. SMITHIES 1963 entdeckt. In einer Stichprobe von 600 Negern wurden in der vertikalen Stärkegelelektrophorese drei Varianten nachgewiesen, was einer Häufigkeit von ca. 0,005 entspricht. Unter 600 weißen Patienten wurde dagegen eine Häufigkeit von 0,0017 beobachtet. Die bei den Negern gefundenen Varianten zählen ausschließ-

[107] WEBB 1964.

	Normaler Genotyp: L-1^a/L-1^a	Heterozygote, Genotyp: L-1^a/L-1^b	Atypische Homozygote, Genotyp: L-1^b/L-1^b
LDH-1	B^a B^a B^a B^a	$^1/_{16}$ B^a B^a B^a B^a	
		$^4/_{16}$ B^a B^a B^a B^b	
		$^6/_{16}$ B^a B^a B^b B^b	
		$^4/_{16}$ B^a B^b B^b B^b	
		$^1/_{16}$ B^b B^b B^b B^b	B^b B^b B^b B^b
LDH-2	A B^a B^a B^a	$^1/_8$ A B^a B^a B^a	
		$^3/_8$ A B^a B^a B^b	
		$^3/_8$ A B^a B^b B^b	
		$^1/_8$ A B^b B^b B^b	A B^b B^b B^b
LDH-3	A A B^a B^a	$^1/_4$ A A B^a B^a	
		$^2/_4$ A A B^a B^b	
		$^1/_4$ A A B^b B^b	A A B^b B^b
LDH-4	A A A B^a	$^1/_2$ A A A B^a	
		$^1/_2$ A A A B^b	A A A B^b
LDH-5	A A A A	A A A A	A A A A

Abb. 44. Hypothetische Tetramerenstrukturen bei verschiedenen Phänotypen unter Berücksichtigung einer LDH-B-Variante (Untereinheiten: A, B^a und B^b); die Zahl vor den Tetrameren der Heterozygoten gibt den Anteil der Unterbanden innerhalb der Hauptbande an. (Nach SHAW u. BARTO 1963, verändert)

Tabelle 21. Häufigkeit von LDH-Varianten. (Nach VESELL 1965a, verändert)

Population	*n*	Zahl der gefundenen Varianten	Betroffene Untereinheit	Frequenz der Varianten in %
Weiße (New York)	80	0	—	0
Neger (New York)	280	0	—	0
Weiße	50	0	—	0
Amerikanische Neger	300	0	—	0
Papuas	100	0	—	—
Nigerianer	200	1	B	0,5
Brasilianer	—	1	A	—
Neger (Memphis/Tennessee)	610	7	5A, 2B	1,1
Weiße (Memphis/Tennessee)	330	1	A	0,3
Xavante-Indianer (Brasilien)	79	0	—	0
Neger (Washington D.C.)	600	3	A	0,50
Weiße (Washington D.C.)	600	1	BB[a]	0,17
Indianer (USA)	284	0	—	0
Mikronesier (Mariana-Inseln)	238	0	—	0
Neger (USA)	95	1	A	1,05
Weiße (USA)	28	0	—	0
Briten	1015	2	A	0,19
Cyprioten (Türken)	245	2	A	0,81
Nigerianer (Ibadan)	23	1	A	4,35

[a] Homozygot.

lich zur A-Untereinheit. Eine Familienuntersuchung ergab, daß ein X-gebundener Erbgang auszuschließen ist (Abb. 46). In Erythrocytenhomogenaten konnte die LDH-5-Bande der Varianten nicht beobachtet werden. Erwartungsgemäß betrug die Zahl der Banden der LDH-5-Position bei Leukocytenextrakten 5[108].

[108] VESELL 1965b.

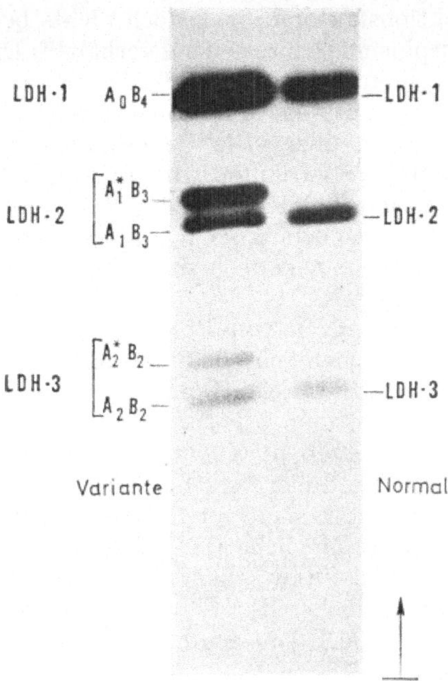

Abb. 45. Halbschematische Darstellung der LDH-Banden in der Elektrophorese; verschiedene Möglichkeiten der Kombination der A*-Mutante mit den normalen A- und B-Untereinheiten im Vergleich zum normalen Zymogramm. (Nach NANCE, CLAFLIN u. SMITHIES 1963)

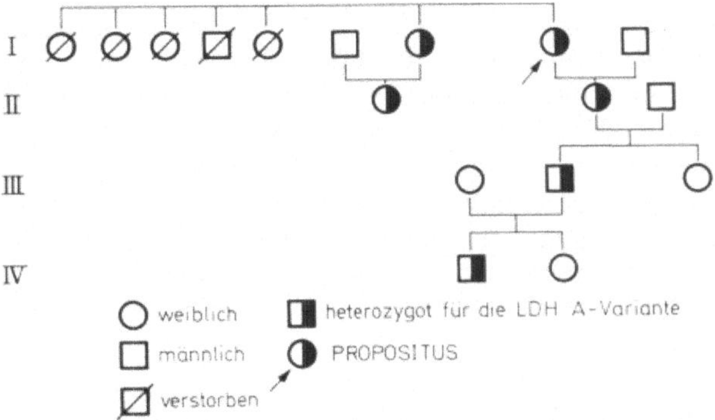

Abb. 46. Erbgang einer LDH-A-Variante. (Nach VESELL 1965b, verändert)

Die Häufigkeit der LDH-Varianten ist bei verschiedenen Populationen unterschiedlich (Tabelle 21). Bei einigen Populationen wurde eine Häufigkeit von ca. 1% festgestellt[109], so daß definitionsgemäß von einem genetisch bedingten Polymorphismus gesprochen werden darf.

Als Selektionsmechanismus könnte z.B. postuliert werden, daß die Eliminierung der allelen Gene bei Homozygoten durch erniedrigte Fertilität, Lebenserwartung etc. durch Selektionsvorteile bei Heterozygoten ausgeglichen wird; Beispiel: Sichelzellhämoglobin. Über die Entstehung des LDH-Polymorphismus,

---

[109] KRAUS u. NEELY 1964.

insbesonder über Selektionsfaktoren, ist jedoch nichts bekannt. Es ist denkbar, daß sich dieser Polymorphismus heute neutral verhält[110]. Die Häufigkeit der LDH-Varianten in der Größenordnung von 1%[111] kann unter Umständen lediglich durch Aufsummation von neutralen Mutationen erreicht worden sein, also durch Akkumulation der Mutation über viele Generationen hinweg. Die Hypothese neutraler, genetisch bedingter Varianten wird in steigendem Maße für verschiedene Proteinvarianten akzeptiert. Es handelt sich also um Mutationen, die nicht in Form einer Störung — also Krankheit — in Erscheinung treten[112]. Da keine negativen Begleiterscheinungen gekoppelt sind, werden die Varianten nicht durch natürliche Selektion eliminiert.

Aufgrund der Untersuchungen von BLANCO u. ZINKHAM (1963) darf angenommen werden, daß wahrscheinlich ein 6. Isoenzym existiert, welches auf die Existenz einer 3. Untereinheit hinweist. Die hypothetisch geforderte Untereinheit wurde von den genannten Autoren C benannt. Bei Untersuchungen an Taubentestes stellten ZINKHAM, BLANCO u. KUPCHYK (1964) fest, daß hier die LDH-Synthese unter der Kontrolle dreier verschiedener genetischer Loci a b c steht. Alle untersuchten Tiere waren homozygot für den a- und b-Locus; einige waren heterozygot für den c-Locus. Mögliche Genotypen sind: c c, c c′, c′ c′. Darüber hinaus fanden auch KOEN u. SHAW (1965) an Mäusen experimentelle Hinweise auf das Vorhandensein zusätzlicher Untereinheiten und damit weiterer Isoenzymbanden. Bei Fröschen wird die B-Untereinheit der LDH sogar durch mindestens 3 allele Gene kontrolliert[113].

In der Ontogenese sind alle Isoenzyme bereits in den frühesten Embryonalstadien vorhanden. In den frühembryonalen Entwicklungsstadien ist in allen untersuchten Organen die quantitative Verteilung der Isoenzyme gleich, mit einem Maximum an Isoenzym 3[114]. Im Laufe der Entwicklung verschiebt sich das Verhältnis der Syntheseraten der einzelnen Isoenzyme, bis das endgültige Isoenzymmuster[115] erreicht ist. Die Gene, die für die Synthese der LDH-Isoenzyme codieren, sind also bereits in den frühesten Stadien der Entwicklung aktiv[116]. Im Gegensatz dazu stehen die Untersuchungen von CAHN, KAPLAN, LEVINE u. ZWILLING (1962); diese Autoren nehmen an, daß die Synthese der verschiedenen Isoenzyme in verschiedenen Entwicklungsstadien einsetzt.

Die Veränderungen im Isoenzymmuster während der menschlichen Ontogenese entsprechen in großen Zügen denen bei Kaninchen und Hühnern. Die spezifischen genetischen und nicht-genetischen Faktoren, die während der Entwicklung die unterschiedliche Synthese der A- oder B-Untereinheiten steuern, sind nicht bekannt.

D. Biochemische Genetik — Klinische Genetik

Nachdem sowohl die wichtigsten Methoden, die derzeit im Rahmen der Biochemischen Genetik zur Anwendung kommen (vgl. Kap. B. I.—IV.), beschrieben und einige Probleme anhand biochemisch-genetischer Polymorphismen vorgestellt worden sind, soll nun umrissen werden, welche Aspekte uns für die Klinik wichtig erscheinen.

I. „Erbkrankheiten“ / Abgrenzung

Im Vordergrund der klinisch-genetischen Betrachtungen stehen Krankheiten, die durch einen Erbgang gekennzeichnet sind, d. h. die Information für eine bestimmte

[110] VESELL 1965a. [111] KRAUS u. NEELY 1964. [112] VESELL 1965b.
[113] WRIGHT u. MOYER 1968. [114] WACHSMUTH 1965. [115] ROMAN 1969.
[116] VESELL 1965a.

Krankheit wird von einer Generation auf die andere übertragen. Es gilt, Krankheiten mit diesen Kriterien zu erfassen, und es besteht die Notwendigkeit, die genetischen Grundlagen im Rahmen der Biochemischen Genetik festzustellen. Es gibt eine weitere Gruppe von Krankheitsbildern, bei denen sich ein Erbgang nicht nachweisen läßt, die aber trotzdem unter den Aspekten der Klinischen Genetik und der biochemisch-genetischen Grundlagenforschung von Interesse sind.

Es soll im folgenden versucht werden, die Problematik einer Abgrenzung von „Erbkrankheit" und „genetisch bedingter Krankheit" zu skizzieren und Möglichkeiten einer Abgrenzung aufzuzeigen. Bei einfach organisierten Lebewesen können wegen einer geringen Spezialisierung und Differenzierung der Zellen aus Teilen dieser Organismen neue „jüngere" Individuen entstehen (Amoeben, Polypen etc.); bei Einzellern bedeutet das Ende eines „Individuums" nicht den Tod, sondern die Fortsetzung des Lebens in zwei Individuen. Auch Zellen höher organisierter Lebewesen können in geeigneter Umgebung und unter günstigen Bedingungen (Gewebekultur, speziell Fibroblastenkulturen) theoretisch als „Explantat" unbegrenzt weiter „leben" (im Experiment unter Umständen ein Vielfaches länger als der Gesamtorganismus, dem sie entnommen wurden). Unter normalen Bedingungen erfolgt jedoch bei höher organisierten Lebewesen zur Erhaltung der Art eine „irreversible" Differenzierung in Soma- und Keimbahnzellen. Hier ist eine „Verjüngung des Individuums" über die „jugendlich" bleibenden Keimzellen möglich. Dies ist notwendig, da der Stoffwechsel höherer Organismen mit irreversiblen Veränderungen der Gewebe verknüpft ist, die wiederum aufgrund ihrer hohen Komplizierung in der Regel nicht abgestoßen und wieder ersetzt werden können, sondern in toto zugrunde gehen; dies ist gleichbedeutend mit der Desorganisation der organischen Masse des Individuums, also dem Tod. Dementsprechend kommt bei höher organisierten Lebewesen der genetischen Information in den Somazellinien und in den Keimzellinien eine unterschiedliche Bedeutung zu, wobei beide Zellgruppen nicht isoliert voneinander betrachtet werden dürfen. Fehlinformationen des genetischen Codes können sowohl Keimbahnzellen als auch Somazellen betreffen. Bei beiden ist es wichtig, ob und wann die Veränderung der genetischen Information eintritt. Veränderungen der genetischen Information und damit u. U. verbundene Stoffwechselstörungen haben sehr unterschiedliche Folgen, nämlich solche, die das Individuum selbst betreffen und andere, die die Nachkommen betreffen. Aus der Vielzahl der Möglichkeiten seien im folgenden einige Denkmöglichkeiten herausgegriffen, um auf die Komplexität der theoretisch möglichen genetisch bedingten Störungen hinzuweisen.

1. Keimbahnzellen

a) Eine befruchtete Eizelle, aus der sich das Individuum entwickelt, ist homozygot „gesund". Das Individuum selbst ist gesund, desgleichen seine Nachkommen bei Paarung mit einem ebenfalls gesunden Partner.

b) Die befruchtete Eizelle ist homozygot „gesund", in der Ontogenese erfolgt jedoch eine Mutation, die eine, viele oder alle Keimzellen betrifft. Je nach Partner können homozygot gesunde, homozygot kranke und heterozygote Nachkommen erwartet werden.

c) Die befruchtete Eizelle ist für ein Merkmal heterozygot. Die Kombinationsmöglichkeiten entsprechen denen in b).

d) Die befruchtete Eizelle ist homozygot „krank". Bei Kombination mit entsprechenden atypischen Homozygoten oder Heterozygoten sind homozygot kranke Nachkommen oder Heterozygote zu erwarten.

2. Somazellen

e) Die befruchtete Eizelle ist gesund, jedoch erfolgt in den daraus gebildeten Körperzellen eine Mutation mit gegebenenfalls sehr unterschiedlichen Folgen: Entwicklungsanomalien, Mißbildungen, „Stoffwechselentgleisungen" (Cancerogenese?), Sterilität, Abort etc. Je früher in der Ontogenese die Veränderung in der genetischen Information erfolgt, um so höher ist das Risiko, daß die Fehlinformation auf die Mehrzahl der Körperzellen übertragen wird. Je früher eine solche Mutation erfolgt, um so einheitlicher ist das Krankheitsbild (biochemisch gesehen). Eine derartige Krankheit ist dann also nicht von der vorhergehenden Generation ererbt worden und wird, falls es zur Fortpflanzung kommt, nicht weitergegeben, da die Keimzellen nicht betroffen sind. Eine derartige Stoffwechselerkrankung ist nicht „angeboren", obwohl die Informationsstörung im genetischen Code liegt.

Die Inaktivierung eines X-Chromosoms bei Frauen (vgl. Lyon-Hypothese) könnte in diesem Zusammenhang als Beispiel angeführt werden. Eines der beiden X-Chromosomen wird in der Ontogenese verhältnismäßig früh inaktiviert und damit die genetische Information dieses Chromosoms ausgeschaltet — jedoch in der Regel ohne pathologisch faßbare Folgen.

Es können natürlich viele weitere Möglichkeiten durchkombiniert werden. Berücksichtigt man die oben erwähnten Faktoren, so wird die Abgrenzung von Krankheiten, die in der genetischen Information bzw. einem Gendefekt ihre Ursache haben, schwierig. Bei der Phenylketonurie wären nach diesem Schema theoretisch mehrere Typen zu unterscheiden, von denen einige herausgegriffen sein sollen:

Entsprechend d): Gleichbedeutend mit der Phenylketonurie als inborn error of metabolism.

Entsprechend b): Der Proband ist phänotypisch nicht krank (auch nicht heterozygot). Die Anlage ist nicht ererbt worden, wird jedoch an die Nachkommen weitergegeben (Spontanmutationen).

Entsprechend e): Der Patient hat theoretisch, je nachdem zu welchem Zeitpunkt die Mutation eingetreten und welches Organ betroffen ist, alle oder einige Symptome der Phenylketonurie (Mosaik); es sind hier viele Untertypen denkbar (vgl. auch Ollier-Krankheit und Mafucci-Syndrom etc. in: Lenz 1970).

Aus dem Gesagten ergibt sich, daß Änderungen der genetischen Information in den Keimzellen die Vitalität des Individuums selbst nicht betreffen, jedoch u.U. die seiner Nachkommen. Umgekehrt können Körperzell-Mutationen nicht nur die Vitalität des Patienten betreffen, sondern auch indirekt über Mißbildungen der Fortpflanzungsorgane Einfluß auf die Nachkommen haben, sofern sie nicht zur Sterilität führen.

In welcher Form nun aufgrund des oben entwickelten Schemas eine Klassifizierung, Gruppierung etc. durchgeführt wird, ist kaum verbindlich festzulegen. Man könnte grob zwei Gruppen unterteilen: einmal „Erbkrankheiten", die über die Keimzellen vererbt werden, zum anderen „Genkrankheiten", die das Individuum, aber nicht die Nachkommen betreffen.

In den folgenden Kapiteln, u.a. „Diagnose" (D.V.) einschließlich Diagnose von Heterozygoten (D.VI.) und „Therapie" (D.VII), wird die hier angedeutete Vielfalt genetischer Erkrankungen nicht entsprechend differenziert berücksichtigt, da für eine derartige Analyse und ihre exakte Beschreibung bisher zu wenig konkrete experimentelle Befunde vorliegen. Das Wissen um die Problematik ist jedoch sowohl bei der Diagnose, der Therapie und der genetischen Beratung wichtig als auch für die theoretischen Grundlagen der „Biochemie der Genwirkung“[117].

II. Häufigkeit von Erbkrankheiten und Charakterisierung

Abgesehen von Untersuchungen an Bakterien vermitteln auch schon die bisher durchgeführten Untersuchungen am Menschen einen relativ guten Überblick über Zahl und Auswirkungen der Mutationen, die Stoffwechselstörungen etc. verursachen. Die Klärung dieser Fälle ist primär aus ärztlicher Sicht wichtig. Die Gesamtzahl der identifizierten Genloci (nicht der Allele dieser loci!), die z.T. Erbkrankheiten bedingen, ist sehr gering im Vergleich zur Gesamtzahl der tatsächlich vorhandenen Gene. Vergleicht man die Zahl der bekannten autosomal dominanten und der autosomal recessiven Merkmale, so stehen[118] 943 dominante einer Anzahl von 783 recessiven Merkmalen gegenüber. Bei Einschränkung auf die Merkmale bzw. Erkrankungen, deren Erbgang eindeutig beschrieben worden ist, liegen die Zahlen bei 415 (dominant) und 365 (recessiv). Bei der geschlechtsgebundenen Vererbung findet man 150 Merkmale bzw. Erkrankungen, von denen 86 in ihrem Erbgang gesichert sind[119]. Mit der Einführung neuer oder verfeinerter Nachweismethoden werden weitere Krankheiten hinsichtlich ihrer genetisch bedingten Faktoren fortlaufend analysiert, und je nach dem Stand der Methodenentwicklung auch neue Erbkrankheiten entdeckt. Dementsprechend erhöht sich das Wissen um die Zahl der durch Erbkrankheiten charakterisierten Genloci. Trotzdem bleibt die Zahl der auf diese Weise erfaßten Genloci im Vergleich zu ihrer Gesamtzahl sehr niedrig (s. unten).

Die Präzisierung eines durch eine Erbkrankheit charakterisierten Genlocus ist erst dann möglich, wenn die Analyse zumindest bis in den Bereich der sekundären Genprodukte (Enzymproteine) fortgeschritten ist. Man kann verschiedene Stufen der Erbgangsanalyse unterscheiden (vgl. Vogel 1961). Letztlich ist es das Ziel einer Analyse den konkreten Zusammenhang zwischen (abnormem) Merkmal — „Phän“ — und Informationseinheit — „Gen“ — aufzudecken. Im einfachsten — seltenen — Fall läßt sich ein Phän direkt auf ein Gen zurückführen. Aber auch bei multifaktoriellen Systemen ist eine Aussage über die nähere Lokalisation und Art der Mutation zumindest theoretisch denkbar, wenn auch der Nachweis der kausalen Zusammenhänge der verschiedenen ineinanderspielenden Genwirkketten auf biochemischer Basis fast immer sehr kompliziert ist.

Die exakteste Stufe einer Analyse ist dann erreicht, wenn ein bestimmtes biochemisch charakterisiertes Proteinmolekül in seiner Aminosäuresequenz aufgeklärt ist und die varianten Proteinmoleküle, die die Krankheiten verursachen, bekannt sind. Die Reihenfolge der Aminosäuren eines Proteins gibt Auskunft über die Reihenfolge der Basensequenz in dem dazugehörigen Strukturgen. Ändert sich diese Basenfrequenz, so ändert sich die Aminosäuresequenz, die mit Methoden der Proteinchemie nachweisbar ist. Beispiele für Aminosäureaustausch sind verschiedentlich gefunden worden. Bei Menschen gibt es z.B. viele Hämoglobin-Varianten (vgl. Abb. 1; Kap. B.1. u. C.), die auch pathologische Bilder zur Folge haben (Sichelzellanämie bei Negern). Die Unterschiede sind durch Änderungen an einer oder wenigen Positionen bedingt.

Bei den meisten Proteinen, einschließlich der Mehrzahl der Enzymproteine, sind bisher keine Sequenzanalysen mit Hilfe von Fingerprintverfahren durchgeführt worden. In den meisten Fällen konnte das Protein noch nicht genügend rein dargestellt werden, um entsprechende Analysenverfahren zur Anwendung zu

---

[117] Fuhrmann 1965; Stevenson u. Davison 1970, Schloot 1973a.
[118] McKusick 1971. [119] McKusick 1971.

bringen. Trotzdem können auch in dieser, durch die Entwicklung biochemischer Methoden bedingten Situation, erbliche Proteinvarianten definiert werden.

Untersuchungen mit verschiedenen Elektrophoresemethoden (auch der Immunelektrophorese) ermöglichen je nach Art der verwendeten Trägermedien (Stärkegel, Polyacrylamidgel, Cellogel, Papier etc.) darüber Aussagen, ob es sich bei den beobachteten Varianten um Unterschiede hinsichtlich der Molekülgröße und/oder hinsichtlich unterschiedlicher Ladungen und damit eventuell andersartiger Aminosäurezusammensetzung im Proteinmolekül handelt. Mit Hilfe zusätzlicher Untersuchungsmethoden der Formalgenetik (Familienuntersuchungen, Zwillingsuntersuchungen, populationsgenetische Untersuchungen, vgl. Kap. B.II.—B.IV.) kann dann geklärt werden, ob in einfacher Weise verschiedenartige Allele auf einem Genlocus die Ausprägung der Varianten bestimmen. Eingehendere Untersuchungen sind z.B. hinsichtlich der Transferrine und Haptoglobine (Kap. C.V.) durchgeführt worden. Gelegentlich ist es gelungen, nur den abgeänderten Teil des Proteins (am aktiven Zentrum) in seiner Struktur zu beschreiben. In solchen Fällen ist es möglich, ohne Kenntnis der Gesamtstruktur des Moleküls Rückschlüsse auf das Entstehen der interessierenden Varianten — durch crossing-over etc. — zu ziehen. In diesem Zusammenhang sei auf die komplizierten Hypothesen zur Erklärung der Haptoglobinvarianten verwiesen (Kap. C.V.2.).

Selbst wenn eine direkte Beziehung zur primären Genkonstellation nicht mehr festzustellen ist, bieten die verschiedenen in der Genetik gebräuchlichen Methoden der biochemischen und genetischen Charakterisierung und statistischen Auswertung bei gemeinsamer Anwendung häufig die Möglichkeit, auf einen Erbgang zu schließen: Beispiele sind u.a. die Phenylketonurie, Pelgeranomalie der Leukocyten und die Elliptocytose.

Bei der geringen Exaktheit der Aussagen auf diesem Stand der Analyse bzw. des Erbgangs kann häufig eine sog. Heterogenie nicht ausgeschlossen werden; d.h. ein bestimmter Phänotyp wird durch (verschiedene) andere genetische Konstellationen mit einen ähnlichen Erbgang vorgetäuscht (vgl. „Phänokopie“, Kap. D.V.1.). Als Beispiel sei die Aufgliederung der zunächst als einheitlich angesehenen autosomal recessiven Glykogenspeicherkrankheit in verschiedene spezielle Formen unterschiedlicher Genese (Enzymstörungen!) genannt (vgl. Tabelle 29).

Für eine Beurteilung derartiger genetischer Zusammenhänge kann es besonders wichtig sein, daß die Varianten in einer Population mit einer relativ großen Häufigkeit nachzuweisen sind; ein weiteres wichtiges Kriterium ist die „Meßbarkeit“ des betreffenden Merkmals[120]. Da sich jedoch die Phänotypen qualitativ häufig nicht eindeutig abgrenzen lassen, ist zu berücksichtigen, daß z.B. anstelle einer trimodalen Verteilung zunächst nur eine bimodale Verteilung festzustellen ist. Beispiele: „Bitterschmecken“ von Phenylthioharnstoff und Anetholtrithion (Kap. D.III.9.) und INH-Polymorphismus (Kap. C.III.1.).

Die Aussagen können zudem dadurch erschwert werden, daß die den Phänotypen zuzuordnenden Mittelwerte so eng benachbart sind, daß zunächst auch nur eine bimodale Aufteilung unmöglich ist, wie anhand der Aktivitätswerte der sauren Erythrocytenphosphatasen (SEP) — vgl. Kap. C.III.3. — gezeigt werden konnte. Bei der SEP unterscheiden sich die mittleren Aktivitätswerte der verschiedenen Phänotypengruppen nur geringfügig. Andererseits ist die Streuung der Werte innerhalb der Gruppen (z. AA, AB, BB) so groß, daß eine unimodale Verteilung der Meßwerte resultiert (vgl. Abb. 35a). Hier ist also, ausgehend von Aktivitätsbestimmungen, keine Phänotypenbestimmung und Erbgangsanalyse

[120] PENROSE, l.c. VOGEL 1961.

möglich. Erst durch Kombination mit anderen biochemischen Methoden wie der Stärkegel-Elektrophorese oder der Polyacrylamidgel-Elektrophorese wird eine Abgrenzung ermöglicht. Schließlich können auch für die einzelnen Phänotypengruppen durch diese methodische Ausweitung typische Aktivitätsmittelwerte ermittelt werden (vgl. Kap. C.IV.3.).

Bei der anthropologisch-erbbiologischen Begutachtung wird die Beziehung zwischen primärer Genwirkung und Merkmalsausprägung sowie Erbgang vorausgesetzt, ohne daß jedoch der Anteil einzelner Gene bei der Ausprägung der morphologisch faßbaren Merkmale abgegrenzt werden könnte. Mit statistischen Methoden unter Einbeziehung vieler morphologisch meßbarer Werte können hier Verwandtschafts- bzw. Abstammungsverhältnisse (Vaterschaftsnachweis) nachgewiesen bzw. ausgeschlossen werden. Obwohl die verschiedenen Genloci interferierend an der Ausprägung der Merkmale beteiligt sind, werden die Allele der jeweiligen Genloci nach den Mendelschen Regeln vererbt.

Vergleicht man nun verschiedene Möglichkeiten der Analyse miteinander, so fällt auf, daß der Inhalt des Wortes „Merkmal“ je nach Grad der Analyse unterschiedlich ist und, abnehmend mit dem Grad einer exakten Aussagefähigkeit, komplexer wird. Es kann sich also bei den verschiedenen Stufen der (Erbgangs-) Analyse nicht um ein Schema handeln, mit welchem jedes Merkmal eine fortwährend exakter werdende Untersuchung durchläuft. Es bedeutet vielmehr eine Klassifizierung und Differenzierung der „Merkmale“ als solche auf verschiedenen Ebenen. Ein Merkmal mit multifaktorieller Vererbung wird in vielen Fällen niemals auf einer anderen Stufe untersucht werden können, da eine direkte einfache monomere Beziehung nicht vorliegt. Eine fortschreitende, einengende und spezifizierende Analyse ist erst dann zu erwarten, wenn ein Merkmal, sei es auch sehr komplex, z.B. biochemisch näher analysiert werden kann.

Geht man von den verschiedenen Möglichkeiten der Analysenschemata bzw. -klassifikationen aus, so sind auch die Voraussetzungen zur Bestimmung der „Zahl der Gendefekte“ sehr unterschiedlich. Je genauer die biochemische Untersuchung durchgeführt werden kann, desto besser ist die Möglichkeit der Differenzierung und damit das Identifizieren der tatsächlich vorhandenen Grunddefekte.

Das Problem der Schätzung „kranker Gene“, Letalfaktoren etc. sollte als Ergänzung der empirisch gewonnenen Werte theoretisch betrachtet werden. Die beiden wichtigsten Aspekte in dieser Hinsicht sind: 1. Menge der verfügbaren DNA/Information/Triplettcode, 2. Mutationsrate. Daraus kann dann die Zahl der theoretisch möglichen Defekte errechnet und mit den tatsächlich vorgefundenen verglichen werden.

Von verschiedener Seite sind hierzu Berechnungen durchgeführt worden. Man kann beim Menschen z.B. mit biochemischen und biophysikalischen Methoden die Menge der vorhandenen DNA messen. Aufgrund anderer Überlegungen und Experimente[121] darf man annehmen, daß ein Triplettcode Grundeinheit der Geninformationssysteme ist und pro Polypeptidkette 150 Aminosäuren anzusetzen sind. Unter diesen beiden Kautelen ist genügend DNA zur Codierung von ca. 10 Millionen Polypeptidketten vorhanden. Ausgehend von umfangreichen Versuchen an Escherichia coli kann man andererseits annehmen, daß mehrere tausend Gene notwendig werden, um für alle Proteine eines Einzellers den Code abzugeben. Wegen der größeren Komplexität eines Vielzellers und damit zusammenhängend vieler neuer Funktionen dürfte ein Vielfaches an Genen für den Menschen postuliert werden. Die Schätzungen sind sehr unterschiedlich: Vogel 6—7 $\times 10^6$, Nierenberg 1 $\times 10^6$ und Neel et al. 1—4 $\times 10^4$ (Vogel 1961). Möglicherweise liegt jedoch die Gesamtzahl der verfügbaren Gene beim

[121] Harris 1970.

Menschen unter 100000[122]. Allerdings ist noch wenig bekannt, in welchem Umfang dem Individuum einer Species DNA zuzuordnen ist, die für Informationen codiert, die entweder ontogenetisch nur zeitweilig Bedeutung haben, oder deren Bedeutung in der Phylogenese lag und für das betreffende Individuum nur „Ballast"-Informationen sind.

Die Genmutationsrate ist relativ niedrig. Man schätzt eine Häufigkeit von ca. $<1:10000$. Hinsichtlich mikroskopisch-morphologisch sichtbarer Mutationen, i.e. z.B. Chromosomenbrüchen, liegt die Zahl wesentlich niedriger. Unter vier Spontanaborten dürfte jedoch einer durch Chromosomenanomalien verursacht sein. Unter 25 Konzeptionen ist ein Chromosomendefekt zu erwarten. Da diese Defekte in der Regel jedoch so gravierend sind, daß sie in einem frühen Entwicklungsstadium letal sind, findet man unter 1000 Geburten nur eine mit morphologisch faßbarer Chromosomenschädigung. Derartige Chromosomenaberrationen äußern sich z.B. als Down-Syndrom, Klinefelter-Syndrom, Turner-Syndrom oder XXX-Syndrom. Als Beispiel einer Genmutation sei die cystische Pankreasfibrose genannt, die in England mit einer Häufigkeit von 1:2000 vorkommt[123].

In anderer Hinsicht ist die Häufigkeit von mutierten Genen in der Bevölkerung von beträchtlichem medizinischen und bevölkerungspolitischem Interesse (vgl. Kap. C.I.) z.B. hinsichtlich Fragestellungen der Eugenik. Nach Schätzungen, die MULLER 1950 (c.f. WOLSTENHOLME 1963) vorgelegt hat, kann man damit rechnen, daß im Durchschnitt jedes Individuum 8 nachteilige Letaläquivalente trägt. Inzwischen dürfte sich innerhalb der letzten 20 Jahre diese Zahl als Folge einer erhöhten mutagenen Belastung und veränderter Selektionsbedingungen erhöht haben.

Im Vordergrund einer Klinisch-Biochemischen Genetik des Menschen stehen also Fragestellungen aus sehr heterogenen Bereichen der Medizin: Diagnose seltener, „kranker" Merkmale und Differenzierung dieser Merkmale (s. oben), Entwickeln von „Heterozygotentests" zur Erfassung von Heterozygoten; diagnostische Untersuchungen als Grundlage und Ansatz einer Therapie, erbbiologische Familienberatungen, Erfassen und Charakterisieren von Merkmalen für eugenische Maßnahmen. Besonders aber bei der großen Zahl und der schnellen Weiterentwicklung von Medikamenten, die heute zur Anwendung kommen, sowie der sich ständig ausweitenden Entwicklung und Einführung völlig neuer Pharmaka, werden die genetisch bedingten Arzneimittelunverträglichkeiten und Nebenwirkungen in zunehmendem Maße für die ärztliche Therapie zu berücksichtigen sein. Das Gebiet „Pharmakogenetik" ist deswegen im folgenden Kapitel etwas ausführlicher beschrieben worden, zumal auf diesem Gebiet für die Grundlagenforschung viele interessante Ansätze gemacht werden können. Anschließend wird ein in neuerer Zeit untersuchter „inborn error of metabolism" vorgestellt (Kap. D.IV.), um zu den verschiedenen Möglichkeiten und Problemen bei der Diagnose (Kap. D.V. u. D.VI.) und Therapie (Kap. D.VII). von Erbkrankheiten aus der Sicht des Biochemikers überzuleiten.

III. Pharmakogenetik

1. Definition und biochemisch-genetische Grundlagen

Unter dem Begriff „Pharmakogenetik" werden Reaktionen auf Pharmaka zusammengefaßt, die durch folgende Kriterien definiert werden können:

1. Stoffwechselreaktionen und/oder Verhaltensweisen, die z.B. morphologisch, histologisch, physiologisch oder biochemisch als Folge einer Applikation von Pharmaka nachweisbar sind.

---

[122] McKUSICK 1971. [123] CARTER 1969.

2. Diese Reaktionen verlaufen intraindividuell mehr oder weniger gleichartig, jedoch interindividuell verschieden.

3. Die interindividuelle Variabilität der Reaktionen ist genetisch bedingt.

Zur Pharmakogenetik im weiteren Sinne kann man auch Reaktionen auf Medikamente und Chemikalien zählen, die Mutationen auslösen (vgl. VOGEL, RÖHRBORN 1970) und Mißbildungen verursachen, also teratogen wirksam sind und Chromosomenbrüche induzieren (vgl. LENZ 1970). Die Beobachtungen, daß individuell unterschiedliche Reaktionen auf Medikamente erblich sein können, reichen weit zurück. Im Gegensatz zu der Berücksichtigung von Lebensalter, Geschlecht, vegetativer Ausgangslage etc. werden bei der medikamentösen Therapie genetische Faktoren, die eine Arzneimittelunverträglichkeit bedingen können, nur selten beachtet[124].

Mutationen, also Änderungen der genetischen Information, sind Voraussetzung für die oben definierten pharmakogenetischen Phänomene. Die Mutationen können sich hinsichtlich der Struktur der Proteine (Enzymproteine) bzw. hinsichtlich der Syntheserate als Folge einer Regulationsstörung äußern. Die Information für die Synthese und Struktur der Proteine liegt an verschiedenen Genorten[125]. Aufgrund der Hypothesen von JACOBS u. MONOD kann man — stark vereinfacht — annehmen, daß ein Strukturgen die Information für den Aufbau des (Enzym-)Proteins liefert. Ein Regulatorgen steuert über ein Repressor-Induktor-System die Syntheserate, und ein drittes Gen, das Operator-Gen, hat Bedeutung als Bindeglied zwischen Regulatorsystem und Strukturgen. Mutationen können sowohl Regulator-, Operator-, als auch Strukturgene betreffen (Kap. A.I. und vgl. Kap. KÖSSEL).

2. Nachweis und Typen pharmakogenetischer Reaktionen

Gibt man einer Anzahl von Personen eine bestimmte, z.B. auf das Körpergewicht bezogene Menge eines Pharmakons, dann ist die Verteilung der Meßwerte entweder eingipflig („unimodal“) oder mehrgipflig („multimodal“) (Abb. 47). Im letzten Fall ist dies ein Anhaltspunkt einer für bestimmte Gruppen typischen Variante eines Merkmals. Durch Zwillingsuntersuchungen (Kap. B.II). kann die Umweltslabilität der interessierenden Reaktionen abgegrenzt werden, ebenso die Abhängigkeit von Geschlecht, Ernährung, endokrinem Status, Alter und anderen, nicht genetische Variabilität verursachenden Faktoren. Der Nachweis, daß eine Vererbung einer bestimmten Reaktionsweise vorliegt, wird auch hier erst durch formalgenetische Experimente und Erbgangsanalysen an Familien (Aufspaltung in Kinderphänotypen) erbracht (vgl. Kap. B.III.).

Eine Vielzahl pharmakogenetisch interessanter Phänomene ist in den letzten Jahren bekannt geworden, bei denen ein Zusammenhang zwischen Enzymvarianten, Proteinpolymorphismen etc. und Krankheiten, abnormen Reaktionen usw. gefunden wurde: Polymorphismus der Esterasen, speziell der Pseudocholinesterase, N-Acetyltransferase, Glucose-6-phosphat-dehydrogenase, Acetophenetidin-induzierte Methämoglobinämie, genetisch bedingter Diabetes insipidus, experimentelle hepatische Porphyrie, Glaukom, genetisch bedingte Resistenz gegenüber Cumarin bei Mensch und Ratte, atypische Leberalkoholdehydrogenase, Störungen im Bilirubinstoffwechsel bei der Maus, Hexobarbitalstoffwechsel bei der Maus, pharmaka-induzierte chromosomale Aberrationen, Überempfindlich-

[124] SCHLOOT 1970b u. c, SCHLOOT u. GOEDDE 1974, KALOW 1962a, GOEDDE u. SCHOEPF 1964, LÖHR u. WALLER 1966, GOEDDE, LÖHR u. WALLER 1965, GOEDDE 1967, LA DU u. KALOW 1968, GOEDDE u. ALTLAND 1970, GOEDDE, ALTLAND u. SCHLOOT 1970, GOEDDE u. SCHLOOT 1973, SCHLOOT 1973a, b u. c.

[125] HARRIS 1970.

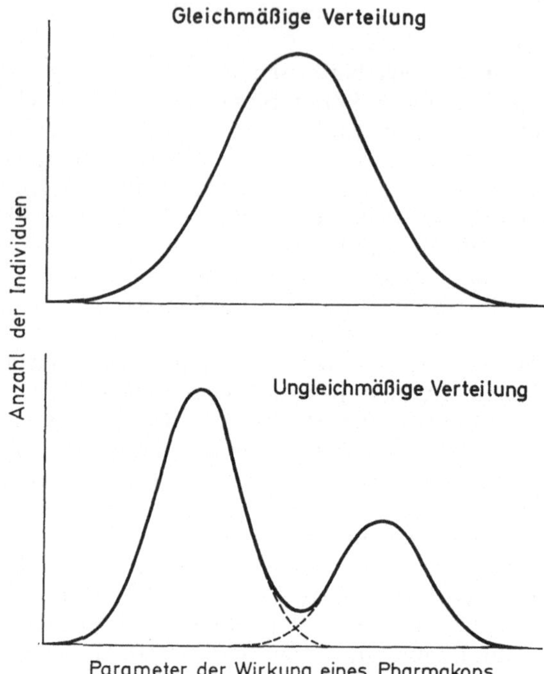

Abb. 47. Schematische Darstellung der unterschiedlichen Wirkung von Pharmaka in einer Population; uni- und bimodale Verteilung der Meßwerte. (Nach GOEDDE, DOENICKE u. ALTLAND 1967, verändert)

keit gegenüber Pharmaka ganz allgemein, teratologische Effekte. Weiterhin seien genannt die Akatalasie, die unterschiedliche Schmeckfähigkeit der Substanzen Phenylthiocarbamid und Anetholtrithion, hämolytische Anämien nach Gabe von Sulfonamiden, z.B. bei Hämoglobin-Zürich-Patienten, extrapyramidale Störungen nach Phenothiazinderivaten wie Chlorpromazin (Megaphen), familiär gehäufte unterschiedliche Wirkung von Monoaminooxidasehemmern bzw. Antidepressiva (Imipramine), Hypercalcämie im Zusammenhang mit angeborenen Mißbildungen und Vitamin D-Überempfindlichkeit, p-Hydroxylierung von Diphenylhydantoin, Insulinantagonismus im Serum, Hyperrigidität und Hyperthermie in der Anaesthesie, Arzneimittelempfindlichkeit und familiäre Dysautonomie. Unter dieser großen Anzahl der pharmakogenetischen Phänomene kann differenziert werden zwischen unterschiedlichem Ansprechen auf Pharmaka und Verträglichkeit von Pharmaka, d.h. man differenziert in Pharmakasensitivität und Pharmakaresistenz.

3. Pharmakasensitivität

a) Glucose-6-phosphatdehydrogenase-Mangel (Favismus)

Dieser erbliche Enzymdefekt bleibt zunächst latent. Erst nach Einnahme von bestimmten heterocyclischen Verbindungen und aromatischen Aminen treten schwere hämolytische Krisen auf. Die Hämolyse-erzeugenden Substanzen sind Antimalariamittel wie Primaquine, Nepacrin sowie Naphthalinderivate einschließlich Vitamin K, Sulfonamide, Chloramphenicol, Nitrofuran, Phenothiazin und einige Fungicide[126].

[126] GOEDDE, LÖHR u. WALLER 1965, SCHLOOT 1973b.

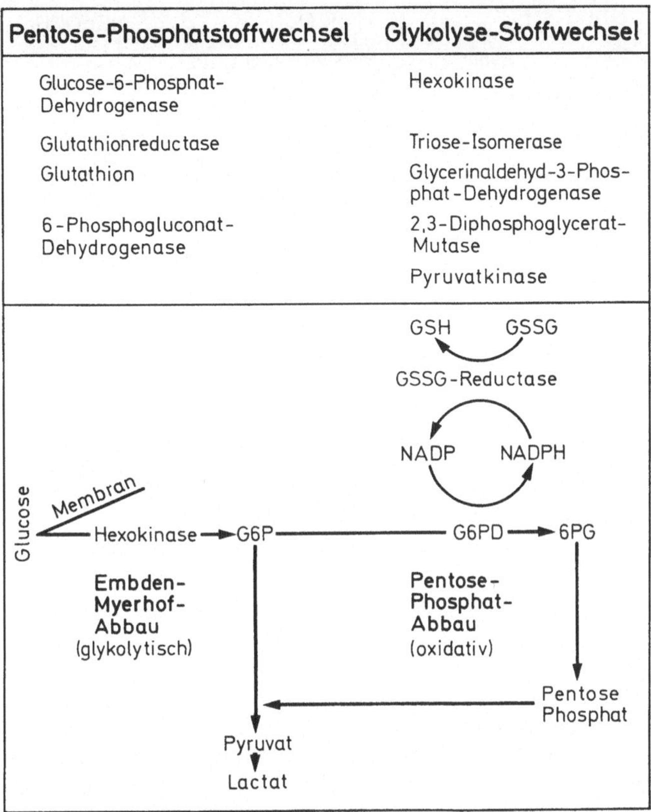

Abb. 48. Vereinfachte Darstellung des Glukosekatabolismus in menschlichen Erythrocyten (unten). Erbliche Stoffwechselstörungen im Glukosestoffwechsel bei gleichzeitiger Hämolyse (oben). (Nach CARSON 1968, verändert)

Die Glucose-6-phosphatdehydrogenase setzt Glucose-6-phosphat in 6-Phosphogluconolacton um, das ein Vorläufer des Pentosephosphatcyclus ist, wie in Abb. 48 vereinfacht dargestellt ist. Schon bei normalen Individuen ist eine beträchtliche unterschiedliche Enzymaktivität feststellbar. Zusätzlich zu den verschiedenen Mutationen, die u. a. die sog. Glucose-6-phosphatdehydrogenase-Defizienz (Primaquin-Empfindlichkeit) verursachen und bei deren Vorliegen nach Verabreichung bestimmter Medikamente hämolytische Anämien ausgelöst werden, gibt es noch eine Struktur-Gen-Mutation am A-Locus, welche bei 22% der amerikanischen Neger als Enzymvariante nachgewiesen wurde (vgl. Tabelle 18). Für diese Proteinvariante, die eine schnellere elektrophoretische Beweglichkeit aufweist, konnte YOSHIDA (1967) Strukturdifferenzen durch Sequenzanalysen nachweisen. Diese bei Negroiden vorkommende A^{+}-Variante unterscheidet sich von der normalerweise am häufigsten vorkommenden B^{+}-Variante durch Substitution von Asparagin durch Asparaginsäure (eine Substitution dieser Aminosäure wurde auch bei Säugetierhämoglobinen häufiger festgestellt).

b) Methämoglobinämie nach Acetophenetidin

Methämoglobinämien nach Gabe von Phenacetinen wurden von SHAHIDI u. RADER und anderen Arbeitskreisen berichtet. Nach einer Dosis von 30 mg Aceto-

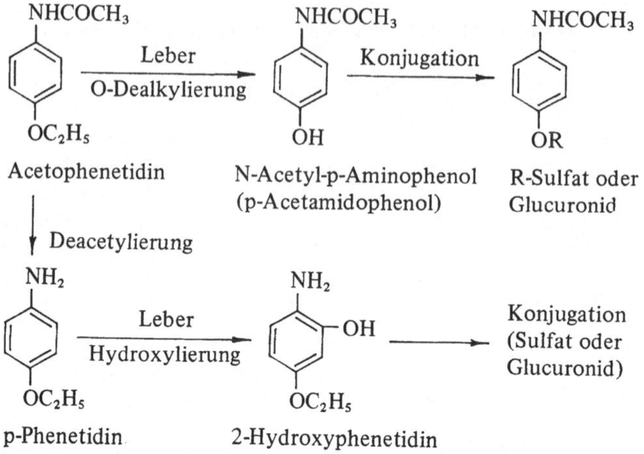

$NHCOCH_3$ —Leber, O-Dealkylierung→ $NHCOCH_3$ —Konjugation→ $NHCOCH_3$

OC_2H_5 — OH — OR

Acetophenetidin — N-Acetyl-p-Aminophenol (p-Acetamidophenol) — R-Sulfat oder Glucuronid

↓ Deacetylierung

NH_2 —Leber, Hydroxylierung→ NH_2 (OH) → Konjugation (Sulfat oder Glucuronid)

OC_2H_5 — OC_2H_5

p-Phenetidin — 2-Hydroxyphenetidin

Abb. 49. Stoffwechselwege des Acetophenetidins beim Menschen. (Nach La Du 1964, verändert)

phenetidin pro kg Körpergewicht ist bei einigen Personen ein signifikanter Anstieg von Methämoglobin mit Heinz-Körperbildung im peripheren Blut zu beobachten. Bei einem Patienten ließ sich zeigen, daß nur 30% des Pharmakons zu p-Acetamidophenol umgesetzt worden war (Abb. 49). Man nimmt an, daß die Methämoglobinbildung durch 2-Hydroxyphenetidin, einem o-Aminophenol, das als Sulfat oder Glucuronid im Harn ausgeschieden wird, zustande kommt. Diese Befunde lassen darauf schließen, daß eine Hydroxylierung am Ring ein weiterer möglicher Weg der Phenacetinentgiftung im menschlichen Organismus ist[127].

c) *Abnorme Hämoglobine*

Einige abnorme Hämoglobine sind instabil[128]. Man findet dann häufig das Auftreten chronischer hämolytischer Anämien sowie Heinz-Körperbildung nach Splenektomie. Durch Pharmaka erzeugte hämolytische Episoden wurden bei Individuen festgestellt, die eines der drei nicht-stabilen Hämoglobine (Hb Zürich, Hb Torino, Hb H) (vgl. Abb. 1) besitzen. Beim Hämoglobin Zürich ist Histidin, E 7 (63 β), gegen Arginin ausgetauscht. Verschiedene Pharmaka, die auch hämolytische Anämien bei Glucose-6-phosphatdehydrogenase-Defizienz erzeugen, verursachen ebenfalls Hämolysen in Erythrocyten mit Hb Zürich: Sulfisoxazol, Sulfisomidin, Sulfadimethoxin, Sulfamerazin, Sulfamethoxypyridazin, Primaquine und andere Oxichinoline. Im Hämoglobin Torino ist Phenalalanin 43α (CDI) gegen Valin ausgetauscht; Heinz-Körper und zunehmender Methämoglobinspiegel ($>$4%) werden im frischen Blut gefunden. Nach Applikation von Sulfonamiden treten akute Hämolysen und verstärkte Bildung von Heinz-Körpern auf, welches auf die Präcipitierung des Hämoglobins hinweist. Hämoglobin H ist ein Aggregat von normalen β-Ketten, welches in der α-Thalassämie gefunden wird. In einer geänderten tetrameren Struktur ist es instabil und zeigt keinen Bohr-Effekt. Dadurch wird neben anderen Störungen das Molekül bezüglich seiner respiratorischen Funktion insuffizient. Sulfisoxazolgaben erzeugen hämolytische Reaktionen in vivo und in vitro und bedingen die Bildung von Heinz-Körpern.

[127] Shahidi 1968.
[128] Motulsky u. Stamatoyannopoulos 1968.

d) Reaktion auf Glucocorticoid

Wiederholte Applikation von Glucocorticoiden am Auge erzeugt ein Ansteigen des intraocularen Druckes. Die unter Standardbedingungen eintretende Veränderung des intraocularen Druckes ist reversibel. In einer Stichprobe fand man eine trimodale Verteilung mit einer Häufigkeit von 66, 29 und 5% für die drei Gruppen: Diese sind charakterisiert durch niederen, intermediären und hohen Druck nach Arzneimittelapplikation. Familienuntersuchungen aufgrund identifizierter Propositi der drei Phänotypen weisen auf ein 2-Allelen-Modell hin, das eine Aufgliederung in die Genotypen P^LP^L, P^LP^H und P^HP^H erlaubt; das Allel P^L ist für den schwachen Druck verantwortlich und das Allel P^H für den starken Druck. Das Ansteigen des intraocularen Druckes tritt immer bei Individuen des Genotypes P^LP^H bzw. P^HP^H auf. Die entsprechende Veränderung des Augenkammerdruckes ist reversibel, wenn keine Arzneimittelverabreichung erfolgt. Wird nun dieser Test der Messung des intraocularen Druckes in einer Stichprobe von Individuen durchgeführt, die ein „open angle hypertensive glaucoma" besitzen, so findet man auch eine trimodale Verteilung der Phänotypen, aber die Frequenz des Genotypus P^LP^L ist wesentlich geringer als in einer normalerweise als Stichprobe ausgesuchten Population. Ähnliche Häufigkeitsverteilungen wurden im „open angle hypertensive glaucoma" und als Reaktion von Individuen, die eine unilaterale posttraumatische Glaukombildung entwickelt haben, beobachtet. Der Druckwechsel nach einer Therapie mit Glucocorticoiden bei hypertensiven Glaukomen ist unabhängig von einer gleichzeitigen Gabe von hypotensiv wirkenden Arzneimitteln wie Pilocarpin. Der durchschnittliche intraoculare Druck, ohne daß Arzneimittel verabreicht wurden, zeigte sich signifikant tiefer in Individuen vom Genotyp P^LP^L als in solchen vom Genotyp P^HP^H. Untersuchungen dieses Allelenpaares zeigten, daß in höherem Maße Glykämie und Glucosurie entsprechend eines Glucosetoleranztests in Individuen des Genotyps P^HP^H gefunden werden als in solchen des Genotyps P^LP^L[129]. Inzwischen wurde durch Nachuntersuchungen unter Mitwirkung von Armaly die Hypothese eines genetisch bedingten Polymorphismus einer unterschiedlichen Reaktion auf Glucocorticoide in Frage gestellt.

e) Akatalasie

Die Akatalasie wurde u.a. in Japan, der Schweiz, Korea und Schweden untersucht. Das Fehlen von Enzymaktivität wurde in allen untersuchten Geweben festgestellt, z.B. in Leber, Haut, Placenta, Muskel und Mucosa[130]. Durch einen einfachen Test zur Bestimmung der Blutkatalaseaktivität lassen sich Heterozygote feststellen[131]. Hypokatalasie wurde bei Untersuchungen in Japan in 88 Fällen von 73671 untersuchten Individuen gefunden. Eine Einteilung verschiedener Formen von Akatalasie wurde von Aebi (1967) gegeben. Bei den Heterozygoten des am häufigsten beobachteten Typs wurde in einer trimodalen Verteilung keine Überlappung gefunden, in anderen Fällen in der Schweiz wurde jedoch eine beträchtliche Überlappung der Heterozygoten bezüglich der Werte, die bei Normalen gefunden wurden, festgestellt. Bei etwa 50% der als Typ I bezeichneten Individuen kommt Akatalasie gemeinsam mit oralen Ulcera oder progressiver Gangrän vor. Dies wurde als Schutzwirkung gegen Peroxid-bildende Mikroorganismen interpretiert. In fast allen Fällen von Akatalasie wurde jedoch eine meßbare Menge noch verbleibender Enzymaktivität nachgewiesen (zwischen 0,5 und 2% der normalen Aktivität). Immunologische Untersuchungen zeigten, daß eine

---

[129] Armaly 1968. [130] Takahara 1961.
[131] Nishimura, Hamilton, Kobara, Takahara, Ogura u. Ooi 1959.

Übereinstimmung der antigenen Eigenschaften zwischen Katalaseproteinen bei Normalen und Akatalatikern besteht. Zur Zeit kann nicht entschieden werden, ob Akatalasie als Folge einer Kontrollgen-Mutation entsteht oder als Folge einer Strukturgen-Mutation. Zwischen den Katalaseproteinen normaler und abnormer Personen konnten verschiedene physikochemisch unterschiedliche Eigenschaften nachgewiesen werden. Man nimmt zur Zeit an, daß bei Akatalatikern eine weniger stabile Enzymvariante synthetisiert wird.

f) Anaphylaktische Reaktion bei Ratten nach Dextran

Ein pharmakogenetisch interessanter Polymorphismus wurde von WEST u. HARRIS (1964) bei Ratten entdeckt. Injiziert man Ratten Dextran, so treten normalerweise Hyperämie und Ödeme an Kopf und Extremitäten auf, wie sie bei anaphylaktischen Reaktionen üblicherweise beobachtet werden. Während bei

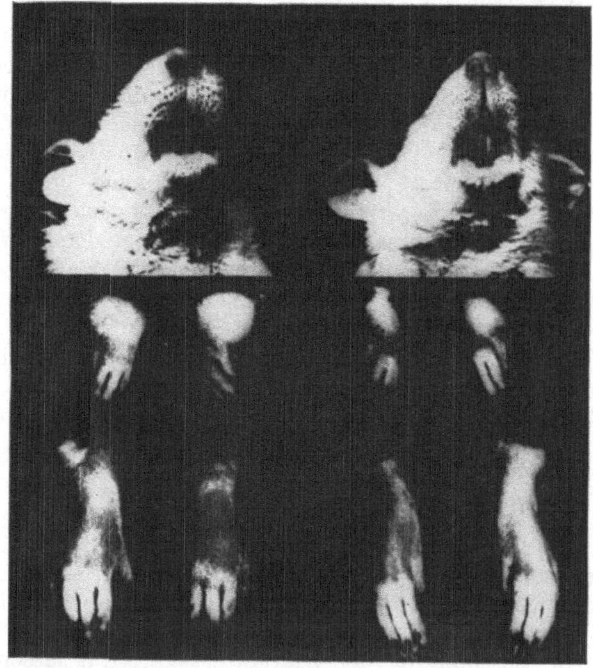

Abb. 50. Unterschiedliche Wirkung von Dextran bei Wistar-Albino-Ratten; links: Schwellungen, rechts: keine Schwellungen; 2 Std nach intraperitonealer Gabe von Dextran (180 mg/kg). (Nach WEST u. HARRIS 1964)

allen anderen untersuchten Stämmen (Lister-, Sprague-Dawley, August-Ratten) Reaktionen dieser Art zu beobachten waren, wiesen einige Ratten eines bestimmten Wistar-Stammes keine anaphylaktische Reaktion auf. In Abb. 50 werden zwei typische Beispiele gezeigt für ein auf Dextran reagierendes Tier und ein nicht reagierendes Tier. Der Prozentsatz der resistenten Tiere (keine Schwellung an Kopf und Extremitäten) liegt bei diesem Wistar-Stamm bei 23%. Kreuzungsexperimente ergaben, daß die Folgegenerationen der resistenten Tiere ebenfalls nicht auf Dextran reagieren: Ein recessiver Erbgang scheint für das Nichtansprechen auf Dextran vorzuliegen.

g) Verschiedene Proteinvarianten der Alkoholdehydrogenase (ADH) (vgl. Kap. B.I.4.b)

Enzymvarianten der Leberalkoholdehydrogenase bei Menschen wurden durch von Wartburg u. Schürch (1968) nachgewiesen (Schweiz 20%, London 4%). Die Aktivität dieser ADH-Varianten war etwa fünfmal höher als normal. Das pH-Optimum unterschied sich von dem des Normalenzyms (vgl. Abb. 9). Ein weiteres Charakteristikum dieser „pharmako“-resistenten Enzymvariante ist die Eigenschaft, daß bestimmte metallbindende Substanzen das atypisch höher aktive Enzym wesentlich stärker hemmen als das normale (Zink ist ein Coenzym der Alkoholdehydrogenase). Die normale und die atypische Enzymvariante unterscheiden sich elektrophoretisch nicht und haben die gleichen Affinitätskonstanten zu verschiedenen Substraten (vgl. Kap. B.I.).

h) Pharmakogenetisch bedingte Verhaltensweisen

Aufgrund verschiedener Verhaltensweisen bei Tieren konnten pharmakogenetische Effekte verschiedener Substanzen festgestellt werden. Dies gilt einmal für den von Nichols u. Hsiao (1967) nachgewiesenen genetisch bedingten Morphinismus bei Ratten und zum anderen für entsprechende Versuchsreihen zur Klärung der Beteiligung genetischer Faktoren beim Alkoholismus des Menschen. Auch zwischen verschiedenen Stämmen von Ratten und Mäusen bestehen Unterschiede hinsichtlich der Abneigung, Trinkwasser mit Alkoholzusatz zu trinken. Andere Stämme unterscheiden sich hinsichtlich des Alkoholstoffwechsels oder zeigen eine unterschiedliche Empfindlichkeit gegenüber Alkoholvergiftungen, entsprechend einer erhöhten Empfindlichkeit spezieller Hirnzellen[132].

In diesem Zusammenhang sind auch die Beobachtungen über Verträglichkeit und Wirksamkeit verschiedener Psychopharmaka beim Menschen interessant, besonders hinsichtlich des Serotoninstoffwechsels[133] (vgl. S. 429). So haben z.B. Mäuse vom Stamm C 57 Bl einen höheren Spiegel von Serotonin und Epinephrin als solche vom Stamm SC-I[134]. Die Tiere C 57 Bl sind aktiver und sprechen auf Chlorpromazin, Reserpin, Phenobarbital und ebenfalls Cardiazol an, also sowohl auf Tranquillizer, Sedativa als auch Anticonvulsiva. Ein ähnliches Phänomen findet man beim Menschen[135].

4. Pharmakaresistenz

a) Cumarinresistenz

Eine starke Resistenz gegen Antikoagulantien vom Typ Cumarin-Indandion (wie z.B. Warfarin) konnte durch O'Reilly, Pool u. Aggeler (1968) nachgewiesen werden; eine ähnliche Resistenz wurde bei Ratten festgestellt. Im Vergleich zur Norm mußte eine bis 18fach höhere Konzentration an Antikoagulans gegeben werden, um die gleiche Prothrombinwirkung wie bei normalen Individuen zu erzielen. In diesem Fall war jedoch auch eine größere Empfindlichkeit gegenüber Vitamin K festzustellen. Der Mechanismus der Cumarinresistenz konnte bisher noch nicht geklärt werden. Hinsichtlich Absorption, Stoffwechsel und Proteinbildung waren keine Abweichungen von der Norm festzustellen. Die Resistenz gegen Cumarin wird bei Mensch und Ratte dominant vererbt.

---

132 Bennet u. Hebert 1960 l.c., Kakihana, Brown, McClearn u. Tabershaw 1966.
133 Pare, Rees u. Sainsbury 1962, Pare 1970, Evans 1968, Schloot 1970a u. c., Schloot u. Goedde 1972.
134 Bourgault, Karczmar u. Scudder 1963.
135 Karp u. Sutton 1967.

b) Succinyldicholinresistenz

Bei Untersuchungen des Polymorphismus der Serum- oder Pseudocholinesterase wurde ebenfalls eine Pharmakaresistenz beschrieben (vgl. Kap. B.I.4.c). In einer Familie wurden Pseudocholinesterase-Varianten mit einer erheblich gesteigerten enzymatischen Aktivität nachgewiesen, die die Ursache für eine erhöhte Resistenz gegen das Muskelrelaxans Succinyldicholin (Suxamethonium) war. Selbst bei hoher Dosierung — 4 mg Succinyldicholin pro kg Körpergewicht — (normale Dosis: 1 mg pro kg Körpergewicht) wurde keine Relaxierung beobachtet (Tabelle 22). Bei Individuen verschiedener Generationen einer Familie war die Enzymaktivität der Pseudocholinesterase auf das vierfache erhöht. Elektrophoretisch ließ sich eine zusätzliche schmale Proteinbande nachweisen. Nur Träger dieser Variante in der beschriebenen Familie zeigten eine außerordentlich erhöhte Resistenz gegen das Muskelrelaxans, während andere atypische Pseudocholinesterase-Varianten eine ausgesprochene Succinyldicholin-Empfindlichkeit bewirken. Nähere Untersuchungen dieser Variante wurden von NEITLICH (1966) und YOSHIDA u. MOTULSKY (1969) durchgeführt.

5. Pharmakogenetische Störungen und Enzymstoffwechsel

Phänomene der Pharmakaresistenz und -sensitivität können durch sehr verschiedenartige Störungen im Stoffwechsel verursacht werden. Bei enzymatisch gesteuerten Reaktionen ist zwischen folgenden Möglichkeiten zu unterscheiden:

a) Es findet keine Enzymsynthese statt, das betreffende Enzym fehlt völlig.

b) Enzymprotein wird in verringertem, nicht ausreichendem Maße gebildet (stark verminderte Enzymaktivität).

c) Enzymprotein wird im Überschuß synthetisiert (stark erhöhte Enzymaktivität).

d) Das synthetisierte Enzym ist defekt und dadurch mehr oder weniger stark gegenüber der Norm in seiner Aktivität und Affinität zu seinem Substrat herabgesetzt (vgl. S. 371).

a) Der Polymorphismus der *Atropinesterase* ist ein besonders eindeutiges Beispiel für die Tatsache, daß bei verschiedenen Individuen einer Species in der einen Gruppe ein Enzym vorhanden ist, welches bei den Tieren der anderen Gruppe nicht nachweisbar ist. Dieser Polymorphismus ist eines der ersten näher untersuchten Beispiele einer pharmakogenetischen Reaktion; er wurde 1852 in Wien entdeckt, 1910 von FLEISCHMANN näher untersucht und 1943 von SAWIN u. GLICK als genetisch bedingte Reaktionsweise nachgewiesen. Die Hydrolyse von Atropin (D,L-Hyoscyamin) in Tropasäure und Tropin findet also nur in einigen Kaninchenstämmen bei bestimmten Tieren statt. Das katalysierende Protein ist eine nicht-spezifische B-Esterase, die außer L-Hyoscyamin auch einige andere Tropinester, Scopolamin und auch Morphinester hydrolysiert. Die Atropinesterase kommt in der Leber und der intestinalen Mucosa vor. Mit Hilfe immunologischer Untersuchungen wurde festgestellt, daß bei Kaninchen ohne Atropinesteraseaktivität kein Enzymprotein gebildet wird, also kein „stummes Enzym", sondern ein „stummes Gen" anzunehmen ist. Dementsprechend wurde ein formalgenetisches Modell „2 Allele auf einem autosomalen Genort" aufgestellt. Das Allel A^S bedingt Atropinesteraseaktivität, a^S das Fehlen des aktiven Enzyms. Homozygote a^Sa^S haben also keine Atropinesteraseaktivität. Bei 27 von 71 untersuchten Kaninchen wurde im Serum Aktivität für die Umsetzung von Atropin gefunden[136]. Resistenz gegen die pharmakologische Wirksamkeit des Atropins soll durch den enzymatischen Abbau bewirkt werden[137].

---

[136] MARGOLIS u. FEIGELSON 1963. [137] KALOW 1962a.

b) Der Polymorphismus der *N-Acetyltransferase* (vgl. Kap. B.II.1. u. C.IV.1.) beim Menschen, der bei Untersuchungen zum Abbau des Tuberkulostaticums Isonicotinsäurehydrazid entdeckt wurde, wird offensichtlich durch ein „Hauptgen" kontrolliert, neben dem evtl. verschiedenartige „minor gens" — untergeordnete Gene — existieren[138]. Die Existenz der untergeordneten Gene wurde durch EVANS u. WHITE (1964), EVANS, MANLEY u. MCKUSICK (1960) sowie EVANS, STOREY u. MCKUSICK (1961) einmal durch Stoffwechselversuche mit Sulfamethazin, zum anderen durch statistische Auswertungen von Familienuntersuchungen abgesichert. Hinsichtlich des „Hauptgens" konnten jedoch bisher auf biochemischer Basis keine qualitativen Unterschiede der Syntheseprodukte festgestellt werden (vgl. Kap. C.IV.1. u. D.III.10.). Verschiedene Species, wie Mensch, Rhesusaffe und Kaninchen wurden eingehend untersucht[139]. Sowohl durch Messung der Ausscheidung von Acetyl-INH als auch durch Untersuchungen der N-Acetyltransferaseaktivität bei Rhesusaffen konnte die Hypothese aufgestellt werden, daß die Wirkung der Allele für schnelle (Ac^R) bzw. langsame Acetylierung (Ac^S) hinsichtlich ihrer Genprodukte in einfacher Weise quantitativ additiv ist[140]. Die Existenz qualitativ verschiedener, aber für die Abbaugeschwindigkeit unwichtiger „minor genes" wird auch dadurch gestützt, daß bei Rhesusaffen nach Säulenchromatographie gelegentlich die Enzymaktivität auf deutlich gegeneinander abgegrenzte „peaks" (Maxima) verteilt ist[141].

Der Polymorphismus der N-Acetyltransferase hat pharmakogenetische Bedeutung, weil die Acetylierung und Inaktivierung des INH beim Menschen entsprechend der unterschiedlich hohen enzymatischen Aktivität individuell verschieden langsam oder schnell erfolgen kann und die Wirksamkeit des INH entsprechend beeinflußt wird. Auch wurden bei langsamer Acetylierung häufiger schädliche Nebenwirkungen (vgl. S. 429 ff.), z.B. Polyneuritiden, beobachtet als bei schnell acetylierenden Individuen. Untersuchungen von DEVADATTA, GANGADHARAM, ANDREWS, FOX, RAMAKRISNAN, SELKON u. VELU (1961) sowie ORLOWSKI (1961) ergaben, daß bei INH langsam umsetzenden Personen nach INH-Applikation Polyneuritiden zu etwa 20% beobachtet wurden, im Gegensatz zu nur etwa 3% bei Individuen, die INH schnell acetylieren.

c) Eine akute intermittierende Porphyrie kann durch Barbiturate oder steroidhaltige Pharmaka bewirkt werden. Die *δ-Amino-Lävulinsäure-Synthetase*, welche an der Porphyrinsynthese beteiligt ist, scheint in Lebern eine stark erhöhte Aktivität zu haben, während andere hämsynthetisierende Enzyme normale Aktivität aufweisen. Der Syntheseweg des Häms im Organismus ist in Abb. 29 dargestellt[142]. Man nimmt an, daß die Kontrolle der Porphyrin- und Hämsynthese vorwiegend durch die ALA-Synthetase erfolgt. Das Strukturgen für dieses Enzym wird vermutlich durch ein Repressor-Operator-Gen-System kontrolliert. Bei Patienten mit hereditärer Porphyrie dürfte der Kontrollmechanismus der Hämsynthese gestört sein; in der Leber werden dann abnorm hohe Spiegel der ALA-Synthetase nachgewiesen. Die oben erwähnten Pharmaka führen zu einer wesentlichen Verschlimmerung der Krankheit. Parallel geht eine de novo-Synthese der ALA-Synthetase einher (vgl. Kap. D.IV.).

---

[138] EVANS 1968.

[139] GOEDDE, SCHLOOT u. VALESKY 1967, GOEDDE u. SCHÖPF 1964, GOEDDE, SCHÖPF, FLEISCHMANN, HOFFBAUER 1964, GOEDDE, SCHÖPF, VALESKY 1965, GOEDDE, SCHÖPF u. FLEISCHMANN 1964, SCHLOOT, VALESKY u. GOEDDE 1966, SCHLOOT u. GOEDDE 1968, WEBER, COHEN u. STEINBERG 1968, KALOW 1962, LA DU u. KALOW 1968, GOEDDE 1965, GOEDDE, ALTLAND u. SCHLOOT 1967 u. 1968, 1970, SCHLOOT 1970a u. c.

[140] SCHLOOT u. GOEDDE 1968; SCHLOOT, BLUME, GOEDDE, FLATZ u. BHAIBULAYA 1967.

[141] SCHLOOT u. GOEDDE 1967, SCHLOOT 1970c.

[142] KAPPAS u. GRANICK 1968.

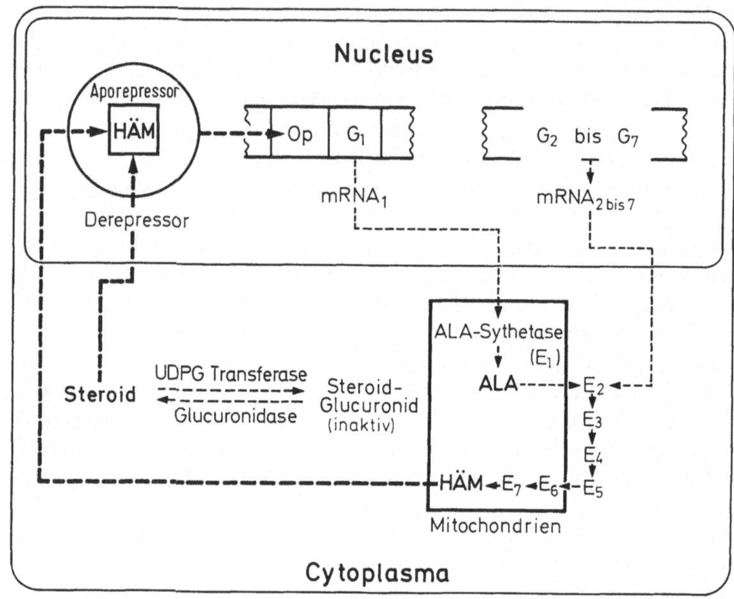

Abb. 51. Modell zur Beeinflussung der Häm-Biosynthese durch Steroide. (Nach KAPPAS u. GRANICK 1968, verändert)

Vergleicht man symptomatische und pharmakologische Analysen, so fällt auf, daß Krisen besonders durch natürliche wie synthetische Hormone (z.B. Anticonceptiva) ausgelöst werden[143]. Die Wirkung der Pharmaka kann durch Inhibitoren der Nucleinsäure- bzw. Proteinsynthese blockiert werden; sie verhindern eine de novo-Synthese der ALA-Synthetase. Zur Erklärung der Regulationsvorgänge kann man folgende Hypothese aufstellen[144] (Abb. 51). Der Repressor-Operator-Mechanismus kontrolliert das Strukturgen G_1, welches für die Synthese des in der Stoffwechselkette geschwindigkeitsbestimmenden Enzyms ALA-Synthetase codiert. Die Enzyme E_2—E_7 haben keine Kontrollfunktion in der Hämsynthese. Der Repressor besteht aus einem Apo-Repressor (Protein), an den der Co-Repressor Häm gebunden ist. Dieser Co-Repressor wird durch verschiedene, die Porphyrie auslösende Pharmaka inaktiviert, da anstelle des Häms die Pharmaka an den Repressor gebunden werden. Durch diese ,,De-Repression" erfolgt eine Aufhebung der Enzymblockierung.

d) Der enzymatische Abbau des Muskelrelaxans Succinyldicholin erfolgt durch die Serum- oder *Pseudocholinesterase* (Acylcholin-Acylhydrolase E.C. 3.1.1.8). Der schnelle Konzentrationsabfall im Plasma bewirkt die Kurzwirkung des Relaxans an den den Capillaren eng benachbarten Endplatten, an denen Succinyldicholin durch einen depolarisierenden Block die relaxierende Wirkung erzeugt (vgl. Kap. C.III.). Da die Pseudocholinesterase im menschlichen Serum leicht zugänglich und einfach zu untersuchen ist, sind viele Arbeiten zum genetisch bedingten Polymorphismus dieses Enzyms durchgeführt worden[145]. KALOW u. STARON wiesen bereits 1957 zwei Cholinesterasen nach, die durch die Allele E_1^u (usual) und E_1^a (atypical) kontrolliert werden. Die atypischen Varianten sind auf-

[143] KOTTRA u. KAPPAS 1967. [144] KAPPAS u. PALMER 1963.

[145] GOEDDE, DOENICKE u. ALTLAND 1967, GOEDDE 1966, 1967, 1972, GOEDDE u. ALTLAND 1970, ALTLAND, GOEDDE, HELD, JENSEN, MÜNSCH u. SOLEM 1971, GOEDDE, SCHLOOT 1972.

grund ihrer Unempfindlichkeit gegenüber der Hemmung durch Dibucain charakterisiert. Heterozygote haben eine intermediäre DN-Zahl (vgl. Kap. C.III.). Homozygote Personen mit dem Merkmal E_1^a fielen durch eine verlängerte Apnoe nach Succinyldicholin auf. Eine weitere Enzymvariante wurde von HARRIS u. WHITTAKER (1961 u. 1962) als fluoridresistente Variante E_1^f beschrieben (vgl. Kap. B.I.4.c, B.II.3., C.III. und D. VII.1.) (Tabelle 22).

Tabelle 22. PCHE-Phänotypen von succinyldicholinempfindlichen Personen; Nomenklatur vgl. Kap. B.III. (Nach GOEDDE 1970, verändert)

Phänotypen	Genotypen	n (KALOW)	n (WHITTAKER)	Insgesamt	Beobachtet	Erwartet
U	E_1^u E_1^u	39	25	64	35%	~95,5%
UF	E_1^u E_1^f	1	6	7	4%	$<$0,5%
UA	E_1^u E_1^a	11	10	21	11,5%	4%
AF	E_1^a E_1^f	2	7	9	5%	0,005%
A	E_1^a E_1^a	50	30	80	44%	0,03%
AS	E_1^a E_1^s	—	—	—	—	—
S	E_1^s E_1^s	1	0	1	0,5%	0,001%
		104	78	182	100%	100%

6. Pharmakogenetik i.w.S.

In der individuellen Entwicklung sind neben exogenen endogene genetische Faktoren beteiligt. Obwohl versucht wird, die Steuerung dieser Entwicklungsvorgänge besonders durch das Informationssystem der DNS zu beschreiben und zu analysieren, können bisher wenig konkrete Aussagen z.B. zu den Mechanismen der grundlegenden Differenzierungsvorgänge gemacht werden[146]. Daß die genetischen Informationssysteme in der Ontogenese tatsächlich wirksam sind, kann u.a. aus Befunden der Teratogenese abgeleitet werden. Besonders in der experimentellen Teratogeneseforschung lassen sich spezifische Mißbildungen gezielt reproduzieren[147], wenn die „sensiblen Phasen" der Entwicklung, z.B. der Gliedmaßenentwicklung, berücksichtigt werden. Diese sensiblen Phasen sind Ausgangspositionen für neue, wichtige Differenzierungsabläufe, also Stadien, in denen spezifische Strukturen gebildet werden.

Von besonderem Interesse im Rahmen der Biochemischen Genetik sind hier Störungen, die durch Pharmaka ausgelöst werden[148]. Insofern lassen sich derartige Effekte unter dem Begriff „Pharmakogenetik" erfassen. Im Gegensatz zu den bisher geschilderten Beobachtungen im Zusammenhang mit dem Begriff „Pharmakogenetik" ist hier in der Regel das Kriterium „Vererbbarkeit" im ursprünglichen Sinn nicht immer anwendbar, da verschiedene genetisch determinierte Differenzierungsstadien eines Individuums verglichen werden; es erfolgt hier eine Abgrenzung als „Pharmakogenetik im weiteren Sinne".

Pharmaka können sich in sehr verschiedener Weise auf die individuelle Entwicklung auswirken. Besonders bekannt geworden sind die durch Thalidomid verursachten Mißbildungen, bei denen Differenzierungsvorgänge so gestört wurden, daß anatomische Veränderungen, z.B. der Gliedmaßen, die Folge waren[149]. Andere Substanzen, die in ähnlicher Weise wirken, sind Pharmaka, die in der Krebstherapie Anwendung finden: Urethan, Amethopterin, Busulfon[150]. Weiterhin haben androgene Steroide[151], Corticosteroide, Tolbutamid etc. Bedeutung.

[146] HSIA 1969. [147] DEGENHARDT 1963, KREYBIG 1968. [148] KALTER 1968.
[149] LENZ 1966. [150] SOKAL u. LESSMANN 1960. [151] WILKINS 1960.

Häufig kommt es vor, daß Pharmaka, die während der intrauterinen Entwicklung vom Embryo toleriert werden, erst nach der Geburt Störungen verursachen. Es sind vor allem Substanzen zu nennen wie: antithyreoide Pharmaka, und hinsichtlich des Bilirubinstoffwechsels Vitamin K analoge Substanzen wie Gantrisin, Novobiocin und m. E. Phenothiazine. Besonders eindeutige Zusammenhänge zwischen Spätschäden und Pharmaka während der Schwangerschaft konnten hinsichtlich verschiedener Narkotica festgestellt werden. Untersuchungen, besonders hinsichtlich des Chlorpromazins, wurden bereits 1959 von COBRINIK, HOOD u. CHUSID (1959) veröffentlicht.

7. Testen neuer Pharmaka/Interspecies-Vergleich

Das Testen neuer Pharmaka vor ihrer Einführung hat im Zusammenhang mit pharmakogenetischen Phänomenen besondere Bedeutung. Im Vordergrund stehen vergleichende Untersuchungen an solchen Species, bei denen ähnliche genetische Störungen wie beim Menschen nachgewiesen worden sind. Genetisch bedingte Polymorphismen, wie z.B. der Hämoglobinvarianten, werden bei Rindern, Schafen und Mäusen in ähnlicher Weise wie beim Menschen festgestellt[152]. Enzymvarianten, die denen beim Menschen entsprechen, wurden bei der Glucose-6-phosphatdehydrogenase, Katalase, Esterasen und Phosphatasen verschiedener Spezies gefunden[153]. Ein besonders gutes Beispiel für die Ähnlichkeit genetisch bedingter Störungen bei Mensch und Tier ist das Krankheitsbild des chronischen, nicht-hämolytischen Ikterus. Zu den Patienten, bei denen die Umwandlung von Bilirubin zu Konjugaten gestört ist, zählen diejenigen mit der kongenitalen, familiären, nicht-hämolytischen Gelbsucht (Crigler-Najjar-Syndrom). Diese Krankheit ist durch hohe Konzentrationen nicht konjugierten Bilirubins im Plasma charakterisiert. Dies dürfte auf einen enzymatischen Defekt bei der Bildung von Bilirubin-Glucuroniden zu suchen sein, wodurch die Ausscheidung als Farbstoff in die Galleflüssigkeit gestört wird. Bei Wistar-Ratten (Stamm Gunn) ist eine ähnliche hereditäre Anomalie zu finden (Kernikterus, keine Glucuronisierung) (KALOW 1962a; vgl. Kap. D.VII.).

8. Zur Entstehung von Polymorphismen mit pharmakogenetischen Effekten

Durch Entwicklung und Anwendung neuer Pharmaka konnten verschiedene für die Grundlagenforschung und Medizin wichtige genetisch bedingte Polymorphismen des Menschen entdeckt und untersucht werden, die unter normalen Bedingungen nicht auffällig sind und die als Polymorphismus in der Regel genetisch ausbalanciert sind. Die Genfrequenzen stehen mit dem Hardy-Weinberg-Gesetz im Einklang. Es stellt sich also das Problem, wie diese Polymorphismen entstanden sind, aufgrund welcher Selektionsverfahren sie im Gleichgewicht bleiben und welche „natürlichen Merkmale" den pharmakogenetisch charakterisierten Merkmalen positiv korreliert sind[154].

a) Selektionsmechanismen

Unter bestimmten Bedingungen ist für Individuen, die z.B. Proteinvarianten besitzen bzw. heterozygote Merkmalsträger sind, ein Selektionsvorteil anzunehmen. An anderer Stelle wurde bereits über den komplizierten Polymorphismus der Glucose-6-phosphatdehydrogenase berichtet. Die Besonderheit der in Ver-

[152] BEALE u. LEHMANN 1965, SHREFFLER u. SALISBURY 1959, EVANS, HARRIS u. WARREN 1958, GLUECKSOHN-WELSCH, RANNEY u. SOSKEN 1957.
[153] KALOW 1968, TIGGES, SCHLOOT u. GOEDDE 1967.
[154] SCHLOOT 1971, GOEDDE u. SCHOEPF 1964, MOTULSKY 1964.

bindung mit bestimmten Glucose-6-phosphatdehydrogenase-Varianten auftretenden Anämie liegt darin, daß der Enzymdefekt klinisch meist so lange latent bleibt, bis bestimmte heterocyclische Verbindungen bzw. aromatische Amine in Form von Pharmaka zur Anwendung kommen. Geht man von dieser Beobachtung aus, so ist zunächst eine Erklärung der starken Häufung des Glucose-6-phosphatdehydrogenase-Mangels in Gebieten mit tropischer Malaria schwierig (30% mehr Heterozygote als normal). Es wurde jedoch beobachtet, daß die Erreger der Malaria (Plasmodium falciparum und Plasmodium vivax) zur Vermehrung bei den „Mangelträgern" nicht genügend Pentosephosphate und reduziertes Glutathion in Erythrocyten vorfinden. Die Träger des Glucose-6-phosphatdehydrogenase-Mangels erkranken nur sehr leicht oder gar nicht an der tropischen Malaria. So ließ sich eine Selektion gegen Gesunde erklären.

Es gibt hier jedoch kaum schlüssige direkte Beweise zur Malaria-Schutz-Hypothese. Meistens wird diese nur auf geographische und ökologische Korrelationen gestützt. KRUATRACHUE hat versucht, durch Bestimmungen der Parasitendichte und Vergleich mit der Glucose-6-phosphatdehydrogenase-Mangelerkrankung Aufschlüsse über die Malariaanfälligkeit der verschiedenen Merkmalsträger zu erhalten. Alle diese Untersuchungen zeigten keinen Zusammenhang mit dem Glucose-6-phosphatdehydrogenase-Mangel, auch nicht zu den Erythrocytenanomalien[155]. Die positive Selektion der Glucose-6-phosphatdehydrogenase-Varianten ist nach Statistik der WHO seit Einführung der Antimalariamittel verringert worden. Gesunde (G-6-PD) werden heute durch Medikamente vor Malaria gut geschützt. Die Träger des Glucose-6-phosphatdehydrogenase-Mangels (Heterozygote und atypisch Homozygote) sind dagegen gefährdet, weil viele Malariamittel (Primaquine) aufgrund der Enzymstörungen eine Hämolyse auslösen.

Wir haben hier ein Modell vorliegen, daß ein biochemisch-genetisch bedingter Polymorphismus bestimmten Varianten Selektionsvorteile gegenüber dem natürlichen Selektionsfaktor „Malaria" bot. Der Polymorphismus als solcher wurde erst aufgrund pharmakogenetischer Phänomene entdeckt. Durch eine davon unabhängige Entwicklung und Anwendung von Pharmaka wurde primär die Selektion gegen Gesunde aufgehoben. Für die ursprünglich selektionsmäßig bevorzugten Merkmalsträger entstand gleichzeitig durch die spezifische chemische Struktur der Pharmaka ein zusätzlicher negativer Selektionsfaktor.

b) Kopplung pathologischer Merkmale mit „unauffälligen" Indikatormerkmalen

Von besonderem Interesse ist der genetisch bedingte Polymorphismus, Phenylthioharnstoffe und ihre Derivate mit der Gruppe $>N-\underset{|}{C}=S$ zu schmecken oder nicht zu schmecken. Die Vererbung dieser Merkmale erfolgt nach den Mendelschen Regeln[156]. Weiterhin hat man festgestellt, daß die erwähnten Phenylthioharnstoffe beim Menschen Kropf auslösen können. Dabei sind die durch die Schmeckfähigkeit definierten Phänotypen in spezifisch unterschiedlicher Weise anfällig gegenüber Erkrankungen der Schilddrüse. Wir haben es also hier mit einem Phänomen zu tun, daß ein — zunächst medizinisch gesehen unwichtiger — Polymorphismus gleichzeitig mit einer Prädisposition für Erkrankungen der Schilddrüse zusammenhängt.

[155] KRUATRACHUE, CHAROENLARP, CHONGSUPHAJAISIDDIHI u. HARINASUTA 1962, MOTULSKY 1957, GOEDDE, LÖHR u. WALLER 1965, BLUME, FLATZ, SCHLOOT, GOEDDE 1967, SCHLOOT, GOEDDE, BLUME, FLATZ 1967, FLATZ, KRUATRACHUE, BAIBULAYA, SAOVATON, GOEDDE, SCHLOOT u. BLUME 1968.

[156] GOEDDE u. OHLIGMACHER 1965, GOEDDE u. OHLIGMACHER 1966.

Die Substanz Phenylthioharnstoff (Synonym: Phenylthiocarbamid = PTC) wurde 1931 synthetisiert[157] und eine interindividuell unterschiedliche, intraindividuell konstante Schmeckfähigkeit festgestellt. Für die meisten Personen ist PTC bitter, für einige geschmacklos. Versuche mit Strukturanalogen des PTC ergaben, daß die Substanzen, die die Gruppe $>N-\overset{|}{C}=S$ enthalten, ähnlich unterschiedliche Geschmacksempfindungen hervorriefen (vgl. Polymorphismus des Anetholtrithion)[158]. In ausgedehnten Familienuntersuchungen haben FOX (1932), HARRIS u. KALMUS (1949), BLAKESLEE (1932) und SNYDER (1932) geklärt, daß die Variabilität genetisch bedingt ist und die Eigenschaft „Schmecken" formalgenetisch gesehen dominant gegenüber „Nichtschmecken" ist. Die Häufigkeit der „Nichtschmecker" beträgt in europäischen Populationen 31,5%[159], während sie in anderen Populationen eine niedrigere Häufigkeit hat. Bei Afrikanern fand BARNICOT (1950) 2,7% Nichtschmecker und bei Chinesen 10,6%. Bei nichthominiden Primaten scheint ein ähnlicher Polymorphismus vorhanden zu sein. FISHER, FORD u. HUXLEY (1939) testeten Schimpansen (Pan troglodytes) auf deren Schmeckvermögen für PTC und fanden eine ähnliche Verteilung von Schmeckern und Nichtschmeckern wie beim Menschen (36% Nichtschmecker); die Genhäufigkeit entspricht der, die bei Europäern berechnet wurde.

9. Diagnose- und Therapiemöglichkeiten im Rahmen der Pharmakogenetik

An dem aufgeführten Beispiel des PTC-Schmeckens und anderen, wie den Polymorphismen der Blut- und Serumgruppen, dem α_1-Antitrypsin-Mangel-Polymorphismus[160], Rot-Grün-Blindheit bei bestimmten Formen des G-6-PD-Mangels etc. kann abgeleitet werden, daß verschiedene phänotypische „Merkmale" — pathologische und nicht-pathologische — in einer Bevölkerung genetisch bedingt polymorph sein können (vgl. Kap. C.I.). Damit sind Ansatzpunkte zur Entwicklung neuartiger Diagnosekriterien und zur Prophylaxe gegeben. In dem Augenblick, in dem z.B. die grundlegenden biochemischen Zusammenhänge zwischen Struma und PTC-Schmecken bekannt sind, erübrigt sich eine Diagnostik durch biochemische Einzelanalysen; es würde ausreichen, durch einen einfachen Schmecktest eine spezifische Strumadiagnose zu erhalten oder eine Prädisposition für Kropf zu erkennen. Ein weiterer Ansatzpunkt für Diagnose, Therapie und Prophylaxe ergibt sich aus der Pharmakogenetik — und Biochemischen Genetik allgemein — durch Einteilung der Patienten in genetisch definierbare Stoffwechseltypen. So wird aufgrund der Untersuchungen zum Polymorphismus der G-6-PD-Varianten (s. oben) oder der δ-Amino-Lävulinsäuresynthetase aus der Reaktion von Patienten auf bestimmte Pharmaka zunächst auf einen Stoffwechseldefekt diagnostiziert; anschließend kann man ohne weitere pharmakologische Versuche und ohne komplizierte und aufwendige biochemische Untersuchungen bei diesen Patienten andere Pharmaka mit spezifischen Strukturen oder funktionellen Gruppen von vornherein für eine Therapie anderer Krankheiten ausschließen und damit Komplikationen verhindern („Pharmakogenetik-Pass" etc.)[161].

Voraussetzung für die Entwicklung derartiger Methoden für eine naturwissenschaftlich fundierte Medizin ist das Wissen um die zugrunde liegenden biochemischen und genetischen Zusammenhänge. Die Untersuchungen und Analysen können prinzipiell zunächst in Tierversuchen geklärt werden, müssen jedoch für die typischen Stoffwechselvarianten beim Menschen bestätigt und ergänzt werden.

[157] FOX 1932. [158] GOEDDE u. OHLIGMACHER 1965 und 1966.
[159] SALDANA u. BECAK 1959.
[160] LAURELL u. ERICKSON 1963, KUEPPERS 1967, KUEPPERS u. BEARN 1967.
[161] SCHLOOT 1970c, LÖHR 1968.

Damit ist auch eine Basis gegeben, um Methoden für eine Therapie nicht vermeidbarer pharmakogenetischer Effekte zu entwickeln. In dieser Hinsicht sind verschiedenartige Versuche denkbar und durchgeführt worden. Man kann z.B. versuchen, einen Stoffwechseldefekt oder die Nebenwirkungen eines Pharmakons zu kompensieren. Von CHANG, MACINTOSH u. MASON (1966), GOEDDE, ALTLAND u. SCHOLLER (1966), GOEDDE, ALTLAND, SCHLOOT (1968) wurden verschiedene Wege eingeschlagen, um pathologische Auswirkungen von Enzymdefekten bei pharmakogenetischen Reaktionen zu vermeiden. Man kann entweder Enzympräparate direkt injizieren, wobei mit Unverträglichkeitsreaktionen zu rechnen ist, oder die Enzympräparate in Mikrokapseln applizieren. Hier wird eine Antigen-Antikörperbildung vermieden; trotzdem ist ein Austausch von Substrat und Reaktionsprodukt möglich (vgl. Kap. D.VII.).

10. Psychopharmakogenetik; Nebenwirkungen von Arzneimitteln

Lange Zeit war eine Aussage über die Bedeutung und Funktion der INH-N-Acetyltransferase im Stoffwechsel nicht möglich (vgl. Kap. B.II.1.). Erst bei systematischer Überprüfung verschiedener physiologischer und unphysiologischer Substanzen als Inhibitoren der INH-Acetylierung wurde festgestellt, daß Serotonin (5-Hydroxy-tryptamin) ein kompetitiver Inhibitor der „INH-Acetylase" ist[162]. Unter Verwendung radioaktiv markierter Substrate bzw. Coenzyme wurde nachgewiesen, daß Acetylcoenzym A Acetylgruppendonator ist[163] und die Acetylgruppe auch auf Serotonin übertragen wird[164]. Da Serotonin durch die Monoaminooxidase abgebaut wird (Abb. 52a), ist die Acetylierung des Serotonins im Organismus durch die N-Acetyltransferase* vielleicht eine Konkurrenzreaktion zum Abbau über die Monoaminooxidase (Abb. 52b). Außerdem ist zu berücksichtigen, daß das Acetylserotonin im Stoffwechsel eine Vorstufe des in der Epiphyse synthetisierten Melatonins ist[165].

Obwohl beim Menschen noch nicht endgültig erwiesen ist, daß auch das Serotonin (genetisch bedingt) interindividuell unterschiedlich acetyliert wird, ist interessant, daß verschiedene Pharmaka, unter anderem Psychopharmaka wie Antidepressiva, Monoaminooxydase-Inhibitoren etc. die N-Acetyltransferase hemmen; unter anderem wurde die prozentuale Hemmung durch die Pharmaka Reserpin, Iproniazid, Imipramin, Opipramoldihydrochlorid und Harmin bestimmt (Abb. 53). Von anderen Substanzen wurden die Inhibitorkonstanten und die Art der Hemmung untersucht (Abb. 54).

Weitere Anhaltspunkte, daß verschiedene Pharmaka die N-Acetyltransferase und den Serotoninstoffwechsel unterschiedlich beeinflussen, sind nicht nur für Fragestellungen auf dem Gebiet der Psychopharmakogenetik[166] von Bedeutung, sondern auch für die Untersuchung von Nebenwirkungen dieser Pharmaka. So wurden bei einer niedrigen Aktivität der INH-Acetylierung und N-Acetyltransferase häufiger Polyneuritiden beobachtet als bei Individuen, die zum Phänotyp „schnelle Acetylierung" gehören (Tabelle 23). Offensichtlich werden verschiedene Stoffwechselreaktionen durch Beeinflussung der Vitamin B_6-Konzentration im Organismus verändert; Pyridoxalphosphat wird als Isonicotinoylhydrazon gebunden, wodurch die Vitamin B_6-abhängigen Transaminierungs- und Decarb-

[162] SCHLOOT, VALESKY u. GOEDDE 1966, GOEDDE, SCHLOOT u. VALESKY 1967, GOEDDE 1966.
[163] GOEDDE, SCHÖPF u. FLEISCHMANN 1964.
[164] SCHLOOT, VALESKY u. GOEDDE 1966, SCHLOOT, TIGGES, BLAESNER, GOEDDE 1969, GOEDDE 1966, GOEDDE, ALTLAND u. SCHLOOT 1968.
[165] THIEBLOT, BERTHELAY u. BLAISE 1966. [166] SCHLOOT 1970a u. c, 1972, 1973.
* Gleiche Werte für kompetitive Inhibition der INH-Acetylierung durch Serotonin ($K_i = 1{,}2 \times 10^{-4}$ M) und Michaelis-Menten-Konstante der Serotonin-Acetylierung.

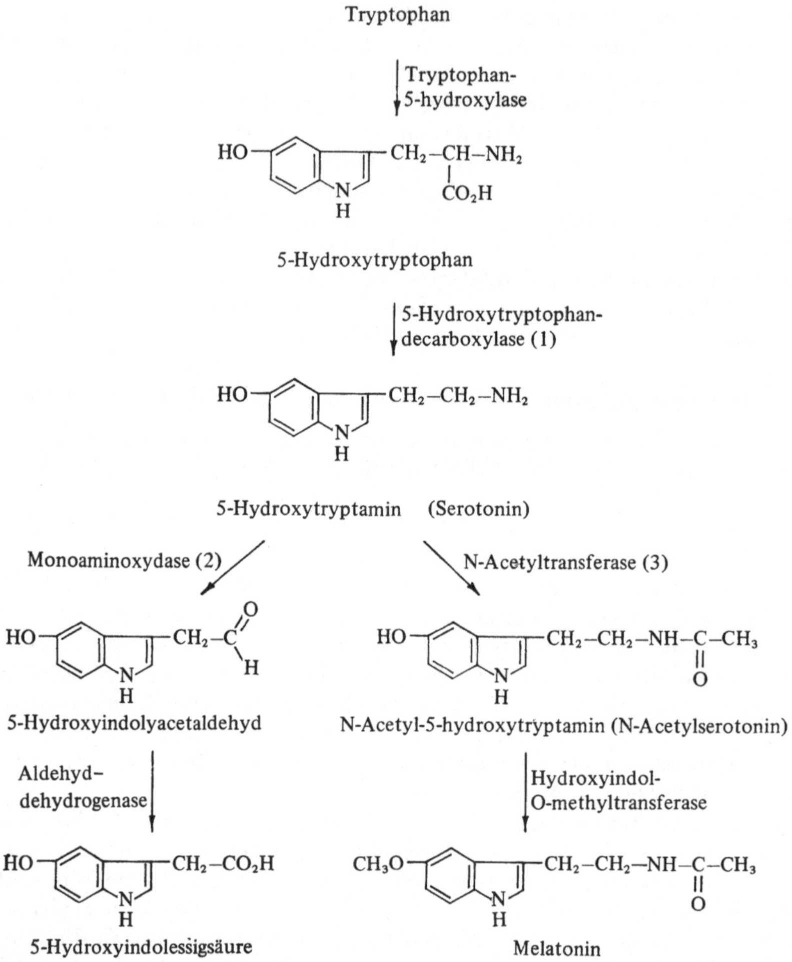

Tryptophan

↓ Tryptophan-5-hydroxylase

HO–(Indol)–CH_2–CH(CO_2H)–NH_2

5-Hydroxytryptophan

↓ 5-Hydroxytryptophan-decarboxylase (1)

HO–(Indol)–CH_2–CH_2–NH_2

5-Hydroxytryptamin (Serotonin)

Monoaminoxydase (2) ↙ ↘ N-Acetyltransferase (3)

HO–(Indol)–CH_2–CHO

5-Hydroxyindolyacetaldehyd

↓ Aldehyd-dehydrogenase

HO–(Indol)–CH_2–CO_2H

5-Hydroxyindolessigsäure

HO–(Indol)–CH_2–CH_2–NH–CO–CH_3

N-Acetyl-5-hydroxytryptamin (N-Acetylserotonin)

↓ Hydroxyindol-O-methyltransferase

CH_3O–(Indol)–CH_2–CH_2–NH–CO–CH_3

Melatonin

Abb. 52a. Abbau des 5-Hydroxytryptamins (Serotonin) durch die Enzyme Monoaminooxydase und N-Acetyltransferase. (Nach SCHLOOT, TIGGES, BLAESNER u. GOEDDE 1969, verändert)

Species	N-Acetyltransferase (3)*				Monoamin-oxydase (2)*	5-Hydroxy-tryptophan-(1)*
	Coenzym: Acetyl-Coenzym A		Coenzym: N,S-Diacetylcysteamin			
	Serotonin	INH	Serotonin	INH		
I. Mensch	0,4	0,3	0,5	0,5	1,2	0,05
II. Affe	0,2	1,1	0,2	2,7	1,5	0,1
III. Ratte	0,4	0,3	0,06	1,6	0,7	0,08

* Siehe Abb. 52a.

Abb. 52b. Affinitäten (K_m-Werte $\times 10^{-3}$ M) verschiedener Substrate zu den Enzymen N-Acetyltransferase, Monoaminoxydase und 5-Hydroxytryptophandecarboxylase beim Menschen und anderen Species. (Nach SCHLOOT, TIGGES, BLAESNER u. GOEDDE 1969 verändert)

Inhibitor	Strukturformel	Prozenthemmung Acetylierung INH (I)	Serotonin (II)	Verhältnis I/II
Reserpin	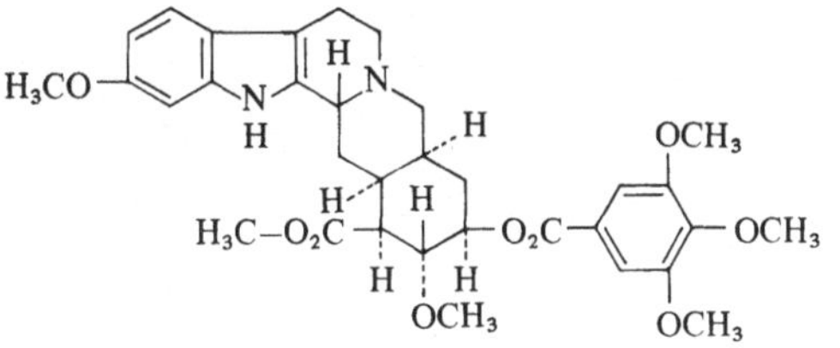	45	20	2,3
Iproniazid	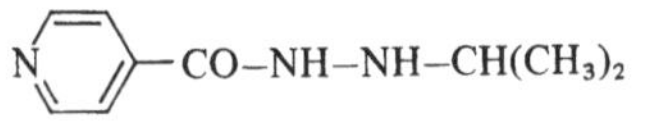 –CO–NH–NH–$CH(CH_3)_2$	56	36	1,6
Imipramin	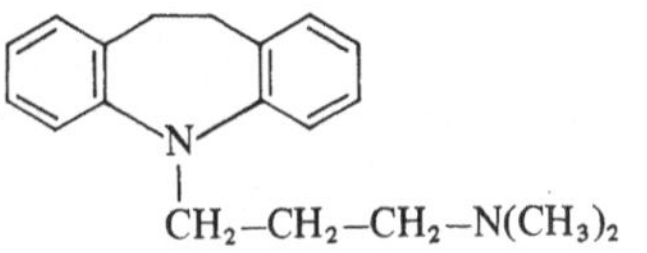 CH_2–CH_2–CH_2–$N(CH_3)_2$	37	26	1,4
Opipramol-dihydrochlorid	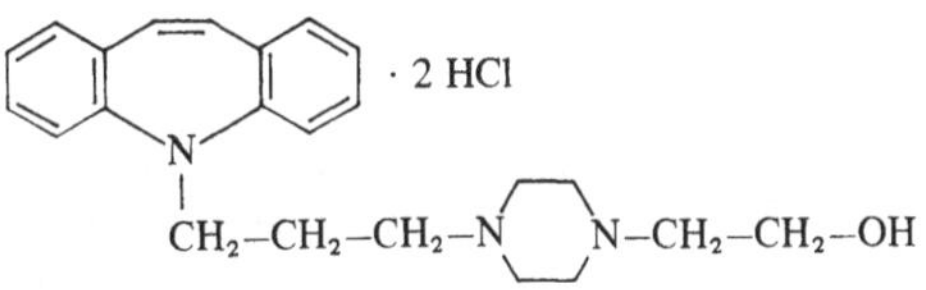 · 2 HCl; CH_2–CH_2–CH_2–N N–CH_2–CH_2–OH	27	23	1,2
Harmin	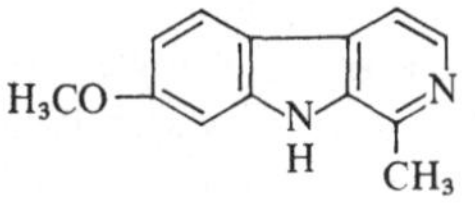	86	96	0,9

Abb. 53. Prozentuale Hemmung der INH- und Serotoninacetylierung durch verschiedene Psychopharmaka. (Nach SCHLOOT, TIGGES, BLAESNER u. GOEDDE 1969, verändert)

Tabelle 23. Polyneuritis nach INH-Applikation. (Nach DEVADATTA, GANGADHARAM, ANDREWS, FOX, RAMAKRISNAN, SELKON u. VELU 1961, verändert)

INH-Abbau (Acetylier.)	Langsam	Schnell	Insgesamt
Untersuchte Personen	83 (58%)	60 (42%)	143
Polyneuritis	17 (ca. 20%)	2 (ca. 3%)	19
Keine Polyneuritis	66 (ca. 80%)	58 (ca. 97%)	124

$p < 0{,}01$; $\chi^2 = 8{,}87$.

oxylierungsreaktionen beeinträchtigt werden. Bei der Verabreichung hoher Dosen von INH ist es also angebracht, den jeweiligen INH-Acetylierungsstatus festzustellen, damit besonders bei langsamer Acetylierung durch Vitamin B_6-Gaben Nebeneffekte vermieden werden können (vgl. Abb. 33a). In anderem Zusammenhang fanden EVANS, DAVISON u. PRATT (1965) in einem Doppelblindversuch, daß

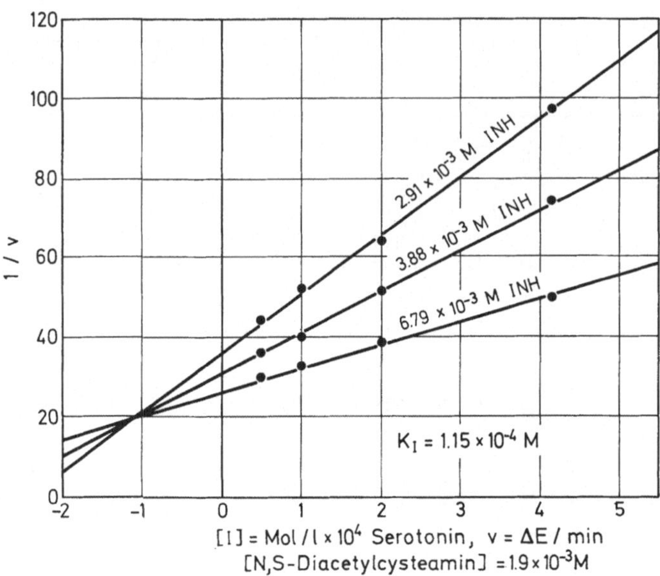

Abb. 54a. Kompetitive Hemmung der N-Acetyltransferase durch Serotonin; Auftragung nach DIXON u. WEBB 1967. (Nach SCHLOOT, VALESKY u. GOEDDE 1966, verändert)

Nebenwirkungen von Phenelzin (Nardil) nur bei Personen zu beobachten waren, die zur Gruppe der langsam INH acetylierenden Personen zählen.

Über ein interindividuell unterschiedliches Ansprechen auf Antidepressiva berichteten bereits 1962 PARE, REES u. SAINSBURY. Man beobachtete, daß Patienten einiger Familien auf Monoaminooxidase-Inhibitoren ansprachen, während bei Patienten anderer Familien bessere Ergebnisse mit Imipraminen erzielt werden konnten. Bei der Untersuchung von Verwandten wurde bestätigt, daß eine positive Korrelation im Ansprechen auf eine dieser beiden Gruppen von Medikamenten besteht. Diese und weitere Versuche geben Anlaß, Untersuchungen zur Pharmakologie von Psychopharmaka unter dem Aspekt der Genetik und Toxikologie zu untersuchen[167].

An einem dritten Beispiel soll gezeigt werden, daß zwei verschiedene Medikamente nur bei einer bestimmten genetischen Konstellation toxisch sind. Auch hier spielt die Acetylierungsfähigkeit eine wichtige Rolle. Epileptiker, die mit dem Antiepilepticum Diphenylhydantoin behandelt werden und an einer Tuberkulose erkranken (Therapie mit INH), haben dann Vergiftungserscheinungen, wenn sie zur Gruppe der Langsamacetylierer gehören[168]. Die toxische Wirkung kommt dadurch zustande — im Gegensatz zu den bisherigen Beispielen —, daß das INH den Abbau des Diphenylhydantoin stört. Dieser Effekt ist nur dann vorhanden, wenn das INH selbst langsam abgebaut wird, also bei den langsam acetylierenden Personen.

Man könnte hier für diese Intoxikation, wie auch diejenigen anderer Medikamente dadurch, daß man einen Patienten in einem Versuch mit einer harmlosen Dosierung INH auf seine Acetylierung testet, voraussagen, ob diese anderen Medikamente Nebenwirkungen hervorrufen werden[169].

[167] PARE 1970, BICKEL 1970, SCHLOOT 1970a u. c. SCHULTE, SCHLOOT u. GOEDDE 1970.
[168] KUTT, VEREBELY, MCDOWELL 1968.
[169] SCHLOOT 1970b, 1973a, b u. c.

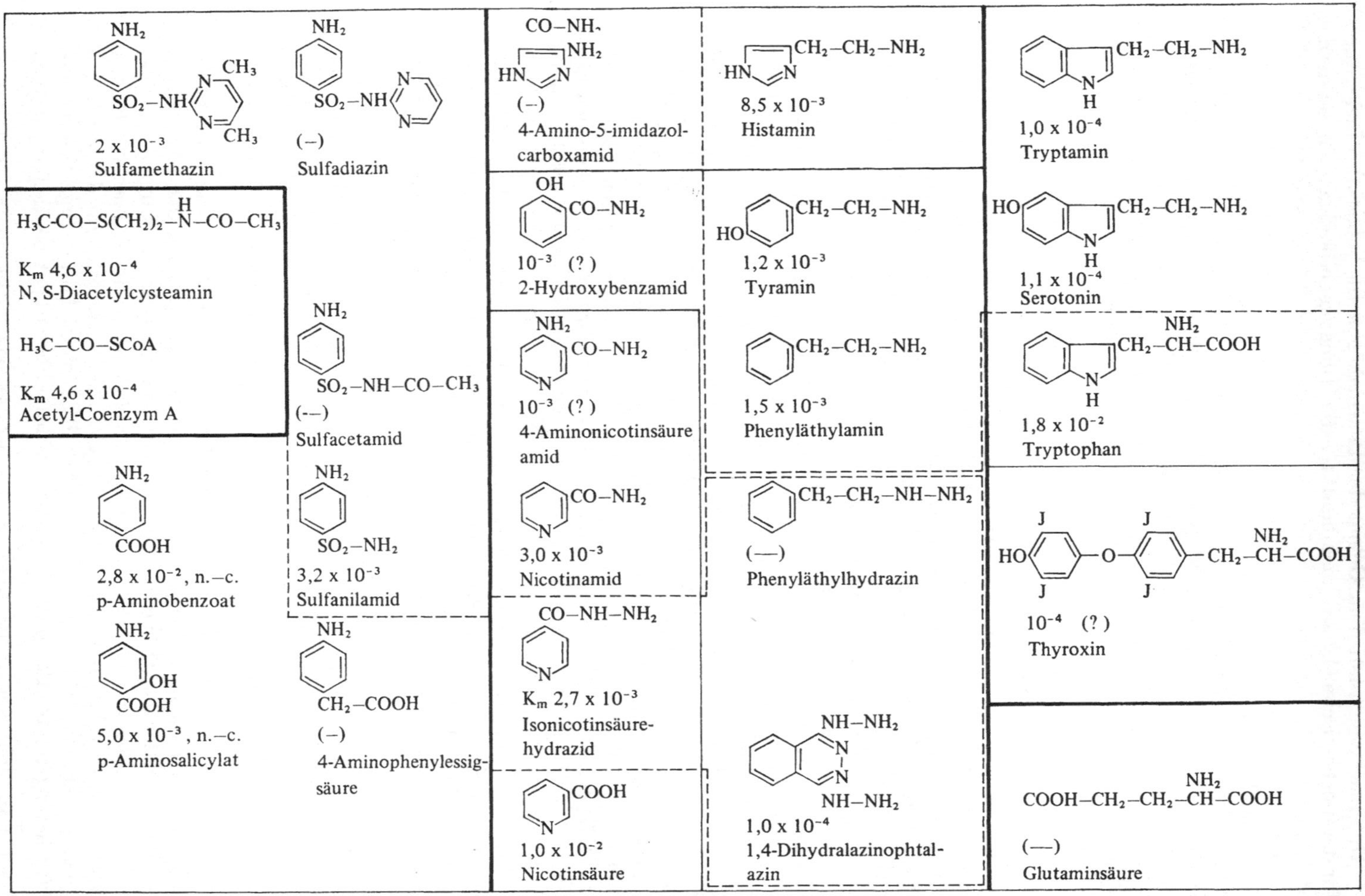

NH_2 – SO_2–NH – CH_3 – CH_3
2×10^{-3}
Sulfamethazin

NH_2 – SO_2–NH
(–)
Sulfadiazin

H_3C-CO–$S(CH_2)_2$–N(H)–CO–CH_3
K_m $4{,}6 \times 10^{-4}$
N, S-Diacetylcysteamin

H_3C–CO–SCoA
K_m $4{,}6 \times 10^{-4}$
Acetyl-Coenzym A

NH_2 – SO_2–NH–CO–CH_3
(––)
Sulfacetamid

NH_2 – COOH
$2{,}8 \times 10^{-2}$, n.–c.
p-Aminobenzoat

NH_2 – SO_2–NH_2
$3{,}2 \times 10^{-3}$
Sulfanilamid

NH_2 – OH – COOH
$5{,}0 \times 10^{-3}$, n.–c.
p-Aminosalicylat

NH_2 – CH_2–COOH
(–)
4-Aminophenylessigsäure

CO–NH– NH_2 – HN – N
(–)
4-Amino-5-imidazolcarboxamid

OH – CO–NH_2
10^{-3} (?)
2-Hydroxybenzamid

NH_2 – CO–NH_2 – N
10^{-3} (?)
4-Aminonicotinsäureamid

CO–NH_2 – N
$3{,}0 \times 10^{-3}$
Nicotinamid

CO–NH–NH_2 – N
K_m $2{,}7 \times 10^{-3}$
Isonicotinsäurehydrazid

COOH – N
$1{,}0 \times 10^{-2}$
Nicotinsäure

CH_2–CH_2–NH_2 – HN – N
$8{,}5 \times 10^{-3}$
Histamin

HO – CH_2–CH_2–NH_2
$1{,}2 \times 10^{-3}$
Tyramin

CH_2–CH_2–NH_2
$1{,}5 \times 10^{-3}$
Phenyläthylamin

CH_2–CH_2–NH–NH_2
(––)
Phenyläthylhydrazin

NH–NH_2 – N – N – NH–NH_2
$1{,}0 \times 10^{-4}$
1,4-Dihydralazinophtalazin

CH_2–CH_2–NH_2 – N – H
$1{,}0 \times 10^{-4}$
Tryptamin

HO – CH_2–CH_2–NH_2 – N – H
$1{,}1 \times 10^{-4}$
Serotonin

NH_2 – CH_2–CH–COOH – N – H
$1{,}8 \times 10^{-2}$
Tryptophan

J – J – HO – O – J – J – NH_2 – CH_2–CH–COOH
10^{-4} (?)
Thyroxin

NH_2 – COOH–CH_2–CH_2–CH–COOH
(––)
Glutaminsäure

Abb. 54b. *Km* und *Ki*-Werte verschiedener Substanzen bei der enzymatischen Acetylierung von INH; Abhängigkeit der Affinität von funktionellen Gruppen, Seitenketten etc.; n.–c. = nichtkompetitive Hemmung. (Nach SCHLOOT u. GOEDDE 1967, verändert)

Untersuchungen auf dem Gebiet der Pharmakogenetik haben also nicht nur für die Biochemische Genetik und damit für die Humangenetik allgemein, sondern auch besonders für die Medizin Bedeutung. Für die biochemisch-genetische Grundlagenforschung ist hier durch die Anwendung von Pharmaka ein besonders guter Ansatzpunkt zum Erkennen genetisch bedingter Polymorphismen gegeben: Einmal fallen pharmakologisch abnorme Reaktionen, da sie für die Praxis von Wichtigkeit sein können, auf; zum anderen kann die Kenntnis der chemischen Struktur der betreffenden Pharmaka und ihrer Stoffwechselprodukte in manchen Fällen einen Hinweis auf einen Defekt in einem bestimmten Stoffwechselsystem oder sogar auf eine bestimmte Gruppe von Enzymen geben, die bislang noch nicht bekannt waren.

IV. Angeborene Stoffwechselkrankheiten: Ahornsirupkrankheit

Seit der Beschreibung „vererbbarer Stoffwechselkrankheiten“ (EBSTEIN 1902) und der „Inborn Errors of Metabolism“ durch GARROD (1909) wurde eine große Zahl von Störungen dieser Art mit klinischen Symptomen erkannt (Tabelle 24)*. Als Beispiel seien hier einige in den letzten Jahren genauer untersuchte Stoffwechselstörungen beim Abbau der verzweigtkettigen Aminosäuren Leucin, Isoleucin und Valin angeführt.

Bei der Isovaleriansäureacidämie ist nur der Abbau des Leucins gestört. Isovaleryl-Coenzym A wird nicht über Methylcrotonyl-CoA (Dimethylacryl-CoA) weiter umgesetzt (Abb. 55). Es sind etwa 5 Fälle bekannt, von denen jedoch der Erbgang weitgehend ungeklärt geblieben ist. Weiterhin ist nicht bekannt, ob die Ursache für den Anstau der Isovaleriansäure im Fehlen oder einer Veränderung des Proteins der Acyldehydrogenase liegt. Man nimmt an, daß hohe Konzentrationen von Isovaleriansäure auf das zentrale Nervensystem toxisch wirken. Die Anomalieträger sind durch einen aufdringlichen Körpergeruch, komatöse Zustände mit schwerer Acidose und durch geistige Retardierung gekennzeichnet. Der Körpergeruch ähnelt dem Maggi- bzw. Curry-Geruch. Die Anfälle wurden durch Eiweißzufuhr ausgelöst. Belastungsversuche mit Leucin ergaben hohe Werte für die Isovaleriansäure, die sich gaschromatographisch nachweisen läßt.

Bei der Hypervalinämie verursacht eine Störung im Valinabbau (Abb. 55) einen Anstieg von Plasmavalin. Die Funktion einer spezifischen Transaminase, die den Schritt Valin → Ketoisovalerat katalysiert, ist bei dieser Erkrankung in ihrer Funktion gestört. Nach Untersuchungen von DANCIS, HUTZLER u. LEVITZ (1960) an isolierten Leukocyten mit ^{14}C-markiertem Leucin, Isoleucin bzw. ^{14}C-Valin wird nur Valin nicht umgesetzt; markiertes Leucin, Isoleucin und Methionin sowie Phenylalanin werden von Leukocyten eines an dieser Krankheit leidenden Kindes umgesetzt. Symptome der Hypervalinämie sind: starker Gewichtsverlust, Atemnot und geistige Retardierung. Auch hier sind nur wenige Fälle untersucht und zur Vererbung dieser Krankheit bisher nur Anhaltspunkte vorhanden.

Die schwerwiegendsten Folgen einer Störung im Abbaumechanismus der drei Aminosäuren Leucin, Isoleucin und Valin beobachtet man bei der Ahornsirupkrankheit, bei der der Abbau aller drei verzweigtkettigen Aminosäuren gestört ist. Bei der sog. klassischen Form der Ahornsirupkrankheit findet man bei Homozygoten für diese Krankheit in den Leukocyten keine Aktivität für die oxydative Decarboxylierung (Abb. 55), bei der „intermittierenden Form“ (vgl. S. 441) eine stark herabgesetzte Aktivität. Die Störung des Abbaus liegt bei der oxydativen

* Vgl. Kap. JÖRGENSEN, FUHRMANN, MAINX, KÖSSEL und STANBURY, WYNGAARDEN u. FREDERICKSON 1972.

Tabelle 24. Enzymatische Störung, klinisches Bild und Behandlung einiger erblicher Stoffwechselstörungen. (Nach LA DU 1964, verändert)

Erkrankung	Enzymstörung	Hauptsymptome	Behandlung
Akatalasie	Katalase	Orale Veränderung bei Japanern; bei Schweizern keine Abnormitäten bekannt	Nicht erforderlich
Adrenogenitales Syndrom	21-Hydroxylase	Virilisierung bei Mädchen; Pseudohermaphroditismus bei Frauen	Cortison
Albinismus	Tyrosinase	Mangel an Melanin	Nicht bekannt
Alkaptonurie	Homogentinsinsäure-oxydase	Ochronose und Arthritis	Nicht bekannt
Pseudocholinesterasevarianten	Pseudocholinesterase	Verlängerte Apnoe nach Succinyldicholin	Succinyldicholin vermeiden
Galaktosämie	Galaktose-1-Phosphat-Uridyl-Transferase	Geistige Retardierung, Katarakt, Cirrhose, schlechter Allgemeinzustand	Diät: Galaktose vermeiden
Glykogen-Speicher-Krankheit Typ I (von GIERKE)	Glucose-6-Phosphatase	Vergrößerte Leber, Ketose, Hypoglykämie	Diät
Glykogen-Speicher-Krankheit Typ V (McArdle-Syndrom)	Muskel-Phosphorylase	Muskelschmerzen und Schwäche bei geringen körperlichen Anstrengungen	Keine spezifische Behandlungsmöglichkeit bekannt
Histidinämie	Histidin-Ammoniak-Lyase	Unter Umständen geistige Retardierung; Sprechstörungen, auch ohne klinische Symptome	Nicht bekannt
Homocystinurie	Cystathionin-Synthetase	Geistige Retardierung, epileptische Anfälle, Iridodonesis, dünnes Haar	Nicht bekannt
Hypophosphatasie	Alkalische Phosphatase	Generalisierte Knochenerkrankung; Rachitis, Brüche, Störungen bei der Knochenbildung	Keine spezifische Behandlungsmöglichkeit bekannt
Ahornsirupkrankheit	Enzyme der oxydativen Decarboxylierung der verzweigtkettigen Aminosäuren	Geistige Retardierung; rapide Verschlechterung des Allgemeinzustandes; Ernährungprobleme	Mangeldiät (verzweigtkettige Aminosäuren)
Methämoglobinämie	Erythrocytendiaphorase	Methämoglobinbildung	Ascorbinsäure, Methylenblau; methämoglobinbildende Medikamente vermeiden
Phenylketonurie	Phenylalanin-Hydroxylase	Geistige Retardierung, Veränderungen im EEG, muskuläre Hypertonie, Bewegungsdrang	Phenylalaninarme Diät
Primaquine Empfindlichkeit	Glucose-6-Phosphat-Dehydrogenase	Verschiedene Pharmaka lösen Hämolyse aus: Primaquine, Acetanilid, Antipyrin etc.	Vermeiden bestimmter Pharmaka
Xanthinurie	Xanthinoxydase	Nierensteine und Niereninsuffizienz	Erhöhter Bedarf an Flüssigkeit und Alkali, um Nierensteine zu verhindern

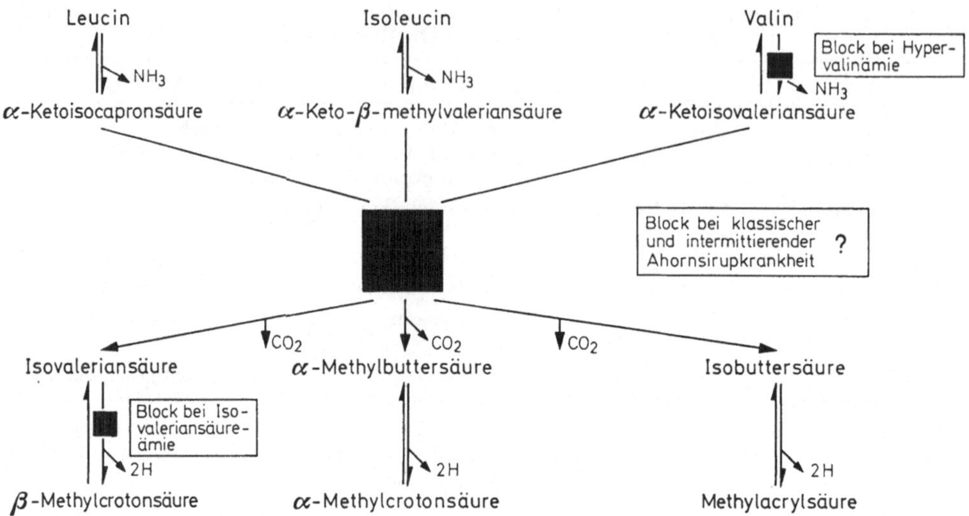

Abb. 55. Katabolismus der Aminosäuren Leucin, Isoleucin und Valin; Stoffwechselstörungen beim Abbau der verzweigtkettigen Aminosäuren. (Nach EFRON u. AMPOLA 1967, verändert)

Decarboxylierung und beruht auf einer mutativen Veränderung der genetischen Information für die Synthese der Enzyme, die die α-Ketosäuren abbauen. Man nimmt an, daß die erkrankten Personen homozygot sind für das auf einem autosomalen Genort gelegene mutierte Allel. Die ersten Inkubationsansätze mit Leukocyten und ^{14}C-markiertem Leucin wurden von DANCIS, HUTZLER und LEVITZ (1960) durchgeführt. Es wurde nachgewiesen, daß die Transaminaseaktivität, die zu den Ketosäuren führt, bei diesen Patienten normal ist und Metabolite, die in der Stoffwechselkette nachgeordnet entstehen (Isovaleriansäure, Isobuttersäure und α-Methylbuttersäure) abgebaut werden.

Bisher sind etwa 50 Fälle von Ahornsirupkrankheit bekannt geworden, die fast alle der sog. klassischen Form zuzuordnen sind. In Deutschland wurden 10 Familien beschrieben und Untersuchungen zum Erbgang dieser autosomal recessiven Krankheit und zur Biochemie dieser Erkrankung durchgeführt[170]. Normal Homozygote, Heterozygote (Tabelle 25) und atypisch Homozygote

Tabelle 25. Ahornsirupkrankheit: Umsatz verzweigtkettiger Aminosäuren durch Leukocytenenzyme normal homozygoter und heterozygoter Personen; Substratumsatz in mμ Mol/ $1{,}6 \times 10^7$ Leukocyten. (Nach GOEDDE und KELLER 1967, verändert)

Ketosäure	Homozygote			Heterozygote		
	n	Mittelwerte	Standardabweichung	*n*	Mittelwerte	Standardabweichung
α-Ketoisocapronsäure	71	3,25	0,72	39	1,47	0,46
α-Ketoisovaleriansäure	32	4,04	0,78	29	1,79	0,61
α-Keto-β-Methylvaleriansäure	27	3,09	0,78	27	1,44	0,34

[170] GOEDDE, BLUME, MÖHLENBECK, ROTTHAUWE, SIMON u. LANG 1966; GOEDDE, RICHTER u. STAHLMANN 1965, GOEDDE, RICHTER, STAHLMANN u. SIXEL 1963; GOEDDE, RICHTER, HÜFNER, v. z. MÜHLEN 1964, GOEDDE, MÖHLENBECK, BLUME 1966; GOEDDE, KELLER, BLUME, HENSE u. BRACKERTZ 1968.

Tabelle 26. Ahornsirupkrankheit: Enzymaktivität aus Präparaten verschiedener Gewebe von normalen und atypisch homozygoten Kindern im Vergleich zur Enzymaktivität in Rinderlebern. (Nach GOEDDE und KELLER 1967, verändert)

	Umgesetztes Substrat (mμMol/10 mg Protein/Stunde)											
	α-Ketoisocapronsäure				α-Ketoisovaleriansäure				α-Keto-β-methylvaleriansäure			
	Mensch			Rind	Mensch			Rind	Mensch			Rind
	atypisch homozygot		normal homozygot		atypisch homozygot		normal homozygot		atypisch homozygot		normal homozygot	
	A. G.	Ch. G.			A. G.	Ch. G.			A. G.	Ch. G.		
Gehirn	[a]	[a]	1,62	—	0,40	3,3[b]	4,31	—	0,10	[a]	10,96	—
Niere	0,22	0,99	8,08	—	5,74	12,4[b]	22,32	—	5,11	11,1[b]	51,40	—
Leber	[a]	[a]	4,81	119,89	2,09	5,2[b]	14,53	203,51	1,38	9,9[b]	60,94	132,88

[a] Umsatz $\leq$ als Kontrollansätze ohne Enzym. — [b] Organexstirpation 10 min nach dem Tod.

können voneinander differenziert werden[171]. Zur Diagnose von heterozygoten Merkmalsträgern wurde ein Heterozygotentest mit radioaktiv markierten Ketosäuren als Substrat entwickelt und standardisiert[172]. Der Umsatz von ^{14}C-markierten Ketosäuren nach Inkubation mit isolierten Leukocyten wird nach Adsorption des freigesetzten $^{14}CO_2$ durch Messungen der Radioaktivität im Szintillationsspektrometer bestimmt. Die Leukocyten heterozygoter Merkmalsträger setzen ungefähr die Hälfte an Ketosäure um wie die Leukocyten normal Homozygoter. Leukocyten atypisch Homozygoter haben fast keinen Ketosäureumsatz.

In Abb. 8 sind Stammbäume von Familien dargestellt, in denen Kinder mit Symptomen der Ahornsirupkrankheit gestorben sind. Bei der Familie A wurde in 3 Fällen die Krankheit kurz nach der Geburt diagnostiziert. Die Kinder lebten mehrere Monate unter diätetischer Behandlung, verstarben aber an Infektionskrankheiten. In einem Fall wurde wenige Stunden nach dem Tod eine Autopsie vorgenommen. In Gewebeproben von Leber, Niere und Gehirn wurde die enzymatische Aktivität der oxydativen Decarboxylierung im Vergleich zu entsprechenden Proben eines Kindes untersucht, welches im gleichen Alter gestorben war, aber nicht Träger eines mutierten Gens für Ahornsirupkrankheit war. Die Aktivitätswerte des an Ahornsirupkrankheit verstorbenen Kindes lagen weit unter den Kontrollwerten (Tabelle 26, GOEDDE u. KELLER 1967). Zur weiteren Kontrolle, besonders des Ausmaßes der Autolyse, wurden die Aktivitäten der Enzyme

Tabelle 27. Aktivität verschiedener Enzyme bei der Ahornsirupkrankheit. (Nach GOEDDE und KELLER, 1967, verändert)

	Lactat-dehydrogenase (mU/mg)	Glutamat-dehydrogenase (mU/mg)	Isocitrat-dehydrogenase (mU/mg)	Sorbit-dehydrogenase (mU/mg)
Mensch				
normal homozygot	53,8	34,6	0,333	11,5
atypisch[a] homozygot	69,5	56,0	0,262	2,1
Rind	40,9	29,0	0,347	6,0

[a] Acidurie der verzweigtkettigen Ketosäuren.

[171] GOEDDE u. KELLER 1967. [172] GOEDDE, RICHTER, HÜFNER u. SIXEL 1964.

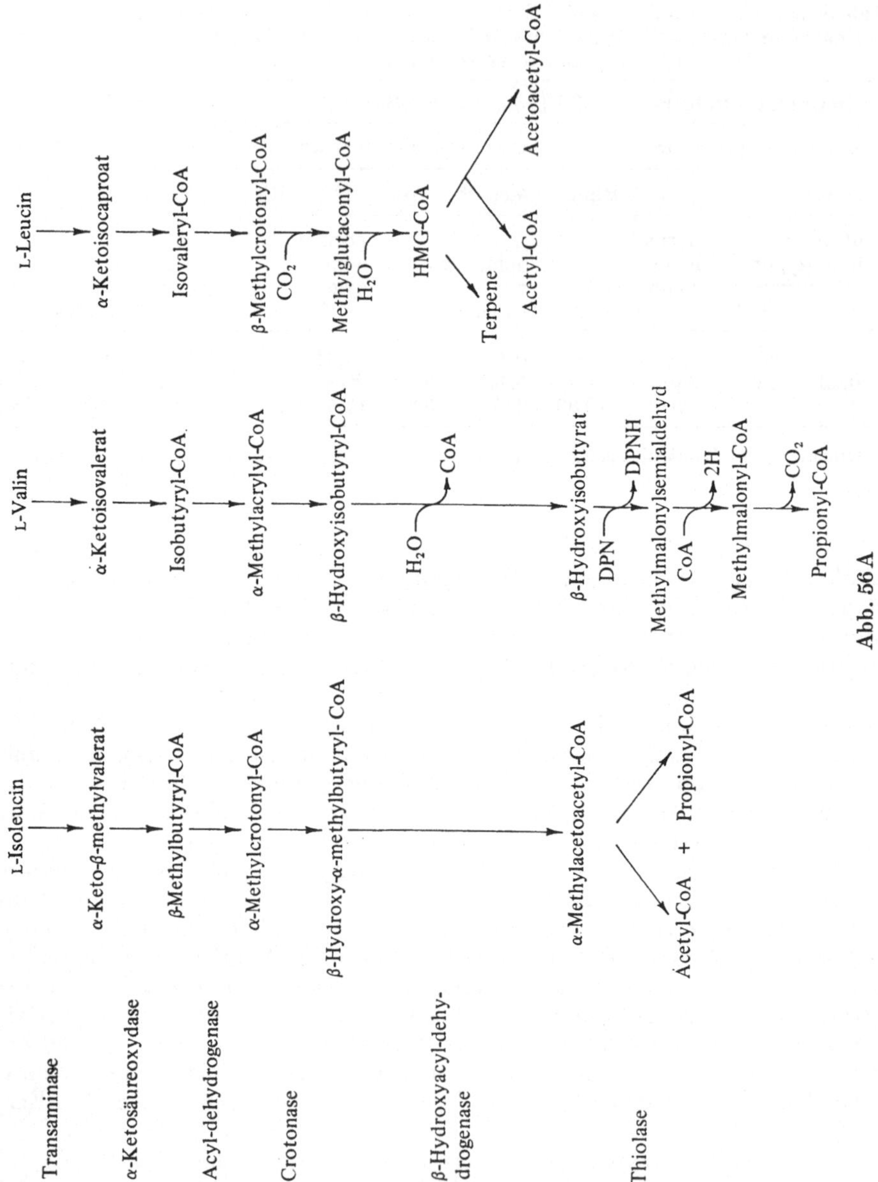

Abb. 56 A

Lactatdehydrogenase, Glutamatdehydrogenase, Isocitratdehydrogenase und Sorbitdehydrogenase bestimmt (Tabelle 27). Bei der Geburt eines weiteren kranken Kindes dieser Familie wurden Untersuchungen an Placentagewebe durchgeführt. Die Vergleichsuntersuchungen ergaben, daß auch mit Placentagewebe bei der Geburt eines normal homozygoten Kindes keine Differenzen im Umsatz bestehen[173].

Die Abbauwege der drei verzweigtkettigen Aminosäuren ähneln in den wesentlichen Schritten dem Katabolismus von Pyruvat und α-Ketoglutarat (Abb. 56).

[173] GOEDDE u. KELLER 1967, DANCIS, HUTZLER u. LEVITZ 1961.

B

$(H_3C)_2CH{-}CH_2{-}CH(NH_2){-}CO_2H$ Leucin

Transaminase ↓ H_2O, NH_3

$(H_3C)_2CH{-}CH_2{-}C({=}O){-}CO_2H$ α-Ketoisocapronsäure

α-Ketoisocapronsäure-oxydase ↓ TPP, CoA, $LipS_2$, FAD, NAD^+, Mg^{++}; CO_2, 2H

$(H_3C)_2CH{-}CH_2{-}C({=}O){\sim}S{-}CoA$ Isovaleryl-CoA

Acyldehydrogenase ↓ 2H

$(H_3C)_2C{=}CH{-}C({=}O){\sim}S{-}CoA$ Dimethylacryl-CoA

"Crotonase-analoges Enzym" ↓

$(H_3C)_2C(OH){-}CH_2{-}C({=}O){\sim}S{-}CoA$ β-Hydroxyisovaleryl-CoA

Carboxylase ↓ CO_2, ATP

$H_3C{-}C(OH)(CH_2{-}CO_2H){-}CH_2{-}C({=}O){\sim}S{-}CoA$ β-Hydroxy-β-Methylglutaryl-CoA → Cholesterinsynthese

↓

$H_3C{-}C({=}O){-}CH_2{-}CO_2H + H_3C{-}C({=}O){\sim}S{-}CoA$

Essigsäure Acetyl-CoA

Abb. 56. Stoffwechselschritte und Enzyme im Abbau von Valin, Leucin und Isoleucin (A) und Abbau des Leucins (B). (Nach GOEDDE u. KELLER 1967, verändert)

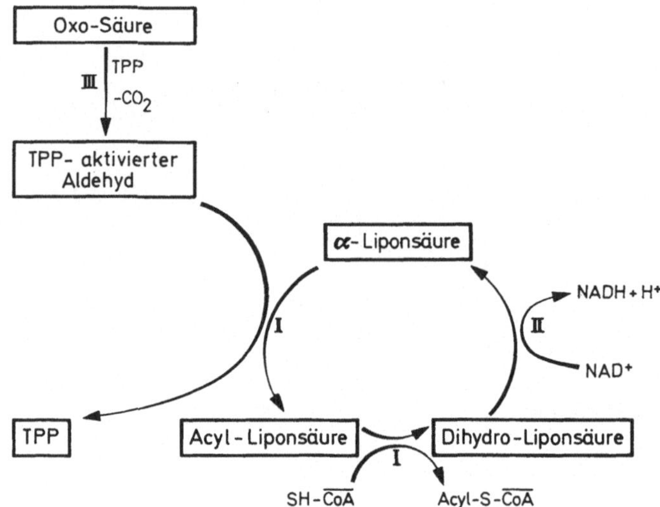

Abb. 57. Reaktionsschema zur Oxydation von Oxosäuren zu Acyl-Coenzym A. I Lipolyltransacetylase (EC 2.3.1.12), II Lipoamidoxidoreductase (EC 1.6.4.3), III Decarboxylase. (Nach GOEDDE, SCHLOOT, SCHMIDT u. MALONE 1967)

Die oxydative Decarboxylierung von Pyruvat und α-Ketoglutarat erfolgt durch einen Multienzymkomplex, der sich aus drei unterschiedlichen Enzymproteinen mit verschiedenen Substratspezifitäten zusammensetzt. Dieser Multienzymkomplex katalysiert die in der folgenden Abbildung dargestellten Reaktionen: Abb. 57. Von FERNANDEZ-MORAN, REED, KOIKE u. WILLMS (1964) wurde aufgrund elektronenmikroskopischer Untersuchungen ein Modell über den molekularen Aufbau der drei Teilenzyme des gut bekannten Pyruvatoxydasekomplexes entworfen (vgl. Abb. 5).

Die Ergebnisse von Voruntersuchungen zum Abbauschritt der oxydativen Decarboxylierung beim Katabolismus von Leucin, Isoleucin und Valin[174] konnten zunächst so interpretiert werden, daß drei spezifische Ketosäureoxydasen beteiligt sind. Auch beim Studium der Hypervalinämie entstand der Eindruck, als ob drei spezifische Transaminasen beteiligt seien. Neuere Ergebnisse machen es sehr wahrscheinlich, daß für die oxydative Decarboxylierung von Valin, Leucin und Isoleucin drei spezifische Multienzymkomplexe verantwortlich sind[175].

Die für die Oxydation von Leucin, Valin und Isoleucin charakterisierten Enzymproteine sind nicht mit der Pyruvat- oder α-Ketoglutaratoxydase identisch. Michaeliskonstanten, pH-Optimum und spezielle Hemmreaktionen sind verschieden. Die bei der Oxydation beteiligten Coenzyme Thiaminpyrophosphat, NADH (reduziertes Nicotinamid-Adenin-Dinucleotid), Liponsäure, Acetylcoenzym A, FAD (Flavin-Adenin-Dinucleotid) und Magnesium sind auch für den Abbau der aus Leucin, Valin und Isoleucin entstehenden α-Ketosäuren, nämlich α-Ketoisocapronsäure, α-Ketoisovaleriansäure und α-Keto-β-Methylvaleriansäure notwendig[176].

Atypisch homozygote Kinder mit der klassischen Form der Ahornsirupkrankheit erscheinen noch kurz nach der Geburt völlig normal. Nach einigen Tagen beobachtet man dann einen Anstieg an Leucin, Isoleucin und Valin und den

[174] GOEDDE, HÜFNER, MÖHLENBECK u. BLUME 1967. [175] GOEDDE 1972a.
[176] GOEDDE u. KELLER 1967.

		Umgesetztes Substrat ($m\mu$ Mol/1.6 $\times 10^7$ Leukocyten)		
		KIC	KIVA	MEVA
Fa. IV, 2	August 1967	0,98	1,38	0,24
	August 1967	0,58	1,61	1,01
	April 1968	0,07	0,68	0,26
Ja. IV. 3	April 1968	0	0	0

Abb. 58a. Umsatzwerte der verzweigtkettigen Aminosäuren bei der intermittierenden Form der Ahornsirupkrankheit

	Umgesetzte Substrate ($m\mu$ Mol/1.6 $\times 10^7$ Leukocyten)					
	α-Ketoisocapronsäure		α-Ketoisovaleriansäure		α-Keto-β-methylvaleriansäure	
	n	$\bar{x}$	n	$\bar{x}$	n	$\bar{x}$
Normal Homozygote	71	3,25 $\sigma = 0{,}72$	32	4,04 $\sigma = 0{,}78$	27	3,09 $\sigma = 0{,}78$
Heterozygote	39	1,47 $\sigma = 0{,}46$	29	1,79 $\sigma = 0{,}61$	27	1,44 $\sigma = 0{,}34$

Abb. 58b. Umsatz verzweigtkettiger Ketosäuren durch Leukocytenenzyme normal homozygoter und heterozygoter („klassische" Ahornsirupkrankheit) Personen

entsprechenden α-Ketosäuren im Blut und Urin[177]. Außerdem entstehen eine Anoxie, Muskelhypertonie, Spasmen und eine metabolische Acidurie. Der Urin hat einen typischen Geruch, der von MENKES als ahornsirupähnlich (Name der Krankheit) und von anderen Autoren als maggi- bzw. curryartig bezeichnet wurde. Ohne diätetische Behandlung ist eine geistige und motorische Retardierung und der schnell eintretende Tod die Folge dieser Krankheit (Therapie der klassischen Form der Ahornsirupkrankheit s. S. 465ff.)

Die intermittierende Form der Ahornsirupkrankheit wurde u.a. von KIIL u. ROKKONES (1964) beschrieben. Besonders bei Infektionserkrankungen sind intermittierende Episoden von Ataxie usw. zu erwarten. Zwischen derartigen Episoden sind die Werte für die verzweigtkettigen Aminosäuren und die entsprechenden Ketosäuren im Blut und Urin normal. Eine starke Erhöhung der Amino- und Ketosäuren wurde nur während der Attacken beobachtet. Die Patienten haben ein normales motorisches Verhalten und eine normale Intelligenz. Um Komplikationen vorzubeugen, wird ebenfalls eine proteinarme Diät gegeben. Von der intermittierenden Form der Ahornsirupkrankheit sind weitere Fälle von DANCIS, HUTZLER u. ROKKONES (1967), GOEDDE u. LANGENBECK (1968) und GOEDDE, LANGENBECK, BRACKERTZ, KELLER, ROKKONES, HALVORSEN, KIIL u. MERTON (1970) beschrieben worden. Bei einem Kind mit der intermittierenden Form der Ahornsirupkrankheit, welches von ROKKONES diagnostiziert wurde, sind biochemische Untersuchungen von GOEDDE u. LANGENBECK (1969) sowie GOEDDE, LANGENBECK, BRACKERTZ, KELLER, ROKKONES, HALVORSEN, KIIL u. MERTON durchgeführt worden. Die Ketosäureoxydaseaktivität in den Leukocyten dieses Kindes ist auf etwa 10—20% der normalen Enzymaktivität erniedrigt. Enzym-

[177] MENKES, HURST u. CRAIG 1954, DANCIS, LEVITZ, MILLER u. WESTALL 1959.

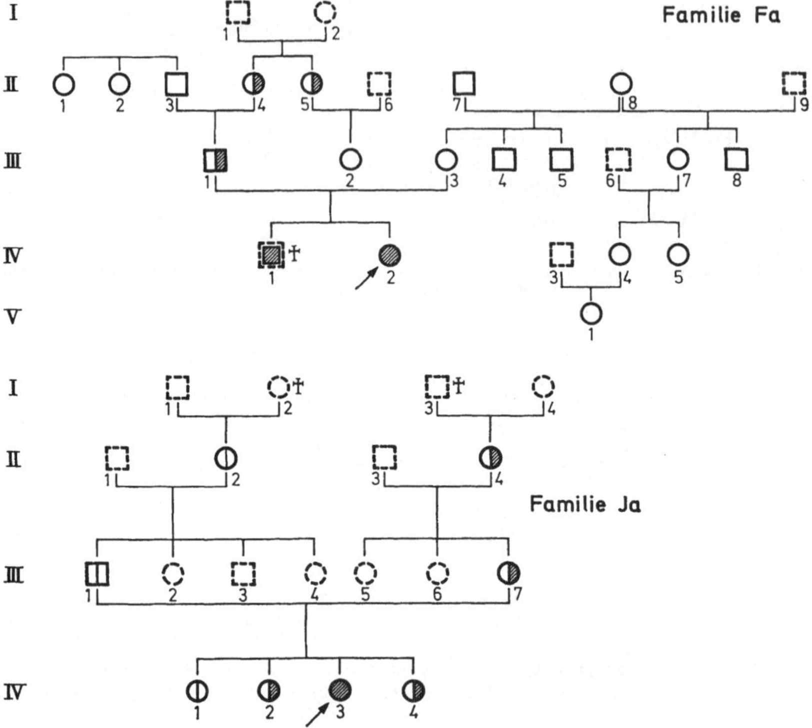

Abb. 58c. Vererbung der intermittierenden Form der Ahornsirupkrankheit in verschiedenen Familien. ○ normal, ◑ heterozygot, ● atypisch homozygot, ◌ nicht untersucht. (a, b u. c nach GOEDDE, LANGENBECK, BRACKERTZ, KELLER, ROKKONES, HALVORSEN, KIIL u. MERTON 1970, verändert)

aktivitätswerte anderer Patienten sind jedoch unterschiedlich (Abb. 58a u. b). Zur Klärung des Erbganges dieser Form der Ahornsirupkrankheit wurden ebenfalls Familienuntersuchungen (Abb. 58c) durchgeführt.

V. Diagnose von Erbkrankheiten bei homozygoten Merkmalsträgern

Einige der „Inborn Errors of Metabolism“ konnten klinisch zunächst ohne biochemische Methoden als Stoffwechselstörungen erkannt werden. Es handelt sich dabei z.B. um Ablagerungen von Kristallen der Harnsäure bei bestimmten Formen der Gicht oder um Schwarzfärbung des Urins bei Kindern mit Alkaptonurie: Nach längerem Stehenlassen an der Luft wird der Urin durch Oxidationsprodukte der Homogentisinsäure auffällig schwarz angefärbt. Auf ähnliche Weise wurde die Phenylketonurie entdeckt, und zwar durch den typischen Geruch des Urins, der durch Phenylessigsäure bedingt ist. Andere Stoffwechselstörungen wurden mehr oder weniger zufällig im Rahmen routinemäßig durchgeführter Diagnosemethoden entdeckt, bei deren Anwendung gelegentlich unerwartete Reaktionen zu verzeichnen waren. Auf diese Weise erhielt die Föllingsche Probe Bedeutung für die Bestimmung der Phenylketonurie: Durch Zugabe von Eisenchlorid entsteht im angesäuerten Urin ein instabiler grüner Farbstoffkomplex mit Phenylbrenztraubensäure. Durch den Ausbau derartiger, zunächst unspezifischer Meßmethoden wurden spezielle Verfahren zum Nachweis von Stoffwechselstörungen entwickelt. So hat man z.B. entdeckt, daß die Homogentisinsäure (s. oben) (1,4-Dioxyphenyl-3-essigsäure) stark reduzierende Eigenschaften hat, die man mit alkalischer Kupfersulfatlösung nachweisen kann. Mit der alkalischen Kupfersulfatlösung wurde ursprünglich Zucker im Urin nachgewiesen (Fehlingsche Probe, Bildung von Cu_2O). Bei der Homogentisinsäureausscheidung beobachtet man bei dieser Reaktion eine unterschiedliche Farbreaktion gegenüber dem Normaltest[178]. Durch Verfeinerung der Methoden konnte der Test so ausgebaut werden, daß eine Verwechslung und Fehldiagnose (Diabetes) vermieden werden kann (negative Gärprobe).

Einige Grundlagen und Methoden biochemisch-genetischer Diagnoseverfahren wurden bereits in Kap. B.I. behandelt. Bei der Untersuchung von Erbkrankheiten ist es jedoch vor allem notwendig, konkrete Vorstellungen über die Störung im Organismus und über die Zusammenhänge mit anderen Stoffwechselvorgängen zu erarbeiten. Bei nur wenigen angeborenen Stoffwechselkrankheiten kann bisher die Ursache bzw. Teilursache der betreffenden Erkrankung auf der molekularen Basis konkret beschrieben werden, also die Störung auf der Stufe der genetischen Information als veränderte Basensequenz (= Mutation) erklärt werden. Zur Durchführung einer exakten Diagnose genügt es aber häufig, den Defekt durch Analyse einer Proteinvariante oder einer Anomalie in der (Enzym-)Protein-Synthese zu beschreiben.

Die andere Stufe, von der aus ebenfalls sehr genaue Angaben zur Diagnose gemacht werden können, ist die Untersuchung auf chromosomaler Basis. In diesen Bereich fallen also die sog. „chromosomalen Anomalien". Konkrete Vorstellungen und exakte Diagnosen auf dieser Basis konnten bisher nur in relativ wenigen Fällen gegeben werden: z.B. spontan auftretende Chromosomenaberrationen und Mangel an Hexokinaseaktivität bei Patienten mit Fanconi-Anämie (qualitative Veränderung des Enzymproteins)[179], die an anderer Stelle in diesem Handbuch besprochen werden.

Selbst bei der Möglichkeit, die Störung bis auf die molekulare Basis zurückzuverfolgen — also eine direkte oder indirekte Beziehung zwischen dem Gen- und Proteindefekt und den klinischen Aspekten der jeweiligen Erkrankungen aufzudecken —, kann nicht zwangsläufig darauf aufbauend eine erfolgreiche Therapie entwickelt werden. Als Beispiel, daß eine bestimmte Erbkrankheit in der Klinik konkret beschrieben wurde und dieselbe Krankheit auch relativ gut biochemisch untersucht werden konnte, sei die Ahornsirupkrankheit (vgl. Kap. D.IV.) genannt. Trotz der klinischen und biochemisch-genetischen Aussagen zu dieser Krankheit bestehen bisher Schwierigkeiten, die Symptome und Folgeerscheinungen der Krankheit zu vermeiden. Die Problematik besteht hier wie in vielen ähnlichen Fällen darin, die Gesamtheit der veränderten stoffwechselmäßigen Beziehungen zwischen Genotyp und Phänotyp sowie zur Umwelt zu erkennen. Erst damit ist eine Grundlage für eine Therapie gegeben. Für eine genetische Differentialdiagnose muß bei der Suche nach den zugrunde liegenden Stoffwechselstörungen einer Erbkrankheit zunächst also festgestellt werden, welches Genprodukt defekt oder abnorm ist, oder ob der Defekt eventuell in Form einer chromosomalen Anomalie erkannt werden kann.

Auch bei der Feststellung struktureller chromosomaler Anomalien ist es von immer größerer Wichtigkeit, biochemische und histochemische Verfahren in die Methodik mit einzubeziehen. Auf diese Weise ist es möglich, feinere Anomalien der Chromosomenstruktur eindeutig zu identifizieren. In diesem Zusammenhang

---

[178] Seegmiller 1967.

[179] Schroeder 1966, Rüdiger, Passarge, Hirth, Goedde, Blume, Löhr, Benöhr u. Waller 1970.

sind Verfahren besonders wertvoll, die mit der Verwendung von radioaktiv markierten Substanzen — also mit autoradiographischen Untersuchungsmethoden — gekoppelt sind.

Die Entwicklung und Anwendung neuer spezifischer Testverfahren zur Erfassung funktioneller Defekte muß also auf der Basis einer Korrelationsuntersuchung von exakt zu definierendem Stoffwechseldefekt und/oder Chromosomenanalyse und klinischem Bild entwickelt werden. Schon die Bestimmung und Kenntnis eines speziellen Coenzymmangels oder der reduzierten Affinität eines Enzyms etc. bieten konkrete Ansatzpunkte, biochemische oder biophysikalische sowie pharmakologische Versuche zur Kompensation der Störung durchzuführen und durch gezielte Maßnahmen eine Verschlimmerung der Stoffwechselstörung rechtzeitig zu verhindern bzw. zu beheben.

1. Phänokopieeffekte

(vgl. Kap. C.V.7.)

Zur weiteren Abgrenzung ist außerdem zu differenzieren, ob bei einem Patienten die Stoffwechselstörung etc. nicht-genetische Ursachen hat, ob also ein „Phänokopieeffekt" zu berücksichtigen ist oder nicht. Unter Phänokopie versteht man nicht-erbliche Formen einer Krankheit, deren Erscheinungsbild einem bekannten, genetisch bedingten Muster gleicht[180]. Verschiedentlich wurden derartige Phänokopieeffekte bei der Ausscheidung von β-Aminoisobuttersäure beobachtet.

Die β-Aminoisobuttersäure wurde von Crumpler, Dent, Harris u. Westall (1951) und Fink, Henderson u. Fink (1951) aus menschlichem Urin isoliert und identifiziert. Weitere Untersuchungen von Fink, Cline, Henderson u. Fink (1956) mit ^{14}C-markiertem Thymin deuteten darauf hin, daß β-Aminoisobuttersäure ein Endprodukt des DNA-Stoffwechsels ist und im wesentlichen durch Kernzerfall gebildet wird: β-Aminoisobuttersäure (β-AIB) entsteht aus Thymin

$$\text{Thymin} \underset{\text{NAD}^+}{\overset{3\ \text{NADPH}+\text{H}^+}{\rightleftharpoons}} \text{Dihydrothymin} \underset{-\text{H}_2\text{O}}{\overset{+\text{H}_2\text{O}}{\rightleftharpoons}} \beta\text{-Ureidoisobuttersäure} \xrightarrow[-\text{CO}_2,\ -\text{NH}_3]{+\text{H}_2\text{O}} \beta\text{-Aminoisobuttersäure}$$

Abb. 59. Bildung von β-Aminoisobuttersäure (β-AIB) aus Thymin. (Nach Goedde, Agarwal u. Eickhoff 1968, verändert)

über Dihydrothymin und β-Ureidoisobuttersäure (Abb. 59). Eine andere Möglichkeit der Entstehung von β-Aminoisobuttersäure beim Abbau von Valin wird von Kubiecki u. Coon (1954) diskutiert.

Die stark unterschiedliche Ausscheidung der β-Aminoisobuttersäure im Urin ergibt für eine Population eine bimodale Verteilung. In den Untersuchungen von Calchi-Novati, Ceppelini, Biancho, Silvestroni u. Harris (1954) und Harris (1953) wird darauf hingewiesen, daß ein genetisch gesteuerter Polymorphismus für die unterschiedliche Ausscheidung von β-AIB vorliegt. Für ca. 90% der erwachsenen weißen Bevölkerung ist eine Ausscheidungsrate von <52 mg/24 Std β-AIB charakteristisch. Bei 10% von 345 untersuchten Engländern fand Harris dagegen eine erheblich gesteigerte β-AIB-Ausscheidung (70—300 mg pro 24 Std).

[180] Rieger, Michaelis, Green 1968, La Du 1967.

Tabelle 28. Polymorphismus der β-AIB-Ausscheidung, formalgenetisches Modell (Hypothese: 2 Allele Ba^H und Ba^L auf einem autosomalen Genort; H = high, L = low). (Nach BRUNSCHEDE, HOFFBAUER und GOEDDE 1965, verändert)

Genotypen	Phänotypen	
	formal	Ausscheidung von β-AIB
Ba^H/Ba^H	Ba(HH)	hoch (> 60 mg β-AIB/Tag)
Ba^L/Ba^H	Ba(LH)	niedrig
Ba^L/Ba^L	Ba(LL)	

Die Hypothese der genetischen Variabilität konnte durch formalgenetische Experimente bestätigt werden. Die Annahme eines 2-Allelen-Modells (Tabelle 28) „2 Allele auf einem autosomalen Genort" kann diesem Polymorphismus zugrunde gelegt werden; ein komplizierteres formalgenetisches Modell wurde auch diskutiert. „Hochausscheider" wären homozygot für das autosomale Gen Ba^H und „Niedrigausscheider" entweder heterozygot oder homozygot für das Allel Ba^L. Die bisher bekannten Bestimmungsmethoden für β-AIB erlauben keine exakte Differenzierung zwischen Heterozygoten Ba^L/Ba^H und Homozygoten des Phänotyps Ba^L/Ba^L.

Als Ursache der unterschiedlichen Ausscheidung der β-AIB sind qualitative oder quantitative Unterschiede bei den drei Enzymproteinen anzunehmen, die den Thyminabbau über die Zwischenprodukte Dihydrothymin und β-Ureidisobuttersäure zur β-AIB katalysieren. Von GOEDDE, HOFFBAUER, BLUME (1968), AGARWAL, EICKHOFF u. GOEDDE (1968), GOEDDE, AGARWAL u. EICKHOFF (1968), AGARWAL, EICKHOFF, GOEDDE (1969) und GOEDDE, AGARWAL u. EICKHOFF (1970) wurden Stoffwechseluntersuchungen zur Anreicherung des Enzyms und zum Studium des Stoffwechsels mit markierten Substraten durchgeführt. Die Enzyme konnten sowohl aus menschlichen Leukocyten als auch aus Organen angereichert werden. In welcher Stufe des Katabolismus des Thymins eine Veränderung des katalysierenden Enzymproteins vorliegt, ist noch nicht bekannt.

Phänokopieeffekte, also solche Prozesse, die eine hohe Ausscheidung von β-AIB bedingen und damit Hochausscheider vortäuschen, findet man unter anderem bei neoplastischen Prozessen, Leukämien[181], Eiweißmangelerkrankungen[182], Hämochromatosen[183], bestimmten Formen von Schwachsinn[184] sowie nach Operationen[185] und Bestrahlungen[186]. Bei SUTTON (1960) und BRUNSCHEDE HOFFBAUER u. GOEDDE (1965) findet sich eine entsprechende Übersicht. Von DENT u. WALSHE (1951) sowie von ARMSTRONG, YATES, KAKIMOTO, TANIGUCHI u. KAPPE (1963) und LEVEY, WOODS u. ABBOTT (1963) wurde darauf hingewiesen, daß möglicherweise der Funktionszustand der Leber einen Einfluß auf die β-AIB-Ausscheidung der Niedrigausscheider haben könnte; eine erhöhte Ausscheidung würde auf der Unfähigkeit der Leber beruhen, β-AIB weiter abzubauen. Deshalb wurde die Eliminierung dieser Aminosäure von BRUNSCHEDE, HOFFBAUER u. GOEDDE (1965) bei Patienten untersucht, bei denen klinisch ein Leberschaden nachgewiesen worden war. Dazu wurde eine sehr empfindliche Methode des dünnschichtchromatographischen Nachweises von β-AIB als 1-Fluor-2,4-dinitrobenzol-

[181] AWAPARA u. SHULLENBERGER 1957, FINK, HENDERSON u. FINK 1951, GARTLER, FIRSCHEIN u. GIDASPON 1957.

[182] EDOZIER, PHILIPPS u. COLLIS 1960, SCHENDEL, ANTONIS u. HANSEN 1959.

[183] BRUNSCHEDE, HOFFBAUER u. GOEDDE 1965.

[184] LUNDIN u. GUSTAVSON 1962, WRIGHT u. FINK 1957.

[185] LEVEY, WOODS u. ABBOTT 1963.

[186] RUBINI, CRONKITE, BOND u. FLIEDNER 1959.

Derivat ausgearbeitet[187]. Die Untersuchungen an Leberkranken ergaben[188], daß der Funktionszustand der Leber keinen wesentlichen Einfluß auf die Ausscheidung von β-AIB im Urin hat. Bei Hämochromatosen konnte jedoch eine höhere Ausscheidung dieser Aminosäure festgestellt werden[189]. Eine stark erhöhte Ausscheidung von β-AIB wurde nach bestimmten Strahlendosierungen, aber auch nach Behandlung mit einer speziellen Gruppe von Cytostatica beobachtet[190].

2. Diagnose auf molekularer Ebene

Bei dem Versuch, genetisch bedingte Stoffwechselkrankheiten für Diagnose und Therapie zu charakterisieren, ergibt sich die Notwendigkeit, die betreffenden Stoffwechselkrankheiten in verschiedener Hinsicht biochemisch zu differenzieren und abzugrenzen. Bei dem Ausmaß der genetisch bedingten biochemischen Variabilität der Individuen im Normalbereich (vgl. Kap. C.) überrascht die große Variabilität bei Stoffwechselerkrankungen nicht, besonders wenn man die vielen Möglichkeiten in Erwägung zieht, die durch verschiedene Konstellationen qualitativer und quantitativer Änderungen u.a. der Enzymproteine denkbar sind. Bei einer Diagnose auf molekularer Basis müssen also sehr unterschiedliche Faktoren wie Aktivität, Struktur und Wirkungsweise von (Enzym-)Proteinen, Struktur der Zelle etc. berücksichtigt werden.

a) Diffusions- und Transportdefekte

Bei der Hartnup-Erkrankung z.B. ist die Plasmaaminosäurekonzentration normal, während eine erhebliche Aminoacidurie festzustellen ist. Es handelt sich hier vermutlich um einen Defekt des Membrantransports, der zu einer Störung der renalen tubulären Rückresorption führt — ähnlich wie bei der Cystinurie und bei der renalen Glykosurie. Wie an Hirnschnitten studiert werden konnte, scheint die Syntheserate der Proteine in den Zellen von dem Aminosäure- und Ketosäuretransport durch die Zellmembran abzuhängen. Man nimmt an, daß der Aminosäure- und Ketosäurespiegel bei der Phenylketonurie und Ahornsiruperkrankheit so hoch ist, daß das Eindringen bzw. der Transport anderer Aminosäuren kompetitiv gestört wird.

b) Intracelluläre Konzentration von Substraten

Die Glykogensynthese in der Leber (Abb. 60 und Tabelle 29) wird (zumindest teilweise) durch die Konzentration der freien Glucose reguliert. Bei der Glykogenspeicherkrankheit (Typ I VON GIERKE) steigt als Folge eines Mangels der Glucose-6-phosphatase-Aktivität der Glucose-6-phosphatspiegel in den Zellen an. Daraus

Tabelle 29. Enzymdefekte bei verschiedenen Glykogenspeicherkrankheiten. (Nach SCHIMRIGK, MERTENS, RICKER, FÜHR, EYER und PETTE 1967)

Typ	Enzymdefekt	Organ
I	Glucose-6-phosphatase	Leber
III	Amylo-1,6-glucosidase	Leber
IV	Amylo-1,4→1,6-transglucosylase	Leber
VI	Phosphorylase	Leber
II	α-Amylase (α-Glucosidase)	Muskel
V	Phosphorylase	Muskel

[187] GOEDDE, BRUNSCHEDE 1965. [188] GOEDDE, HOFFBAUER, BLUME 1968.
[189] SCHWEITZER 1967. [190] GOEDDE u. MAAS.

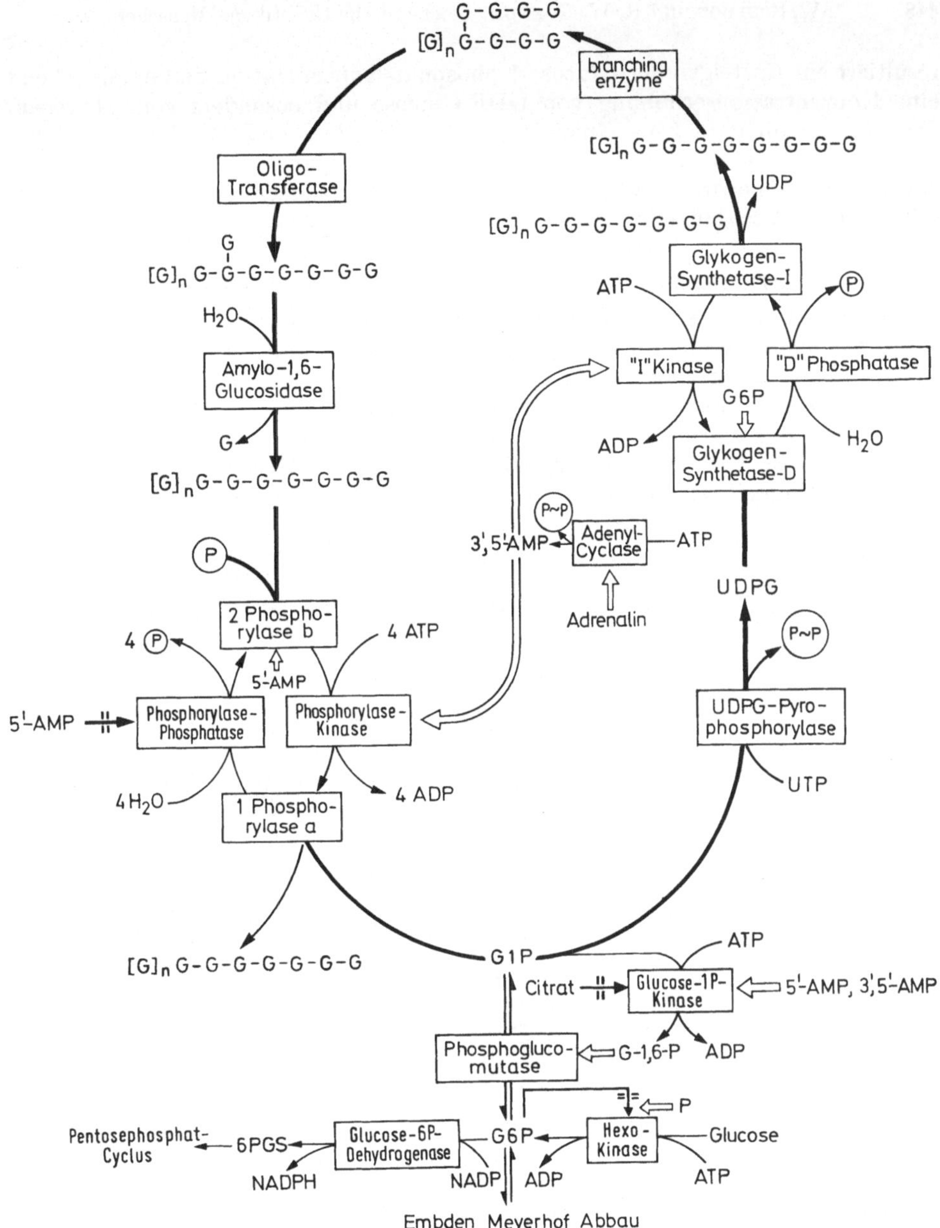

Abb. 60. Schematische Darstellung des Glykogenstoffwechsels. Ausgehend von Glucose-1-phosphat (G1P) sind in der rechten Hälfte des Schemas die Reaktionen der Glykogen-Synthese aufgeführt. Die Sequenz der zu Glucose-1-phosphat führenden Reaktionen des Glykogenabbaus ist in der linken Hälfte dargestellt. Die Namen der Enzyme, welche die einzelnen Reaktionen katalysieren, sind in den Kästchen angegeben. Neben den einzelnen Reaktionen sind in dem Schema die wesentlichen Regelmechanismen des Glykogenstoffwechsels vermerkt. Die hellen, doppelt ausgezogenen Pfeile markieren enzymaktivierende, die dunklen Pfeile mit Querbalken kennzeichnen enzyminhibierende Einflüsse. Abkürzungen: ADP = Adenosindiphosphat, ATP = Adenosintriphosphat; 5′-AMP = 5′-Adenosinmonophosphat; 3′,5-AMP = 3′,5-Adenosinmonophosphat; G = Glucose bzw. Glucosylrest; G1P = Glucose-1-phosphat; G6P = Glucose-6-phosphat; G-1,6-P = Glucose-1,6-diphosphat; P = anorganisches Phosphat; P-P = Pyrophosphat; 6PGS = 6-Phosphogluconsäure; TPN = Triphosphopyridinnucleotid; UDP = Uridindiphosphat; UDPG = Uridindiphosphat-Glucose; UTP = Uridintriphosphat. (Nach SCHIMRIGK, MERTENS, RICKER, FÜHR, EYER u. PETTE 1967)

resultiert ein Ansteigen der Glucose-1-phosphat-Konzentration und entsprechend eine Konzentrationserhöhung von UDP-Glucose und besonders von Glykogen. Dieses kann nicht in freie Glucose umgebaut werden, und es folgen hypoglykämische Zustände. Indirekt werden dadurch Hyperlipämie, Leberverfettung und Xanthomatose bewirkt. Aufgrund des niedrigen Blutzuckerspiegels wird andererseits eine Corticoidausschüttung und die Gluconeogenese stimuliert[191].

c) (Enzym-)Protein-Varianten und Syntheseregulation

Die Funktion eines Enzymproteins kann aufgrund seiner komplizierten Struktur durch relativ kleine Änderungen in der Primärstruktur wesentlich beeinflußt werden. Man unterscheidet: Primärstruktur (Aminosäuresequenz), Sekundärstruktur (Helixformation), Tertiärstruktur (Disulfid- und andere Brückenbildungen) und Quartärstruktur (Assoziierung ähnlicher oder nicht-ähnlicher Monomerer). Sie alle haben Bedeutung für die spezifische Oberflächenstruktur und Reaktionsfähigkeit der Proteine. Die strukturellen Eigenarten sind mit wenigen

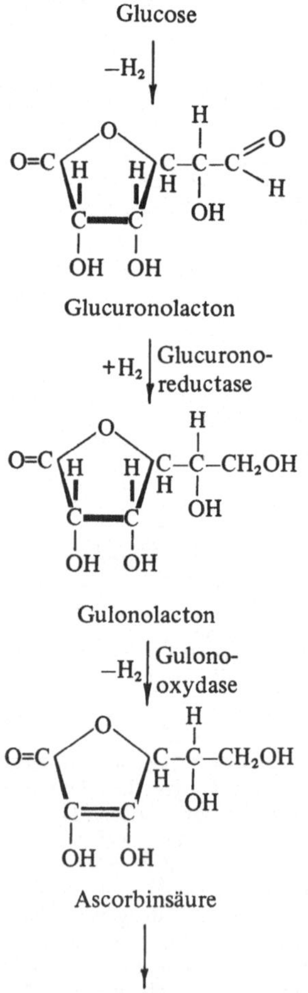

Glucose

$-H_2$ ↓

Glucuronolacton

$+H_2$ ↓ Glucurono-reductase

Gulonolacton

$-H_2$ ↓ Gulono-oxydase

Ascorbinsäure

↓

Abb. 61. Synthese von Ascorbinsäure bei Säugetieren; beim Menschen fehlen die Glucurono-reductase und Gulonooxydase. (Nach RAPOPORT 1969)

[191] CHANG 1966, OEL 1962.

Ausnahmen schon durch die Primärstrukturen als solche determiniert. Eine Änderung der Aminosäuresequenz kann also die Aktivität eines Enzyms in vieler Hinsicht verändern, in dem die Proteinkonfiguration, die Substratbindung, der Cofaktorbedarf, die Stabilität des Enzymproteins oder andere Eigenschaften betroffen sind. Die tatsächliche spezifische Aktivität und Spezifität eines Enzyms wird durch viele Faktoren bestimmt, letztlich jedoch in überwiegendem Maße durch die Aminosäuresequenz, die wiederum durch die Information im Strukturgen festgelegt ist. Beispiele: vgl. Kap. B.I.

Auch das Fehlen oder der Mangel eines Enzymproteins kann sich theoretisch in einer Anhäufung von nicht umgesetzten Metaboliten bzw. in einem „Rückstau" der Reaktionskette äußern (vgl. Kap. C.IV.). In der Regel dürfte der vollständige Ausfall eines Enzyms nicht mit dem Leben vereinbar sein, wenn es einen wichtigen Stoffwechselschritt katalysiert. Die große Anzahl von Spontanaborten könnte darauf zurückzuführen sein. In anderen Fällen bleibt ein Defekt oder Fehlen eines Enzyms ohne ersichtliche Folgen: „Krankheiten" unter dem Begriff „Diseases Only by Courtesy" z.B. bei der Pentosurie oder dem Ascorbinsäuremangel (Abb. 61).

d) Aktivatoren und Inhibitoren der Enzyme

Besonders die Inhibitoren haben große Bedeutung bei der Steuerung des Stoffwechsels. Dementsprechend gibt es eine Vielzahl sich in ihrer Wirkung voneinander unterscheidender Inhibitoren, nämlich kompetitive, nicht-kompetitive, unkompetitive, mixed-kompetitive und teilkompetitive Inhibitoren[192] (Abb. 62). Eine wichtige Rolle spielt auch die sog. „feed back inhibition" (Novick-Szellard-Umbarger-Effekt). Bei der Inhibition und Aktivierung der Enzyme haben sowohl isosterische als auch allosterische Effekte Bedeutung. Beispiele für einen allosterschen Effekt: Das erste Enzym der Pyrimidinbiosynthese, die Aspartattranscarbamylase, wird durch das Cytidintriphosphat (CTP) gehemmt und durch Adenosintriphosphat (ATP) aktiviert. CTP und ATP werden an spezifischen, aber verschiedenen allosterischen Seiten gebunden.

e) Cofaktoren oder essentielle Metallionen

Obwohl Kupfer und Eisen Bestandteile verschiedener Enzyme sind, wirken sie im Überfluß toxisch. Man nimmt an, daß bei der Wilsonschen Erkrankung (Störung im Kupferhaushalt) vermutlich eine erhöhte Kupferkonzentration die für die Enzymaktivität wichtigen Sulfhydrylgruppen in ihrer Funktion stört. In anderen Fällen können Pharmaka die Wirkung natürlicher Cofaktoren wie z.B. der Coenzyme stören. Das Pyridoxin (Vitamin B_6) ist bei einigen wichtigen Transaminierungs- und Decarboxylierungsvorgängen notwendig. Führt man dem Körper bei der Tuberkulosetherapie das Tuberkulostaticum INH zu, so wird ein Teil des Pyridoxins durch das INH gebunden und unwirksam. Zur toxischen Wirkung kommt es jedoch nur bei „Niedrigausscheidern" (Ac^S/Ac^S) (vgl. Kap. D.III.10. und Abb. 63).

f) Cytoarchitektur

Genetisch bedingte Effekte in der Cytoarchitektur werden als Ursache für einige Krankheiten diskutiert. Änderungen der intracellulären Membransysteme, die die Geschwindigkeit von Reaktionsketten bestimmen, sollen Krankheiten wie

[192] DIXON u. WEBB 1967.

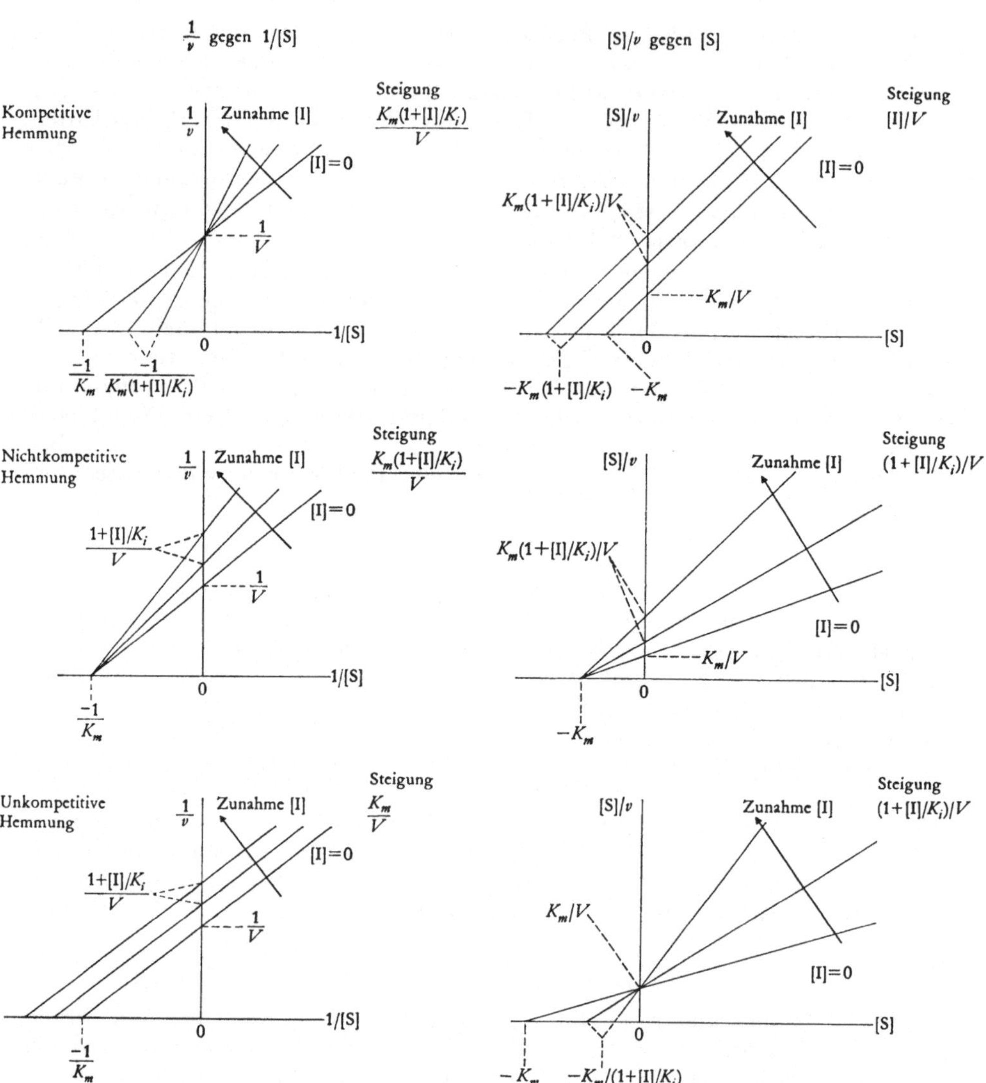

Abb. 62. Graphische Bestimmung von Inhibitorwerten mit verschiedenen Methoden; jede Gerade ist definiert durch mehrere Umsatzwerte in verschiedenen Substratkonzentrationen; eine Gerade jeder Darstellung bezieht sich auf die ungehemmte Reaktion, die beiden anderen auf zwei verschiedene Inhibitorkonzentrationen. (Nach GEIGY-Tabellen 1968)

hereditäre Sphärocytose, Fanconi-Syndrom und vasopressin-resistenten Diabetes insipidus bedingen. Möglicherweise können Hormone, Vitamine oder ähnliche Substanzen von abnormen Proteinen nicht genügend fest gebunden werden, um an entsprechender Stelle zur Wirkung zu kommen.

Obwohl in den letzten Jahren in genetischer, enzymologischer und therapeutischer Hinsicht große Fortschritte gemacht worden sind, bestehen große Schwierigkeiten, viele „inborn errors of metabolism" und andere Erbkrankheiten erfolgreich zu behandeln. Es besteht nach wie vor die Problematik, eine exakte und umfassende Diagnose der Basis- und der Folgestörungen zu stellen. Die wichtigsten

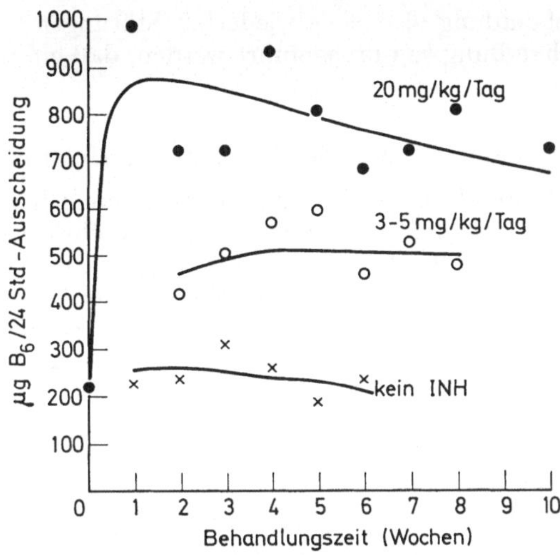

Abb. 63. Durchschnittswerte der Vitamin B_6-Ausscheidung bei hoher INH-Dosierung, Standarddosierung und ohne INH-Belastung. (Nach BIEHL u. VILTER 1954, verändert)

Fragen, die vor Beginn einer Behandlung überprüft werden müssen, sind nach SCRIVER (1967):

1. Kann ein Phänokopieeffekt ausgeschlossen werden? — Die Behandlung verschiedener phenylketonurieähnlicher Phänokopien (Tabelle 30), unter der Annahme einer echten Phenylketonurie, kann sekundäre Schädigungen zur Folge haben.
2. Ist der Status „Erbkrankheit" eindeutig?
3. Hat eine Nichtbehandlung der Krankheit bzw. der Störung ernste Folgen?
4. Schützt die Behandlung vor einer ungünstigen weiteren Progression des Phänotyps?

Tabelle 30. Phenylketonurie und Hyperphenylalaninämie; Phänokopieeffekte. (Nach SCRIVER 1967, verändert)

Diagnose	Typischer Plasma-phenylalaninspiegel (mg-%)	Diätetische Behandlung angezeigt
Klassische Phenylketonurie	16	+
Atypische Phenylketonurie	16	+[a]
Vorübergehende Hyperphenylalaninämie ohne Phenylketonurie	16 (normal)	+[a]
Dauernde Hyperphenylalaninämie ohne Phenylketonurie	4—16	—
Heterozygotie für Phenylketonurie	8 (normal) (bei Belastung)	—
Frühgeburt	4—15	—

[a] Der Bedarf an Phenylalanin in der Nahrung beträgt das 2—3fache dessen von Patienten mit klassischer Phenylketonurie; der Bedarf ändert sich fortwährend. Bei beiden Krankheiten muß der Plasmaphenylalaninspiegel dauernd kontrolliert werden.

5. Kann die Behandlung als solche wiederum Störungen hervorrufen?

6. Kann die Behandlung so durchgeführt werden, daß ein normaler Phänotyp resultiert?

VI. Diagnose heterozygoter Merkmalsträger/Heterozygotentests

Ungefähr 150 Merkmale bzw. Erbkrankheiten können heute beim Menschen auf bestimmte Gene und deren Mutanten zurückgeführt werden[193] (vgl. Kap. D.II.). Wenn auch nicht alle diese Merkmale mit Erbkrankheiten unmittelbar in Beziehung stehen, so ist wegen der Vielzahl der meist recessiven „kranken" Merkmale, selbst bei einer im allgemeinen sehr geringen Häufigkeit der einzelnen Merkmale (Größenordnung $< 10^{-4}$), das Wissen um den genetischen Status bei

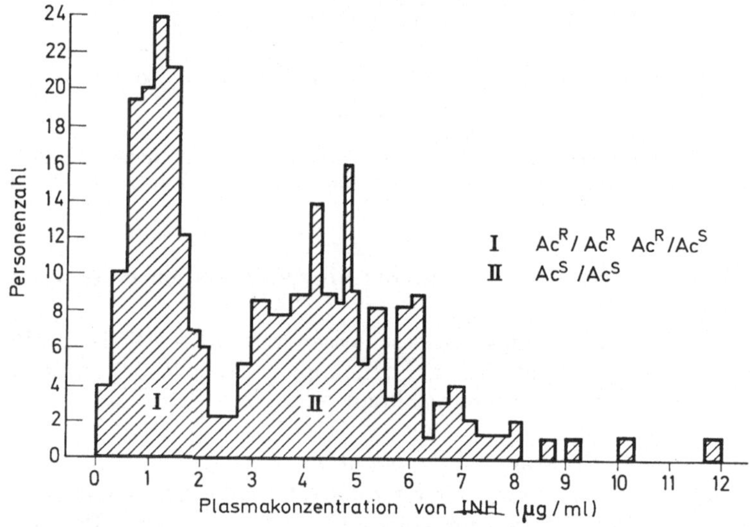

Abb. 64. INH-Plasmakonzentrationen bei 267 Mitgliedern von 53 Familien; bimodale Verteilung. (Nach EVANS, MANLEY u. MCKUSICK 1960, verändert)

heterozygoten Merkmalsträgern wichtig. Das Erkennen von heterozygoten Merkmalsträgern hat sowohl für Linkage-Untersuchungen, bei der Berechnung von Genhäufigkeiten, bei biochemisch-genetischen Fragestellungen als auch bei der genetisch-erbbiologischen Beratung Bedeutung. Eine oberflächliche Überprüfung Heterozygoter ergibt meistens einen negativen Befund typischer Symptome. Erst durch sorgfältige biochemische Untersuchungen bzw. durch Anwendung biophysikalischer Methoden ist eine Unterscheidung zwischen Normalpersonen und Heterozygoten und ggf. atypisch Homozygoten (vgl. Abb. 22) möglich. Aufgrund vieler Untersuchungen in der Humangenetik ist bei Anwendung biochemisch-genetischer Methoden deutlich geworden, daß die Begriffe dominant und recessiv, wie sie von MENDEL geprägt worden sind, wichtige Arbeitsbegriffe sind, die jedoch für die Grundlagenforschung keinen großen Aussagewert haben (vgl. S. 463).

Die Aussage, welches Merkmal in dem jeweiligen Fall als recessiv bzw. dominant zu bezeichnen ist, hängt in einigen Fällen von der Art der Methode bzw.

[193] MOTULSKY 1968, MCKUSICK 1971.

deren Empfindlichkeit ab, mit der die Merkmale erfaßt werden können. Am Beispiel des Polymorphismus der INH-Ausscheidung (vgl. Kap. C.IV.1.) beim Menschen wird dies besonders deutlich. Je nachdem, welche Bestimmungsmethode angewendet wird, fällt die Gruppe der heterozygoten Individuen in einem Verteilungsdiagramm entweder mit der Gruppe der langsam acetylierenden Individuen (Homozygote) oder mit der Gruppe der schnell acetylierenden Personen (Homozygote) zusammen. In dem einen Fall wäre das Allel für langsame Acetylierung „recessiv" (Abb. 64), im anderen Fall das für schnelle Acetylierung (vgl. Abb. 34a). Bei Anwendung anderer Methoden, z. B. einer mikrobiologischen Methode (vgl. Abb. 21) oder Messung der spezifischen Aktivität (vgl. Abb. 30), ist es möglich, alle drei Gruppen, nämlich schnell acetylierende Homozygote, Heterozygote und langsam acetylierende Homozygote voneinander zu trennen, so daß man von einer „intermediären Vererbung" sprechen würde. Bei der Phenylketonurie spricht man von einer inkomplett recessiven Vererbung, bei der Sichelzellanämie von einer intermediären Vererbung und bei der hereditären Sphärocytose liegt ein inkompletter dominanter Erbgang vor (vgl. Abb. 22). Abzugrenzen ist ferner von dem Begriff der „codominanten Vererbung", z.B. im AB0-Blutgruppensystem. Das Allel A ist in gleicher Weise wie das Allel B über 0 dominant. Bei Heterozygotie mit den Allelen A und B, also dem Blutgruppentyp AB, können beide Allele bzw. deren Genprodukte nebeneinander nachgewiesen werden.

Es gibt sehr verschiedenartige biochemische Verfahren, mit denen heterozygote Merkmalsträger als solche erkannt werden können.

1. Strukturanalyse von Genprodukten (Enzymproteine)

Da sich eine Mutation auf die Sequenz der Aminosäure im Protein auswirkt, synthetisieren auch Heterozygote u.a. ein abgeändertes Protein. Um die modifizierten von den „normalen" Proteinen abzutrennen und zu charakterisieren, kommen Methoden wie Elektrophorese, Chromatographie, Anreicherungsverfahren von Enzymproteinen, Immunelektrophorese usw. zur Anwendung (vgl. Kap. B.I.). Von der inzwischen in 100 Varianten nachgewiesenen Glucose-6-phosphatdehydrogenase (vgl. Tabelle 18) wurde bei einigen Varianten eine Sequenzanalyse durchgeführt. Bekannte Beispiele für die Strukturanalyse von Nichtenzymproteinen sind die Hämoglobine, u.a. die Sequenzanalyse des HbS bei der Sichelzellenanämie (vgl. Kap. B.I. und Abb. 1).

2. Indirekter Nachweis einer Proteinstrukturänderung durch Bestimmung der Enzymaktivitäten und Metabolitenkonzentration bei Heterozygoten usw.

Bei der Galaktosämie ist die Aktivität der Galaktose-1-phosphaturidyltransferase (Abb. 65), die man in Erythrocyten, Leukocyten und anderen Geweben nachweisen kann, erniedrigt. In Abb. 66 sind die Umsatzwerte der verschiedenen Phänotypen angegeben. Die Überlappung bei den 3 Gruppen ist sehr gering, so daß hier eine gute Abgrenzung der Heterozygoten von den beiden Gruppen der Homozygoten erfolgen kann. Untersucht man in Fibroblastenkulturen der verschiedenen Phänotypen die Enzymaktivität, so kann man in ähnlicher Weise die 3 Typen voneinander unterscheiden (Tabelle 31). Der Umsatz wurde mit Hilfe markierter Substrate gemessen.

Nach den Untersuchungen von Beutler, Baluda, Sturgeon u. Day (1966) an Heterozygoten wurde eine weitere Variante gefunden. Unter den Heterozygoten

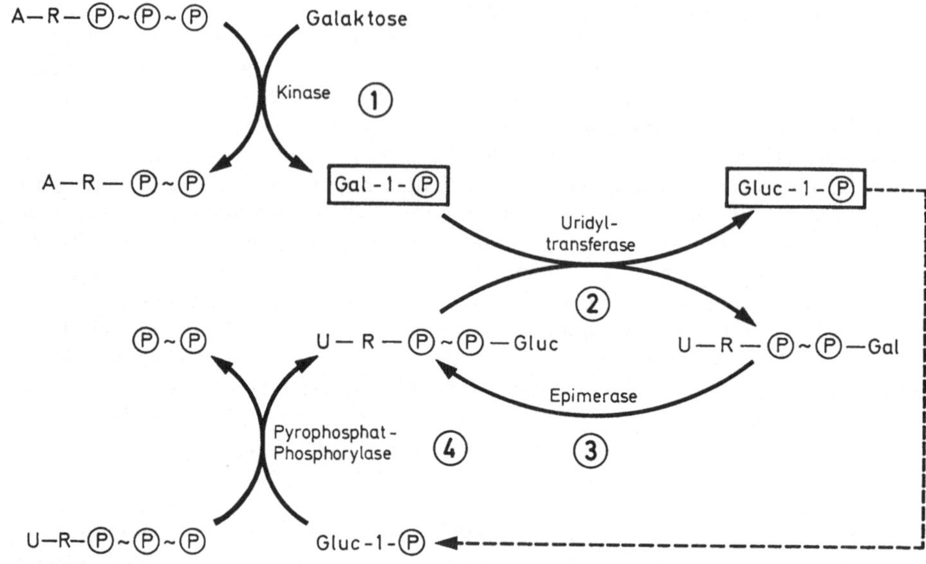

Abb. 65. Umwandlung von Galaktose-1-phosphat in Glucose-1-phosphat durch Uridyltransferase. A-R-(P)~(P)~(P) = Adenosin-triphosphat; Gal-1-(P) = Galaktose-1-phosphat; (P)~(P) = Pyrophosphat; U-R-(P)~(P)-Gluc = Uridin-diphosphat-Glucose; U-R-(P)~(P)-Gal = Uridin-diphosphat-Galaktose; U-R-(P)~(P)~(P) = Uridintriphosphat. (Nach RAPOPORT 1969)

waren zwei Gruppen festzustellen: Die eine Gruppe hatte eine auf 50% erniedrigte Transferaseaktivität, bei der anderen war die Aktivität nur auf 75% erniedrigt. Dementsprechend unterscheidet man Heterozygote vom Typ G^+/G^g (50%) und die Heterozygoten vom Typ G^+/G^d (70%) mit der Variante „Duarte". Außerdem gibt es eine Gruppe Heterozygoter, die allerdings sehr klein ist, bei der beide erblichen Varianten nebeneinander vorhanden sind: G^g/G^d mit einer Aktivität von erwartungsgemäß 25%.

Tabelle 31. Aktivität der Galaktose-1-Phosphat-Uridyltransferase in Fibroblasten bei Normalpersonen, Heterozygoten und bei Galaktosämie. (Nach KROOTH 1961, aus HSIA 1969, verändert)

	(1) GAL-^{14}C → $^{14}CO_2$	(2) GLU-^{14}C → $^{14}CO_2$	Verhältnis (1)/(2)
Normalpersonen (G^+/G^+)	352	807	0,4
	87	298	0,3
	157	527	0,3
	1235	3544	0,3
	266	944	0,3
Heterozygote (G^+/G^G)	67	720	0,09
	66	735	0,09
Homozygote (G^G/G^G)	0	—	—
	7	590	0,01
	0	2644	0
	1	4541	0

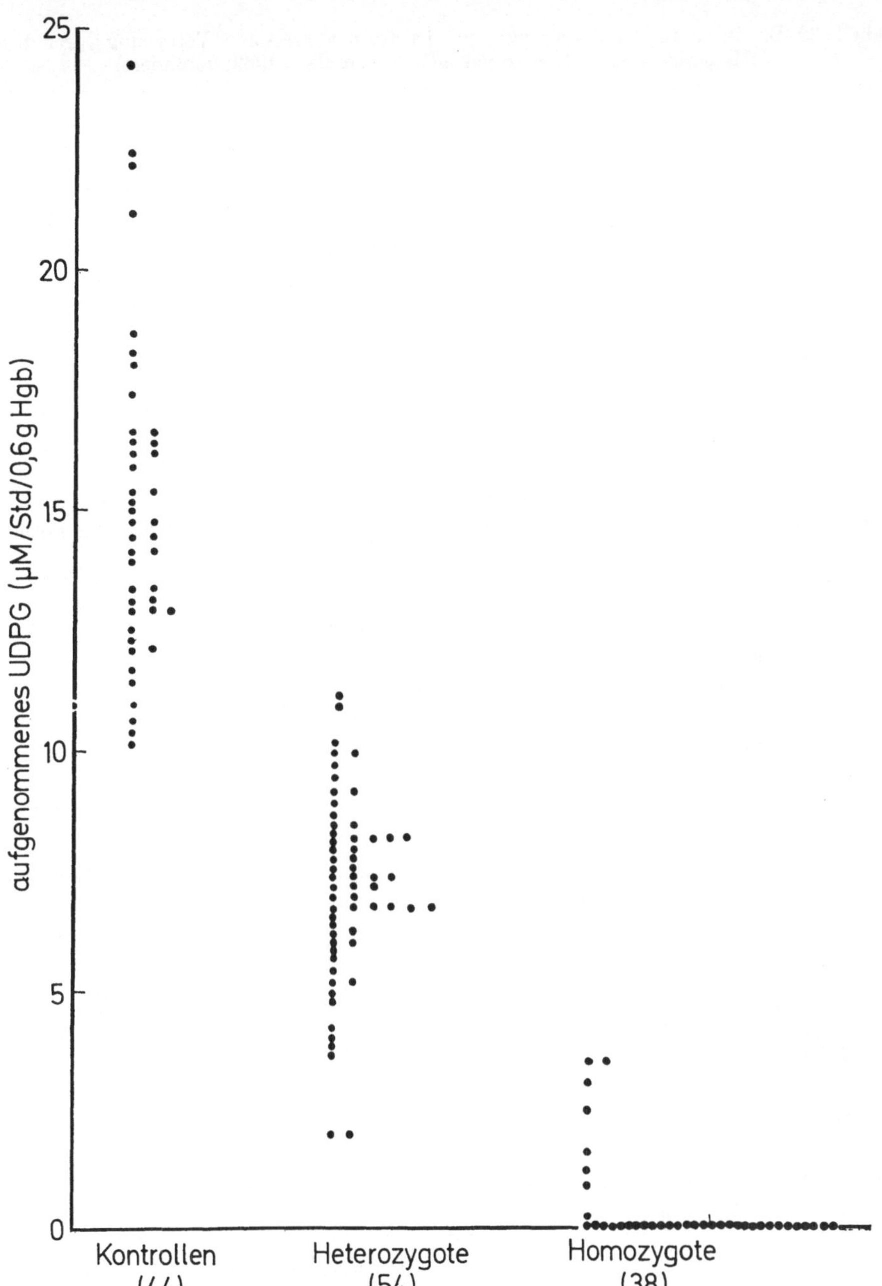

Abb. 66. Aktivitätswerte der Galaktose-1-phosphat-Uridyltransferase bei Heterozygoten, Homozygoten und Kontrollen für das Merkmal Galaktosämie; Hgb = Hämoglobin. (Nach HSIA 1969)

Bei einer Vielzahl von „inborn errors of metabolism" konnte inzwischen durch Enzymaktivitätsbestimmungen etc. eine Identifizierung von Heterozygoten erfolgen. Ebenso war es möglich, mit derartigen Verfahren bei X-chromosomal gebundenem Erbgang weibliche Heterozygote zu erkennen (Tabelle 33).

Tabelle 32. Bestimmung von Heterozygoten bei autosomal recessiver Vererbung durch direkte Messung (↑ erhöht, ↓ erniedrigt). (Nach Hsia 1969, verändert)

Erkrankungen	Veränderung bei Heterozygoten
	Erythrocyten
Hämoglobinopathien	Unterschiede im isoelektrischen Punkt
α-Thalassämie	↑ Hb A_2
β-Thalassämie	↓ Hb Barts (γ4) in der Kindheit
Argininbernsteinsäurekrankheit	↓ Argininsuccinase
Galaktokinasemangel	↓ Galaktokinase
Galaktosämie	↓ Gal-1-P-Uridyltransferase (50% normal)
Duarte-Variante	↓ Gal-1-P-Uridyltransferase (75% normal)
Glykogenspeicherkrankheit VI (Leberphosphorylasemangel)	↑ Glykogen
Erhöhte Glucose-6-Phosphat-Dehydrogenase	↑ G-6-PD
6-Phosphogluconat-Dehydrogenasemangel	↓ G-6-GD, Dalston-Variante (75% normal)
Pyruvatkinasemangel	↓ PK
Triosephosphat-Isomerasemangel	↓ TPI
Hexokinasemangel	↓ Hexokinase
Methämoglobinämie, angeboren	↓ NADP-Diaphorase
Akatalasämie (japanische Variante)	↓ Katalase
Akatalasämie (Schweizer Variante)	↓ Katalase
Orotsäurekrankheit	↓ Orotidyldecarboxylase
Glykogensynthetasemangel	↓ Glucosetoleranz
	Leukocyten
Ahornsirupkrankheit	↓ Decarboxylierung der verzweigtkettigen
Intermittierende Ahornsirupkrankheit	Ketosäuren
Galaktosämie	↓ Gal-1-P-Uridyltransferase
Duarte-Variante	↓ Gal-1-P-Uridyltransferase
Glykogenspeicherkrankheit II (Pompesche Krankheit)	↓ α-Glucosidase
Glykogenspeicherkrankheit III	↓ Amylo-1,6-glucosidase
Triosephosphat-Isomerasemangel	↓ TPI
Orotsäurekrankheit	↓ Orotidyldecarboxylase
Cystinose	↑ Cystin
Batten-Spielmeyer-Vogt-Syndrom	↑ Abnorme Granulation
Chediak-Higashi-Syndrom	↑ Einschlüsse
	Plasma oder Serum
PTA-Mangel (Faxtor XI)	↓ PTA
Proaccelerin-Mangel (Faktor V)	↓ Faktor V
Stuart-Prower-Faktormangel (Faktor X)	↑ Prothrombinzeit
Fibrin stabilisierender Faktor (Faktor XIII-Mangel)	↓ FSF
Afibrinogenämie (Faktor I)	↓ Fibrinogen
Hypophosphatasie	↓ alkalische Phosphatase
Fett-induzierte Hyperlipoproteinämie	↓ Lipoproteinlipase

Tabelle 32 (Fortsetzung)

Erkrankungen	Veränderung bei Heterozygoten
Tangier-Erkrankung	↓ high density Lipoprotein
A-Beta-Lipoproteinämie	↓ β-Lipoprotein
Tay-Sachssche Erkrankung	↓ F-1-P-Aldolase
Hämochromatose	↑ Eisen
Prothrombinmangel (Faktor II)	↑ Prothrombinzeit
Proconvertin-Mangel (Faktor VII)	↑ Prothrombinzeit
Hyperglycinämie	↑ Glycin
	Urin
Argininbernsteinsäurekrankheit	↑ Argininbernsteinsäure
Cystathionurie	↑ Cystathionin
Cystinurie (Typ II)	↑ Arginin
	Gewebe
Homocystinurie	↓ Lebercystathioninsynthetase
Crigler-Najjar-Syndrom	↓ Leberglucuronyltransferase
Histidinämie	↓ Histidase (Haut)
Glycogenspeicherkrankheit I (von Gierke)	↓ intestinale Glucose-6-phosphatase
Disaccharidintoleranz	↓ intestinale Sucrase, Maltase, Isomaltase

Tabelle 33. Bestimmung von heterozygoten Merkmalsträgern bei X-chromosomal gebundenem recessivem Erbgang durch direkte Messung. (Nach Hsia 1969, verändert)

Krankheit	Veränderung bei Heterozygoten
Rote Blutkörperchen	
Glucose-6-Phosphatdehydrogenase-Defizienz	↓ G-6-PD
Weiße Blutkörperchen	
Glucose-6-Phosphatdehydrogenase-Defizienz	↓ G-6-PD
Plasma oder Serum	
AHG-Defizienz (klassische Hämophilie) Faktor VIII	↓ AHG
PTC-Defizienz (Christmas Disease) Faktor IX Hämophilie B	↓ PTC
X-chromosomale Muskeldystrophie, Typ Duchenne	↑ Creatinphosphokinase[a], Veränderung der LDH-Isoenzyme
Urin	
Nephrogener Diabetes insipidus	↓ spez. Gewicht[a]
Gewebe	
Fabrysche Krankheit	↓ intestinale Ceramidtrihexosidase
X-chromosomale Muskeldystrophie, Typ Duchenne	2 Gruppen Muskelzellen

[a] Weitere Untersuchungen und Absicherungen notwendig.

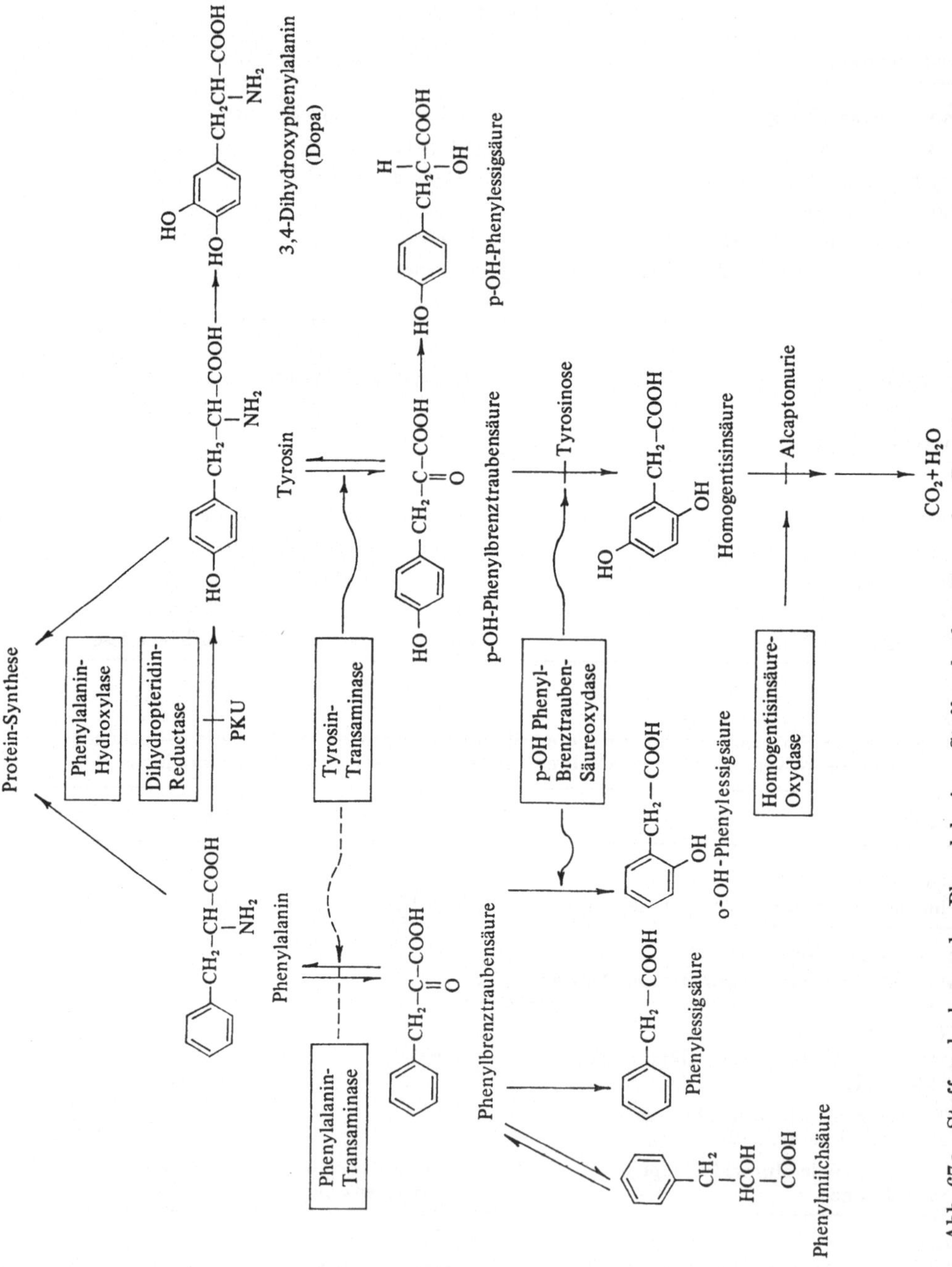

Abb. 67a. Stoffwechselwege des Phenylalanins; Stoffwechselstörungen bei Penylketonurie, Tyrosinose und Alkaptonurie. (Nach Shear, Nyhan u. Tocci 1967, verändert)

3. Bestimmung von Heterozygoten durch Belastungstests

Ein direkter biochemischer Nachweis von heterozygoten Merkmalsträgern wird häufig dann unmöglich, wenn das defekte Enzym nur in Organen vorkommt, die unter normalen Bedingungen nicht untersucht werden können, wie z.B. die Phenylalaninhydroxylase (Abb. 67) in der Leber. Wenn jedoch, wie bei der

$$\begin{array}{lcl} \text{Phenylalanin} + \text{Pteridin} \cdot H_4 + O_2 & \xrightarrow{1} & \text{Tyrosin} + \text{Pteridin} \cdot H_2 + H_2O \\ \text{Pteridin} \cdot H_2 + \text{NADPH} + H^+ & \xrightarrow{2} & \text{Pteridin} \cdot H_4 + \text{NADP}^+ \\ \hline \text{Phenylalanin} + O_2 + \text{NADPH} + H^+ & \longrightarrow & \text{Tyrosin} + \text{NADP}^+ + H_2O \end{array}$$

[1] Phenylalaninhydroxylase. [2] Dihydropteridinreductase.

Abb. 67b. Abbau von Phenylalanin zu Tyrosin durch die Phenylalaninhydroxylase (1) und die Dihydropteridinreductase (2). (Nach LA DU 1967, verändert)

Phenylketonurie, der Plasmaspiegel von Phenylalanin außerdem erhöht ist, erreicht nach Belastung, d.h. oraler Applikation einer größeren Menge von L-Phenylalanin, der Phenylalaninspiegel im Plasma Heterozygoter eine derartig hohe Konzentration, daß eine Identifizierung der Heterozygoten, d.h. Abgrenzung von den Normalpersonen, möglich wird (Abb. 68). Einige Erbkrankheiten, die mit Hilfe von Belastungstests nachgewiesen werden können, sind in Tabelle 34 zusammengestellt.

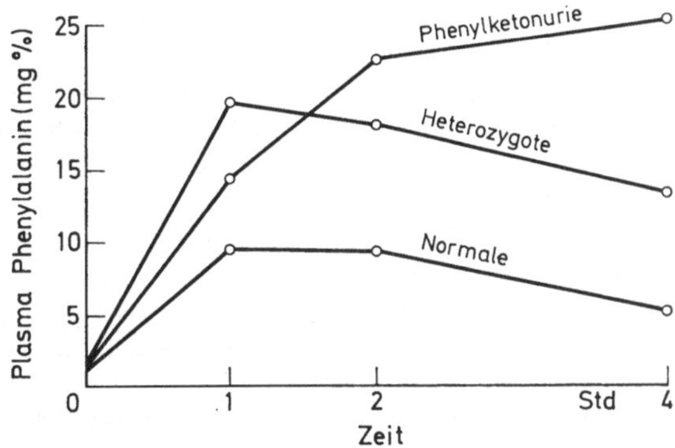

Abb. 68. Phenylalanintoleranztest bei homozygoten und heterozygoten Merkmalsträgern der Phenylketonurie sowie Kontrollpersonen. (Nach HSIA 1957, verändert)

Tabelle 34. Bestimmung heterozygoter Merkmalsträger bei autosomal recessivem Erbgang durch Belastungstests. (Nach HSIA 1969, verändert)

Krankheit	Belastung mit	Reaktion bei Heterozygoten
Wilson-Krankheit	^{64}Cu oral	↑ ^{64}Cu (48 Std) ^{64}Cu (1—2 Std) (Serum)
Phenylketonurie	Phenylalanin	↑ Phenylalanin (Serum)
Cystathioninurie	Methionin	↑ Cystathionin (Urin)
Hyperlysinämie	Lysin	↑ Lysin (Serum)
Pentosurie	D-Glucuronolacton	↑ L-Xylulose (Serum) (Urin)
Hypersarkosinämie	Sarkosin	↑ Sarkosin (Urin)
Kretinismus (Struma), Deiodinase Defekt	^{131}J-markiertes Dijodotyrosin	↑ Markierte Substanzen im Urin
Crigler-Najjar-Syndrom	Salicylat	↓ Glucuronsäureverbindung (Urin)
Hyperoxalurie	^{14}C-Carboxyl-Glyoxylat	↓ Markierte Substanzen im Urin
Tyrosinämie	Phenylalanin	↑ Millonsche Reaktion (Urin)[a]
Hyperglycinämie	Glycin	↑ Glycin (Serum)[a]
Hydroxykynureninurie	Tryptophan	↑ Xanthurensäure (Urin)[a]
Diabetes mellitus	Cortison-Glucose	Abnormer Glucose-Toleranztest[a]

[a] Weitere Untersuchungen und Absicherungen notwendig.

4. Zellkulturen

In den letzten Jahren ist es möglich geworden, an Hand von Gewebekulturen Stoffwechseldefekte verschiedenster Art auch bei Heterozygoten auch ohne Belastungsversuche nachzuweisen (Tabelle 35). Auf die Möglichkeit, die Galaktose-1-phosphaturidyltransferase in Fibroblasten verschiedener Phänotypen nachzuweisen, wurde bereits hingewiesen (s. oben). Da das Arbeiten mit Gewebekulturen für die Bestimmung von Heterozygoten, vor allen Dingen auch schon in der pränatalen Periode Bedeutung findet[194], sollen einige Beispiele angeführt werden.

Tabelle 35. Cystinose: Bestimmung von heterozygoten Merkmalsträgern in Zellkulturen. (Aus HSIA 1969, verändert)

	Leukocyten		Fibroblasten	
	n	Mittelwert ± S.D.	n	Mittelwert ± S.D.
Kontrollen	10	0,08 ± 0,06	9	0,07
Heterozygote	9	0,49 ± 0,28	4	0,34 ± 0,26
Cystinose	9	6,44 ± 2,76	6	8,49 ± 1,33

Bei der cystischen Pankreasfibrose war es lange Zeit nicht möglich, zwischen atypisch Homozygoten und Heterozygoten zu unterscheiden — es sei denn durch Erbgangsanalysen über mehrere Generationen. Bei der Untersuchung von Fibroblastenkulturen fiel auf, daß nach Anfärbung sowohl die Fibroblasten der atypisch homozygoten und der heterozygoten Merkmalsträger metachromatisch sind. In solchen Fällen erschien durch Anwendung verschiedener Methoden eine Auftrennung in unterschiedliche Phänotypen möglich (hier: Metachromasie oder Bestimmung von Cl^--Ionen im Schweiß bei Homozygoten). In Tabelle 36 sind

Tabelle 36. Nachweis Heterozygoter bei autosomal recessivem Erbgang mit Hilfe von Zellkulturen. (Nach HSIA 1969)

Krankheit	Veränderung bei Heterozygoten
Direkte Messungen an Fibroblasten	
Galaktosämie	↓ Gal-1-P-Uridyltransferase
Glykogen-Speicher-Krankheit II (Pompe-Erkrankung)	↓ α-Glucosidase
Akatalasämie (Japanische Variante)	↓ Katalase
Orot-Acidurie	↓ Orotidyl-Decarboxylase
Cystinose	↑ Cystin
Metachromasie bei Fibroblasten	
Cystische Pankreasfibrose	bei Heterozygoten nachweisbar
Gaucher-Erkrankung	bei Heterozygoten nachweisbar
Batten-Spielmeyer-Vogt-Syndrom	bei Heterozygoten nachweisbar
Hurler-Syndrom	bei Heterozygoten nachweisbar
Mucopolysaccharidose	bei Heterozygoten nachweisbar
Lipomucopolysaccharidose	bei Heterozygoten nachweisbar
Chediak-Higashi-Syndrom	bei Heterozygoten nachweisbar

[194] SCHLOOT 1970c; Übersichten: NADLER 1969 und Birth Defects Original Articles Series VII, No. 5, 1971, u.a. NADLER, LITTLEFIELD u. FUCHS.

Tabelle 37a. Untersuchung der Glucose-6-Phosphatdehydrogenase in Zellkulturen; cloning-Technik. (Nach HSIA 1969, verändert)

	Ursprüngliche Aktivität	Klon Aktivität
Hemizygot/normal ♂	10,4	13,7
Homozygot/normal ♀	11,1	11,3
Hemizygot/mutiert ♂	1,8	1,3 1,2 1,6
Homozygot/mutiert ♀	2,3	1,6
Heterozygot ♀	6,3	12,9 8,7 9,0 1,2
Heterozygot ♀	2,4	2,7 9,7 9,1 10,3

Tabelle 37b. Nachweis heterozygoter Frauen bei X-chromosomal gebundenem recessivem Erbgang durch die cloning-Technik; HGPRT = Hypoxanthin-Guanin-Phosphoribosyl-Transferase. (Nach HSIA 1969, verändert)

Merkmal	Anomalie bei Heterozygoten
Glucose-6-Phosphat-Dehydrogenase-Defizienz	Zwei Populationen mit G-6-PD$^+$-Zellen und G-6-PD$^-$-Zellen
Lesch-Nyhan-Syndrom	Zwei Populationen mit HGPRT$^+$- und HGPRT$^-$-Zellen
Hunter-Syndrom	Zwei Populationen mit positiv metachromatischen und negativ metachromatischen Zellen
Fetale Granulomatose des Kindesalters	Zwei Populationen mit Unterschieden in der Phagocytose (histochemischer Test)

die Krankheiten zusammengestellt, die mit Hilfe von Gewebekulturen durch direkte Enzymbestimmung bzw. durch Metachromasie auf Heterozygote z.T. erfolgreich untersucht wurden. Auch bei X-chromosomalen Erbkrankheiten bzw. Enzymdefekten war es möglich, mit Hilfe der Gewebekultur verschiedene Zellpopulationen („Klone") nachzuweisen und sie für eine Diagnose des genetischen Status anzuwenden. Bei dem Glucose-6-phosphatdehydrogenase-Mangel waren in der Zellkultur nach Subkultivierung zwei Zellpopulationen festzustellen; in dem einen Zelltyp konnte eine normale Glucose-6-phosphatdehydrogenase-Aktivität beobachtet werden, während in der anderen Population keine Aktivität dieses Enzyms nachgewiesen werden konnte (Tabelle 37). Befunde dieser Art haben nicht nur Bedeutung für die Lyon-Hypothese, sondern auch zur Feststellung von Heterozygoten. Auf diese Weise konnte der Erbgang des Hunter-Syndroms von dem des Hunter-Hurler-Syndroms abgegrenzt werden. Die Hunter-Form wird X-chromosomal recessiv vererbt, während die Hurler-Form autosomal recessiv vererbt wird. Wie aus Tabelle 38 zu erkennen ist, kann man bei weiblichen Heterozygoten bei dem Huntertyp zwei Zellpopulationen voneinander unterscheiden, während bei der Hurlerform dies natürlich nicht möglich ist. Inzwischen sind exaktere Meßverfahren entwickelt worden; vgl. Übersichten von PASSARGE, WENDEL, WÖHLER u. RÜDIGER (1974) und WENDEL, RÜDIGER u. PASSARGE (1974).

Tabelle 38. Anwendung der cloning-Technik zur Untersuchung von zwei Familien mit Hunter-Syndrom (x-chromosomal recessiv) und einer Familie mit Hurler-Syndrom (autosomal recessiv). (Nach Hsia 1969, verändert)

	Metachromasie in %		Bezeichnung des jeweiligen Klons
	ursprüngliche Metachromasie	nach Klonierung	
Hunter (X-chromosomal gebunden)			
I. Hemizygot atypisch ♂	94	100	E
Heterozygot ♀ (Mutter)	49	100	H
II. Hemizygot normal (Vater)	0	0	N
Hemizygot atypisch ♂	100	100	DD
Heterozygot ♀ (Mutter)	45	100	F
Hurler (autosomal)			
I. Homozygot krank	94	97	G
Heterozygot (Mutter)	34	58	L

5. Amniocentese

Besondere Bedeutung kommt den Untersuchungen zu, bei denen fetale Zellen kultiviert werden können. Durch die frühzeitige Entdeckung von Heterozygoten und noch mehr von homozygoten Trägern schwerer Erbkrankheiten (Indikation für Schwangerschaftsunterbrechung ?)[195], können durch Kombination von Amniocentese, Heterozygotentest mit biochemischen Methoden und Interruptio auf lange Sicht Möglichkeiten zur Verminderung der Genfrequenz von Erbkrankheiten entwickelt werden. Um mit derartigen Methoden „kranke" Gene zu eliminieren, müßte eine Schwangerschaft auch bei heterozygoten Feten unterbrochen werden. Es ist berechnet worden, daß man in den USA, um die cystische Fibrose zu beseitigen, über einen Zeitraum von 30—40 Jahren 19 Millionen Schwangerschaftsunterbrechungen durchführen müßte[196].

Die Methode der Amniocentese (Entnahme von Amnionflüssigkeit) und anschließende Gewebekultur geben außerdem wichtige Hinweise für die Indikation einer pränatalen Therapie, die dann Frühschäden in der Entwicklung vermeiden ließe. Verschiedene Krankheiten, wie Galaktosämie, Glucose-6-phosphatdehydrogenase-Mangel und Pompe-Erkrankung wurden bereits auf diese Weise pränatal diagnostiziert. Theoretisch ist zu erwarten, daß andere Erkrankungen, die in einer normalen Gewebekultur nachgewiesen werden können, auch in Amnionkulturen diagnostiziert werden können.

Bei den verschiedenen angewandten Methoden zur Charakterisierung von Heterozygoten muß allgemein beachtet werden, daß mehrere Proteine bei verschiedenen Erkrankungen in einer erniedrigten Konzentration nachzuweisen sind: z. B. Fehlen des antihämophilen Globulins A (= Faktor VIII) bei der Hämophilie und bei der konstitutionellen Thrombopathie (von Willebrand-Jürgens). Daraus kann man schließen, daß verschiedene Schritte bei der Produktion dieser Substanzen beteiligt sind bzw. daß bei beiden Erkrankungen eine sekundäre Störung vorliegt, ohne daß die charakteristischen Primärstörungen erfaßt worden sind.

[195] Schloot 1970b, vgl. Fußnote 194.
[196] Motulsky 1968.

6. Erkrankungen des Bindegewebes

Bei der Feststellung Heterozygoter bei Erkrankungen des Bindegewebes liegt insofern ein besonderer Fall vor, als neben der Untersuchung von Enzymdefekten auch solche Mutationen berücksichtigt werden müssen, die die physikalischen Eigenschaften von Strukturproteinen als Bauelementen beeinflussen. Bei vielen erblich bedingten Erkrankungen des Bindegewebes steht eine Identifizierung der zugrunde liegenden molekulären Störungen noch aus[197]. Gut untersuchte Beispiele, bei denen es sich allerdings um Enzymdefekte handelt, sind die Homocystinurie (Tabelle 39) (Defekt: Cystathioninsynthetase) und die Alkaptonurie (Defekt: Homogentisinsäureoxydase). Eine Diagnose von Heterozygoten ist in den Fällen schwierig, bei denen die Mutation nicht ein Enzymprotein, sondern ein Strukturprotein wie das Kollagen betrifft. Eine veränderte Aminosäuresequenz des Kollagens könnte z.B. bei den dominant vererbten Erkrankungen wie dem Ehlers-Danlos-Syndrom und der Osteogenesis imperfecta vorliegen[198].

7. Erfassung Heterozygoter bei Erkrankungen ohne Hinweis auf biochemische Störungen

Wenn eine exakte biochemische Bestimmung der Genprodukte nicht möglich ist, müssen bei der Erfassung heterozygoter Personen verschiedene Punkte berücksichtigt werden. Es ist vor allem wichtig, die genetischen Bedingungen, speziell die Art der Vererbung, in jedem Fall neu zu bestimmen. Je nachdem, welche Art des Erbgangs vorliegt, müssen Personen aus verschiedenen Generationen und mit verschiedenen verwandtschaftlichen Beziehungen untersucht werden. Bei einem einfach recessiven Erbgang sind die Eltern des Patienten und des Probanden die geeigneten Untersuchungspersonen. In dem Fall einer dominanten Vererbung mit inkompletter Penetranz, z.B. bei der Gicht, ist es wichtig, neben den Eltern weitere Verwandte und Nachkommen zu untersuchen.

Ein Arbeiten mit den Begriffen dominant und recessiv im ursprünglichen Sinn ist hier notwendig und praktisch. Definition der Begriffe dominant und recessiv nach MENDEL: Diejenigen Merkmale, die „als ganze" weitergegeben werden oder weitgehend bei der Hybridisierung unverändert bleiben und deswegen als solche den Charakter des Hybriden bestimmen, werden als dominante Merkmale bezeichnet, und diejenigen, die bei diesem Vorgang nicht in Erscheinung treten, als recessive Merkmale. Ausschlaggebend ist, ob der spezifische Phänotyp auch bei den Heterozygoten oder nur bei den Homozygoten beobachtet wird[199]. Anschließend daran ist erst eine Beantwortung der Frage möglich, ob es sich um einen dominanten oder recessiven Erbgang handelt. In Abgrenzung zu den besonderen Verhältnissen bei der geschlechtsgebundenen Vererbung (Heterozygotie/Hemizygotie) unterscheidet man bei der nicht geschlechtsgebundenen Vererbung den autosomal dominanten/recessiven Erbgang (vgl. S. 453).

Falls möglich, sollen die Beobachtungen, die in einer Familie festgestellt werden, in einer anderen wiederholt werden und eine Bestätigung erbringen. Methodisch gesehen ist es wichtig, bekannte Standardwerte von Normalpersonen mitzutesten; außerdem sind alle Altersstufen und beide Geschlechter einzubeziehen, so daß die Variationsbreite von Normalpersonen mit erfaßt wird. Bei der Beschreibung des Verfahrens, mit welchem die Feststellung „Heterozygot" erarbeitet worden ist, sind nach HSIA drei Punkte hervorzuheben:

1. Vollständige klinische Erfassung der Personen mit Symptomen wie auch der Personen ohne Symptome in klinischer Hinsicht.

---

[197] MCKUSICK 1972. [198] MCKUSICK 1972. [199] MCKUSICK 1971.

Tabelle 39. Verschiedene genetisch bedingte Erkrankungen des Bindegewebes.

Erkrankung	Haut	Gelenke	Auge
Marfan-Syndrom	Striae distensae	Überstreckbarkeit	*Ectopia lentis,* Aufhängeband der Linse
Homocystinurie	Wangenröte		*Ectopia lentis*
Ehlers-Danlos-Syndrom	*Fragilität, Hyperelastizität*	*Überstreckbarkeit*	Ectopia lentis, Mikroblutungen der Retina
Osteogenesis imperfecta	Dünn, abnorme Narbenbildung	Überstreckbarkeit	Abnahme der Sklerendicke, blaue Sclerae
Alcaptonurie	*Ochronotische Pigmentierung*	*Arthritis*	*Ochronotische Pigmentierung*
Pseudoxanthoma elasticum	*Dystrophie* der stark beanspruchten Stellen		Schwächung der Bruchschen Membran, *angoide Streifen*
Hurler-Syndrom (Prototyp der Mucopolysaccharidose)	Rauh, noduläre Verdikkung, Hirsutismus	*Einschränkung der Beweglichkeit*	*Trübung der Cornea*

Kursivschrift bezeichnet das vorherrschende Symptom.

2. Stammbaum der untersuchten Familie mit den entsprechenden Befunden.
3. Genaue Beschreibung der im Labor angewandten Methoden.

Auf die Bedeutung der Erfassung von Heterozygoten für die Bestimmung von Genfrequenzen, wie auch bei der genetischen Beratung, soll hier nicht näher eingegangen werden, da dies in Kapitel I und IX erfolgt. Eine ausführliche Darstellung der Problematik der Untersuchung heterozygoter Merkmalsträger wird in der Arbeit von Hsia (1969) gegeben.

VII. Therapie

Während einige der „Inborn Errors of Metabolism" nur von der genetischen oder der biochemischen Forschung her von Interesse sind, haben die meisten Erbkrankheiten, wenn sie nicht rechtzeitig erkannt und behandelt werden, körperliche und geistige irreversible Störungen zur Folge oder sind letal. Eine Heilung dieser Krankheiten oder zumindest eine teilweise Heilung ist deswegen möglich, weil bei diesen Krankheiten neben endogenen genetischen Faktoren auch exogene Faktoren, „Umwelt", in irgend einer Weise beteiligt sind.

Bei genetisch bedingten Störungen können verschiedene therapeutische Möglichkeiten angewendet werden, um normale biochemische Verhältnisse wiederherzustellen: Indirekte Behandlung mit Berücksichtigung der Folgen der genetischen Störungen und Behandlung, d.h. Beeinflussung der genetischen Konstitution (Abb. 69).

Wie von der Galaktosämie und Phenylketonurie her bekannt ist, kann eine Störung durch Akkumulation von bestimmten Substraten, die dem Körper zugeführt werden, oder deren Derivate entstehen. Diese Anhäufung führt zu pathologischen Symptomen. Eine Mangeldiät ist hier in bezug auf die Substrate und

(Nach McKusick 1972, verändert)

Knochen	Kardiovasculäres System	Fascia	Vererbung	Grundstörung
Überlänge der langen Knochen: *Dolichostenomelie* (Spinnengliedrigkeit)	Aortenmedia, *Aneurysmen*	Hernie	Autosomal dominant	Defekt des elastischen Gewebes bzw. des Kollagens
Dolichostenomelie	*Artielle und venöse Thrombose*		Autosomal recessiv	Störung der Cystathionin-Synthetase
	Ruptur der Aorta und der großen Arterien	Zwerchfellhernie	Autosomal dominant	Defekt bei der Bildung der Kollagen-Struktur
Knochenbrüchigkeit, Otosklerose (*Taubheit*)		Hernie	Autosomal dominant	Kollagen-Defekt?
	Valvuläre Sklerose, beschleunigte Arteriosklerose?		Autosomal recessiv	Homogentisinsäureoxydasestörung
	Mediale Sklerose der peripheralen Arterien, *Blutungen*		Autosomal recessiv	Degeneration der elastischen Fasern
Zwergwuchs, multiple Dysostose	Ablagerungen in der Intima der Coronar-Arterien, Klappenschaden	Hernie	Autosomal recessiv	Qualitativer und/oder quantitativer Defekt in der Bildung von Mucopolysacchariden

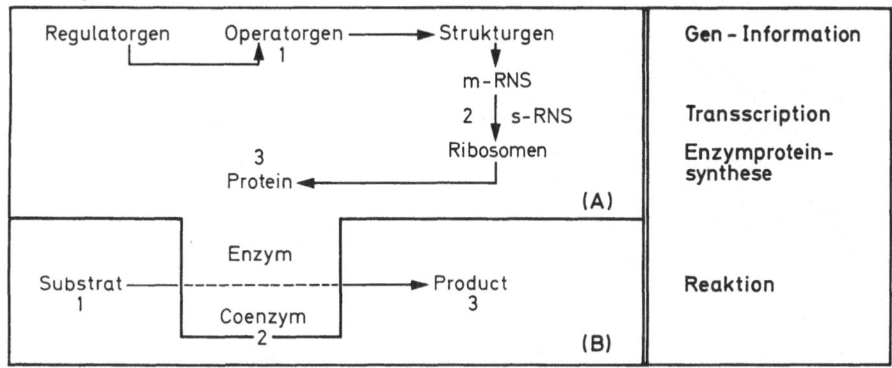

Abb. 69. Therapeutische Möglichkeiten in der medizinischen Genetik. (Nach Scriver 1969) Bereich A: Therapie im Bereich der Genwirkung; 1 Transformation und Transduktion des Genoms, 2 Induktion oder Repression der (Enzym-)Proteinsynthese; 3 Protein- bzw. Enzymsubstitution; Bereich B: Therapie durch Eingriffe in den Stoffwechsel; 1 Substratverarmung (Mangeldiät); 2 Beeinflussung der Coenzymkonzentration (Vitamintherapie); 3 Reaktionsprodukt-Substitution

ihre Vorstufen bzw. Reaktionsprodukte angezeigt: Reduktion der Phenylalaninaufnahme bei der Phenylketonurie (vgl. Abb. 67) bzw. Steuerung der Galaktoseaufnahme bei Galaktosämie.

Bei der Behandlung eines anderen inborn error of metabolism, der Ahornsirupkrankheit (vgl. Kap. D.IV.), erfolgt die Behandlung der klassischen Form durch Diät, die sehr geringe Mengen an Leucin, Isoleucin und Valin enthält. Ein

Tabelle 40. Möglichkeiten zur Behandlung erblicher Stoffwechselerkrankungen mit Mangeldiät. (Nach Scriver 1969, verändert)

Erkrankung	Störung	Therapie
Aminosäurestoffwechsel		
Phenylketonurie[a]	Phenylalaninhydroxylase	Einschränkung von Phenylalanin[b]
Ahornsirupkrankheit[a]	α-Ketosäuredecarboxylasen	Einschränkung von Leucin, Isoleucin und Valin
Hypervalinämie	Valintransaminase	Einschränkung von Valin
Homocystinurie[a]	Cystathionsynthase	Einschränkung von Methionin[b] (vgl. S. 478)
Histidinämie	Histidase	Einschränkung von Histidin
Tyrosinämie		
Hereditäre Form	p-Hydroxyphenylbrenztraubensäuredecarboxylase	Einschränkung von Phenylalanin und Tyrosin
Neonatale Form		Einschränkung von Protein und/oder Ascorbinsäure
Isovaleriansäureacidose		Proteineinschränkung
Hyperlysinämie[a]	Lysin-α-Ketoglutarat-reductase	Proteineinschränkung
Erkrankungen des Harnstoffcyclus:		
Hyperammonämie	{Carbamylphosphatsynthetase, Ornithintranscarbamylase}	Proteineinschränkung
Ornithinämie	?	Proteineinschränkung
Citrullinämie	Argininbernsteinsäure-synthetase	Proteineinschränkung
Argininbernsteinsäure-krankheit	Argininsuccinase	Proteineinschränkung
Hyperglycinämie[a]	?	Proteineinschränkung
Propionsäureacidose	Propionol-CoA-Carboxylase	Proteineinschränkung
Methionin-Malabsorption	Methionintransport (intestinal)	Proteineinschränkung
Tryptophan-Malabsorption	Tryptophantransport (intestinal)	Proteineinschränkung
Kohlenhydratstoffwechsel		
Galaktosämie[a]	{Galaktokinase, Gal-1-P-Uridyltransferase}	Einschränkung von Galaktose
Fructose-Intoleranz	F-1-P-Aldolase	Einschränkung von Fructose
Glucose-Galaktose-Malabsorption	Glucose-Galaktose-Transport	
Disaccharidintoleranz	Verschiedene Faktoren	Einschränkung von Disacchariden
Diabetes mellitus	Verschiedene Faktoren	Entsprechende Diät und Insulin
Lipid-Fettsäure-Stoffwechsel		
Heredopathia atactica polyneuritiformis (Refsum-Syndrom)	Phytanat-α-Oxydase	Einschränkung von pflanzlichem Phytol und Phytansäure
Familiäre Hyperlipoproteinämie (5 Typen)		Einschränkung von Cholesterin, Triglyceridsupplement[b]
A-Beta-Lipoproteinämie		Fettarme Diät

Tabelle 40 (Fortsetzung)

Erkrankung	Störung	Therapie
Andere Stoffwechselstörungen		
Oxalose und Hyperoxalurie	α-Ketoglutarat, Glyoxylat	Calciumcarbimid?
1. Glycolatacidurie	Carboligase	
2. L-Glyceratacidurie	D-Glycerin-Dehydrogenase	
Hyperuricämien	verschiedene Faktoren	Allopurinol, Probenecid und Alkali[b]
Wilson-Krankheit[c]	unbekannt	D-Penicillamin
Cystinurie[c]	Transportsystem	Wasser, Alkali, D-Penicillamin

Nur die Erkrankungen sind aufgeführt, für die in der Literatur eine Therapie beschrieben worden ist.
[a] Verschiedene genetische Varianten bedingen einen Phänotyp.
[b] Die Diät muß der jeweiligen Erkrankung angeglichen werden.
[c] Die störende Substanz wird hier reduziert und dadurch die Konzentration erniedrigt.

Patient, bei dem am 6. Tag nach der Geburt eine sorgfältige diätetische Behandlung eingeleitet wurde, war nach $4^1/_2$ Lebensjahren fast normal[200]. Im allgemeinen ist jedoch z.Z. die Lebenserwartung dieser Patienten außerordentlich niedrig. Auch bei sorgfältiger diätetischer Behandlung sind die Patienten besonders durch Infektionen sehr gefährdet; die neurologischen Symptome können leicht wieder auftreten und ein plötzlicher Tod ist die Folge. Das wurde bei verschiedenen Kindern mit dieser Krankheit, die bei diätetischer Ernährung einige Jahre alt geworden waren, festgestellt[201]. Bei Heterozygoten der klassischen Ahornsirupkrankheit werden ernstere Komplikationen nicht festgestellt, obwohl auch hier die Aktivität der defekten Enzyme wesentlich (etwa zur Hälfte) erniedrigt ist. Eine Diät ist bei Heterozygoten nicht erforderlich.

Patienten mit der intermittierenden Form der Ahornsirupkrankheit erhalten auch eine Diät, die jedoch sehr viel mehr Leucin, Isoleucin und Valin enthalten darf, als die Diät bei atypisch Homozygoten der klassischen Form der Ahornsirupkrankheit. Trotz dieser Diät wurden Fälle beobachtet, z.B. von Morris, Lewis, Doolan u. Harper (1961), bei denen Komplikationen eintraten (vgl. Kap. D.IV.).

Bei vielen anderen Stoffwechselerkrankungen wurde versucht, eine Heilung durch spezielle Mangeldiät herbeizuführen. Eine erfolgreiche Behandlung dieser Art ist jedoch nur möglich, wenn essentielle Bestandteile der Nahrung bei der Stoffwechselstörung eine Rolle spielen (s. unten) (Tabelle 40).

Eine Therapie wird schwieriger, wenn die endogen gebildeten Substrate zu Störungen führen. Die unerwünschte Akkumulation der Stoffwechselprodukte kann durch diätetische Maßnahmen nicht so leicht unter Kontrolle gehalten werden. Eine Möglichkeit, derartige Krankheiten zu behandeln, besteht darin, den Stoffwechsel direkt zu beeinflussen, wie dies z.B. durch Hemmung der Aldehydoxydase durch Calciumcarbimid erfolgt[202]. In der Abb. 70 ist das Stoffwechselschema bei Oxalose dargestellt. Bei der Oxalose kann durch Zufuhr von Natrium-Hydroxy-Methansulfonat eine kompetitive Hemmung der Umwandlung von Glyoxalat zu Oxalat erreicht werden. Damit wird die Störung vermieden, die dadurch entsteht, daß beim Abbau von Glyoxalat zu CO_2 und H_2O Glyoxalat

[200] Westall 1967. [201] Snyderman 1967a. [202] Solomons, Goodman u. Riley 1967.

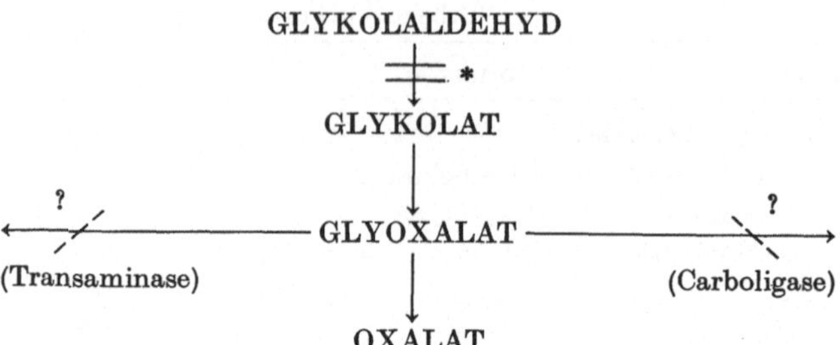

Abb. 70. Oxalose: Bei Patienten mit Oxalose ist der Abbau von Glyoxalat gestört, es erfolgt eine Akkumulation von Oxalat; Calciumcarbimid hemmt die Aldehydoxydase, so daß kein Glyoxalat synthetisiert wird und damit auch kein Oxalat akkumuliert. (Nach SCRIVER 1969)

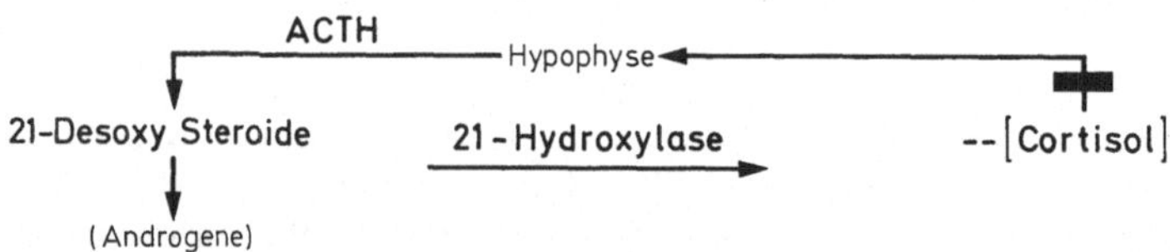

Abb. 71. Adrenogenitales Syndrom als Beispiel für „product replacement": Mangel an 21-Hydroxylase bewirkt einen Mangel an Cortison. Ersatz von Cortison in pharmakologischen Dosen kompensiert den Enzymmangel; eine Überproduktion von androgenen Substanzen wird durch eine Feedback-Regulierung vermieden. (Nach SCRIVER 1969, verändert)

in überschüssiger Menge in Oxalat umgewandelt wird[203]. Andere Beispiele sind das adrenogenitale Syndrom (Abb. 71) und die erblich bedingte Fehlsteuerung bei der Synthese von Schilddrüsenhormonen.

Eine weitere Möglichkeit der Therapie besteht darin, die störende Substanz aus dem Körper zu entfernen. Bei der Hämochromatose wird im Körper Eisen in großen Mengen angehäuft, welches zu einer Schädigung von Herz, Leber und Pankreas führt. Eine einfache Methode, hier das Eisen aus dem Körper zu entfernen, ist ein wiederholter Aderlaß.

Durch Änderung der genetischen Information kann eine defekte Coenzymbindung oder ein Coenzymmangel zustandekommen. Bei derartigen Anomalitäten erfolgt eine Coenzymsupplementierung durch diätetische Gabe von Vitaminen. In der folgenden Abbildung sind einige Störungen dieser Art zusammengestellt (Tabelle 41). Die Coenzyme werden aus einem Vitaminvorläufer durch nachfolgenden Umbau durch enzymatisch katalysierte Reaktionen aufgebaut. Dies gilt besonders für das Coenzym Pyridoxal-5-phosphat, welches aus Vitamin B_6 gebildet wird.

Streng genommen muß man auch die mangelnde Fähigkeit des Menschen bzw. auch des Meerschweinchens, Vitamin C selbst zu synthetisieren, als eine „erbliche" Stoffwechselstörung betrachten. Es fehlt beim Meerschweinchen und beim Menschen das Enzym, welches bei anderen Säugetieren die Ketogulonsäure zu Ascorbinsäure katalysiert (vgl. Abb. 61). Beim Menschen erfolgt die Kompensation dieser „Stoffwechselstörung" durch die Nahrung. Dies ist ein Modellfall für die-

[203] KALMUS 1966.

Tabelle 41. Erbliche Vitaminabhängigkeit beim Menschen. (Nach SCRIVER 1967, verändert)

Vitamin	Vermutlich gestörtes Enzym	Klinisches Bild
B_6	Glutaminsäure-Decarboxylase	Krämpfe
B_6	Cystathioninase	Cystathionurie[a]
B_6	Kynureninase	Xanthurensäureurie
B_6	δ-Amino-Lävulinsäuresynthetase	Einzelne Fälle familiärer hypochromer Anämie
B_{12}	Cobalamin-Coenzym-Stoffwechsel ? [b]	
D	Intestinaler Calciumtransport	Rachitis (Hypocalcämie) mit tubulärer Dysfunktion (Aminoacidurie etc.)

[a] Es gibt zwei Formen der erblichen Cystathioninurie; bei der einen Form kann das Enzym durch Vitamin B_6 aktiviert werden, bei der anderen Form nicht.
[b] Cobalamin-Coenzym wird normalerweise von der Methylmalonyl-Coenzym A-Isomerase benötigt.

Tabelle 42. Verschiedene Formen erblicher Stoffwechselerkrankungen, die möglicherweise durch Substitution von körpereigenen Syntheseprodukten behandelt werden können; vgl. Abb. 69. (Nach SCRIVER, 1969, verändert)

Erkrankung	Störung	Therapie
Struma[a]	unterschiedlich	Schilddrüsenhormon[b]
Adrenogenitales Syndrom[a]	unterschiedlich	Cortisol und Desoxycorticosteron[b]
Hartnupsche Erkrankung[a, c]	Transportdefekt	Nicotinsäure (für „Pellagra"-Typ)
Tryptophanurie	Tryptophanpyrollase(?)	Nicotinsäure
Homocystinurie	Cystathioninsynthetase	L-Cyst(e)in[b]
Orotsäure-Krankheit	Orotidyl-Phosphorylase, Orotidyl-Decarboxylase	Uridin
X-chromosomal-gebundene hypophosphatämische Rachitis[c]	? Phosphattransport	Neutrales Phosphat
Fanconi-Syndrom[a, c]	Membrantransport (allgemein)	Phosphat, Kalium, Bicarbonat, Wasser
Nephrogener Diabetes insipidus	Bindung (Antidiuretisches Hormon)	Wasser
Vitamin B_{12}-Malabsorption	Vitamin B_{12}-Transport (Darm)	Vitamin B_{12} (parenteral)

Nur die Krankheiten sind aufgeführt, für die in der Literatur eine wirksame Therapie beschrieben ist.
[a] Mehr als eine Variante ist bekannt.
[b] Die Therapie muß dem jeweiligen Krankheitsbild angeglichen werden.
[c] Gestörter Transport führt zu einem Mangel der betreffenden Substanz.

jenigen Krankheiten, in denen andere, für den Stoffwechsel notwendige Komponenten nicht synthetisiert werden können, und es ist gleichzeitig ein Weg gezeigt, mit Hilfe dessen durch ergänzende Nahrung manche Stoffwechselstörungen kompensiert werden können, ohne daß es zu einer Beeinträchtigung der Vitalität kommt[204].

[204] SCRIVER 1967.

Eine Ergänzungsdiät (Tabelle 42) erfolgt u.a. bei der Orotacidurie, bei der ein genetischer Defekt in der Synthese der Uridyl- und Cytidylsäure vorliegt, die beide für den normalen Pyrimidinstoffwechsel notwendig sind. Fügt man der Nahrung genügend Uracil und Cytosin bei, so wird dieser Enzymdefekt keine Krankheitssymptome hervorrufen. Bei der Orotacidurie ist nahezu keine Aktivität der Orotidylpyrophosphorylase und Orotidyldecarboxylase festzustellen[205]. Patienten mit diesem Defekt sind pyrimidinauxotroph. Diätetische Gabe von Uridin substituiert die fehlenden Stoffwechselprodukte und behebt die klinischen Symptome der damit verbundenen megaloblastischen Anämie.

Für eine exogene Therapie erblicher Stoffwechseldefekte gibt es also sehr verschiedene Möglichkeiten. Es ist auch denkbar, eine störende Substanz in der Nahrung bzw. deren Vorläufer so durch eine andere Substanz zu binden, daß sie im Verdauungstrakt nicht resorbiert werden kann. Sekundäre therapeutische Maßnahmen sind besonders dann notwendig, wenn genetisch bedingte Transportdefekte kompensiert werden sollen. Eine direkte Beeinflussung derartiger Transportdefekte ist bisher nicht möglich. Man kann jedoch z.B. die renale tubuläre Insuffizienz gegenüber Phosphor (Rachitis und Osteomalacie) durch gesteigerte orale Aufnahme von Phosphor ausgleichen[206].

1. Enzymsubstitution

Eine Therapie durch Substitution eines fehlenden oder defekten Genprodukts, z.B. eines Enzymproteins, muß theoretisch zur Wiederherstellung einer phänotypisch normalen Stoffwechsellage führen, wodurch die Folgen der Mutation vermieden werden. Da der Defekt als solcher nicht beeinflußt wird, kann mit diesem Verfahren natürlich kein Einfluß auf den Erbgang genommen werden. Voraussetzung einer Proteinsubstitution ist, daß die Stoffwechselstörung genau analysiert wurde und außerdem, daß das fehlende und hochgereinigte Enzym funktionsfähig zur Verfügung steht.

Ganz allgemein stehen hier zwei Probleme an, einmal die Darstellung der Proteine bzw. der Enzyme, zum anderen das endogene Ansprechen nach der Applikation. Eine chemische Synthese der Proteine, ein Verfahren, welches für therapeutische Zwecke besonders geeignet wäre, setzt voraus, daß die Primärstruktur dieses Proteins bekannt ist. Eine andere Möglichkeit der Proteingewinnung ist das Zurückgreifen auf natürliche Quellen: z.B. Behandlung mit Präparaten aus tiefgefrorenem Plasma oder Konzentraten von antihämophilem Globulin bei der Hämophilie A oder mit Insulin bei Diabetes mellitus. Bei der Enzymgewinnung ist vor allem an die Aufarbeitung von post mortem-Gewebe zu denken sowie an die Enzymgewinnung aus menschlichen Gewebekulturen[207] und an Organtransplantationen. Hochgereinigte Enzyme können unter geeigneten Bedingungen gelagert werden („Enzymbanken"); außerdem lassen sich die immunologischen Eigenschaften der Enzympräparate testen und berücksichtigen.

Eine weitere Möglichkeit könnte sein, aus dem „mutiertem" Gewebe eine Gewebekultur herzustellen, sie selektiv zu transformieren und dann wieder in den Patienten zurückzuverpflanzen. Man könnte auch eine partielle Transplantation, z.B. von Lebern gesunder Patienten auf solche, die homozygot für die Phenylketonurie sind, untersuchen. Die Reinigung menschlicher Enzyme ist bisher nur in wenigen Fällen möglich gewesen, da nicht genügend Ausgangsmaterial zur Verfügung steht. Dagegen erscheint es eher möglich, Enzympräparate aus Bakterien oder menschlichen bzw. tierischen Zellkulturen, die die gewünschten Enzyme enthalten, herzustellen.

---

[205] Smith, Huguley u. Bain 1966. [206] Scriver 1967.
[207] Demars 1965, Bergsma 1973.

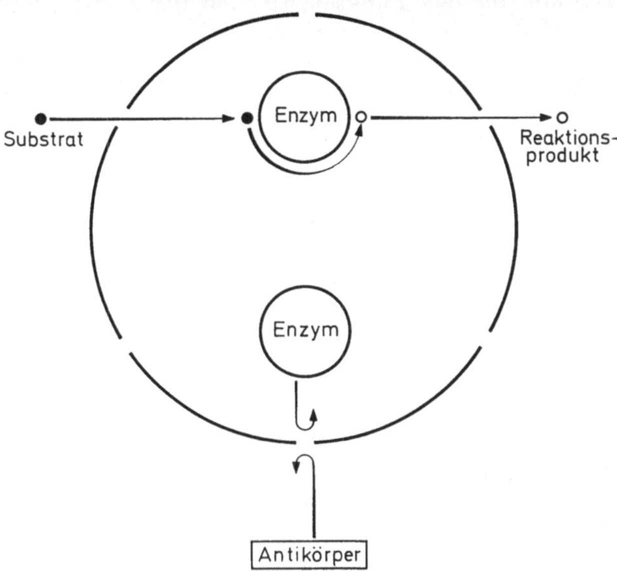

Abb. 72. Schematische Darstellung einer Mikrokapsel. (Nach CHANG 1966, verändert)

Bei vielen Stoffwechselkrankheiten sind allerdings durch Mutation veränderte und in ihrer Funktion geschädigte Enzyme wenig untersucht, Reinigungsmethoden der (Enzym-)Proteine nicht bekannt; eine Synthese dieser Proteine ist deswegen unmöglich. Außerdem wirken diese Enzyme meistens innerhalb der Zellen, so daß nach Injektion der Enzyme, auch wenn man sie synthetisch herstellen kann, diese nicht an den gewünschten Ort gelangen würden. Die Phenylketonurie z.B. könnte nicht durch Injektion von Phenylalaninhydroxylase intravenös behoben werden, da dieses Enzym schnell inaktiviert würde und so eine Akkumulation von Phenylalanin nicht vermieden werden könnte.

Technisch gesehen interessant ist die Anwendung von Mikrokapseln (Abb. 72), die chemisch inert sind (Nylon). Es ist möglich, auf diesem Wege Proteine und andere Makromoleküle in semipermeablen Membranen dem Körper zuzuführen. Das Substrat diffundiert durch die Poren der Membran in das Innere der Kapseln, und das Produkt der enzymatischen Reaktion diffundiert nach außen. Durch den Schutz der semipermeablen Membran wird erreicht, daß die Enzyme immunologisch nicht inaktiviert werden, keine anaphylaktischen Reaktionen auslösen und auch ein proteolytischer Abbau vermieden wird. Von der Gruppe um CHANG (CHANG, MACINTOSH u. MASON 1966, CHANG 1966) wurde durch in vivo-Experimente festgestellt, daß u.a. in dieser Weise applizierte Katalase — zumindest vorübergehend — die abnormen biochemischen Defekte der Akatalasämie bei der Maus beheben kann. Entsprechende Experimente wurden mit der Urease durchgeführt.

Einer der wenigen Versuche, hochgereinigte Enzympräparate bei Patienten mit Enzymproteindefekten zu injizieren, erfolgte durch Applikation eines Präparates der menschlichen Pseudocholinesterase[208]. Dabei wurden Probanden untersucht, die eine stark herabgesetzte Pseudocholinesteraseaktivität im Serum

[208] GOEDDE, ALTLAND u. SCHOLLER 1966, GOEDDE, ALTLAND u. SCHLOOT 1967, GOEDDE 1970.

hatten. Da allgemein Schwankungen der Pseudocholinesteraseaktivität des Serums als Kriterium für den Funktionszustand der Leber angesehen werden, mußte zunächst geklärt werden, wie groß die Synthese- bzw. Abbaurate der Pseudocholinesterase im menschlichen Organismus ist. Jenkins, Balinsky u. Patient (1967) behandelten Probanden mit einer frischen Plasmakonserve und bestimmten dann durch Messung des Aktivitätsabfalls eine Halbwertszeit von etwa 12 Tagen für den Abbau der Pseudocholinesterase; ähnliche Untersuchungen mit hochgereinigten Enzymen ergaben entsprechende Werte. In anderer Weise studierte Neitlich (1966) die Syntheserate der Pseudocholinesterase. Dazu wurde zunächst die Aktivität der Pseudocholinesterase von Normalpersonen durch intramuskuläre Injektion von Diisopropylfluorphosphat völlig gehemmt und anschließend aufgrund wieder zunehmender enzymatischer Aktivität die Halbwertszeit für die Synthese zu etwa 12 Tagen gemessen. Neitlich entdeckte dabei Patienten, in deren Seren eine zusätzliche enzymatische aktive Zone auftrat. Die Serumaktivität betrug ein Mehrfaches der Norm, und die Patienten zeigten eine außerordentliche Pharmakaresistenz gegen Succinyldicholin; Dosierungen von etwa 400 mg führten zu keiner Relaxierung. Eine Identität dieser Zone mit der C_5^+-Komponente (vgl. Kap. C.III.) (bis zu 50% erhöhte Enzymaktivität) ist zu diskutieren. Durch Anwendung spezieller Elektrophoreseverfahren konnten in letzter Zeit noch einige weitere Zonen nachgewiesen werden[209].

Die Untersuchung einer verlängerten Apnoe nach Applikation von Succinyldicholin im Zusammenhang mit genetisch bedingten Enzymvarianten der Pseudocholinesterase ergab nach Thompson u. Whittaker (1966) sowie Kalow (1962b) bei 180 Narkosezwischenfällen wie in Tabelle 22 (vgl. S. 425) zusammengestellt, daß eine hohe Diskrepanz zwischen beobachteter und erwarteter Häufigkeit besteht. Dies weist auf einen ursächlichen Zusammenhang zwischen Succinyldicholinempfindlichkeit und genetisch bedingten Proteinvarianten hin. Die Succinyldicholinsensitivität muß jedoch nicht immer eine genetische Ursache haben. Nur in ca. 70% der Fälle waren Phänotypen nachzuweisen, bei denen aufgrund ihrer genetischen Konstellation eine Empfindlichkeit zu erwarten war. Bei Homozygoten für das dibucain-resistente Allel (sog. atypisches Enzym) wurde nach Applikation von Succinyldicholin allerdings nie eine normale Apnoedauer beobachtet. Zwei von 3 Fällen einer Apnoeverlängerung sind durch genetisch bedingte, veränderte Enzymvarianten gekennzeichnet. Ein Screening-Test für diese Varianten im Serum von Patienten erscheint deswegen vor der Narkose notwendig. Neben dem spektrophotometrischen Test nach Kalow zur Analyse der Phänotypen ist von La Du ein einfacher Test ausgearbeitet worden.

Aus verschiedenen klinischen Gründen ist eine stark verlängerte Narkosedauer bei succinyldicholin-empfindlichen Personen nicht vertretbar, so daß die Entwicklung eines Antidots gegen die relaxierende Wirkung von Succinyldicholin wichtig ist. Es wurden verschiedene Versuche unternommen, ein derartiges Antidot in Form einer Enzymsubstitution zu geben. Die Injektion von Normalenzym (normale Aktivität und Affinität zum Substrat) würde die beste Therapie erwarten lassen. Die Infusion frischer Plasmakonserven lag zunächst nahe; ein eindeutiger Erfolg wurde mit diesem Verfahren jedoch nicht erreicht. Bessere Ergebnisse wurden bei Narkoseversuchen von Borders, Stefhen, Nowill u. Martin (1955) mit dem Pseudocholinesterasekonzentrat Cholase erzielt. In Weiterentwicklung dieser Vorstellung und mit neuen Versuchsansätzen gelang es, in Zusammenarbeit mit Anaesthesisten, durch Anwendung hochgereinigter,

[209] Altland u. Goedde 1970.

steriler Enzympräparate vor und nach Applikation des Relaxans eine verlängerte Apnoedauer bei Personen mit atypischen Enzymvarianten zu vermeiden[210]. Diese Untersuchungen sind damit ein praktisches und konkretes Beispiel dafür, wie ein genetisch bedingter Enzymmangel bzw. Enzymdefekt durch Applikation eines „normalen" Enzyms sich — zumindest zeitweilig — beheben läßt.

Weitere Versuche zur Anwendung dieser gereinigten Pseudocholinesterase bei einer Alkylphosphatvergiftung (E 605) zur Unterstützung einer zunächst eingeleiteten Intensivbehandlung mit hohen Atropindosen wurden von GÜNTHER, DÖNHARD, ALTLAND, JENSEN u. GOEDDE (1971) beschrieben. Es zeigte sich, daß die Atropindosis stetig vermindert werden konnte und daß die Serumcholinesteraseinjektion neben der Möglichkeit von Verlaufskontrollen bei Parathionvergiftungen vermutlich auch einen therapeutischen Effekt infolge Spaltung toxischer Cholinester, wie z.B. auch Acetylcholin, hat.

Voraussetzung zur Anwendung von Enzympräparaten von Pseudocholinesterase in der Klinik waren Untersuchungen zur Hydrolyse des Pharmakons bei Dosierungen, wie sie in der Klinik üblich sind, also bei Succinyldicholinkonzentrationen von 10^{-5} bis 10^{-6} M. Diese Versuche wurden mit ^{14}C-markiertem Succinyldicholin und Succinylmonocholin von GOEDDE u. SCHMIDINGER (1966) und GOEDDE, HELD, ALTLAND (1968) mit Seren verschiedener Phänotypen durchgeführt. In Abb. 10 (S. 342) ist ein Vergleich der Umsetzung des Pharmakons Succinyldicholin und des Testsubstrats Benzoylcholin dargestellt. Beide Substrate werden von Seren sog. „silent gene"-Phänotypen nicht umgesetzt (Kreise); atypisch Homozygote und Heterozygote für das Allel A und S (Punkte) ergeben bei den geringen Konzentrationen für Succinyldicholin ebenfalls keine Umsetzung (wie in vivo!), aber auch Benzoylcholin wird nur geringfügig umgesetzt. Die Umsetzungen beider Substrate durch Seren normal Homozygoter (Phänotypus U) und Heterozygoter (Phänotypus US — Kreuze) sowie Heterozygoter (Phänotypus UA — Dreiecke) stimmen gut überein.

In welcher Weise angereicherte Enzympräparate von Normalpersonen bei Patienten mit atypischem Enzym wirken, sei an einigen Fällen kurz skizziert. In Abb. 73 ist der Erbgang der atypischen Allele in den Familien dargestellt. Bei drei Probanden wurde eine stark verlängerte Apnoe nach Succinyldicholin während einer Operation beobachtet. Der Phänotypus der anderen drei Personen wurde bei einer Reihenuntersuchung festgestellt. Eine Krankheit, die möglicherweise eine Abnahme der Pseudocholinesteraseaktivität haben könnte, lag bei keiner der Personen vor[211]. 10 min nach einer routinemäßig durchgeführten Narkose (1 mg/kg Körpergewicht Succinyldicholin; kurzzeitwirksames Barbiturat; Lachgas) wurde ein der gesamten Plasmaaktivität von Pseudocholinesterase entsprechendes, 1300fach angereichertes Enzympräparat injiziert. Die Berechnung erfolgte nach dem individuellen Plasmavolumen und dem normalen Blutspiegel an Pseudocholinesterase. Zur Messung der Enzymaktivität wurde 10 min vor Beginn des Experiments und 10 min nach Applikation von Pseudocholinesterase Blut entnommen. Das Ergebnis dieser Untersuchungen ersieht man aus Abb. 74. In dieser Abbildung sind außerdem Versuche dargestellt, bei denen vor Beginn der Succinyldicholinrelaxierung Enzympräparate injiziert wurden. In der ersten Kolonne sind Kontrollwerte nach der ersten Testnarkose angegeben, in der zweiten Kolonne die Werte während der ersten Testnarkose nach Applikation des gereinigten Enzyms. Wie zu sehen ist, war in allen Fällen die Apnoedauer normal, die Zeit der Relaxierung dauerte etwa 8 min. Die nächste Enzymaktivi-

---

[210] GOEDDE, ALTLAND u. SCHOLLER 1967, GOEDDE, ALTLAND u. SCHLOOT 1967 u. 1968, GOEDDE 1970, ALTLAND u. GOEDDE 1967.

[211] GOEDDE, ALTLAND u. SCHOLLER 1967.

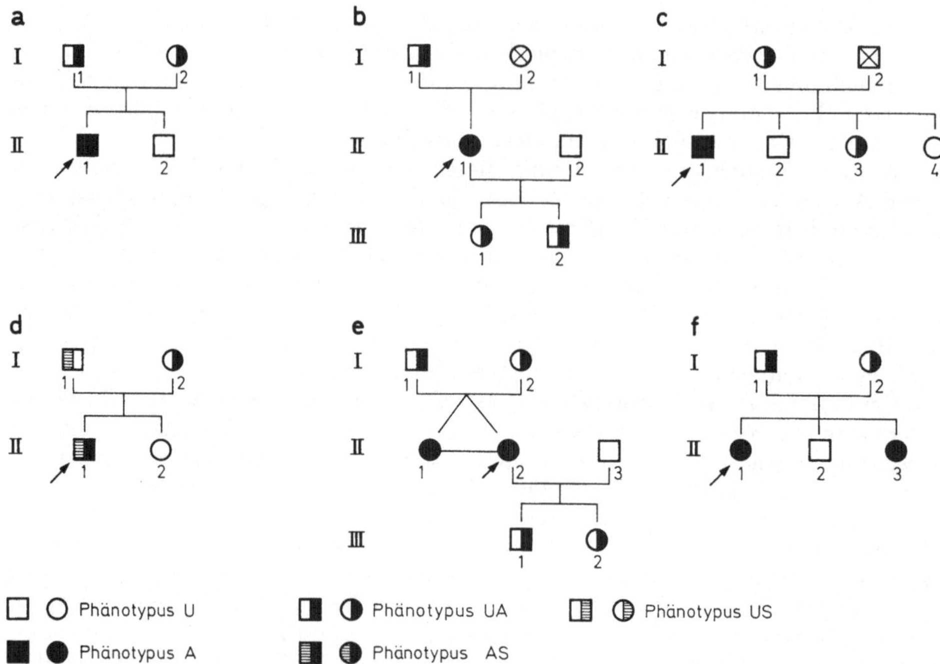

Abb. 73. Erbgang von Pseudocholinesterasevarianten in den Familien von 6 Probanden (Apnoezwischenfälle). (Nach Goedde, Altland u. Scholler 1967, verändert)

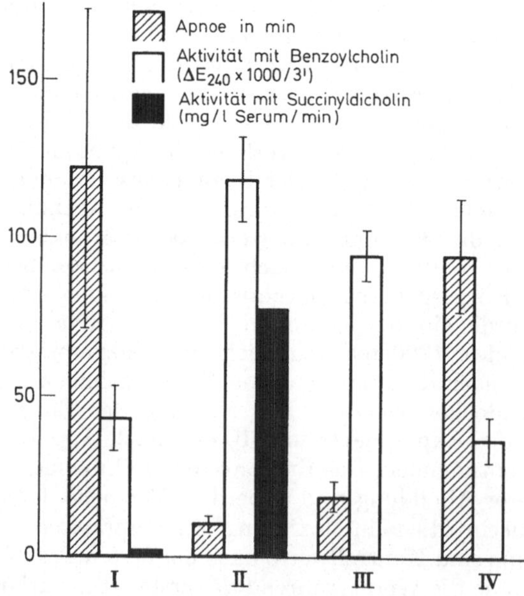

Abb. 74. Applikation gereinigter Pseudocholinesterase bei der Narkose; Ordinate: Apnoe in Minuten, Aktivität mit Benzoylcholin. I Werte vor der Behandlung (Aktivitäten mit Succinyldicholin — 1 Fall — beruht auf einer Bluttransfusion, die 10 Tage vorher durchgeführt wurde); II Werte des ersten Experiments; III Werte des zweiten Experiments (20 Std später); IV Kontrollwerte (2 Monate später). (Nach Goedde, Altland u. Scholler 1967, verändert)

tätsbestimmung wurde 20 Std nach der ersten durchgeführt und in der dritten Säulengruppe wiedergegeben. Auch nach 20 Std ist die Pseudocholinesteraseaktivität zum Teil noch vorhanden. In der vierten Kolonne sind die Kontrollwerte für die drei Personen, die erst durch Routinetests als Träger atypischer Enzymvarianten festgestellt wurden, dargestellt. Auch diese Personen sind stark empfindlich gegen das Pharmakon in der Narkose. Die Experimente ergeben, daß menschliche Pseudocholinesterase sowohl in vivo als auch in vitro Succinyldicholin umsetzt und im wesentlichen für die kurze Dauer der relaxierenden Wirkung des Succinyldicholins verantwortlich ist. Auf andere erbliche unterschiedliche Reaktionen auf Pharmaka und deren Bedeutung bei einer Therapie wurde bereits in Kap. D.III. und C.VII. hingewiesen.

2. Enzyminduktion und -repression; Transformation und Transduktion

Andere Manipulationen im Bereich der Genwirkung und der Genprodukte sind in verschiedener Hinsicht denkbar: Enzyminduktion oder -repression[212], Transformation oder Transduktion des Genoms. Bei der Glykogenspeicherkrankheit vom Typ III (Grenz-Dextrinose) ist eine Enzymstörung in doppelter Hinsicht festzustellen, nämlich bei der Amylo-1,6-Glucosidase und der Glucose-6-Phosphatase. Nach Applikation von Triamcinolin wird ein Ansteigen der Glucose-6-phosphatase-Aktivität induziert[213]. Als weitere Beispiele seien Untersuchungen an Mäusen erwähnt, bei denen in vivo die Bilirubinkonjugation sowohl bei neugeborenen als auch bei adulten Tieren durch Verabreichung von Barbituraten erhöht ist[214]. Um dieses Phänomen zu erklären, wurde angenommen, daß die Glucuronyltransferasesynthese durch Barbiturate induziert wird. Diese Beobachtung wurde bei Kindern, die seit der Geburt an einer Hyperbilirubinämie litten, ausgenutzt. Die Krankheit beruht auf einer fehlenden Bilirubinkonjugation. Nachdem den Kindern Phenobarbital gegeben wurde und die Symptome der Hyperbilirubinämie sich verringerten, erfolgte eine mehr oder weniger normale Bilirubinkonjugation. Dieses positive Ansprechen auf das Barbiturat ging sofort verloren, wenn keine entsprechenden Medikamente gegeben wurden[215].

Die Untersuchungen zur Transformation und Transduktion stehen noch in den Anfängen, jedoch sind einige Ansätze gemacht worden, die eventuell eine Therapie genetischer Störungen auf molekularer Basis ermöglichen könnten[216].

3. Verschiedene Möglichkeiten einer diätetischen Behandlung: Homocystinurie, Hyperaminoacidämien

Die zur Zeit einzige, in größerem Umfang praktikable Möglichkeit ist also die diätetische Behandlung. Bei dieser Form der Behandlung ist es nicht unbedingt notwendig, die Pathologie der Krankheiten in allen Einzelheiten zu kennen. So ist bei Diabetes mellitus, ohne daß die letzten Störungen auf der Stoffwechselebene bekannt sind, eine Behandlung u.a. durch eine diätetische Begrenzung der Kohlenhydrataufnahme erfolgreich. Ein ähnlicher Fall liegt bei der Phenylketonurie vor, bei der in der Nahrung Phenylalanin vermieden wird. Am Beispiel der Homocystinurie soll noch einmal dargelegt werden, wie eine diätetische Behandlung prinzipiell in dreifacher Weise erfolgen kann: Eine Möglichkeit besteht

212 Schloot 1970b. 213 Moses, Levin, Chayoth u. Steinitz 1966.
214 Catz u. Yaffe 1962.
215 Yaffe, Levy, Matsuzawa u. Baliah 1967, Crigler u. Gold 1966.
216 Szybalska u. Szybalski 1962, Kaufman, Nesburn u. Mahoney 1962, Gorini u. Kataja 1964, Holley, Apgar, Everett, Madison, Marquisee, Merrill, Penswick u. Zamir 1965, Motulsky 1968, Wolstenholme 1963, Remmer 1970, Schloot 1970b, Bergsma 1973.

```
H2C-S-CH3                  H2C-SH          HO-CH2               H2C----S----CH2
 |                          |                |                   |           |
CH2          |             CH2             H-C-NH3(+)           CH2        H-C-NH3(+)
 |        -[CH3]            |                |            *      |           |
H-C-NH3(+)  ⇌              H-C-NH3(+)  +    C-O(-)     ----->  H-C-NH3(+)   C-O(-)
 |        +[CH3]            |                \\O                 |           \\O
C-O(-)       |             C-O(-)                               C-O(-)
 \\O                        \\O                                  \\O

Methionin                 Homocystein      Serin                Cystathionin
                                                                     |
                                                                     v
                                   CH3                H2C-OH   HS-CH2
                                    |                  |           |
                                   CH2                CH2        H-C-NH3(+)
                                    |       -NH3       |           |
* Cystathioninsynthetase           C=O    <-----     H-C-NH3(+) + C-O(-)
                                    |                  |           \\O
                                   C-O(-)             C-O(-)
                                    \\O                 \\O

                            α-Ketobuttersäure      Homoserin   Cystein
```

Abb. 75a. Methioninabbau über die Cystathioninsynthetase. (Nach Karlson 1967)

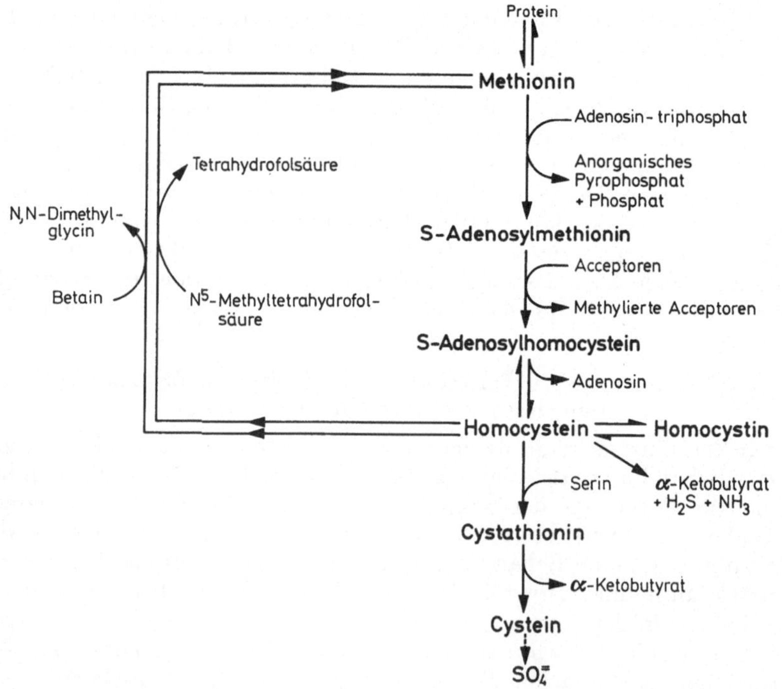

Abb. 75b. Methioninstoffwechsel bei Säugetieren. (Nach Perry 1967)

darin, daß man in der Nahrung die Substanz oder deren Folgeprodukt vermeidet, die durch den Enzymblock angesammelt würde. Eine andere Möglichkeit ist die, Substanzen, die aufgrund des Enzymblocks nicht gebildet werden, zu ersetzen.

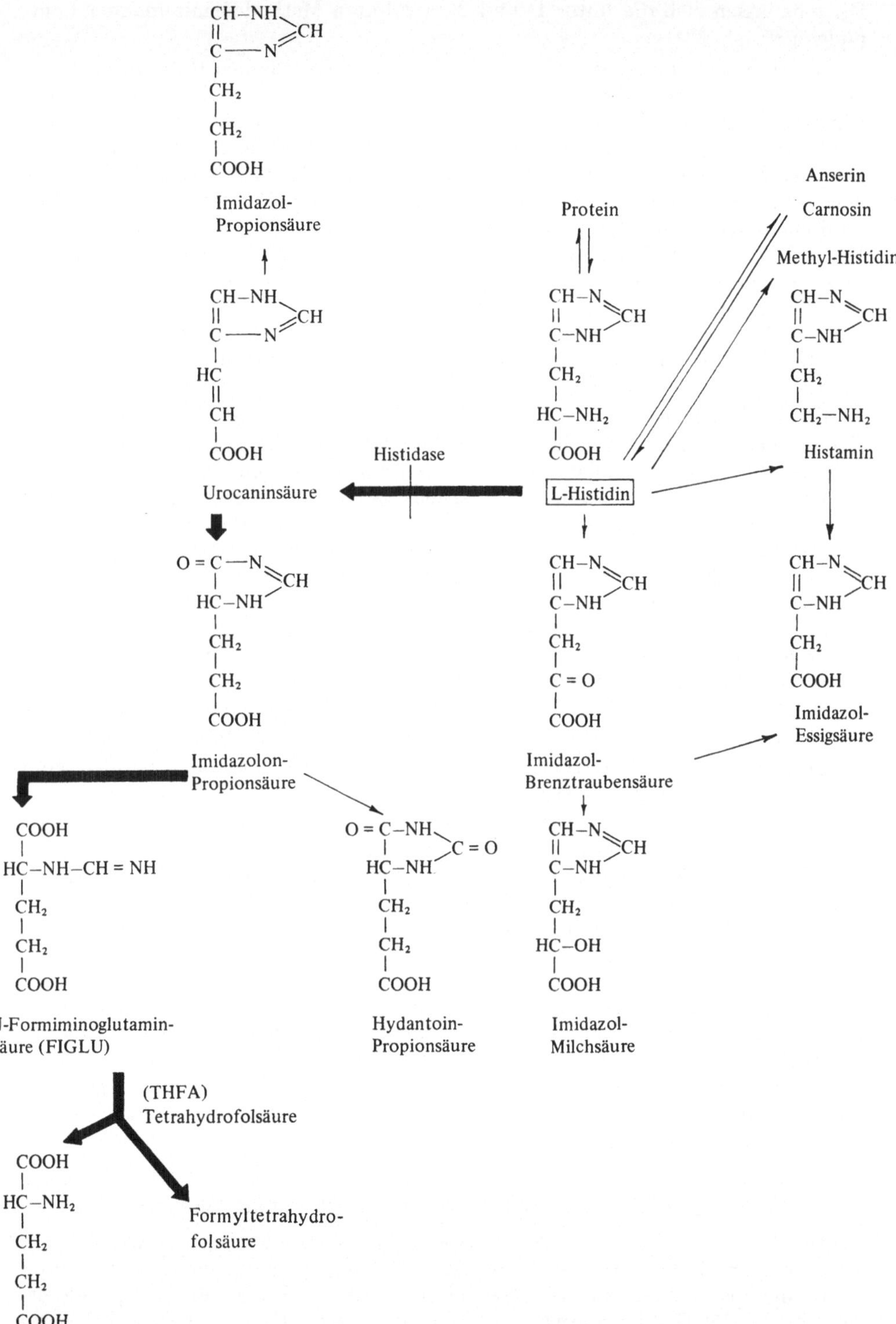

Abb. 76. Histidinstoffwechsel. (Nach GHADIMI u. ZISCHKA 1967, verändert)

Drittens lassen sich die unter 1. und 2. erwähnten Methoden miteinander kombinieren[217].

Die Homocystinurie ist eine Krankheit, die, neben geistiger Retardierung und anderen Symptomen, durch Ausscheidung von Homocystin charakterisiert ist. Normalerweise läuft folgende Stoffwechselkette ab: Abb. 75. Bei der Homocystinurie ist die Cystathioninsynthetase gestört. Durch die Störung dieses Enzyms wird Homocystin im Urin ausgeschieden. In manchen Fällen erfolgt auch eine Akkumulation von Plasmamethionin und Plasmahomocystin. Die klinischen Bilder und Symptome sind sehr unterschiedlich. Gelegentlich ist eine Verwechslung wegen der Ähnlichkeit mancher Symptome mit dem Marfan-Syndrom möglich. Bei der Homocystinurie kann versucht werden, die Entstehung von Homocystin zu vermeiden, indem man Diät gibt, die arm an schwefelhaltigen Aminosäuren ist. Ein anderer Ansatzpunkt ist die Gabe von Cystathionin oder Cystin, also Substanzen, die aufgrund des Stoffwechselblocks nicht gebildet werden.

In der Praxis hat eine methioninarme Diät bisher noch keine eindeutigen Erfolge gebracht. Das gleiche gilt für Versuche von Brenton, Cusworth u. Gaull (1965), die die Diät mit Cystin untersucht haben und von Waisman (1967) sowie Ceppelini (1955), die zusätzlich Cystathionin gegeben haben. Finkelstein u. Mudd (1967) haben gezeigt, daß eine Diät, bei der zusätzlich Cystin gegeben wird, sehr leicht eine vorhandene Restaktivität der Cystathioninsynthetase völlig unterdrückt und sekundär pathologische Erscheinungen hervorruft, wie die Cystathionindefizienz. Eine zusätzliche Gabe von Cystathionin ist auch deswegen notwendig, weil die Substanz im menschlichen Gehirn in besonders hohen Mengen nachzuweisen ist. Andererseits kann diese Substanz die Bluthirnschranke überwinden. Falls vom Organismus Cystin gebraucht wird, kann dieses durch normale enzymatische Aktivität aus Cystathionin gebildet werden, oder der Bedarf kann aus Cystin in der Nahrung gedeckt werden[218].

Speziell bei der diätetischen Behandlung der Hyperaminoacidämien sind folgende Typen zu unterscheiden:

1. Die Symptome der Erkrankungen sind so geringfügig, daß spezifische diätetische Maßnamen nicht nötig werden.
2. Eine diätetische Behandlung ist nicht von entscheidender Bedeutung, kann jedoch in einigen Fällen wichtig werden, z.B. Histidinämie (Abb. 76).
3. Eine Mangeldiät ist nur zeitweise notwendig, z.B. bei speziellen Formen der Phenylketonurie (bzw. Phenylalaninämie) (vgl. Tabelle 30) und der intermittierenden Form der Ahornsirupkrankheit (vgl. S. 441).
4. Eine Mangeldiät ist unbedingt erforderlich, es muß jedoch gleichzeitig die Substanz zugeführt werden, die als Folge des enzymatischen Blocks nicht gebildet werden kann. Beispiel: Homocystinurie (s. oben).
5. Erkrankungen, die schwere Hirnschädigungen oder den Tod zur Folge haben, wenn sie nicht rechtzeitig durch eine Mangeldiät behandelt werden. Beispiele: Phenylketonurie und Ahornsirupkrankheit.

4. Therapiebeginn; pränatale, peri- und postnatale Therapie

Die Therapie eines erblichen Stoffwechseldefektes sollte so früh wie möglich einsetzen, um Folgestörungen in der Entwicklung zu vermeiden; jedoch kann auch eine spät einsetzende Diätbehandlung noch zu Erfolg führen[219]; andererseits bleibt die Gefahr unerwünschter Nebeneffekte. Das am besten bekannte

[217] Waisman 1967. [218] Waisman 1967. [219] Kirsig u. Maisch 1969.

Beispiel beim Menschen ist die pränatale bzw. perinatale Therapie bei der fetalen Erythroblastose. Bewährt hat sich die Technik des postnatalen Blutaustausches; in anderen Fällen wurden intrauterine Transfusionen mit Erfolg durchgeführt. Inzwischen wurde von ZIPURSKI, POLLOCK, YEOW, ISRAELS u. SHOWN (1966) eine weniger komplizierte Methode entwickelt, um die Erythroblastose zu umgehen. Die Methode beruht auf einer Neutralisierung des fetalen Antigens in der Mutter, bei der während des letzten Teils der Schwangerschaft Rh-immunes Globulin den Rh-negativen Frauen gegeben wird.

Eine Therapie des pränatalen Embryos sollte besonders in den Fällen durchgeführt werden, in denen die Mutter homozygot für eine angeborene Stoffwechselkrankheit ist. Aufgrund neuerer Ergebnisse benötigen Patienten mit Krankheiten wie Phenylketonurie nach ihrer Kindheit keine weitere Behandlung. Die Kinder homozygoter Mütter sind in diesen Fällen, unabhängig davon, welchen Genotyp das Kind hat, einer durch die Mutter bedingten Hyperphenylalaninämie ausgesetzt. Ohne Behandlung ist während der intrauterinen Entwicklung eine irreparable Störung in der Entwicklung des Nervensystems die Folge. Pro Jahr werden in Nordamerika ca. 200 Mädchen mit Phenylketonurie geboren und diagnostiziert, also homozygote Träger der Phenylketonurie[220].

Aus diesen Überlegungen wird ersichtlich, daß folgende Punkte bei einer genetisch fundierten klinischen Therapie berücksichtigt werden müssen[221]:

1. Bestimmung des Phänotypus bei den Eltern und den Neugeborenen.
2. Rechtzeitiges Einsetzen der Therapie, gegebenenfalls während der Zeit der Embryonal-Fetal-Entwicklung.
3. Ausschluß von Phänokopien (vgl. S. 444).

Durch die modernen Behandlungsmethoden ist in zunehmendem Maße (z.B. Phenylketonurie) eine Fortpflanzung homozygoter Merkmalsträger, die unter natürlichen Verhältnissen eliminiert worden wären, zu erwarten. Das Ausschalten von Selektionsfaktoren bewirkt im Laufe der folgenden Generationen eine langsame Erhöhung der Frequenz kranker Gene. Die Häufigkeit dieser Mutanten ist zwar sehr gering (ca. 10^{-4}) und die Zahl der letalen recessiven Anlagen liegt nach verschiedenen Schätzungen bei 5—10 pro Individuum. Um in einer Bevölkerung durch Ausschaltung von Selektionsfaktoren die Verdoppelung eines Merkmals mit der Häufigkeit 1:10000 (z.B. Phenylketonurie; GRÜTTNER 1965) zu ereichen, müssen ca. 40 Generationen abgewartet werden[222]. Bei der cystischen Pankreasfibrose (Häufigkeit der Heterozygoten in den USA jetzt 2,5%) kann in 100 Generationen, also 3000 Jahren, eine Häufigkeit von 50% erreicht werden[223].

Eine besondere Schwierigkeit ergibt sich dadurch, daß man das Wachstum des Organismus zu berücksichtigen hat. Eine Therapie ist hier besonders deswegen schwierig, weil noch nicht genügend bekannt ist, in welcher Weise sowohl quantitativ als auch qualitativ die normalen Nahrungsstoffe bzw. deren Metaboliten mit dem normalen Wachstum und der Entwicklung interferieren. Es muß also geklärt werden, in welchen Konzentrationen die interessierenden Substanzen für das normale Wachstum benötigt werden, in welchen Fällen toxische Wirkungen auftreten und wann eine Fehlentwicklung zu Organ- und Gewebeschädigungen führt. Dabei ist zu berücksichtigen, daß in verschiedenen Entwicklungsstadien, entsprechend den jeweiligen Wachstumsphasen und/oder Differenzierungsvorgängen, der Bedarf an bestimmten Substanzen unterschiedlich ist. Während z.B. das Hirngewicht bereits im Alter von 4—5 Jahren erreicht wird[224], entwickelt sich die Intelligenz ungefähr bis zum 20. Lebensjahr[225] (Abb. 77).

---

[220] SCRIVER 1969. [221] SCRIVER 1967. [222] SCRIVER 1969. [223] MOTULSKY 1968.
[224] STOCH u. SMYTHE 1964, COPPOLETTA u. WOLBACH 1933. [225] TANNER 1961.

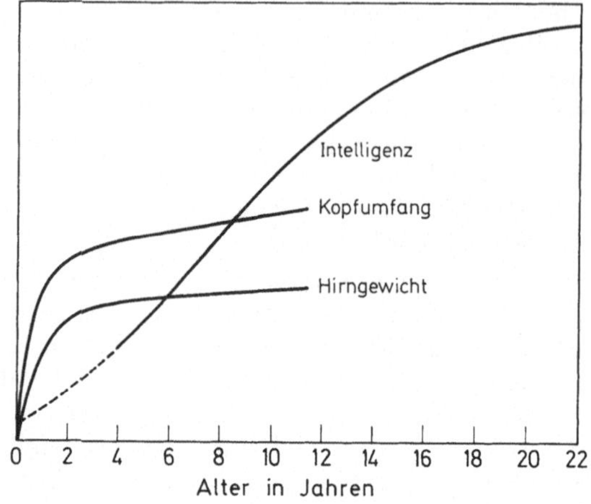

Abb. 77. Zunahme des menschlichen Hirngewichtes und des Kopfumfanges im Vergleich mit der Zunahme der Intelligenz. (Aus WAISMAN u. KERR 1967, verändert)

Es wird also von grundlegender Bedeutung sein, den Einfluß des Genoms in der Ontogenese zu studieren[226] und diese, insbesondere bezüglich der Entwicklung und Aktivierung der Regulator- und Strukturgene[227], auf Induktion und Repression und in bezug auf das entwicklungsmäßig bedingte Zusammenspiel exogener Faktoren zu klären („Biochemische Genetik der Entwicklung"; vgl. S. 408 und HSIA 1968).

Literatur

AEBI, H.: Inborn errors of metabolism. Ann. Rev. Biochem. **36**, 644—306 (1967).

AGARWAL, D. P., EICKHOFF, K., GOEDDE, H. W.: Method for separating microquantities of labeled intermediates of thymine catabolism on Dowex 1 column. Analyt. Biochem. **24**, 348—350 (1968).

AGARWAL, D. P., EICKHOFF, K., GOEDDE, H. W.: A note on in vitro inhibition of thymine degradation by some pyrimidine analogues and related products. Z. Naturforsch. **24**b, 469—470 (1969).

AGARWAL, D. P., GOEDDE, H. W., SCHLOOT, W., FLATZ, G., ROHDE, R.: A note on atypical serum cholinesterase and genetic factors in leprosy. Human Heredity **23**, 370—373 (1973).

ALLISON, A. C.: The genetical and clinical significance of the haptoglobins. Proc. roy. Soc. Med. **51**, 64 (1958).

ALLISON, A. C.: Genetic control of human haptoglobin synthesis. Nature (Lond.) **183**, 1312 (1959).

ALLISON, A. C., AP RAYS, W.: The binding of haemoglobin by plasma proteins (haptoglobins). Its bearing on the "renal threshold" of haemoglobinuria. Brit. med. J. **1957 II**, 1137—1143.

ALTLAND, K., BUCHER, R., KIM, T. W., BUSCH, H., BOCKELMANN, C., GOEDDE, H. W.: Population genetic studies on pseudocholinesterase polymorphism in Germany, Czechoslovakia, Finland and among Laps. Hum. Genet. **8**, 158—161 (1969).

ALTLAND, K., EPPLE, F., GOEDDE, H. W.: Pseudocholinesterase-variants in Thailand and Japan. Hum. Genet. **4**, 127—129 (1967).

ALTLAND, K., GOEDDE, H. W.: Some methods for investigation of enzyme polymorphism. Bull. Europ. Soc. Human Genet. **1**, 21—24 (1967).

ALTLAND, K., GOEDDE, H. W.: Heterogeneity in the silent gene phenotype of pseudocholinesterase of human serum. Biochem. Genet. **4**, 321—338 (1970a).

ALTLAND, K., GOEDDE, H. W.: Variability of pseudocholinesterase. In: Pharmacogenetics, 2. International Titisee Workshop (Eds. H. W. GOEDDE, K. ALTLAND, W. SCHLOOT). Hum. Genet. **9**, 241—245 (1970b).

[226] LOOMIS 1970, SCHLOOT 1965, LANGMAN 1970, MEDVEDEV 1970.
[227] SCHRÖTER u. WILLMANN 1968, SCHRÖTER u. BODEMANN 1968.

Altland, K., Goedde, H. W., Held, K., Jensen, M., Münsch, H., Solem, E.: New biochemical and immunological data on quantitative and qualitative variability of human pseudocholinesterase. Hum. Gen. **14**, 56—60 (1971).

Armaly, M. F.: Genetic factors related to glaucoma. Ann. N.Y. Acad. Sci. **151**, 861—875 (1968).

Armstrong, M. D., Yates, K., Kakimoto, Y., Taniguchi, K., Kappe, Th.: Excretion of β-aminoiso-butyric acid by man. J. biol. Chem. **238**, 1447 (1963).

Awapara, J., Shullenberger, C. C.: Urinary excretion of β-aminoisobutyric acid after administration of thymine and nitrogen mustard. Clin. chim. Acta **2**, 199 (1957).

Baitsch, H., Liebrich, K. G.: Die Haptoglobintypen. Blut **7**, 27 (1961a).

Baitsch, H., Liebrich, K. G.: Die Haptoglobintypen. Blut 7, 69 (1961b).

Baitsch, H., Meier, G.: Zur Verteilung der Haptoglobintypen in Bayern. Blut **5**, 302 (1959).

Baitsch, H., Ritter, H., Goedde, H. W., Altland, K.: Zur Genetik der Serumproteine: Hp-Serumgruppen, Gc-Faktor, Gm-Serumgruppen und Pseudocholinesterase-Varianten in europäischen Populationen. Vox Sang. (Basel) **8**, 281 (1963).

Baitsch, H., Ritter, H., Goedde, H. W., Riedel, V.: Formalgenetische Untersuchungen über den Haptoglobin-Polymorphismus: Untersuchungen an 353 Familien. Z. Morph. Anthrop. **55**, 175 (1964).

Baitsch, H., Schwarzfischer, F., Ziegelmayer, G.: Mutter-Kind-Untersuchungen zum forensischen Beweiswert der Haptoglobin-Serumgruppen. Münch. med. Wschr. **103**, 33, 1573 (1961).

Barnicot, N. A.: Taste deficiency for phenylthiourea in African Negroes and Chinese. Ann. Eugen. (Lond.) **15**, 248 (1950).

Beale, D., Lehmann, H.: Abnormal haemoglobins and the genetic code. Nature (Lond.) **207**, 259 (1965).

Beckman, L.: Atypical haptoglobin patterns in tumor patients. Lancet **1959 II**, 952—953.

Bennet, E. L., Hebert, M.: In: Brain sensitivity to alcohol in inbred mouse strains, Kakihana, R., et al. 1966.

Bergsma, D. (Hrsg.): Enzyme therapy in genetic diseases. Birth defects **9**, Nr. 2 (1973)

Beutler, E., Baluda, M. C., Sturgeon, P., Day, R. W.: The genetics of galactose-1-phosphate uridyl transferase deficiency. J. Lab. clin. Med. **68**, 646—658 (1966).

Beuing, H., Cleve, H., Deicher, H.: Immunologische Untersuchungen menschlicher Haptoglobine. Z. Hyg. Infekt.-Kr. **151**, 291 (1965).

Bickel, M. H.: Antidepressants and tranquillizers: Biochemical aspects. In: Pharmacogenetics, 2. International Titisee Workshop (Eds. H. W. Goedde, K. Altland, W. Schloot). Humangenetik **9**, 199—201 (1970).

Biehl, J. P., Vilter, R. W.: Effects of isoniazid on pyridoxine metabolism. J. Amer. med. Ass. **156**, 1549—1552 (1954).

Blakeslee, A. F.: Genetics of sensory thresholds: Taste for phenylthiocarbamide. Proc. nat. Acad. Sci. (Wash.) **18**, 120—130 (1932).

Blanco, A., Zinkham, W. H.: Lactate dehydrogenase in human testes. Science **139**, 601—602 (1963).

Blume, K.-G., Flatz, G., Schloot, W., Goedde, H. W.: Populationsgenetische Untersuchungen in Thailand. I. 10. Tagung der Gesellschaft für Anthropologie und Humangenetik, Königstein/Taunus, 22.—25. Oktober 1967.

Bönicke, R., Lisboa, B. P.: Vergleichende Untersuchungen über die Isoniazidausscheidung bei eineiigen und zweieiigen Zwillingen. Jahresbericht Borstel **5**, 88—92 (1961).

Bönicke, R., Reif, W.: Enzymatische Inaktivierung von Isonicotinsäurehydrazid im menschlichen und tierischen Organismus. Naunyn-Schmiedebergs Arch. exp. Path. Pharmak. **220**, 321 (1953a).

Bönicke, R., Reif, W.: Über die Erbbedingtheit der intraindividuellen Konstanz der Isoniazidausscheidung. Naturwissenschaften **44**, 314 (1953b).

Borders, R. W., Stefhen, C. R., Nowill, W. K., Martin, R.: The interrelationship of succinylcholine and the blood cholinesterases during anaesthesia. Anesthesiology **16**, 401—422 (1955).

Bourgault, P. C., Karczmar, A. G., Scudder, C. L.: Contrasting behavioral, pharmacological, neurophysiological, and biochemical profiles of C57 B1/6 and SC-1 strains of mice. Life Sci. 8, 533 (1963).

Boyer, S. H., Fainer, D. C., Watson-Williams, E. J.: Lactic dehydrogenase variant from human blood: evidence for molecular subunits. Science **141**, 642—643 (1963).

Brenton, D. P., Cusworth, D. C., Gaull, G. E.: Homocystinuria: Metabolic studies on three patients. J. Pediat. **67**, 58 (1965).

Bresch, C., Hausmann, R.: Klassische und molekulare Genetik. 2. Aufl. Berlin-Heidelberg-New York: Springer 1970.

Brodie, B. B., Gillette, J. R., La Du, B. N.: Enzymatic metabolism of drugs and other foreign compounds. Ann. Rev. Biochem. **27**, 427 (1958).

Brunschede, H., Hoffbauer, R., Goedde, H. W.: Die Ausscheidung von β-Aminoisobuttersäure bei Gesunden und Kranken. Klin. Wschr. **43**, 93 (1965).

Bunn, H. F., Jandl, J. H.: Exchange of heme among hemoglobin molecules. Proc. nat. Acad. (Wash.) **56**, 974 (1966).

Cahn, R. D., Kaplan, N. O., Levine, L., Zwilling, E.: Nature and development of lactic dehydrogenases. Science **136**, 962—969 (1962).

Calchi-Novati, C., Ceppelini, R., Biancho, I., Silvestroni, E., Harris, H.: β-aminoisobutyric acid excretion in urine. Ann. Eugen. (Lond.) **18**, 355 (1954).

Carson, Paul E.: Hemolysis due to inherited erythrocyte enzyme deficiencies. Ann. N.Y. Acad. Sci. **151**, 765—776 (1968).

Cartier, P., Najman, A., Leroux, L. P., Temkine, D.: Les anomalies de la glycose au cours de l'anémie hémolytique par déficit du globule rouge en pyruvate kinase. Clin. chim. Acta **22**, 165—181 (1968).

Carter, C. O.: Genetics of common disorders. Brit. med. Bull. **25**, 52—57 (1969).

Catz, C., Yaffe, S. J.: Pharmacological modification of bilirubin conjugation in the newborn. Amer. J. Dis. Child. **104**, 516 (1962).

Ceppellini, R.: On the genetics of secretor and Lewis characters: A family study. Proc. Fifth Congr. Intern. Soc. Blood Transfusion, Paris 1954, p. 207—211 (1955).

Chang, T. M. S.: Semipermeable aqueous microcapsules ("artificial cells") with emphasis on experiments in an extracorporeal shunt system. Trans. Amer. Soc. artif. intern. Org. **12**, 13 (1966).

Chang, T. M. S., Macintosh, F. C., Mason, S. G.: Semipermeable aqueous microcapsules. I. Preparation and Properties. Canad. J. Physiol. Pharmacol. **44**, 115—128 (1966).

Cheftel, R., Cloarec, L., Moretti, J., Jayle, M. F.: Structure des glycopeptides obtenus par protéolyse de l'haptoglobine humaine. Bull. Soc. Chim. biol. (Paris) **47**, 385 (1965).

Childs, B., Young, W. J.: Genetic variations in man. Amer. J. Med. **34**, 663—673 (1963).

Clark, S. W., Glaubiger, G. A., La Du, B. N.: Properties of plasma cholinesterase variants. Ann. N.Y. Acad. Sci. **151**, 710—722 (1968).

Cleve, H., Deicher, H.: Haptoglobin „Marburg": Untersuchungen über eine seltene erbliche Haptoglobin-Variante mit zwei verschiedenen Phänotypen innerhalb einer Familie. Hum. Genet. **1**, 537 (1965).

Cobrinik, R. W., Hood, R. T., Chusid, E.: The effect of maternal narcotic addition on the newborn in infant Pediatrics **24**, 288 (1959).

Connell, G. E., Smithies, O.: Human haptoglobins: Estimation and purification. Biochem. J. **72**, 115 (1959).

Copoletta, J. M., Wolbach, S. B.: Body length and organ weights of infants and children. Amer. J. Path. **9**, 55 (1933).

Crigler, J. F., Gold, N. I.: Sodium phenobarbital-induced decrease in serum bilirubin in an infant with congenital nonhemolytic jaundice and kernicterus. J. clin. Invest. **45**, 998 (1966).

Crumpler, H. R., Dent, C. E., Harris, H., Westall, R. G.: β-aminoisobutyric acid (α-methyl-β-alanine): a new amino acid obtained from human urine. Nature (Lond.) **167**, 307 (1951).

Curtain, C. C., Gajdusek, D. C., Kidson, C.: Haptoglobins and transferrins in melanesia: relation to hemoglobin, serum haptoglobin and serum iron level in population groups in Papua-New Guinea. Amer. J. Phys. Anthropol. **23**, 363—379 (1965).

Dancis, J., Hutzler, J., Levitz, M.: Metabolism of the white blood in maple-syrup-urine disease. Biochim. biophys. Acta (Amst.) **43**, 432—343 (1960).

Dancis, J., Hutzler, J., Levitz, M.: Tissue distribution of branched chain ketoacid decarboxylase. Biochim. biophys. Acta (Amst.) **52**, 60—64 (1961).

Dancis, J., Hutzler, J., Rokkones, T.: Intermittent branched-chain ketonuria. Variant of maple-syrup-urine disease. New Engl. J. Med. **276**, 84—89 (1967).

Dancis, J., Levitz, M., Miller, S., Westall, R. G.: Maple syrup urine disease. Brit. med. J. **1959 I**, 91.

Davies, R. O., Marton, A. V., Kalow, W.: The action of normal and atypical cholinesterase of human serum upon a series of esters of choline. Canad. J. Biochem. **38**, 545—551 (1960).

Degenhardt, K. H.: Experimentelle Mißbildungen der Kopfregion in ihrer Bedeutung für die ontogenetische Frühentwicklung. Bericht 65. Zusammenkunft Dtsch. Ophthalmolog. Ges. Heidelberg 1963.

Demars, R.: Investigations in human genetics with cultivated human cells: a summary of present knowledge. In: Sonneborn, T. M., (Ed.), Control of human heredity and evolution. New York: Macmillan 1965

DENT, C. E., WALSHE, J. M.: Amino acid metabolism in liver disease. In: Liver Disease, Ciba Foundation Symposium (S. SHERLOCK, G. E. W. WOLSTENHOLME, Eds.). New York: McGraw-Hill-Blakiston 1951.

DEVADATTA, S., GANGADHARAM, P. R., ANDREWS, R. H., FOX, W., RAMAKRISNAN, C. V., SELKON, J. B., VELU, S.: Peripheral neuritis due to isoniazid. Bull. Wld Hlth. Org. **23**, 587—598 (1961).

DIXON, M., WEBB, E. C.: Enzymes, 2. Aufl. London: Longmans 1967.

DOBRYSZYCKA, W., PUSZTAI, A., KUKRAL, J. C.: Reactivity of tyrosine and tryptophan residues in haptoglobin. Biochim. biophys. Acta (Amst.) **175**, 271—281 (1969).

DOENICKE, A., GÜRTNER, TH., KREUTZBERG, G., REMES, I., SPIESS, W., STEINBEREITHER, K.: Serum cholinesterase anenzymia. Acta anaesth. scand. **7**, 59 (1963).

DREYFUS, J.-C.: The Application of bacterial genetics to the study of human genetic abnormalities. In: Progress in Medical Genetics, Vol. VI, Kap. 5, p. 169—200. (A. G. STEINBERG, A. G. BEARN, Eds.). New York-London: Grune & Stratton 1969.

EBSTEIN, W.: Vererbbare celluläre Stoffwechselkrankheiten. Stuttgart: F. Enke 1902.

EDINGER, H., SCHLOOT, W., GOEDDE, H. W.: Zum Polymorphismus der sauren Erythrozytenphosphatase; Untersuchungen zur formalen Genetik und zur Populationsgenetik in Thailand. Z. Morph. Anthropol. (1974 im Druck).

EDOZIER, J. C., PHILIPPS, E. J., COLLIS, W. R. F.: The free amino acids of plasma and urine in kwashiorkor. Lancet **1960 I**, 615.

EFRON, M. L., AMPOLA, M. G.: The aminoacidurias. Pediat. Clin. N. Amer. **14**, 881—903 (1967).

EICHMANN, K., DEICHER, H., CLEVE, H.: Immunologische Analyse der Beziehungen zwischen den drei verschiedenen Typen von Antigendeterminanten normaler menschlicher Haptoglobine. Hum. Genet. **2**, 271 (1966).

ERIKSSON, S.: Pulmonary emphysema and α_1-antitrypsin deficiency. Acta med. scand. **175**, 197—205 (1964).

EVANS, J. V., HARRIS, H., WARREN, F. L.: The distribution of haemoglobin and blood potassium types in British breeds of sheep. Proc. roy. Soc. B **148**, 249 (1958).

EVANS PRICE D. A.: Genetic variations in the acetylation of isoniazid and other drugs. Ann. N.Y. Acad. Sci. **151**, 723—733 (1968).

EVANS PRICE D. A., DAVISON, K., PRATT, R. T. C.: The influence of acetylator phenotype on the effects of treating depression with phenelzine. Clin. Pharmacol. Ther. **6**, 430—435 (1965).

EVANS PRICE D. A., MANLEY, K., MCKUSICK, V. A.: Genetic control of isoniazid metabolism in man. Brit. med. J. **1960 II**, 485.

EVANS PRICE D. A., STOREY, P. B., MCKUSICK, V. A.: Observations on the determination of isoniazid inactivator phenotype. Bull. Johns Hopk. Hosp. **108**, 60 (1961).

EVANS PRICE, D. A., WHITE, T. A.: Human acetylation polymorphism. J. Lab. clin. Med. **63**, 394—403 (1964).

FERNANDEZ-MORAN, A., REED, L. J., KOIKE, M., WILLMS, C. R.: Electron microscopic and biochemical studies of pyruvate dehydrogenase complex of Escherichia coli. Science **145**, 930 (1964).

FINK, K., CLINE, R. E., HENDERSON, R. B., FINK, R. M.: Metabolism of thymine (methyl-C^{14} or-2-C^{14}) by rat liver in vitro. J. biol. Chem. **221**, 425 (1956).

FINK, K., HENDERSON, R. B., FINK, R. M.: β-aminoisobutyric acid, a possible factor in pyrimidine metabolism. Proc. Soc. exp. Biol. (N.Y.) **78**, 135 (1951).

FINKELSTEIN, J. D., MUDD, S. H.: Trans-sulfuration in mammals. The methionine-sparing effect of cystine. J. biol. Chem. **242**, 873 (1967).

FISHER, R. A., FORD, E. B., HUXLEY, J.: Taste-testing the anthropoid apes. Nature (Lond.) **144**, 750 (1939).

FLATZ, G., KRUATRACHUE, M., BAIBULAYA, M., SAOVATON, S., GOEDDE, H. W., SCHLOOT, W., BLUME, K.-G.: The distribution of haemoglobinopathies and glucose-6-phosphate dehydrogenase deficiency in the province of Pisanolok, Thailand; comparison with malaria and several other genetic traits. Chieng Mai Med. Bull. **7**, 47 (1968).

FLEISCHMANN, P.: Atropinentgiftung durch Blut. Naunyn-Schmiedebergs Arch. exp. Path. Pharmak. **62**, 518 (1910).

FOLDES, F. F.: Diskussionsbemerkung. In: GOEDDE, H. W., ALTLAND, K., SCHLOOT, W.. Ann. N.Y. Acad. Sci. **151**, 742 (1968).

FOX, A. L.: The relationship between chemical constitution and taste. Proc. nat. Acad. Sci. (Wash.) **118**, 115 (1932).

FUHRMANN, W.: Taschenbuch der allgemeinen und klinischen Humangenetik. Stuttgart: Wissenschaftliche Verlagsgesellschaft 1965.

GALATIUS-JENSEN, F.: The haptoglobine, a genetical study. Kopenhagen: Dansk Videnskabe Forlag 1960.

GARROD, A. E.: Inborn errors of metabolism. London: Oxford University Press 1909.
GARTLER, S. M., FIRSCHEIN, I. L., GIDASPON, T.: Some genetical and anthropological considerations of urinary β-aminoisobutyric acid excretion. Acta genet. (Basel) **6**, 435 (1957).
Geigy AG (Hrsgb.): Wissenschaftliche Tabellen, 7. Aufl. Documenta Geigy 1968.
GHADIMI, H., ZISCHKA, R.: Histidenemia. In: Amino acid metabolism and genetic variations, p. 133—143 (Ed. L. NYHAN). New York-Toronto-London-Sydney: McGraw Hill 1967.
GIBLETT, E. R.: The haptoglobin system. Series Haematol. **I**, 1, 3—20 (1968).
GIBLETT, E. R., STEINBERG, A. G.: The inheritance of serum human haptoglobin types in American negroes: Evidence for a third allele Hp^{2M}. Amer. J. hum. Genet. **12**, 160 (1960).
GLUECKSOHN-WAELSCH, S., RANNEY, S. H., SOSKEN, B. F.: The hereditary transmission of hemoglobin differences in mice. J. clin. Invest. **36**, 753 (1957).
GOEDDE, H. W.: Neuere Untersuchungen aus dem Gebiet der Pharmakogenetik. 9. Tg. Ges. Anthropol., Freiburg, 7.—9. Okt. 1965.
GOEDDE, H. W.: Neuere Untersuchungen aus dem Gebiet der Pharmacogenetik. Homo Tagungsband 9. Tg. Dtsch. Ges. Anthropol, S. 30—47 (1966).
GOEDDE, H. W.: Genetic factors in drug metabolism: Pharmacogenetics: Individual response to succinyldicholine; in vivo and in vitro studies with genetically determined enzyme variants. Euchem. Conf. Drug Metabolism, Ostende, 25.—29. Sept. 1967.
GOEDDE, H. W.: Suxamethonium Sensitivity. Conference on Drug Metabolism in Man, The N.Y. Acad. of Sci. (N.Y.), 29. June / 1. July 1970.
GOEDDE, H. W.: Decarboxylase relationships. 10. Ann. Sympos. Soc. Study Inborn Errors of Metabolism, Cardiff, 20.—21. Juli 1972a.
GOEDDE, H. W.: Genetically determined variability in response to drugs. Pharm. Weekblad **107**, 437 (1972b).
GOEDDE, H. W., AGARWAL, D. P., EICKHOFF, K.: Enzymatic preparation of labeled intermediates of thymine catabolism: Dihydrothymine and β-ureidoisobutyric acid. Hoppe-Seylers Z. physiol. Chem. **349** 1137 (1968).
GOEDDE, H. W., AGARWAL, D. P., EIKHOFF, K.: Purification and properties of dihydrothymine dehydrogenase of pig liver. Hoppe-Seylers Z. physiol. Chem. 1970, in press.
GOEDDE, H. W., ALTLAND, K.: Pseudocholinesterase-variants in Germany and Czechoslovakia. Nature (Lond.) **198**, 1203—1204 (1963).
GOEDDE, H. W., ALTLAND, K.: Evidence for different "silent genes" in the human serum pseudocholinesterase polymorphism. Ann. N.Y. Acad. Sci. **151**, 540—544 (1968).
GOEDDE, H. W., ALTLAND, K.: Genetisch bedingte Variabilität der Arzneimittelwirkung. Med. Welt **65**, 1507—1517 (1970).
GOEDDE, H. W., ALTLAND, K.: Suxamethonium sensitivity. Ann. N.Y. Acad. Sci. **179**, 695—703 (1971).
GOEDDE, H. W., ALTLAND, K., SCHLOOT, W.: Therapy of prolonged apnea after suxamethonium with purified pseudocholinesterase; new data on kinetics of the hydrolysis of succinyldicholine and succinylmonocholine and on N-acetyltransferase polymorphism. Conference on Pharmacogenetics, The N.Y. Acad. of Sci. (N.Y.), 5—6 October 1967.
GOEDDE, H. W., ALTLAND, K., SCHLOOT, W.: Therapy of prolonged apnea after suxamethonium with purified pseudocholinesterase: New data on kinetics of the hydrolysis of succinyldicholine and succinylmonocholine and further data on N-acetyltransferase-polymorphism. Ann. N.Y. Acad. Sci. **151**, 742—752 (1968).
GOEDDE, H. W., ALTLAND, K., SCHLOOT, W. (Hrsg): Pharmacogenetics. 2. International Titisee Workshop. Hum. Genet. **9**, H. 3 (1970).
GOEDDE, H. W., ALTLAND, K., SCHOLLER, K. L.: Therapie der durch genetisch bedingte Pseudocholinesterase-Varianten verursachten verlängerten Apnoe nach Succinyldicholin. Med. Klin. **62**, 1631—1635 (1967).
GOEDDE, H. W., BAITSCH, H.: Nomenclature of pseudocholinesterase-variants. Brit. Med. J. **2**, 310 (1964).
GOEDDE, H. W., BENKMANN, H. G., CHRIST, I., SINGH, S., HIRTH, L.: Gene frequencies of red cell adenosine deaminase, adenylate kinase, phosphoglucomutase, acid phosphatase and serum alpha$_1$-Antitrypsin (Pi) in a German population. Hum. Genet. **10**, 231—234 (1970).
GOEDDE, H. W., BENKMANN, H.-G., HIRTH, L.: Genetic polymorphism of C′3 (β_{1C}-globulin) component of complement in a German and a Spanish population. Hum. Gen. **10**, 231—234 (1970).
GOEDDE, H. W., BLUME, K. G., MÖHLENBECK, F., ROTTHAUWE, H. W., SIMON, H. A., LANG, K.: Untersuchungen zur "branched chain oxoacid aciduria" (Ahornsirup-Krankheit). Med. Klin. **52**, 2063—2067 (1966).
GOEDDE, H. W., BRUNSCHEDE, H.: β-Aminoisobutyric acid: A thin-layer chromatographic method for the quantitative estimation in human urine. Clin. chim. Acta **11**, 485—490 (1965).

GOEDDE, H. W., DOENICKE, A., ALTLAND, K.: Pseudocholinesterasen. Berlin-Heidelberg-New York: Springer 1967.

GOEDDE, H. W., FUSS, W.: Differenzierung von Pseudocholinesterase-Varianten im Diffusionstest. Klin. Wschr. **42**, 286—289 (1964).

GOEDDE, H. W., FUSS, W., BAITSCH, H.: Über erste Erfahrungen in der Anwendung des Pseudocholinesterase-Polymorphismus bei der Paternitätsbegutachtung. Anthropol. Anzeiger **28**, 70 (1965).

GOEDDE, H. W., FUSS, W., GEHRING, D., BAITSCH, H.: Studies on formalgenetics of the pseudocholinesterase polymorphism; an atypical segregation in a family. Biochem. Pharmacol. **13**, 603 (1964).

GOEDDE, H. W., FUSS, W., RITTER, H., BAITSCH, H.: Über die Verwendung des Pseudocholinesterase-Polymorphismus in Paternitätsgutachten. Hum. Genet. **1**, 311—318 (1965).

GOEDDE, H. W., GEHRING, D., HOFMANN, R.: On the problem of a "silent gene" in the polymorphism of pseudocholinesterase. Biochem. biophys. Acta (Amst.) **107**, 391—393 (1965a).

GOEDDE, H. W., GEHRING, D., HOFMANN, R.: Biochemische Untersuchungen zur Frage der Existenz eines "silent gene" im Polymorphismus der Pseudocholinesterasen. Hum. Genet. **1**, 607 (1965b).

GOEDDE, H. W., HELD, K., ALTLAND, K.: Hydrolysis of succinyldicholine and succinylmonocholine in human serum. Molec. Pharmacol. **4**, 274—287 (1968).

GOEDDE, H. W., HOFFBAUER, R., BLUME, K.-G.: Reduction of thymine by leukocytes. Biochem. Genet. **2**, 93—99 (1968).

GOEDDE, H. W., HÜFNER, M., MÖHLENBECK, F., BLUME, K.-G.: Biochemical studies on branched-chain oxoacid oxydases. Biochim. biophys. Acta (Amst.) **132**, 524—525 (1967).

GOEDDE, H. W., KELLER, W.: Metabolic pathways in Maple syrup urine disease. In: Amino acid metabolism and genetic variations, p. 191—215 (Ed. L. NYHAN). New York-Toronto-London-Sydney: McGraw Hill 1967.

GOEDDE, H. W., KELLER, W., BLUME, K.-G., HENSE, W., BRACKERTZ, D.: Zur Klinik, pathologischen Anatomie und biochemischen Genetik der Ahornsirupkrankheit (Branched Chain Ketoaciduria). Bericht über 2 Fälle in einer Familie. Dtsch. med. Wschr. **18**, 903—908 (1968).

GOEDDE, H. W., LANGENBECK, U.: Some biochemical genetic aspects of maple syrup urine disease. In: Enzymopenic anaemias, lysosomes and other papers. In: 6th Annual Symposium of the British Society for the Study of Inborn Errors of Metabolism, Zürich, 24.—25. June 1968, p. 181—191 (Eds. J. D. ALLAN, K. S. HOLT, J. T. IRELAND, R. J. POLLITT). Edinburgh and London: Livingstone 1969.

GOEDDE, H. W., LANGENBECK, U.: Involvement of coenzymes in maple-syrup-urine disease. 10. Ann. Sympos. Soc. Study Inborn Errors of Metabolism, Cardiff, ALLAN, J. D., HOLT, K. S. (Hrsg.) Livingstone Ltd. 1974.

GOEDDE, H. W., LANGENBECK, U., BRACKERTZ, D.: Detection of heterozygotes in maple syrup urine disease: Role of lymphocyte count. Hum. Genet. **6**, 189—190 (1968).

GOEDDE, H. W., LANGENBECK, U., BRACKERTZ, D., KELLER, W., ROKKONES, T., HALVORSEN, S., KIIL, R., MERTON, B.: Clinical and biochemical genetic aspects of intermittent branched-chain ketoaciduria. Acta paediat (Uppsala) **59**, 83—87 (1970).

GOEDDE, H. W., LÖHR, G. W., WALLER, H. D.: Ergebnisse und Probleme der Pharmakogenetik. Arzneimittel-Forsch. **15**, 1460—1468 (1965).

GOEDDE, H. W., MAASS, H.: Unveröffentlichte Versuche.

GOEDDE, H. W., MÖHLENBECK, F., BLUME, K.-G.: Biochemical genetic studies on maple syrup urine syndrome. 6. Internationaler Kongreß für Klinische Chemie, München, 26.—30 Juli 1966.

GOEDDE, H. W., OHLIGMACHER, H.: Zur Problematik des Bitterschmeckens: Vergleichende Untersuchungen an Thioharnstoffderivaten und Anetholtrithion. Hum. Genet. **1**, 423—436 (1965).

GOEDDE, H. W., OHLIGMACHER, H.: Taste thresholds of thiourea derivates and anetholtrithion in twins. Acta genet. (Basel) **16**, 350—354 (1966).

GOEDDE, H. W., OMOTO, K., RITTER, H., BAITSCH, H.: Untersuchungen zur formalen Genetik der Pseudocholinesterasen: Untersuchung von 408 Familien. Hum. Genet. **1**, 1—13 (1964).

GOEDDE, H. W., RICHTER, E., HÜFNER, M., v. z. MÜHLEN, A.: Untersuchungen zur Ahornsirupkrankheit an zwei Familien. Hum. Genet. **1**, 163 (1964).

GOEDDE, H. W., RICHTER, E., HÜFNER, M., SIXEL, B.: Arbeitsvorschrift eines vereinfachten Heterozygotentests für die Ahornsirupkrankheit. Klin. Wschr. **42**, 818—819 (1964).

GOEDDE, H. W., RICHTER, E., STAHLMANN, C.: Messung der Ketosäureoxydase-Aktivität in menschlichen Leukocyten als Heterozygotentest für die Ahorn-Sirup-Krankheit. 8. Tagung der Deutschen Gesellschaft für Anthropologie Köln, 12.—14. Sept. 1963; Homo, Tagungsband, S. 107 (1965).

Goedde, H. W., Richter, E., Stahlmann, C., Sixel, B.: Heterozygotentest für Ahorn-Sirup-Krankheit: Bestimmung der Enzymaktivität der α-Ketoisocapronsäure-Oxydase. Klin. Wschr. **41**, 953 (1963).

Goedde, H. W., Ritter, H., Callsen, U., Flock, H.: Untersuchungen zum Polymorphismus der sauren Erythrocytenphosphatasen. Hum. Genet. **3**, 113—120 (1966).

Goedde, H. W., Ritter, H., Weyrauch, U.: Zum Polymorphismus der Haptoglobine: Methodik der Untergruppenbestimmung (Subtyping) und Formalgenetik. Hum. Genet. **1**, 414—422 (1965).

Goedde, H. W., Schloot, W.: Untersuchungen zum Polymorphismus der Acetylierung von Isonicotinsäurehydrazid (INH). Med. Welt (Stuttg.) **19** (N.F.), 2812—2821 (1968).

Goedde, H. W., Schloot, W.: Erbliche Unterschiede in der Arzneimittelwirkung. Med. Heute **18**, 28—30 (1972).

Goedde, H. W., Schloot, W.: Genetisch bedingte Enzymvarianten: Biochemische und pharmakologische Aspekte. Pharm. Ind. **35**, 560—569, 642—649 (1973).

Goedde, H. W., Schloot, W., Benkmann, H. G.: Arbeitsvorschrift zur Bestimmung des Isonicotinsäurehydrazids (INH) im Serum. Chemotherapia (Basel) **12**, 61—67 (1967).

Goedde, H. W., Schloot, W., Schmidt, U., Malone, J.: Zur Wirkung von substituierten Liponsäuren auf die Lipoamidoxidoreduktase-Reaktion. Z. Naturforsch. **22b**, 1300—1303 (1967).

Goedde, H. W., Schloot, W., Valesky, A.: Enzymatische Umsetzung von Isonicotinsäurehydrazid. Gesellschaft Deutscher Chemiker, Hauptversammlung und Kekulé-Feier, Bonn, 13.—18. September 1965. Angewandte Chemie **77**, 1020 (1965).

Goedde, H. W., Schloot, W., Valesky, A.: Enzymatische Umsetzung von Isonicotinsäurehydrazid — ein pharmakogenetisches Problem. Arzneimittel-Forsch. **16**, 1030—1034 (1966).

Goedde, H. W., Schloot, W., Valesky, A.: Individual different response to drugs: Characterisation of an INH-acetylating system in rhesus monkeys. Biochem. Pharmacol. **16**, 1793—1799 (1967).

Goedde, H. W., Schmidinger, St.: Zur Reaktivität von genetisch bedingten Proteinvarianten der Pseudocholinesterase. Acta anaesth. scand., Suppl. **25**, 220 (1966).

Goedde, H. W., Schoepf, E.: Pharmacogenetic: Klinische Probleme der Pharmakogenetik und ihre biochemischen Grundlagen. Med. Klin. **59**, 1849—1860 (1964).

Goedde, H. W., Schoepf, E., Fleischmann, D.: Studies on pharmacogenetics. I. The enzymic acetylation of isonicotinic acid hydrazid (INH). Biochem. Pharmacol. **13**, 1671 (1964).

Goedde, H. W., Schoepf, E., Fleischmann, D., Hoffbauer, R.: Pharmakogenetik: Untersuchungen zum Polymorphismus der Acetylierung von Isonicotinsäurehydrazid (INH). Hum. Genet. **1**, 141—143 (1964).

Goedde, H. W., Schoepf, E., Valesky, A.: Polymorphism of the enzymatic acetylation of isonicotinic acid hydrazide (INH). Federation of European Biochemical Societies, 2nd Meeting, Vienna 21.—24. April 1965.

Gordon, S., Bearn, A. G.: Hemoglobin binding capacity of isolated haptoglobin polypeptide chains. Proc. Soc. exp. Biol. (N.Y.) **121**, 846—850 (1966).

Gorini, L., Kataja, E.: Phenotypic repair by streptomycin of defective genotypes in E. coli. Proc. nat. Acad. Sci. (Wash.) **51**, 487 (1964).

Granick, S., Levere, R. D.: Heme synthesis in erythroid cells. Progr. Hemat. **4**, 1—47 (1964).

Granick, S., Urata, G.: Increase in activity of δ-aminolevulinic acid synthetase in liver mitochondria induced by feeding of 3,5-dicarbethoxy-1,4-dihydrocollidine. J. biol. Chem. **238**, 821—827 (1963).

Grollman, E. F., Kobata, A., Ginsburg, V.: Enzymatic basis of blood types in man. Ann. N.Y. Acad. Sci. **169**, 153—158 (1970).

Grüttner, R.: Test zur Feststellung der Heterozygotie für Phenylketonurie? Dtsch. med. Wschr. **90**, 1446 (1965).

Günther, H., Dönhardt, A., Altland, K., Jensen, M., Goedde, H. W.: Therapie einer schweren Alkylphosphatintoxikation. Med. Klin. **21**, 785—788 (1971).

Gutsche, R. B., Scott, E. M., Wright, R. C.: Hereditary deficiency of pseudocholinesterase in Eskimos. Nature (Lond.) **215**, 322 (1967).

Harris, H.: Family studies on the urinary excretion of β-aminoisobutyric acid. Ann. Eugen. (Lond.) 18, 43 (1953).

Harris, H.: Enzyme variation in man: some general aspects. Baltimore: Johns Hopkins Press 1967.

Harris, H.: Molecular basis of hereditary disease. Brit. med. J. **1968 II**, 135—141.

Harris, H.: Enzyme and protein polymorphism in human populations. Brit. med. Bull. **25**, 5—13 (1969).

HARRIS, H.: The principles of human biochemical genetics. Amsterdam-London: North-Holland Publ. 1970.

HARRIS, H., HOPKINSON, D. A., ROBSON, E. B.: Two-dimensional electrophoresis of pseudocholinesterase components in normal human serum. Nature (Lond.) **196**, 1296—1298 (1962).

HARRIS, H., HOPKINSON, D. A., ROBSON, E. B., WHITTAKER, M.: Genetical studies on a new variant of serum cholinesterase detected by electrophoresis. Ann. hum. Genet. **26**, 359—382 (1963).

HARRIS, H., KALMUS, H.: The measurement of taste sensitivity to phenylthiourea (PTC). Ann. Eugen. (Lond.) **15**, 24—31 (1949).

HARRIS, H., KNIGHT, A., SELIN, M. J.: Comparison of isoniazid concentrations in the blood of people of Japanese and European descent-therapeutic and genetic implications. Amer. Rev. Tuberc. **78**, 944 (1958).

HARRIS, H., ROBSON, E. B., GLEN-BOTT, A. M., THORNTON, J. A.: Evidence for non-allelism between genes affecting human serum cholinesterase. Nature (Lond.) **200**, 1185—1187 (1963).

HARRIS, H., WHITTAKER, M.: Differential inhibition of human serum cholinesterase with fluoride: recognition of two new phenotypes. Nature (Lond.) **191**, 496—498 (1961).

HARRIS, H., WHITTAKER, M.: The serum cholinesterase variants. A study of twenty families selected via the "intermediate" phenotype. Ann. hum. Genet. **26**, 73—76 (1962).

HESS, B.: Enzyme im Blutplasma. Stuttgart: Thieme 1962.

HEVÉR, O., KÁLNAI, E.: Örökletes haptoglobin tipusok megoszlasa tüdögümökoros beteganyag ban. (Elözetes közlemeny). Orv. Hetil. **107**, 501 (1966).

HIGASHI, G. E., LUBS, H. A., JR.: Quantitative variations of haptoglobins in a Caucasian family. J. med. Genet. **3**, 281—284 (1966).

HIRTH, L., BENKMANN, H. G., BUSCH, H., GOEDDE, H. W.: Diagnose von Hypohaptoglobinaemien. Ärztl. Lab. **16**, 373—378 (1970).

HOLLEY, R. W., APGAR, J., EVERETT, G. A., MADISON, J. T., MARQUISEE, M., MERRILL, S. M., PENSWICK, J. R., ZAMIR, A.: Structure of a ribonucleic acid. Science **147**, 1462 (1965).

HOPKINSON, D. A., SPENCER, N., HARRIS, H.: Genetical studies on human red cell acid phosphatase. Amer. J. hum. Genet. **16**, 141—154 (1964).

HSIA, D. Y. Y.: Recent developments in the study of hereditary diseases in children. Postgrad. Med. **22**, 203—210 (1957).

HSIA, D. Y. Y.: The diagnosis of carriers of disease-producing genes. Ann. N.Y. Acad. Sci. **134**, 946—964 (1966).

HSIA, D. Y. Y.: Human developmental genetics. Chikago: Med. Year Book Publ. 1968.

HSIA, D. Y. Y.: The detection of heterozygous carriers. Med. Clin. N. Amer. **53**, 857—874 (1969).

HSIA, D. Y. Y., SHIH, L. S., EASTERBERG, S., FARQUHAR, J., KIM, CH., YEH, ST., YOUNG, A.: The distribution of genetic polymorphisms among patients with Down's syndrome, phenylketonuria, and cystic fibrosis of the pancreas. Amer. J. hum. Genet. **21**, 285—289 (1969).

HUMPHREY, J. H., WHITE, R. G.: Kurzes Lehrbuch der Immunologie. Stuttgart: Thieme 1971.

JAVID, J.: The nature of the difference between haptoglobin polymers in the phenotypes Hp 2—1 and Hp 2—2. Proc. nat. Acad. Sci. (Wash.) **52**, 663 (1964).

JAVID, J.: Haptoglobin 2—1 Bellevue, a haptoglobin β-chain mutant. Proc. nat. Acad. Sci. (Wash.) **57**, 920—924 (1967).

JAYLE, M. F., GILLARD, P.: Précipitation saline d'une définie dans un mélange hétérogène. Bull. Soc. Chim. biol. (Paris) **29**, 149 (1947).

JAYLE, M. F., MORETTI, J.: Haptoglobin: Biochemical, genetic and physio-pathologic aspects. Progr. Hemat. **3**, 342 (1962).

JENKINS, T., BALINSKY, D., PATIENT, D. W.: Cholinesterase in plasma: Absence in Bantu and half life determination. Science **156**, 1748 (1967).

JÖRGENSEN, G., HEMPEL, D.: Die Verteilung der Gc-Phänotypen und Gc-Allele bei der Tuberkulose. Hum. Genet. **6**, 74—77 (1968).

KABAT, E. A.: Blood group substances. New York: Academic Press 1956.

KAKIHANA, R., BROWN, D. R., MCCLEARN, G. E., TABERSHAW, I. R.: Brain sensitivity alcohol in inbred mouse strains. Science **154**, 1574 (1966).

KALMUS, H.: Genetik. Stuttgart: Thieme 1966.

KALOW, W.: Pharmacogenetics. Hereditary on the response to drugs. Philadelphia: W. B. Saunders 1962a.

KALOW, W.: Pharmakogenetische Probleme in der Anaesthesie. Anaesthesist **15**, 13—18 (1962b).
KALOW, W.: Pharmacogenetics in animals and man. Ann. N.Y. Acad. Sci. **151**, 694—698 (1968).
KALOW, W., DAVIES, R. O.: The activity of various esterase inhibitors towards atypical human serum cholinesterase. Biochem. Pharmacol. **1**, 183 (1959).
KALOW, W., GENEST, K., STARON, N.: Kinetic studies on the hydrolysis of benzoylcholine by human serum cholinesterase. Canad. J. Biochem. **34**, 637—653 (1956).
KALOW, W., LINDSAY, H. A.: A comparison of optical and manometric methods for the assay of human serum cholinesterase. Canad. J. Biochem. **33**, 568—574 (1955).
KALOW, W., STARON, N.: On distribution and inheritance of atypical forms of human serum cholinesterase, as indicated by dibucaine numbers. Canad. J. Biochem. **35**, 1305—1320 (1957).
KALTER, H.: Teratology and pharmacogenetics. Ann. N.Y. Acad. Sci. **151**, 997—1000 (1968).
KAPPAS, S., GRANICK, S.: Experimental hepatic porphyria: Studies with steroids of physiological origin in man. Ann. N.Y. Acad. Sci. **151**, 842—849 (1968).
KAPPAS, A., PALMER, R. H.: Selected aspects of steroid pharmacology. Pharmacol. Rev. **15**, 123—167 (1963).
KARLSON, P.: Kurzes Lehrbuch der Biochemie, 6. Aufl. Stuttgart: G. Thieme 1967.
KARP, G. W., JR., SUTTON, H. E.: Some new phenotypes of human red cell acid phosphatase. Amer. J. hum. Genet. **19**, 54—62 (1967).
KAUFMAN, H. E., NESBURN, A. B., MAHONEY, E. D.: IDU therapy of herpes simplex. Arch. Ophthal. **67**, 583 (1962).
KIIL, R., ROKKONES, T.: Late manifesting variant of branched-chain ketoaciduria (maple syrup urine disease). Acta paediat. (Uppsala) **53**, 356—364 (1964).
KIRSIG, H.-J., MAISCH, H.: Effekt einer späteinsetzenden Diätbehandlung bei einem Kind Phenylketonurie. Mschr. Kinderheilk. **117**, 38—40 (1969).
KLUTHE, R., FAUL, J., HEMPEL, H.: Quantitative estimation of human serum haptoglobins by an immunological method. Nature (Lond.) **205**, 93—94 (1965).
KOEN, A. L., SHAW, C. R.: Studies on lactate dehydrogenase tissue — specific isozymes: electrophoretic migration of isolated sub-bands. Biochim. biophys. Acta (Amst.) **96**, 231—236 (1965).
KORNGOLD, L.: Antigenic differences among human haptoglobins. Int. Arch. Allergy **23**, 268 (1963).
KOTTRA, J., KAPPAS, A.: Steroid effects on hepatic function: recent observations. Ann. Rev. Med. **18**, 325—332 (1967).
KRAUS, A. P., NEELY, C. L.: Human erythrocyte lactate dehydrogenase: Four genetically determined variants. Science **145**, 595—597 (1964).
KREYBIG, TH. VON: Experimentelle Pränatal-Toxikologie. Editio Cantor: Aulendorf 1968.
KRUATRACHUE, M., CHAROENLARP, P., CHONGSUPHAJAISIDDIHI, T., HARINASUTA, C.: Erythrocyte glucose-6-phosphate dehydrogenase and malaria in Thailand. Lancet **1962** II, 1183—1186.
KUEPPERS, F.: Immunologic assay of α_1-antitrypsin in deficient subjects and their families. Hum. Genet. **5**, 54—58 (1967).
KUEPPERS, F., BEARN, A. G.: An inherited α_1-antitrypsin variant. Hum. Genet. **4**, 217—220 (1967).
KUPIECKI, F. P., COON, M. J.: The enzymatic synthesis of β-aminoisobutyrate, a product of valine metabolism, and of β-alanine, a product of β-hydroxypropionate metabolism. J. biol. Chem. **229**, 743 (1957).
KUTT, H., VEREBELY, K., MCDOWELL, F.: Inhibition of diphenylhydantoin metabolism in rats and in rat liver microsomes by antitubercular drugs. Neurology (Minneap.) **18**, 706—710 (1968).
LA DU, B. N.: Inborn errors of metabolism. Amer. J. Obstet. Gynec. **90**, 1024—1034 (1964).
LA DU, B. N.: Genetic variation in metabolic disorders. New York-Toronto-London-Sydney: McGraw Hill 1967.
LA DU, B. N., KALOW, W. (Hrsg.): Pharmacogenetics. Ann. N.Y. Acad. Sci. **151**, Art 2 (1968).
LANGMAN, J.: Medizinische Embryologie. Stuttgart: Thieme 1970.
LAURELL, C. B.: Purification and properties of different haptoglobines. Clin. chim. Acta **4**, 79—81 (1959).
LAURELL, C. B., ERICKSON, S.: The electrophoretic alpha$_1$-antitrypsin deficiency. Scand. J. J. clin. Lab. Invest. **15**, 132 (1963).
LAURELL, C. B., NYMAN, M.: Studies on the serum haptoglobin level in hemoglobinemia and its influence on renal excretion of hemoglobin. Blood **12**, 493 (1957).

LEHMANN, H., HUNTSMAN, R. G.: Man's haemoglobins. Amsterdam: North Holland Publ. 1966.

LEHMAN, H., RYAN, E.: The familial incidence of low pseudocholinesterase level. Lancet **1956 II**, 124.

LENZ, W.: Malformations caused by drugs in pregnancy. Amer. J. Dis. Child. **112**, 99—106 (1966).

LENZ, W.: Medizinische Genetik; Grundlagen, Ergebnisse und Probleme, 2. Aufl. Stuttgart: G. Thieme 1970.

LEVEY, ST., WOODS, TH., ABBOTT, W. E.: Urinary excretion of β-aminoisobutyric acid following surgical procedures. Metabolism **12**, 148 (1963).

LIDDEL, J., LEHMANN, H., SILK, E.: A "silent" pseudocholinesterase gene. Nature (Lond.) **193**, 561—562 (1962).

LÖHR, G. W.: Summary and Concluding Remarks. In: Pharmacogenetics, 2. International Titisee Workshop (Eds. H. W. GOEDDE, K. ALTLAND, W. SCHLOOT). Hum. Gen. **9**, 280 (1970).

LÖHR, G. W., WALLER, H. D.: Pharmakogenetik und Präventivmedizin. Stuttgart: Thieme 1966.

LOOMIS, W. F., JR.: Papers on regulation of gene activity during development. New York-Evanston-London: Harper & Row 1970.

LUNDIN, L. G., GUSTAVSON, K. H.: Urinary βAIB excretion in Down's syndrome (mongolism). Acta genet. (Basel) **12**, 156 (1962).

MARGOLIS, F., FEIGELSON, PH.: Purification and characterization of a genetically determined rabbit serum esterase. J. biol. Chem. **238**, 2620—2627 (1963).

MARINIS, S., OTT, H.: Natürliche und künstliche Polymeren von Plasmaproteinen: Untersuchungen in Acrylamid-gel. Proc. XII. Colloq. Proteides of the Biological Fluids, p. 420. Amsterdam: Elsevier 1965.

MCKUSICK, V. A.: Heritable disorders of connective tissue, 4th. Ed. St. Louis: C. V. Mosby 1972.

MCKUSICK, V. A.: Mendelian inheritance in man, 3rd. Ed. Baltimore: Johns Hopkins Press 1971.

MEDVEDEV, Z. A.: Molecular-Genetic Mechanisms of Development. New York, London: Plenum 1970.

MENKES, J. H., HURST, P. L., CRAIG, J. M.: An new syndrome: progressive familial infantile cerebral dysfunction associated with an unusual urinary substance. Pediatrics **14**, 462—466 (1954).

MITCHELL, J., HALDEN, E. R., JONES, F., BRYAN, S., STIRMAN, J. A., MUIRHEAD, E. E.: Lowering of transferrin during iron absorption in iron deficiency. J. Lab. clin. Med. **56**, 555—569 (1960).

MIYAMOTO, M., FITZPATRICK, T. B.: Competitive inhibition of mammalian tyrosinase by Phenylalanine and its relationship to hair pigmentation in phenylketonuria. Nature (Lond.) **179**, 199—200 (1957).

MODIANO, G., FILIPPI, G., BRUNELL, F., FRATTAROLI, W., SINISCALCO, M.: Studies on red cell acid phosphatases in Sardinia and Rome. Absence of correlation with past malarial morbidity. Acta genet. (Basel) **17**, 17—28 (1967).

MORRIS, M. D., LEWIS, B. D., DOOLAN, P. D., HARPER, H. A.: Clinical and biochemical observations on an apparently nonfetal variant of branched-chain ketoaciduria (maple syrup urine disease). Pediatrics **28**, 918—923 (1961).

MORROW, A., MOTULSKY, A. G.: Population genetics of pseudocholinesterase variants studied with a rapid screening test. Clin. Res. **13**, 266 (1965).

MOSES, S. W., LEVIN, S., CHAYOTH, R., STEINITZ, K.: Enzyme induction in a case of glycogen storage disease. Pediatrics **38**, 11 (1966).

MOTULSKY, A. G.: Drug reactions, enzymes, and biochemical genetics. J. Amer. med. Ass. **165**, 835—838 (1957).

MOTULSKY, A. G.: Pharmacogenetics. Progr. Med. Gen. 3, Grune and Straton: New York und London 1964.

MOTULSKY, A. G.: Human genetics, society and medicine. J. Hered. **59**, 329—336 (1968).

MOTULSKY, A. G., STAMATOYANNOPOULOS, G.: Drugs, Anaesthesia and Abnormal Hemoglobins. Ann. N.Y. Acad. Sci. **151**, 807—821 (1968).

MURRAY, R. F., JR., ROBINSON, J. C., VISNICH, S.: Observations on the inheritance of hypohaptoglobinemia. Acta genet. (Basel) **16**, 113—121 (1966).

NADLER, H. L.: Prenatal detection of genetic defects. J. Ped. **74**, 132—143 (1969).

NAGEL, R. L., RANNEY, H. M.: Haptoglobin binding of certain abnormal hemoglobins. Science **144**, 1014 (1964).

NAGEL, R. L., ROTHMAN, M. C., BRADLEY, T. B., RANNEY, H. M.: Comparative haptoglobin properties of oxyhemoglobin and deoxyhemoglobin. J. biol. Chem. **240**, PC4543 (1965).

Nance, W. E., Claflin, A., Smithies, O.: Lactic dehydrogenase: genetic control in man. Science **142**, 1075—1077 (1963).

Nance, W. E., Smithies, O.: New haptoglobin alleles. A prediction confirmed. Nature (Lond.) **198**, 869 (1963).

Neitlich, H. W.: Increased plasma cholinesterase activity and succinylcholine resistance: a genetic variant. J. clin. Invest. **45**, 380—387 (1966).

Nichols, J. R., Hsiao, S.: Addiction liability of albino rats: breeding for quantitative differences in morphine drinking. Science **157**, 561 (1967).

Nishimura, E. T., Hamilton, H. B., Kobara, T. Y., Takahara, S., Ogura, Y., Doi, K.: Carrier state in human acatalasemia. Science **130**, 333—334 (1959).

Nosslin, B. F., Nyman, M.: Haptoglobin determination in diagnosis of haemolytic diseases. Lancet **1958 I**, 1000.

Nyman, M.: Serum haptoglobin. Methodological and clinical studies. Scand. J. clin. Lab. Invest. (Suppl. **39**) **11**, 1—169 (1959).

Nyman, M.: On plasma proteins with heme or hemoglobin binding capacity. Scand. J. clin. Lab. Invest. **12**, 121 (1960).

Oel, T. L.: Hexose monophosphate, pyruvate and lactate in the peripheral blood in glycogen storage disease. Type I. Clin. chim. Acta **7**, 193 (1962).

Ogawa, A., Kawamura, K.: The binding mechanism of haptoglobin with hemoglobin. I. A preliminary proposal for a hypothesis based on patterns of hemoglobin-haptoglobin complexes on disc electrophoresis. Proc. Jap. Acad. **42**, 413—417 (1966).

Omoto, K., Goedde, H. W.: Pseudocholinesterase variants in Japan. Nature (Lond.) **205**, 726 (1965).

O'Reilly, R., Pool, J. G., Aggeler, P. M.: Hereditary resistance to coumarin anticoagulant drugs in man and rat. Ann. N.Y. Acad. Sci. **151**, 913—931 (1968).

Orlowski, H. E.: Der INH-Blutspiegel als Ausdruck der individuellen INH-Inaktivierung und seine Beziehungen zum Therapieeffekt. Jahresberichte Borstel **5**, 624—642 (1961).

Pare, C. M. B.: Differentiation of two genetically specific types of depression by the response to antidepressant drugs. In: Pharmacogenetics. 2. International Titisee Workshop (Hrsg. H. W. Goedde, K. Altland, W. Schloot). Hum. Genet. **9**, 199—201 (1970).

Pare, C. M. B., Rees, L., Sainsbury, M. J.: Differentiation of two genetically specific types. Lancet **1962 II**, 1340—1343.

Parker, W. C., Bearn, A. G.: Application of genetic regulatory mechanisms to human genetics. Amer. J. Med. **34**, 680—691 (1963a).

Parker, W. C., Bearn, A. G.: Control gene mutation as a possible explantation of certain haptoglobin phenotypes. Amer. J. hum. Genet. **15**, 159 (1963b).

Parr, C. W.: Erythrocyte phosphogluconate dehydrogenase polymorphism. Nature (Lond.) **210**, 487 (1966).

Passarge, E., Wendel, U., Wöhler, W., Rüdiger, H.: Krankheiten infolge genetischer Defekte im lysosomalen Mucopolysaccharid-Abbau. Dtsch. Med. Wschr. **99**, 144—158 (1974).

Perry, Th. C.: Unsolved problems in homocystinuria (Hrsg. L. Nyhan). New York-Toronto-London-Sydney: McGraw Hill 1967.

Perutz, M. F., Rossmann, M. G., Cullis, A. F., Muirhead, H., Will, G.: Structure of haemoglobin. Nature (Lond.) **185**, 416 (1960).

Pintera, J.: Low concentrations of serum haptoglobin in mothers of children with haemolytic disease of the newborn. Nature (Lond.) **208**, 694—695 (1965).

Polonovski, M., Jayle, M. F.: Existence dans le plasma sanguin d'une substance activant l'action peroxydasique de l'hemoglobine. C. R. Soc. Biol. (Paris) **129**, 457 (1938).

Polonovski, M., Jayle, M. F.: Sur la préparation d'une nouvelle fraction des proteines plasmatiques, l'haptoglobine. C. R. Acad. Sci. (Paris) **211**, 517 (1940).

Prokop, O.: Die menschlichen Blut- und Serumgruppen. Jena: Fischer 1966.

Prokop, O., Bundschuh, G., Falk, H.: Neue Ergebnisse auf dem Gebiet der Haptoglobine. Dtsch. Z. ges. gerichtl. Med. **51**, 480 (1961).

Rafelson, M. E., Cloarec, L., Moretti, J., Jayle, M. F.: Action of neuroaminidase on haptoglobin. Nature (Lond.) **191**, 279 (1961).

Rapoport, S. M.: Medizinische Biochemie. Berlin: Verlag Volk und Gesundheit 1969.

Reich, K.: Der Polymorphismus der sauren Erythrocytenphosphatase; Beziehungen zwischen Enzymaktivität und Phänotyp. Dissertation Hamburg 1968.

Remmer, H.: The role of the liver in drug metabolism. Am. J. Med. **49**, 617—629 (1970).

Rensch, B.: Neuere Probleme der Abstammungslehre. Stuttgart: G. Fischer 1968.

Ritter, H., Hinkelmann, K.: Zur Balance des Polymorphismus der Haptoglobine. Hum. Genet. **2**, 21—24 (1966).

Ritter, H., Löke, E. R., Weyrauch, U., Goedde, H. W.: Untersuchungen zur Populationsgenetik der Haptoglobinuntergruppen. Blut **14**, 97 (1966).

ROBERT, L., BOUSSIER, G., JAYLE, M. F.: Groupements sulfhydrique de l'haptoglobine et de sa combinaison hémoglobinique. Experientia (Basel) **13**, 111 (1957).

ROMAN, W.: Quantitative estimation of lactate dehydrogenase isozymes in serum. I. Review of methods and distribution in human tissues. Enzymologia **36**, 189—219 (1969).

RUBINI, J. R., CRONKITE, E. P., BOND, V. P., FLIEDNER, T. M.: Urinara excretion of β-amino-isobutyric acid (BAIB) in irridiated human beings. Proc. Soc. exp. Biol. (N.Y.) **100**, 130 (1959).

RÜDIGER, H., PASSARGE, E., HIRTH, L., GOEDDE, H. W., BLUME, K.-G., LÖHR, G. W., BENÖHR, H. C., WALLER, H. D.: Failure to confirm the localization of triosephosphate isomerase gene on the short arm of chromosome 5 in man. Nature **228**, 1320 (1970).

SALDANA, R. H., BECAK, W.: Taste thresholds for phenylthiourea among Ashkenazie Jews. Science **129**, 150 (1959).

SAWIN, P. B., GLICK, D.: Hydrolysis of atropine by esterase present in rabbit serum. Proc. nat. Acad. Sci. (Wash.) **29**, 55 (1943).

SCHENDEL, H. E., ANTONIS, A., HANSEN, J. D. L.: Increased amino aciduria in infants with kwashiorkor. Pediatrics **23**, 662 (1959).

SCHIFF, F., SASAKI, H.: Der Ausscheidungstypus, ein auf serologischem Wege nachweisbares mendelndes Merkmal. Klin. Wschr. **11**, 1426—1429 (1932).

SCHIMRIGK, K., MERTENS, H. G., RICKER, K., FÜHR, J., EYER, P., PETTE, D.: McArdle-Syndrom (Myopathie bei fehlender Muskelphosphorylase). Klin. Wschr. **45**, 1—17 (1967).

SCHLOOT, W.: Postembryogenese des Schlundringes von Helix pomatia L. (Gastropoda) unter Berücksichtigung der Sekretion der Nervenzellen. Z. Zellforsch. **67**, 405—426 (1965).

SCHLOOT, W.: Genetic Aspects of Response to Psychopharmaca. N-Acetyltransferase and serotonin. 2. International Titisee Workshop on Pharmacogenetics, Titisee Germany, 13.—14. März 1970a.

SCHLOOT, W.: Die Humangenetik in der biologischen Revolution: Biochemische Genetik. Tagung der Friedrich-Naumann-Stiftung, Baden-Baden, 19.—21. März 1970b.

SCHLOOT, W.: Pharmakogenetische und biochemische Untersuchungen einer N-Acetyltransferase. Habilitationsschrift Univ. Hamburg 1970c.

SCHLOOT, W.: Pharmacogenetics: Pharmacological aspects of acetylation polymorphism. Proc. 13. International Congr. Ped., Vol. **V**, pp. 395—402, 1971.

SCHLOOT, W.: Praktische Aspekte der Pharmakogenetik. Mtsk. ärztl. Fortbldg. **23**, 78—81 (1973a).

SCHLOOT, W.: Pharmakogenetische Grundlagen der Arzneimittelinduktion. 80. Tg. Nordwestdtsch. Ges. Inn. Med. Kongreßber. S. 46, 1973b.

SCHLOOT, W.: Humangenetik und ärztliche Praxis: Praktische Aspekte der Pharmakogenetik. 21. Internationaler Fortbildungskongreß, Davos und Badgastein, 11./12.—24. März 1973c.

SCHLOOT, W.: Biochemische Genetik. München: Piper (in Vorbereitung).

SCHLOOT, W., BLUME, K.-G., GOEDDE, H. W., FLATZ, G., BHAIBULAYA, M.: Studies on Isoniazid conversion in Thailand. Hum. Genet. **4**, 274—279 (1967).

SCHLOOT, W., GOEDDE, H. W.: Zur Charakterisierung einer Leberacetylase. Hoppe Seylers Z. physiol. Chem. **348**, 1224 (1967).

SCHLOOT, W., GOEDDE, H. W.: Studies on the polymorphism of isoniazid (INH) acetylation in rhesus monkeys (Macaca mulatta). Acta genet. (Basel) **18**, 394—398 (1968).

SCHLOOT, W., GOEDDE, H. W.: Isoniazid N-acetyltransferase polymorphism and serotonin metabolism. In: Pharmacogenetics. 2. International Titisee Workshop (Eds. H. W. GOEDDE, K. ALTLAND, W. SCHLOOT). Hum. Genet. **9**, 208—211 u. 214—216 (1970).

SCHLOOT, W., GOEDDE, H. W.: Biochemisch-genetische und pharmakogenetische Aspekte in der Psychiatrie. 10. Hamburger Psychiatrisch-Medizinische Gespräche, 14. und 15. April 1972.

SCHLOOT, W., GOEDDE, H. W.: Psychopharmakogenetik. Im Druck 1974.

SCHLOOT, W., GOEDDE, H. W.: Praktische Aspekte der Pharmakogenetik. Im Druck 1973.

SCHLOOT, W., GOEDDE, H. W., BLUME, K.-G., FLATZ, G.: Populationsgenetische Untersuchungen in Thailand. II. 10. Tagung der Ges. f. Anthropologie und Humangenetik, Königstein/Taunus, 22.—25. Oktober 1967.

SCHLOOT, W., MURKEN, J. D., GOEDDE, H. W.: Vergleich der Aktivitäten verschiedener Serumenzyme bei Zwillingen. Hum. Genet. **2**, 36—41 (1966).

SCHLOOT, W., SCHULTE, E.-H., GOEDDE, H. W.: New data concerning the properties of an N-acetyltransferase from mammalian liver. Abstr. Commun. Meet. Fed. Eur. Biochem. Soc. 8, Abstr. Nr. 331, North-Holland Amsterdam 1972.

SCHLOOT, W., TIGGES, F.-J., BLAESNER, H., GOEDDE, H. W.: N-Acetyltransferase and serotonin metabolism in man and other species. I. Hoppe-Seylers Z. physiol. Chem. **350**, 1353—1361 (1969).

Schloot, W., Valesky, A., Goedde, H. W.: Characterisation of isonicotinic acid hydrazide-INH-acetylase from monkey liver. III. Meeting of the Fed. Europ. Biochem. Soc., Warsaw 4.—7. April 1966.

Schroeder, T. M.: Cytogenetische und cytologische Befunde bei enzymopenischen Panmyelopathien und Pancytopenien. Familiäre Panmyelopathie Typ Fanconi, Glutathionreductasemangel-Anämie und megaloblastäre Vitamin B_{12}-Mangel-Anämie. Hum. Genet. **2**, 287—316 (1966).

Schröter, W., Bodemann, H.: 2,3-Diphosphoglyceratstoffwechsel und Kationenpermeabilität von Neugeborenenerythrocyten. Mschr. Kinderheilk. **116**, 412 (1968).

Schröter, W., Willmann, W.: Hexokinase isoenzymes in human erythrocytes of adults and newborns. Biochem. biophys. Res. Commun. **31**, 92—97 (1968).

Schulte, E.-H., Schloot, W., Goedde, H. W.: Zur Actylierung von 5-Hydroxytryptamin (Serotonin) und Isoniazid durch eine N-Acetyltransferase. Hoppe-Seyler's Z. Physiol. Chemie **351**, 1324 (1970).

Schulte, E.-H., Schloot, W., Goedde, H. W.: Anreicherung der Leber-N-Acetyltransferase durch präparative Polyacrylamidgel-Elektrophorese und Bestimmung des Molekulargewichts. Z. Naturforsch. Teil c (1974 im Druck).

Schweitzer, D.: Quantitative Bestimmung von β-Aminoisobuttersäure (β-AIB) bei Malignom-Patienten nach Applikation von Treminon®, Endoxan®, SP-I® und nach Bestrahlung. Dissertation Freiburg 1967.

Scriver, C. R.: Treatment in medical genetics, pp. 45—56. Baltimore: Johns Hopkins Press 1967.

Scriver, C. R.: Treatment of inherited disease: Realized and potential. Med. Clin. N. Amer. **53**, 941—963 (1969).

Seegmiller, J. E.: Genetic and molecular basis of human hereditary diseases. Clin. Chem. **13**, 554—564 (1967).

Shahidi, N. T.: Acetophenetidin-induced methemoglobinemia. Ann. N.Y. Acad. Sci. **151**, 822—832 (1968).

Shaw, C. R., Barto, E.: Genetic evidence for the subunit structure of lactate dehydrogenase isozymes. Proc. nat. Acad. Sci. (Wash.) **50**, 211—214 (1963).

Shear, C. S., Nyhan, W. L., Tocci, P. M.: Tyrosinosis and tyrosinemia. In: Amino acid metabolism and genetic variations, pp. 97—117 (Ed. L. Nyhan). New York-Toronto-London-Sydney: McGraw Hill 1967.

Shim, B. S., Bearn, A. G.: Immunological and biochemical studies on serum haptoglobin. J. exp. Med. **120**, 611 (1964a).

Shim, B. S., Bearn, A. G.: The distribution of haptoglobin subtypes in various populations, including subtype patterns in some non-human primates. Amer. J. hum. Genet. **16**, 477 (1964b).

Shim, B. S., Lee, T. H., Kang, Y. S.: Immunological and biochemical investigations of human serum haptoglobin: Composition of haptoglobin intermediate, haemoglobin-binding sites and presence of additional alleles for beta-chain. Nature (Lond.) **207**, 1264—1267 (1965).

Shreffler, D. C., Salisbury, G. W.: Distribution and inheritance of hemoglobin variants in American cattle. J. Dairy Sci. **42**, 1147 (1959).

Simpson, N. E., Kalow, W.: The "silent" gene for serum cholinesterase. Amer. J. hum. Genet. **16**, 180—181 (1964).

Smith, L. H., Huguley, C. M., Bain, J. A.: Hereditary orotic aciduria. In: The metabolic basis of inherited disease, p. 739 (Eds. J. B. Stanbury, J. B. Wyngaarden, D. S. Fredrickson). New York-Toronto-London-Sydney. McGraw-Hill 1966.

Smith, L. H., Williams, H. E.: Hyperoxaluria (glycolic aciduria). In: Amino acid metabolism and genetic variations, pp. 239—247 (Ed. L. Nyhan). New York-Toronto-London-Sydney: McGraw Hill 1967.

Smithies, O.: Zone electrophoresis in starch gels: group variations in the serum proteins of normal human adults. Biochem. J. **61**, 629 (1955).

Smithies, O.: Chromosomal rearrangements and protein structure. Cold. Spr. Harb. Symp. quant. Biol. **29**, 321 (1964).

Smithies, O.: Disulfide-bond cleavage and formation in proteins. Science **150**, 1595 (1965).

Smithies, O., Connell, G. E., Dixon, G. H.: Inheritance of haptoglobin subtypes. Amer. J. hum. Genet. **14**, 14 (1962a).

Smithies, O., Connell, G. E., Dixon, G. H.: Chromosomal rearrangements and the evolution of haptoglobin genes. Nature (Lond.) **196**, 232—236 (1962b).

Smithies, O., Connell, G. E., Dixon, G. H.: Gene action in the human haptoglobins. I. Dissociation constituent polypeptide chains. J. molec. Biol. **21**, 213—224 (1966).

Snyder, L. H.: Studies in human inheritance. IX. The inheritance of taste deficiency in man. Ohio J. Sci. **32**, 436—440 (1932).

SNYDERMAN, S. E.: The therapy of maple syrup urine disease. Amer. J. Dis. Child. **113**, 68—73 (1967a).

SNYDERMAN, S. E.: Maple syrup urine disease. In: Amino acid metabolism and genetic variations, pp. 171—183 (Ed. L. NYHAN). New York-Toronto-London-Sydney: McGraw Hill 1967b.

SOKAL, J. E., LESSMANN, E. M.: Effect of cancer chemotherapeutic agents on the human fetus. J. Amer. med. Ass. **172**, 1765 (1960).

SOLOMONS, C., GOODMAN, S., RILEY, C.: Calcium carbimide in the treatment of primary oxaluria. New Engl. J. Med. **276**, 207 (1967).

SPENCER, D., HOPKINSON, D. A., HARRIS, H.: Quantitative differences and gene dosage in the human red cell acid phosphatase polymorphism. Nature (Lond.) **201**, 299 (1964).

STANBURY, J. B., WYNGAARDEN, J. B., FREDRICKSON, D. S.: The metabolic basis of inherited disease, 3. Ed. New York-Toronto-London-Sydney: McGraw Hill 1972.

STEVENSON, A. C., DAVISON, B. C. C.: Genetic counselling. London: W. Heinemann Medical Books 1970.

STOCH. M. B., SMYTHE, P. M.: Does undernutrition during infancy inhibit brain growth and subsequent intellectual development? Arch. Dis. Childh. **38**, 546 (1964).

SUNAHARA, S.: Genetical and clinical studies on isoniazid metabolism. Bull. int. Un. Tuberc. **32**, 513—540 (1962).

SUNAHARA, S., URANO, M.: Les problèmes du métabolisme de l'isoniazide. Med. Thorac. **20**, 289—321 (1963).

SUTTON, H. E.: β-Aminoisobutyricaciduria. In: The metabolic basis of inherited diseases, p. 792 (Eds. J. B. STANBURY, J. B. WYNGAARDEN, D. S. FREDRICKSON). New York-Toronto-London-Sydney: McGraw Hill 1960.

SUTTON, H. E., KARP, G. W., JR.: Variations in heterozygotes expressions at the haptoglobin locus. Amer. J. hum. Genet. **16**, 419 (1964).

SUTTON, H. E., NEEL, J. V., LIVINGSTONE, F. B., BENSON, G., KUNSTADTER, P., TROMBLEY, L.: The frequencies of haptoglobin types in five populations. Ann. hum. Genet. **23**, 175 (1959).

SVENSSON, H.: Isoelectric fractionation analysis and characterization of ampholytes in natural pH-gradients. I. The differential equation of solute concentration at a steady state and its solution for simple cases. Acta scand. **15**, 325 (1961).

SZYBALSKA, E. H., SZYBALSKI, W.: Genetics of human cell lines. IV. DNA-mediated heritable transformation of a biochemical trait. Proc. nat. Acad. Sci. (Wash.) **48**, 2026 (1962).

TAKAHARA, S.: Acatalasemia. Presented 2. International Conference on Human Genetics, Rom 1961.

TANNER, J. M.: Education and physical growth. London: Univerity Press 1961.

THIEBLOT, L., BERTHELAY, J., BLAISE, S.: Action de la mélatonine sur la sécrétion gonadotrope du Rat. C. R. Soc. Biol. (Paris) **160**, 2306 (1966).

THOMPSON, J. C., WHITTAKER, M.: A study of the pseudocholinesterase in 78 cases of apnoea following suxamethonium. Acta genet. (Basel) **16**, 209—222 (1966).

TIGGES, F. J., SCHLOOT, W., GOEDDE, H. W.: Charakterisierung von N-Acetyltransferasen aus Lebern verschiedener Spezies. 10. Tg. Ges. Anthropol. und Humangenetik, Königstein/Ts., 22.—25. Okt. 1967.

VALESKY, A.: Untersuchungen zur Charakterisierung des Isonikotinsäurehydrazid-acetylierenden Systems in Lebern von Macaca mulatta. Universität Freiburg, Dissertation 1966.

VESELL, E. S.: Genetic control of isozyme patterns in human tissues. In: Progress in Medical Genetics (Ed. A. G. STEINBERG, A. G. BEARN), Kap. 5, pp. 128—175. New York-London: Grune & Stratton 1965a.

VESELL, E. S.: Polymorphism of human lactate dehydrogenase isozymes. Science **148**, 1103—1105 (1965b).

VOGEL, F.: Lehrbuch der Allgemeinen Humangenetik. Berlin-Göttingen-Heidelberg: Springer 1961.

VOGEL, F., RÖHRBORN, G.: Chemical mutagenesis in mammals and man. Berlin-Heidelberg-New York: Springer 1970.

WARTBURG, J. P. VON, BETHUNE, J. L., VALLEE, B. L.: Human liver alcohol dehydrogenase. Kinetic and physicochemical properties. Biochemistry (Wash.) **3**, 1775—1782 (1964).

WARTBURG, J. P. VON, SCHÜRCH, P. M.: Atypical human liver alcohol dehydrogenase. Ann. N.Y. Acad. Sci. **151**, 936—946 (1968).

WACHSMUTH, E. D.: Wirkung von Ploidiestufen auf die Differenzierung von Enzymen am Beispiel der Lactatdehydrogenase-Isoenzyme des Menschen. Klin. Wschr. **43**, 69—72 (1965).

WAISMAN, H. A., KERR, G. R.: Advantages and disadvantages in the use of restricted diets in the treatment of inborn errors of metabolism. In: Amino acid metabolism and genetic variations, pp. 365—380 (Ed. L. NYHAN). New York-Toronto-London-Sydney: McGraw Hill 1967.

WAISMAN, H. A.: Some theoretical considerations in the treatment of homocystinuria. Amer. J. Dis. Child. **113**, 101 (1967).

WATKINS, W. M.: The possible enzymic basis of the biosynthesis of blood-group substances. In: Proceedings of the III. International Congress of Human Genetics, p. 171—187 (Eds. J. F. CROWARD, J. V. NEEL). Baltimore: Johns Hopkins Press 1967.

WATKINS, W. M., MORGAN, W. T.: Role of a D-glucosamine as inhibitor of the precipitation of blood group substances by anti-type XIV pneumococcus serum. Nature (Lond.) **178**, 1289 (1956).

WEBB, E. C.: The nomenclature of multiple enzyme forms. Experientia (Basel) **20**, 592 (1964).

WEBER, W. W., COHEN, N. S., STEINBERG, M. S.: Purification and properties of N-acetyltransferase from mammalian liver. Ann. N.Y. Acad. Sci. **151**, 734—741 (1968).

WENDEL, U., RÜDIGER, H., PASSARGE, E,: Biochemische Diagnose der Mucopolysaccharid-Speicherkrankheiten in der Zellkultur. Mschr. Kinderheilk. **122**, 23—30 (1974).

WEST, G. B., HARRIS, J. M.: Pharmacogenetics — a fresh approach to the problem of allergy. Ann. N. Y. Acad. Sci. **118**, 441—452 (1964).

WESTALL, R. G.: Dietary treatment of maple syrup urine disease. Amer. J. Dis. Child **113**, 58—59 (1967).

WEYRAUCH, U.: Zum Polymorphismus der Haptoglobine: Methodik der Untergruppenbestimmung (Subtyping) und Formalgenetik. Dissertation Medizinische Fakultät Universität Freiburg 1966.

WHITE, T. A., EVANS, D. A. P.: The acetylation of sulfamethazine and sulfamethoxypyridazine by human acetylator phenotypes. Clin. Pharmacol. Ther. **9**, 80 (1968).

WILKINS, L.: Masculinization of female fetus due to orally given progestins. J. Amer. med. Ass. **172**, 1028 (1960).

WOLSTENHOLME, G.: Man and his future. London: Churchill 1963.

WRIGHT, S. W., FINK, K.: The excretion of β-aminoisobutyric acid in normal, mongoloid, and non-mongoloid mentally defective children. Amer. J. ment. Defic. **61**, 530 (1957).

WRIGHT, D. A., MOYER, F. H.: Inheritance of frog lactate dehydrogenase patterns and the persistence of maternal isozymes during development. J, exp. Zool. **167**, 197—205 (1968).

YAFFE, S. J., LEVY, G., MATSUZAWA, T., BALIAH, T.: Enhancement glucuronide conjugating capacity in a hyperbilirubinemic infant. New Engl. J. Med. **275**, 1461 (1967).

YOSHIDA, A.: A single amino acid substitution (asparagine to asparatic acid) between normal (B+) and the common Negro variant (A+) of human glucose-6-phosphate dehydrogenase. Proc. nat. Acad. Sci. (Wash.) **57**, 835 (1967).

YOSHIDA, A., MOTULSKY, A. G.: A pseudocholinesterase variant (E cynthiana) associated with elevated plasma. Amer. J. hum. Genet. **21**, 486—498 (1969).

ZINKHAM, W. H., BLANCO, A., KUPCHYK, L.: Lactate dehydrogenase in pigeon testes: genetic control by three loci. Science **144**, 965—967 (1964).

ZIPURSKY, A., POLLOCK, J., YEOW, R., ISRAELS, L. G., SHOWN, B.: Studies of the pathogenesis and prevention of Rh-isoimmunization in pregnant woman. J. Pediat. **69**, 902 (1966).

Spontane und induzierte Mutationen beim Menschen

Von

Gunter Röhrborn, Heidelberg

Mit 13 Abbildungen

I. Einleitung

„Mutationen sind für den Menschen eine sehr ernste Gefahr. Ihre Auswirkungen reichen von Fertilitätsstörungen, embryonalem und perinatalem Tod über mehr oder weniger schwere Mißbildungen, Erbkrankheiten unterschiedlichsten Schweregrades bis zu genetisch bedingten Variationen im Bereich des Normalen. Die Übergänge von Letalmutationen zu Mutationen, die Erbkrankheiten verursachen, sind fließend. Darüber hinaus geht von den vielfältigen Krebserkrankungen wahrscheinlich ein Teil auf mutative Veränderungen von Körperzellen des Erkrankten zurück. Daher ist die Überprüfung möglichst aller chemischen Substanzen unserer Umwelt auf mutagene Wirkung dringend notwendig.“ (Auszug aus der Präambel der Mitteilung II der Kommission für Mutagenitätsfragen der Deutschen Forschungsgemeinschaft.)

Es kann somit kein Zweifel bestehen, daß bereits heute ein ernst zu nehmendes Mutationsproblem für den Menschen besteht. Es ist sogar zu vermuten, daß dieses Problem in Zukunft noch an Bedeutung gewinnen wird.

1. Wir kennen bereits heute mehr als 400 chemische Verbindungen, die bei Mikroorganismen, höheren Pflanzen oder in Zellkulturen des Menschen mutagene Wirkungen erkennen ließen. Die Zahl solcher als mutagen erkannter Stoffe nimmt ständig zu. Für die meisten dieser Substanzen ist allerdings nicht geklärt, inwieweit sie auch ein genetisches Risiko für den Menschen darstellen. Wir werden auf diese Frage im Abschnitt „Das Testproblem“ noch näher eingehen.

2. Der Rückgang der Häufigkeit und des Schweregrades parasitärer und bakterieller Infektionen beim Menschen bringt es mit sich, daß die genetisch bedingten Erkrankungen künftig an Bedeutung zunehmen.

II. Mutationstypen

Mutationen lassen sich nach vielerlei Gesichtspunkten einteilen, so beispielsweise nach der Art der biologischen Auswirkung, nach der Phasenspezifität der Wirkung, nach der Lage auf den Chromosomen und nach dem Dominanz- und Recessivitätsgrad. Eine ausführliche Beschreibung aller Einteilungsprinzipien würde den Rahmen dieser Arbeit sprengen. Daher soll zum Verständnis der folgenden Abschnitte lediglich eine kurze Einteilung nach dem Eingriff der Mutation in die Erbsubstanz gebracht werden.

1. Genmutationen

a) Basensubstitutionen. Hierunter versteht man den Ersatz eines Basenpaares in der DNA durch ein anderes Basenpaar. Erfolgt die Substitution einer Purinbase durch eine andere Purinbase oder einer Pyrimidinbase durch eine andere

Pyrimidinbase, so spricht man von Transitionen. Insgesamt sind in einem DNA-Strang vier Transitionen möglich, A→G und G→A sowie T→C und C→T. Wird in der DNA eine Purinbase durch eine Pyrimidinbase ersetzt, so spricht man von einer Transversion. Während es nur vier mögliche Formen der Transition gibt, sind insgesamt acht mögliche Transversionen denkbar, wie aus der nachfolgenden Abbildung hervorgeht:

Abb. 1. Mögliche Transitions- und Transversionstypen

b) Deletionen einzelner Basen (Nucleotide).

c) Insertionen einzelner Basen (Nucleotide).

d) Im weiteren Sinne alle Mutationen, die einen Mendelschen Erbgang zeigen und bei denen keine strukturellen oder numerischen Chromosomenaberrationen mit den heutigen technischen Möglichkeiten festgestellt werden können.

2. Chromosomenaberrationen

α) Strukturelle Chromosomenaberrationen

a) Lokale Achromasien (Gaps einzelner oder beider Chromatiden eines Chromosoms). Die Bedeutung derartiger Achromasien ist noch umstritten; sie sind jedoch nach GEBHART (1971) ein Indikator für mutagene Effekte.

b) Chromosomen- und Chromatidbrüche. Nach der Bruch-Reunions-Hypothese sind derartige Brüche die Voraussetzung für die eigentlichen Chromosomenmutationen.

c) Multiple Fragmentationen von Chromosomen.

d) Chromosomenmutationen; d.h. Reunionsfiguren von Chromosomen wie Duplikationen, Inversionen, Translokationen und Deletionen. Inversionen und Deletionen werden auch als Intrachanges bezeichnet. Duplikationen und Translokationen können sowohl Inter- als auch Intrachanges sein. Die genannten Chromosomenmutationen können sowohl vom Chromatid- als auch vom Chromosomentyp sein.

β) Genommutationen,

d.h. alle numerischen Veränderungen der Chromosomen. Sind ganze Chromosomensätze vermehrt, spricht man von Polyploidie, sind einzelne Chromosomen zahlenmäßig vermehrt oder vermindert, so spricht man von Aneuploidie.

Je nachdem, ob die Mutationen in Soma- oder Keimzellen auftreten, unterscheidet man somatische Mutationen und Keimzellmutationen. Während erstere nur für das Individuum, in dem sie auftreten, Konsequenzen haben können, sind die Keimzellmutationen von außerordentlich großer Bedeutung für die Nachkommenschaft. Sowohl somatische Mutationen als auch Keimzellmutationen können induziert oder spontan, d.h. ohne erkennbare äußere Einflüsse auftreten.

III. Genmutationen

Mutationsraten menschlicher Gene lassen sich mit Hilfe der sog. direkten und der indirekten Methode schätzen. Die Formeln hierfür sind in Tabelle 1 angegeben.

Tabelle 1. Methoden zur Schätzung der Mutationsrate menschlicher Gene. (Nach VOGEL 1970 erweitert)

Erbgang	Formel
a) Die direkte Methode	
Autosomal-dominant	$\mu = \frac{\text{Zahl der Merkmalsträger mit gesunden Eltern}}{2 \times \text{Zahl der Gesamtbevölkerung}}$ (Nach VOGEL 1961)
X-chromosomal-dominant	α) Für männliche Merkmalsträger $\mu = \frac{\text{Zahl der männlichen Merkmalsträger mit gesunden Müttern}}{\text{Zahl der weiblichen Gesamtbevölkerung}}$ (Die gleiche Formel gilt grundsätzlich auch für X-chromosomal-recessive Merkmale bei Vorliegen von Heterozygotentests zur Bestimmung des mütterlichen Genotyps) β) Für weibliche Merkmalsträger $\mu = \frac{\text{Zahl der weiblichen Merkmalsträgerinnen mit gesunden Eltern}}{2 \times \text{Zahl der Gesamtbevölkerung}}$
b) Die indirekte Methode	
Autosomal-dominant	$\mu = \frac{1}{2}(1-f)\,x$ (HALDANE 1935)
Autosomal-recessiv	$\mu = (1-f)\,x$ (HALDANE 1935)
Geschlechts-gebunden-recessiv	$\mu = \frac{1}{2}(1-f)\,x'$ (HALDANE 1935)
Geschlechts-gebunden-dominant	$\mu = \frac{2}{3}(1-f)\,x$ (VOGEL 1954)
Holandrisch	$\mu = (1-f)\,x'$ (VOGEL 1954)
Mutationsrate	$\mu = \frac{\text{Zahl der Neumutanten}}{\text{Zahl aller Allele des Locus in der Bevölkerung}}$ $f =$ relative Fertilität der Merkmalsträger Bevölkerungsdurchschnitt $f = 1$ $x = \frac{\text{Zahl aller Merkmalsträger}}{\text{Gesamtbevölkerung ♂♂ und ♀♀}}$ $x' = \frac{\text{Zahl der Merkmalsträger ♂}}{\text{Gesamtbevölkerung ♂}}$

Bei der direkten Methode zählt man einfach alle Merkmalsträger mit merkmalsfreien Eltern und keinen weiteren Merkmalsträgern in der Verwandtschaft und setzt diese Zahl in Beziehung zur Gesamtgröße der untersuchten Bevölkerung. (Da die Mutationsrate auf die Zahl der Allele bezogen wird und jeder Merkmalsträger ein väterliches und ein mütterliches Allel des betreffenden Gens besitzt, erscheint im Nenner von Formel a in Tabelle 1 noch der Faktor 2; dieser Faktor entfällt für die Formel a/α, da männliche Merkmalsträger bei X-chromosomal-dominantem Erbgang nur ein X-Chromosom, d.h. nur ein Allel von der Mutter erhalten.) Die direkte Methode eignet sich nur zur Schätzung der Mutationsraten autosomal-dominanter und X-chromosomal-dominanter Gene. Erschwerende Faktoren bei derartigen Schätzungen sind unvollständige Penetranz, das Auftreten nichtgenetisch bedingter Phänokopien, Heterogenie und nicht zuletzt die quantitative Erfassung aller autosomal-dominanter Merkmalsträger in einer großen Bevölkerung. Diese Vorbehalte gelten grundsätzlich auch für die indirekte Methode der Mutationsratenschätzung, obwohl sie auf einer völlig anderen Grundlage beruht. Darüber hinaus ist ihre Grundlage zugleich ihre größte Schwäche, nämlich die Annahme eines Gleichgewichts zwischen dem Auftreten von Neumutationen und der natürlichen Selektion gegen diese Mutationen. Mit anderen Worten: So genau man auch die in einer Generation durch Selektion gegen das mutante Gen verlorengehende Anzahl von solchen Genen berechnet, so trügerisch ist der Schluß auf eine gleichgroße Anzahl von Neumutationen besonders in einer Zeit sich ändernder Selektionsbedingungen und freiwilliger Fortpflanzungsbeschränkung.

Tabelle 2 veranschaulicht die Mutationsraten ausgewählter menschlicher Gene. Sie liegen in der Größenordnung von 1 Mutation unter 10000 (Neurofibromatose, Nr. 5) bis 1000000 Keimzellen. Allerdings darf man daraus keinesfalls schließen, daß die Mutationsraten aller menschlichen Gene in diesem Bereich liegen. Nach VOGEL (1970) stellen die in Tabelle 2 ausgeführten Mutationsraten nämlich u.a. insofern eine Selektion dar, als zu ihrer Bestimmung Merkmale ausgewählt wurden, die in der Bevölkerung relativ häufig vorkommen. Dies würde bedeuten, daß die durchschnittliche Mutationsrate menschlicher Gene niedriger liegt als der Durchschnittswert in Tabelle 2. Nach STEVENSON u. KERR (1967) soll sie etwa bei einer Mutation unter 1 Million Keimzellen liegen. Auf der anderen Seite dürfte die „echte" Mutationsrate menschlicher Gene höher liegen, als sie mit den oben erwähnten Methoden ermittelt werden kann, weil manche Mutationen eines Gens phänotypisch stumm, d.h. nicht erkennbar sind oder zu einem nicht genau bestimmbaren pränatalen Tod führen können.

Noch schwieriger als die Bestimmung der Mutationsraten einzelner Gene wird die Bestimmung der Mutationsraten ihrer einzelnen Codons. Grundvoraussetzung hierzu ist die Erfassung des primären Genprodukts und die Analyse von Aminosäurensubstitutionen an bestimmten Stellen einer Polypeptidkette. Erste Ansätze zur Bestimmung solcher Codonmutationsraten sind heute insbesondere am Hb-Locus möglich. Danach beträgt die Codonmutationsrate etwa $1{,}75 \times 10^{-8}$ pro Gamet, d.h. sie ist etwa um den Faktor 100 niedriger als die von STEVENSON u. KERR (1967) geschätzte Genmutationsrate von 1×10^{-6} pro Gamet[1]. Dieser Unterschied wird dadurch verständlich, daß jedes Strukturgen aus zahlreichen (meist mehr als 100) Codons besteht.

Abgesehen von der Codonmutationsrate hat die Analyse der Mutationsereignisse an den Hb-Loci noch mehrere interessante Aspekte ergeben, von denen einige kurz erwähnt sein sollen:

1. Wie in Abschnitt II. erwähnt, sind in der DNA vier Transitionen und acht Transversionen möglich. Demnach müßten auch an den Hb-Loci Transversionen etwa doppelt so häufig sein wie Transitionen. Dies ist jedoch nicht der Fall: Transitionen treten signifikant häufiger auf als theoretisch zu erwarten ist[2].

2. Die Positionen in den α- und β-Ketten des Hämoglobins, die 0, 1, 2, 3 ... usw. verschiedene Aminosäuresubstitutionen zeigen, sind zufällig verteilt (VOGEL 1969).

3. Es gibt keinen Hinweis auf die Häufung von Mutationen in benachbarten Abschnitten.

Auf Grund der Codonmutationsrate und der Kenntnis der Länge des Gesamtgenoms läßt sich natürlich die Gesamtmutationsrate pro Genom errechnen; sie

[1] VOGEL 1970. [2] VOGEL u. RÖHRBORN 1965, VOGEL 1969.

Tabelle 2. Ausgewählte Mutationsraten menschlicher Gene (VOGEL 1964)

Nr.	Merkmal	Untersuchte Population	Mutationsrate	Anzahl Mutanten/ 1 Million Gameten	Autoren
a)	Dominante Mutationen				
	Mehr als eine Schätzung				
1	Achondroplasie	Dänemark	1×10^{-5}	10	MØRCH 1940, korrigiert durch SLATIS 1955
		Nordirland	$1,3 \times 10^{-5}$	13	STEVENSON 1957
2	Aniridie	Dänemark	$2,9(-5) \times 10^{-6}$	2,9(−5)	MØLLENBACH 1947, korrigiert durch PENROSE 1956
		Michigan (USA)	$2,6 \times 10^{-6}$	2,6	SHAW, FALLS und NEEL 1960
3	Dystrophia myotonica	Nordirland	8×10^{-6}	8	LYNAS 1957
		Schweiz	$1,6 \times 10^{-5}$	16	KLEIN 1958
4	Retinoblastom	England	$6—7 \times 10^{-6}$	6—7	VOGEL 1957
		Michigan (USA), Schweiz, Deutschland, Japan	8×10^{-6}	8	MATSUNAGA 1961
	Nur eine Schätzung				
5	Neurofibromatose	Michigan (USA)	1×10^{-4}	100	CROWE, SCHULL und NEEL 1956
6	Polyposis intestini	Michigan (USA)	$1,3 \times 10^{-5}$	10—30	NEED und REEL 1955
7	Marfan-Syndrom	Nordirland	$4,2—5,8 \times 10^{-6}$	4,2—5,8	LYNAS 1958
8	Polycystische Nierenerkrankung der Erwachsenen mit Lebercysten und Aneurismen der Basalarterien	Dänemark	$6,5—12 \times 10^{-5}$	65—120	DALGAARD 1957
9	Apert-Syndrom	England	3×10^{-6}	3	BLANK 1960
10	Osteogenesis imperfecta	Schweden	$0,7—1,3—10^{-5}$	7—13	SMÅRS 1961
11	Multiple cartilaginäre Exostosen	Deutschland (Reg.-Bez. Münster)	$6,3—9,1 \times 10^{-6}$	6,3—9,1	MURKEN 1963
b)	X-chromosomal-recessive Mutationen				
12	Hämophilie	Dänemark	$3,2 \times 10^{-5}$	52	ANDREASSEN 1943, korrigiert durch HALDANE 1947
		Schweiz	$2,2 \times 10^{-5}$	22	VOGEL 1955
	Hämophilie A	Deutschland	$5,7 \times 10^{-5}$	57	BITTER und LENZ 1963
	Hämophilie B	Hamburg	3×10^{-6}	3	
	Hämophilie A	Finnland	$3,2 \times 10^{-5}$	32	IKKALA 1960
	Hämophilie B		2×10^{-6}	2	
13	Muskeldystrophie Duchenne-Typ	Utah (USA)	$9,5—10^{-5}$	95	STEPHENS und TYLER 1951
		Nordirland	$6,0 \times 10^{-5}$	60	STEVENSON 1958
		England	$4,3 \times 10^{-5}$	43	WALTON 1955
		Deutschland (Südbaden)	$4,8 \times 10^{-5}$	48	BECKER und F. LENZ 1955—1956
		Wisconsin (USA)	$9,2 \times 10^{-5}$	92	MORTON u. CHUNG 1959
		Leeds (England)	$5,1 \times 10^{-5}$	51	BLYTH und PUGH 1959

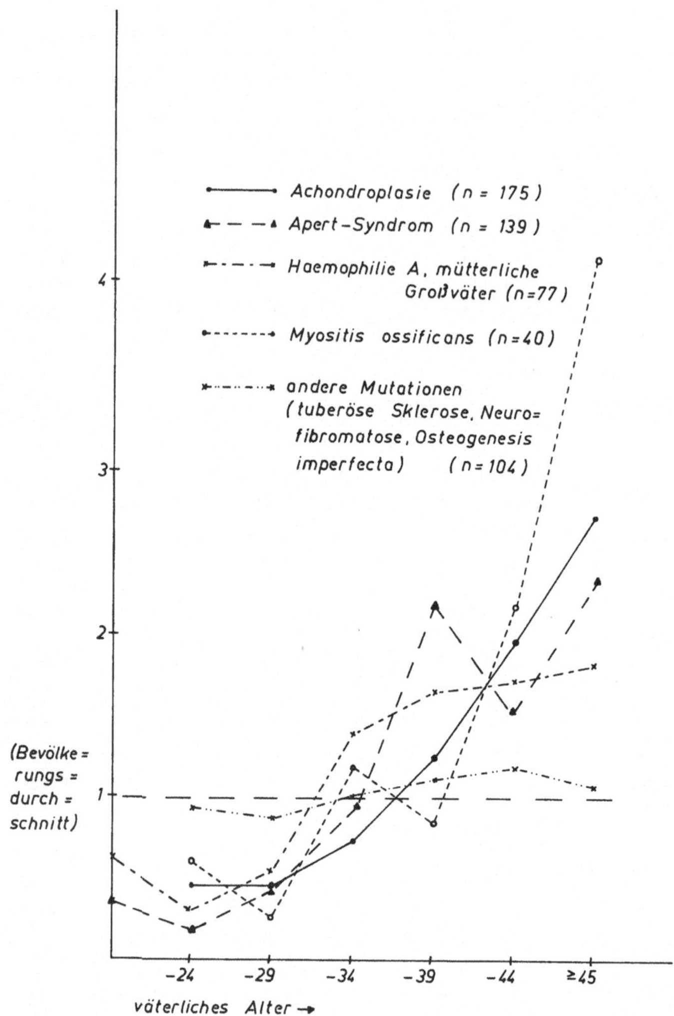

Abb. 2. Altersabhängigkeit der Mutationsraten menschlicher Gene. (Nach Vogel 1970)

liegt bei 17,5 Mutationen pro haploide Keimzelle und Generation[3]. Mit anderen Worten: Jeder Mensch würde durchschnittlich 35 neue Mutationen tragen. Dieser Wert liegt sicher um ein Vielfaches zu hoch, da bei weitem nicht alle Codons menschlicher DNA zu aktiven Genen gehören und die eigentlich „codierende" DNA nur einen Bruchteil der Gesamt-DNA ausmachen dürfte.

Einen anderen Ausgangspunkt für die Schätzung der Mutationsrate pro Gesamtgenom bietet die durchschnittliche Mutationsrate von 1×10^{-6} pro Gamet und die Annahme von etwa 1000 Genen für Erbkrankheiten. Diese vorsichtige Schätzung würde bedeuten, daß sich unter etwa 1000 Gameten 2 schädliche Genmutationen finden. Da jeder Mensch aus der Vereinigung einer weiblichen und männlichen Keimzelle hervorgeht, bedeutet dies, daß etwa 0,4% aller Individuen eine solche Neumutation trügen; das ist eine Häufigkeitsziffer, die sich erstaunlich gut mit der Häufigkeit von Chromosomenaberrationen unter den

[3] Vogel 1970.

Geburten deckt (s. nächstes Kapitel). Zusammenfassend läßt sich zum Problem der Genmutationsraten pro Gesamtgenom sagen: Neuauftretende Genmutationen stellen sicher ein ernst zu nehmendes Risiko dar, die genaue Größe dieses Risikos läßt sich jedoch heute noch nicht bestimmen.

Auf die Genmutationsrate ist das Alter der Mutter offenbar ohne Einfluß. Dagegen hat zumindest bei einigen Erbkrankheiten das Alter des Vaters einen mehr oder weniger großen Einfluß auf die Genmutationsrate[4]. Nach der „copy-error"-Hypothese erscheint dies zunächst völlig verständlich. Spermatozoen, die zur Befruchtung gelangen, haben nämlich eine viel höhere Zahl von mitotischen Teilungen, d.h. Replikationen des genetischen Materials durchlaufen als die Oocyten, deren mitotische Oogonienteilungen ja nur pränatal ablaufen, während mitotische Spermatogonienteilungen bis in das hohe Alter hinein stattfinden. Nach Vogel (1970) reicht diese Erklärung jedoch bestenfalls für die Mutationen aus, die nur einen schwachen Anstieg mit dem väterlichen Alter erkennen lassen (Abb. 2; tuberöse Sklerose, Neurofibromatose, Osteogenesis imperfecta). Für die Mutationen, die eine starke Altersabhängigkeit zeigen (Abb. 2; Achondroplasie, Apert-Syndrom, Hämophilie A, Myositis ossificans), langt die „copy-error"-Hypothese nach Vogel nicht aus. Hier müssen zusätzliche Faktoren wirksam sein. Wie wir aus Experimenten an Säugetieren wissen, sind die reiferen Spermatogenesestadien (Spermatiden und Spermatozoen) besonders empfindlich gegenüber chemischen Mutagenen[5]. Da sich entsprechende Phasen in der Eizelle vor der Befruchtung bei Mensch und Säuger praktisch nicht finden[6], könnte dies mit erklärend dazu beitragen, daß Genmutationen häufiger aus der Spermatogenese kommen als aus der Oogenese; eine ausreichende Zusatzerklärung für die starke Altersabhängigkeit der Mutationsrate bei Achondroplasie usw. ist sie allerdings auch nicht. Weitere gezielte Untersuchungen sind nötig, um dieses außerordentlich wichtige Problem, das wir gerade erst zu erkennen beginnen, zu lösen.

IV. Chromosomenaberrationen

1. Chromosomenaberrationen unter Fehlgeburten

Nach dem WHO-Bericht Nr. 461 über „Spontaneous and Induced Abortions" von 1970 weisen etwa 2,5% aller induzierten, aber 25% aller spontanen Aborte Chromosomenanomalien auf. Allein schon auf Grund dieses Unterschiedes ist anzunehmen, daß die betreffende Chromosomenanomalie ursächlich für das Absterben der Zygoten verantwortlich ist. Obwohl dieser 25%-Wert nach der Literaturübersicht von Ruzicska u. Czeizel (1970) auf 955 erfolgreich analysierten Fehlgeburten beruht, ist er dennoch nicht mehr als ein grob gemittelter Schätzwert. Selbst wenn man die kleinen Untersuchungsreihen vernachlässigt, so zeigen sogar die größeren Einzelserien, die mehr als 100 cytogenetisch analysierte Fehlgeburten umfassen, Unterschiede, die zwischen 8 und 38% liegen[7]. Als Ursachen für diese Häufigkeitsunterschiede müssen zahlreiche Faktoren in Betracht gezogen werden, wie beispielsweise regionale Unterschiede, verschiedene Erfassungsweisen, unterschiedliche Anteile unerkannter induzierter Aborte unter den „Spontanaborten", jahreszeitliche Einflüsse usw. Noch am besten analysiert sind die Beziehungen zwischen dem Alter des Embryos und der Rate an Chromosomenaberrationen unter den Spontanaborten, doch liegen auch bereits brauchbare Befunde bezüglich einer Beziehung zwischen dem Alter der Mutter und der

---

[4] Abb. 2; Literatur bei Blank 1960, Hermann 1966, Mørch 1941, Penrose 1955, 1957, Tuente u. Lenz 1967, Tuente et al. 1967.

[5] Röhrborn 1970.

[6] Röhrborn 1970, Röhrborn u. Hansmann 1971.

[7] Boué et al. 1967, Carr 1967, Stenchever et al. 1967.

Tabelle 3. Häufigkeit heteroploider Embryonen unter 221 Fehlgeburten von Frauen verschiedenen Alters. (Daten zitiert nach Carr 1970)

Mütterliches Alter (Jahre)	Fehlgeburten			
	insgesamt		mit Chromosomenanomalien	
	n	%	n	%
<20	27	12,2	9	33,3
21—25	64	29,0	10	15,6
26—30	61	27,6	10	16,4
31—35	41	18,6	12	29,3
36—40	19	8,6	6	31,6
>40	9	4,1	3	33,6
$\sum$	221	%	50	22,6

Häufigkeit von Chromosomenaberrationen unter den Spontanaborten vor (Tabelle 3).

Wie aus Tabelle 3 hervorgeht, steigt ähnlich wie unter den Neugeburten (Abschnitt IV/2) auch unter den Fehlgeburten die Häufigkeit numerischer Chromosomenanomalien bei Frauen über 30 Jahren an. Im Gegensatz zur Situation bei Neugeburten findet sich jedoch unter den Fehlgeburten von Frauen unter 20 Jahren ein auffallend hoher Prozentsatz numerischer Chromosomenaberrationen. Dieses wichtige Phänomen bedarf dringend weiterer Untersuchung. Allerdings stammen die trisomen Aborte im wesentlichen von älteren Frauen. So ist das durchschnittliche „mütterliche" Alter von Aborten mit Trisomie D 33,3 Jahre und Trisomie G 33,5 Jahre[8]. Polyploide und 45,X-anomale Aborte zeigten keine solche Altersabhängigkeit. Zu ähnlichen Befunden kommen auch Boué u. Boué (1970) sowie Hamerton (1971).

Die Häufigkeit von Chromosomenaberrationen unter Fehlgeburten hängt in hohem Maß vom Alter des Embryos ab. Grundsätzlich läßt sich sagen, daß die Aberrationsrate um so höher ist, je jünger das Embryonalstadium ist. So fanden Thiede u. Metcalfe (1966) unter 7 sehr frühen Spontanaborten (sog. „blighted ova") 6, d.h. 88% mit Chromosomenaberrationen, Szulman (1964, 1965) beobachtete unter 25 Frühaborten 16, d.h. 64% mit Chromosomenaberrationen, und Boué u. Boué fanden von 520 Frühaborten 51,3% chromosomal aberrant! Über die Häufigkeit von Chromosomenaberrationen unter den präimplantativen und frühen postimplantativen Eiverlusten beim Menschen wissen wir praktisch überhaupt nichts. Da Hertig u. Mitarb. (1956, 1959) unter 8 Morulae und Blastulae von hysterektomierten Frauen 4 als morphologisch anomal befanden, können allerdings kaum Zweifel bestehen, daß auch in der Blastemzeit Chromosomenaberrationen zu Zygotenverlusten führen können. Ohne Berücksichtigung dieser Zygotenverluste kommt Carr (1970) auf Grund einer größeren Untersuchungsserie von Fehlgeburten zu dem Schluß, daß in den ersten 90 Tagen (nach der letzten Menstruation) etwa 40% der Fehlgeburten Chromosomenanomalien aufweisen. Zwischen dem 91. und 120. Tag finden sich „nur" noch etwa 25% Fehlgeburten mit Chromosomenanomalien, und danach fällt der Wert auf etwa 3% ab. Im Widerspruch zu Carr stehen Befunde von Ruzicska u. Czeizel, die unter 55 Aborten des 2. Trimesters nicht 25%, sondern 34% mit Chromosomenanomalien fanden. Worauf dieser Unterschied beruht, ist nicht geklärt. Kehren wir jedoch

[8] Carr 1967.

zurück zu den Befunden von CARR: Aus den von ihm gefundenen Häufigkeitsziffern und der Beobachtung, daß etwa 80% aller erfaßbaren Fehlgeburten in den ersten 90 Tagen nach der letzten Menstruation stattfinden, errechnet CARR, daß nicht nur durchschnittlich 25%, sondern etwa 36% (!) aller Fehlgeburten Chromosomenanomalien aufweisen, worin die klinisch nicht erkennbaren präimplantativen und früher postimplantativen Eiverluste noch nicht einmal eingeschlossen sind.

Da nach dem bereits erwähnten WHO-Bericht Nr. 461 15—20% aller Schwangerschaften mit einem Spontanabort enden sollen, läßt sich errechnen, daß 5—7% aller klinisch erfaßbaren Schwangerschaften chromosomal aberrant sind. Dieser Wert ist sicher ein Minimalwert, da in diese Berechnung die präimplantativen und frühen postimplantativen Eiverluste nicht eingegangen sind. BOUÉ u. BOUÉ (1970) sowie RUZICSKA u. CZEIZEL (1970) nahmen sogar an, daß die Raten an Chromosomenaberrationen in dem klinisch praktisch unzugänglichen Teil der frühen Embryonalentwicklung höher sind als in dem erfaßbaren Material von Fehlgeburten. Die Autoren nehmen an, daß vor allem autosomale Monosomien und Trisomien von Chromosomen der Gruppe A, B und C für solche frühen Zygotenverluste verantwortlich sind, da sie in dem klinisch erfaßbaren Abortmaterial nur selten vorkommen.

Die Annahme einer hohen Rate von Chromosomenaberrationen unter den präimplantativen und frühen postimplantativen Stadien wird durch eigene experimentelle Untersuchungen an Mäusen des Stammes $(101 \times C3H)F_1$ erhärtet (Abb. 3 u. 4). In diesen Untersuchungen erhielten weibliche Mäuse intraperitoneale Injektionen von 1,5 IE PMS (pregnant mares' serum) und 48 Std später 2,0 IE HCG (human chorionic gonadotropine). 3 Std nach HCG erhielten die Versuchstiere 0,25 mg Trenimon pro kg Körpergewicht in 1 ml physiologischer Lösung i.p. verabreicht. Den Kontrollen wurde 1 ml physiologische Lösung injiziert. Die Chromosomenanalyse erfolgte in der unbefruchteten ovulierten Eizelle in der Metaphase II der Meiose[9], im 2-Zell-Stadium[10] oder im 8—16-Zellstadium[11]. Ferner erfolgte 14—15 Tage post conceptionem eine Analyse der Raten toter Implantate[12]. Aus den Abb. 3 u. 4 wird deutlich, daß sich in den 2-Zell-Stadien und in 8-Zell-Stadien — ähnlich wie für den Menschen vermutet — ein relativ hoher Prozentsatz von Embryonen mit Chromosomenaberrationen fand. Diese Werte liegen in Versuch und Kontrolle etwas über den Raten toter Implantate, die weitgehend auf Chromosomenaberrationen beruhen[13]. Bei diesen toten Implantaten handelt es sich ferner nahezu ausschließlich um sog. Deciduomata im weiteren Sinne, d.h., die betreffenden Implantate dürften etwa zum Zeitpunkt der Implantation oder kurz danach abgestorben sein. Etwa 14 Tage nach der Implantation finden sich bei der Maus kaum noch Chromosomenaberrationen unter den lebenden Embryonen[14]. Diese Befunde erlauben den Schluß, daß der Zeitraum der Implantation kritisch für die Elimination von Embryonen mit Chromosomenaberrationen sein dürfte.

Die Prozentwerte für die einzelnen Chromosomenanomalien unter den menschlichen Spontanaborten differieren auch zwischen den größeren Übersichtsarbeiten jüngerer Zeit[15]. Daher sollen an dieser Stelle nur die wesentlichen übereinstimmenden Gesetzmäßigkeiten herausgestellt werden:

1. Gonosomale Monosomien (X,45) sind mindestens sechsmal häufiger (!) als autosomale. Dies bedeutet, daß autosomale Monosomien entweder seltener auf-

---

[9] RÖHRBORN u. HANSMANN 1971. [10] RÖHRBORN et al. 1971.
[11] HANSMANN u. RÖHRBORN 1973. [12] RÖHRBORN 1970. [13] RÖHRBORN 1970.
[14] DATTA et al. 1970, BUSELMAIER unveröffentlicht.
[15] RUZICSKA u. CZEIZEL 1970, LARSON u. TITUS 1970.

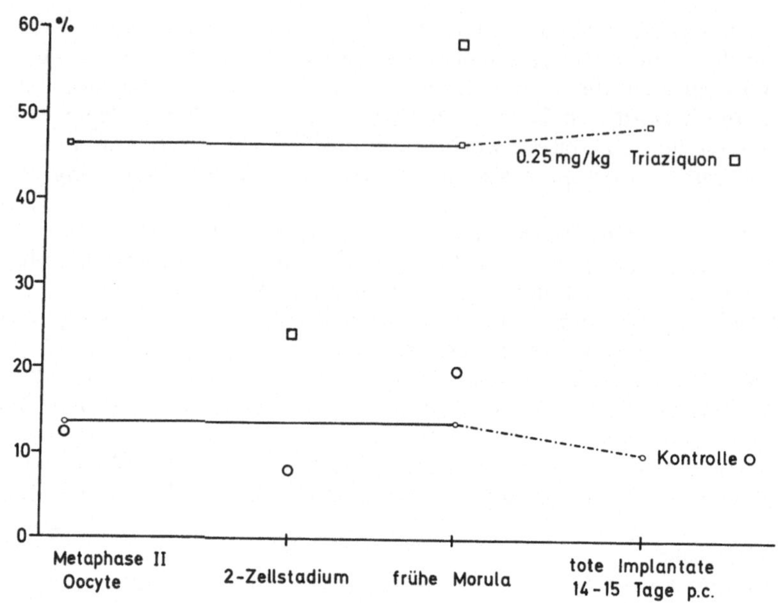

Abb. 3. % Oocyten und Embryonen mit strukturellen Chromosomenaberrationen und toter Implantate

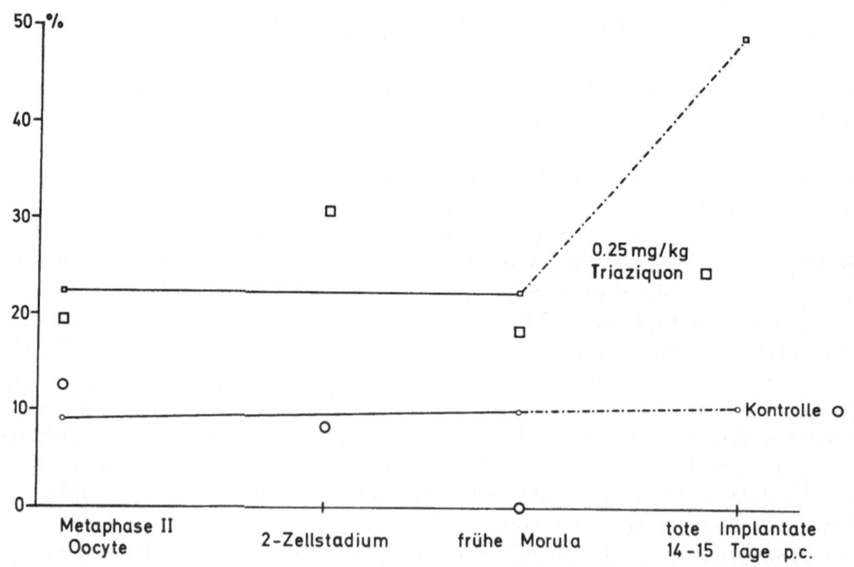

Abb. 4. % hyploider (× 2) Oocyten und Embryonen und toter Implantate

treten oder bereits vor oder kurz nach der Implantation, d.h., vor ihrer klinischen Erfaßbarkeit, eliminiert werden. Berücksichtigt man, daß das Verhältnis Gonosomen zu Autosomen beim Menschen 1:22 ist, so ist man geneigt, der letzteren Auffassung den Vorzug zu geben.

2. Trisomien bestimmter Chromosomen scheinen um so häufiger zu sein, je kleiner das Chromosom ist. Dies könnte u.U. damit zusammenhängen, daß größere

Chromosomen sich in der Prophase der 1. meiotischen Teilung besser paaren und dadurch auch regelmäßiger auf die Tochterkerne verteilt werden können als kleinere, oder daß Embryonen mit Trisomien der größeren Chromosomen so früh absterben, daß sie kaum bzw. nicht zur Beobachtung gelangen. Eine Ausnahme von der oben genannten Gesetzmäßigkeit bilden allerdings Trisomien von Chromosomen der F-Gruppe, die außerordentlich selten vorkommen. Die Ursache hierfür ist nicht geklärt; möglicherweise spielt die frühe Replikation dieser Chromosomen eine Rolle. Insgesamt gehören autosomale Trisomien zu den häufigsten Befunden unter chromosomal aberrantem spontanem Abortmaterial (>40%).

3. Triploidien stellen mit mindestens 18% die häufigste Klasse spezifischer Aberrationen dar. Der Geschlechtschromosomenbestand dieser triploiden Fehlgeburten nimmt von XXY über XXX nach XYY ab.

4. Strukturelle Aberrationen sind relativ selten (<10%).

5. Mosaike sind relativ selten (<10%).

Charakteristisch für die Fehlgeburten des 2. Trimesters ist nach Ruzicska u. Czeizel (1970) eine wesentlich größere Häufigkeit von strukturellen Chromosomenaberrationen (40% der chromosomal aberranten Aborte) und von Mosaiken (55%). Während man für die Mosaike mit numerischen Chrososomenaberrationen annehmen darf, daß sie durch Fehlverteilung von Chromosomen während der mitotischen Teilungen in der Embryonalentwicklung entstanden, besteht die Möglichkeit, daß die im 2. Trimester unter den Fehlgeburten gefundenen strukturellen Chromosomenaberrationen (im wesentlichen Translokationen und Deletionen) bereits durch die Keimzellen übertragen wurden und nur relativ spät zu embryonalem Tod führten.

Auf Grund der gefundenen und fehlenden Chromosomenanomalien geben Ruzicska u. Czeizel (1970) folgendes Eliminationsschema von Chromosomenaberrationen in der Embryogenese an:

1. Phase: Autosomale Monosomien und Trisomien der größeren Chromosomen (Gruppe A, B und C) führen — abgesehen von Mosaiken — entweder schon zu einer Keimzellelimination oder zu einem so frühen embryonalen Tod, daß sie unter den klinisch erfaßbaren Fehlgeburten (und Geburten) kaum gefunden werden.

2. Phase: Trisomien der kleineren Autosomen, X-Monosomien und Polyploidien führen besonders in der 10.—12. Schwangerschaftswoche zur Fehlgeburt.

3. Phase: Numerische Chromosomenmosaike und Strukturaberrationen führen besonders im 2. Trimester zur Fehlgeburt.

Diese Phasen überlappen sich selbstverständlich stark, doch läßt sich zweifelsohne sagen: Je schwerer die Chromosomenanomalie, desto früher der embryonale Tod.

2. Chromosomenaberrationen unter Geburten*

Jede Geburt ist das Ergebnis einer scharfen Selektion. Wie in Kap. IV/1 dargelegt, werden — allein auf Grund der chromosomal aberranten Fehlgeburten errechnet — mindestens 5% aller Zygoten mit einer Chromosomenanomalie angelegt, aber unter den Geburten finden sich nur noch 0,5% chromosomal aberrante Individuen. Alle anderen chromosomal aberranten Zygoten sind pränatal abgestorben. Tabelle 4 zeigt einen Vergleich der relativen Häufigkeit von Chromosomenanomalien unter den Fehlgeburten des 1. Trimesters (Daten von Boué u.

---

* Dieses Kapitel wurde bewußt kurz gefaßt, um Überschneidungen mit dem Kap. 4 von Thea Koske-Westphal und E. Passarge zu vermeiden, in dem auch das Thema „Spontane Chromosomenbrüchigkeit bei Fanconi-Anämie und anderen Erkrankungen“ behandelt wird.

Tabelle 4. Aberrationstypen (%) unter Spontanaborten des 1. Trimesters (BOUÉ u. BOUÉ 1970) und des 2. Trimesters (RUZICSKA u. CZEIZEL 1970), sowie unter Neugeburten (JACOBS 1972); Zusammenstellung nach HANSMANN (1973) verändert

	1. Trimester	2. Trimester	Neugeburten
n untersuchte Fälle	520	55	24468
Aberrationstypen	% [a] chromosomal aberranter Individuen		
45, XO	15,4	25,0	0,8
47, XXX			7,1
47, XXY	0,4		13,5
47, XYY			17,5
Autosomale Monosomien		10,0	
Autosomale Trisomien			
A	1,9		
B	0,7		
C	8,2		
D	14,2		0,8
E	18,0	5,0	2,4
F	0,7	10,0	
G	10,5	5,0	21,4
Doppeltrisomien	3,0	5,0	
3n	19,1		
4n	4,1		
Strukturelle Aberrationen	2,6	40,0	34,1
Insgesamt[b]	51,3	36,4	0,51

[a] Bezogen auf die Gesamtheit der im jeweiligen Zeitraum beobachteten Chromosomenaberrationen.
[b] Bezogen auf die Gesamtzahl der Fehlgeburten des 1. bzw. 2. Trimesters, bzw. der Geburten.

BOUÉ 1970), 2. Trimesters (RUZICSKA u. CZEIZEL 1970) sowie unter Neugeburten (JACOBS 1972). Diese Tabelle macht noch einmal deutlich, daß verschiedene Typen von Chromosomenanomalien zu verschiedenen Zeiten zu Fehlgeburten führen, daß gonosomale Trisomien — im Gegensatz zu der Monosomie — pränatal kaum absterben und dadurch unter den Geburten besonders häufig sind und daß im Gegensatz hierzu manche Anomalien unter den Geburten überhaupt nicht beobachtet werden können, weil sie sämtlich pränatalen Tod verursachen.

JACOBS (1972) gibt den Anteil von Neumutanten unter den Geburten mit Chromosomenanomalien mit 100% (!) für numerische Aberrationen der Geschlechtschromosomen und Autosomen und mit 25% für strukturelle Aberrationen der Autosomen an. Da der Anteil unter den Geburten für Geschlechtschromosomenanomalien 0,20%, für autosomale numerische Aberrationen 0,13% und für strukturelle autosomale Aberrationen 0,18% beträgt, bedeutet dies, daß von 10000 Kindern 37 mit einer neuaufgetretenen Genom- oder Chromosomenmutation geboren werden. Das ergibt nach der direkten Mutationsratenschätzung eine Mutationsrate von $1{,}85 \times 10^{-3}$ pro Gamet pro Generation. Angesichts dessen, daß Eltern chromosomal aberranter Fehlgeburten fast stets chromosomal normal sind und der im vorigen Kapitel — nur auf Grund der Fehlgeburtendaten — errechneten Minimalschätzung von 5% chromosomal aberrant angelegter Zygoten, läßt sich ferner errechnen, daß die Gesamtmutationsrate pro Keimzelle pro Generation mindestens $2{,}5 \times 10^{-2}$ betragen muß.

Für das Auftreten von Genommutationen unter den Geburten, und zwar speziell für die D- und E-Trisomie, für Trisomie 21 sowie für die Trisomie des X-Chromosoms und des XXY-Genotyps spielt das Alter der Mutter eine wesentliche Rolle (vgl. Abb. 5—7).

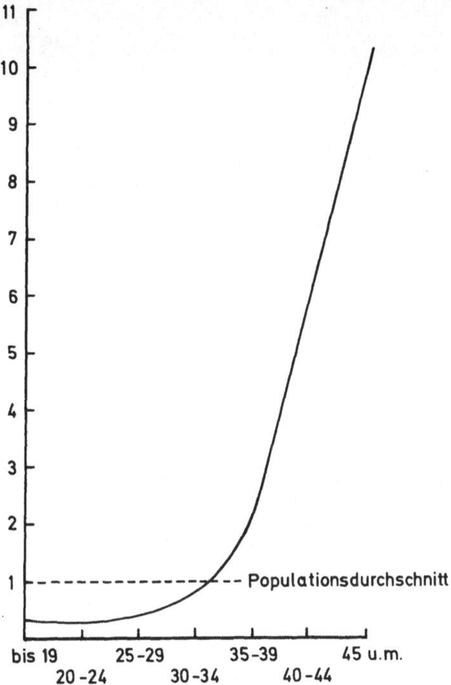

Abb. 5. Abhängigkeit des Down-Syndroms (Trisomie 21) vom mütterlichen Alter. (Nach VOGEL 1970) (1 = Populationsdurchschnitt)

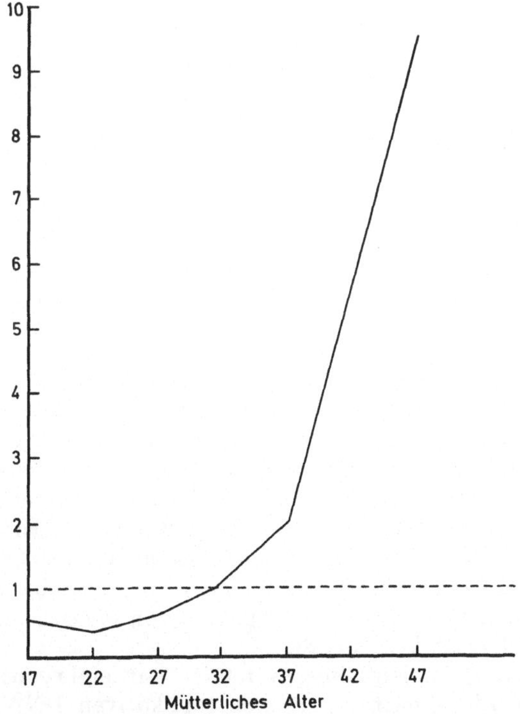

Abb. 6. Abhängigkeit des Klinefelter-Syndroms (XXY) vom mütterlichen Alter. (Nach VOGEL 1970) (1 = Populationsdurchschnitt)

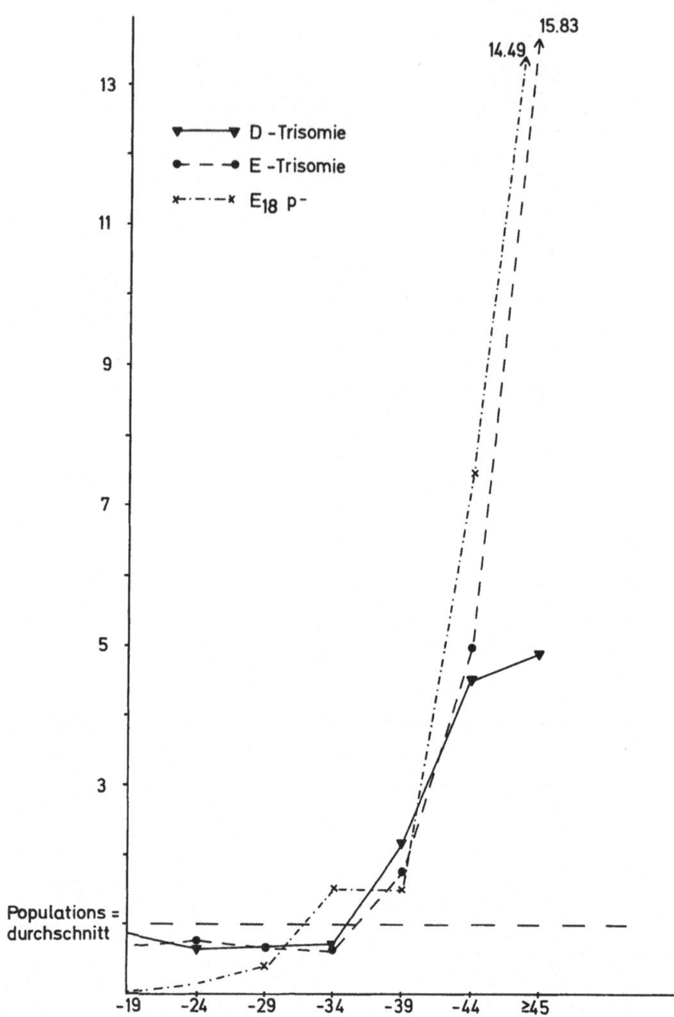

Abb. 7. Mütterliche Altersabhängigkeit der D- und E-Trisomie. (1 = Populationsdurchschnitt)

Die Verlegung der Zeugung in jüngere Lebensjahre wirkt dieser Altersabhängigkeit entgegen und kann zu einem erheblichen Rückgang von Trisomien führen[16]. Der XO-Genotyp, der vermutlich im wesentlichen auf postzygotischem Chromosomenverlust beruht, sowie strukturelle Chromosomenaberrationen zeigen diese Altersabhängigkeit nicht. Eine Ausnahme bildet unerwarteterweise eine Deletion am kurzen Arm von Chromosom Nr. 18[17]. Dies läßt mit Sicherheit darauf schließen, daß die mütterliche Altersabhängigkeit von Trisomien auf einem altersabhängigen Anstieg von Non-disjunction-Prozessen in der Oogenese beruht. Zum besseren Verständnis des Mechanismus sei die Oogenese von Mensch und Säuger in ihren Grundzügen kurz dargestellt (Abb. 8).

Die mitotischen Oogonienteilungen finden nur embryonal statt. Ebenfalls noch embryonal wird — nach der letzten replikativen DNA-Synthese vor der

[16] VOGEL 1967, 1970. [17] VOGEL 1970.

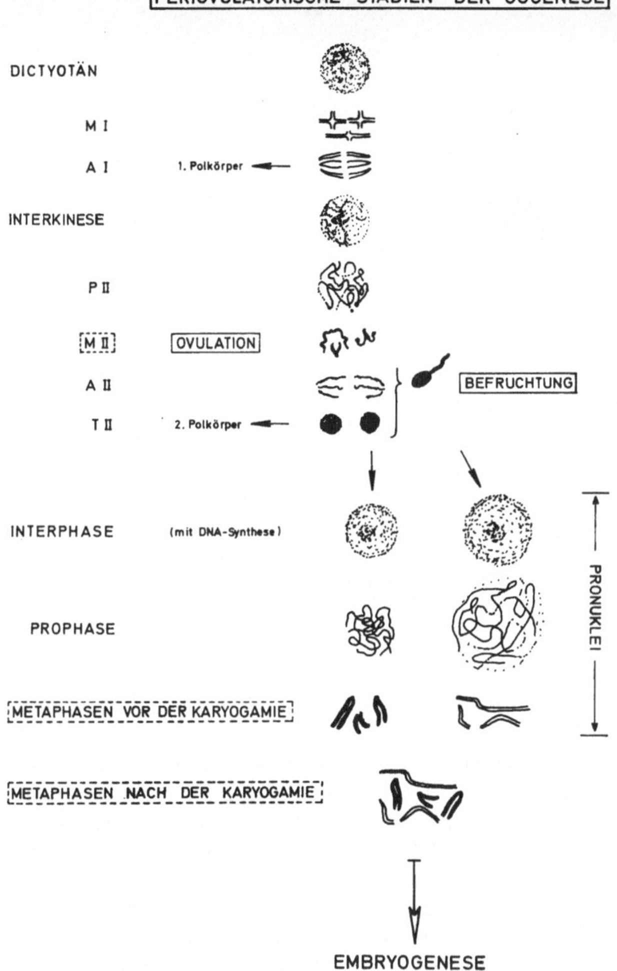

Abb. 8. Periovulatorische Stadien der Oogenese

späteren Befruchtung — die Prophase der ersten meiotischen Teilung mit Leptotän, Zygotän, Pachytän und Diplotän (betreffs Einzelheiten zur Meiose s. Kap. I) eingeleitet. Speciesabhängig kurz vor oder kurz nach der Geburt[18] erfolgt dann unter Entspiralisierung der Diplotänchromosomen der Übergang in ein Diktyotän genanntes ,,Ruhestadium", das beim Menschen und verschiedenen Säugern lampenbürstenartige Chromosomenstrukturen aufweisen kann. In dieser Kernphase verharrt die Oocyte bis kurz vor der Ovulation. Dann erscheinen im Zuge der erneuten Spiralisierung und Kontrahierung nochmals kurz lepto-zygo-pachy- und diplotänartige Übergangsphasen[19] und schließlich kommt es zur Diakinese und Metaphase I (Abb. 8), wo die Stellen der Chiasmata zwischen den (bereits seit der Embryonalzeit) gepaarten homologen Chromosomen noch mehr oder weniger stark terminalisiert erkennbar sind. In der Anaphase I erfolgt dann die Trennung der gepaarten homologen Chromosomen (Reduktionsteilung) unter

[18] Röhrborn u. Hansmann 1971, Neher 1973. [19] Röhrborn u. Hansmann 1971.

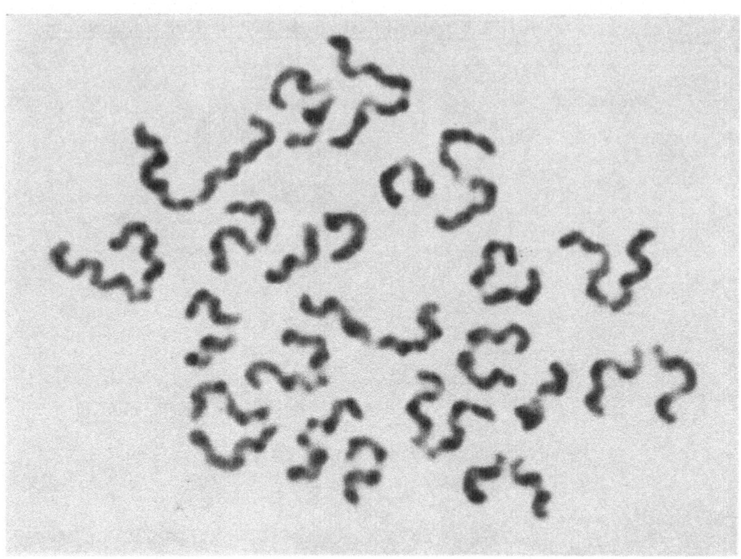

Abb. 9. Hyperploide ($n = 21$) Metaphase II-Oocyte der Maus nach chemischer Vorbehandlung des Muttertieres

Abschnürung des ersten Polkörpers. Nach einer kurzen Telophase I, Interkinese (ohne DNA-Synthese) und Prophase I, geht die Oocyte in die Metaphase II über. In dieser Phase besteht jedes Chromosom noch aus 2 Chromatiden. Wurden nun während der Anaphase I ein oder mehrere Chromosomen durch Non-disjunction (oder anaphase lagging, d.h. verzögerte Polwanderung einzelner Chromosomen) fehlverteilt, so kann man das Resultat dieses Prozesses nach der Methode von RÖHRBORN u. HANSMANN (1971) direkt in der unbefruchteten ovulierten Eizelle ablesen. Abb. 9 zeigt die Metaphase II — Chromosomen einer unbefruchteten ovulierten Eizelle der Maus, die statt $n = 20$ $n = 21$ Chromosomen besitzt. Wird eine solche Eizelle von einem normalen Spermium befruchtet, entsteht eine trisome Zygote. Nach der Befruchtung (zumindest bei einigen Stämmen der Maus auch ohne Befruchtung[20]) erfolgt die Trennung der Chromatiden der Metaphase II — Chromosomen in der Anaphase II unter Abschnürung des zweiten Polkörpers (Äquationsteilung). Nach Eindringen des Spermiums in die Oocyte machen weiblicher und männlicher Vorkern (Pronucleus) getrennt eine DNA-Synthese durch, wobei der weibliche Vorkern im allgemeinen kleiner ist und seine Chromosomen dem des männlichen im Kontraktionszustand vorauseilen (HANSMANN 1973). Werden nun in der Anaphase II der Oogenese Chromosomen fehlverteilt, so kann dies direkt an den Metaphasechromosomen eines weiblichen Vorkerns abgelesen werden. Abb. 10 zeigt Metaphasechromosomen eines weiblichen und männlichen Vorkerns der Maus (eigene Beobachtung) sowie des zweiten Polkörpers. Diese Phase ist für die Analyse von Non-disjunction-Prozessen ebenfalls sehr wichtig, weil hier gleichzeitig bzw. in der gleichen Zelle Nondisjunction-Prozesse der Oogenese und Spermatogenese vergleichend analysiert werden können.

Abb. 11 zeigt nochmals schematisch die Entstehung von Trisomien durch meiotisches Non-disjunction in der Oogenese. Nicht dargestellt in dieser Ab-

[20] RÖHRBORN u. HANSMANN 1971.

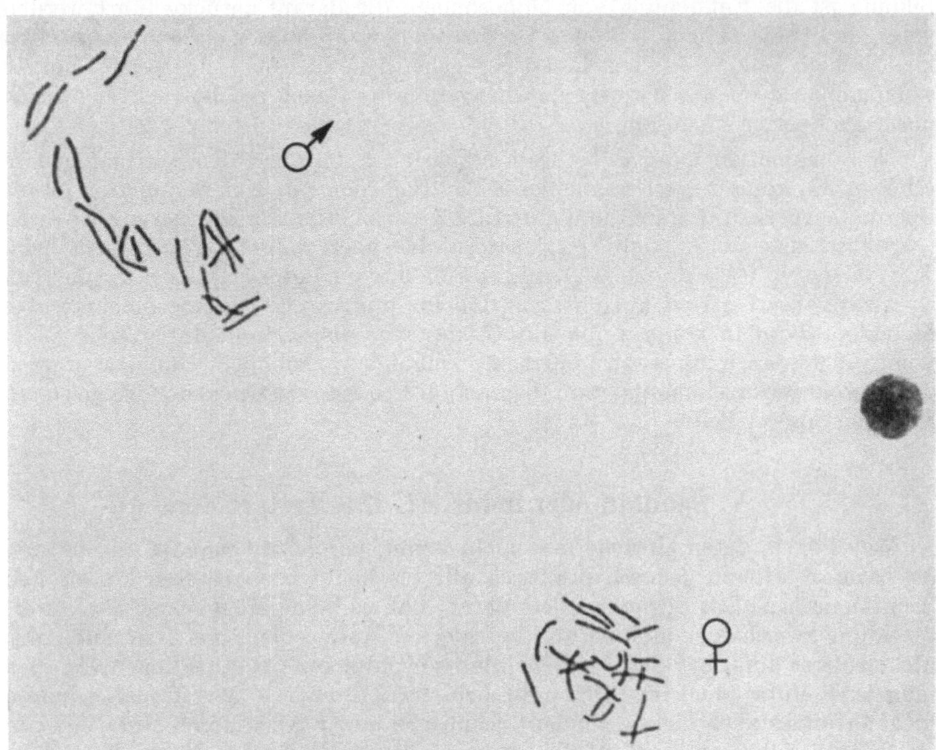

Abb. 10. Weiblicher und männlicher Vorkern mit unterschiedlich kontrahierten Metaphasechromosomen und ein zweiter Polkörper

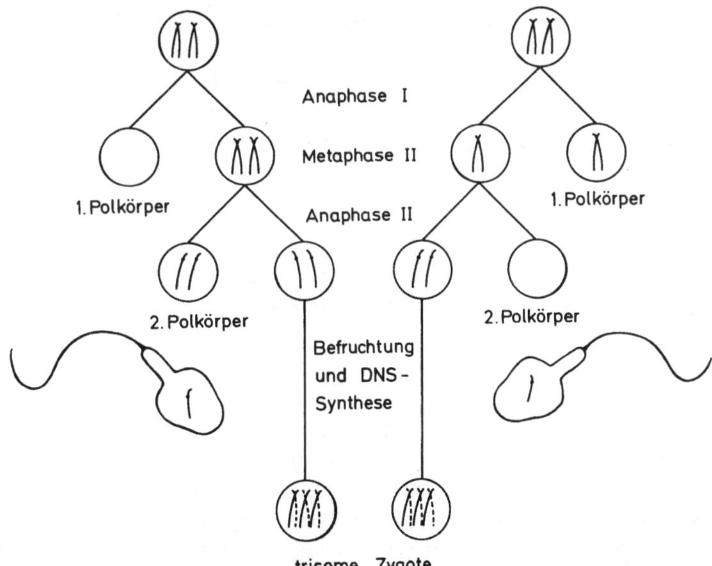

Abb. 11. Entstehung von Trisomien durch meiotisches Non-disjunction der Oogenese. (Die Teilung des ersten Polkörpers in zwei weitere Polkörper ist nicht dargestellt, da unwichtig und oft in eigenen Untersuchungen nicht beobachtet)

bildung ist die Entstehung von Monosomien, die darauf zurückgeführt werden kann, daß beide Homologen eines Chromosoms während der ersten oder zweiten meiotischen Teilung in den Polkörper gehen, die befruchtungsbereite Oocyte somit nullisom für das betreffende Chromosom und nach der Befruchtung durch normales Sperma monosom ist.

Non-disjunction kann selbstverständlich auch während der Spermatogenese erfolgen. So kommt als Ursache des XYY-Syndroms nur Non-disjunction in der Spermatogenese in Betracht und mit Hilfe X-chromosomaler Markierungsfaktoren (Xg^a) ließ sich zeigen, daß beispielsweise das überzählige X-Chromosom beim XXY-Genotyp etwa in einem Drittel der Fälle vom Vater stammt[21]. Schließlich sei abschließend darauf hingewiesen, daß für numerische Chromosomenmosaike besonders dann in erster Linie mitotisches Non-disjunction als Ursache angenommen werden muß, wenn hypersome Zellinien vorkommen. Damit aber wird die Ursachenerforschung des Non-disjunction-Prozesses zu einem der dringendsten Anliegen unserer Zeit.

V. Spontan oder induziert: Das Testproblem

Mutationen, deren Ursache man nicht kennt, bezeichnet man im allgemeinen als spontan. Hierzu gehören praktisch alle bis heute beobachteten Mutationen beim Menschen. Das liegt vor allem daran, daß es keine Möglichkeit der Unterscheidung zwischen spontanen und induzierten Mutationen beim Menschen gibt, nicht zuletzt aufgrund der Tatsache, daß sowohl spontane Mutationen als auch induzierte Mutationen im Prinzip ähnlich sind: Induzierte Mutationen schaffen nichts grundsätzlich Neues, sondern chemische und physikalische Mutagene tun im Prinzip nichts anderes, als die Frequenz der beobachteten Mutationen beim Menschen heraufzusetzen. Angesichts der Tatsache aber, daß wir heute mehr als 400 chemische Agentien kennen, die neben ionisierenden Strahlen bei meist niederen Testorganismen Mutationen ausgelöst haben, müssen wir uns ernsthaft fragen, welche dieser Stoffe für den Menschen gefährlich sind. Wir würden dies zweifellos am besten in Erfahrung bringen können, wenn wir den mutagenen Effekt direkt beim Menschen nachweisen könnten. Wie steht es aber nun mit den Nachweismöglichkeiten für Mutationen beim Menschen?

Für den Nachweis induzierter Mutationen beim Menschen stehen uns einige Methoden zur Verfügung, deren Prinzip und Problematik im folgenden Teil kurz skizziert werden soll.

1. Chromosomenanalyse in Lymphocytenkulturen chemisch oder physikalisch exponierter Menschen

Diese Methode ist relativ einfach und schnell durchzuführen. Man nimmt einfach Blutproben exponierter Menschen, legt Lymphocytenkulturen an und bestimmt in den Lymphocytenkulturen die Rate an Chromosomenaberrationen, wobei hier besonders Wert auf die strukturellen Chromosomenaberrationen gelegt wird. Wegen der Variabilität struktureller Chromosomenaberrationen in einzelnen Individuen sollte man hierbei berücksichtigen, daß als Nullwert eine Kontrolle vom gleichen Menschen nach Möglichkeit vorliegt. Eine solche Analyse sollte durchgeführt werden vor, während und nach der Exposition des betreffenden Menschen. Dies wird sicher möglich sein für Arzneimittel, die sich in der klinischen Erprobung oder in der klinischen Anwendung befinden, es ist aber nur in Aus-

---

[21] FRASER 1963, weitere Beispiele s. VOGEL 1970 und HAMERTON 1971.

nahmefällen möglich bei Umwelteinflüssen, denen wir chronisch exponiert sind. Anhand dieser Methode wurde beispielsweise nachgewiesen, daß alkylierende Cytostatica wie Cyclophosphamid, Busulfan und Vincristin Mutationen beim Menschen auszulösen vermögen[22]. Auch konnte mit dieser Methode gezeigt werden, daß im Verlauf von Virusinfektionen Chromosomenaberrationen auftreten können[23].

Weiterhin wurden mit dieser Methode allein oder in Kombination auf mutagene Wirkung geprüft:

N-Lost[24], Trenimon[25], Mercaptopurin[26], Methotrexat[27], Perphenazin[28], Psilocybin[29], verschiedene Anticonvulsiva[30], Colchicin[31], Cytosinerabinosid[32], 6-Azaurisin[33], Daunomycin[34], LSD[35], Marihuana[36], Chlorpromazin[37], Cyclamat[38].

Mit dieser Technik konnte ferner zweifelsfrei nachgewiesen werden, daß ionisierende Strahlen beim Menschen in vivo Mutationen auszulösen vermögen (s. Evans, Court Brown u. McLean 1967). Czeizel u. Mitarb. berichteten 1973 auf der 3. Jahrestagung der European Environmental Mutagen Society in Uppsala, daß sich bei Menschen mit einer Intoxikation durch bestimmte Pesticide Chromosomenaberrationen fanden. Czeizel erwähnte, daß das Malathion am stärksten wirksam gewesen sei. Nach beruflicher Bleiexposition fanden Schwanitz u. Mitarb. (1970) Chromosomenaberrationen in den Lymphocytenkulturen von Bleiarbeitern, während Bauchinger u. Mitarb. (1972) in Lymphocytenkulturen von 29 Münchner Verkehrspolizisten, die im Straßenverkehr einer hohen Konzentration von Autoabgasen und dem darin enthaltenen Blei ausgesetzt sind, keine signifikanten Hinweise für induzierte Chromosomenaberrationen feststellten.

Außer dem Nachteil, daß sich bei solchen Untersuchungen manchmal kein Nullwert als Kontrollwert bei gleichen Patienten bestimmen läßt, liegt der Nachteil dieser Methode noch darin, daß man von Ereignissen in Somazellen auf Ereignisse ähnlicher Art in Keimzellen extrapolieren muß.

2. Chromosomenanalyse in Keimzellen

Aus Hodenbiopsien lassen sich bereits heute Chromosomenpräparate von Spermatogonien und Spermatocyten herstellen. Mit verhältnismäßig großem Aufwand ließen sich auch Oocyten aus den Ovarien gewinnen und die Chromosomen der Metaphase II-Oocyten analysieren. Einer solchen Untersuchung stehen in erster Linie ethische Gesichtspunkte entgegen. Sie sind jedoch unseres Erachtens so schwerwiegend, daß man eine cytogenetische Analyse von Hodenmaterial oder Oocyten nur dann durchführen sollte, wenn ohnehin eine Testesbiopsie bzw. eine partielle oder totale Ovarektomie durchgeführt wird.

---

[22] Schmid u. Bauchinger 1968, 1970, Schwanitz u. Gebhart 1968, Gebhart et al. 1969.
[23] Zum Beispiel Nichols 1963, 1966. [24] Conen u. Lansky 1961.
[25] Schwanitz et al. 1969.
[26] Bottura u. Ferrari 1963, Pedersen 1964, Reisman et al. 1963.
[27] Krogh-Jensen 1970, Tryan et al. 1965, Voorhees et al. 1969.
[28] Nielsen et al. 1969. [29] Eberle u. Leuner 1970.
[30] Ayrand et al. 1968, De Toni et al. 1966, Neuhäuser et al. 1970.
[31] Ferreira u. Buoniconti 1968.
[32] Bell et al. 1966. [33] Elves et al. 1963. [34] Wang-Peng et al. 1969.
[35] Abbo et al. 1968, Cohen et al. 1967, Dorrance et al. 1970, Hulten et al. 1968, Hungerford et al. 1968, Irwin u. Egozcue 1967, Judd et al. 1969, Loughman et al. 1967, Nielsen et al. 1969, Sparkes et al. 1968, Tjio et al. 1969.
[36] Dorrance et al. 1970.
[37] Nielsen et al. 1969, Roman 1969, Cohen et al. 1969.
[38] Bauchinger et al. 1970.

3. Chromosomenaberrationen unter Fehlgeburten

Im Verlaufe einer solchen Untersuchung berichtete CARR (1967, 1969), daß sich unter den Aborten von Frauen, die innerhalb von 6 Monaten nach Absetzen oraler Contraceptiva schwanger geworden waren, vermehrt polyploide Embryonen fanden. Dieser Anstieg war nach CARR signifikant. Die Methode hat jedoch den großen Nachteil, daß viele Faktoren, wie beispielsweise das Alter der Mutter oder das Alter des Embryos die Rate an analysierbaren Chromosomenaberrationen beeinflussen können. Darüber hinaus würde es sicher sehr schwierig sein, im Falle positiver Befunde die Ursache der beobachteten Chromosomenaberrationen exakt zu bestimmen.

4. Chromosomenaberrationen unter Neugeburten

Auch mit dieser Methodik ist die Verbindung von Ursache und Wirkung schwer nachzuweisen. Dies liegt einmal daran, daß das aberrationsauslösende Agens lange vor der Konzeption eingewirkt haben kann. In Experimenten an weiblichen Mäusen konnte nämlich nachgewiesen werden, daß in Oogonien weiblicher Embryonen induzierte Chromosomenaberrationen noch in der ovulierten Oocyte der adulten Tiere nachgewiesen werden können, ja sogar zum Absterben der daraus resultierenden Embryonen der nächsten Generation führen können[39]. Auf den Menschen übertragen würde dies bedeuten, daß eine Frau retrospektiv noch genau wissen müßte, welchen Stoffen ihre Mutter während der Frühschwangerschaft exponiert war. Darüber hinaus macht die pränatale Selektion gegen Chromosomenaberrationen (vgl. Kap. V.1.) diese Methode unempfindlich für die retro- und prospektive Determinierung der Ursachen von Chromosomenaberrationen in Keimzellen. Es ist daher nicht erstaunlich, daß Berichte einzelner Untersucher bisher unbestätigt blieben (z.B. SIGLER et al. 1965, retrospektiv für Röntgenstrahlen, UCHIDA et al. 1968, prospektiv für Röntgenstrahlen, ROBINSON u. CLARK 1966, für das Rubellavirus). Am besten fundiert sind noch die Berichte, nach denen Mütter von Kindern mit Mongolismus und Klinefelter-Syndrom häufiger Schilddrüsenautoantikörper besitzen als Mütter nicht-mongoloider Kinder[40].

5. Pränatale Diagnostik von „induzierten" Chromosomenaberrationen

Durch Amniocentese und Kultivierung von Zellen der Amnionflüssigkeit lassen sich heute Chromosomenaberrationen pränatal nachweisen. Bei positivem Befund in allen ausgewerteten embryonalen Zellen und bei negativem Befund bei beiden Eltern wäre es daher theoretisch möglich, bei genauer Anamnese auf die auslösende Ursache der Genom- bzw. Chromosomenmutation in der Keimzelle eines Elters zu schließen. So wichtig die pränatale Diagnostik als Instrument der Familienberatung in bestimmten Fällen auch ist, so sehr ist jedoch zur Zeit vor ihrer direkten Anwendung in der Mutationsforschung zu warnen. Erst wenn die Gefährdung von Mutter und Kind durch die Amniocentese mit Sicherheit wesentlich kleiner ist als das durchschnittliche Risiko für die Geburt eines chromosomal aberranten Kindes (etwa 0,5%), wird man daran denken können, diese Methode in der Mutationsforschung einzusetzen. Sie hätte den Vorteil, gleichzeitig der Erforschung mutagener Faktoren beim Menschen und der Verhütung der Geburt genetisch schwer geschädigter Kinder zu dienen. Da die Amniocentese heute im allgemeinen zwischen der 14. und 16. Schwangerschaftswoche durchgeführt wird, könnte man auch die Chromosomenaberrationen er-

---

[39] RÖHRBORN u. BERRANG 1967, HANSMANN 1973.

[40] FIALKOW 1964, 1967, FIALKOW et al. 1965.

fassen, die nach diesem Zeitpunkt abortiert würden. Damit wäre diese Methode sicherlich empfindlicher bezüglich der Ursachenforschung als der Nachweis von Chromosomenaberrationen unter den Geburten. Gegenüber der Chromosomenanalyse von Spontanaborten wäre außerdem vorteilhaft, daß bei der Amniocentese das embryonale Alter nur wenig differiert. Problematisch bliebe allerdings weiterhin die Bestimmung der Ätiologie.

Die bisher skizzierten Methoden dienten ausschließlich dem Nachweis von Chromosomenaberrationen. Daher sollen abschließend noch drei Methoden erwähnt werden, mit denen sich auch Punktmutationen nachweisen lassen können.

6. Die Verschiebung des Geschlechtsverhältnisses unter den Geburten als Mutagenitätstest

Zum besseren Verständnis dieser Methode sei kurz ihr Prinzip dargestellt (Abb. 12): Normalerweise erhalten die Töchter je 1 X-Chromosom von Vater und Mutter und die Söhne nur 1 X-Chromosom von der Mutter und 1 Y-Chromosom

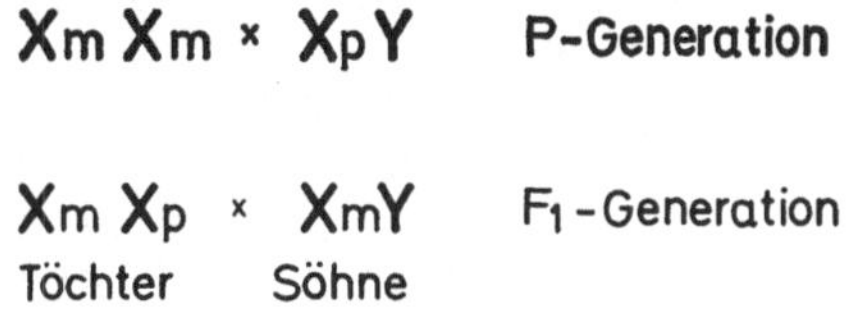

Xm Xm × Xp Y P-Generation

Xm Xp × XmY F_1-Generation
Töchter Söhne

Abb. 12. Die Verschiebung des Geschlechtsverhältnisses unter den Geburten als Mutagenitätstest. (*M* maternales X-Chromosom; *P* paternales X-Chromosom; weitere Erklärungen im Text)

vom Vater. Werden nun in X-Chromosomen von Frauen der P-Generation (Xm) recessive Letalmutationen induziert, so werden diese zwar mit gleicher Wahrscheinlichkeit auf weibliche und männliche Früchte der F_1-Generation übertragen, können sich jedoch nur im (hemizygoten) männlichen Geschlecht pränatal auswirken und dadurch das Geschlechtsverhältnis in der F_1-Generation zugunsten der Töchter verschieben.

Werden Männer der P-Generation einem Mutagen exponiert, ist auf der anderen Seite zu erwarten, daß recessiv-X-chromosomale Letalmutationen sich in der F_1-Generation überhaupt nicht auswirken, weil die Söhne ihr X-Chromosom nur von der Mutter bekommen und recessive Faktoren sich bei den Töchtern, die ja ein zweites X-Chromosom mit dem entsprechenden (dominanten) Normalallel von der Mutter erhalten, nicht auswirken können. (Erst die daraus resultierenden männlichen Früchte der zweiten Filialgeneration würden absterben.) Würden dagegen in den männlichen Keimzellen der P-Generation X-chromosomal-dominante Letalmutationen ausgelöst, so werden sie — mit dem paternalen X-Chromosom — nur auf die weiblichen Früchte übertragen und sollten daher zu einer Verschiebung des Geschlechtsverhältnisses zugunsten der Söhne führen.

Mit Hilfe der Verschiebung des Geschlechtsverhältnisses als Indikator für mutagene Effekte haben Schull u. Neel bereits 1958 eine genetische Strahlenschädigung der Überlebenden von Hiroshima und Nagasaki nachgewiesen, und Turpin et al. (1957) sowie Scholte u. Sobels (1963) beobachteten die erwartete Verschiebung des Geschlechtsverhältnisses nach mütterlicher Bestrahlung mit therapeutischen Röntgendosen. Die erste umfassende Untersuchung zur chemischen Mutagenese mit dieser Methode führten Vogel u. Mitarb. (1966) durch. Sie konnten zeigen, daß Kaffeegenuß zu keiner Verschiebung des Geschlechtsverhältnisses führt.

Der Nachteil dieser Methode liegt hauptsächlich darin begründet, daß gerade das Geschlechtsverhältnis unter den Geburten auch von zahlreichen nichtgenetischen Faktoren beeinflußt werden kann[41].

7. Dominante Leitphänotypen

Tritt ein dominantes Merkmal mit 100%iger Penetranz in einer Familie zum ersten Mal auf, so kann mit vollem Recht auf eine Neumutation in einer Keimzelle der Eltern geschlossen werden. Es liegt nahe, solche Erbmerkmale zu benutzen, um festzustellen, ob und wodurch es zu einem Anstieg der Mutationsrate beim Menschen gekommen ist. So leicht diese Methode auf den ersten Blick erscheint, so schwierig ist sie jedoch durchführbar. Dies hat verschiedene Gründe: Die betreffenden Phänotypen müssen leicht und eindeutig diagnostizierbar sein, das dominante Erbmerkmal muß sich bei allen Genträgern manifestieren und es dürfen keine (nichterblichen) Phänokopien auftreten. Hinzu kommt ein statistisches Problem: Nehmen wir beispielsweise an, daß 10 dominante Erbmerkmale diese Voraussetzung erfüllen und jedes von ihnen eine „spontane" Mutationsrate von 1×10^{-6} besitzen würde, dann wäre auf 100000 Geburten eine mit einer Neumutation an einem der 10 Testloci zu erwarten. Selbst bei einer Verzehnfachung der spontanen Mutationsrate würde man — bei einer Irrtumswahrscheinlichkeit von 1% im einseitigen Test — erst dann mit 90%iger Sicherheit signifikante Unterschiede finden, wenn man je 139200 Personen in Versuch und Kontrolle untersuchen würde[42]. Wenn schon der bloße Anstieg der Mutationsrate so schwer sicher nachweisbar ist, so dürfte die Determinierung der Ursachen für einen Anstieg praktisch unmöglich sein.

8. Somatische Zellmarker

Wir kennen heute allein über 100 Hämoglobinvarianten, und die Zahl der biochemisch und genetisch gut untersuchten Enzymvarianten ist im ständigen Steigen begriffen. Daher erscheint es als ein zukunftsträchtiger Ansatz, durch Vergleich von Eltern und Kindern in einem System solcher Zellmarker nach Neumutationen zu suchen. Selbst diese Methode dürfte aber wegen ihres enormen Aufwandes nur in Ausnahmefällen anwendbar sein.

Zusammenfassend läßt sich sagen, daß von allen Nachweismethoden für induzierte Mutationen beim Menschen in vivo nur die erstgenannte, d.h., die der Analyse von Lymphocytenkulturen als in größerem Umfang praktikabel erscheint. Ihr Nachteil — das sei wiederholt — besteht aber darin, daß sich im wesentlichen nur strukturelle Chromosomenaberrationen in somatischen Zellen nachweisen lassen, und daß davon auf ähnliche Ereignisse in Keimzellen geschlossen werden muß. Kann man dies noch mit einiger Wahrscheinlichkeit für strukturelle Chromosomenaberrationen tun, so kann man dies keinesfalls bezüglich des für die Entstehung von Trisomien beim Menschen so wichtigen Nondisjunction Phänomens, dem andere Mechanismen zugrunde liegen dürften.

Außerdem kommt der Mutationsnachweis beim Menschen selbst für eine Prophylaxe im allgemeinen zu spät. Ähnlich wie in anderen Gebieten der Toxikologie wird man daher in erster Linie aus Versuchen an *Säugetieren* auf den Menschen extrapolieren müssen. Die Extrapolationsschritte sollten dabei möglichst klein gehalten werden. Mit anderen Worten: Will man beispielsweise etwas über die Auslösung von Non-disjunction-Prozessen in der Oogenese wissen, so ist es

[41] Literatur bei Kurth 1966, sowie bei Vogel et al. 1966.
[42] Krüger, pers. Mitt., nach der Methode von Cochran u. Cox 1957.

besser, diese Frage gezielt im Säugerexperiment zu prüfen, als beispielsweise von strukturellen Aberrationen in Spermatogonien auf numerische Aberrationen in Oocyten zu schließen. Glücklicherweise steht uns bei Laboratoriumssäugern wie Maus, Ratte, aber auch in zunehmendem Maße beim chinesischen Hamster, Cricetulus griseus, eine relativ große Palette von Testmethoden zur Verfügung. Wegen Einzelheiten in Spezialliteratur zu diesen Methoden sei auf die Übersichtsarbeiten bzw. Monographien von HOLLAENDER (1971), RÖHRBORN (1971) sowie von VOGEL u. RÖHRBORN (1970) verwiesen. Spezialzitate sind nur dort angegeben, wo die betreffenden Methoden nicht in diesen Übersichten abgehandelt sind. Hier sollen nur summarisch die wesentlichsten gegenwärtig verfügbaren Testmethoden aufgezeigt werden. In Klammern sind hierbei die Techniken aufgeführt, bei denen relativ wenig Erfahrungen vorliegen:

1. Analyse von Chromosomenaberrationen:
   a) in Spermatogonien, Spermatocyten I (und II),
   b) in (Oogonien, Metaphase I-Oocyten), Metaphase II-Oocyten[43],
   c) in der präimplantativen Phase der Embryogenese[44],
   d) in der postimplantativen Phase der Embryogenese,
   e) postnatal an Keim- und Somazellen verschiedener Gewebe.

Grundsätzlich läßt sich hierzu sagen, daß die Methoden um so empfindlicher sind, je kürzer das Intervall zwischen Induktion und Analyse der Chromosomenaberrationen ist. Hervorzuheben ist noch, daß sich für die Bearbeitung des Nondisjunction-Problems besonders die Chromosomenanalyse in Metaphase II-Oocyten und im Pronucleusstadium eignen.

2. Analyse biologischer Effekte von Chromosomenaberrationen:
   a) Der Dominant-Letaltest.
   b) Der Semisterilitätstest von F_1-Individuen nach Behandlung der P-Generationen vor der Paarung.
   c) (Die Tabby-X-Methode zum biologischen Nachweis von Non-disjunction und X-Chromosomenverlust.)

3. Analyse von Genmutationen:
   Hierzu steht gegenwärtig als einziger Test der specific locus test zur Verfügung. Zukunftsträchtig erscheint besonders die Entwicklung von Testsystemen mit somatischen Zellmarkern, entsprechend Nachweismethode Nr. 8 beim Menschen.

Beide Methoden haben allerdings den Nachteil eines unverhältnismäßig großen Aufwandes. Um das Dilemma fehlender Genmutationssysteme zu umgehen, haben GABRIDGE u. LEGATOR (1969) den sog. Host-mediated assay entwickelt, indem sie Mutanten von Salmonella typhimurium in die Leibeshöhle von Mäusen injizierten, die Testsubstanz auf einem anderen Weg applizierten, die Mikroorganismen wieder aus der Leibeshöhle extrahierten und einem Genmutationstest unterwarfen. Dieser Test wurde inzwischen in vielfältiger Weise variiert (andere Mutanten, andere Mikroorganismen oder sogar Somazellen von Säugern als Indikatorzellen sowie andere Wirte bzw. menschliches Leberbiopsiematerial als entscheidende Stoffwechselkomponente). Der Vorteil all dieser Methoden ist, daß sie unter Berücksichtigung des Säugerstoffwechsels, ja sogar des menschlichen Leberstoffwechsels, die für Aktivierung und Inaktivierung der Testsubstanzen wichtig sind, relativ schnell arbeiten. Nachteilig ist jedoch, daß die Extrapolation auf entsprechende Ereignisse in Keimzellen von Säugern und Mensch immer unsicher bleiben muß[45].

---

[43] RÖHRBORN u. HANSMANN 1971. [44] HANSMANN u. RÖHRBORN 1973.
[45] Vgl. auch PROPPING et al. 1973.

	Host-mediated assay	Dominanter Letaltest	Zytogenetik
DIMETHYLNITROSAMIN	++	+	
DIÄTHYLNITROSAMIN	–	–	–
METHYLNITROSOHARNSTOFF	++	–	++
BUTYLNITROSOHARNSTOFF	++	–	++
ENDOXAN	+	++	++
TRENIMON	+	++	++
INH	+	–	?
AMETHOPTERIN	–	(+)	++
TRYPAFLAVIN	–	+	+

Abb. 13. Mutagenitätsbefunde in drei verschiedenen Testsystemen beim Laboratoriumssäuger (Untersuchungen aus unserem Institut)

Abgesehen von Fragen wie Metabolisierung im Stoffwechsel, Dosis-Effekt-Beziehungen, Speciesunterschieden, Applikationsweisen usw. sind zwei Aspekte von besonders großer praktischer Bedeutung:

1. Für die Testung selbst. Es gibt nicht *den* Mutationstest. Abb. 13 zeigt einige Befunde, die wir an Kleinsäugern (Maus, Ratte, chin. Hamster) in unserem Labor unter vergleichbaren Bedingungen gewonnen haben. Es zeigt sich deutlich, daß ein Test allein nicht ausreicht. Vielmehr ist auch beim Säuger zur Vermeidung falsch negativer Resultate eine geeignete Batterie von Testsystemen für die Mutagenitätsprüfung erforderlich.

2. Für die Prophylaxe. Vielfach wird man auf mutagene Pharmaka aus therapeutischen Gründen nicht verzichten können. In diesem Fall ist die Kenntnis der Stadiensensibilität besonders wichtig. Wirkt nämlich ein Stoff beispielsweise nur auf die postmeiotischen Stadien der Spermatogenese oder auf die unmittelbar präovulatorische Phase der Oogenese ein, so genügt eine zeitlich begrenzte Konzeptionsverhütung, um weitgehende Mutationsprophylaxe zu betreiben[46].

Bei richtiger Anwendung der bestehenden Methoden und bei Weiterentwicklung vor allem der Methoden zum Nachweis von Genmutationen und Nondisjunction-Prozessen sollte es möglich sein, der Induktion von Mutationen mehr und mehr vorzubeugen. Wir können zwar weder heute noch in naher Zukunft genau abschätzen, welcher Anteil der beobachteten Mutationen beim Menschen auf Umwelteinflüsse zurückzuführen ist. Dies geht schon allein aus den weiter oben skizzierten Methoden zum Mutationsnachweis beim Menschen hervor. Wir müssen uns aber dennoch klar darüber sein, daß ein Mutationsproblem für den Menschen existiert und daß es unsere Pflicht ist, den Mutationsdruck so niedrig wie möglich zu halten.

Literatur

Abbo, G., Norris, A., Zellweger, H.: Lysergic acid diethylamide (LSD-25) and chromosome breaks. Hum. Genet. **6**, 253—258 (1968).

Andreassen, M.: Haemophilie in Danmark. Kopenhagen: Munksgaard 1943.

Ayraud, N., Kermarec, J., Martinon, J.: Effects cytogénétiques des médicaments anticonvulsivants. A propos d'une observation d'anomalies transmises pendant la vie intra-utérine. Ann. Génét. **11**, 253—257 (1968).

[46] Röhrborn 1965, 1970.

BAUCHINGER, M., SCHMID, E.: Chromosomenanalysen in Zellkulturen des chinesischen Hamsters nach Applikation von Bleiacetat. Mutation Res. **14**, 95—100 (1972).

BAUCHINGER, M., SCHMID, E., PIEPER, M., ZÖLLNER, N.: Zytogenetische Wirkung von Cyclamat in menschlichen peripheren Lymphozyten in vivo. Dtsch. med. Wschr. **95**, 2220—2223 (1970).

BAUCHINGER, M., SCHMID, E., SCHMIDT, D.: Chromosomenanalyse bei Verkehrspolizisten mit erhöhter Bleilast. Mutations Res. **16**, 407—412 (1972).

BECKER, P. E., LENZ, F.: Nachtrag zur Arbeit: Zur Schätzung der Mutationsrate der Muskeldystrophien. Z. menschl. Vererb.- u. Konstit.-Lehre **33**, 463 (1956).

BELL, W. R., WHANG, J. J., CARBONE, P. P., BRECHER, G., BLOCK, J. B.: Cytogenetic and morphologic abnormalities in human bone marrow cells during cytosine arabinoside therapy. Blood **27**, 771—781 (1966).

BITTER, K., LENZ, W., (1963): Zit. nach F. VOGEL: Spontaneous mutation in man. In: Chemical mutagenesis in mammals and man (F. VOGEL, G. RÖHRBORN, Eds.). Berlin-Heidelberg-New York: Springer 1970.

BLANK, C. E.: Aperts' syndrome (a type of acrocephalosyndactyly). Observations on a British series of 39 cases. Ann. hum. Genet. **24**, 151 (1960).

BLYTH, A., PUGH, R. J.: Muscular dystrophy in childhood. The genetic aspect. Ann. hum. Genet. **23**, 127—163 (1959).

BOTTURA, C., FERRARI, J.: Endoreduplication in acute leukemia. Blood **21**, 207—212 (1963).

BOUÉ, J. G., BOUÉ, A.: Les aberrations chromosomiques dans les avortement spontanés humains. Presse méd. **14**, 635—641 (1970).

BOUÉ, J. G., BOUÉ, A., LAZAR, P.: Les aberrations chromosomiques dans les avortements. Ann. Génét. **10**, 179 (1967).

CARR, D. H.: Chromosomes after oral contraceptives. Lancet **1967 II**, 830—831.

CARR, D. H.: Chromosomal errors and development. Amer. J. Obstet. Gynec. **104**, 347—377 (1969).

CARR, D. H.: Chromosome abnormalities and spontaneous abortions. In: Human Population cytogenetics (JACOBS, P. A., PRICE, W. H., LAW, P., Eds.), p. 103—118. Edinburgh: University Press 1970.

COCHRAN, W. G., COX, G. M.: Experimental design, 2nd. Ed. New York-London: Academic Press 1957.

COHEN, M. M.: The investigation of various drugs with human chromosomes. Canad. J. Genet. Cytol. **9**, 1—24 (1969).

COHEN, M. M., HIRSCHHORN, K., FROSCH, W. A.: In vivo and in vitro chromosomal damage induced by LSD-25. New Engl. J. Med. **277**, 1043 (1967).

COHEN, M. M., HIRSCHHORN, K., FROSCH, W. A.: Cytogenetic effects of tranquilizing drugs in vivo and in vitro. J. Amer. med. Ass. **207**, 2425—2426 (1969).

CONEN, P. E., LANSKY, G. S.: Chromosome damage during nitrogen mustard therapy. Brit. med. J. **1961 I**, 1055—1057.

CROWE, F. W., SCHULL, W. J., NEEL, J. V.: A clinical, pathological and genetic study of multiple neurofibromatosis. Springfield, Ill.: Ch. C. Thomas 1956.

CZEIZEL, I. A., TRINK VAN BAO, SZABO, I., RUZICSKA, P.: Human chromosome aberrations in acute organic phosphorous acid ester (Pesticide) intoxication. Vortrag auf d. 3rd Ann. Meeting Environmental Mutagen Soc., European Branch, Uppsala 1973.

DALGAARD, O. Z.: Bilateral polycystic disease of the kidneys. Kopenhagen: Munksgaard 1957.

DATTA, P. K., FRIGGER, H., SCHLEIERMACHER, E.: The effect of chemical mutagens on the mitotic chromosomes of the mouse, in vivo. In: Chemical mutagenesis in mammals and man (VOGEL, F., RÖHRBORN, G., Eds.). Berlin-Heidelberg-New York: Springer 1970.

DE TONI, E., MASSIMO, L., VIANELLO, M. G., BRICARELLI, F. D.: Observation de cellules tétraploides et hétéroploides dans des cultures de leucocytes d'enfants soumis pendant leur vie foetal l'action de médicaments anticonvulsivants. Ann. Génét. **9**, 99—103 (1966).

DORRANCE, D., JANIGER, O., TEPLITZ, R. T.: In vivo effects of illicit hallucinogens on human lymphocyte chromosomes. J. Amer. med. Ass. **212**, 1488—1491 (1970).

EBERLE, P., LEUNER, H.: Chromosomendefekte bei Psilocybin-Patienten. Hum. Genet. **9**, 281—285 (1970).

ELVES, M. W., DUTTOO, A. F., ISRAELSTAM, C. G., WILKINSON, J. F.: Chromosome changes caused by 6-Azauridine during treatment of acute myeloblastic leukaemia. Brit. med. J. **1963 I**, 153—159.

EVANS, H. J., COURT BROWN, W. M., MCLEAN, A. S. (Eds.): Human radiation cytogenetics. Proc. Int. Symp. held in Edinburgh, 12—15 Oct., 1966. Amsterdam: North-Holland Publishing Co. 1967

FERREIRA, N. R., BUONICONTI, A.: Trisomy after colchicine therapy. Lancet **1968 II**, 1304.

FIALKOW, P. J.: Antoantibodies and chromosomal aberration. Lancet **1967 I**, 1106.

FIALKOW, J. P.: Thyroid antibodies, Down's syndrome and maternal age. Nature (Lond.) **214**, 1253—1254 (1967).

FRASER, 1963: Zit. nach W. LENZ: Medizinische Genetik. Stuttgart: Thieme 1970.

GABRIDGE, M. G., LEGATOR, M. S.: A host-mediated microbiological assay for the detection of mutagenic compounds (33666). Proc. Soc. exp. Biol. (N.Y.) **130**, 831—834 (1969).

GEBHART, E.: Chromosomenuntersuchungen bei Nuran-Therapie. Z. Kinderheilk. **111**, 109—117 (1971).

GEBHART, E.: Experimentelle Beiträge zum Problem der lokalen Achromasien (Gaps). Hum. Genet. **13**, 98—107 (1971).

GEBHART, E., SCHWANITZ, G., HARTWICH, G.: Zytogenetische Wirkung von Vincrystin auf menschliche Leucozyten in vivo und in vitro. Med. Klin. **64**, 2366—2371 (1969).

HALDANE, J. B. S.: The mutation rate of the gene for haemophilia and its segregation ratios in males and females. Ann. Eugen. (Lond.) **13**, 262—271 (1947).

HALDANE, J. B. S.: The rate of spontaneous mutations of a human gene. J. Genet. **31**, 317—326 (1935).

HAMERTON, J. L.: Human cytogenetics. New York-London: Academic Press 1971.

HANSMANN, J.: Einwirkung von Methotrexat auf die Oogenese der Maus. Dissertation Heidelberg 1973.

HANSMANN, J.: Chromosomenaberrationen: Häufigkeit, Ursachen und ihre Bedeutung für den Menschen. Landarzt, im Druck.

HANSMANN, J., RÖHRBORN, G.: Chromosome aberrations in preimplantation stages of mice after treatment with triazoquinone. Hum. Genet., im Druck 1973.

HERMANN, J.: Der Einfluß des Zeugungsalters auf die Mutation zu Hämophilie A. Hum. Genet. **3**, 1—16 (1966).

HERTIG, A. T., ROCK, J., ADAMS, E. C., MENKIN, M. C.: Thirty four fertilized human ova, good, bad and indifferent, revocered from 210 women of known fertility. Pediatrics **23**, 202—211 (1959).

HOLLAENDER, A. (Ed.): Chemical mutagens, Vol. I, II. New York-London: Plenum Press 1971.

HULTEN, M., LINDSTEN, J., LIDBERG, L., EKELUND, H.: Studies on mitotic and meiotic chromosomes in subjects exposed to LSD. Ann. Génét. **11**, 201—210 (1968).

HUNGERFORD, D. A., TAYLOR, K. M., SHAGASS, C., BADIE, G. U., BALABAN, G. B., PARON, G. R.: Cytogenetic effects of LSD-25 therapy in man. J. Amer. med. Ass. **206**, 2287—2291 (1968).

IKKALA, E.: Haemophilia: A study of its laboratory, clinical genetic and social aspects based on known haemophiliacs in Finnland. Helsinki: Vammala 1960.

IRWIN, S., EGOZCUE, J.: Chromosomal abnormalities in leukocytes from LSD-25 users. Science **157**, 313—314 (1967).

JACOBS, P. A.: Chromosome mutations: Frequency at birth in humans. Hum. Genet. **16**, 137—140 (1972).

JUDD, L. L., BRANDKAMP, W. W., MCGLOTHLIN, W. H.: Comparison of the chromosomal patterns obtained from groups of continued users, former users and non-users of LSD-25. Amer. J. Psychiat. **126**, 626—635 (1969).

KLEIN, 1958: Zit. nach VOGEL, F.: Spontaneous mutation in man. In: Chemical mutagenesis in mammals and man (VOGEL, F., RÖHRBORN, G., Eds.), p. 16—68. Berlin-Heidelberg-New York: Springer 1970.

KROGH-JENSEN, M.: Effect of azathioprine on the chromosome complement of human bone marrow cells. Int. J. Cancer **5**, 147—151 (1970).

KURTH, M.: Der Einfluß des elterlichen Kaffeegenusses auf das Geschlechtsverhältnis ihrer Kinder. Med. Dissertation, Heidelberg 1966.

LARSON, S. L.,, TITUS, J. L.: Chromosomes and abortions. Proc. Mayo Clin. **45**, 60—72 (1970).

LAZAR, P., GUEGUEN, S., BOUE, J., BOUE, A.: Sur la distribution des ages de 715 mères ayant eu un avortement spontané précoce. C. R. Acad. Sci. (Paris) **272**, 2852—2855 (1971).

LOUGHMAN, W. D., SARGENT, T. W., ISRAELSTAM, D. M.: Leukocytes of humans exposed to lysergic acid diethylamide: Lack of chromosomal damage. Science **158**, 508—510 (1967).

LYNAS, M. A.: Dystrophia myotonica with special reference to Northern Ireland. Ann. hum. Genet. **21**, 318 (1957).

LYNAS, M. A.: Marfan's syndrome in Northern Ireland, an account of thirteen families. Ann. hum. Genet. **22**, 289 (1958).

MATSUNAGA, E.: Parental age and sporadic retinoblastoma. Ann. Report **16**, 121—123 (1965).

MOLLENBACH, C. J.: Medfodte defekter i ojets indre hinder. Klinik og arvlighedsforhold. Kopenhagen: Munksgaard 1947.

MORCH, E. T.: Chondrodystrophic dwarfs in Denmark. Opera e domo biol. herd. hum. Univ. Hafn. 3. Kopenhagen: Munksgaard 1941.

MORTON, N. E., CHUNG, C. S.: Formal genetics of muscular dystrophy. Amer. J. hum. Genet. **11**, 360 (1959).

MURKEN, J. D.: Über multiple cartilaginäre Exostosen. Z. menschl. Vererb.- u. Konstit.-Lehre **36**, 469—505 (1963).

NEHER, J.: Experimentell und cytogenetische Untersuchungen zum Ablauf der prä- und periovulatorischen Phase der Oogenese und präimplantativen Embryogenese des chinesichen Hamsters (Cricetulus griseus). Diplomarbeit 1973.

NEUHÄUSER, G., SCHWANITZ, G., ROTT, H.-D.: Zur Frage mutagener und teratogener Wirkung von Antikonvulsiva. Fortschr. Med. 88, 819—820 (1970).

NICHOLS, W. W.: Relationships of viruses, chromosomes and carcinogenesis. Hereditas (Lund) **50**, 54—79 (1963).

NICHOLS, W. W.: The role of viruses in the ethiology of chromosomal abnormalities. Amer. J. hum. Genet. **18**, 81—92 (1966).

NIELSEN, J., FRIEDRICH, U., TSUBOI, T.: Chromosome abnormalities in patients treated with chlorpromazine, perphenazine, and lysergide. Brit. med. J. **1969 III**, 634—636.

PEDERSEN, B.: Chromosome aberrations in blood, bone marrow, and skin form a patient with acute leukemia treated with 6-mercaptopurin. Acta path. microbiol. scand. **61**, 261 (1964).

PENROSE, L. S.: Parental age and mutation. Lancet **1955 II**, 312.

PENROSE, L. S.: Mutation in man. Acta genet. (Basel) **6**, 169 (1956).

PROPPING, P., BUSELMAIER, W., RÖHRBORN, G.: Kritische Betrachtung über die intraanimale Kultur von Mikroorganismen, eine Methode zum Nachweis chemisch induzierter Mutationen. Arzneimittel-Forsch. **23**, 746—749 (1973).

REED, T. E., NEEL, A.: A genetic study of multiple polyposis of the colon with an appendix deriving a method of estimating relative fitness. Amer. J. hum. Genet. **7**, 236—263 (1955).

REISMAN, L. E., ZUELZER, W. W., MITANI, M.: Endoreduplication in a patient with acute monocytic leukemia. Lancet **1963 II**, 1038—1039.

RÖHRBORN, G.: Über mögliche mutagene Nebenwirkungen von Arzneimitteln beim Menschen. Hum. Genet. **1**, 205—231 (1965).

RÖHRBORN, G.: The activity of alkylating agents. I. Sensitive mutable stages in spermatogenesis and oogenesis. In: Chemical mutagenesis in mammal and man (VOGEL, F., RÖHRBORN, G., Eds.), p. 294—316. Berlin-Heidelberg-New York: Springer 1970.

RÖHRBORN, G.: Biochemical mechanisms of mutation. In: Chemical mutagenesis in mammals and man (VOGEL, F., RÖHRBORN, G., Eds.), p. 1—15. Berlin-Heidelberg-New York: Springer 1970.

RÖHRBORN, G.: The dominant lethal method and cytogenetic investigations of early cleavage stages. In: Chemical muttagenesis in mammals and man (VOGEL, F., RÖHRBORN, G., Eds.), p. 148—155. Berlin-Heidelberg-New York: Springer 1970.

RÖHRBORN, G.: Possibilities of routine in vivo mutagenicity testing in mammals. Arch. Toxikol. **28**, 120—128 (1971).

RÖHRBORN, G., BERRANG, H.: Dominant lethals in young female mice. Mutation Res. **4**, 231—233 (1967).

RÖHRBORN, G., HANSMANN, I.: Induced chromosome aberrations in unfertilized oocytes of mice. Hum. Genet. **13**, 184—198 (1971).

RÖHRBORN, G., KÜHN, O., HANSMANN, I., THON, K.: Induced chromosome aberrations in early embryogenesis of mice. Hum. Genet. **11**, 316—322 (1971).

ROMAN, I. C.: Rat and human chromosome studies after promazine medication. Brit. med. J. **1969 IV**, 172.

RUZICSKA, P., CZEIZEL, A.: Cytogenetic studies on mid-trimester abortuses. Hum. Genet. **10**, 273—297 (1970).

SCHMID, E., BAUCHINGER, M.: Chromosomenaberrationen in menschlichen peripheren Lymphozyten nach Endoxan-Stoß-Therapie gynäkologischer Tumoren. Dtsch. med. Wschr. **93**, 1149—1151 (1968).

SCHMID, E., BAUCHINGER, M.: Inter- und intrachromosomale Verteilung von cyclophosphamid-induzierten Chromosomendefekten beim Menschen. Mutation Res. **9**, 417—424 (1970).

SCHOLTE, P. J. L., SOBELS, F. H.: Sex ratio shifts among progeny from patients having received therapeutic X-radiation. Hum. Genet. **16**, 26—37 (1964).

SCHWANITZ, G., GEBHART, E.: Chromosomenaberrationen nach Myleran-Einwirkung. Ärztl. Prax. **20**, 2491 (1968).

SCHWANITZ, G., HARTWICH, G., BECKER, J.: Nachweis der Proliferation von Spenderzellen nach Knochenmarkstransfusion durch Chromosomenanalysen. Acta Genet. med. (Roma) **18**, 125—141 (1969).

SCHWANITZ, G., LEHNERT, G., GEBHART, G.: Chromosomenschäden bei beruflicher Bleibelastung. Dtsch. med. Wschr. **1970**, 1636—1647.

SHAW, M. W., FALLS, H. F., NEELS, J. V.: Congenital aniridia. Amer. J. hum. Genet. **12**, 4 (1960).

Sigler, A. T., Lilienfeld, A. M., Cohen, B. H., Westlake, J. E.: Radiation exposure in parents with mongolism (Down's syndrome). Bull. Johns Hopk. Hosp. **117**, 374 (1965)

Slatis, H. M.: Comments on the rate of mutation to chondrodystrophy in man. Amer. J. hum. Genet. **7**, 76 (1955).

Smars, G.: Osteogenesis imperfecta. Clinical, genetics epidemiological and socio-medical aspects. Stockholm: Svenska Bökforlaget 1961.

Sparkes, R. S., Melnyk, J., Bozzetti, L. P.: Chromosomal effect in vivo of exposure to lysergic acid diethylamide. Science **160**, 1343—1344 (1968).

Stenchever, M. A., Hempel, J. M., McIntyre, M. N.: Cytogenetic analysis of spontaneously aborted human fetuses. Obstet. and Gynec. **30**, 683—691 (1967).

Stephens, F. E., Tylor, F. H.: Studies in disorders of muscle. V. The inheritance of childhood progressive muscular dystrophy in 33 kindreds. Amer. J. hum. Genet. **3**, 11—125 (1951).

Stevenson, A. C.: Achondroplasia: An account of the condition in Northern Ireland. Amer. J. hum. Genet. **9**, 81—91 (1957).

Stevenson, A. C., Kerr, C. B.: On the distributions of frequencies of mutation to genes determining harmful traits in man. Mutation Res. **4**, 339—352 (1967).

Szulmann, A. E. (1964, 1965): Zit. nach Carr, D. H.: Chromosome abnormalities and spontaneous abortions. In: Human population cytogenetics (Jacobs, P. A., Price, W. H., Law, P., Eds.). Edinburgh: University Press 1970.

Thiede, H. A., Metcalfe, S.: Chromosomes and human pregnancy wastage. Amer. J. Obstet. Gynec. **96**, 1132—1138 (1966).

Tjio, J.-H., Pahnke, W. N., Kurland, A. A.: LSD and chromosomes. J. Amer. med. Ass. **210**, 849—856 (1969).

Tryan, T. J., Boddington, M. M., Spriggs, A. I.: Chromosomal abnormalities produced by folic acid antagonists. Brit. J. Derm. **77**, 541—555 (1965).

Tünte, W., Becker, P. E., Knorre, G. v.: Zur Genetik der myositis ossificans progressiva. Hum. Genet. **4**, 320—351 (1967).

Tünte, W., Lenz, W.: Zur Häufigkeit und Mutationsrate des Apert-Syndroms. Hum. Genet. **4**, 104—111 (1967).

Turpin, R., Lejeune, J., Rethore, M. O.: Etude de la decendance de sujets traités par radiothérapie pelvienne. Acta genet. (Basel) **6**, 204—216 (1956).

Uchida, I., Holunga, Lawler, R. C.: Maternal radiation and chromosomal aberrations. Lancet **1968 II**, 1045—1049.

Vogel, F.: Über Genetik und Mutationsrate der Retinoblastome (Glioma retinae). Z. menschl. Vererb.- u. Konstit.-Lehre **32**, 308—336 (1954).

Vogel, F.: Vergleichende Betrachtungen über die Mutationsrate der geschlechtsgebundenen rezessiven Hämophilieformen in der Schweiz und in Dänemark. Blut **1**, 91—109 (1955).

Vogel, F.: Modellvorstellungen zur spontanen Mutabilität beim Menschen. Berl. Med. **8**, 96—99 (1957).

Vogel, F.: Die spontane Mutabilität menschlicher Gene. Arch. Klaus-Stift. Vererb.-Forsch. **36**, 149—166 (1961).

Vogel, F.: Lehrbuch der allgemeinen Humangenetik. Berlin-Göttingen-Heidelberg: Springer 1961.

Vogel, F.: Sind die Mutationsraten für die X-chromosomal rezessiven Hämophilieformen in Keimzellen von Frauen niedriger als in Keimzellen von Männern? Hum. Genet. **1**, 253—363 (1965).

Vogel, F.: Point mutations and human haemoglobin variants. Hum. Genet. **8**, 1—26 (1969).

Vogel, F.: Spontaneous mutation in man. In: Chemical mutagenesis in mammals and man (Vogel, F., Röhrborn, G., Eds.). Berlin-Heidelberg-New York: Springer 1970.

Vogel, F.: Wie stark ist die theoretische Häufigkeit von Trisomie-Syndromen durch Verschiebung im Altersaufbau der Mutter zurückgegangen? Zool. Beitr., N.F. **13**, 451—462 (1967).

Vogel, F., Krüger, J., Kurth, J., Schroeder, T. M.: Über das Fehlen einer Beziehung zwischen dem Kaffeegenuß der Eltern und dem Geschlechtsverhältnis unter ihren Kindern. Hum. Genet. **2**, 119—132 (1966).

Vogel, F., Röhrborn, G. (Eds.): Chemical mutagenesis in mammals and man. Berlin-Heidelberg-New York: Springer 1970.

Vogel, F., Röhrborn, G.: Mutationsvorgänge bei der Entstehung von Hämoglobinvarianten. Hum. Genet. **1**, 635—650 (1965).

Vogel, F., Röhrborn, G., Schleier macher, E.: Chemisch-induzierte Mutationen bei Säuger und Mensch. Naturwissenschaften **58**, 131—141 (1971).

Voorhees, J. J., Janzen, M. K., Harrell, R., Chakrabart, S. G.: Cytogenetic evaluation of methotrexate-treated psoriatic patients. Arch. Derm. **100**, 169—274 (1969).

Walton, J. N.: On the inheritance of muscular dystrophy. Ann. hum. Genet. **20**, 1—38 (1955).

Whang-peng, J., Leventhal, B. G., Adamson, J. W., Perry, S.: The effect of Daunomycin on human cells in vivo and in vitro. Cancer (Philad.) **23**, 113—121 (1969).

Genetische Aspekte des Mißbildungsproblems

Von

W. FUHRMANN, Gießen

Mit 7 Abbildungen

A. Vorwort

Der Gegenstand dieses Kapitels ist schwer abgrenzbar. Es gibt keine allgemein verbindliche Feststellung, wo die Grenzen des Begriffs „Mißbildung" zu ziehen sind, und es ist kaum ein Gebiet der genetischen Forschung zu finden, das nicht Bedeutung für das Verständnis von Fehlern der Entwicklung hätte. Die Abgrenzung und Stoffauswahl für dieses Kapitel konnten daher nicht nach allgemeinen Gesichtspunkten erfolgen, sondern wurden ausschließlich im Hinblick auf die Stellung des Kapitels in diesem Handbuch getroffen. Der Mißbildungsbegriff wurde unter diesem Aspekt eng gefaßt und auf strukturelle Deformitäten eingeschränkt, die für ihren Träger erhebliche Abweichungen von der Norm darstellen und die bei der Geburt vorhanden sind, auch wenn sie vielleicht erst später erkannt werden. Nicht berücksichtigt werden damit geringe Abweichungen, die noch als Varianten der Norm aufgefaßt werden können, und Entwicklungsstörungen auf molekularer Ebene ohne deutliches anatomisches Substrat, die den erblichen Stoffwechselstörungen zugerechnet werden können.

Die allgemeinen Erbgrundlagen aller Funktionen des Organismus und damit auch der normalen Entwicklung werden in verschiedenen Teilaspekten in den anderen Kapiteln dieses Bandes behandelt. Es werden hier summarische Hinweise genügen. Desgleichen soll darauf verzichtet werden, die allgemeinen Grundlagen der embryonalen Entwicklung, der experimentellen Teratologie und der allgemeinen Teratologie zu wiederholen, da sie an anderer Stelle dieses Handbuchs (6. Band, 1. Teil) dargestellt werden.

Die besondere Gruppe von Mißbildungssyndromen und Entwicklungsstörungen, die durch Chromosomenaberrationen hervorgerufen werden, sind ebenfalls Gegenstand eigener Kapitel.

B. Einleitung

Vier Wege können uns dem Verständnis der Erbgrundlagen von Mißbildungen näher bringen:

1. Die Analyse der Genfunktion und ihrer Regulation bei den Vorgängen des Wachstums und der Zelldifferenzierung.
2. Das Studium der normalen und abnormen Morphogenese und der Organogenese bei vielzelligen Organismen.
3. Einzelbeobachtungen und Zuchtversuche beim Tier.
4. Die Analyse von Beobachtungen und empirischen Daten beim Menschen.

Diesen Ansätzen sind besondere Arbeitsmethoden zuzuordnen. Die Analyse der Genfunktion und der Regulation verdankt wesentliche Impulse dem Studium der sog. Molekularkrankheiten des Menschen, vor allem der Hämoglobinopathien; das Gros der Untersuchungen stammt aber aus der Bakterien- und Phagengenetik und ist mit einer Kombination von experimentell-genetischen und biochemischen Verfahren erarbeitet.

Auch das Problem der Morphogenese kann schon am Einzeller studiert werden, die wesentlichsten Beiträge wurden hier aber an frühen Entwicklungsstadien von niederen Vielzellern, Insekten, Amphibien und schließlich Säugerembryonen gewonnen. Grundlage ist die morphologisch-anatomische Beobachtung, oft verbunden mit Transplantationsexperimenten und mechanischen Eingriffen in die Keimesentwicklung. Als Ergänzung kann man Experimente hier anschließen, die mittels mechanischer, chemischer oder anderer äußerer Noxen eine gezielte Störung der Keimesentwicklung herbeiführen.

Während diese ersten beiden Arbeitsrichtungen Informationen über die Grundlagen der Entwicklung geben können, wie sie uns am Menschen bisher nicht zugänglich sind, gestattet nur die Auswertung von Beobachtungen von Mißbildungen beim Säuger und beim Menschen selbst eine Aussage über die Erbgrundlage der hier beobachteten Mißbildungen. Solche Aussagen können nur durch die Sammlung von Einzelbeobachtungen an menschlichen Embryonen und fehlgebildeten Früchten, durch systematische Erhebung und die Auswertung mittels statistischer und formalgenetischer Methoden gewonnen werden.

In diesem Kapitel sollen die ersten beiden Arbeitsrichtungen nur kurz und insofern berücksichtigt werden, wie sie unmittelbare Information für das Problem von Erbgrundlagen der menschlichen Mißbildungen liefern, das Hauptaugenmerk soll dagegen auf die Beobachtungen beim Menschen und eventuell informative analoge Beobachtungen beim Säuger gerichtet werden.

I. Untersuchungen über den Einfluß der Genfunktion und ihrer Regulation auf die Differenzierung

Auch der vielzellige Organismus beginnt sein Leben als Einzelzelle. In zahlreichen Teilungsschritten entstehen daraus ganz verschiedene Gewebe und Organe. Zellen, die aufgrund ihrer gemeinsamen Herkunft das gleiche genetische Material, die gleiche Information tragen, zeigen schließlich ganz unterschiedliche Funktionen. Dazu muß ein An- und Abschalten von Genaktivität stattfinden, das einem bestimmten Zeitplan folgt. Über die Art dieser Regulationen wissen wir kaum etwas. Vom Jacob-Monod-Modell der „negativen Regulation" abgeleitete Modelle (s. Beiträge 2 u. 3) stellen in diesem Zusammenhang kaum mehr als eine gedankliche Übung dar. Was wir über das Histon-System und die Bedeutung anderer Eiweiße des Zellkerns in diesem Zusammenhang wissen, ist eher noch weniger[1]. Die Mechanismen einer „positiven Kontrolle" der Translation durch Startsignale (Initiationsfaktoren) beginnen wir soeben erst bei Bakterien und Phagen zu entschlüsseln.

Zahlreiche Untersuchungen der letzten Jahre haben sich mit dem Stoffwechsel des Eies vor und unmittelbar nach der Befruchtung beschäftigt. Als Untersuchungsobjekt dienten in erster Linie Seeigeleier und Amphibieneier. Auch die Biochemie der frühen Entwicklungsstadien wurde vor allem an Amphibienkeimen untersucht (für zusammenfassende Darstellungen und Literatur s. u.a. Hsia 1968, Davidson 1968). Wichtige Einblicke konnten auch durch die Transplantation von Zellkernen gewonnen werden. Während alle diese Studien sehr viel zu unserem derzeitigen Verständnis der ersten Entwicklungsschritte und deren Biochemie

---

[1] Bonner u. Ts'o 1964, Bonner 1965, Reuck u. Knight 1966.

beigetragen haben, geben sie uns keine direkt verwertbare Information hinsichtlich der menschlichen Mißbildungen. Anders als das Seeigel- und das Amphibienei findet das befruchtete Säugetierei eine für seine Aufnahme und Ernährung vorbereitete Umgebung und geht sehr früh eine unmittelbare Verbindung mit dem mütterlichen Organismus ein. Sein Stoffwechsel unterscheidet sich deshalb in wesentlichen Punkten von dem eines nahrungsreichen Eies, das zur selbständigen Entwicklung bestimmt ist. Die in jüngster Zeit entwickelte Technik der Befruchtung von Säugetiereiern in vitro und die Beobachtung früher Stadien der Keimesentwicklung in Nährmedien versprechen in naher Zukunft weitere Informationen über die Differenzierungsvorgänge in dieser frühen Periode. Auch menschliche Keime konnten auf diese Weise schon bis zum 128-Zellenstadium in vitro am Leben erhalten werden, und es ist zu erwarten, daß das bald auch für längere Zeit gelingt[2]. Einige der erwähnten Probleme könnten an solchen Keimen untersucht werden.

Verschiedene Forscher vertreten die Auffassung, daß eine Befruchtung einer Eizelle, die nicht im Stadium optimaler Reife erfolgt, nicht nur zum Absterben der so gebildeten Zygote, sondern auch zu begrenzten Fehlbildungen führen kann. Vor allem eine verspätete Befruchtung bei sog. Überreife der Eizelle wird als Ursache von Entwicklungsstörungen betrachtet. Die ersten experimentellen Grundlagen dieser Auffassung stammten von Untersuchungen an Amphibien. WITSCHI (1952) zeigte beim braunen Frosch, daß eine Verzögerung der Besamung nach durch den Kopulationsvorgang ausgelöster Ovulation mit einer rasch zunehmenden Absterberate der Eier einhergeht. Er konnte darüber hinaus die Beobachtungen von BRIGGS (1941) bestätigen, daß sich aus einem Teil der verspätet befruchteten Eier Larven mit schweren Fehlbildungen entwickeln. Unter diesen waren besonders zu nennen: miteinander verwachsene Zwillinge, Acephalus und Anencephalus, Schlußstörungen des Neuralrohrs, Spina bifida, Fehlen oder Verdopplung der Extremitäten und Syndaktylie, Differenzierungsstörungen mit Tumorbildung, Entwicklungsstörungen der Gonaden bei sonst unauffälligen Tieren, Geschlechtsumkehr und Polyspermie.

Experimente an Säugern stützen die Annahme, daß Überreife des Eies auch hier als Grundlage einer Entwicklungsstörung in Betracht kommt. Solche Untersuchungen wurden durchgeführt an Meerschweinchen[3], Ratten[4], Kaninchen[5] und Schweinen[6]. Schon 1922 hat WITSCHI die Vermutung ausgesprochen, daß verspätete Befruchtung und Überreife des Eies beim Menschen die Ursache von frühem Absterben von Zygoten und Fehlentwicklung sein könnten. Diese Hypothese wurde später von anderen Autoren aufgegriffen[7]. BUTCHER u. FUGO (1967) zeigten, daß verspätete Ovulation zu größerer Häufigkeit von Chromosomenaberrationen führt. GERMAN (1968) stellte die Hypothese auf, daß Befruchtung zu einem späteren Zeitpunkt durch Überreife des Eies auch beim Menschen eine Ursache von Chromosomenaberrationen wäre und daß Befruchtung überreifer Eizellen infolge geringer Coitusfrequenz bei älteren Paaren häufiger sei. Er sah darin eine mögliche Erklärung der bekannten Abhängigkeit der Häufigkeit von Chromosomenanomalien vom Alter der Mutter. Den Schlüssen GERMANs widersprachen PENROSE u. BERG (1968) und MATSUNAGA u. MARUYAMA (1969) aufgrund eigener Daten und Berechnungen. Eine gute Zusammenstellung und Diskussion

---

[2] EDWARDS u. Mitarb. 1969, EDWARDS u. Mitarb. 1970, EDWARDS u. FOWLER 1970, STEPTOE u. Mitarb. 1971.

[3] BLANDAU u. YOUNG 1939, BLANDAU 1954.

[4] EVERETT u. SAWYER 1950, ODOR u. BLANDAU 1956, BRADEN 1959, FUGO u. BUTCHER 1966, 1970.

[5] CHANG 1952. [6] HUNTER 1967. [7] SHETTLES 1956, HERTIG 1965.

der Untersuchungen über verzögerte Befruchtung und an überreifen Eiern nachweisbare morphologische und biochemische Veränderungen gab WITSCHI (1970).

Es kann zwar keinesfalls ausgeschlossen werden, daß auch eine Mutation von in frühen Stadien der Eientwicklung aktiven Genen bereits die Grundlage für spätere Mißbildungen legen kann, wir haben aber zum gegenwärtigen Zeitpunkt nicht die Möglichkeit, das zu prüfen, und kennen auch kein Beispiel für einen Vorgang, der am einfachsten auf diese Weise zu erklären wäre.

II. Morphogenese und Organogenese

Die Untersuchungen der Morphogenese und Organogenese haben weit unmittelbarere Bedeutung für das Verständnis der pathologischen Entwicklung einzelner Strukturen und Organe. Die hier zu behandelnden Vorgänge können nicht unabhängig von der Differenzierung der Eizelle betrachtet werden, die oft die Voraussetzung für die erst später erkennbare Entwicklung der Form schafft. Wie früh die Determinierung bestimmter Keimbezirke zur Bildung bestimmter Organe und Organbezirke erfolgt, kann bisher nicht gesagt werden. Nach der Auffassung mancher Untersucher enthält bereits das Eicytoplasma Genprodukte mit Regulatorfunktion, deren Lokalisation in der befruchteten Eizelle die entstehenden Zellinien der Blastomeren determiniert. Diese ersten Determinanten des Entwicklungsprogramms wären demnach schon bei der Oogenese festgelegt. Für die Entstehung von Fehlbildungen, die mit dem Überleben bis zur Geburt vereinbar sind, wäre aber im allgemeinen erst eine Störung in einer weit späteren Phase in Betracht zu ziehen. Eine Möglichkeit für lokale Aberrationen könnte in einer somatischen Mutation einer Zelle liegen, die als Stammzelle für ein bestimmtes Keimareal dient oder jedenfalls wesentlich zur Entwicklung eines Kleimbezirks beiträgt, der später ein bestimmtes Organ bildet.

Grundlegende Untersuchungen über die normale Entwicklung des Amphibienkeims, vorwiegend mit den Methoden der Isolation von Keimteilen oder der Transplantation von Teilen des Keims an andere Stellen oder auf andere Keime, verdanken wir SPEMANN. Sie sind von SPEMANN 1936 zusammenfassend dargestellt und im größeren Rahmen im 6. Band, 1. Teil (1955) dieses Handbuchs von LEHMANN behandelt worden. Eine erneute Besprechung an dieser Stelle erübrigt sich, zumal es der von SPEMANN geübten und 1936 in seiner Schlußbemerkung noch einmal betonten weisen Beschränkung grob widerspräche, von diesen Befunden eine voreilige Extrapolation auf eine Entstehung menschlicher Fehlbildungen vornehmen zu wollen. STERN (1968) hebt die bemerkenswerte Tatsache hervor, daß weder SPEMANN noch auch WEISS (1939) in seiner umfassenden Darstellung der „Principles of development“ den Genbegriff einbeziehen oder das Wort Gen überhaupt benutzen.

Der Einfluß spezifischer, lokal wirkender Gene auf die Ausbildung regelmäßiger Muster und Strukturen wurde von mehreren Forschern an Drosophila untersucht, besondere Aufmerksamkeit fand dabei die Verteilung und Zahl der Borsten. Diese Untersuchungen schlugen in gewisser Weise eine Brücke zwischen den frühen Transplantationsexperimenten an Amphibien und der klassischen Genetik an einem Objekt, das genetisch besonders gut analysiert ist. Die Ergebnisse wurden von STERN (1968) zusammengefaßt. Das Ausbleiben der Borstenbildung an gewöhnlicher Stelle, die Bildung von Borsten an ungewöhnlicher Stelle, die Bildung von überzähligen Borsten und schließlich die Umformung von Beinen und Antennen unter dem Einfluß von Genen hat großes Interesse für das Verständnis von Entwicklungsvorgängen, kann aber kaum zu menschlichen Fehlbildungen in Analogie gesetzt werden. Über die hier entscheidenden Vorgänge benötigen wir Beobachtungen an menschlichen Keimen und Keimen von dem Menschen näher stehenden Tieren.

Ein gut untersuchtes Beispiel stellt hier die Mutation am T-Locus im Chromosom IX der Maus dar. Auf dieses Modell wurden schon in den Beiträgen von LEHMANN u. WERTHEMANN (6. Band, 1. Teil) hingewiesen. Die Entwicklungsstörung bei den Homozygoten betrifft die hintere Rumpfregion, die Lendenwirbelsäule, das Rückenmark und den Schwanz. Eine ausführliche Diskussion der Genetik dieses Genorts gab DUNN (1956). Wenigstens 13 verschiedene Mutanten mit ähnlicher Wirkung wurden in Laboratoriumsstämmen entdeckt und weitere 16 in Wildstämmen der Hausmaus. DUNN spricht von einem komplexen Locus und macht die vorläufige Annahme, daß es sich um Allele mit verwandter Wirkung aufgrund von Mutation an verschiedenen Stellen eines klassischen Gens handele. Die meisten dieser Allele sind im homozygoten Zustand letal. Die Häufigkeit solcher *t*-Allele in Wildtypenpopulationen deutet darauf hin, daß die Heterozygoten $(+/t)$ einen Selektionsvorteil besitzen. Einige Experimente scheinen diese Auffassung zu stützen. Das Modell gestattete zahlreiche Untersuchungen über die Art der Genwirkung auf Induktion und Organisation[8].

Ein anderes sehr interessantes Beispiel einer genbedingten Mißbildung bietet eine Mutation, die bei der Maus die Ausbildung der Niere verhindert[9]. Die normale Nierenbildung hängt von der zeitgerechten gegenseitigen Induktion der Ureterknospe und des metanephrogenen Mesenchyms ab. Beide Strukturen sind in dem betroffenen Embryonen nachweisbar. Experimentell konnte in der Organkultur bewiesen werden, daß die Induktions- und Reaktionskapazität beider Komponenten erhalten ist. Die Störung scheint in erster Linie die Synchronisation des Wachstums und der Entwicklung der beiden Komponenten zu betreffen. Wie GLUECKSOHN-WAELSCH hervorhebt, ist bisher kein Gen bekannt, das eine direkte Wirkung auf die embryonalen Induktionsvorgänge ausübt. Eher besteht die primäre Genwirkung in einer Verzögerung der Wachstums- und Differenzierungsvorgänge.

Ein anderer Mechanismus konnte bei einer erblichen Form der Phocomelie bei der Maus aufgedeckt werden: abnorme Aggregation von frühen Mesenchymzellen in der Extremitätenknospe. Im Hinblick auf die Bedeutung von Aggregationsvorgängen in den frühen Phasen der Entwicklung und deren Abhängigkeit von Eigenschaften der Zelloberflächen könnte hier ein Phänomen von genereller Bedeutung vorliegen[10].

III. Hinweise zur Genetik von Mißbildungen aus der experimentellen Teratologie

Ziel der experimentellen Teratologie ist es, durch definierte Eingriffe in die frühe Keimesentwicklung Einblick in den Zeitplan der Entwicklung, die Bedürfnisse des Embryos, die Reaktion auf äußere Störungen und mögliche Mechanismen für die Entstehung menschlicher Mißbildungen zu gewinnen. Frühe Untersucher arbeiteten in erster Linie mit Eiern und Keimen von Amphibien und Vögeln, seit den dreißiger Jahren steht jedoch zunehmend das Experiment am Kleinsäuger, insbesondere der Maus, der Ratte oder dem Kaninchen im Vordergrund. Selbstverständlich war es den Untersuchern bekannt, daß bestimmte Einzelgendefekte beim Tier regelmäßig zur Ausbildung von Mißbildungen führen können,

[8] WAELSCH 1954, GLUECKSOHN-WAELSCH 1962, 1963.
[9] GLUECKSON-WAELSCH 1963, dort auch weitere Literatur.
[10] GLUECKSOHN-WAELSCH 1963.

darüber hinaus aber schenkte man dem Genotyp der für das Experiment verwandten Tiere wenig Beachtung. Inzwischen haben sich die Hinweise dafür gehäuft, daß auch, abgesehen von der Wirkung bestimmter, stark wirksamer Einzelgene, sowohl der Genotyp der Mutter wie der des Feten für das Ergebnis eines teratologischen Versuchs entscheidend sein können. So sind offensichtlich genotypisch bedingte Unterschiede dafür verantwortlich, daß verschiedene Species sehr unterschiedlich auf eine gleichartige, gegebenenfalls zeitgerecht verschobene Behandlung in der Entwicklungsperiode reagieren. Es gelingt z.B. leicht durch Behandlung mit Cortison bei Mäuse- oder Kaninchenembryonen Gaumenspalten zu erzeugen, während die gleiche Behandlung bei Ratten nicht zur Fehlbildung führt (vgl. u.a. Fraser 1965, 1968). Thalidomid, das beim Menschen schon in kleinen Dosen schwere Fehlbildungen hervorruft[11] und auch beim Affen hoch wirksam ist[12], ist bei der Maus und der Ratte wenig oder gar nicht teratogen und führt beim Kaninchen nur in bestimmten Stämmen und in hohen Dosen oder nach besonderer Vorbehandlung zu Mißbildungen[13]. Von größerem Interesse noch als Unterschiede zwischen Species sind Unterschiede zwischen Individuen der gleichen Art. Um diese Variabilität zu kontrollieren, benutzt man heute Inzuchtstämme, die durch lange fortgesetzte Geschwisterkreuzung genetisch weitgehend homogen gemacht wurden; sie sind an fast allen Genorten homozygot. Die dadurch erreichte Einheitlichkeit des Genotyps bedeutet nicht notwendigerweise, daß die Tiere auch phänotypisch gleich sind. Homozygotie geht im Gegenteil oft mit einer größeren (exogen bedingten) Variabilität quantitativer Merkmale einher[14]. Betrachtet man das spontane Auftreten von Mißbildungen in einer Population von Inzuchtstämmen, so zeigt sich, daß bestimmte Mißbildungen mit einer für bestimmte Stämme charakteristischen Häufigkeit auftreten[15]. Es ist das am besten dadurch zu erklären, daß die genetische Ausstattung des betreffenden Stammes eine spezifische Prädisposition bedingt, die unter der Einwirkung ungerichteter „Mikrotraumen" der Umwelt bevorzugt zu den betreffenden Fehlbildungen führt. Ein aus genetischen Gründen labiler Entwicklungsschritt ist besonders leicht störbar. Das erwartete Ergebnis eines teratologischen Experiments wäre eine besondere Steigerung der Incidenz gerade dieser, spontan bereits häufigen Mißbildung. Die Ergebnisse zahlreicher Versuche entsprechen dieser Erwartung[16].

Die Behandlung trächtiger Mäuse mit Cortison (4mal täglich 2,5 mg, beginnend mit dem 4. Tag der Trächtigkeit) führt beim Stamm A/J mit Regelmäßigkeit bei allen Embryonen zur Ausbildung von Gaumenspalten, beim Stamm CBA tritt diese Mißbildung nach gleicher Behandlung nur bei 12% der Embryonen in Erscheinung. Die Inzuchtstämme C57BL, C3H und DBA nehmen mit einer Häufigkeit der Gaumenspalten von 19%, 68% und 92% eine Stellung zwischen den beiden Extremen ein. Im Kreuzungsversuch (s. Tabelle 1) läßt sich zeigen, daß die Nachkommen der F_1-Generation eine Zwischenstellung zwischen den Inzuchtstämmen einnehmen, aus denen die Elterntiere genommen wurden. Dabei spielt es im Falle der Kreuzung CBA/A keine Rolle, ob das Muttertier oder das Vatertier dem Inzuchtstamm mit höherer oder niederer Mißbildungsfrequenz angehört. Es ist demnach in diesem Fall der Genotyp des Feten, nicht der der Mutter für die Empfindlichkeit gegenüber der Behandlung maßgebend. Bei der Kreuzung C3H/CBA dagegen ist offensichtlich auch der Genotyp der Mutter von Bedeutung. Wie die Tabelle 1 erkennen läßt, war jedoch im Kreuzungsversuch

---

11 Lenz 1962, Lenz u. Knapp 1962, Lenz 1969.
12 Delahunt u. Lassen 1964.
13 Somers 1963, Loosli u. Theiss 1964, Heine u. Mitarb. 1964a u. b.
14 Goldschmidt u. Mitarb. 1951, Goldstein u. Mitarb. 1963, Fraser 1965.
15 Siller 1958, Fraser 1965, Kalter 1968.
16 Runner 1954, 1959, 1965.

Tabelle 1. Häufigkeit von cortisoninduzierten Gaumenspalten bei Nachkommen in Inzuchtstämmen und in reziproken Kreuzungen. (Nach KALTER 1965)

Kreuzung ♀	Kreuzung ♂	Prozent der Nachkommen mit Gaumenspalte
A	A	100
A	C57BL	44
C57BL	A	3
C57BL	C57BL	19
A	A	100 (100)[a]
A	C3H	54 (12)
C3H	A	86 (44)
C3H	C3H	68 (36)
A	A	100
A	CBA	25
CBA	A	20
CBA	CBA	12
C3H	C3H	68
C3H	CBA	47
CBA	C3H	29
CBA	CBA	12

[a] In Klammer andere Versuchsreihe, LOEVY 1963.

die Häufigkeit der Spaltbildung bei den Nachkommen nicht dann höher, wenn die Mutter aus dem Stamm mit höherer Frequenz genommen wurde, sondern gerade im umgekehrten Fall, wenn der Vater aus dem Stamm mit höherem Mißbildungsincidenz, die Mutter aber aus dem Stamm mit geringerer Spalthäufigkeit kam.

Fetale und maternale Einflüsse sind im Einzelfall nicht zu differenzieren, und so ist es zu verstehen, wenn KALTER (1965) die Auffassung vertritt, daß das Ergebnis des teratologischen Experiments von der Erbstruktur des „materno-fetalen" Organismus als Einheit abhängt. Exakter muß man wohl sagen, daß der Genotyp der Mutter, der Genotyp des Feten und die Interaktion zwischen beiden entscheidend sind.

Die Situation wird weiter kompliziert, wenn wir nicht die Häufigkeit nur einer besonderen Mißbildung betrachten. Die Tabelle 2 zeigt die Häufigkeit von Mißbildungen bei Inzuchtstämmen und deren Kreuzungsprodukten nach Behandlung mit einer Riboflavin-Mangel-Diät unter Zugabe des Riboflavinantagonisten Galaktoflavin (nach KALTER 1965). Wieder zeigt sich die unterschiedliche Reaktion der Tiere aus verschiedenen Inzuchtstämmen und aus verschiedenen Kreuzungen. Analysiert man die einzelnen Mißbildungen weiter, so wird erkennbar, daß die verschiedenen Mißbildungen eine charakteristische Häufigkeitsverteilung aufweisen (Tabelle 3). Dabei läßt die Empfindlichkeit eines Stammes oder Kreuzungstyps für eine bestimmte Fehlbildung keinen Schluß auf die Reaktionsweise hinsichtlich einer anderen Fehlbildung zu.

Vergleicht man Inzuchtstämme hinsichtlich ihrer Empfindlichkeit auf verschiedene Teratogene, so zeigt sich auch hier unterschiedliches Verhalten. In der Tabelle 4 ist die Häufigkeit von Gaumenspalten nach Behandlung mit Cortison und Galaktoflavin bei drei Inzuchtstämmen gegenübergestellt. Daraus geht klar hervor, daß die Feststellung einer genetisch bedingten Prädisposition für eine

Tabelle 2. Häufigkeit Galaktoflavin-induzierter angeborener Mißbildungen

Kreuzung (♀ × ♂)	Gesamtzahl der Jungen	Mißgebildet %	Mittlere Zahl der Fehlbildungen pro abnormes Junges	Prozent der abnormen Jungen mit 1 Defekt	2 Defekten	>2 Defekten
A × A	191	90	3,8	11	19	70
B × B	163	38	1,5	69	18	13
D × D	178	90	6,1	10	6	84
A × B	160	61	1,7	73	12	15
B × A	120	24	1,3	69	31	0
A × D	198	48	1,9	42	43	15
D × A	172	72	3,8	26	14	60
B × D	115	31	2,8	39	19	42
D × B	89	81	4,4	17	11	72
AB × A	158	46	1,8	44	38	18
AB × B	175	30	1,5	74	9	17
AD × A	126	72	2,2	38	32	30
AD × D	148	52	2,5	38	26	36
BD × B	204	12	1,6	58	25	17
BD × D	196	35	2,2	38	28	34
AB × AB	219	30	1,4	69	23	8
AD × AD	147	56	2,1	42	30	28
BD × BD	209	24	1,6	68	16	16

Tabelle 3. Häufigkeit von bestimmten durch Galaktoflavin induzierten Fehlbildungen (in Prozent). (Nach KALTER 1965)

Kreuzung ×	Zahl der Würfe	Gesamtzahl der Nachkommen	Syndaktylie der Zehen	Syndaktylie der Finger	Verkrümmung der Hand	Klumpfuß	Armverkürzung	„offene Augen"	Gaumenspalte	Brachygnathie	Hirnfehlbildung	Fehlen des Oesophagus
A × A	22	191	80	20	40	2	14	22	3	1	80	54
B × B	21	163	29	0	5	2	0	6	0	1	5	2
D × D	23	178	56	4	75	41	56	17	61	36	84	78
A × B	21	160	51	2	6	2	6	1	1	1	19	12
B × A	21	120	21	0	0	1	0	0	1	0	2	5
A × D	26	198	40	2	2	1	1	2	1	0	8	28
D × A	22	172	40	8	37	8	16	10	12	6	55	57
B × D	20	115	16	4	6	6	4	8	5	3	16	10
D × B	23	89	45	3	49	16	34	18	36	14	21	73
AB × A	22	158	32	1	3	1	0	1	0	0	22	23
AB × B	23	175	21	1	5	0	0	0	0	0	11	7
AD × A	20	126	48	1	11	2	3	2	3	5	30	47
AD × D	20	148	10	1	16	3	4	2	11	14	29	37
BD × B	23	204	1	0	0	1	0	2	0	2	7	2
BD × D	23	196	1	0	3	6	0	3	12	14	24	12
AB × AB	30	219	23	0	2	0	0	0	0	0	13	4
AD × AD	19	147	8	1	5	1	2	1	5	10	52	33
BD × BD	26	209	3	1	4	0	0	2	0	0	22	2
	405	2968										

Tabelle 4. Teratogene Wirkung von Galaktoflavin im Vergleich zu Cortison bei der Maus. (Nach KALTER 1965)

Stamm	Prozent der Nachkommen mit Gaumenspalten	
	nach Galactoflavin	nach Cortison
A/J	3	100
C57BL	0	19
DBA	61	92

spezielle Mißbildung bei einer bestimmten Behandlung nicht notwendig darauf schließen läßt, daß beim gleichen Stamm die gleiche Prädisposition auch bei einer anderen teratogen wirksamen Behandlung erkennbar wird.

Ähnliche Ergebnisse liegen auch von Untersuchungen an Ratten und an anderen Species vor. Insgesamt gesehen zeigen sie, daß die Auswirkungen jedes experimentellen Eingriffs in die Keimesentwicklung — und deshalb auch wahrscheinlich jeder exogenen Noxe in der Schwangerschaft — entscheidend von der genetischen Konstitution der Mutter und der des Feten beeinflußt werden. Dieser Einfluß kann in Einzelfällen auf einzelne, stark wirkende Gene zurückgeführt werden, wie das später noch z.B. bei den Stoffwechselstörungen besprochen werden wird; er ist aber im allgemeinen in einem komplexen Zusammenspiel zahlreicher Gene begründet, d.h. er ist polygen oder multifaktoriell genetisch bedingt. Das Zusammenspiel der Anlagen mit den Umgebungsfaktoren kann in sehr verschiedener Weise gestört werden, jedoch gibt es anscheinend auch eine Tendenz zur Bewahrung des ursprünglichen Entwicklungsplans, die WADDINGTON (1942, 1957) als „Canalization of development“ umschrieb und mit zahlreichen Beispielen und Modellen erläuterte. Andere Autoren bevorzugen für ganz ähnliche Vorstellungen den Begriff einer Homöostase der Entwicklung. Die Grundlagen dieser Phänomene blieben aber bisher ungenügend geklärt.

Zur Vermeidung von Mißverständnissen sei betont, daß die hier notwendige Betonung der Bedeutung genetischer Grundlagen für die Reaktion des Feten in keiner Weise im Widerspruch dazu steht, daß die Wirkung äußerer Eingriffe in die Keimesentwicklung entscheidend vom Zeitpunkt und der Art der Noxe abhängen. Im speziellen Fall können diese Effekte so stark sein, daß daneben die genetische Variation der Reaktionsbereitschaft nicht mehr erkennbar wird.

IV. „Spontanes“ Auftreten von Mißbildungen beim Tier

Versteht man unter spontan aufgetretenen Mißbildungen solche, die nicht auf einen gezielten teratologischen Eingriff und auch nicht auf eine bekannte exogene schädliche Einwirkung während der Schwangerschaft zurückzuführen sind, so kennen wir beim Tier (wie beim Menschen) zahlreiche Beobachtungen von Fehlentwicklungen, die der eingangs gegebenen Definition einer Mißbildung entsprechen und für die einfacher Mendelscher Erbgang gesichert erscheint. Hierzu gehören generalisierte Fehlbildungen des Skelets, wie z.B. bei der Achondroplasie, ebenso wie ganz spezielle Fehlbildungen einzelner Glieder und schließlich auch Mißbildungen, die nur in bestimmten gut dokumentierten Einzelbeobachtungen eindeutig Mendelschem Erbgang folgten. Eine Aufzählung solcher Beispiele verbietet sich hier, sie wäre Gegenstand einer speziellen Pathologie oder Genetik. Solche Beobachtungen beim Tier sind von großem Interesse, einmal, weil wir hier durch den Zuchtversuch den Erbgang klar beweisen können und sich Rückschlüsse auf mögliche ähnliche Situationen beim Menschen ergeben, zum zweiten aber, weil man so an einem Modell und an einer größeren Anzahl von Embryonen die Entwicklungsmechanik einer Mißbildung bei dem Menschen näherstehenden Säugern studieren kann. Diese Untersuchungsmöglichkeit wurde bisher nur in wenigen Fällen systematisch genutzt. Die genetische Analyse solcher Beobachtungen folgt den in den vorhergehenden Kapiteln über allgemeine Genetik und Formalgenetik niedergelegten Regeln.

Der Nachweis einfachen Mendelschen Erbgangs beweist, daß ursächlich der Ausfall oder die Veränderung eines bestimmten Genprodukts angenommen werden muß, am Anfang einer solchen Fehlbildung also ein bestimmter biochemisch faßbarer Defekt stehen muß. Bisher konnte die Analyse in keinem Fall zu dieser letzten Stufe vorgetrieben werden. Die Tatsache, daß eine formal gleiche Fehlbildung einmal als Folge eines Einzelgendefekts auftreten kann, das andere Mal — und zwar in der Mehrzahl der Fälle — aber keinem einfachen Erbgang folgt, zeigt, daß neben diesem bestimmten Gendefekt auch andere äußere Störungen oder kompliziertere Zusammenwirken verschiedener Gene das gleiche Endresultat bewirken können. Bei sporadischen Fällen ist die Entscheidung zwischen den letztgenannten Alternativen im Einzelfall oft nicht möglich; zeigt jedoch eine genetisch abgegrenzte Population unter gleichen äußeren Bedingungen regelmäßig eine höhere oder niedere Frequenz einer bestimmten Fehlbildung als eine andere Population, so muß die Mitwirkung genetischer Faktoren angenommen und erklärt werden. Eine solche Situation kann im Tierversuch durch den Vergleich von verschiedenen Inzuchtstämmen unter exakt gleichen Haltungsbedingungen künstlich geschaffen werden. Im Kreuzungsversuch läßt sich dann prüfen, ob ein einzelnes Gen für die unterschiedliche Incidenz einer Mißbildung verantwortlich zu machen ist. Weichen die gefundenen Zahlen erheblich von der Erwartung ab, so ist es selten sinnvoll, sie etwa mittels der Annahme unvollständiger Penetranz dem (falsch gewählten) Modell anpassen zu wollen. Sehr viel wahrscheinlicher ist dann das Vorliegen eines multifaktoriellen Erbgangs. In einfachster Form kann man diesen als einfach additiven Effekt einer Anzahl identisch wirkender Gene erklären (s. S. 196 ff.). Die Verteilung der verschiedenen Genotypen in der Bevölkerung entspricht dann einer Glockenkurve, ähnlich der Normalverteilung. Bei quantitativen Merkmalen wie etwa der Körpergröße kann diese Verteilung direkt im Phänotyp erkennbar sein, bei Fehlbildungen haben wir dagegen die Alternative normal oder fehlgebildet vor uns. Diesem sichtbaren alternativ verteilten Merkmal kann aber eine kontinuierlich verteilte Variable zugrunde liegen. Ein Schwellenwert entscheidet über die Ausprägung.

Dieses Prinzip bildet die Grundlage des von GRÜNEBERG (1952) als „quasikontinuierliche Variation“ bezeichneten Verhaltens. Von den verschiedenen von GRÜNEBERG in dieser Hinsicht analysierten Merkmalen sei hier das bekannteste Beispiel angeführt: GRÜNEBERG fand, daß beim Mäuseinzuchtstamm CBA der dritte Molar mit einer Häufigkeit von 18% fehlte. Im Stamm C57BL dagegen fehlte er praktisch nie. Kreuzungen zeigten, daß trotz der alternativen Verteilung kein einfacher Erbgang vorlag. Die weitere Analyse erbrachte den Hinweis, daß der dritte Molar der Tiere des Stammes CBA, wenn überhaupt vorhanden, im Durchschnitt wesentlich kleiner war als beim Stamm C57BL (Abb. 1). Es ließ sich weiter zeigen, daß die Zahngröße mit der Wurfzahl abnahm und gleichzeitig mit zunehmender Häufigkeit Zähne fehlten. In gleicher Weise waren andere mütterliche Umweltfaktoren für die Variabilität der Zahngröße verantwortlich und entschieden darüber, ob eine gewisse Größe der Zahnanlage unterschritten wurde, unter der es zu keiner Zahnentwicklung mehr kam.

Unter den Bedingungen der Inzucht war die Variabilität nur durch äußere Einflüsse (einschließlich der nicht genetischen mütterlichen Faktoren) zu erklären,

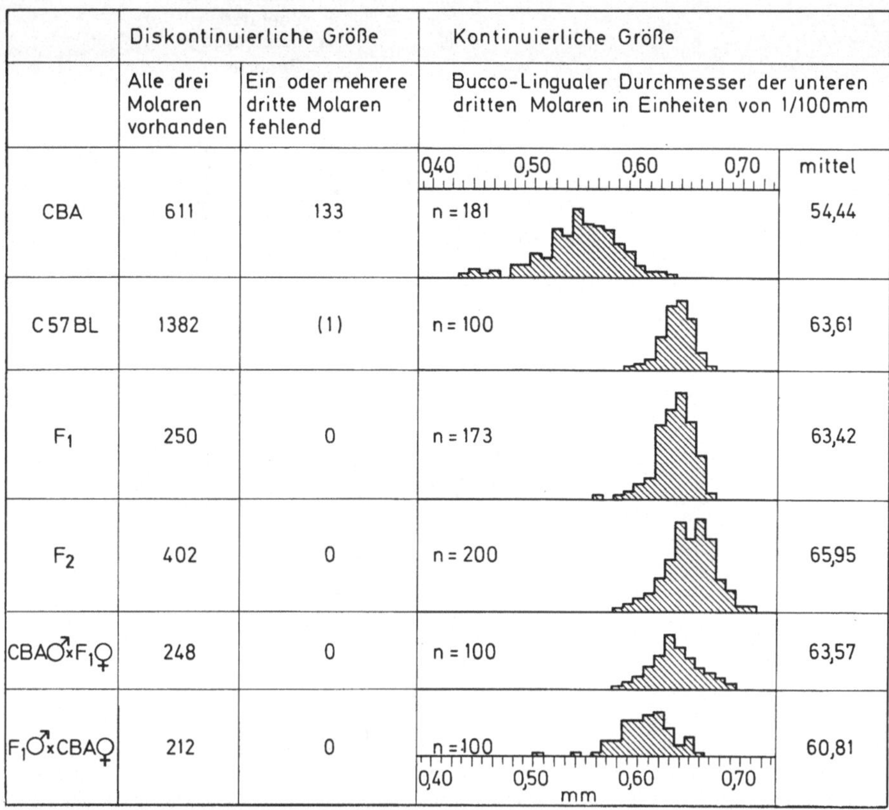

Abb. 1. Beziehung zwischen der Größe der dritten Molaren zur Häufigkeit des Fehlens der dritten Molaren bei verschiedenen Inzuchtstämmen der Maus. (Nach GRÜNEBERG 1963)

in einer genetisch uneinheitlichen Population wäre entsprechend die durch die Verteilung der Genotypen im multifaktoriellen System bedingte Variabilität von größerer Bedeutung. Hier läßt sich die Schwelle durch die Zahl der die Entwicklungsstörung begünstigenden Gene definieren. Dieses Modell des multifaktoriellen Erbgangs mit Schwellenwerteffekt ist beim Menschen direkt analysiert worden und soll deshalb im Zusammenhang mit den Mißbildungen später genauer besprochen werden. Eine allgemeine Besprechung ist bereits im Beitrag 3, S. 196 ff. erfolgt. Man kann ein solches System entweder so auffassen, daß alle Genotypen jenseits einer bestimmten Schwelle (,,Gendosis“) unabhängig von Umweltfaktoren das betreffende Merkmal manifestieren, oder aber derart, daß der Genotyp nur eine Prädisposition schafft, die jenseits einer Schwelle das Risiko scharf, linear oder auch exponentiell ansteigen läßt. Es würde sich in jedem Fall populationsgenetisch die Frage ergeben, ob die beobachtete Häufigkeit in diesem Sinne ungünstiger Gene als zufällig und mit den Selektionsvorgängen vereinbar erklärt werden kann. Diese Frage quantitativ zu bearbeiten ist bisher nicht möglich, da uns die Grundkenntnisse für ein realistisches Modell fehlen.

Eine andere Erklärung bietet LERNERS Konzept der ,,Phänodevianten“ an. LERNER (1954) geht davon aus, daß normale Entwicklungsprozesse von polygenen Systemen gesteuert werden. Er nimmt ferner an, daß an den verschiedenen Genorten verschiedene allele Gene mit quantitativ verschiedener Funktion möglich

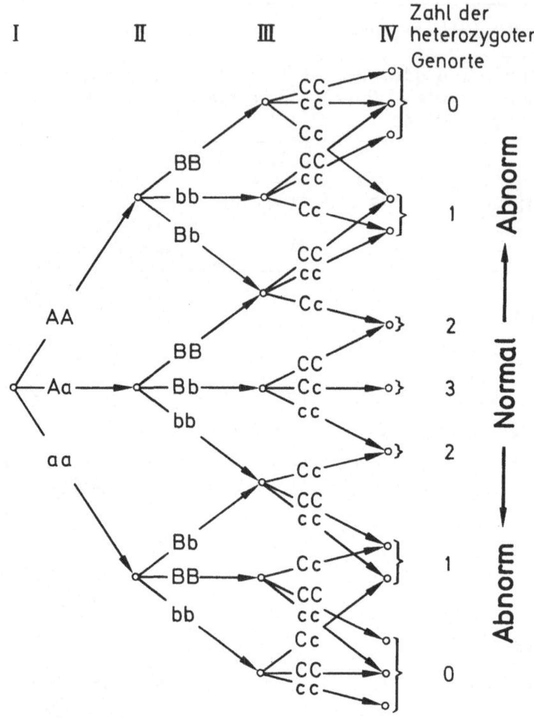

Abb. 2. Unspezifische Kontrolle der Pufferung durch heterozygote Genpaare. Römische Zahlen charakterisieren Entwicklungsstadien, zwischen denen die Genprodukte der Loci Aa, Bb, Cc wirksam werden. Die Pfeile stellen Entwicklungswege dar, denen die jeweiligen Genotypen folgen. Ganz rechts ist der Bereich gekennzeichnet, in dem es zur Ausbildung eines normalen Phänotyps kommt. (Nach LERNER 1954)

sind und daß generell der heterozygote Zustand eine größere Anpassungsfähigkeit bietet. Der ideale Zustand bestmöglicher „Pufferung" des Systems ist bei einem hohen Grad von Heterozygotie gegeben. Das System ist dann „homoiostatisch". Zunahme des Homozygotiegrades, d.h. der Zahl der Genorte, die homozygot sind, führt zur Abnahme der Pufferungsfähigkeit, zur Abweichung von der Norm, zur Anfälligkeit gegenüber minimalen Abweichungen vom günstigsten Entwicklungsmilieu und damit unter Umständen zur Fehlbildung. Die Abb. 2 gibt ein von LERNER zur Erläuterung gegebenes Schema wieder. Es ist angenommen, daß die an der Entwicklung eines Merkmals beteiligten Gene nicht additiv wirken, der Beitrag jedes Genorts hängt vom übrigen Genotyp ab. Der erkennbare Phänotyp spiegelt im Endergebnis die Wirkung der Gesamtheit der beteiligten Gene, nicht die Wirkung individueller Genpaare wider. Heterozygotie an allen drei Loci entspräche der Norm, dem günstigsten Mitteltyp mit bester Anpassungsfähigkeit. Homozygotie an einem beliebigen der beteiligten Loci führte zu geringer Imbalance, die aber in der Entwicklung noch ausgeglichen werden könnte, weitere Homozygotie führte schließlich zu einer nicht mehr kompensierbaren Abweichung, zur Fehlentwicklung.

Dieses Konzept ist nicht auf Mißbildungen beschränkt. Es postuliert, daß das Auftreten von Individuen, deren Phänotyp grob von der Norm abweicht („Phänodevianten") aus rein genetischen Gründen in einem gewissen Prozentsatz zu erwarten ist. Es ist das der Preis, den die Bevölkerung für die Erhaltung ihrer Anpassungsfähigkeit zu zahlen hat. Die mit der Inzucht bewirkte Zunahme des Homozygotiegrades per se sei damit unmittelbar für das bekannte Phänomen des Widerstandsverlustes der Inzuchtstämme und auch des häufigeren Auftretens von Entwicklungsstörungen bei solchen Stämmen verantwortlich. Dieses Konzept wurde von LERNER mit zahlreichen Beobachtungen aus der Tierzucht untermauert. Es läßt sich letzten Endes bisher nicht beweisen und auch nicht widerlegen.

Ein recht gutes Beispiel für das Auftreten von Mißbildungen in ingezüchteten Populationen, das in seinem Verhalten gut mit LERNERs Hypothesen erklärt werden kann, stellen SILLERs (1958) Beobachtungen an Hühnern dar. Beim Arbeiten mit stark ingezüchteten Stämmen von „Brown-Leghorn"-Hühnern konnte der Autor unter 613 untersuchten Hühnern 288 Tiere mit Ventrikelseptumdefekten finden. Davon waren 34% große Defekte, 56% kleine Defekte (entsprechend etwa dem „Morbus Roger" beim Menschen) und 9% noch nachweisbare, aber sekundär geschlossene Defekte. 96% der Tiere mit Herzfehlbildungen stammten aus drei von acht untersuchten Stämmen. Ein Stamm zeigte eine Häufigkeit von angeborenen Herzfehlern von 84,2%, ein anderer von 49,5% und ein dritter von 31,4%. In drei weiteren Stämmen traten dagegen Scheidewanddefekte nur in 5,9%, 5,0% und 3,6% auf. Kreuzungsversuche der Stämme untereinander führten bei der Kreuzung zweier Stämme mit geringer Defekthäufigkeit zum Fehlen der Mißbildung in der F_1-Generation. Kreuzung zwischen einem Stamm hoher Mißbildungsfrequenz und einem solchen niederer Frequenz führte zu einer deutlichen Erniedrigung der Mißbildungsrate, aber auch die Kreuzung zweier Stämme mit hoher Mißbildungsfrequenz untereinander führte zu einer F_1-Generation mit stark verminderter Frequenz von Scheidewanddefekten. Diese Befunde sind am besten mit der Annahme eines komplexeren, polygenen Vererbungsmechanismus nach Art des von LERNER vorgeschlagenen Modells zu erklären.

Im Hinblick auf menschliche Mißbildungen wurde LERNERs Konzept von NEEL (1958), FUHRMANN (1961, 1962) und SCHULL u. NEEL (1965) diskutiert. Von MORTON u. Mitarb. (1967) wurde es scharf abgelehnt.

V. Beobachtungen beim Menschen

1. Häufigkeit

a) Aborte und Letalfaktoren

Versucht man zu einem Urteil über die Häufigkeit menschlicher Mißbildungen zu gelangen, so muß man sich darüber klar sein, daß selbst eine exakte Erfassung aller mißgebildeten Neugeborenen nur einen kleinen Ausschnitt der tatsächlich fehlgebildeten Früchte registrieren kann, nämlich den Anteil, der bis zur Geburt überlebt. Eine unbekannte Anzahl von Zygoten gelangt wegen früher Entwicklungsstörungen nicht über die ersten Teilungsstadien hinaus oder gelangt nicht zur Implantation. Nach HERTIG u. Mitarb. (1956) sind etwa 40% der im Alter von 2—17 Tagen untersuchten befruchteten menschlichen Eier abnormal. Auch nach Implantation und feststellbarer Schwangerschaft geht ein großer Teil von Früchten durch Spontanaborte verloren. Dieses Problem ist schon von WERTHEMANN (6. Band, 1. Teil) besprochen worden, auch spätere Untersucher konnten bestätigen, daß eine große Zahl (10—20%) aller Schwangerschaften durch Spontanaborte enden[17].

[17] THIEDE 1969, CARR 1969.

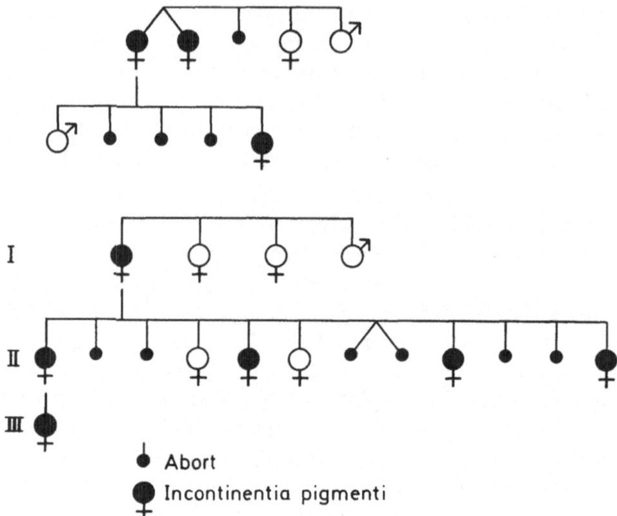

Abb. 3. Familien mit Incontinentia pigmenti Bloch-Sulzberger. Beispiel eines hemizygot pränatal-letalen, heterozygot pathologischen Gens(?). (Nach LENZ 1961)

Die beste verfügbare Information über die Mißbildungshäufigkeit in der frühen Schwangerschaft geben uns Untersuchungen an Embryonen aus Schwangerschaften, die aus sozio-ökonomischer Indikation artifiziell beendet wurden. Unter nahezu 14000 Embryonen, die im Alter von 3—18 Wochen (3—160 mm) in Japan untersucht werden konnten, fand NISHIMURA (1970) eine mit dem Alter der Schwangerschaft zunehmende Häufigkeit von Mißbildungen mit einem Maximum von 5%. Dabei ist zu beachten, daß bei den sehr jungen Embryonen in der Studie bestimmte Gruppen von Mißbildungen der Diagnose entgingen, es sich also nur um eine Minimalzahl handeln kann.

Bei einem großen Teil der spontan abortierten Früchte lassen sich Chromosomenanomalien nachweisen. Auch bei den induzierten Aborten in NISHIMURAs Studie waren Chromosomenanomalien weit häufiger als bei Neugeborenen.

Die Möglichkeit der Geschlechtsbestimmung durch Nachweis des Sexchromatins und durch Chromosomenanalyse bei spontanen und auch bei induzierten Aborten hat auch zu einer Korrektur der früheren Angaben über das Geschlechtsverhältnis von frühen Embryonen in utero und das Geschlechtsverhältnis der abortierten Früchte geführt. An anderer Stelle dieses Handbuchs wird auf die cytogenetischen Befunde an Aborten genauer eingegangen, hier soll nur auf diese Tatsachen hingewiesen werden, um den geringen Aussagewert jeder Häufigkeitsschätzung von Mißbildungen bei Geborenen oder gar bei Lebendgeborenen zu unterstreichen.

Ein Teil der spontanen Aborte ist zweifellos auch auf die Wirkung von intrauterin wirkenden Letalfaktoren zurückzuführen. Während diese beim Menschen kaum als solche erkannt werden können, wenn sie auf homozygoter Wirkung autosomaler Gene beruhen, können sie sich durch die Verschiebung des Geschlechtsverhältnisses nachweisen lassen, wenn X-chromosomaler Erbgang mit Letaleffekt bei den Hemizygoten vorliegt. Beispiele hierfür sind die Incontinenti pigmenti (BLOCH-SULZBERGER) und das Oro-digito-faciale-Syndrom. Abb. 3 zeigt zwei Stammbäume von Familien mit Incontinentia pigmenti mit auffallend hoher Aborthäufigkeit. Die Formalgenetik ist am Beispiel des Oro-digitalen-Syndroms im Beitrag 3, S. 175ff. näher diskutiert.

b) Mißbildungshäufigkeit bei Neugeborenen

Die Bestimmung der Mißbildungshäufigkeit bei sezierten Neugeborenen sagt sowohl bezüglich der absoluten Ziffern wie bezüglich des Verhältnisses der einzelnen Mißbildungen zueinander sehr wenig aus. Die Beurteilung der Mißbildungshäufigkeit bei lebendgeborenen Kindern wiederum stellt sowohl bezüglich der Diagnostik wie der Erfassung überhaupt besondere Probleme. Ein Teil der Mißbildungen, besonders solcher der inneren Organe, ist beim Neugeborenen überhaupt nicht oder nur mit Methoden feststellbar, die sich nicht zur Routineuntersuchung eignen.

Ein sehr gutes Beispiel dafür, wie die Erfassungsmethoden die Zahlen beeinflussen, bieten die Untersuchungen von CANZLER u. Mitarb. 1969. Die Autoren werteten die Unterlagen der Universitätsfrauenklinik Leipzig für die Jahre 1941 bis 1965 aus. Im Gesamtzeitraum fand sich eine Mißbildungshäufigkeit von im Mittel 21,4‰. Dabei zeigte sich ein sehr auffälliger, sprunghafter Anstieg der Häufigkeit für die Jahre 1958 und später. Dieser coindizierte aber ganz einfach mit der Einrichtung einer engen Zusammenarbeit mit den Kinderkliniken und Pathologischen Instituten, die für diesen späteren Zeitraum eine Nacherfassung der Säuglinge bis zum Abschluß des 1. Lebensjahres ermöglichte. Innerhalb dieses Zeitraums blieben die Zahlen in den ersten beiden Jahren noch etwas zurück, um nach besserem Einspielen des Rückmeldesystems noch einmal anzusteigen (auf 32—35‰). Gleichzeitig nahm der Anteil der leichteren Fehlbildungen und der Fehlbildungen der inneren Organe im Gesamtmaterial zu, solcher Gruppen von Fehlbildungen also, die beim Neugeborenen häufig nicht erkannt werden. Lediglich für die Lippen-Kiefer-Gaumenspalte glaubten die Autoren einen echten Anstieg verzeichnen zu können. Für diese Mißbildung hatten schon früher v. VERSCHUER (1945) und FOGH-ANDERSEN (1963) einen deutlichen Anstieg verzeichnet. Nach FOGH-ANDERSEN hat sich die Häufigkeit in Dänemark im Laufe der letzten 100 Jahre verdreifacht, im Zeitraum von 50 Jahren verdoppelt. TÜNTE (1969) errechnete für den Zeitraum von 1901—1961 in Deutschland eine Zunahme von 50%. Er weist darauf hin, daß ein Anstieg dieser Größenordnung nicht etwa durch die Therapieerfolge in diesem Zeitraum ausreichend erklärt werden könne, da nur etwa 2% (nach anderen Statistiken 2,0—4,0%) der Kinder von Spaltenträgern wiederum die gleiche Störung aufweisen.

Solange nicht allgemein akzeptierte und klar definierte Kriterien zugrunde gelegt werden, sind die Angaben verschiedener Autoren nicht miteinander zu vergleichen. Eine Ausnahme machen vielleicht bestimmte, sehr eindeutige, schwere und nicht zu übersehende äußere Fehlbildungen. Die genannten Schwierigkeiten fallen besonders ins Gewicht, wenn man für epidemiologische oder genetische Fragen die Mißbildungshäufigkeit zu verschiedenen Zeiten oder bei verschiedenen Bevölkerungen vergleichen möchte. Gerade solche Vergleiche haben aber Bedeutung, wenn man den Einfluß bestimmter Faktoren und äußerer Lebensbedingungen oder genetisch bedingte Differenzen zwischen Bevölkerungen erkennen will.

MORTON (1970) hat das Problem der unterschiedlichen Erfassung und Registrierung rassenverschiedener Populationen selbst im gleichen Land sehr eindrucksvoll demonstriert, indem er die amtlichen statistischen Daten für Todesfälle im Säuglingsalter, die auf Mißbildungen zurückgeführt wurden, für USA-Weiße und USA-Neger gegenüberstellte (Abb. 4). Mit der Angleichung der medizinischen Versorgung, besserer Erfassung und Registrierung in neuerer Zeit ergibt sich eine Angleichung der Kurven. Auch 1966 starben laut amtlicher Statistik noch 347 von 100000 neugeborenen Kindern weißer Eltern und nur 294 von 100000 Neugeborenen von farbigen Eltern in den USA an Mißbildungen. An-

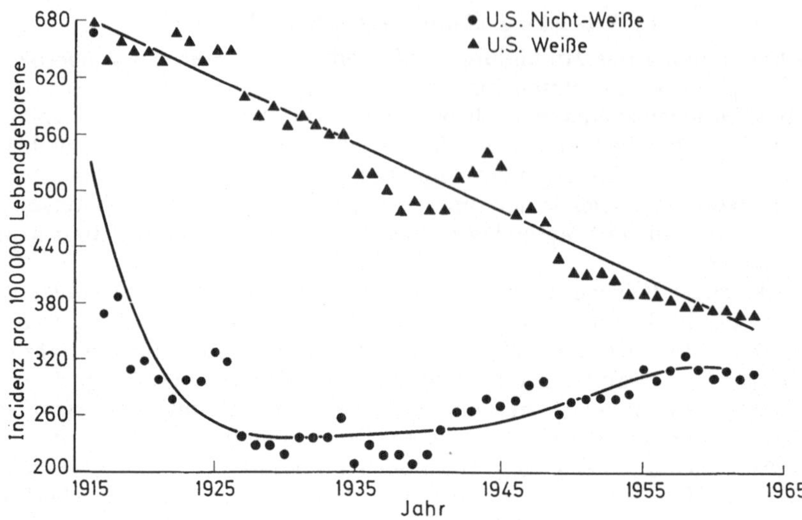

Abb. 4. Zahl der Todesfälle im Säuglingsalter, die nach amtlicher Statistik auf angeborenen Mißbildungen beruhen (pro 100000 Lebendgeborene in den USA, nach Morton 1970)

gesichts der Fluktuation in der Vergangenheit hält Morton es nicht für berechtigt, diese ausgewiesene Differenz für real und biologisch begründet anzusehen.

Es liegt eine große Zahl von älteren Einzelpublikationen über Mißbildungshäufigkeit bei verschiedenen Bevölkerungen vor, deren Aussagewert wegen der genannten Einschränkungen gering ist. Die Angaben größerer Serien der älteren Literatur hat Werthemann (6. Band, 1. Teil) referiert. Eine sehr umfangreiche Dokumentation der bis 1967 verfügbaren Untersuchungen über die Mißbildungshäufigkeit in verschiedenen Ländern gab Kennedy (1967). Tabelle 5 faßt die Angaben nach geographischer Region und Typ der Erhebung zusammen. Für die Einzeldaten und die Literaturangaben sei auf die Originalarbeit verwiesen. Auch eine Zusammenstellung neuerer Daten bezüglich einzelner Mißbildungstypen aus Studien mit leidlich vergleichbaren Kriterien läßt die große Variabilität in den Befunden erkennen (Tabelle 6).

Um vergleichbare Zahlen aus verschiedenen Populationen zu erhalten, wurde unter der Schirmherrschaft der World Health Organization und der fachlichen Leitung von Stevenson u. Mitarb. in den Jahren 1961—1964 eine kollaborative Untersuchung durchgeführt, an der 24 medizinische Zentren in 16 Ländern teilnahmen. Es wurden nur in der Klinik geborene Säuglinge berücksichtigt und nach vereinbarten Kriterien untersucht. Der Bericht mit einem umfangreichen Tabellenwerk ist als Supplement zum Band 34 des Bulletin of the World Health Organization erschienen[18]. Es wurden insgesamt 421781 Geburten erfaßt, darunter 5086 Mehrlingsgeburten. Hier sei nur die zusammenfassende Tabelle über die Häufigkeit der einzelnen Mißbildungen, nach Gruppen zusammengefaßt, bei Einzelgeburten wiedergegeben (Tabelle 7). Die Tabelle läßt sehr erhebliche Differenzen zwischen den Angaben der verschiedenen Zentren erkennen und zeigt gleichzeitig die Schwierigkeit für deren Bewertung selbst unter den Bedingungen der kollaborativen Studie. In der Gruppe A, Down-Syndrom (früher als mongoloide Idiotie bezeichnet), fand sich z.B. unter fast 66000 Geburten indischer

[18] Stevenson u. Mitarb. 1966.

Tabelle 5. Zusammenfassung von 238 bis 1967 aus verschiedenen Ländern verfügbaren Statistiken über Häufigkeit von Mißbildungen bei Neugeborenen nach KENNEDY 1967. (Für Einzeltabellen und Literatur s. Originalarbeit)

Gebiet	Zahl der Serien	Zahl der Geburten	Zahl der fehlgebildeten Kinder	Prozent der fehlgebildeten Kinder
I. Daten nach amtlichen Statistiken, Geburtsscheinen und retrospektiven Fragebogen				
Belgien	1	740956	4995	0,67
Italien	1	2660990	4120	0,15
USA und Kanada	17	8784188	92604	1,05
Gesamt	19	12186134	101719	0,83
II. Krankenhaus und Klinikunterlagen				
Großbritannien und Irland	17	640413	7593	1,18
Europa (außer Deutschland)	54	2560937	35103	1,37
Deutschland	43	2154964	21046	0,97
USA und Kanada	18	876835	17210	1,95
Andere Länder	22	652462	6463	0,99
Gesamt	154	6885611	87415	1,26
III. WHO-Erhebung	24	416695	5290	1,27
IV. Intensivere Untersuchungen (einschließlich Nachuntersuchung u.ä.)				
Großbritannien	10	170224	4914	2,88
Europa (außer Deutschland)	10	78610	2334	2,96
Deutschland	2	8516	188	2,20
USA	10	144769	12690	8,76
Andere Länder	9	121264	3467	2,85
Gesamt	41	523383	23593	4,50
V. Geographische Zusammenfassung				
Großbritannien und Irland	28	838728	13051	1,55
Europa (außer Deutschland)	70	6098585	47442	0,77
Deutschland	45	2154964	21234	0,98
USA und Kanada	45	9805792	122.504	1,24
Andere Länder	50	1105238	13786	1,24
Gesamt	238	20011823	218017	1,08

Mütter nur ein Fall, der in den Zahlen von Singapore enthalten war, und kein Fall in den Zahlen von Kalkutta und Bombay. Die Tatsache, daß auch in Singapore unter 3119 Geburten indischer Mütter nur ein Fall und in Kuala Lumpur unter 4141 Kindern indischer Mütter ebenfalls kein Fall mitgeteilt wurde, obwohl diese Zentren sonst keine auffällig niedere Frequenz dieser Mißbildung aufweisen, läßt an echt rassisch bedingte Unterschiede denken. Andererseits ist nach Mitteilung anderer Untersucher das Auftreten des Down-Syndroms, z.B. in Bombay, nicht ungewöhnlich selten[19] und verschiedene Autoren verfügen über größere Serien von Kindern mit Down-Syndrom in Indien[20]. LEJEUNE (1964) fand ebenfalls keinen Anhalt für Unterschiede in der Häufigkeit des Down-Syndroms bei verschiedenen Rassen. Sehr auffällig ist die große Häufigkeit von schweren Mißbildungen des Nervensystems in Bombay und Belfast. Für Nord-

[19] SANGHVI 1968. [20] BHARAVA u. Mitarb. 1971, REDDI 1971.

Tabelle 6. Höchste und geringste berichtete Häufigkeit von Fehlbildungen im internationalen Vergleich. (Nach LILIENFELD 1969/70)

Fehlbildung	Häufigkeit (Variationsbreite) (%)	Land mit der geringsten Häufigkeit	Land mit der größten Häufigkeit
Gesamt	1,02—12,33	Japan (NEEL 1958)	Australien (FARRER u. MACKIE 1964)
Anencephalus	0,6—4,6	Israel (HALEVI 1967), Japan (NEEL 1958)	Irland (STEVENSON u. WARNOCK 1958—59)
Spina bifida	0,2—4,1	Japan (NEEL 1958)	Wales (LAURENCE et al. 1968a)
Hydrocephalus	0,5; 0,6—1,8	Israel (HALEVI 1967), Australien (COLLMANN u. STOLLER 1962) Japan (NEEL 1968)	England (McKEOWN u. RECORD 1960)
Herzfehlbildung	1,0—9,0	Mexico (MARQUEZ-MONTER et al. 1968)	U.S. (McINTOSH et al. 1954)
Klumpfuß	0,6—3,95	Mexico (MARQUEZ-MONTER et al. 1968)	England (McKEOWN u. RECORD 1960)
Polydaktylie	0,6—2,4	U.S.A. (NEEL 1958)	China (HANDFORTH 1950)
Angeborene Hüftgelenksluxation	0,7—3,4	England (McKEOWN u. RECORD 1960)	Neuseeland (PHILLIPS 1968)
Lippen-Kiefer-Gaumenspalte	0,8—3,0	Deutschland (GREENE 1963)	Japan (NEEL 1958)

irland und Wales ist diese Häufigkeit auch aus anderen Berichten ersichtlich. Offensichtlich ist die Unbrauchbarkeit von Daten aus Reihenuntersuchungen an Neugeborenen für die Beurteilung von Fehlbildungen des Herzens (Spalte D). Zahlreiche Untersuchungen beweisen, daß solche Fehlbildungen zum großen Teil erst im späteren Säuglingsalter erkannt werden und mitunter auch in den ersten Lebensjahren noch unbekannt bleiben.

Ähnliche Probleme ergaben sich bei anderen Fehlbildungen. Eine Gegenüberstellung ausgewählter Daten über gut erkennbare Fehlbildungen aus der WHO-Studie gibt die Tabelle 8 wieder. Weitere gezielte Untersuchungen sind erforderlich, ehe man entscheiden kann, wie die gefundenen Differenzen tatsächlich zu bewerten sind. Auch wenn weitere Erhebungen den Einfluß von Unterschieden in der Erfassung und Diagnose vermindern sollten, bleibt die Frage zunächst unentschieden, wie groß der Einfluß von einzelnen Faktoren aller Art ist und welche Rolle genetische Unterschiede zwischen den Bevölkerungen spielen. Solche Fragen werden am ehesten zu lösen sein, wenn man isolierte Bevölkerungsteile gleicher rassischer Herkunft in verschiedener Umgebung (Auswanderer usw.) oder rassisch verschiedene Bevölkerungen in gleicher Umgebung untersucht.

MASTER-NOTANI u. Mitarb. (1968) verglichen die Mißbildungshäufigkeit von verschiedenen Gemeinden und Kasten in Indien, von denen aus anderen Untersuchungen bekannt war, daß zwischen ihnen erhebliche genetische Unterschiede bestehen. Die Autoren fanden keinen signifikanten Unterschied zwischen 7 Hindu-Gruppen, Moslems und Christen in Indien sowohl hinsichtlich der Häufigkeit der Mißbildungen wie hinsichtlich der Verteilung der einzelnen Mißbildungskategorien. Sie vermerkten lediglich einen technisch nicht signifikanten Anstieg der Fehl-

Tabelle 7. Anzahl der Fehlbildungen unter Einzelgeburten, geordnet nach Gruppen und Untersuchungszentren. (Nach STEVENSON und Mitarb. 1966)

Untersuchungs-Zentrum		Zahl der Kinder mit Fehlbildungen der Gruppen A bis N[a]														Alle Fehlbildungen		Alle Fehlbildungen außer D, H und I
		A	B	C	D	E	F	G	H	I	J	K	L	M	N	Zahl	pro 1000 Geburten	pro 1000 Geburten
I 1	Melbourne	8	28	2	12	9	2	11	26	7	13	3	6	8	13	148	18,9	13,1
I 2	Melbourne	6	12	0	6	6	0	2	10	0	6	1	0	11	8	68	17,3	13,3
II	Sao Paulo	11	40	2	9	14	3	19	43	0	65	4	10	3	8	231	16,0	12,4
III	Santiago	37	29	1	3	6	0	33	48	9	30	6	6	9	7	224	9,4	6,9
IV 1	Bogota	10	22	0	9	6	0	27	99	61	48	6	5	9	13	315	16,7	7,8
IV 2	Medellin	18	17	0	17	3	0	27	51	5	55	4	3	8	21	229	11,2	7,6
V	Tschechoslowakei	27	38	13	34	23	7	22	69	0	38	17	11	18	31	348	17,3	12,2
VI	Alexandria	0	76	0	1	4	0	9	5	0	5	2	0	4	5	111	11,6	10,9
VII	Hongkong	1	22	0	9	5	0	16	16	0	19	5	2	4	15	114	11,5	9,0
VIII 1	Bombay	0	142	1	9	23	1	48	38	0	34	6	6	10	22	340	8,6	7,4
VIII 2	Kalkutta	0	11	0	2	3	0	15	8	0	14	0	4	2	0	59	3,1	2,6
IX 1	Kuala Lumpur	3	37	1	4	15	1	25	26	1	21	3	3	19	8	167	10,5	8,5
IX 2	Singapore	17	43	2	0	9	3	69	116	0	61	0	0	7	16	343	8,6	5,7
X 1	Mexico City	46	66	2	18	19	4	23	70	1	46	12	7	14	36	364	14,7	11,1
X 2	Mexico City	22	15	0	12	5	2	6	52	2	16	2	5	5	11	155	11,0	6,3
XI	Belfast	28	291	0	32	16	1	37	51	4	39	11	6	10	18	544	19,4	16,3
XII	Panama City	17	37	1	2	2	4	11	172	3	57	5	2	4	12	329	20,8	9,6
XIII	Manila	17	30	1	21	10	4	45	27	0	43	5	5	13	31	252	8,5	6,9
XIV 1	Cape Town	0	7	0	3	1	0	1	2	0	5	1	1	2	3	26	8,5	6,9
XIV 2	Johannesburg	8	26	0	26	13	8	19	77	0	31	9	9	7	19	252	22,5	13,3
XIV 3	Pretoria	6	27	0	2	4	0	5	12	0	62	1	2	4	4	129	12,9	11,5
XV	Madrid	39	35	0	65	9	5	20	37	0	26	3	7	7	11	264	13,4	8,2
XVI 1	Ljubljana	20	15	4	9	3	2	8	42	27	8	10	2	11	10	171	19,2	10,5
XVI 2	Zagreb	6	13	0	6	7	0	6	35	0	14	4	5	4	7	107	12,7	7,8
Zusammen		347	1079	30	311	215	47	504	1132	120	756	120	107	193	329	5290	12,7	8,9

[a] Schlüssel: A Down-Syndrom; B Fehlbildungen des Neuralrohrs und der abgeleiteten Strukturen; C Andere Fehlbildungen des ZNS; D Angeborene Herzfehler; E Fehlbildungen des Intestinums; F Fehlbildungen des Zwerchfells; G Lippenkiefer-(Gaumen-)spalte und isolierte Gaumenspalte; H Klumpfuß; I Hüftgelenksluxation; J Fehlbildungen der Extremitäten; K Andere lokalisierte oder generalisierte Skeletfehlbildungen; L Fehlbildung des Urogenitaltrakts; M Verschiedene Fehlbildungen und einfach erbliche Defekte; N Multiple Fehlbildungen.

Tabelle 8. Höchste und niederste gefundene Häufigkeit einzelner Fehlbildungen in ausgewählten Zentren verschiedener Länder. (Nach LILIENFELD 1970)

Fehlbildung	Häufigkeit pro tausend Geburten insgesamt		Verhältnis 2/1	Zentren mit	
	Niederste Angabe (1)	höchste Angabe (2)		geringster Häufigkeit	größter Häufigkeit
Anencephalus allein[a]	0,11	4,09	37,18	Bogota	Belfast
Anencephalus und Spina bifida[a]	0,03	0,61	20,33	Santiago	Alexandria
Hydrocephalus allein[a]	0,05	1,99	39,80	Kalkutta	Alexandria
Hydrocephalus und Spina bifida[a]	0,03	1,64	54,66	Bogota Manila	Belfast
Occipitale Meningocele[a]	0,03	0,37	12,33	Bogota, Belfast	Melbourne
Spina bifida[a]	0,03	2,59	86,33	Manila	Belfast
Andere Schlußstörungen des Neuralrohres[a]	0,02	0,45	22,50	Kalkutta	Alexandria
Alle Störungen des Neuralrohres[a]	0,62	10,21	16,46	Medellin	Belfast
Oesophago-tracheale Fisteln und Stenosen	0,03	0,49	16,33	Manila	Sao Paulo
Analatresie	0,04	0,56	14,00	Santiago	Kuala Lumpur
Andere Fehlbildungen des Intestinums	0,05	0,76	15,20	Madrid	Melbourne
Exomphalos	0,04	0,51	12,75	Mexico City	Madrid
Lippen- und Kieferspalte allein	0,07	0,76	10,85	Mexico City	Santiago
Lippen-Kiefer-Gaumenspalte	0,28	1,25	4,46	Mexico City	Kuala Lumpur
Lippen-Kiefer- und/oder Gaumenspalte	0,10	1,61	16,10	Pretoria	Johannesburg
Isolierte Gaumenspalte	0,07	0,51	7,28	Mexico City	Melbourne
Klumpfuß aller Typen	0,42	10,85	25,83	Kalkutta	Panama City
Ulnare Polydaktylie	0,05	4,79	95,80	Madrid	Pretoria
Alle anderen Polydaktylien	0,12	3,03	25,25	Zagreb	Panama City
Radiale Polydaktylie	0,025	0,91	36,40	Bombay	Hongkong
Syndaktylie	0,04	0,72	18,00	Mexico City	Johannesburg
Andere Fingerfehlbildungen	0,03	0,54	18,00	Bombay	Tschechoslowakei
Reduktionsanomalien der Extremitäten	0,05	1,78	35,60	Kalkutta	Sao Paulo
Andere Extremitätenfehlbildungen	0,04	1,02	25,50	Mexico City	Melbourne

[a] Standardisiert für mütterliches Alter. (Nach STEVENSON 1966).

bildungshäufigkeit innerhalb der 4 Hindu-Deccani-Gruppen, der positiv mit dem sozialen Status korreliert war. Es sei hier in Parenthese vermerkt, daß die allgemeine Vermutung eher in der umgekehrten Richtung geht, daß aber z.B. WYNNE-DAVIES (1970) in ihrer Untersuchung über die Hüftgelenksluxation ebenfalls eine größere Häufigkeit bei den sozial besser gestellten Schichten fand. Die Untersuchung von MASTER-NOTANI läßt auch deutliche Diskrepanzen zwischen den Ergebnissen dieser individuellen Untersuchungen in Bombay und den in der WHO-Studie enthaltenen Angaben feststellen.

MORTON u. Mitarb. berichteten 1967 zusammenfassend über eine von 1958 bis 1966 durchgeführte Untersuchung über die Auswirkungen der Rassenmischung in Hawaii. Diese Untersuchungen ergaben auch hinsichtlich der Fehlbildungen wichtige Informationen. Die Studie basiert auf Untersuchungen an 179327 in den Jahren 1948—1958 in Hawaii geborenen Kindern. In der Bevölkerung von Hawaii sind 7 rassisch unterschiedene Hauptgruppen vertreten: Hawaiianer, Europide („Caucasian"), Chinesen, Filipinos, Japaner, Puerto-Ricaner und Koreaner, daneben existieren weitere Gruppen in geringer Zahl: Neger, Samoaner, Inder und andere. Der besondere Vorteil Hawaiis für eine solche Untersuchung liegt darin, daß, anders als in den meisten anderen Ländern mit verschiedenrassischer Bevölkerung, keine starken Unterschiede in sozio-ökonomischer Hinsicht zwischen den Rassen bestehen und keine oder nur geringe Diskriminierung gegen Ehen von Angehörigen verschiedener Rassen erfolgt. Für die Diagnose von Fehlbildungen wurden neben den Geburts- und Sterbeurkunden die Register des „Bureau of crippled children" und die Unterlagen der Geburtshilflichen Kliniken und weiterer Krankenhäuser herangezogen. Unter 162254 Tot- und Lebendgeburten konnten so 1501 fehlgebildete Kinder erkannt werden, entsprechend einer Häufigkeit von 1,96%. Nach Korrektur für unvollständige Erfassung ergab sich eine Schätzung der Häufigkeit schwerer Mißbildungen von 5,8%. Die Gesamthäufigkeit von Mißbildungen war übereinstimmend mit einer früheren Feststellung von NEEL (1958) für die Bevölkerung mit mongolider und europider Abkunft nicht wesentlich verschieden. Die Kreuzung verschiedener Rassen beeinflußte die Mißbildungshäufigkeit insgesamt nicht, was von den Autoren als Argument gegen die Bedeutung unspezifischer Homozygotie im Sinne der Lernerschen Vorstellung der Phänodevianten gewertet wird. Bei einer Reihe von Fehlbildungen zeigte sich, daß die an entsprechenden Bevölkerungen im Heimatland von anderen Autoren gefundenen zum Teil erheblichen Häufigkeitsunterschiede bei denselben Bevölkerungsgruppen in Hawaii wesentlich geringer waren (z.B. für Spina bifida, beim Vergleich von Japanern und Europiden; Polydaktylie beim Vergleich zwischen Japanern und Europiden, weniger auch im Vergleich zu Chinesen; Gaumenspalte beim Vergleich zwischen Japanern und Europiden). Diese Befunde lassen erkennen, daß die unterschiedliche Frequenz in den Heimatländern zum wesentlichen Teil auf nichtgenetischen, geographischen oder sonstigen äußeren Faktoren beruht.

Für Spina bifida und Anencephalie lassen verschiedene Berichte einen geographischen Trend erkennen. Beide Defekte sind selten bei Nichteuropiden, in Europa nimmt die Häufigkeit von Osten nach Westen zu und in den USA von Westen nach Osten. Die Differenzen erscheinen real, insofern Bevölkerungen unter vergleichbaren Bedingungen mit gleicher medizinischer Versorgung und gleichen administrativen Gewohnheiten betroffen waren. MORTON bezweifelt aber aufgrund seiner Daten in Hawaii, daß man generell von einer geringeren Häufigkeit bei mongoliden Bevölkerungen sprechen könne (Tabelle 9). Die isolierte Gaumenspalte war in Hawaii bei allen Rassen gleich häufig. Lippen-Kiefer-Spalten mit oder ohne Gaumenspalte zeigten auch in Hawaii größere Häufigkeit bei Japanern und amerikanischen Indianern, nicht jedoch bei Hawaiianern (Tabelle 10). Es war in Rassenkreuzungen kein Unterschied zwischen dem mütterlichen und väterlichen Beitrag und kein Hybridisierungseffekt nachweisbar.

Tabelle 9. Häufigkeit von Spina bifida und Anencephalie pro 100000 Geburten. (Zahlen von Adams und Niswander 1968 und Morton 1969/70)

Bevölkerungsgruppe	Spina bifida	Anencephalie
Nordamerikanische Indianer		
in Britisch Columbien	24	8
in den USA	74	30
Orientalen		
Japaner in Japan	21	60
Japaner in Hawaii	64	50
Neger		
in Pretoria	110	50
in den USA	53	40
Europide		
in Belfast	426	440
in New York	117	80
in Hawaii	100	60

Tabelle 10. Häufigkeit der Hasenscharte (LK-Spalte) pro 100000 Geburten. (Zahlen von Morton u. Mitarb. 1967, Adams u. Niswander 1968, nach Morton 1969/70)

Bevölkerung und Herkunft	Häufigkeit
Japan	171
Japaner in Hawaii	176
Amerikanische Indianer	154
Europide	101
Europide in Hawaii	76
Neger	48
Hawaiianer	38

Tabelle 11. Häufigkeit des Talipes equinovarus bei verschiedenen Rassengruppen in Hawaii. (Daten von Ching u. Mitarb. 1969)

Rassenzugehörigkeit der Eltern	Häufigkeit (pro 10000 Geburten)
Chinese × Chinese	3,96
Japaner × Japaner	5,36
Filipino × Filipino	7,61
Mongolide in Hawaii	5,67
Europide in Hawaii	11,27
Zum Vergleich in England (Wynne-Davies 1964)	12,4
Hawaiianer × Hawaiianer	68,12
Europide × Hawaiianer F_1	17,89
Filipino × Hawaiianer F_1	17,76
Europide × Japaner	6,58

Untersuchungen von CHING u. Mitarb. (1969) über den Klumpfuß am gleichen Material in Hawaii ergaben keine Rassendifferenzen für den Metatarsus varus und den Talipes calcaneovalgus. Deutliche Unterschiede bestanden aber für den Talipes equinovarus. Diese Unterschiede blieben auch in Hawaii deutlich. Sie zeigten bei Rassenkreuzung das bei additiver Polygenie erwartete Verhalten (Tabelle 11).

Eine andere Untersuchung über den Einfluß von Rassenkreuzung auf die Häufigkeit von Mißbildungen wurde von SALDANHA (1964) in Brasilien durchgeführt. Bei 22781 Geburten der Universitätsklinik in Sao Paulo waren keine signifikanten Unterschiede feststellbar, mit der einen Ausnahme der Polydaktylie, die, wie auch aus anderen Untersuchungen bekannt, bei Negern häufiger gefunden wurde. Mulatten zeigten intermediäres Verhalten. Vergleiche bezüglich rassischer und anderer Besonderheiten enthält die Zusammenstellung der Tabelle 19, S. 557.

2. Einflüsse des Alters der Eltern

Die Angaben über die Bedeutung des Alters der Mutter für die Häufigkeit von Fehlbildungen sind widersprüchlich. Ältere Arbeiten sind nur mit Vorbehalt zu verwerten, da die durch Chromosomenanomalien bedingten Fehlbildungen nicht abgetrennt wurden. Bei diesen ist aber der Alterseinfluß aus besonderen Gründen sehr ausgeprägt. LENZ hat 1959 die vorliegenden Berichte über Abhängigkeit der Häufigkeit einzelner Mißbildungen sowie der Mißbildungsrate insgesamt vom Alter der Eltern einer Nachprüfung und Kritik unterzogen. Er wies auf die folgenden Fehlerquellen besonders hin: Totgeburten aus mütterlicher Ursache nehmen mit dem Alter der Mutter zu. Bei einem mit Totgeburten angereicherten Material mißgebildeter Kinder kann dadurch ein Einfluß des mütterlichen Alters auf die Mißbildung vorgetäuscht werden. Die Altersverteilung der Gebärenden zeigt große zeitliche, geographische, soziologische und rassische Unterschiede. Wenn das Vergleichsmaterial nicht sorgfältig ausgewählt oder standardisiert ist, können Scheineffekte entstehen. Beim Vergleich von Probanden mit nicht mißgebildeten Geschwistern entstehen Verzerrungen, wenn die Geschwisterschaften unabgeschlossen sind. Außerdem ist zu berücksichtigen, daß die Erfassungswahrscheinlichkeit für eine Geschwisterschaft proportional der Zahl ihrer Mitglieder ist. LENZ fand, daß praktisch keine Zunahme der Mißbildungshäufigkeit mit dem mütterlichen Alter zu verzeichnen ist, wenn man diese Fehlerquellen berücksichtigt und außerdem Fälle mit bekannten Chromosomenanomalien ausschließt.

Das Alter des Vaters spielt für die Mißbildungshäufigkeit im allgemeinen keine nachweisbare Rolle. Eine Ausnahme machen Mißbildungen, die auf einfach dominante Gene zurückgeführt werden können. Hier ist mit steigendem Alter des Vaters ein Zunahme der durch Mutationen de novo entstandenen Fälle zu erwarten. Als Beispiel sei auf die Akrocephalosyndaktylie verwiesen (s. Beiträge 3 u. 6).

3. Mißbildungen mit einfachem Erbgang

Einfacher Mendelscher Erbgang wird bei einer Reihe von seltenen Mißbildungen beobachtet. Am bekanntesten sind Gene, die die Extremitätenentwicklung beeinflussen. Das erste Beispiel eines dominanten Erbgangs beim Menschen betraf eine Fingerfehlbildung, die Brachydaktylie (s. S. 152).

Symphalangien sind über viele Generationen beobachtet worden, desgleichen Perodaktylien verschiedener Grade. Auch die Polydaktylie folgt häufig einem einfachen Erbgang. Andere Skeletfehlbildungen wurden schon erwähnt, wie z.B. die Akrocephalosyndaktylie, die verschiedenen Chondrodystrophien und andere. Zahlreiche weitere Mißbildungen mit autosomal-recessivem Erbgang oder mit geschlechtsgebundenem Erbgang sind bekannt. Es sei nur an das vorher besprochene Beispiel des Oro-facio-digitalen Syndroms erinnert. Die gesamte Gruppe der einfach erblichen Fehlbildungen und Fehlbildungssyndrome soll hier nicht weiter besprochen werden. Ihr Studium folgt den Regeln der Formalgenetik. Einfacher Erbgang läßt darauf schließen, daß ein Einzelgendefekt zugrunde liegt, also ein bestimmtes Genprodukt verändert ist. Bisher konnte aber in keinem Fall für eine menschliche Mißbildung der primäre Gendefekt, d.h. das fehlende oder veränderte primäre Genprodukt identifiziert werden.

Neben solchen charakteristischen und eigenständigen seltenen Mißbildungen treten auch andere häufige Mißbildungen, von denen man heute vorwiegend annimmt, daß sie durch Zusammenwirken zahlreicher Gene mit Umweltfaktoren entstehen, gelegentlich in Familien gehäuft auf, so daß die Aufspaltungsverhältnisse eines einfachen Erbgangs entstehen. Mitunter läßt sich dann als Erklärung anführen, daß es sich um mehr oder minder zufällige Aggregation handele und solche Vorkommnisse dann bevorzugt publiziert werden. In einigen Fällen reicht diese Erklärung aber nicht aus. Es kommt offenbar der gleiche Mißbildungstyp, den wir als „multifaktoriell“ kennen, auch mit einfachem Erbgang vor. Es liegt nahe, zu vermuten, daß in solchen Fällen eine Mutation eines der im multifaktoriellen System wirksamen Gene eine besonders starke Wirkung ausübt und als „Hauptgen“ fungiert. Daneben ist es aber möglich, daß es sich um eine Mutation an einem anderen Genort handelt. Beispiele sind in den Abb. 6 und 7 zu finden (s. S. 562).

4. Die Erbgrundlagen häufiger Mißbildungen

Sehen wir von den besprochenen Sondergruppen ab und lassen wir die Mißbildungen mit deutlicher exogener Grundlage, wie z.B. solche aufgrund von Virusinfektionen oder Medikamentengebrauchs, beiseite, so verbleibt das Gros der häufigen Mißbildungen, für die eine etwas erhöhte Wiederholungsgefahr in Familien besteht, aber kein einfacher Erbgang nachweisbar ist. Die klassische Methode, zu einer ersten Orientierung über die Rolle von Erbfaktoren für die Ausbildung eines im Erbgang unklaren Merkmals zu gelangen, ist die Zwillingsmethode (s. S. 207ff.).

a) Zwillingsuntersuchungen bei häufigen Mißbildungen

Trotz der großen Häufigkeit mancher Fehlbildungen sind doch relativ wenige, gute, auslesefreie Zwillingsuntersuchungen verfügbar. Ein wesentlicher Grund dafür dürfte darin liegen, daß retrospektive Untersuchungen sehr schwer durchführbar sind, da oft ein Partner schon verstorben ist und eine korrekte Eiigkeitsdiagnose dann nicht mehr gestellt werden kann. Die Tabelle 12 faßt die Ergebnisse einiger größerer Serien und Sammelstatistiken zusammen. Außer den in der Tabelle enthaltenen Fehlbildungen sind noch einige andere in kleineren Serien erfaßt worden; häufig bestehen jedoch diagnostische Unsicherheiten, fehlt die Eiigkeitsdiagnose oder sind die Zahlen zur Bewertung zu klein. Das Prinzip der Zwillingsmethode ist im Beitrag 3, S. 207ff. erläutert worden. Die höhere Konkordanz bei EZ macht für die in der Tabelle enthaltenen Fehlbildungen die Bedeutung von Erbfaktoren deutlich. Die bereits weiter vorn aufgeführten Grenzen der Zwillingsmethode bedingen aber, daß es nicht zulässig ist, bei Mißbildungen aus dem Verhältnis der Konkordanzraten bei EZ und ZZ unmittelbar quantitative Berechnungen über die Bedeutung von Erbfaktoren für die Entwicklungsstörung durchzuführen. Für die Entstehung von Mißbildungen sind intrauterine Faktoren von großer Bedeutung, wie wir aus zahlreichen experimentellen Untersuchungen

Tabelle 12. Auslesefreie Zwillingsserien für ausgewählte Mißbildungen

Fehlbildung	Autor und Jahrgang	EZ		ZZ		Konkordanzrate ZE/ZZ
		N	Konkordanzrate (%)	N	Konkordanzrate (%)	
Pes equinovarus	IDELBERGER 1939, nach Korrektur für Erfassung	40	32,5	134	3,0	10,8:1
Hüftgelenksluxation	IDELBERGER 1951, nach Korrektur für Erfassung	39	51,3	112	5,4	9,5:1
Isolierte Gaumenspalte	Lit. Zusammenfassung von GORLIN, mitgeteilt von FRASER 1970	17	(23,5)	20	(10,0)	(2,3:1)
Lippen-Kiefer-Gaumen-Spalte	Lit. Zusammenfassung von GORLIN, mitgeteilt von FRASER 1970	53	37,7	86	8,1	4,6:1
Angeborene Angiokardiopathien	UCHIDA u. ROWE	13	0	13	0	
	LAMY u. Mitarb.	7	0	9	(11,1)	
	CAMPBELL 1961	12	0	4	0	
	NORA u. Mitarb.	13	(46,2)	24	(4,2)	
	JÖRGENSEN 1970	21	(19,0)	24	(4,2)	
	Zusammen	66	15,2	74	4,1	3,7:1

wissen, die sich beim Tier z.B. mit der Wurfgröße, der Lage der fehlgebildeten Embryonen in utero und ihrer Lagebeziehungen untereinander befaßten[21]. Auf die unterschiedlichen Placentaverhältnisse für EZ und ZZ wurde bereits hingewiesen. Der Beitrag solcher Einflüsse der „Mikroumwelt" zur Ausbildung von Fehlbildungen ist für EZ und ZZ nicht gleich, die so bedingte Variabilität für EZ offenbar größer. In verschiedenen Untersuchungen zeigte sich, daß die allgemeine Mißbildungshäufigkeit bei EZ im Mittel etwa doppelt so hoch ist wie die von ZZ[22].

Es erscheint einleuchtend, daß die Auswirkungen placentarer Anastomosen besonders für die Entwicklung von Herz- und Gefäßfehlern von Bedeutung sind. EZ müßten entsprechend häufiger betroffen sein (s. Beitrag 3). Tatsächlich wies schon CAMPBELL 1961 darauf hin, daß in seiner Serie von Zwillingen mit angeborenen Angiokardiopathien EZ erheblich überrepräsentiert waren. Während in mitteleuropäischen Bevölkerungen das Verhältnis EZ zu ZZ gewöhnlich 1:2,33 beträgt, fanden sich in CAMPBELLs Material 12 EZ- und 4 ZZ-Paare. Auch in LAMYs Serie (7:9) und in der Serie von UCHIDA u. ROWE (13:13) waren EZ erheblich überrepräsentiert; in NORAs Serie war die Abweichung von der Zufallserwartung mit 13:24 weniger stark. Unter 45 Zwillingspaaren mit gesicherter Eiigkeitsdiagnose in JÖRGENSENs (1970) Serie waren 21 EZ und 24 ZZ anstatt des erwarteten Verhältnisses von 14:31. Zusammengefaßt ist die Abweichung statistisch signifikant ($p < 0{,}01$). Allerdings fanden alle genannten Untersucher den Anteil von Zwillingen insgesamt in ihren Serien nicht größer als aufgrund der Bevölkerungsstatistik zu erwarten war. Man wird hier in Rechnung stellen müssen, daß sicher nicht alle Probanden erkannt wurden, die einen Zwillingspartner hatten. Damit ist dann zwar auch der Einwand möglich, daß die Erfassungswahrscheinlichkeit für EZ größer gewesen sein könnte als für ZZ; es ist

[21] KALTER 1965.
[22] HEADY u. HESMAN 1955, BARR u. STEVENSON 1961, STEVENSON u. Mitarb. 1966.

Tabelle 13. Beobachtete und berechnete Konkordanzraten für ausgewählte Mißbildungen bei gleichgeschlechtlichen und ungleichgeschlechtlichen Zwillingspaaren nach Hay und Wehrung 1970. (Auswertung von etwa 96000 Geburtscheinen mit Angabe von festgestellter Fehlbildung und 102000 Kontrollen ohne Fehlbildung, USA)

Fehlbildung	Gleichgeschlechtliche Paare				Ungleichgeschlechtliche Paare			
	Paare Gesamt	Konkordanz rate	Konkordanzrate	Konkordanzrate EZ (geschätzt)[a]	Paare Gesamt	Konkordanzrate	Konkordanzrate	Konkordanzrate ZZ (geschätzt)[a]
	n	n	(%)	(%)	n	n	(%)	(%)
Lippen-Kiefer-(Gaumen)-Spalte	93	10	10,8	17,6	42	1	2,4	2,4
Gaumenspalte	36	7	19,4	40,0	21	1	4,8	4,8
Anencephalie, Spina bifida, Hydrocephalus	167	7	4,2	5,4	55	1	1,8	1,8
Angeborene Angiokardiopathien	99	6	6,1	7,2	30	1	3,3	3,3
Lage- und Haltungsdefekte des Fußes	195	21	10,8	19,2	96	2	2,1	2,1
Polydaktylie	100	23	23,0	42,6	53	3	5,7	5,7
Reduktionsfehlbildung	43	2	4,7	7,4	16	0	0,0	0,0
Down-Syndrom	28	4	14,3	80,0	23	0	0,0	0,0

[a] Berechnung der Schätzwerte der Konkordanzrate bei EZ und ZZ nach der Methode von Weinberg.

jedoch nicht wahrscheinlich, daß ein solcher Effekt zur Erklärung der Überzahl von EZ ausreicht, es sei denn, die Fehlbildungshäufigkeit unter Zwillingen wäre tatsächlich doch wesentlich höher als bei Einzelgeborenen. Fogel u. Mitarb. (1965) fanden unter 9000 aufeinanderfolgenden Geburten in 2 großen Krankenhäusern in Baltimore 103 Zwillingspaare, von denen 24 monochorionisch und daher eineiig waren. 51 waren dichorionisch und 28 geschlechtsverschieden. Bei 5 monochorionischen Paaren war ein Partner fehlgebildet, unter 79 dichorionischen Paaren fand sich nur einmal eine Fehlbildung bei einem Partner verschiedengeschlechtlicher Zwillinge. Konkordantes Auftreten von Fehlbildungen wurde nicht beobachtet. Erhebliche Unterschiede im Geburtsgewicht (mehr als 20% des schwereren Partners) wurden dreimal so häufig bei monochorionischen wie bei dichorionischen Zwillingen gefunden. Alle außer 2 monochorionischen Placenten hatten deutliche Anastomosen. Diese Beobachtungsreihe spricht ebenfalls dafür, daß Fehlbildungen aufgrund von Besonderheiten der Entwicklungsbedingungen bei EZ häufiger sind als bei ZZ und bei ersteren zudem meist diskordant auftreten.

Die Annahme einer größeren Gefährdung von EZ in utero wird weiter unterstützt durch das Ergebnis der WHO-Studie, aus der sich die Häufigkeit von Totgeburten und perinatalem Tod bei ZZ als 4fach und bei EZ als 5fach höher als bei Einzelgeburten schätzen ließ. Die Autoren des Berichts schlossen auf einen bislang nicht identifizierbaren nachteiligen Einfluß, der mit der Eineiigkeit per se assoziiert sei. Nach der Zwillingsmethode durchgeführte Berechnungen des Anteils von Erbfaktoren an der Ausbildung von Mißbildungen müssen somit zu geringe Werte ergeben. Die gefundenen großen Differenzen zwischen der Konkordanz bei EZ und bei ZZ sind damit um so bedeutsamer. Diese Feststellung wird auch durch die Ergebnisse einer sehr umfangreichen Erhebung über Fehlbildung bei Zwillingen in den USA bestätigt[23]. Die Auswertung von 96000 Geburtszeugnissen mit Angabe einer Fehlbildung und 102000 Kontrollen ohne solche Angabe aus den Unterlagen des National Cleft Lip and Palate Intelligence Service (NIS) erbrachte Unterlagen über etwa 4000 Zwillinge, etwa zur Hälfte mit und ohne Fehlbildung. Dieses Material hat den Vorteil der relativen Auslesefreiheit bezüglich der Zwillingseigenschaft oder der Konkordanz/Diskordanz-Verhältnisse. Es enthält Unsicherheiten bezüglich der Diagnose und Erfassung von Fehlbildungen, z.B. besonderes für angeborene Herzfehler sicher unvollständige Erfassung. Auch können nur indirekte Schlüsse auf die Eiigkeit gezogen werden. Die Tabelle 13 faßt die Ergebnisse für ausgewählte Kategorien von Fehlbildungen zusammen. Die Konkordanzraten für EZ und ZZ sind unter Anwendung der Weinbergschen Methode geschätzt. Es zeigt sich trotz der zu machenden Einschränkungen überzeugend auch in diesem Material, daß Anencephalie, Hydrocephalus und angeborene Herzfehler bei gleichgeschlechtlichen Zwillingen häufiger sind als bei ungleichgeschlechtlichen Zwillingen und Einzelgeburten. Fußfehlbildungen (Klumpfüße u.ä.) waren bei Zwillingen allgemein häufiger als bei Einzelgeburten, aber besonders erhöht bei gleichgeschlechtlichen Zwillingen. In allen Kategorien waren die Konkordanzraten bei EZ höher als bei ZZ.

b) Der Einfluß der Konsanguinität

Konsanguinität trägt wesentlich zur Manifestation einfach autosomal-recessiver Gene bei. Sie wäre ebenso unter der Hypothese von LERNER als ein Faktor anzusehen, der die allgemeine Homozygotie steigert und damit das Entstehen von Mißbildungen fördert[24]. In geringerem Ausmaß wäre eine größere Häufigkeit von Konsanguinität unter den Eltern mißgebildeter Kinder auch unter der Hypothese multifaktoriellen Erbgangs zu erwarten, wenn man die speziellen Annahmen von LERNER nicht akzeptiert (s. Beitrag 3, S. 196ff. und NEWCOMBE 1963).

Die wenigen vorliegenden Serien geben keine ausreichende Basis für ein sicheres Urteil hinsichtlich einer eventuell nur geringen Steigerung der Häufigkeit konsanguiner Ehen unter den Eltern mißgebildeter Kinder. In mehreren Einzeluntersuchungen wurde für verschiedene Mißbildungen eine leichte Erhöhung der Häufigkeit von Verwandtenehen bei den Eltern solcher Kinder festgestellt. Die Zahlen waren meist zu klein, um den geringen festgestellten Effekt statistisch zu sichern. Im Zuge der groß angelegten Untersuchung über mögliche genetische Auswirkungen der Atombombenabwürfe in Japan konnte auch die Häufigkeit von Mißbildungen bei Kindern von miteinander verwandten und nicht miteinander verwandten Eltern verglichen werden. Es ergab sich eine statistisch gesicherte größere Häufigkeit von Mißbildungen bei Kindern aus Ehen zwischen Vettern 1. Grades verglichen mit solchen aus Ehen nicht verwandter Eltern (0,0169 gegenüber 0,0102)[25]. Die weitere Ergänzung des Materials und die ausführlichere Auswertung (SCHULL u. NEEL 1965, Tabelle 7.7) erbrachte dann aber für Hiroshima keine Abweichung für Kinder aus Ehen zwischen Vettern 1. Grades gegenüber der Kontrolle (5,8% gegenüber 5,7%), für Nagasaki ergab sich ein Anstieg von 5,3% auf 8,1%. Es ist aber zu bemerken, daß die Gruppen inhomogen und bekannte genetische Defekte in dieser Gruppierung eingeschlossen waren.

[23] HAY u. WEHRUNG 1970.
[24] Vgl. auch SCHULL u. NEEL 1965.
[25] SCHULL 1958, NEEL 1958.

Andere Stellen des Berichts beziehen sich nicht auf angeborene Mißbildungen, sondern auf den weiter gefaßten Begriff „angeborene schwerere Defekte". Die Zahlen konnten auch nicht für Verzerrungen aufgrund sozio-ökonomischer Differenzen zwischen den Gruppen bereinigt werden. Nach dem Urteil der Autoren ergeben die rohen Daten dadurch vermutlich eine Überschätzung der Auswirkungen der Verwandtenehe um etwa 20%.

Die WHO-Studie[26] zeigte eine leichte Erhöhung der Frequenz von Verwandtenehen für Eltern von Kindern mit Anencephalie ohne oder mit Spina bifida, für Spina bifida und für Hydrocephalus ohne Spina bifida. Dieser Effekt war besonders im Material von Alexandria und Bombay festzustellen. Für die anderen Zentren, mit Ausnahme von Bombay und Alexandria, verblieb eine leichte, aber nicht mehr signifikante Erhöhung der Konsanguinitätsrate. Für den Rest der Fehlbildungen war kein signifikant höherer Beitrag der Kinder aus Verwandtenehen zu verzeichnen. Es ist zur Zeit nicht entscheidbar, ob die Erklärung für die Erhöhung der Verwandtenehen bei Eltern von Kindern mit Fehlbildungen des Zentralnervensystems in der Annahme eines multifaktoriellen genetischen Systems zu suchen ist oder ob ein höherer Beitrag durch Beimengung einfach recessiv erblicher Formen angenommen werden kann (s. hierzu das spezielle Kapitel). Insgesamt sind die verfügbaren Daten über die Bedeutung der Verwandtenehen für die Mißbildungshäufigkeit noch ungenügend. Die Erfassung ist lückenhaft und die Vergleichbarkeit der Familien mit näher verwandten Eltern mit solchen mit nicht verwandten Eltern ist zweifelhaft. So besteht anscheinend in vielen Populationen die Tendenz, daß erstere im Mittel in sozio-ökonomisch schlechter gestellten Schichten häufiger sind. Sehr selten sind bekannte autosomal-recessiv erbliche Defekte getrennt ausgewiesen.

c) Häufigkeit bei nahen Verwandten

Entscheidende Hinweise auf Erbfaktoren und den in Betracht kommenden Erbmodus ergeben sich aus der Häufigkeit gleicher und eng verwandter Fehlbildungen bei nahen Verwandten und die Art der Verteilung in Familien. Dabei ist theoretisch zu beachten, daß familiär wirkende gemeinsame Umweltfaktoren ebenfalls zu einer Anhäufung bestimmter Erkrankungen in Familien führen können. Solche Erwägungen sind z.B. von erheblicher Bedeutung, wenn Krankheiten untersucht werden, bei denen Nahrungsgewohnheiten ein Rolle spielen. Im Falle der Mißbildungen wäre allenfalls an fortwirkende mütterliche Faktoren zu denken, die in wiederholten Schwangerschaften mißbildungsbegünstigend wirkten. Die Erfahrungen der allgemeinen und der experimentellen Teratologie zeigen aber, daß in einem solchen Falle wegen der hohen Phasenspezifität exogener Noxen nicht gleiche oder ähnliche Mißbildungen zu erwarten wären. Auch sollten die mißgebildeten Früchte dann bevorzugt in aufeinanderfolgenden Schwangerschaften auftreten (runs, cluster), was nicht der Fall ist.

Die Tabelle 14 faßt die für einige häufigere Mißbildungen vorliegenden Familienuntersuchungen zusammen. Die einzelnen Zahlen sind verschieden gut gesichert, sie stammen aus Serien unterschiedlichen Umfangs und gerade für spezielle Mißbildungen mitunter aus kleineren Serien. Es drückt sich das in den zum Teil deutlich voneinander abweichenden Angaben verschiedener Autoren aus. In den einzelnen Gruppen mußten zwangsläufig verwandte Fehlbildungen zusammengefaßt werden, in denen auch noch mit genetischer Heterogenie gerechnet werden muß. Besonders gilt das sicher im Bereich der angeborenen Herz- und Gefäßmißbildungen. Hier sind bereits getrennte Untersuchungen für einzelne

---

[26] STEVENSON u. Mitarb. 1966.

Tabelle 14. Inzidenz einiger häufiger Mißbildungen bei nahen Verwandten von Merkmalsträgern

Art der Fehlbildung (sofern nicht Teil eines Syndroms oder Sonderform mit bekannter Ätiologie)	Häufigkeit bei Neugeborenen (%)	Häufigkeit bei Verwandten von Merkmalsträgern			
		Geschwister nach 1 Merkmalsträger in der Geschwisterreihe (%)	Kinder (%)	Vettern (%)	Literatur
Anencephalie[a, b]		5,0 für Anencephalie und Spina bifida			PENROSE 1957
	~0,14				CARTER u. EVANS 1971
Spina bifida[c]	~0,1	5,1			HINDSE-NIELSEN 1938
	~0,16				CARTER u. EVANS 1971
Spaltbildung von Gehirn und Rückenmark[c]	~0,29	1,89			RECORD u. MCKEOWN 1960
(Spina bifida, Anencephalie, Hydrocephalie, kombiniert)		4,9 einschließlich Tot- und Frühgeburten			DEGENHART 1964
	~0,3	4,7			CARTER u. EVANS 1971
Nach 1 Merkmalsträger in der Geschwisterreihe		4,0			CARTER u. ROBERTS 1967
Nach 2 Merkmalsträgern in der Geschwisterreihe		10,0			
Isolierte Gaumenspalte[a]	~0,02—0,05	1,8—2,3 häufiger bei Geschwistern männlicher Merkmalsträger	7,0		FRASER 1955, 1970
Wenn auch Elternteil behaftet		17,0			SCHULZE 1964
Lippen-Kiefer-Gaumenspalte (Cheilognathopalatoschisis)	~0,1—0,18 ♂ > ♀				
Nach 1 Merkmalsträger in der Geschwisterreihe		3,5—4,4 (bis 8,0) häufiger bei Geschwistern weiblicher Merkmalsträger	2,0—3,5	0,2	FOGH-ANERSEN 1942, 1964, FRASER 1970, HANHART u. KAELIN 1972
Wenn auch 1 Elternteil behaftet		14,0			
Nach 2 Merkmalsträgern in der Geschwisterreihe		9,0			
	Häufigkeit bei Verwandten allgemein größer, wenn Defekt bei Probanden schwer und umgekehrt				

[a] In einzelnen Familien wurde offenbar monogene Vererbung beobachtet.

[b] Bei Knaben mit Hydrocephalus kann die seltene X-chromosomal-recessiv erbliche Form vorliegen.

[c] Starke regionale Unterschiede in der Häufigkeit.

Tabelle 14 (Fortsetzung)

Art der Fehlbildung (sofern nicht Teil eines Syndroms oder Sonderform mit bekannter Ätiologie)	Häufigkeit bei Neugeborenen (%)	Häufigkeit bei Verwandten von Merkmalsträgern			
		Geschwister nach 1 Merkmalsträger in der Geschwisterreihe (%)	Kinder (%)	Vettern (%)	Literatur
Angeborene Angiokardiopathien (soweit nicht Teil eines Syndroms)	~0,8	2—5	2—4		Übersicht: FUHRMANN 1972a, 1972b JÖRGENSEN 1972
Allgemein[a]					ZETTERQVIST 1972
Nach 2 Merkmalsträgern in der Geschwisterreihe		5,5—8,0			
Ventrikelseptumdefekt[aa]	~0,2	1—2 (?)	1—4		
Vorhofseptumdefekt	~0,031	1—4	1—4		
	(Spezielle Formen ausgeschlossen, autosomal-dominant in einigen Familien)				
Fallotsche Tetralogie	~0,06	1—3			
Pulmonalstenose	~0,06	2—4			
Off. Duct. Art. Botalli	~0,08	2—4 (PDA 2,3)	2—4 (PDA 2,5)		
Transposition der großen Gefäße	~0,08	4—5 für Herzfehlbildung allgemein 1—2 für Transposition			
Tricuspidalatresie	~0,02	~1,0 (?)			
Valv. Aortenstenose (ohne subvalv. and supravalv. Stenose)	~0,02—0,04	2—4			
Aortenisthmusstenose	0,02—0,04	1—3 (?)	1—3 (?)		
Kong. hypertroph. Pylorusstenose		♂ ♀			
Indexpatient ♂	♂~0,5	3,8 2,7			
Indexpatient ♀	♀~0,1	9,2 3,8			
Kong. intestinale	0,02	0,6—18			PASSARGE 1972
Aganglionose („Morbus Hirschsprung")	♂> ♀				
Für exakte Zahlen muß die Länge des aganglionären Segments berücksichtigt werden (vgl. Referenz)		♂ ♀ von ♂♂ 6,3; 2,0 von ♀♀ 10,4; 4,4			
Hypospadie	(♂) 0,1—0,3	Brüder 9,6		0,7	SØRENSEN 1953, LENZ 1964
		9,5—10,5			CHEN u. WOOLEY, jr. 1971

[aa] Bei den Untergruppen beziehen sich die Incidenzzahlen bei Verwandten auf angeborene Angiokardiopathien allgemein; in allen Serien liegen dabei bei Verwandten vorwiegend gleiche oder ähnliche Fehlbildungen wie beim Probanden vor.

Tabelle 14 (Fortsetzung)

Art der Fehlbildung (sofern nicht Teil eines Syndroms oder Sonderform mit bekannter Ätiologie)	Häufigkeit bei Neugeborenen (%)	Häufigkeit bei Verwandten von Merkmalsträgern			
		Geschwister nach 1 Merkmalsträger in der Geschwisterreihe (%)	Kinder (%)	Vettern (%)	Literatur
Hüftgelenksluxation	0,3	♂ ♀ 1 11 häufiger in höheren sozialen Schichten	♂ ♀ 6 17	0,3	Wynne-Davies 1970
Wenn 1 Kind und 1 Elternteil behaftet		36			
Pes equinovarus	0,1	2,9—3,1		0,2	Idelberger 1939
Indexpatient ♀		5,97			Grebe 1964
Indexpatient ♂		1,95			Wynne-Davis 1964 Carter 1964

Fehler durchgeführt, meist ist bei den Verwandten aber das Auftreten von Angiokardiopathien aller Art gezählt worden. In allen Untersuchungen überwiegen aber auch bei den Verwandten gleiche oder sehr ähnliche Fehler.

Aus der Tabelle wird deutlich, daß alle aufgeführten Mißbildungen bei nahen Verwandten von Merkmalsträgern wesentlich häufiger auftreten als das der Zufallserwartung entspräche. In keinem Fall wird dabei die Erwartungsziffer einfach Mendelscher Erbgänge erreicht. Soweit Zahlen verfügbar sind, ist die Korrelation zwischen Geschwistern und zwischen Eltern und Kindern in der gleichen Größenordnung. Das wäre bei einem autosomal-recessiven Erbgang nicht zu erwarten, entspricht aber der Voraussage bei multifaktoriellem Erbgang (s. S. 196ff.). Auch bei autosomal-dominantem Erbgang mit unvollständiger Penetranz wäre gleiche Belastung von Geschwistern und Kindern von Merkmalsträgern zu erwarten, jedoch müßte dann entsprechend der gefundenen niedrigen Häufigkeit bei allen genannten Mißbildungen eine so niedrige Penetranz der zugrunde liegenden autosomal-dominanten Anlage angenommen werden, daß kompliziertere Hypothesen erforderlich wären. Auch sollte bei autosomalem, unvollständig dominantem Erbgang die Merkmalshäufigkeit von Verwandten 1. Grades über solche 2. Grades zu solchen 3. Grades jeweils um 0,5 abnehmen. Eine entsprechende Zusammenstellung der Befunde für häufigere Fehlbildungen durch Carter (Tabelle 15) zeigt davon abweichend einen weit schärferen Abfall.

Die beste und heute von den meisten Autoren akzeptierte Erklärung bietet demgegenüber die Annahme eines multifaktoriellen Erbgangs mit Schwellenwerteffekt. Im Prinzip entspricht diese dem weiter vorn in diesem Kapitel erläuterten Konzept der „quasi-kontinuierlichen Variation“ [27]. Die formalgenetischen Konsequenzen des multifaktoriellen Erbgangs und die Unterscheidungsmöglichkeiten gegenüber einfach Mendelschem Erbgang wurden im Beitrag 3, S. 151 ff. näher besprochen. Die Grundannahme dieses Modells ist es, daß eine Vielzahl von Genorten auf die Entwicklung Einfluß nimmt. An jedem Genort sind zwei oder mehr Allele möglich, deren Wirkung quantitativ verschieden ist. Vereinfachend kann

[27] Grüneberg 1951, 1952.

Tabelle 15. Häufigkeit bei Verwandten in Familienuntersuchungen für einige häufige Fehlbildungen im Verhältnis zur allgemeinen Bevölkerung. (Nach CARTER 1969)

	Lippen-Kiefer-(Gaumen-)spalte	Talipes equinovarus	Angeborene Hüftgelenksluxation (nur männliche Merkmalsträger)	Angeborene Pylorusstenose (nur weibliche Merkmalsträger)	Spina bifida und Anencephalie
Allgemeinbevölkerung	0,001	0,001	0,002	0,005	0,008
Eineiige Zwillinge	× 400	× 300	× 200	× 80	—
Verwandte					
ersten Grades	× 40	× 25	× 25	× 10	× 7
zweiten Grades	× 7	× 5	× 3	× 5	—
dritten Grades	× 3	× 2	× 2	× 1,5	—

man hier annehmen, daß diese Wirkung auch einen quantitativ verschiedenen Beitrag zu einer „Prädisposition“ für eine Entwicklungsstörung beinhaltet. Graphisch würde sich dann die Häufigkeitsverteilung von Individuen mit verschiedenen Graden genetischer Prädisposition in der Bevölkerung in Form einer eingipfligen Kurve nach Art der Normalverteilung darstellen. Jenseits eines bestimmten Ausmaßes von genetischer Prädisposition käme es zu einer nicht mehr kompensierbaren Störung der Entwicklung. Als gut verständliches Modell aus der Teratologie der Säuger und des Menschen kann die von FRASER analysierte Entstehung der Gaumenspalten dienen. Die zunächst beiderseits der Zunge gelegenen Gaumendachanlagen müssen hier horizontal aufeinanderzuwachsen und dann in der Mittellinie verschmelzen. Dieser Prozeß ist von einer normalen Wachstumsgeschwindigkeit der Anlagen für das Gaumendach abhängig. Er wird aber weiterhin beeinflußt von der Form und dem Wachstum des Kopfes als Ganzes und anderen morphologischen Eigenschaften. Alle an diesem System beteiligten Erbfaktoren bestimmen die genetische Prädisposition für das Entstehen einer Gaumenspalte. Die Annahme einer scharfen Schwelle erscheint in diesem Modell, wie für die meisten Fehlbildungen, unrealistisch. Es ist einleuchtender, anzunehmen, daß von einem Grenzwert an eine zunehmende Anfälligkeit besteht, deren Realisierung von äußeren Faktoren mitbestimmt wird. Unter optimalen Bedingungen wird ein Embryo mit einer gegebenen genetisch bedingten Prädisposition noch zur normalen Entwicklung gelangen, im Falle einer zusätzlichen äußeren Belastung aber den Defekt zeigen.

Die genetische Prädisposition in diesem Modell ist nicht an spezifisch wirkende Gene gebunden. Es ist vielmehr wahrscheinlich — und an Beispielen aufzeigbar —, daß die beteiligten Gene andere Hauptwirkungen haben. Es wird hier aber jeweils nur ihr spezifischer Beitrag für die Entwicklung eines Organsystems, Merkmals oder Syndroms betrachtet. Da in diesem Modell die Prädisposition nicht vom Besitz oder Nichtbesitz eines bestimmten Gens abhängt, sondern nur von der „Dosis“ an Genen mit verwandter Wirkung, entspricht die Korrelation zwischen Verwandten dem Anteil gemeinsamer Gene, den diese aufgrund ihrer Abstammung von gemeinsamen Vorfahren besitzen, d.h. aber dem Verwandtschaftsgrad. Merkmalsträger können dem extremen Bereich der Verteilungskurve der genetischen Prädisposition entstammen, oder aber aus dem Grenzgebiet mit geringer Prädisposition. Dementsprechend ist auch, anderes als beim Mendelschen Erbgang, zu erwarten, daß das Risiko einer Wiederholung der gleichen Störung nach

Geburt eines mißgebildeten Kindes von Familie zu Familie wechselt. Es sollte höher sein, wenn bereits zwei Kinder die Störung gezeigt haben und dadurch eine höhere „Gendosis" bei den Eltern aufzeigen, oder wenn ein Elternteil selbst und ein Kind befallen sind. Wie sich aus der Tabelle 14 ersehen läßt, ist diese Voraussage erfüllt. Eine weitere Erwartung wäre ein größeres Wiederholungsrisiko, wenn der Defekt beim Probanden besonders schwer ist. Von solchen Probanden könnte man nämlich annehmen, daß sie häufiger auch eine besonders ausgeprägte genetische Komponente besitzen, also dem extremen Anteil der Verteilung der Prädisposition entstammen. Für die Lippen-Kiefer-Gaumenspalten liegen hier Zahlen vor[28], die zeigen, daß das Wiederholungsrisiko für Geschwister von Patienten mit doppelseitigen Lippen-Kiefer-Gaumenspalten höher war (5,7%) als das für Geschwister von Trägern einseitiger Spalten (4,2%) oder von Trägern nur geringer Spaltgrade (Lippenspalte, 2,5%).

d) Das Geschlechtsverhältnis

Zahlreiche Fehlbildungen zeigen deutlich unterschiedliche Häufigkeiten bei beiden Geschlechtern (Tabelle 16). Da das Geschlecht beim Menschen genetisch bestimmt wird, ist damit allein bereits die Mitwirkung eines bekannten Erbfaktors erkennbar. Wie das Auftreten der gleichen Fehlbildung auch bei Vater und Sohn zeigt, handelt es sich aber nicht um eine direkte Wirkung von Genen

Tabelle 16. Geschlechtsverhältnis bei einigen häufigeren Fehlbildungen. (Nach CARTER 1969)

Fehlbildung	Geschlechtsverhältnis männlich/weiblich
Pylorusstenose	5,0
Klumpfuß	2,0
Lippen-Kiefer-(Gaumen-)spalte	1,8
Spina bifida cystica	0,8
Anencephalie	0,4
Angeborene Hüftgelenksluxation	0,15

des X-Chromosoms; die Situation entspricht vielmehr einer unvollständigen Geschlechtsbegrenzung. Betrachtet man beispielsweise eine Fehlbildung, die bei männlichen Individuen wesentlich häufiger ist als bei weiblichen, so kann man vereinfachend annehmen, ein mit der Zugehörigkeit zum weiblichen Geschlecht assoziierter Faktor wirke der Ausprägung der Fehlbildung entgegen. Setzt man voraus, die Umwelteinflüsse träfen Feten beiderlei Geschlechts in gleichem Maße, so müßten weibliche Neugeborene im Mittel eine höhere genetische Prädisposition besitzen, um trotz des in ihrer Geschlechtszugehörigkeit begründeten „Schutzes" die Mißbildung zu manifestieren (Abb. 5). Sie wären also eher dem extremen Ende der Verteilung der Prädisposition entnommen. Da Verwandte aber einen nur vom Verwandtschaftsgrad abhängigen Anteil der Gene gemeinsam haben, müßten entsprechende Verwandte von Indexpatienten des seltener befallenen Geschlechts häufiger ebenfalls betroffen sein als Verwandte des gleichen Grades von Indexpatienten des häufiger befallenen („anfälligeren") Geschlechts. Diesen Effekt hat zuerst C. O. CARTER (1961) zum Nachweis des multifaktoriellen Erbgangs bei der angeborenen hypertrophischen Pylorusstenose benutzt, er wird deshalb heute von manchen Autoren als *Carter-Effekt* bezeichnet. Die Verteilung bei

[28] CARTER 1965.

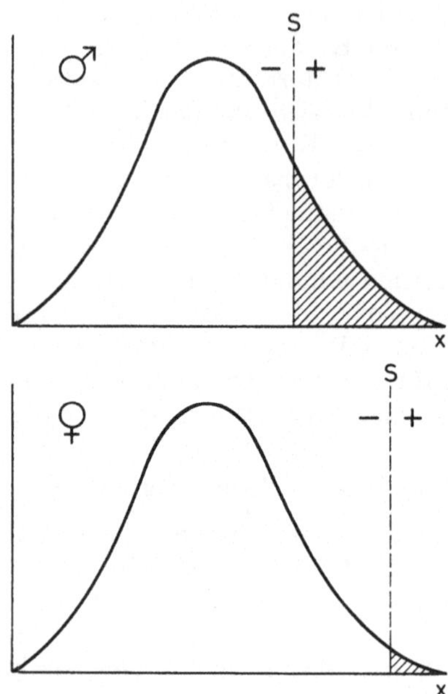

Abb. 5. Schema zur Erläuterung des „Carter-Effekts" (s. Text). Häufigkeitsverteilung bei multifaktoriellem Erbgang für ein Leiden mit wesentlich größerer Häufigkeit beim männlichen Geschlecht. X = genetische Prädisposition; S = Schwelle; schraffiert = Anteil der Merkmalsträger bzw. der besonders Gefährdeten

den männlichen und weiblichen Nachkommen von männlichen und weiblichen Indexpatienten mit Pylorusstenose ist in der Tabelle 10 nach CARTER (1969) im Beitrag 3, S. 224 zu ersehen, die Zahlen für Geschwister nach CARTER u. EVANS (1969) sind in der Tabelle 17 enthalten.

Ähnliche Verteilungen konnten z. B. für den Pes equinovarus gefunden werden (s. Tabelle 18) und in einer kleineren Gruppe auch für die Transposition der großen Gefäße[29]. Hier war die Differenz aber statistisch nicht zu sichern. Eine solche

Tabelle 17. Angeborene Pylorusstenose bei Verwandten ersten Grades von Merkmalsträgern. (Nach CARTER und EVANS 1969)

Index-Patient	n	Kinder		Geschwister		Eltern	
		männlich	weiblich	männlich	weiblich	männlich	weiblich
Hauptserie							
männlich 1920—1939	330	19/347 *5,48%*	8/337 *2,37%*	7/262 *2,67%*	6/279 *2,15%*	0/330	0/330
weiblich 1920—1949	233	20/106 *18,86%*	7/100 *7,00%*	17/170 *10,00%*	10/158 *6,33%*	1/233 *0,43%*	0/233
Ergänzungsserie							
männlich 1953—1962	307	—	—	14,284 *4,93%*	9/286 *3,15%*	4/307 *1,30%*	2/307 *0,65%*
weiblich 1950—1965	119	—	—	8/103 *7,77%*	0/105	4/119 *3,61%*	2/119 *1,68%*

[29] FUHRMANN 1969.

Tabelle 18. Talipes equinovarus bei Verwandten ersten Grades von Merkmalsträgern. (Nach Wynne-Davies 1965)

Indexpatient		Väter	Mütter	Brüder	Schwestern	Zusammen	
						männlich	weiblich
Männlich	97	1/97	0/97	4/115	0/90	5/212 (2,3%)	0/187
Weiblich	47	3/47	0/47	2/33	2/34	5/80 (6,2%)	2/81 (2,5%)
Zusammen	144	4/144	0/144	6/148	2/124		

Verteilung ist kaum mit der Annahme rein exogener Faktoren oder eines Mendelschen Erbgangs zu erklären, selbst wenn man weitgehende Hilfshypothesen zuläßt, sie entspricht jedoch der Voraussage bei multifaktorieller Vererbung.

Für die Lippen-Kiefer-(Gaumen-)Spalte konnten Bixler u. Mitarb. (1970) keinen Carter-Effekt nachweisen (s. unten).

Die Hypothese multifaktoriellen Erbgangs in diesem Sinne beinhaltet durchaus die Annahme, daß die beteiligten Gene eine gewisse Spezifität der Wirkung zeigen, sonst wäre nicht die Wiederholung gleicher Mißbildungen in Familien zu erwarten und es müßte eine Erhöhung der Frequenz auch völlig anders gearteter Mißbildungen in den betroffenen Familien zu verzeichnen sein, was nicht der Fall ist. Damit aber erhebt sich die Forderung, nach Möglichkeit die einzelnen Komponenten, einzelne beteiligte Gene zu identifizieren und so eventuell auch einen Ansatz für präventive Maßnahmen zu finden. Bisher ist das nicht gelungen. Einen ersten Anhalt könnte man vielleicht erwarten, wenn man prüft, in welchen Bevölkerungen oder Gruppen einzelne Mißbildungen besonders häufig oder besonders selten auftreten. Die Tabelle 19 gibt eine solche Zusammenstellung aus der Literatur wieder, die naturgemäß nicht vollständig sein kann und notwendigerweise auch einander widersprechende Angaben aufweist.

Tabelle 19. Sondergruppen mit besonders großer oder geringer Häufigkeit von ausgewählten Mißbildungen nach Berichten verschiedener Autoren. (Tabelle nach Lilienfeld 1969/70)

Fehlbildung	Große Häufigkeit	Geringe Häufigkeit
Gesamt	Knaben (McIntosh et al. 1954) Ältere Mütter (Morton et al. 1967) Höhere Geburtenstellung (Morton et al. 1967) US-Neger (Frazier 1960, McIntosh et al. 1954) Puerto Ricaner in Hawaii (Morton et al. 1967) Diabetische Mütter (Erhardt u. Nelson 1964)	Niedere Geburtenstellung bei Weißen (McIntosh et al. 1954) Hawaiianische Mütter (Morton et al. 1967)
Anencephalie	Mädchen (Williamson 1965, Laurence et al. 1968b, Adams u. Niswander 1968, Milic 1969, Renwick 1968, MacMahon et al. 1953)	Juden, Kanadier (Naggan u. MacMahon 1967) Amerikanische Indianer (Adams u. Niswander 1968)

Tabelle 19 (Fortsetzung)

Fehlbildung	Große Häufigkeit	Geringe Häufigkeit
	Junge Mütter (EDWARDS 1958) Ältere Mütter (McKEOWN 1961) Erstgeborene (WILLIAMSON 1965, INGALLS et al. 1954, McKEOWN 1961, EDWARDS 1958) Weiße (RENWICK 1968) Nachkommen von Iren, von Kanadiern (NAGGAN u. MACMAHON 1967) Untere Sozialschicht (WILLIAMSON 1965, NAGGAN u. MACMAHON 1967, McKEOWN 1961) Familiäre Häufung (WILLIAMSON 1965) Städtische Wohngebiete (PLEVDELL 1960) Im Winter Geborene (WILLIAMSON 1965, LECK u. RECORD 1966, McKEOWN 1961, EDWARDS 1958)	Neger (MILIC 1969, RENWICK 1968)
Spina bifida	Mädchen (WILLIAMSON 1965, MACMAHON et al. 1953, RENWICK 1968) Erstgeborene (WILLIAMSON 1965, MACMAHON et al. 1953, RENWICK 1968, McKEOWN 1961, SMITHELLS u. CHINN 1965) Iren, Kanadier (NAGGAN u. MACMAHON 1967) Japaner in Hawaii (MORTON et al. 1967) Untere Sozialschichten (WILLIAMSON 1965, NAGGAN u. MACMAHON 1967) Städtische Wohngebiete (EDWARDS 1958) Im Winter Geborene (SILBERG et al. 1966, SMITHELLS u. CHINN 1965)	Juden (NAGGAN u. McMAHON 1967, MACMAHON et al. 1953) Italiener (NAGGAN u. McMAHON 1967) Orientalen, Neger und amerikanische Juden (ADAMS u. NISWANDER 1968) Bevölkerung im Pazifischen Raum (MORTON et al. 1967)
Hydrocephalus	Knaben (WILLIAMSON 1965, MACMAHON et al. 1953) Mütter unter 20 Jahren (EDWARDS 1958) Ältere Mütter (WILLIAMSON 1965, INGALLS et al. 1954, RECORD u. McKEOWN 1949, COLLMANN u. STOLLER 1962) Erstgeborene (EDWARDS 1958) Amerikanische Neger (McMAHON et al. 1953) Chinesen in Hawaii (MORTON et al. 1967)	Amerikanische Juden (MACMAHON et al. 1953)

Tabelle 19 (Fortsetzung)

Fehlbildung	Große Häufigkeit	Geringe Häufigkeit
	Städtische Wohngebiete (PLEYDELL 1960)	
Angeborene Herzfehler	Knaben (ABRAMOVICI u. LIBAN 1964) Ältere Mütter (RENWICK et al. 1964, MACMAHON 1952) Aschkenasische Juden in Israel (ABRAMOVICI u. LIBAN 1964) Familiäre Häufung (HIGGINS 1965, MCKEOWN et al. 1953) Hochländer (HIGGINS 1965)	Orientalische Juden in Israel (ABRAMOVICI u. LIBAN 1964) Koreaner in Hawaii (MORTON et al. 1967) Hawaiianer in Hawaii (MORTON et al. 1967)
Klumpfuß	Knaben (SEVERIN 1956, FREDENHAGEN 1955, WYNNE-DAVIES 1964, KITE 1964) Weiße (IVY 1957, 1962) Nachkommen von Hawaiianern (MORTON et al. 1967) Städtische Wohngebiete (MORTON et al. 1967)	Späte Geburtenstellung (MORTON et al. 1967) US-Neger (SHANDS 1953, IVY 1957, 1962, SESGIN u. STARK 1961)
Polydaktylie	US-Neger (FRAZIER 1960) Chinesen in Hawaii (MORTON et al. 1967)	
Angeborene Hüftgelenksluxation	Knaben (RECORD u. EDWARDS 1958) Mädchen (PHILLIPS 1968, CARTER u. WILKINSON 1964, MEDALIE et al. 1966, ROBINSON 1968) Jüngere Mütter (ROBINSON 1968) Erstgeborene (RECORD u. EDWARDS 1958, MCKEOWN 1961) Lappen (CARTER u. WILKINSON 1964) Amerikanische Indianer (CARTER u. WILKINSON 1964) Städtische Wohngebiete (MEDALIE et al. 1966) Im Winter Geborene (ANDRÉN u. PALMÉN 1963, MEDALIE et al. 1966; ROBINSON 1968, RECORD u. EDWARDS 1958, CHARLTON 1966) Höhere soziale Schichten (WYNNE-DAVIES 1970)	US-Neger (ROBINSON 1968) Maoris in Neuseeland (PHILLIPS 1968)
Lippen-Kiefer-(Gaumen-) Spalte	Knaben (ALTEMUS 1966, GILMORE u. HOFMAN 1966, FRASER u. CALNAN 1961, GREENE et al. 1964, ÖRBECK u. GIEZENDANNER 1967, LUTZ u. MOOR 1955, DONAHUE 1965, CONWAY u. WAGNER 1960)	US-Neger (CONWAY u. WAGNER 1966, GREENE et al. 1964, DONAHUE 1965, GILMORE u. HOFMAN 1966) Amerikanische Indianer (GILMORE u. HOFMAN 1966)

Tabelle 19 (Fortsetzung)

Fehlbildung	Große Häufigkeit	Geringe Häufigkeit
	Mädchen (CONWAY u. WAGNER 1966, SESGIN u. STARK 1961)	US-Staaten New York, New Jersey, South Carolina u. Tennessee (SESGIN u. STARK 1961, SCHURTER u. LETTERMAN 1966, DONAHUE 1965)
	Junge Mütter (AZAZ u. KOYOUMDJISKY-KAYE 1967, ALTEMUS 1966, DONAHUE 1965, DAVIES, 1968)	
	Ältere Mütter (KNOX 1963, MCKEOWN 1961)	
	Ältere Eltern (HAY 1967, GREENE et al. 1964, MCKEOWN 1961)	
	Erstgeborene (ALTEMUS 1966)	
	Höhere Geburtenstellung DONAHUE 1965, GILMORE u. HOFMAN 1966)	
	Mehrlingsgeburten (GREENE et al. 1964)	
	Weiße (DONAHUE, 1965, GILMORE u. HOFMAN 1966)	
	Amerikanische Indianer (ADAMS u. NISWANDER 1968)	
	Asiaten in Israel (AZAZ u. KOYOUMDJISKY-KAYE 1967)	
	Rassenmischlinge in USA (GILMORE u. HOFMAN 1966)	
	US-Staaten Montana und North Dakota (DONAHUE 1965)	
	Süd-Norwegen (ÖRBECK u. GIEZENDANNER 1967)	
	Japaner in den USA (GREENE et al. 1964)	
	Pazifische Bevölkerung in Hawaii (MORTON et al. 1967)	
	Familiäre Häufung (KNOX 1963, GILMORE u. HOFMAN 1966, CURTIS et al. 1961)	
	Ländliche Wohnbezirke (GILMORE u. HOFMAN 1966, GREENE et al. 1964)	
	Im Sommer Geborene (LUTZ u. MOOR 1955)	
	Im Winter Geborene (HALEVI 1967, SILBERG et al. 1966)	

5. Heterogenität der untersuchten Gruppe von Mißbildungen

Es wurde bereits eingangs darauf hingewiesen, daß die Zusammenfassung ähnlicher oder nach morphologischen Gesichtspunkten verwandter Mißbildungen zu Gruppen nicht ohne Gefahr ist. Sie war vielfach unumgänglich, um für die statistische Bearbeitung ausreichend große Zahlen für die einzelnen Gruppen zu erhalten. Eine Zusammenfassung ist in vielen Fällen gut damit zu begründen, daß die verschiedenen, zu einer Gruppe gezählten Mißbildungen bei Verwandten innerhalb der gleichen Familien häufiger auftraten. So sind unter den Angehörigen von Patienten mit angeborenen Herzfehlern sowohl Individuen mit exakt gleichen Fehlern wie auch solche mit nur ähnlichen Fehlern bzw. Fehlbildungen des Herzens anderer klinischer Kategorien häufiger, Anencephalus und Spina bifida werden in der gleichen Familie gefunden und so fort. Andererseits lassen sich aber sehr eindeutige Beispiele dafür finden, daß die untersuchte Fehlbildung Teil eines bekannten Syndroms mit einfachem Erbgang ist oder daß sie, ohne morphologisch eindeutig unterscheidbar zu sein, in bestimmten Familien einfachem Erbgang folgt. So enthält eine von Gorlin zusammengestellte Liste der Syndrome, die mit Spalten im Lippen-, Kiefer- und/oder Gaumenbereich einhergehen, 17 autosomal dominante, 14 autosomal recessive und 4 geschlechtsgebundene erbliche Syndrome. 15 weitere Syndrome gelten als nicht erblich, und etwa 15 verschiedene Chromosomenanomalien sind häufig mit derartigen Spalten verbunden. Außer solchen Syndromen gibt es eine ganze Reihe von Publikationen über offenbar monofaktorielle Vererbung von Lippen-Kiefer-Gaumenspalten ohne assoziierte Fehlbildungen oder von isolierten Gaumenspalten in mehr oder weniger großen Sippen (Übersichten s. Schulze 1964, Fraser 1970b, eine Sippe mit X-chromosomal recessiver Vererbung der Gaumenspalte s. Lowry 1970).

Bixler u. Mitarb. (1970) berichteten über eine Nachuntersuchung der Probanden Fogh-Andersens. Es ergab sich hier für die Kinder von Müttern mit Lippen-Kiefer-Gaumenspalte eine Häufigkeit der gleichen Mißbildung von 3,3%, für Kinder von betroffenen Vätern von 3,8%. Die Hypothese von Carter hätte eine höhere Gefährdung von Kindern der Patienten des seltener befallenen (weiblichen) Geschlechts erwarten lassen. Auch war die Häufigkeit der Fehlbildung bei Geschwistern größer als nach dem multifaktoriellen Modell zu erwarten. Auch dieser Befund weist auf die stärkere Beteiligung einzelner Hauptgene oder Heterogenität der untersuchten Gruppen hin.

Viel diskutiert ist auch eine autosomal-dominante Vererbung des Vorhofseptumdefekts in einigen Familien. Während man durchaus Nora u. Mitarb. (1967) darin zustimmen kann, daß viele Familien mit anscheinend dominantem Erbgang nur ausgelesene Beispiele für das Auftreten eines Defekts bei mehreren Familienmitgliedern aufgrund multifaktoriellen Erbgangs darstellen, kann das z.B. kaum für die Sippe gelten, die Zetterqvist (1960) zuerst beschrieb und deren Stammbaum von Johansson u. Sievers (1967) wesentlich erweitert werden konnte (Abb. 6). Ein überzeugendes Beispiel für autosomal-recessiven Erbgang von Anencephalie, Myelomeningocele und Hydrocephalus konnten wir selbst beobachten[30] (vgl. Abb. 7).

Diese Beispiele unterstreichen, daß das morphologisch gleiche Endergebnis einmal durch das Zusammenwirken zahlreicher Gene mit verschiedener Wirkung, das andere Mal aber durch einen Einzelgendefekt entstehen kann. Im letzteren Fall kann es sich durchaus um eine besonders stark abweichende Mutante an einem Genort handeln, der sonst auch an der Bestimmung der multifaktoriellen Prädisposition beteiligt ist, es könnte aber auch eine Mutation an anderem Genort vorliegen. Eine Entscheidung darüber ist bislang nicht möglich. Gerade große Sammelstatistiken werden durch die Beimengung solcher Familien aber verfälscht. (Als Beispiel sei auf den Befund von Williamson (1960) für seine Erhebung über Vorhofseptumdefekte hingewiesen, in der der Einschluß oder die Eliminierung einer großen Familie das Endergebnis erheblich beeinflußte.) Es hängt trotz genauer Nachforschungen oft von glücklichen Umständen ab, ob solche Familien als Sonderfälle erkannt werden können. Meist sind aber gerade

[30] Fuhrmann u. Mitarb. 1971.

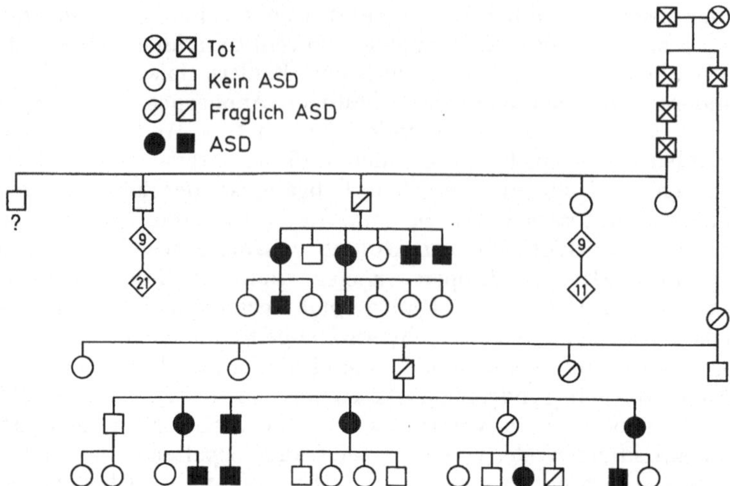

Abb. 6. Stammbaum mit autosomal-dominant vererbtem Vorhof-Septum-Defekt (Secundum-Typ) nach ZETTERQVIST (1960), erweitert von JOHANSSON u. SIEVERS (1967) (umgezeichnet)

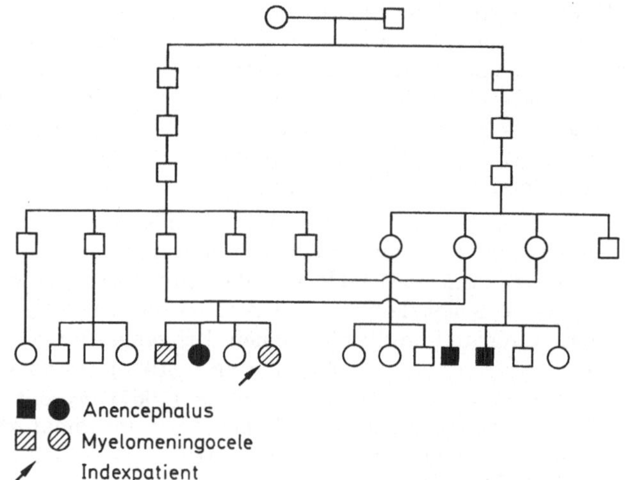

Abb. 7. Autosomal-recessiver Erbgang von Anencephalie und Myelomeningocele in einer Sippe (FUHRMANN u. Mitarb. 1971)

in den großen Statistiken solche genauen Erhebungen der Einzelstammbäume nicht erfolgt oder nicht möglich gewesen. Die gelegentliche Familie mit zwei befallenen Kindern und autosomal-recessivem Erbgang ist auf diese Weise auch ohnehin nicht zu erkennen. Es kann deshalb zur Zeit auch nicht gesagt werden, wie hoch die Beimengung solcher „High risk-Familien" mit einfachem Erbgang im Gesamtmaterial ist und welche Familien hierzu gehören. Für die Beratung bedeutet das eine sehr wesentliche Einschränkung. Aus dem gleichen Grunde sind auch weitergehende Berechnungen, z.B. der Heritabilität o. ä., auf der Basis des multifaktoriellen Modells von beschränktem Wert. Erschwerend kommt hinzu, daß es bei größeren Serien — mitunter aber selbst im gut untersuchten Einzelfall — nicht immer möglich ist, Fälle mit rein oder vorherrschend exogener Ätiologie sicher auszuschließen, selbst wenn es sich um wohldefinierte Noxen handelt (s. dazu auch weiter unten).

Ein sehr instruktives Beispiel für die hier entstehenden Schwierigkeiten sind die schweren Mißbildungen des Zentralnervensystems, Anencephalus und Spina bifida. Wie aus zahlreichen Untersuchungen hervorgeht[31], treten beide Mißbildungen in einer weit höheren Frequenz bei nahen Verwandten und in der gleichen Familie auf, als durch Zufall zu erklären wäre. Beide Fehlbildungen können deshalb als verschieden schwere Ausprägung der gleichen Grundstörung angesehen werden, auf jeden Fall muß man aber annehmen, daß sie gemeinsame Grundfaktoren besitzen. Häufigkeitsangaben über diese Mißbildungen sind sehr variabel und werden sicher erheblich davon beeinflußt, ob man von Krankenhausentbindungen oder Gesamtgeburtenzahlen ausgeht. Die häufigen Komplikationen im Schwangerschaftsverlauf und gerade in den späten Monaten der Schwangerschaft führen dazu, daß diese Fehlbildungen bei Klinikentbindung besonders häufig gefunden werden. Dadurch allein sind aber die großen regionalen Differenzen nicht zu erklären. Inwieweit diese Unterschiede durch exogene oder genetische Faktoren bedingt sind, kann zur Zeit nicht zuverlässig beurteilt werden. Die Angaben über Unterschiede bei rassisch verschiedenen Bevölkerungen in gleicher Umgebung sind widersprüchlich[32]. Alle Serien stimmen darin überein, daß Mädchen wesentlich häufiger betroffen sind als Jungen; zwei Drittel der Betroffenen sind weiblich[33]. Es sind keine ausreichenden Zahlen vorhanden, um bezüglich der Häufigkeit bei Geschwistern von Indexpatienten einen „Carter-Effekt" zu prüfen. Zwillingsbeobachtungen zeigen bislang keine eindeutig höhere Konkordanzrate bei EZ als bei ZZ[34]. JOSEPHSON u. WALLER (1933) berichteten über konkordantes Auftreten von Anencephalie bei gleichgeschlechtlichen Zwillingen in einer Familie mit mehreren intelligenzgestörten Kindern. Die Eiigkeit wurde nicht näher untersucht. STEVENSON u. Mitarb. (1966) erwähnen zwei Beobachtungen von Diskordanz bei siamesischen Zwillingen, eine durch MUDALIAR (1930) und eine durch T. H. LEAN (persönliche Mitteilung an die zitierten Autoren). MCKUSICK (1968) zitiert zwei weitere Beobachtungen von Konkordanz bei EZ[35]. In mehreren Serien sind jahreszeitliche Schwankungen in der Häufigkeit gefunden worden[36], andere Autoren konnten diesen Befund nicht nachweisen[37]. Es konnte keine Assoziation mit dem mütterlichen Alter[38] und keine größere Häufigkeit von Infektionskrankheiten in der Frühschwangerschaft nachgewiesen werden[39]. Von mehreren Autoren wird eine größere Häufigkeit bei Primiparae berichtet, jedoch könnte hier eine Anreicherung des Materials durch Klinikentbindungen eine Rolle spielen. COFFEY u. JESSOP (1957), EDWARDS (1958) und WILLIAMSON (1965) geben eine größere Häufigkeit von Anencephalus bei Müttern niederer sozialer Klassen an, RECORD u. MCKEOWN verzeichneten keinen solchen Effekt. Vor allem WILLIAMSON (1965) und CARTER u. FRASER ROBERTS 1967) fanden eine größere Häufigkeit von Fehlbildungen des gleichen Typs bei den Kindern der Schwestern der Mütter von Probanden als bei Kindern der Brüder der Mütter oder den entsprechenden väterlichen Verwandten. Es könnte

---

31 Siehe z. B. WILLIAMSON 1965, STEVENSON u. Mitarb. 1966, CARTER u. FRASER ROBERTS 1967.

32 Siehe STEVENSON u. Mitarb. 1966, MORTON u. Mitarb. 1967.

33 WILLIAMSON 1965, STEVENSON 1966. 34 STEVENSON u. Mitarb. 1966, WILLIAMSON 1965.

35 TABER u. ELWELL 1960, LABATE u. CALVELLI 1952.

36 RECORD u. MCKEOWN 1949, 1950, EDWARDS 1958, GUTKELCH 1962.

37 MCMAHON u. Mitarb. 1953, SMILKSTEIN 1962, SMITHELLS u. Mitarb. 1964.

38 RECORD u. MCKEOWN 1949, EDWARDS 1958, COLLMANN u. STOLLER 1962, WILLIAMSON 1965.

39 WILLIAMSON 1965.

das auf einen genetisch bestimmten Beitrag hinweisen, der über die Mutter wirksam wird. Möglicherweise ist diese Differenz aber auch durch unterschiedliche Genauigkeit der anamnestischen Angaben über die Familienmitglieder der Mutter und des Vaters vorgetäuscht.

Mit einer Ausnahme waren in keiner der wenigen darüber verfügbaren Untersuchungen Verwandtenehen bei den Eltern signifikant häufiger als bei der Vergleichsbevölkerung, lediglich die umfangreiche WHO-Studie erbrachte eine solche Differenz. Für die Serie in Alexandria und Bombay war der Unterschied hoch signifikant, nach Ausschluß der zwei genannten Zentren verblieb für die übrigen noch eine leichte, aber technisch nicht mehr signifikante Erhöhung der Verwandtenehenhäufigkeit.

Die von POLMAN (1951) und PENROSE (1957) ausgesprochene Vermutung, daß in einzelnen Familien autosomal-recessive Gene als Ursache wirksam wären, stützt sich nur auf Familien mit mehreren ähnlich affizierten Kindern. Derartige Familien wurden auch von anderen Autoren mehrfach publiziert, so z.B. von COLEMAN (1958) in einer Beobachtung von vier aufeinanderfolgenden anencephalen Kindern und einem nicht auf Fehlbildungen untersuchten Abort bei der gleichen Frau. IFFY (1963) berichtete über eine Frau, die eine Fehlgeburt hatte und anschließend in drei aufeinanderfolgenden Schwangerschaften anencephale Kinder gebar. In einem mehrfach zitierten anderen Fall hatte eine Frau 4 anencephale Kinder, von denen das vierte durch künstliche Befruchtung von einem anderen Mann gezeugt war[40]. STEVENSON u. Mitarb. neigen dazu, diese Beobachtungen auf ein Fortwirken eines besonders ungünstigen intrauterinen Milieus oder sonstiger mütterlicher Faktoren zurückzuführen. Unter Hinweis darauf, daß solche, als Hinweis auf Einzelgendefekte in Anspruch genommene Fälle auch morphologisch keinerlei Differenzen zu den anderen Typen erkennen ließen, glaubten die Autoren, daß der Beitrag einzelner Gene mit starkem Effekt zur Häufigkeit von Anencephalie und Spina bifida, falls überhaupt vorhanden, sehr gering sei.

Diese Ergebnisse und die Beobachtung von CARTER u. FRASER ROBERTS eines erhöhten Risikos für Familien mit bereits zwei betroffenen Kindern, können zunächst mit verschiedenen Hypothesen erklärt werden.

1. Die Fehlbildung ist rein exogener Natur, jedoch führen mütterliche, z.B. uterine Faktoren dazu, daß bei manchen Frauen die gleiche Fehlbildung wiederholt auftritt.

2. Es liegt eine durch additive Polygene bestimmte Prädisposition vor, die im Zusammenwirken mit wenig spezifischen exogenen Noxen zur Fehlbildung führt.

3. Die Fehlbildung ist heterogenen Ursprungs. Sie ist in einer kleinen, aber nicht unbedeutenden Zahl der Familien rein genetisch und beruht auf einem autosomal-recessiven Einzelgendefekt, bei einem anderen Teil rein exogen.

4. Für das Gros der Familien trifft die Hypothese 2 zu, in einigen wenigen Familien sind aber die Fehlbildungen auf stark wirkende Einzelgendefekte zurückzuführen.

Die erste Hypothese wurde zur Erklärung angeführt für die von HORNE beschriebene und schon weiter vorn zitierte Beobachtung der gleichen Fehlbildung bei mehreren Kindern einer Frau, die verschiedene Väter hatten. Sehr schwer verständlich wäre aber auch in diesem Fall das viermalige Auftreten der genau gleichen Störung, da ein äußerer und auch ein intrauteriner Einfluß ja sehr phasenspezifisch wirksam gewesen sein müßte.

In diesem Zusammenhang ist auch die von RENWICK (1972) aufgestellte Hypothese anzuführen, daß toxische Bestandteile besonders von länger gelagerten

[40] HORNE 1958, zit. von MCKUSICK 1968, und von STEVENSON u. Mitrarb. 1966, hier mit der Jahresangabe 1957; beide ohne Literaturangabe.

Kartoffeln und vor allem von Kartoffeln, die mit Phytophtora infestans infiziert sind, als spezifisch wirkende Teratogene zu Anencephalie oder Spina bifida führen können, wenn Schwangere sie mit der Nahrung aufnehmen oder ihnen beim Schälen oder Zubereiten der Kartoffeln ausgesetzt sind. Er stützte seine Hypothese auf die geographische und zeitliche Korrelation des Auftretens von Phytophtora infestans einerseits und der Häufigkeit von Spina bifida und Anencephalie andererseits. Wiederholtes Auftreten in der gleichen Familie wäre durch Lebensumstände, durch die Korrelation mit dem mütterlichen Alter und mit der Stellung in der Geburtenreihe, mit der Familiensituation und der größeren Exposition durch größeren Kartoffelverbrauch in größeren Familien zu erklären. Die Hypothese hat eine lebhafte Kontroverse ausgelöst. Die Ergebnisse von Tierversuchen blieben in ihrer Bedeutung umstritten.

Die zweite Hypothese ist vor allem durch CARTERs analoge Beobachtung beim Pyloruspasmus einleuchtend, ihre Anwendbarkeit ist aber für die Anencephalie und die Spina bifida bisher nicht beweisbar, allerdings ist sie auch schwer zu widerlegen. Sie steht im Einklang mit der beobachteten geringen Erhöhung der Häufigkeit von Verwandtenehen. Zur Prüfung des Carter-Effektes an den Geschwistern reichen die vorhandenen Zahlen nicht aus. Familien wie die in der Abb. 7 müßten als ungewöhnliche Ausnahme betrachtet werden.

Die dritte Hypothese erklärt die meisten vorliegenden Beobachtungen zwanglos. Die Existenz autosomal-recessiver Formen erscheint durch den Stammbaum der Abb. 7 erwiesen. Die morphologische Übereinstimmung von Phänokopie und genetisch bestimmtem Effekt ist, wie der gleiche Stammbaum zeigt, kein triftiger Einwand. Sie kann außerdem durch eine geringe Variabilität der Auswirkung von Störungen in der Entwicklung des Neuralrohres im Hinblick auf den Endzustand verstanden werden. Die Bevorzugung eines Geschlechts ist unter beiden Hypothesen leicht erklärbar. Eine Schwierigkeit ergibt sich aber insofern, als Familien, in denen bereits zwei Kinder betroffen sind, dann High-risk-Familien mit autosomal-recessivem Erbgang darstellten und deshalb eine Wiederholungsrate von 25% erwarten ließen. CARTER u. EVANS fanden in solchen Familien aber nur eine Wiederholungsrate von 10%. Unvollständige Penetranz eines Merkmals bei Homozygoten gilt aber als unwahrscheinlich, es gibt dafür auch sonst bisher kein gutes Beispiel. Allerdings wäre der Nachweis auch aus prinzipiellen Gründen schwer zu erbringen.

Die unter 4. genannte Erklärungsmöglichkeit ist vielleicht besonders attraktiv. Man kann sie ohne weiteres auch noch durch die Einbeziehung einer weiteren Gruppe rein exogen entstandener Fehlbildungen erweitern. Sie stellt dann eine Kombination der unter 2. und 3. genannten Hypothesen dar. Nur ist sie in dieser Form kaum noch prüfbar.

Für die Erbprognose und Beratung ergeben sich aber praktische Konsequenzen: Legt man die unter 2. genannte Hypothese zugrunde und erklärt man Fälle, wie den von uns beobachteten, zu ungewöhnlichen Einzelfällen, so resultiert für Familien mit einem befallenen Kind eine Wiederholungschance von etwa 4% und für solche mit schon zwei betroffenen Kindern eine solche von etwa 10%[41]. Regionale Differenzen der Häufigkeit wären in Rechnung zu stellen. Legt man dagegen die unter 3. gemachte Annahme zugrunde, so muß man auch unter Familien mit nur einem betroffenen Kind die Möglichkeit eines Wiederholungsrisikos von 25% erwägen, und man ist verpflichtet, genaue Nachforschungen anzustellen, um spezielle Hinweise auf dieses erhöhte Risiko aufzuspüren oder auszuschließen.

[41] CARTER u. FRASER ROBERTS 1967.

Die Hypothese, daß eine multifaktoriell genetisch bestimmte Prädisposition im Zusammenwirken mit unspezifischen exogenen Faktoren die Manifestation von Fehlbildungen bestimmt, bietet zwar zur Zeit die beste Erklärung für zahlreiche beobachtete Daten; es ist aber nicht korrekt, sie als einziges gültiges Modell zu betrachten. Auch bei Mißbildungen, für die die Voraussagen des multifaktoriellen Modells im allgemeinen gut erfüllt scheinen, gibt es offensichtlich Heterogenität und abweichendes Verhalten einzelner Familien. Viel weniger noch ist es korrekt, von einigen gut untersuchten Beispielen ausgehend, zu generalisieren. In jedem Fall muß man sich bemühen, homogenere Untergruppen abzugrenzen und für diese ausreichende Zahlen zu gewinnen.

6. Einfluß genetisch kontrollierter mütterlicher Faktoren

Im vorhergehenden Abschnitt wurde bereits auf die Möglichkeit des Einflusses mehr oder minder spezifischer erbbedingter mütterlicher Faktoren auf die Entwicklung des Kindes hingewiesen. Embryo und Mutter stehen während der Entwicklung in sehr engem Austausch und vielfacher Wechselwirkung. In vieler Hinsicht übernimmt der mütterliche Körper Funktionen, die die unreifen embryonalen Organe noch nicht leisten können. Darüber hinaus kann der mütterliche Organismus ausgleichend funktionieren, wenn die Stoffwechselleistung des Feten durch ein Erbleiden bleibend geschädigt ist. Auf diese Weise ist es zu erklären, daß z.B. Kinder mit einer Phenylketonurie bei der Geburt klinisch unauffällig sind und erst im extrauterinen Leben ihren Defekt zeigen. Nicht immer ist der Ausgleich durch die mütterliche Stoffwechselleistung möglich oder ausreichend. So kommt es z.B. bei der Galaktosämie oft schon intrauterin zur Schädigung des Feten. Ungenügend muß ein solcher Ausgleich vor allem dann sein, wenn zellständige Enzyme betroffen sind, wie z.B. bei der Hypophosphatasie, bei der die Kinder deshalb oft schon bei der Geburt Deformierungen erkennen lassen. Bei allen autosomal-recessiven Leiden kommt erschwerend hinzu, daß ja die Mutter stets heterozygot ist, deshalb selbst eine verminderte Toleranz zeigt und durch die Schwangerschaft unter Umständen schon an die Grenze der Kompensationsfähigkeit gelangen kann.

Die umgekehrte Situation ist in diesem Zusammenhang aber vielleicht noch bedeutsamer. Wenn eine Frau selbst Trägerin eines erblichen Defekts ist, kann sie ein Kind tragen, das diesen Defekt nicht hat. Im Falle eines autosomal-recessiven Erbleidens werden Kinder homozygot-kranker Frauen in den weitaus meisten Fällen heterozygot sein. Solche Heterozygote sind, wenn sie von heterozygoten oder homozygot gesunden Müttern stammen, klinisch unauffällig. Wenn sie von einer homozygot kranken Frau stammen, sind sie während der gesamten Entwicklung dem anomalen Stoffwechselmilieu der Mutter ausgesetzt. Das kann schon in der ersten Phase der Entwicklung zu Störungen und damit zum Absterben der Frucht und Abort oder zu Fehlbildungen führen. Es kann auch in späteren Monaten Reifungsstörungen z.B. des Gehirns bewirken oder eine Hypertrophie von fetalen Organen verursachen, die kompensatorisch für den mütterlichen Organismus mitarbeiten. Uns interessiert hier vor allem die Frage der Fehlbildungen. Zwei sehr eindrucksvolle Beispiele seien stellvertretend für wahrscheinlich viele schwer erkennbare oder weniger gut untersuchte genannt: Die Fehlbildungshäufigkeit bei Kindern von Müttern mit Phenylketonurie und mit Diabetes mellitus.

Bisher ist nur eine beschränkte Zahl von Familien bekannt, in denen eine Frau mit unbehandelter Phenylketonurie Nachkommen hatte (über Mütter mit einer seit früher Kindheit behandelten Phenylketonurie fehlen noch Erfahrungen). Es handelte sich naturgemäß um Frauen mit einer milden Phenylketonurie bzw. solche mit verhältnismäßig guter Intelligenz. Nur fünf der 28 nach einer Zusammenstellung von Hsia (1970) bis 1969 beobachteten phenylketonurischen Mütter zeigten einen normalen Intelligenzquotienten, 10 einen solchen von 60, der Rest lag dazwischen. Unter den 94 Kindern dieser Frauen waren 8 phenylketonurisch, 7 nicht näher diagnostiziert und 79 nicht phenylketonurisch. Von diesen 79 zeigten 20 Fehlbildungen, wenn man Mikrocephalie und Gedeihstörungen allein nicht einrechnet. In der Tabelle 20 sind die gefundenen gröberen Anomalien zusammengestellt. Die Beurteilung einer allein vorhandenen Mikrocephalie, geistigen und körperlichen Retardierung ist problematisch, da nicht in allen publizierten Fällen eine Phenylketonurie des Kindes selbst sicher ausgeschlossen werden konnte. Es ist jedoch aus den Beobachtungen klar ablesbar, daß auch echte Mißbildungen bei Kindern phenylketonurischer Mütter weit häufiger sind, als der allgemeinen Häufigkeit entspräche. Weiterhin ist es eindeutig, daß nicht

Tabelle 20. Fehlbildungen bei Kindern von Müttern mit Phenylketonurie

Autoren	Familie und Fall Nr.	Zahl der Aborte	Zahl der Kinder	Beobachtete Fehlbildung
Montenegro und Castro 1965	Keine Angabe		8	
	Fall A-C			Ventrikel-Septumdefekt
	Fall 1 Fall 2 Fall 3			Angeborene Angiokardiopathie (ohne nähere Diagnose)
Fisch u. Mitarb. 1966	Familie B	1	2	
	Fall B-10			Mikrocephalie, Wirbelverschmelzung
Stevenson u. Huntley 1967	Familie A	6	5	
	Fall V-5			Mikrognathie, offener Ductus arteriosus Botalli, offenes Foramen ovale, Mikrocephalie
	Fall V-6			Angeborene Angiokardiopathie (ohne nähere Diagnose)
	Fall V 7			Mikrocephalie,
	Fall V 8			Vorhofseptumdefekt, Aortenisthmusstenose, offener Ductus arteriosus Botalli, Ventrikelseptumdefekt, Mikrocephalie
	Fall V 9			Mikrocephalie
	Familie B (1)	2	1	
	Fall V-10			Fallotsche Tetralogie Mikrocephalie
	Familie B (2) (gleiche Mutter wie (1), anderer Vater)	8	4	
	Fall V-11			Aortenisthmusstenose, offener Ductus arteriosus Botalli, zweiklappige Aortenklappe, Hüftgelenksluxation, Microcephalie
	Fall V-12			Hüftgelenksluxation, Mikrocephalie

Tabelle 20 (Fortsetzung)

Autoren	Familie und Fall Nr.	Zahl der Aborte	Zahl der Kinder	Beobachtete Fehlbildung
	Fall V 13			Dextroversio cordis, Hypoplasie des Aortenbogens, Aortenisthmusstenose, offener Ductus arteriosus Botalli, Hypoplasie der Mitralklappe und des linken Ventrikels, offenes Foramenovale, Mikrocephalie
	Fall V 14			Mikrocephalie, Verdacht auf rechtsläufigen Aortenbogen
Frankenburg u. Mitarb. 1968	Familie A	0	2	
	Fall A-1			Mikrocephalie, Morbus Little
	Fall A-2			Microcephalie, Morbus Little, Hohlfuß
	Familie B	0	2	
	Fall B-1			Lidcolobom, Lipodermoide der Hornhaut, Ptose, verkürztes linkes Bein, Klumpfuß, Hemivertebra, Mikrocephalie
Frankenburg u. Mitarb. 1968	Fall B-2			Mikrocephalie
	Familie C	2	4	
	Fall C-1			Mikrocephalie
	Fall C-2			Mikrocephalie, Fehlen der distalen Phalanx des linken Zeigefingers
	Fall C-3			Mikrocephalie
	Fall C-4			Mikrocephalie
Williams 1968		0	4	(alle 4 retardiert, keine Schädelmaße mitgeteilt)
	Fall 1			Offener Ductus arteriosus Botalli, Ventrikel-Septumdefekt
	Fall 2			Fallotsche Tetralogie
Fisch u. Mitarb. 1969	Familie A	1	6	
	Fall A-7			Situs inversus cordis, Cor uniatriatum, abnormer venöser Rückfluß, Fehlen der Pulmonalarterie, offener Ductus arteriosus Botalli, Dreigelappte linke Lunge, Milzagenesie, Mikrocephalie
	Fall A-8			Mikrocephalie, hoher Gaumen, Hypertelorismus, Nystagmus
	Fall A-9			Mikrocephalie, hoher Gaumen
	Fall A-10			Mikrocephalie, hoher Gaumen Amblyopie
	Fall A-11			Oesophagusatresie, hoher Gaumen, Rippenfehlbildungen, Mikrocephalie
	Fall A-12			Pulmonalstenose, Mikrocephalie, Morbus Little

besondere Mißbildungen oder Mißbildungssyndrome auftreten. Auffallend ist neben der allgemeinen Gedeihstörung und des Untergewichts der Kinder bei der Geburt (intrauterine Wachstumsstörung) die Häufigkeit von Fehlbildungen des Herzens und der großen Gefäße sowie die geistige Retardierung, die auf Entwicklungsstörungen des Gehirns schließen läßt. Der Mechanismus für die Entwicklungsstörung ist bisher ungenügend verstanden. Offenbar ist der Schädigungsmechanismus wenig spezifisch. Obwohl die Stoffwechselstörung während der gesamten Schwangerschaft wirkt, kommt es nur bei einem Teil der Feten zu groben Organfehlbildungen. Diese sind auch bei den Nachkommen der gleichen Frau unterschiedlich. Es liegt nahe, diese Variabilität neben wechselnden Umwelt-, vielleicht auch Nahrungsfaktoren, auf die genetische Unterschiedlichkeit der Feten zurückzuführen. Hinsichtlich der geringen Spezifität der Wirkung und des Spektrums der Fehlbildungen wird man daran erinnert, daß auch bei Chromosomenanomalien Störungen der Entwicklung von Gehirn, Herz- und Kreislaufsystem zu den verbreitetsten Mißbildungen zählen. Es sind offenbar Organsysteme, deren Entwicklung über einen langen Zeitraum hinweg und auf den verschiedensten Wegen gestört werden kann.

Es sei angemerkt, daß Kinder von Frauen mit einer erblichen Hyperphenylalaninämie ohne Phenylketonurie, die durch eine Phenylalaninkonzentration von weniger als 15 mg/100 ml gekennzeichnet ist, nach den bisherigen Beobachtungen nicht häufiger mißgebildet sind.

Liegt bei der Phenylketonurie ein biochemisch gut definierter, monofaktoriell erblicher Stoffwechseldefekt vor, so haben wir es beim Diabetes mellitus mit einer weit komplizierteren Situation zu tun. Auch hier steht die Erbgrundlage außer Frage, jedoch ist der Erbmodus ungeklärt. Mit größter Wahrscheinlichkeit haben wir einen multifaktoriellen Erbgang der Disposition zum Diabetes mellitus vor uns, während die Manifestation wesentlich von äußeren Faktoren (Diät, Stress usw.) mitbestimmt wird. Wie wir heute wissen, macht die Kohlenhydratstoffwechselstörung nur einen Teil des Krankheitsbildes aus. Der Mechanismus der Gefäßveränderungen (Angiopathia diabetica) ist ungeklärt. Anders als bei der Phenylketonurie besteht das Leiden auch nicht das ganze Leben hindurch, sondern manifestiert sich oft erst im Erwachsenenalter nach einer längeren Phase, in der man von einem Prädiabetes und einem latenten Diabetes spricht. Zumindest die sog. prädiabetische Phase ist diagnostisch nicht faßbar.

Vor Einführung der Insulinbehandlung endete ein hoher Prozentsatz aller Schwangerschaften diabetischer Frauen mit Abort. Bei sorgfältiger Behandlung kann heute eine Abortrate erwartet werden, die kaum höher liegt als bei Gesunden. Kinder diabetischer Frauen sind weit häufiger mißgebildet als Kinder von in gleicher Weise untersuchten Kontrollgruppen aus der gleichen Bevölkerung. Die Angaben der Literatur variieren zwischen etwa 3 und 13%. Pedersen u. Mitarb. (1964) fanden unter 853 Neugeborenen zuckerkranker Mütter Mißbildungen bei 6,5%, in einer Kontrollgruppe von 1212 Kindern bei 2,1%. J. B. Mayer u. Camara (1964) beziffern die Mißbildungshäufigkeit bei Lebendgeborenen auf über 10%. Willi (1965) fand Mißbildungen in 12,8%. Die Mißbildungen zeigen kein besonderes Schädigungsmuster, es liegt kein bestimmtes Syndrom vor[42]. Es wäre somit die Frage zu erörtern, warum es in der Mehrzahl der Fälle nicht zu Mißbildungen kommt und warum in dem einen Fall diese und im anderen jene Mißbildungen bzw. jener Mißbildungskomplex auftreten. Häufiger als dem zufälligen Zusammentreffen entspräche, wurde bei Kindern mit dem Syndrom der caudalen Dysplasie oder caudalen Regression ein mütterlicher Diabetes ge-

[42] Töndury u. Müntener 1969.

funden[43]. Hauptkennzeichen des Syndroms sind Agenesis des Os sacrum und coccyx und Fehlbildungen der unteren Extremitäten.

Für die Entstehung der Mißbildungen bei Kindern zuckerkranker Frauen gibt es bisher nur Hypothesen. Tierversuche von LANDAUER u. Mitarb. (1962), CHOMETTE (1965), BRINSMADE (1957), SMITHBERG u. RUNNER (1963) und THEILER (1967) sprechen dafür, daß einer vorübergehenden schweren Hypoglykämie eine entscheidende Rolle zukommt. Das wäre auch im Einklang mit den Angaben von RUBIN u. MURPHY (1958) und von FARQHAR (1959), daß die Mißbildungshäufigkeit von Kindern solcher diabetischer Frauen, die während der gesamten Schwangerschaft in ihrer Stoffwechsellage gut kontrolliert waren, nicht höher lag als im Vergleichsmaterial. Man könnte daher postulieren, daß es nur zu Mißbildungen kommt, wenn in der kritischen Phase eine stärkere Hypoglykämie auftritt, und daß deren zeitlicher Ablauf auch über die Art der Fehlbildung entscheidet. Im Tierversuch ist die Wirkung einer experimentellen Hypoglykämie phasenspezifisch. Es ist aber gerade bei der unbehandelten Diabetica kaum mit hypoglykämischen Zuständen zu rechnen, die mit den tierexperimentell durch Insulin, Rastinon oder Tolbutamid ausgelösten Stoffwechselstörungen vergleichbar wären. Es sind außerdem anscheinend auch Kinder von Frauen mit leichtem oder beginnendem Diabetes nicht weniger gefährdet. Mehrere Autoren sind darüber hinaus der Meinung, daß auch in der Phase des klinisch inapparenten latenten Diabetes und des Prädiabetes bereits die Mißbildungshäufigkeit unter den Kindern erhöht ist. HOET (1959) berichtet, daß bei 55% einer kleineren Gruppe von Müttern mißgebildeter Kinder eine verzögerte (prädiabetische) Zuckerbelastungskurve gefunden wurde. DOWNING u. GOLDBERG (1965) fanden, daß bei 32% der wegen eines Ventrikelseptumdefekts operierten Kinder Diabetes mellitus in der Familienanamnese angegeben wurde. Die Nachuntersuchung von 470 Kindern diabetischer Mütter, die in der Joslin Clinic in Boston betreut wurden, durch ROWLAND u. Mitarb. (1973), zeigte eine Häufigkeit angeborener Herzfehler von 4%, d.h. rund fünfmal höher als der allgemeinen Häufigkeit bei Neugeborenen entspricht. Unter den Einzelfehlern dominierten Transposition der großen Gefäße, Ventrikelseptumdefekt und Aortenisthmusstenose. NAVARRETE u. Mitarb. (1967) unterzogen 152 Mütter von mißgebildeten Kindern, bei denen kein Diabetes bekannt war, einem Standard-Glucosebelastungstest. Sofern dieser normal war, wurde ein Triamcinolon-Glucose-Toleranztest angeschlossen. Zum Vergleich wurde eine Gruppe von 60 Frauen vergleichbaren Alters und mit vergleichbarer Zahl von Schwangerschaften einem Triamcinolon-Glucose-Toleranztest unterworfen. Dieser war in der Vergleichsgruppe bei 5,3% positiv. Von 152 Müttern fehlgebildeter Kinder hingegen reagierten 10% auf den einfachen Glucosetoleranztest und 58% auf den Triamcinolon-Glucosetoleranztest pathologisch. Eine weitere Unterteilung erfolgte in Frauen, bei denen aufgrund der klinischen und geburtshilflichen Anamnese (übergewichtige Kinder usw.) bereits ein Prädiabetes vermutet werden konnte und solche ohne derartige Anamnesen. Das Ergebnis dieser Aufschlüsselung und die Verteilung der einzelnen Mißbildungen zeigen die Tabellen 21 und 22. Diese Ergebnisse sind sicher noch mit Zurückhaltung zu bewerten und erfordern Überprüfung mit anderen Methoden und einem größeren Material. Die Kritik bezieht sich vor allem auf die gewählten Grenzwerte. Sie stützen jedoch die Annahme, daß bereits eine klinisch noch nicht erkennbare prädiabetische Stoffwechsellage Entwicklungsstörungen begünstigen kann und daß die Annahme kurzfristiger schwerer hypoglykämischer Zustände kaum als Erklärung genügt. Es müssen also andere Mechanismen gesucht werden, über die bislang nur Spe-

[43] KUCERA u. Mitarb. 1964, PASSARGE u. LENZ 1966.

Tabelle 21. Anfall von Glucosebelastungstests bei Müttern fehlgebildeter Kinder 3—6 Wochen nach der Entbindung. (Nach NAVARRETE u. Mitarb. 1967)

	n	Abnormer GTT (%)	Abnormer TGTT (%)	Fraglich abnormer TGTT (%)	Normaler Testanfall (%)
Mütter fehlgebildeter Kinder					
Mit klinischem oder anamnestischem Anhalt für Prädiabetes	53	12,5	57,1	12,5	17,9
Ohne Hinweise für Prädiabetes	96	8,3	37,5	13,5	40,6
Gesamt	152	9,8	44,7	13,1	32,2
Kontrollgruppe von Müttern normaler Kinder					
Ohne Hinweise für Prädiabetes	60		3,3		

Tabelle 22. Häufigkeit eines pathologischen Ausfalls der Standardglucosebelastung oder der Glucosebelastung nach Triamcinolon bei Müttern von Kindern mit bestimmten Fehlbildungen. (Nach NAVARRETE u. Mitarb. 1967)

Fehlbildung	*n*	Pathologisch reagierende Mütter	
		n	%
Mongolismus	12	9	75
Verschiedene	17	11	64,7
Angiokardiopathien	13	8	61,5
Multiple Fehlbildungen	26	16	61,5
Meningocele und/oder Spina bifida	10	5	50
Anencephalie	33	16	48,4
Hydrocephalus	13	6	46,1
Lippen-Kiefer und/oder Gaumenspalten	11	5	45,4
Extremitätenfehlbildung	17	7	41,4
Gesamt	152	83	54,6

kulationen möglich sind. Vor allem muß man aber auch in diesem Zusammenhang dem genetischen Hintergrund mehr Aufmerksamkeit schenken. Im Tierversuch ist nachgewiesen, daß verschiedene Species und verschiedene Inzuchtrassen bezüglich der Mißbildungshäufigkeit eine unterschiedliche Empfindlichkeit für eine hypoglykämische Behandlung zeigen[44]. TÖNDURY u. MÜNTENER (1969) vertreten deshalb die Auffassung, daß man auch beim Menschen erwarten kann, daß der Genotyp über die Empfindlichkeit oder Widerstandskraft gegenüber der schädigend wirkenden Hypoglykämie bestimmt. Da diese Autoren selbst aber den Mechanismus der Mißbildungsentstehung bei Kindern diabetischer Frauen als ungeklärt bezeichnen, darf man ihre Stellungnahme sicher als im Einklang mit der weitergehenden Feststellung ansehen, daß der Genotypus über die Empfindlichkeit des Embryo gegenüber den teratogenen Einflüssen des Prädiabetes oder Diabetes überhaupt entscheidet. Das nachteilige mütterliche Milieu wirkt unspezifisch auf einen Embryo eines bestimmten Genotyps, dessen Empfindlichkeit für Mißbildungen im allgemeinen und darüber hinaus für bestimmte Mißbildungen multifaktoriell genetisch festgelegt ist. So wären dann auch Beobach-

[44] SMITHBERG u. RUNNER 1963.

tungen zu verstehen, die eine familiäre Häufung von Mißbildungen bei Kindern diabetischer Mütter mitteilen oder Mißbildungen bei Kindern diabetischer Mütter feststellen, die in ähnlicher Art auch in der weiteren Familie auftraten.

In ganz ähnlicher Weise könnte es sich auch auswirken, wenn bei einer für einen Stoffwechseldefekt heterozygoten Frau die Belastung der Schwangerschaft zu einer für den Embryo vielleicht schon schädlichen metabolischen Veränderung führt, die klinisch noch gar nicht in Erscheinung tritt. Als Beispiel einer solchen Stoffwechselveränderung könnte hier auf die mögliche Erhöhung der Phenylalaninkonzentration im Blut von für das Phenylketonuriegen heterozygoten Frauen hingewiesen werden[45]. Genauso könnte sich ein Enzymdefekt der Mutter oder des Embryo auswirken, der nur für die ersten Entwicklungsstadien von Bedeutung wäre. Solche Zusammenhänge wären um so schwerer erkennbar, als sie ja vielleicht nur bei einem Teil der Genträger manifest zu werden brauchten.

Die Möglichkeiten einer Interaktion des Genotyps der Mutter und des Embryo sind so vielfältig, ihre Untersuchungen so wenig fortgeschritten, daß hier diese wenigen Hinweise genügen müssen.

7. Die Interaktion zwischen genetischer Anlage und exogenen Noxen

Wesentliches zu diesem Thema ist in den vorhergehenden Kapiteln bereits enthalten und braucht deshalb im einzelnen nicht wiederholt zu werden. Die teratogene Wirkung einer chemischen Substanz ebenso wie die von sonstigen Eingriffen ist in erster Linie abhängig 1. vom Zeitpunkt der Wirkung, 2. von der Art des Eingriffes bzw. der benutzten Substanz und 3. der Dosis oder dem Schweregrad des Eingriffs. Die Empfindlichkeit einzelner Organe für Teratogene wechselt stark mit ihrer Entwicklungsphase. Die größte Störbarkeit besteht meist zu einer Zeit, die dem Sichtbarwerden der ersten Entwicklungsvorgänge des betreffenden Organs kurz vorausgeht, einer Zeit der biochemischen Vorbereitung, in die auch der Gipfel des oxydativen Stoffwechsels in den einzelnen Keimbezirken fällt. Es zeigte sich jedoch schon in den Versuchen LANDAUERs (1954), daß die Phase der größten Empfindlichkeit nicht für alle Noxen die gleiche zu sein braucht. Daneben kann ein Organ auch mehrere kritische Phasen haben. Das nähere Verständnis dieser Vorgänge wird uns erst möglich sein, wenn wir den Angriffspunkt bestimmter Noxen, z.B. an bestimmten Enzymsystemen, genauer kennen. Im Hinblick auf die Interaktion zwischen äußerer Schädlichkeit und Genotyp sind aber die folgenden Feststellungen von Bedeutung:

Verschiedene Species sind für die gleiche Noxe unterschiedlich empfindlich, aber auch Inzuchtstämme der gleichen Art reagieren auf gleiche Noxen unterschiedlich, sowohl hinsichtlich der Abort- und Mißbildungshäufigkeit überhaupt, als auch hinsichtlich des Schädigungsmusters und damit der Art der Mißbildung. Es ist deshalb zu vermuten, daß es auch beim Menschen genetisch bedingte Unterschiede in der Reaktionsweise auf bestimmte Noxen geben muß. Die meisten Untersuchungen waren sehr einseitig auf die Erforschung der Bedeutung von Erbgrundlagen *oder* äußeren Noxen für die Mißbildungsentstehung gerichtet. Welche Hinweise haben wir für deren Interaktion?

Die im vorigen Abschnitt diskutierten teratogenen Wirkungen mütterlicher Stoffwechselstörungen bieten bereits Beispiele der Interaktion von für den Embryo exogenen Einflüssen und dessen Genotyp. Die Beurteilung dieser Situation im Hinblick auf andere bekannte exogene Noxen ist noch weit unsicherer.

Zu den am besten untersuchten exogenen Mißbildungsursachen gehört die Rötelninfektion in der frühen Schwangerschaft. Nach TÖNDURYs Untersuchungen (1962, 1968) zeigen nach Erkrankung der Mutter im ersten Trimester 68% und

[45] KERR u. WAISMAN 1966, KERR u. Mitarb. 1968.

nach Röteln der Mutter in den ersten 4 Wochen der Schwangerschaft 80% der Feten virusbedingte histologische Veränderungen. In mehreren prospektiven Untersuchungen wurde eine Häufigkeit schwerer Mißbildungen nach Infektion im ersten Schwangerschaftsmonat zwischen 11 und 55%, im zweiten zwischen 11 und 31% und im dritten zwischen 8 und 13% gefunden[46]. In etwa der Hälfte der wegen Rubeolen-Erkrankung der Mutter durchgeführten therapeutischen Aborte wurde das Virus im Feten nachgewiesen. Warum ein Teil der Feten der Infektion oder jedenfalls morphologisch erkennbaren Wirkungen der Infektion entgeht, ist nicht zu entscheiden. Insofern genetisch bestimmte Eigenschaften hier mitspielen sollten, könnten es allenfalls solche der Mutter sein, die über Abwehrmechanismen des mütterlichen Körpers oder die Funktion der Placentaschranke entscheiden.

Besser analysiert ist die Situation bei manchen chemischen Noxen. Die genetisch bestimmte biochemische Individualität führt zu sehr unterschiedlichen Reaktionsweisen verschiedener Personen auf die gleiche Dosis eines bestimmten Pharmakons. Unterschiede in den zur Entgiftung und Ausscheidung notwendigen Prozessen, die wir normalerweise nicht bemerken, bedingen einen ganz unterschiedlichen Verlauf der Blutkonzentration, vielleicht auch ein unterschiedliches Ansprechen der Erfolgsorgane. Ein gut bekanntes Beispiel ist die Acetylierung und Entgiftung des Isonicotinsäurehydrazids (INH). Ähnliche pharmakogenetische Verschiedenheiten von Mutter oder Embryo mögen durchaus darüber entscheiden, ob eine bestimmte Dosis eines Teratogens, wenn sie an einem bestimmten Tag gegeben wird, zur Fehlbildung führt oder nicht, ob sie eine schwere, mehrere Organe betreffende oder nur eine isolierte und begrenzte Fehlbildung bewirkt.

Das bekannteste Beispiel eines chemischen Teratogens beim Menschen ist das Thalidomid. Hier konnte Lenz (1961, 1962, 1969) sehr eindeutig die Phasenspezifität der Wirkung demonstrieren. Zahlreiche Berichte lassen aber auch erkennen, daß die zur Schädigung führenden Dosen recht unterschiedlich waren. Haben oft schon sehr geringe Mengen des Mittels schwerste Mißbildungen mehrerer Organsysteme ausgelöst, so sind andererseits auch Fälle bekanntgeworden, wo es trotz glaubhaft nachgewiesener Einnahme höherer Dosen über längere Zeit hinweg nur zu leichten Fehlbildungen kam[47]. Es ist noch Gegenstand der Kontroverse, ob nicht auch in manchen Fällen, in denen Thalidomid in der bekannten empfindlichen Phase eingenommen wurde, eine Fehlbildung des Embryo ausblieb[48]. Es wird diese Frage beim Menschen wahrscheinlich nie endgültig geklärt werden können. Für eine unterschiedliche Empfindlichkeit sprechen aber auch die Beobachtungen beim Tier (Tabelle 23). Species-bedingte Unterschiede wurden schon weiter vorn erwähnt. Während beim Menschen und Affen schon nach geringen Dosen des Mittels Mißbildungen beobachtet werden, kam es bei der Ratte nur selten zu Mißbildungen, eher zur Resorption der Embryonen[49]. Beim Kaninchen ließen sich deutliche Unterschiede in der Empfindlichkeit zwischen verschiedenen Zuchtstämmen zeigen[50]. Auch beim Goldhamster waren signifikante Unterschiede zwischen Inzuchtstämmen nachweisbar[51]. In Homburgers Serie war die Thalidomiddosis nicht eindeutig kontrolliert, da die Applikation durch Beimengung zum Futter erfolgte. Die Futteraufnahme der behandelten Tiere war aber nach den Beobachtungen ungestört (was dadurch bestätigt wurde, daß sie in ihrem Gewichtsverhalten den Kontrolltieren entsprachen). In den Würfen behandelter Tiere dreier empfindlicher Stämme fand sich eine Fehlbildungshäufigkeit von 6,2%, gegenüber einer Frequenz in den Würfen von unbehandelten

[46] Robbins u. Heggie 1970. [47] Fuhrmann u. Werner 1965. [48] Ellenhorn 1964.
[49] Schumacher u. Mitarb. 1968. [50] Seller 1962, Somers 1963.
[51] Homburger u. Mitarb. 1965.

Tabelle 23. Unterschiedliche Empfindlichkeit für teratogene Effekte des Thalidomid. (Nach KALTER 1968)

Art	Geringste Dosis mit teratogenem Effekt (mg/kg/Tag)	Größte getestete Dosis ohne teratogene Wirkung (mg/kg/Tag)
Mensch	0,5—1,0	?
Pavian	5	—
Cynomolgus-Affe	10	—
Kaninchen	30	50
Maus	31	4000
Ratte	50	4000
Gürteltier	100	—
Hund	100	200
Hamster	350	8000
Katze	—	500

Kontrolltieren der gleichen Stämme von 0,6%. Die beobachteten Fehlbildungen waren nicht vom Phocomelie-Typ, der beim Menschen für die Thalidomid-embryopathie besonders charakteristisch ist. Es liegt keine Information darüber vor, ob die gefundenen Mißbildungen ähnlicher Art waren, wie die bei diesen Stämmen spontan beobachteten. Deshalb kann auch nicht entschieden werden, ob hier die Thalidomidbehandlung eine genetische Disposition bei diesen Tieren häufiger zur Manifestation brachte. Der Vergleich der Befunde bei einer insgesamt wenig empfindlichen Species mit Befunden beim gegenüber dem Thalidomid offenbar hoch empfindlichen menschlichen Fetus ist nur mit erheblichen Vorbehalten statthaft. Man kann diese Beobachtungen deshalb auch nur als einen weiteren Hinweis dafür ansehen, daß auch die Thalidomidwirkung qualitativ und quantitativ vom Genotyp der untersuchten Species und des untersuchten Inzuchtstammes, damit aber wohl sicher auch des Individuums abhängt.

Je stärker ein Teratogen wirkt und je empfindlicher die betrachtete Species für dieses Teratogen ist, desto mehr wird die genetische Variabilität zurücktreten. Deshalb sind auch die Unterschiede zwischen Inzuchtstämmen relativ unempfindlicher Species besonders deutlich. Entsprechend ist zu erwarten, daß bei teratogenen Substanzen von weniger generalisierter Wirkung der Genotyp der Mutter und des Feten von größerer Bedeutung sein wird. Diese Tatsache verdient Beachtung, denn sie ist geeignet, die Erkennung solcher Substanzen als Teratogene wesentlich zu erschweren. Der Genotyp könnte in solchen Fällen unter Umständen auch den jeweils auftretenden Typ einer Fehlbildung stärker mitbestimmen, als das beim Thalidomid z.B. offensichtlich der Fall ist.

Gerade für die menschlichen Mißbildungen gilt, daß nur in extremen Fällen der Einfluß des Erbguts oder die Wirkung eines definierten exogenen Faktors so stark ist, daß eine dieser Komponenten allein zur Erklärung ausreicht und der Beitrag der anderen vernachlässigt werden kann. Eine Vertiefung unseres Verständnisses und in einzelnen Fällen vielleicht auch ein Ansatz zur Prävention sind daher in erster Linie von Fortschritten in der Aufklärung der Interaktion beider Faktoren zu erhoffen.

Literatur

BARR, A., STEVENSON, A. C.: Stillbirths and infant mortality in twins. Ann. hum. Genet. **25**, 131 (1961).

BENIRSCHKE, K.: Comparative mammalian cytogenetics. Berlin-Heidelberg-New York: Springer 1969.

BHARGAVA, I., BALAKRISHNAN, S., PURI, R. K.: Chromosomal aberrations in children born of consanguineous marriages. International Symposium on Human Genetics, Andhra University Waltair, März 1971.

BIXLER, D., CONNEALLY, P. M., FOGH-ANDERSEN, P.: Incidence of cleft lip and cleft palate in offspring of cleft parents in Denmark. Amer. J. hum. Genet. **22**, 20a (1970) (Abstract).

BLANDAU, R. J.: The effects on development when eggs and sperm are aged before fertilization. Ann. N.Y. Acad. Sci. **57**, 526 (1954).

BLANDAU, R. J., YOUNG, W. C.: The effects of delayed fertilization on the development of the guinea pig ovum. Amer. J. Anat. **64**, 303 (1939).

BÖÖK, J. A., RAYNER, S.: A clinical and genetical study of anencephaly. Amer. J. hum. Genet. **2**, 61 (1950).

BONNER, J.: The molecular biology of development. Oxford: Clarendon Press 1965.

BONNER, J., TS'O, P.: The nucleohistones. San Francisco-London-Amsterdam: Holden-Day Inc. 1964.

BRADEN, A. W. H.: Are nongenetic effects of the gametes important in the etiology of prenatal mortality? Fertil. and Steril. **10**, 285 (1959).

BRADEN, A. W. H., AUSTIN, C. R.: Fertilization of the mouse egg and the effect of delayed coitus and of hot-shock-treatment. Aust. J. biol. Sci. **7**, 552 (1954).

BRIGGS, R. W.: The development of abnormal growths in Rana pipiens embryos following delayed fertilization. Anat. Rec. **81**, 121 (1941).

BRINSMADE, A. B.: Entwicklungsstörungen am Kaninchenembryo nach Glukosemangel beim trächtigen Muttertier. Beitr. path. Anat. **117**, 140 (1957).

BULMER, M. G.: The biology of twinning in man. Oxford: Clarendon Press 1970.

BURNS, J. J.: Pharmacological aspects of teratology. In: Congenital malformations, p. 173 (FRASER, F. C., MCKUSICK, V. A., Eds.). Amsterdam-New York: Excerpta Medica 1970.

BUTCHER, R. L., FUGO, N. W.: Delayed ovulation and chromosome anomalies. Fertil. and Steril. **18**, 297 (1967).

CAMPBELL, M.: Twins and congenital heart disease. Acta Genet. med. (Roma) **10**, 443 (1961).

CANZLER, E., FUNK, G., SCHLEGEL, L.: Die Mißbildungshäufigkeit an der Universitäts-Frauenklinik Leipzig in den Jahren 1841 bis 1965. Zbl. Gynäk. **91**, 833 u. 847 (1969).

CARR, D. H.: Chromosomal abnormalities in clinical medicine. In: Progress in medical genetics, Vol. VI, p. 1 (STEINBERG, A. G., BEARN, A. G., Eds.). New York-London: Grune & Stratton 1969.

CARTER, C. O.: The inheritance of congenital pyloric stenosis. Brit. med. Bull. **17**, 251 (1961).

CARTER, C. O.: The inheritance of common congenital malformations. In: Progress in medical genetics, Vol. 4, p. 59 (STEINBERG, A. G., BEARN, A. G., Eds.). New York: Grune & Stratton 1965.

CARTER, C. O.: Genetics of common disorders. Brit. med. Bull. **25**, 52 (1969).

CARTER, C. O., FRASER ROBERTS, J. A.: The risk of recurrence after two children with central-nervous-system malformations. Lancet **1967 I**, 306.

CHANG, M. C.: Effects of delayed fertilization on segmenting ova, blastocysts and fetuses in rabbits. Fed. Proc. **11**, 24 (1952).

CHING, G. G. S., CHUNG, C. S., NEMECHEK, R. W.: Genetic and epidemiological studies of clubfoot in Hawaii: Ascertainment and incidence. Amer. J. hum. Genet. **21**, 566 (1969).

CHOMETTE, G.: Entwicklungsstörungen nach Insulinschock beim trächtigen Kaninchen. Beitr. path. Anat. **115**, 439 (1955).

CHUNG, C. S., BROWN, K. S.: Family studies on early childhood deafness, ascertained trough the Clarke School for the deaf. Amer. J. hum. Genet. **22**, 630 (1970).

CHUNG, C. S., MYRIANTHOPOULOS, N. C., YOSHIZAKI, H.: Racial and prenatal factors in major congenital malformations. Amer. J. hum. Genet. **20**, 44 (1968).

COFFEY, V. P., JESSOP, W. J. E.: A study of 137 cases of anencephaly. Brit. J. prev. soc. Med. **11**, 174 (1957).

COLEMAN, J. U.: Repeat anencephaly. Canad. med. Ass. J. **79**, 395 (1958).

COLLMANN, R. D., STOLLER, A.: Epidemiology of congenital anomalies of the central nervous system with special reference to patterns in the State of Victoria, Australia. J. ment. Defic. Res. **6**, 22 (1962).

DAVIDSON, E. H.: Gene activity in early development. New York-London: Academic Press 1968.

DAVIDSON, J. G., FRASER, F. C., SCHLAGER, G.: A maternal effect on the frequency of spontaneous cleft lip in the A/J mouse. Teratology **2**, 371 (1969).

DELAHUNT, C. S.: Thalidomide syndrome in monkeys. Science **146**, 1300 (1964).

DOWNING, D. F., GOLDBERG, H.: Anomalies des septa cardiaques. Dis. Chest **29**, 475 (1956).

DUMOULIN, J. G., GORDON, M. E.: Anencephaly in twins. J. Obstet. Gynaec. Brit. Cwlth **66**, 964 (1959).

DUNN, L. C.: Analysis of a complex gene in the house mouse. Cold Spr. Harb. Symp. quant. Biol. **21**, 187 (1956).

EDWARDS, J. H.: Congenital malformations of the central nervous system in Scotland. Brit. J. prev. soc. Med. **12**, 115 (1958).

EDWARDS, J. H.: The simulation of mendelism. Acta genet. (Basel) **10**, 63 (1960).

EDWARDS, J. H.: Familial predisposition in man. Brit. med. Bull. **25**, 58 (1969).

EDWARDS, R. G.: Mammalian eggs in the laboratory. Sci. Amer. **215**, 72 (1966).

EDWARDS, R. G., BAVISTER, B. D., STEPTOE, P. C.: Early stages of fertilization in vitro of human oocytes matured in vitro. Nature (Lond.) **221**, 632 (1969).

EDWARDS, R. G., FOWLER, R. E.: Human eggs are fertilized in vitro and then followed as they divide. Sci. Amer. **223**, 44 (1970).

EDWARDS, R. G., STEPTOE, P. C., PURDY, J. M.: Fertilization and cleavage in vitro of preovulatory human oocytes. Nature (Lond.) **227**, 1307 (1970).

ELLENHORN, M. J.: The FDA and the prevention of drug embryopathy. Bull. N.Y. Acad. Med. **40**, 661 (1964).

EVERETT, J. W., SAWYER, C. H.: A 24-hour periodicity in the LH-relase apparatus of female rats, disclosed by barbiturate sedation. Endocrinology **47**, 198 (1950).

FARQUHAR, J. W.: The child of the diabetic woman. Arch. Dis. Childh. **34**, 76 (1959).

FARQUHAR, J. W.: Maternal hyperglycaemia and foetal hyperinsulinism in diabetic pregnancy. Postgrad. med. J. **38**, 612 (1962).

FISCH, R. O., DOEDEN, D., LANSKY, L. L., ANDERSON, J. A.: Maternal phenylketonuria. Amer. J. Dis. Child. **118**, 847 (1969).

FISCH, R. O., WALKER, W. A., ANDERSON, J. A.: Prenatal and postnatal developmental consequences of maternal phenylketonuria. Pediatrics **37**, 979 (1966).

FOGEL, B. J., NITOWSKY, H. M., GRUENWALD, P.: Discordant abnormalities in monozygotic twins. J. Pediat. **66**, 64 (1965).

FOGH-ANDERSEN, P.: Vital statistics of cleft lip and palate — past, present, future. Acta Chir. plast. (Praha) **5**, 159 (1963).

FRANKENBURG, W. K., DUNCAN, B. R., COFFELT, R. W., KOCH, R., COLDWELL, J. G., SON, C. D.: Maternal phenylketonuria: implications for growth and development. J. Pediat. **73**, 560 (1968).

FRASER, F. C.: Some genetic aspects of teratology. In: Teratology, principles and techniques (WILSON, J. G., WARKANY, J., Eds.), p. 21. Chicago-London: University of Chicago Press 1965.

FRASER, F. C.: Workshop on embryology of cleft lip and cleft palate. Teratology **1/3**, 353 (1968).

FRASER, F. C.: Developmental genetics: A status of research report. Teratology **3**, 73 (1970a).

FRASER, F. C.: The genetics of cleft lip and cleft palate. Amer. J. hum. Genet. **22**, 336 (1970b).

FUGO, N. W., BUTCHER, R. L.: Overripeness and early embryonic development. Fertil. and Steril. **17**, 804 (1966).

FUGO, N. W., BUTCHER, R. L.: Irregular menses, overripeness and fetal anomalies. J. reprod. Med. **4**, 75 (1970).

FUHRMANN, W.: Genetische und peristatische Ursachen angeborener Angiokardiopathien. Ergebn. inn. Med. Kinderheilk., N.F. **18**, 47 (1962).

FUHRMANN, W.: Genetics of growth and development of the fetus. Pediat. Clin. N. Amer. **12**, 457 (1965).

FUHRMANN, W., WERNER, E.: Pharmakogene Embryopathien. — Ein Beitrag zum Thalidomidproblem. Z. ärztl. Fortbild. **54**, 844 (1965).

FUHRMANN, W., SEEGER, W., BÖHM, R.: Apparently monogenic inheritance of anencephaly and spina bifida in a kindred. Humangenetik **13**, 241 (1971).

GERMAN, J.: Mongolism, delayed fertilization and human sexual behavious. Nature (Lond.) **217**, 516 (1968).

GLUECKSOHN-WAELSCH, S.: Mammalian genetics in medicine. In: Progress in medical genetics, Vol. II, p. 295 (STEINBERG, A. G., BEARN, A. G., Eds.). New York-London: Grune & Stratton 1962.

GLUECKSOHN-WAELSCH, S.: Proceedings of the XI. International Congress of Genetics, The Hygne, The Netherlands, Sept. 1963. Copyright 1964 Birth Defects, Reprint Series, The National Foundation — March of Dimes.

GOLDSCHMIDT, R., HANNAH, A., PITERNICK, L. K.: The podoptera effect in Drosophila melanogaster. U. Calif. Publ. Zool. **55**, 67 (1951); zit. nach LERNER 1954.

GOLDSTEIN, M., FRASER, F. C., ROTH, K.: Resistance of A/Jax mouse embryos with spontaneous congenital cleft lip to the lethal effect of 6-aminonicotinamide. J. med. Genet. **2**, 128 (1965).

GOLDSTEIN, M. B., PINSKY, M. F., FRASER, F. C.: Genetically determined organ specific responses to the teratogenic action of 6-aminonicotinamide in the mouse. Genet. Res. **4**, 258 (1963).

GORDON, A.: Twin research: Problems and prospects. In: Progress in medical genetics, Vol. IV, p. 242. (STEINBERG, A. G., BEARN, A. G., Eds.). New York-London: Grune & Stratton 1965.

GRÜNEBERG, H.: The genetics of the mouse. Den Haag: Martinus Nijhoff **1952**.

GRÜNEBERG, H.: Genetical studies on the skeleton of the mouse. J. Genet. **51**, 95 (1952).

GRÜNEBERG, H.: The pathology of development. Oxford: Blackwell 1963.

GUTHKELCH, A. N.: Studies in spina bifida cystica. III. Seasonal variation in the frequency of spina bifida births. Brit. J. prev. soc. Med. **16**, 159 (1962).

HAY, S., WEHRUNG, D. A.: Congenital malformations in twins. Amer. J. hum. Genet. **22**, 662 (1970).

HEADY, J. A., HESMAN, M. A.: Social and biological factors in infant mortality. General Register Office, Studies on Medical and Population Subjects, no. 15. London: H.M.S.O.

HEINE, W., KIRCHMAIR, H., FIEDLER, M., STÜWE, W.: Thalidomid-Embryopathie bei Kaninchen nach passagerer Leberschädigung der Muttertiere durch Tetrachlorkohlenstoff. Klin. Wschr. **1964**, 592.

HEINE, W., KIRCHMAIR, H., FIEDLER, M., STÜWE, W.: Thalidomid-Embryopathie im Tierversuch. Z. Kinderheilk. **91**, 213 (1964).

HERTIG, A. T.: Morphologic criteria of the time of ovulation in human being. In: Human ovulation (KEEFER, C. S., Ed.). Boston: Little, Brown and Co. 1965.

HERTIG, A. T., ROCK, J., ADAMS, E. C.: A description of 34 human ova with the first 17 days of development. Amer. J. Anat. **98**, 435 (1956).

HERTIG, A. T., ROCK, J., ADAMS, E. C., MENKIN, M. C.: Thirty-four fertilized human ova, good, bad and indifferent, recovered from 210 women of known fertility. A study of biologic wastage in early human pregnancy. Pediatrics **23**, 202 (1959).

HOET, J. P.: Schwangerschaftsendokrinopathien. Dtsch. med. J. **10**, 541 (1959).

HOET, J. P., GOMMERS, A., HOET, J. J.: Causes des malformations congenitales: role du prediabete et de l'ypothyroidie. Ciba Foundation Symposium on Congential Malformations 1960, p. 219.

HOMBURGER, F., CHAUBE, S., EPPENBERGER, M., BOGDONOFF, P. D., NIXON, C. W.: Susceptibility of certain inbred strains of hamsters to teratogenic effects of thalidomide. Toxicol. appl. Pharmacol. **7**, 686 (1965).

HSIA, D. Y.-Y.: Developmental genetics. Chicago: Year Book Medical Publishers 1968.

HSIA, D. Y.-Y.: Phenylketonuria and its variants. In: Progress in medical genetics, Vol. VII, p. 29 (STEINBERG, A. G., BEARN, A. G., Eds.). New York-London: Grune & Stratton 1970.

HUNTER, R. H. F.: The effects of delayed insemination on fertilization and early cleavage in the pig. J. Reprod. Fertil. **13**, 133 (1967).

HUNTLEY, C. C., STEVENSON, R. E.: Maternal phenylketonuria, course of two pregnancies. Obstet. and Gynec. **34**, 694 (1969).

IDELBERGER, K.: Die Ergebnisse der Zwillingsforschung beim angeborenen Klumpfuß. Verh. dtsch. orthop. Ges. **33**, 272 (1939).

IDELBERGER, K.: Der Erbpathologie der sogenannten angeborenen Hüftverrenkung. München: Urban & Schwarzenberg 1951.

IFFY, L.: Thrice recurring anencephalus. Brit. J. clin. Pract. **17**, 83 (1963).

JÖRGENSEN, G.: Twin studies in congenital heart diseases. Acta Genet. med. (Roma) **19**, 251 (1970).

JOHANSSON, B. W., SIEVERS, J.: Inheritance of artial septal defect. Lancet **1967 I**, 1224.

JOSEPHSON, J. E., WALLER, K. B.: Anencephaly in identical twins. Canad. med. Ass. J. **29**, 34 (1933).

KALTER, H.: Inheritance of susceptibility to the teratogenic action of cortison in mice. Genetics **39**, 185 (1954).

KALTER, H.: Interplay of intrinsic and extrinsic factors. In: Teratology principles and techniques (WILSON, J. G., WARKANY, J., Eds.), p. 57. Chicago-London: University of Chicago Press 1965.

KALTER, H.: Teratology of the central nervous system. Chicago-London: University of Chicago Press 1968.

KALTER, H.: Experimental investigation of teratogenic action. Trans. N.Y. Acad. Sci. **123**, 287 (1969).

KALTER, H., WARKANY, J.: Experimental production of congenital malformations in mammals by metabolic procedure. Physiol. Rev. **39**, 69 (1959).

KENNEDY, W. P.: Epidemiologic aspects of the problem of congenital malformations. Birth Defects Original Article Series **III** (1967). The National Foundation — March of Dimes.

KERR, G. R., CHAMOVE, A. S., HARLOW, H. F., WAISMAN, H. A.: Fetal PKU the effect of maternal hyperphenylalaninemia during pregnancy in the rhesus monkey (Macaca mulatta). Pediatrics **42**, 27 (1968).

Kerr, G. R., Waisman, H. A.: Phenylalanine: Transplacental concentrations in Rhesus monkeys. (Science **151**, 824 (1966).

Labate, J. S., Calvelli, G. J.: Anencephalic twins with rupture of the uterus. N. Y. med. J. **52**, 2662 (1952).

Lamy, M., De Grouchy, J., Schweisguth, O.: Genetic and non-genetic factors in the etiology of congenital heart disease: a study of 1188 cases. Amer. J. hum. Genet. **9**, 17 (1957).

Landauer, W.: Insulin-induced abnormalities of beak, extremities, and eyes in chickens. J. exp. Zool. **105**, 145 (1947).

Landauer, W.: Genetic and environmental factors in the teratogenic effects of boric acid on chicken embryos. Genetics **38**, 216 (1953).

Landauer, W.: On the chemical production of developmental abnormalities and of phenocopies in chicken embryos. J. cell. comp. Physiol. **43**, 261, Suppl. 1 (1954).

Landauer, W.: The interplay of intrinsic and extrinsic factors in the origin of congenital malformations. In: Proceedings of the first International Conference on Congenital Malformations, London 1960. Philadelphia: J. B. Lippincott 1960.

Lejeune, J.: The 21 trisomy — current stage of chromosomal research. In: Progress in medical genetics, Vol. III, p. 144 (Steinberg, A. G., Bearn, A. G., Eds.). New York-London: Grune & Stratton 1964.

Lenz, W.: Der Einfluß des Alters der Eltern und der Geburtennummer auf angeborene Pathologische Zustände beim Kind (I. Allgemeine methodische Gesichtspunkte). Acta genet. (Basel) **9**, 170 (1959).

Lenz, W.: Der Einfluß des Alters der Eltern und der Geburtennummern auf angeborene Pathologische Zustände beim Kind (II. Spezieller Teil). Acta genet. (Basel) **9**, 249 (1959)

Lenz, W.: Medizinische Genetik. Stuttgart: Thieme 1961.

Lenz, W.: Thalidomide and congenital abnormalities. Lancet **1962 I**, 45.

Lenz, W.: Chemicals and malformations in man. Second International Conference on Congenital Malformations 1963, p. 263. New York: Int. med. Congr. Ltd. 1964.

Lenz, W.: Der Zeitplan der menschlichen Organogenese als Maßstab für die Beurteilung teratogener Wirkungen. Fortschr. Med. **87**, 520 (1969).

Lenz, W., Knapp, K.: Die Thalidomid-Embryopathie. Dtsch. med. Wschr. **87**, 1232 (1962).

Lerner, I. M.: Genetic homeostasis. Edinburgh-London: Oliver and Boyd 1954.

Lilienfeld, A. M.: Population differences in frequency of malformations at birth. In: Congenital malformations, p. 251 (Fraser, F. C., McKusick, V. A., Eds.). Amsterdam-New York: Excerpta Medica 1970.

Loevy, H.: Genetic influences on induced cleft palate in different strains of mice. Anat. Rec. **145**, 117 (1963).

Looslie, R., Theiss, E.: Methodik und Problematik der medikamentös-experimentellen Teratogenese. In: Teratogenesis. Symposion der Schweiz. Akademie d. Med. Wissenschaften Basel 1963, S. 398. Basel-Stuttgart: B. Schwabe 1964.

Lowry, R. B.: Sex-linked cleft palate in a British Columbia Indian family. Pediatrics **46**, 123 (1970).

MacMahon, B., Pugh, T. F., Ingalls, T. H.: Anencephalus, spina bifida, and hydrocephalus. Incidence related to sex, race, and season of birth, and incidence in siblings. Brit. J. prev. soc. Med. **7**, 211 (1953).

Master-Notani, P., Kolah, P. J., Sanghvi, L. D.: Congenital malformations in the new born in Bombay, Part I. Acta genet. (Basel) **18**, 97 (1968).

Master-Notani, P., Kolah, P. J., Sanghvi, L. D.: Congenital malformations in the new born in bombay, Part II. Acta genet. (Basel) **18**, 193 (1968).

Matsunaga, E., Maruyama, T.: Human sexual behaviour, delayed fertilization and Down's syndrome. Nature (Lond.) **221**, 642 (1969).

Mayer, J. B., Camara, J. J. R.: Die Auswirkungen der diabetischen Stoffwechsellage der Mutter auf das werdende Kind. Dtsch. med. Wschr. **89**, 974 (1964).

McKusick, V. A.: Mendelian inheritance in man, second Ed. Baltimore: Johns Hopkins Press 1968.

Montenegro, J. E., Castro, G. L.: Fenilcetonuria materna: Anomalias en la Descendencia. Acta med. venez. **12**, 233 (1965).

Morton, N. E.: The detection of major genes under additive continuous variation. Amer. J. hum. Genet. **19**, 23 (1967).

Morton, N. E.: Birth defects in racial crosses. In: Congenital malformations, p. 264 (Fraser, F. C., McKusick, V. A., Eds.). Amsterdam-New York: Excerpta Medica 1970.

Morton, N. E., Chung, Chin S., Mi, Ming-Pi: Genetics of interracial crosses in Hawaii. Monographs in Human Genetics, Vol. 3. Basel-New York: S. Karger 1967.

Mudaliar, A. L.: J. Obstet. Gynaec. Brit. Emp. **37**, 753 (1930); zit. nach Stevenson u. Mitarb. 1966.

NAVARRETE, V. N., TORRES, I. H., RIVERA, I. R., SHOR, V. P., GRÁCIA, P. M.: Maternal carbohydrate disorder and congenital malformations. Diabetes **16**, 127 (1967).

NEEL, J. V.: A study of major congenital defects in Japanese infants. Amer. J. hum. Genet. **10**, 398 (1958).

NEWCOMBE, H. B.: Tests for polygenic inheritance. Proc. II. Int. Conf. on Congenital Malformations, New York 1963; Int. Med. Congr. Ltd., New York 1964.

NISHIMURA, H.: Incidence of malformations in abortions. In: Congenital malformations, p. 275 (FRASER, F. C., MCKUSICK, V. A., Eds.). Amsterdam-New York: Excerpta Medica 1970.

NORA, J. J., CAMPBELL, G. J., SOMMERVILLE, R., MCNAMARA, D. G.: Congential heart disease in twins. New Engl. J. Med. **277**, 568 (1967).

NORA, J. J., MCNAMARA, D. G., FRASER, F. C.: Hereditary factors in atrial septal defect. Circulation **35**, 448 (1967).

ODOR, D. L., BLANDAU, R. J.: Incidence of polyspermy in normal and delayed matings in rats of the Wistar strain. Fertil. and Steril. **7**, 456 (1956).

PASSARGE, E., LENZ, W.: Syndrome of caudal regression in infants of diabetic mothers: Observations of further cases. Pediatrics **37**, 672 (1966).

PEDERSEN, M. L., TYGSTRUP, I., PEDERSEN, J.: Congenital malformations in newborn infants of diabetic women. Lancet **1964 I**, 1124.

PENROSE, L. S.: Genetics of anencephaly. J. ment. Defic. Res. **1**, 4 (1957).

PENROSE, L. S., BERG, J. M.: Mongolism and duration of marriage. Nature (Lond.) **218**, 300 (1968).

POLMAN, A.: Genetica **25**, 29 (1951); zit. nach STEVENSON, 1966.

RECORD, R. G., MCKEOWN, T.: Congenital malformations of the central nervous system. I-A survey of 930 cases. Brit. J. soc. Med. **3**, 183 (1949).

RECORD, R. G., MCKEOWN, T.: Congenital malformations of the central nervous system. Brit. J. soc. Med. **4**, 217 (1950).

RECORD, R. G., MCKEOWN, T.: Congenital malformations of the central nervous system. Data on 69 pairs of twins. Ann. Eugen. (Lond.) **15**, 285 (1951).

REDDI, Y. R.: Some chromosomal abnormalities seen around Hyderabad (India). International Symposium on Human Genetics, Andhra University Waltair, März 1971.

RENWICK, J. H.: Anencephaly and spina bifida are usually preventable by avoidance of a specific but unidentified substance present in certain potato tubers. Brit. J. prev. soc. Med. **26**, 67 (1972).

RENWICK, J. H., SHEPARD, T. H.: Anencephaly and potatoes. Lancet **1973 I**, 96.

REUCK, A. V. S. DE, KNIGHT, J., (Ed.): Histones. Ciba Foundation Study Group, No. 24. London: J. & A. Churchill 1966.

ROBBINS, F. C., HEGGIE, A. D.: The rubella problem. In: Congenital malformations, p. 340. Proc. of the third intern. Conference The Hague, The Netherlands, 1969 (FRASER, F. C., MCKUSICK, V. A., Eds.). Amsterdam-New York: Excerpta Medica 1970.

ROWLAND, T. W., HUBBELL, J. P., NADAS, A. S.: Congenital heart disease in infants of diabetic mothers. J. Pediatr. (St. Louis) **83**, 815 (1973).

RUBIN, A., MURPHY, D. P.: Studies in human reproduction. III. The frequency of congenital malformation in the offspring of nondiabetic and diabetic individuals. J. Pediat. **53**, 579 (1958).

RUNNER, M. N.: Inheritance of susceptibility to congenital deformity-embryonic instability. J. nat. Cancer Inst. **15**, 637 (1954).

RUNNER, M. N.: Inheritance of susceptibility to congenital deformity. Clues provided by experiments with teratogenic agents. Pediatrics **23**, 245 (1959).

RUNNER, M. N.: General mechanisms of teratogenesis. In: Teratology principles and techniques (WILSON, J. G., WARKANY, J., Eds.), p. 95. Chicago-London: University of Chicago Press 1965.

RUNNER, M. N.: Comparative pharmacology in relation to teratogenesis. Fed. Proc. **26**, 4 (1967).

SALDANHA, P. H.: Frequency of congenital malformations in mixed populations of southern Brazil. In: Congenital malformations. New York: Int. Med. Congr. Ltd. 1964.

SANGHVI, L. D.: Persönl. Mitteilung 1968.

SCHULL, W. J.: Empirical risks in consanguineous marriages: sex, ratio, malformations, and viability. Amer. J. hum. Genet. **10**, 294 (1958).

SCHULL, W. J., NEEL, J. V.: The effects of inbreeding on Japanese children. New York: Harper & Row 1965.

SCHULZE, CHR.: Anomalien, Mißbildungen und Krankheiten der Zähne, des Mundes und der Kiefer. In: Humangenetik, Ein kurzes Handbuch in fünf Bänden (BECKER, P. E., Hrsg.), Band II, S. 344. Stuttgart: Thieme 1964.

SCHUMACHER, H., BLAKE, D. A., GILLETTE, J. R.: Disposition of thalidomite in rabbits and rats. J. Pharmacol. exp. Ther. **160**, 189 (1968).

SCHUMACHER, H., BLAKE, D. A., GURIAN, J. M., GILETTE, J. R.: A comparison of the teratogenic activity of thalidomide in rabbits and rats. J. Pharmacol. exp. Ther. **160**, 201 (1968).
SELLER, M. J.: Thalidomide and congenital abnormalities. Lancet **1962** II, 249.
SHETTLES, L. B.: The ovum in infertility, abortion and developmental anomaly. Fertil. and Steril. **7**, 561 (1956).
SILLER, W. G.: Ventricular septal defects in the fowl. J. Path. Bact. **76**, 431 (1958).
SMILKSTEIN, G.: A ten-year study of anencephaly. Calif. Med. **96**, 350 (1962).
SMITHBERG, M.: Teratogenesis in inbred strains of mice. In: Advances in teratology, Vol. II (WOOLLAM, D. H. M., Ed.). A Logos Press Book. New York-London: Academic Press 1967.
SMITHBERG, R., RUNNER, R.: Teratogenic effects of hypoglycemic treatments in inbred strains of mice. Amer. J. Anat. **113**, 479 (1963).
SMITHELLS, R. W., CHINN, E. R., FRANKLIN, D.: Anencephaly in Liverpool. Develop. Med. Child Neurol. **6**, 231 (1964).
SOMERS, G. F.: Thalidomide and congenital abnormalities. Lancet **1962 I**, 912.
SOMERS, G. F.: The foetal toxicity of thalidomide. Proc. Europ. Soc. Study Drug Toxicity **1**, 49 (1963).
SPEMANN, H.: Experimentelle Beiträge zu einer Theorie der Entwicklung. Berlin: Springer 1936; (Nachdruck 1968).
STEPTOE, P. C., EDWARDS, R. G., PURDY, J. M.: Human blastocysts grown in culture. Nature (Lond.) **229**, 132 (1971).
STERN, C.: Developmental genetics of pattern. In: Genetic mosaics and other essays, p. 130. Cambridge, Mass.: Harvard Univ. Press 1968.
STEVENSON, R. E., HUNTLEY, C. C.: Congenital malformations in offspring of phenylketonuric mothers. Pediatrics **40**, 33 (1967).
STEVENSON, A. C., JOHNSTON, H. A., STEWART, M. I. P., GOLDING, D. R.: Congenital malformations. Genf: World Health Organization 1966.
TABER, K. W., ELWELL, W. J.: Monozygotic anencephalic twins. Maryland med. J. **9**, 14 (1960); zit. nach MCKUSICK, 1968.
THEILER, K.: Metameriestörungen und ihre Konsequenzen im Säugetierexperiment. Z. Anat. Entwickl.-Gesch. **126**, 31 (1967).
THIEDE, H. A.: Cytogenetics and abortion. Med. Clin. N. Amer. **53**, 773 (1969).
TÖNDURY, G.: Embryopathien. Pathologie und Klinik, 11. Band. Berlin-Göttingen-Heidelberg: Springer 1962.
TÖNDURY, G., MÜNTENER, M.: Mißbildungen und Zuckerkrankheit. Praxis **58**, 1560 (1969).
TÖNDURY, G., SMITH, D. W.: Fetal rubella pathology. Pediatrics **68**, 867 (1968).
TÜNTE, W.: Is there a secular increase in the incidence of cleft lip and cleft palate ? Cleft Palate J. **6**, 430 (1969).
UCHIDA, I. A., ROWE, R. D.: Discordant heart anomalies in twins. Amer. J. hum. Genet. **9**, 133 (1957).
v. VERSCHUER, O.: Erbpathologie, S. 81. Dresden-Leipzig: Steinkopff 1945.
WADDINGTON, C. H.: The canalization of development and the inheritance of acquired characters. Nature (Lond.) **150**, 563 (1942).
WADDINGTON, C. H.: The strategy of genes. New York: MacMillan 1957.
WAELSCH, S.: Some genetic aspects of development. Cold Spr. Harb. Symp. quant. Biol. **19**, 41 (1954).
WEISS, P.: Principles of development. New York: Henry Holt 1939.
WHO Scientific Group: Genetic factors in congenital malformations. World Health Organization Technical Report Series No. 438, Genf 1970.
WILLI, H.: Diabetes und Schwangerschaft. Gynaecologia (Basel) **159**, 234 (1965).
WILLIAMS, R.: Maternal phenylketonuria. Med. J. Aust. **1**, 216 (1968); zit. nach FISCH u. Mitarb. 1969.
WILLIAMSON, E. M.: Incidence and family aggregation of major congenital malformation of central nervous system. J. med. Genet. **2**, 161 (1965).
WILLIAMSON, E. M.: A family study of atrial septal defect. J. med. Genet. **6**, 255 (1969).
WITSCHI, E.: Überreife der Eier als kausaler Faktor bei der Entstehung von Mehrfachbildungen und Teratomen. Verh. Nat.-Forsch. Ges. (Basel) **34**, 33 (1922).
WITSCHI, E.: Overripeness of the egg as a cause of twinning and terotogenesis. Cancer Res. **12**, 763 (1952).
WITSCHI, E.: Teratogenic effects from overripeness of the egg. In: Congenital malformations, p. 157 (FRASER, F. C., MCKUSICK, V. A., Eds.). International Congr. Series 204. Amsterdam-New York: Excerpta Medica 1970.
WYNNE-DAVIES, R.: Family studies and aetiology of club foot. J. med. Genet. **2**, 227 (1965).
WYNNE-DAVIES, R.: A family study of neonatal and late-diagnosis congenital dislocation of the hip. J. med. Genet. **7**, 315 (1970).
YU, J. S., O'HALLORAN, M. T.: Children of mothers with phenylketonuria. Lancet **1970 I**, 210.
ZETTERQVIST, P.: Familiäres Auftreten von ASD. Acta paediat. (Uppsala) **49**, 741 (1960).

(Abgeschlossen März 1971, geringe Ergänzungen im Druck)

Erbfaktoren bei häufigen Krankheiten

Krankheiten mit multifaktorieller (polygener) Determination

Von

GERHARD JÖRGENSEN, Göttingen

Mit 38 Abbildungen

A. Vorwort

Es soll in diesem Abschnitt die Bedeutung der Erbfaktoren bei häufigen Krankheiten — Krankheiten mit multifaktorieller (polygener) Determination — besprochen werden. Diesen Krankheiten, die nicht Erbkrankheiten im engen Sinne darstellen, sondern bei deren Entstehung lediglich genetische Faktoren in mehr oder weniger umfangreichem Ausmaße mitbeteiligt sind, ist lange Zeit hindurch nur unzureichendes genetisches Interesse zugewendet worden. So ist z.B. nicht verwunderlich, daß der Direktor eines großen Krankenhauses, apl. Professor einer deutschen Universität, gesprächsweise meinte, in der inneren Medizin spiele die Vererbung keine Rolle. Diese etwas unbedachte Meinung ist weit verbreitet und allenfalls verständlich, wenn man nur die eigentlichen Erbkrankheiten — die monogenen Leiden — in Betracht zieht. Es ist auffallend, wie stark man heute immer noch — vor allem in Deutschland — auf die klassischen Begriffe der dominanten und recessiven Vererbung fixiert ist. Wie häufig werden die „mendelistischen" Erbgänge, dominant oder recessiv, dort vermutet und manchmal mit allerlei hypothetischen ad-hoc-Vorstellungen mühsam konstruiert, wo aus dem Vorliegen von Zwillings- und Familienbefunden, die zudem vielfach einer Interessantheitsauslese ihre Publikation verdanken, lediglich die Feststellung erlaubt ist, daß genetische Einflüsse überhaupt wirksam sind. Man hat, wie VOGEL (1961) meint, zu lange auf MENDEL, den Entdecker der monogenen Erbgänge, und zu wenig auf GALTON, den ersten Genetiker der statistischen Analyse und vorsichtigen Interpretation, geblickt, wodurch der Eindruck entstanden ist, eine genetische Analyse sei erfolglos verlaufen, wenn sie nicht zur Klärung der formalen Genetik oder gar zu einer Identifikation von Genen geführt habe. Es sind jedoch die eigentlichen Erbkrankheiten gegenüber den unzähligen Krankheiten, bei denen Erbfaktoren in irgendeiner Weise beteiligt sind, zahlenmäßig von ganz untergeordneter Bedeutung. Man müßte, um das vorliegende Kapitel erschöpfend abzuhandeln, zu sämtlichen häufigeren Krankheiten aus genetischer Sicht Stellung nehmen. Abgesehen davon, daß eine derartige Arbeit einen erheblichen Raum beanspruchen würde und von einem einzigen Bearbeiter nicht geleistet werden könnte, wären monotone Wiederholungen gleicher Problematik nötig. Es soll deshalb versucht werden, das Grundsätzliche an einzelnen Beispielen darzulegen. Dabei kann natürlich die Darstellung von den besonderen Interessengebieten des Verfassers nicht frei sein, was man ihm nachsehen möge. Es wird dennoch die Hoffnung auf eine derzeit in etwa gültige Übersicht ausgesprochen. Es bestehen allerdings kaum Zweifel, daß gerade auf dem Gebiet der Krankheiten mit multifaktorieller Basis, denen gegenwärtig vielfache Aufmerksamkeit entgegengebracht wird, mit wichtigen neuen Erkenntnissen zu rechnen ist.

B. Einleitung

Die monogenen erblichen Krankheiten, die Erbleiden im engen Sinne, haben nur einen geringen Anteil an der Gesamtmorbidität der Bevölkerung, der allenfalls 1% erreichen mag. Ausnahmen bilden lediglich diejenigen recessiv vererbten Krankheiten, bei denen — wie etwa bei der Sichelzellanämie und dem Glucose-6-Phosphat-Dehydrogenase-Defekt in malariaverseuchten Gebieten — der heterozygote Zustand einen Erhaltungsvorteil bedeutet. Von diesen Ausnahmen abgesehen, haben die häufigsten monogenen Krankheiten, die dominant vererbte polycystische Nierenkrankheit sowie die recessiv erbliche cystische Pankreasfibrose, z.B. nur eine Häufigkeit von ca. 1‰. Die Anzahl neu auftretender Mutationen, die *sog.* „*Mutationsrate*", und die „*Ausmerzungsrate*" infolge stark geminderter Nachkommenschaft der Betroffenen entsprechen normalerweise einander und bedingen das sog. „*genetische Gleichgewicht*".

Genetische Faktoren sind jedoch keineswegs nur bei den eigentlichen Erbkrankheiten wirksam; sie greifen tief in das Lebensschicksal und auch — hier stärker, dort schwächer — in den Ablauf des Krankseins ganz allgemein ein. Selten fehlt der Erbeinfluß völlig; noch bei den akuten Infektionskrankheiten läßt sich vielfach ein „*genetischer Hintergrund*" nachweisen, und die Existenz sog. „*Unfäller*" weist darauf hin, daß selbst bei Unfallfolgen aufgrund der genetisch geprägten Persönlichkeitsstruktur eine genetische Deutung möglich sein kann.

In der Tabelle 1 wird ein Schema, modifiziert nach Fraser Roberts (1959) und W. Lenz (1961), wiedergegeben, in das man sich grundsätzlich alle Krankheiten eingegliedert denken kann, je nach dem relativen Anteil, den Erbe und Umwelt an ihrem Zustandekommen haben. Dieses Schema etwa sollte man sich bei Erörterungen der Genese von Krankheiten vor Augen halten.

Deutlich überschaubar sind die ätiologischen Verhältnisse nur bei der Gruppe 1, den typischen monogenen Erbkrankheiten und erblichen Anomalien, sowie der Gruppe 5, den Krankheiten infolge rein exogener Faktoren. Verwickelter liegen die Verhältnisse dagegen bei den Krankheiten der Gruppe 2, 3 und 4, die auf einer komplizierten Wechselwirkung zwischen Erbanlagen *(Polygenie)* und krankheitsauslösenden Umweltfaktoren *(Exogenie)* beruhen, also auf *multifaktorielle Einflüsse* zurückzuführen sind. Bei ihnen ist die sichere Zuordnung in eine der mittleren Gruppen häufig schwierig oder gar unmöglich.

Tabelle 1

1. Krankheiten, die nur bei Individuen mit einer bestimmten genetischen Konstellation (einem charakteristischen Genotyp) — und bei dieser regelmäßig — vorkommen, unabhängig von den Umweltbedingungen (Erbkrankheiten im engen Sinne).
2. Krankheiten, die bei Individuen mit bestimmter genetischer Konstellation in Erscheinung treten, jedoch erst dann, wenn bestimmte Umweltfaktoren (Krankheitsrealisatoren) hinzukommen (Beispiel: Gicht, Diabetes mellitus).
3. Krankheiten, die bei Individuen mit verschiedenen genetischen Konstellationen auftreten, jedoch in Häufigkeit und Schwere je nach Konstitution und Umwelt differieren. Umweltfaktoren von wichtiger Bedeutung werden nur bei bestimmten Genotypen wirksam (Beispiel: Essentielle Hypertonie, Ulcus ventriculi und duodeni, Atopien).
4. Krankheiten, die sich bei jeder genetischen Konstellation des Menschen manifestieren können, deren Häufigkeit und Schwere dagegen von genetischen Einflüssen mitbestimmt wird (Beispiel: Die Mehrzahl der Infektionskrankheiten, Zahncaries).
5. Krankheiten, die Individuen jeglicher genetischer Konstellation betreffen können und deren Häufigkeit und Schwere ausschließlich von exogenen Faktoren bestimmt wird (Beispiel: Röntgenverbrennungen, Säure- und Laugenverätzungen).

Tabelle 2. Häufigkeit verbreiteter Krankheiten mit multifaktorieller (polygener) Determination in europiden Populationen

Krankheit	Häufigkeit in %	Autoren
Essentielle Hypertonie	30—40	SØBYE 1948
Ulcera duodeni und ventriculi	6—10	DOLL u. JONES 1951
Pylorospasmus	0,3	MACMAHON u. MCKEOWN 1955
Cholelithiasis	10	GUTZEIT u. LEHMANN 1940
Asthma bronchiale und Rhinitis allergica	4—9	RATNER u. SILBERMAN 1952
Asthma bronchiale	2,7—4	BATSCHELET, KLUNKER, SCHNYDER u. STORK 1960, ALBRECHT 1959
Ausgeprägte Atopien	10	RATNER u. SILBERMAN 1952
Leichte und ausgeprägte Atopien	60	RATNER u. SILBERMAN 1952
Atopien (Asthma, Rhinitis allergica, Strophulus infantum, Säuglingsekzem, Urticaria, angioneurotisches Ödem)	7,3—14,2	EDGREN 1943
Diabetes mellitus	1—2 (Mindestwerte)	zahlreiche Schätzungen vgl. JÖRGENSEN 1966
Diabetes mellitus im Kindes- und Säuglingsalter bis 19 Jahre	0,2	GRUNNET 1957
Diabetes mellitus bis 44 Jahre	0,4	GRUNNET 1957
Psoriasis vulgaris	1	GAHAN 1943
Psoriasis vulgaris	2,8	LOMHOLT 1963
Akute Polyarthritis rheumatica	2,5—3	EDSTRÖM 1941
Chronische Polyarthritis rheumatica	0,36	STECHER 1957
Spondylarthritis Ancylopoetica	0,13 1,5 2	CLAUSSEN u. KOBER 1939 KREBS u. WURM 1937 BACHMANN 1932
Idiopatische Septumdeviation	74	Zusammenfassung der Ergebnisse mehrerer Autoren ($n = 3625$) v. JÖRGENSEN
Angeborene Hüftgelenksluxation	2‰ 3,3‰	ISIGKEIT 1928 v. VERSCHUER 1961
Klumpfuß	1,6‰	v. VERSCHUER 1961
Lippen-Kiefer-Gaumenspalten	1,5‰ 1,0‰	FOGH-ANDERSEN 1942 GESENIUS 1950
Angeborene Angiokardiopathien	0,9	allgemeine Schätzungen vgl. JÖRGENSEN u. BEUREN 1965
Strabismus	3—4	RICHTER 1966
Hochgradige Myopie	4	SCHEERER 1928; BETSCH 1929
Epilepsie (große motorische Anfälle)	2,3	EISNER, PAULI u. LIVINGSTON 1959
Enuresis	9,5	HALLGREN 1957
Oligophrenie (Intelligenzquotient unter 70)	1,8	ÅKESSON 1961
Schizophrenien	1,1	LARSSON u. SJÖGREN 1954
Manisch-depressives Irresein	0,4	LUXEMBURGER 1942

In diese mittleren Gruppen gehört auch ein großer Teil der häufigen Krankheiten wie z.B. die essentielle Hypertonie, die nach Søbye (1948) bei 30—40% der Bevölkerung auftritt, Ulcera duodeni und ventriculi mit einer Häufigkeit von 6—10% [1], Diabetes mellitus mit mindestens 1—2% (zahlreiche Schätzungen) [2], Asthma und Rhinitis allergica mit 4—9% [3], Psoriasis vulgaris mit 1% [4], Schizophrenie mit 1% [5] usw. (Tabelle 2). Gegen diese Krankheiten, deren genetische Basis mehrere bis zahlreiche Gene bilden, ist eine Ausmerze unter den heutigen zivilisatorischen Lebensbedingungen weit weniger wirksam als bei den eigentlichen monogenen Erbkrankheiten. Therapie und Prophylaxe haben sog. „*ökologische Nischen*" geschaffen, die zumindest eine Genausmerzung verhindern, wahrscheinlich sogar zur Anreicherung derartiger Gene in den Populationen beitragen (vgl. S. 648).

I. Das multifaktorielle genetische System

1. Analyse des multifaktoriellen genetischen Systems

Die genetische Analyse von normalen Merkmalen sowie von Krankheiten, bei denen sowohl genetische Faktoren *(Polygenie)* als auch Umwelteinflüsse *(Exogenie)* in komplizierter und qualitativ stark wechselnder Weise bei der Merkmals- bzw. Krankheitsentstehung zusammenwirken *(multifaktorielles genetisches System)*, ist schwierig. Immerhin gibt es Ansatzpunkte für eine derartige Analyse[6]. Vor allem gelingt vielfach der Nachweis, daß Krankheiten, die früher als monogen — dominant oder recessiv — angesehen worden sind, heute nicht mehr als monogen, sondern als multifaktoriell determiniert gelten müssen, wie z.B. die Psoriasis vulgaris[7], die Atopien[8], der idiopathische Diabetes mellitus[9], der Morbus Bechterew[10], der muskuläre Schiefhals[11], Klumpfuß und Hüftluxation[12], die Lippen-Kiefer-Gaumenspalten vom häufigen Typ[13] u.a. Auf das Vorliegen eines multifaktoriellen genetischen Systems deutet eine Reihe von charakteristischen Befunden hin, die im folgenden kurz dargestellt und diskutiert werden sollen.

a) Die kontinuierliche Variabilität

Ein wichtiger Hinweis auf ein multifaktorielles genetisches System ist die *kontinuierliche Variabilität* in Form und Ablauf vieler Krankheiten sowie in der Charakteristik normaler Merkmale und physiologischer Reaktionen. Monogene Erbkrankheiten zeichnen sich gegenüber polygenen im allgemeinen durch eine geringere Merkmalsvariabilität aus. Monogene Krankheiten sind durch bimodale oder gar trimodale Verteilung gekennzeichnet, während beim Zugrundeliegen eines multifaktoriellen Systems die Merkmalsausprägung der *eingipfeligen Gaußschen Verteilung* entspricht (Abb. 1). Als Beispiel sei auf die kontinuierliche quantitative Variabilität des Blutzuckerspiegels mit der Unschärfe in der diagnostischen Trennung in „normale" und schon pathologische Blutzuckerkurven im Glucosebelastungstest hingewiesen. Es gibt beim Diabetes mellitus bekanntlich unmerkliche und schwer faßbare Übergänge von noch „gesundem" Verhalten

[1] Doll u. Jones 1951. [2] Jörgensen 1966. [3] Ratner u. Silberman 1952.
[4] Gahan 1943. [5] Sjörgren 1951.
[6] Davenport u. Davenport 1910, Fisher 1918, Grüneberg 1952, Penrose 1953, Stern 1953, Edwards 1960, Vogel 1961, 1966, Jörgensen 1963, 1966, 1967, Fraser Roberts 1964, Carter 1964, 1965, Newcombe 1964, Krüger 1965, 1973, u.a.
[7] Vogel 1961, Jörgensen, Klostermann u. Kortüm 1965.
[8] Vogel 1962, Jörgensen 1964. [9] Simpson 1964, Jörgensen 1964, 1966, Neel 1965.
[10] Jörgensen 1964. [11] Becker 1964. [12] Carter 1964.
[13] Schulze 1964, Jörgensen 1968.

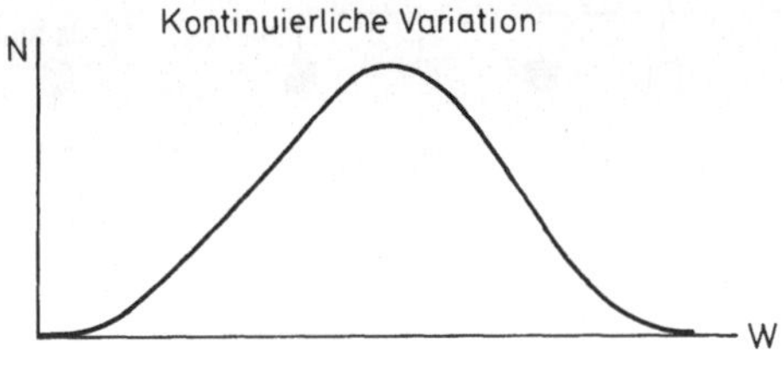

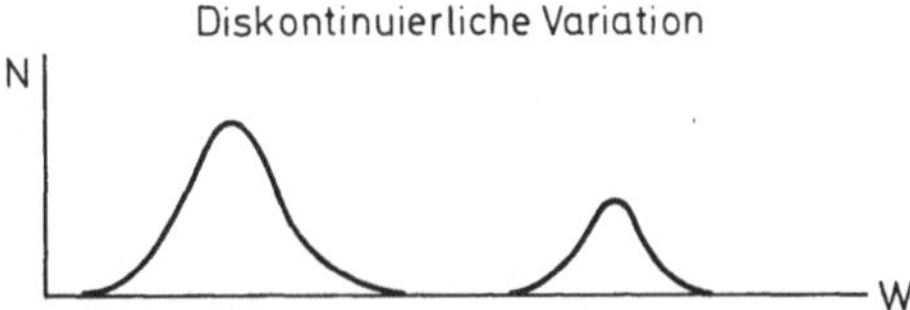

Abb. 1. Beim Vorliegen eines multifaktoriellen genetischen Systems ist die Merkmalsausprägung durch eine kontinuierliche Variation (eingipflige Gaußsche Normalverteilung) gekennzeichnet. Monogene Merkmale oder Krankheiten zeigen diskontinuierliche Variation (bimodale oder trimodale Verteilung)

des Zuckerstoffwechsels über prädiabetische Stadien hin bis zum Vollbild der Zuckerkrankheit. Auch das Blutdruckverhalten mit dem kontinuierlichen Übergang in die Hypertension, die fließenden Grenzen von Magerkeit, Normalgewichtigkeit und Fettleibigkeit, Kleinwuchs und normaler Körperhöhe, Minderbegabung und normaler Intelligenz und viele andere Beispiele könnten hier angeführt werden. Die krankhaften Normabweichungen lassen sich am einfachsten als Extremvarianten der Normalverteilungskurve ansehen. Allerdings können scheinbare Abweichungen von der Regel der kontinuierlichen Variabilität dadurch entstehen, daß die Variable oberhalb einer Schwelle die Neigung hat, sich selbst durch einen circulus vitiosus zu steigern. Das kann etwa bei der Blutdruckerhöhung dann der Fall sein, wenn die Hypertension sekundär Nieren und Gefäßsystem geschädigt hat, wodurch eine weitere Blutdrucksteigerung eine bimodale Verteilung, wie sie z.B. WEITZ (1923) gefunden hat, täuschend nachahmen kann[14].

b) Familienuntersuchungen

Bei *Familienuntersuchungen* ist die gegenüber der Erwartung bei monogenen Erbgängen erheblich herabgesetzte Häufigkeit von weiteren Betroffenen unter den nächsten Blutsverwandten der Probanden ein weiterer kennzeichnender Hinweis auf ein multifaktorielles genetisches System. Es überwiegen also vielfach *Solitärfälle*, und zwar manchmal noch beträchtlicher als bei recessiven Leiden, welche bei dem gegenwärtig vorherrschenden Zwei- bis Drei-Kind-System immerhin in etwa zwei Drittel der Fälle sporadisch auftreten. Andererseits ist die Erkrankungswahrscheinlichkeit unter den Blutsverwandten 1. Grades (Eltern und Geschwister) der Probanden gegenüber dem Bevölkerungsdurchschnitt deutlich erhöht. Dabei ist der *K-Wert nach* PENROSE, der das Verhältnis der Krankheitshäufigkeit unter den nächsten Blutsverwandten zu der in der Durchschnittsbevölkerung ausdrückt, um so größer, je geringer die Häufigkeit des Merkmals

[14] Vgl. EDWARDS 1960, VOGEL 1961.

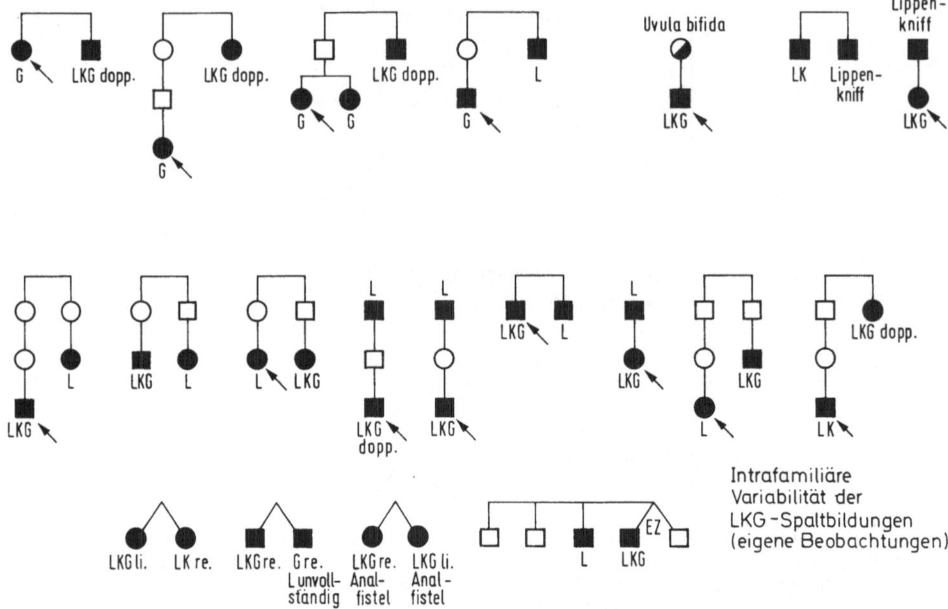

Abb. 2. Die große klinische Variabilität der Lippen-Kiefer-Gaumenspalten von Mikrosymptomen wie lediglich leichter strichförmiger Einziehung der Lippenhaut usw. bis hin zur schweren doppelseitigen LKG-Spaltbildung, die sich auch innerhalb der Familien zeigen kann, ist ein wichtiger Hinweis auf das Vorliegen eines multifaktoriellen genetischen Systems mit additiver Polygenie und Schwellenwerteffekt. Im Widerspruch zu Fogh-Andersen (1942) ist zu vermuten, daß die vollständigen LKG-Spalten und die isolierten Gaumenspalten keine genetisch eigenständigen Typen darstellen

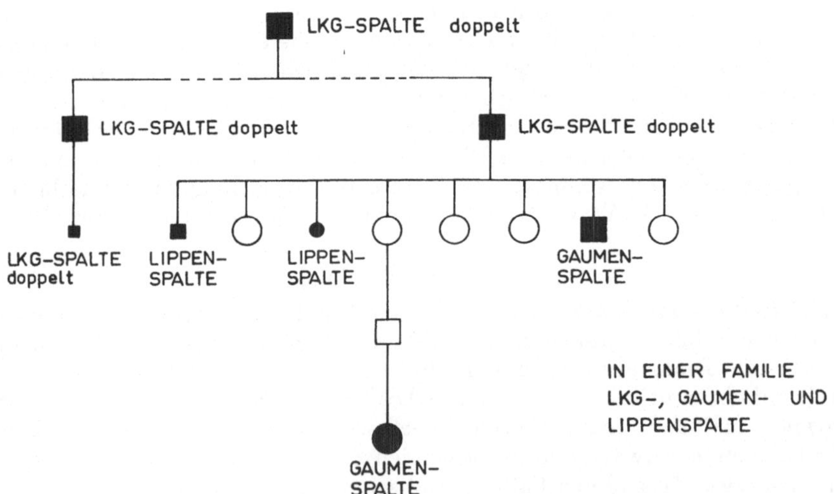

Abb. 3. Sippe mit Gesichtsspalten unterschiedlicher Schweregrade

in der Bevölkerung ist. Er beträgt z. B. nach meinen Berechnungen beim Diabetes mellitus, der in der Bundesrepublik Deutschland in einer Häufigkeit von etwa 1—2% vorkommt, zwischen 5 und 10[15]; bei der sehr viel selteneren Sarkoidose

[15] Jörgensen 1966.

Tabelle 3. Häufigkeit des Diabetes mellitus bei Eltern und Geschwistern von zuckerkranken Probanden

Zahl der Probanden	Erkrankte Eltern		Gesamtzahl der Eltern der Probanden	Erkrankte Geschwister			Gesamtzahl der Geschwister der Probanden
	beide Eltern zuckerkrank	ein Elter zuckerkrank		Zahl der befallenen Geschwister, deren beide Eltern zuckerkrank	Zahl der befallenen Geschwister, ein Elter zuckerkrank	Zahl der befallenen Geschwister, beide Eltern gesund	
	15	271		6/62 9,68% ±3,75	89/878 10,37% ±1,02	237/7157 3,33% ±0,24	
2546	301		5092		332		8097
	5,91% ±0,33			4,10% ±0,22			

Zusammenfassung der großen Untersuchungsreihen von Harris (1950) ($n = 1241$) und v. Kries (1953) ($n = 1305$) ohne Alterskorrekturen. Es liegt, wenn man berücksichtigt, daß Alterskorrekturen fehlen und vor allem die Probandengeschwister keineswegs alle die Gefährdungszeit durchlebt haben, eine recht gute Übereinstimmung der Krankheitshäufigkeit bei Eltern und Geschwistern der Probanden vor, wie es bei der Annahme eines multifaktoriellen Systems erwartet wird. Zudem zeigt sich, was für ein multifaktorielles System ebenfalls kennzeichnend ist, eine deutlich höhere Belastung, wenn ein oder gar beide Eltern betroffen sind, gegenüber der Belastung von Geschwistern, deren beide Eltern gesund sind. [Aus Jörgensen, G.: Dtsch. med. J. **17**, 393 (1966).]

Tabelle 4. Diabetes mellitus unter den Geschwistern von Probanden mit gesunden Eltern bzw. einem erkrankten Elter

Autor	Beide Eltern gesund		Ein Elter betroffen	
	Geschwister *n*	betroffene Geschwister %	Geschwister *n*	betroffene Geschwister %
Harris 1950	3417	3,9	375	11,7
Steinberg u. Wilder 1952	6664	4,7	1620	11,4
Thompson u. Watson 1952	3836	7,7	777	15,3
v. Kries 1953	3740	3,2	503	8,9
Lamy, Fréžal u. Rey 1961	3600	2,1	602	8,8
Simpson 1962	517	5,4	46	8,7
Zusammengefaßt	21774	4,4	3923	11,4

mit einer Häufigkeit in der deutschen Durchschnittsbevölkerung von 0,02—0,03% liegt der K-Wert mit 46—60 dagegen wesentlich höher[16].

Des weiteren kann bei Familienuntersuchungen (Beispiele in Tabelle 3—7) die — im Unterschied zur recessiven Vererbung — häufig gefundene *etwa gleich hohe Belastung bei Eltern und Geschwistern* der Probanden auf ein multifaktorielles System hindeuten. Die *Belastung in der Geschwisterschaft ist, wenn ein Elternteil oder beide Eltern betroffen sind, beträchtlich höher, wie wenn beide Eltern gesund*

[16] Jörgensen 1963.

Tabelle 5. Diabetes mellitus bei Probandengeschwistern mit früher und später Manifestation der Erkrankung

Autoren	Sämtliche Geschwister				Beide Eltern gesund				Ein Elter erkrankt			
					Geschwister				Geschwister			
	0—29		30<		0—29		30<		0—29		30<	
	Geschwister n	erkrankt %	Geschwister n	erkrankt %	Geschwister n	erkrankt %	Geschwister n	erkrankt %	Geschwister n	erkrankt %	Geschwister n	erkrankt %
Harris 1950	1019	4,1	2773	4,4	971	3,5	2446	4,1	48	18,8	327	10,7
Thompson u. Watson 1952	482	7,5	4125	9,1	425	6,4	3411	7,8	57	15,8	714	15,3
Steinberg u. Wilder 1952	828	6,0	7456	6,0	736	5,0	5928	4,6	92	14,1	1528	11,2

Tabelle 6. Familienuntersuchungen bei Psoriasis vulgaris[a]

Probanden n	Beide Eltern betroffen	Ein Elternteil betroffen	Beide Eltern gesund	Zahl der betroffenen Geschwister, beide Eltern betroffen	Zahl der betroffenen Geschwister, ein Elternteil betroffen	Zahl der betroffenen Geschwister, beide Eltern gesund
1001	2	143	858	0/1	56/546	118/3372
		16,7% $\pm_{1,3}$			10,3% $\pm_{1,3}$	3,2% $\pm_{0,3}$

[a] Zusammenfassung der Ergebnisse von Hoede (1931) ($n = 537$) und Steinberg, Becker, Fitzpatrick u. Kierland (1951) ($n = 464$).

Tabelle 7. Familienuntersuchungen bei Sarkoidose. Probandenmethode — Mittelwerte der Alterskorrektur nach Weinberg und Ilse-Schulz. (Aus Jörgensen, G.: Untersuchungen zur Genetik der Sarkoidose. Heidelberg: Hüthig 1965)

Zahl der Probanden	Erkrankte Eltern: beide Eltern Sarkoidose	Erkrankte Eltern: ein Elter Sarkoidose	Korrigierte Bezugszahl	Erkrankte Geschwister: Zahl der befallenen Geschwister, beide Eltern befallen	Erkrankte Geschwister: Zahl der befallenen Geschwister, ein Elter befallen	Erkrankte Geschwister: Zahl der befallenen Geschwister, beide Eltern gesund	Korrigierte Bezugszahl
	2[a]	17		3	4	24	
2421	19		4008		31		3523
	0,47% $\pm_{0,108}$			0,88% $\pm_{0,157}$			

[a] 1 Familie.

sind. Außerdem nehmen — im Unterschied zur dominanten Vererbung — die *Gefährdungsziffern bei den Blutsverwandten mit dem Grade der Entfernung vom Probanden rasch ab*, wie z.B. Nilsson (1962, 1964) an Diabetesfamilien gezeigt hat. Dieses scharfe Absinken der Merkmalsfrequenz bei den Verwandten 2. und

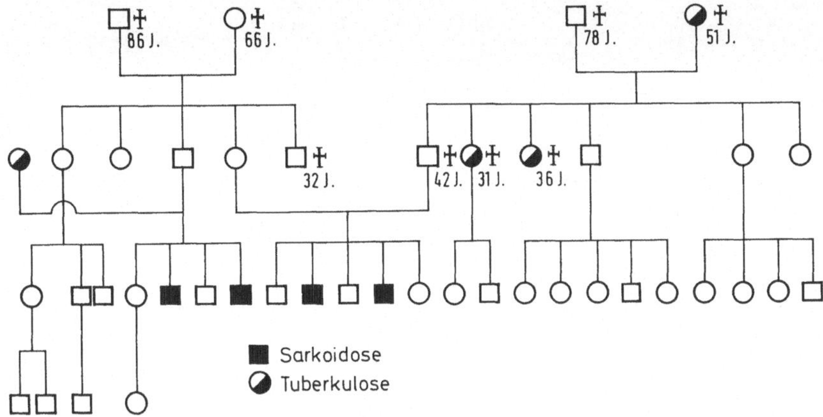

Abb. 4. Sippentafel einer Familie, in der zwei miteinander als Vettern verwandte Brüderpaare an Lungen- bzw. Hilus-Sarkoidose erkrankt sind

3. Grades ist ein weiteres typisches und wertvolles Kennzeichen eines multifaktoriellen Systems. Zeigen Onkel, Tanten, Vettern, Kusinen, Neffen und Nichten in einzelnen Familien dennoch eine erhöhte Merkmalsfrequenz, könnte das m. E. ein erster etwas objektiverer Hinweis für ein dominierendes spezifisches „Haupt- oder Leitgen" sein. Als Beispiel seien zwei an Lungen- bzw. Hilus-Sarkoidose erkrankte, miteinander als Vettern verwandte Brüderpaare aus meiner eigenen großen Untersuchungsreihe an insgesamt 2471 Sarkoidose-Patienten genannt (Abb. 4). Bisher ist ja die Annahme von „Haupt- oder Leitgenen" in multifaktoriellen Systemen lediglich eine hypothetische Vermutung, die allein auf der immer wieder einmal zu beobachtenden, besonders eindrucksvollen „familiären" Häufung seltener gleichartiger multifaktorieller Krankheiten beruht.

Bei Krankheiten mit bevorzugtem Betroffensein eines der beiden Geschlechter läßt sich bei multifaktorieller Determiniertheit eine höhere Krankheitshäufigkeit unter den blutsverwandten Familienmitgliedern derjenigen Probanden feststellen, die dem in der Allgemeinbevölkerung seltener betroffenen Geschlecht angehören[17]. So kommen z.B. nach CARTER (1964) beim Pylorospasmus, der im männlichen Geschlecht durchschnittlich häufiger ist, in den Familien der weiblichen Probanden weit mehr befallene Angehörige vor als in den Familien der männlichen Probanden. Dieses Verhalten ist weder mit exogenen Einflüssen noch mit monogenem Erbgang erklärbar, jedoch gut zu verstehen, wenn man eine quantitative Verteilung der Erbfaktoren, also Polygenie, annimmt. Wenn nämlich unspezifische, geschlechtsabhängige Faktoren die Aktualisierung der erblichen Anlage (Krankheitsmanifestation) im weiblichen Geschlecht unterdrücken, so müssen betroffene Mädchen augenscheinlich eine besonders stark ausgeprägte genetische Basis für das Leiden, also eine größere Anzahl entsprechender Gene besitzen. Da Blutsverwandte 1. Grades in der Hälfte der gemeinsam ererbten Gene übereinstimmen (Abb. 5), besitzen dementsprechend auch Verwandte betroffener Mädchen mehr krankheitsspezifische Gene als Verwandte männlicher Merkmalsträger (Tabelle 8).

Während bei seltenen Krankheiten eine gegenüber der Durchschnittsbevölkerung erhöhte Anzahl von Blutsverwandtenehen unter den Eltern der Probanden

[17] CARTER 1964, 1965.

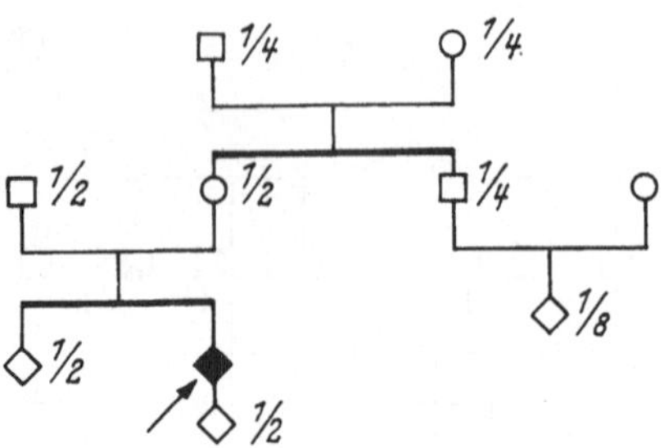

Abb. 5. Anteil gemeinsam ererbter Gene bei nahen Blutsverwandten eines Probanden. (Aus FUHRMANN, W., VOGEL, F.: Genetische Familienberatung. Berlin-Heidelberg-New York: Springer 1968)

für homozygote Genwirkung, als recessiven Erbgang, charakteristisch ist, kann ein *erhöhter Prozentsatz von Verwandtenehen*, worauf neuerdings VOGEL u. KRÜGER (1966) hingewiesen haben, bei nicht allzu selten vorkommenden Leiden auch auf multifaktorielle Bedingtheit hindeuten. Das ist z.B. der Fall bei der Schizophrenie sowie beim Diabetes mellitus im Jugendalter, wo die Anzahl der Verwandtenehen der Eltern etwas über dem Bevölkerungsdurchschnitt liegt.

Tabelle 8. Pylorusstenose: Häufigkeit unter nahen Verwandten von männlichen und weiblichen Probanden. (Nach CARTER 1964, gekürzt.) (Aus FUHRMANN, W., VOGEL, F.: Genetische Familienberatung. Berlin-Heidelberg-New York: Springer 1968)

Anzahl und Geschlecht der Probanden	Brüder	Schwestern	Söhne	Töchter	Neffen	Nichten	Vettern	Kusinen
♂ 281	5/230 2,17%	5/242 2,07%	19/296 6,42%	7/274 2,55%	5/231 2,16%	1/213 0,47%	6/1061 0,57%	3/1043 0,29%
♀ 149	11/101 10,89%	9/101 8,91%	14/61 22,95%	7/62 11,48%	4/60 6,67%	1/78 1,28%	6/745 0,81%	2/694 0,29%

c) Zwillingsuntersuchungen

Besondere Bedeutung für die genetische Analyse multifaktorieller Systeme haben *Zwillingsuntersuchungen* (Beispiele in Tabelle 9) gewonnen. Schien die Zwillings-Forschung bisher nur zur Beantwortung der Frage, ob bei Merkmalsunterschieden genetische Faktoren wirksam sind oder nicht, von Nutzen, für die Prüfung von Erbgangshypothese hingegen wenig brauchbar, so hat sich mit zunehmendem Interesse an der Analyse multifaktoriell determinierter Krankheiten gezeigt, daß Zwillingserhebungen auch für die Prüfung von Erbgangshypothesen wertvoll sind: Untersuchungen an Zwillingen können in negativer Hinsicht gegen das Vorliegen monogener Vererbung und in positivem Sinne für ein multifaktorielles genetisches System sprechen. Ein solches ist immer dann zu vermuten, wenn die Konkordanz der eineiigen Zwillige (EZ) mehrfach höher ist als die der zweieiigen (ZZ), nach der *Faustregel* von PENROSE mindestens viermal so hoch. Das wird verständlich, wenn man sich vor Augen hält, daß EZ sämtliche Gene, ZZ hingegen nicht mehr Gene gemeinsam haben als gewöhnliche Geschwister auch. Wenn ein zweieiiger Zwilling eine pathologische polygene Genkombination besitzt, so ist die Wahrscheinlichkeit, daß der ZZ-Paarling diese Genkonstellation gleich-

Tabelle 9. Zwillingsserien bei multifaktoriell bedingten Leiden

Krankheit	Zwillinge	*n*	Konkordant *n*	Konkordant %	EZ gegenüber ZZ erkrankt um das	Autoren
Klumpfuß	EZ	35	8	22,9	10,0fache	IDELBERGER 1939
	ZZ	133	3	2,3		
Hüftluxation	EZ	29	12	41,4	14,8fache	IDELBERGER 1951
	ZZ	109	3	2,8		
Muskulärer Schiefhals	EZ	5	4	80,0	9,2fache	ISIGKEIT 1931
	ZZ	23	2	8,7		
Lippen-Kiefer-Gaumenspalten	EZ	125	37	29,6	6,4fache	Ergebnisse verschiedener Autoren und eigener Untersuchungen, zusammengefaßt von JÖRGENSEN 1971
	ZZ	236	11	4,7		
Diabetes mellitus	EZ	181	101	55,8	4,9fache	Ergebnisse verschiedener Autoren, zusammengefaßt von JÖRGENSEN 1972
	ZZ	394	45	11,4		
Atopien (Asthma, Heuschnupfen usw.)	EZ	12	6	50,0	11,6fache	SCHNYDER 1960
	ZZ	23	1	4,4		
Hyperthyreose[a]	EZ	49	23	47,0	15,1fache	Ergebnisse verschiedener Autoren, zusammengefaßt von v. VERSCHUER 1958
	ZZ	64	2	3,1		
Psoriasis vulgaris	EZ	31	19	61,0	4,7fache	Ergebnisse verschiedener Autoren, zusammengefaßt von JÖRGENSEN 1965
	ZZ	46	6	13,0		
Cholelithiasis[a]	EZ	49	13	26,6	4,1fache	Ergebnisse verschiedener Autoren, zusammengefaßt von v. VERSCHUER 1958
	ZZ	62	4	6,5		
Appendicitis	EZ	97	35	36,1	4,2fache	Ergebnisse verschiedener Autoren, zusammengefaßt von WEITZ 1949
	ZZ	211	18	8,5		
Sarkoidose	EZ	4	2	50,0	4,4fache	JÖRGENSEN 1963
	ZZ	11	1	8,5		
Schizophrenie	EZ	378	308	81,5	6,1fache	Ergebnisse verschiedener Autoren, zusammengefaßt von JÖRGENSEN 1967
	ZZ	985	131	13,3		

[a] Nur gleichgeschlechtige Paare.

falls geerbt hat, um so geringer, je höher die Zahl der zur Manifestation eines Merkmals erforderlichen Gene ist.

Selbstverständlich spricht ein geringeres Verhältnis der Konkordanz der EZ zu der der ZZ, wie das bei manchen Krankheiten mit multifaktorieller Basis, z. B. der essentiellen Hypertonie, dem Ulcus ventriculi und duodeni, den verschiedenen Polyarthritisformen, der Myopie, der Nasenscheidewandverbiegungen, dem manisch-depressiven Irresein usw. der Fall ist, nicht gegen das Vorliegen eines multifaktoriellen genetischen Systems.

d) Ansätze zur vertieften Analyse

Die große phänische Merkmalsvariabilität, Ausdruck der Polygenie, macht es verständlich, daß bei *multifaktoriell determinierten Krankheiten ein einziger klar zu fassender Enzymdefekt auf molekularer Ebene (molekularer Grund- oder Basisdefekt) wie bei zahlreichen monogenen Stoffwechselkrankheiten nicht vorliegt und*

Tabelle 10. Multifaktoriell bedingte Krankheiten mit Prävalenz einer Blutgruppe. Eindeutig nachgewiesene Beziehungen ($p < 0{,}0027$). [Ergebnisse aus VOGEL, F., KRÜGER, J.: Blut **16**, 551 (1968)]

Krankheit	Anzahl der Serien	Gesamtzahl der		Vergleich	Relative Häufigkeit	χ^2	Signifikanz	χ^2 für Heterogenität	Freiheitsgrade	Signifikanz
		Patienten	Kontrollen							
Ulcus duodeni	44	26039	407518	0:A	1,3492	394,710	***	80,977	43	**
				0:B	1,2900	132,782	***	82,003	43	**
				0:AB	1,2378	41,521	***	70,613	43	**
				0:A+B+AB	1,3344	447,196	***	84,415	43	**
Ulcus ventriculi	41	22052	448354	0:A	1,1694	95,933	***	78,964	40	**
				0:B	1,1897	54,920	***	79,564	39	**
				0:AB	1,1806	23,420	***	53,416	40	
				0:A+B+AB	1,1774	125,107	***	62,978	40	*
Kombiniertes Magen-Duodenal-Ulcus	6	957	120544	0:A	1,5291	26,973	***	19,453	5	**
				0:B	1,2477	5,126	*	9,846	4	*
				0:AB	0,7601	5,443	*	2,876	3	
				0:A+B+AB	1,3561	18,722	***	24,120	5	**
Ulcusblutung (Ventriculi et Duodeni)	2	1869	28325	0:A	1,4640	52,973	***	0,457	1	
				0:B	1,7079	37,404	***	0,289	1	
				0:AB	1,4130	7,132	**	0,567	1	
				0:A+B+AB	1,5076	72,879	***	0,567	1	
Rheumatische Erkrankungen	17	6589	179385	A:0	1,2350	49,765	***	28,575	16	*
				B:0	1,2220	20,193	***	33,273	16	**
				AB:0	1,4013	25,739	***	10,618	16	
				A+B+AB:0	1,2341	57,402	***	32,850	16	**
Perniziöse Anämie	13	2077	119989	A:0	1,2453	20,149	***	11,904	12	
				B:0	1,0640	0,591		6,456	12	
				AB:0	1,3051	5,278	*	11,688	12	
				A+B+AB:0	1,2054	16,485	***	10,042	12	
Diabetes mellitus	20	15778	612819	A:0	1,0710	13,719	***	37,543	19	**
				B:0	1,1189	15,295	***	45,215	19	**
				AB:0	1,0421	0,823		54,420	18	**
				A+B+AB:0	1,0721	16,243	***	42,198	19	**
Ischämische Herzerkrankung	12	2763	218727	A:0	1,1817	13,906	***	22,808	11	*
				B:0	1,2130	8,951	**	21,943	11	*
				AB:0	1,2196	4,072	*	19,868	11	*
				A+B+AB:0	1,1743	15,033	***	29,183	11	**
Asthma bronchiale	3	674	31861	A:0	1,1472	1,008		0,635	2	
				B:0	1,8957	27,164	***	0,757	2	
				AB:0	1,3436	2,696		2,290	2	
				A+B+AB:0	1,5023	13,999	***	1,020	2	
Cholecystitis und Gallensteine	10	5950	112928	A:0	1,1734	25,746	***	9,637	9	
				B:0	1,0231	0,205		12,359	9	
				AB:0	1,1901	6,543	*	12,186	9	
				A+B+AB:0	1,1471	21,367	***	6,079	9	
Eosinophilie	3	730	1096	A:0	2,3792	45,757	***	0,597	2	
				B:0	2,0129	31,458	***	0,392	2	
				AB:0	1,8678	9,617	***	2,667	2	
				A+B+AB:0	2,1315	48,920	***	0,961	2	

somit auch nicht aufgedeckt werden kann[18]. Es muß im Sinne einer *vertieften Analyse* vielmehr versucht werden, die Einzelfaktoren im Komplex des multifaktoriellen Systems zu analysieren. Hierzu bieten sich, worauf seit Jahren hingewiesen wurde[19], „*normale*“ *monogene Merkmale* wie die *AB0-Blutgruppen*, die *Serum-*

[18] JÖRGENSEN 1966. [19] JÖRGENSEN 1963—1967.

Tabelle 11. Multifaktoriell bedingte Krankheiten und PTC-Schmeckfähigkeit

Krankheit	Prävalenz	Autoren
Tuberkulose	Schmecker	SALDANHA 1956 u.a.
Lepra	Schmecker	BEIGUELMAN 1962
Paralytische Poliomyelitis	Nichtschmecker	BRAND 1963
Knotenkropf	Nichtschmecker	HARRIS, KALMUS u. TROTTER 1949 u.a.
Diffuser toxischer Kropf	Schmecker	HARRIS u. KALMUS 1949 u.a.
Diabetes mellitus	Nichtschmecker	TERRY u. SEGALL 1947 u.a.
Zahncaries	Nichtschmecker	CHUNG, WITKOP u. HENRY 1964

faktoren usw. an. Es scheint, daß z.B. bei Krankheiten, bei denen die Prävalenz einer Blutgruppe besteht (Tabelle 10), in denen diesen Krankheiten zugrundeliegenden multifaktoriellen genetischen Systemen, die *Blutgruppengene als erste isolierte Gene* im additiven Genkomplex angesehen werden dürfen, wie ich erstmalig am Überwiegen der Blutgruppe A bei der Sarkoidose nachgewiesen zu haben glaube[20].

Ganz entsprechende Bedeutung können etwa auch die Gene haben, die die Eigenschaft des *Schmeckens oder Nichtschmeckens von Phenylthiocarbamid* (PTC) bedingen[21]. Es sind einige Krankheiten bekannt, von denen Nichtschmecker von PTC etwas häufiger betroffen sind als ihrem Anteil an der Durchschnittsbevölkerung entspricht; das scheint z.B. beim Diabetes mellitus, der Zahncaries, der Poliomyelitis usw. (Tabelle 11) der Fall zu sein.

Interessant ist, daß bei bösartigen Tumoren, u.a. beim Magencarcinom, beim Dickdarm- und Rectumcarcinom sowie bei verschiedenen weiblichen Genitalcarcinomen eine Prävalenz der Blutgruppe A gegenüber der Blutgruppe 0 gefunden wurde. VOGEL u. HELMBOLD (1972) haben jüngst umfangreiche Stichproben der Literatur zusammengefaßt (Tabelle 12). So bestehen keine Zweifel, daß Träger der Blutgruppe A eine um ca. 22% größere Wahrscheinlichkeit haben, an einem Magencarcinom zu erkranken als Träger der Gruppe 0 (101 Stichproben mit insgesamt 55434 Probanden). Beim Dickdarm- und Rectumcarcinom ist die Wahrscheinlichkeit zu erkranken für A-Träger um ca. 11% höher als für Individuen mit der Gruppe 0 (17 Stichproben mit insgesamt 7435 Probanden). Frauen mit der Blutgruppe A werden um ca. 11% (19 Stichproben mit 11927 Probanden) häufiger von einem Carcinoma colli uteri, um ca. 15% (14 Stichproben mit 2598 Probanden) häufiger von einem Carcinoma corpus uteri sowie um ca. 28% (17 Stichproben mit 2326 Probanden) häufiger von einem Carcinoma ovarii betroffen als Trägerinnen der Blutgruppe 0. Das wirft auf die Genetik bösartiger Tumoren ein neues Licht und könnte m.E. dafür sprechen, daß genetische Faktoren vielleicht doch einen etwas größeren Einfluß auf die Carcinom-Entstehung nehmen als bisher vermutet wird[22]. Auch das gehäufte Auftreten von Spontantumoren in bestimmten Versuchstierstämmen (vgl. JÖRGENSEN 1967) deutet in diese Richtung. Der genetischen Klärung dieser wichtigen Frage durch die Familien- und auch Zwillingsforschung stehen in der großen Häufigkeit des Krebsleidens und in seinem Auftreten vorwiegend erst im höheren Lebensalter ganz besonders große Hindernisse im Wege.

[20] JÖRGENSEN 1963. [21] JÖRGENSEN 1966. [22] JÖRGENSEN 1967.

Tabelle 12. Bösartige Tumoren mit Prävalenz einer Blutgruppe. Eindeutig nachgewiesene Beziehungen ($p<0{,}0027$). [Ergebnisse aus VOGEL, F., KRÜGER, J.: Blut **16**, 351 (1968)]

Krankheit	Anzahl der Serien	Gesamtzahl der Patienten	Gesamtzahl der Kontrollen	Vergleich	Relative Häufigkeit	χ^2	Signifikanz	χ^2 für Heterogenität	Freiheitsgrade	Signifikanz
Magen-carcinom	101	55434	1852288	A:0	1,2238	386,267	***	278,127	100	**
				B:0	1,0516	11,239	***	125,470	100	*
				AB:0	1,1058	22,583	***	138,309	98	**
				A+B+AB:0	1,1695	266,848	***	244,581	100	**
Dickdarm- und Rectum-carcinom	17	7435	183286	A:0	2,6547	15,419	***	—	0	
				B:0	1,2596	0,255		—	0	
				AB:0	4,0665	9,392	***	—	0	
				A+B+AB:0	2,4728	14,149	***	—	0	
Carcinoma colli uteri	19	11927	197577	A:0	1,1334	30,959	***	29,362	18	*
				B:0	1,0148	0,214		20,156	18	
				AB:0	1,0382	0,698		20,567	18	
				A+B+AB:0	1,0976	19,998	***	21,203	18	
Carcinoma corporis uteri	14	2598	160602	A:0	1,1515	10,163	***	17,511	13	
				B:0	0,9443	0,660		16,502	13	
				AB:0	0,9957	0,002		13,638	12	
				A+B+AB:0	1,0911	4,354	*	18,445	13	
Carcinoma ovarii	17	2326	243914	A:0	1,2789	26,630	***	19,362	15	
				B:0	1,0708	0,880		12,277	15	
				AB:0	1,1146	1,061		13,012	14	
				A+B+AB:0	1,2059	17,248	***	20,140	15	
Mamma-carcinom	24	9503	355281	A:0	1,0827	11,183	***	31,042	23	
				B:0	1,0375	1,038		52,103	23	**
				AB:0	0,9657	0,428		33,764	23	
				A+B+AB:0	1,0573	6,297	*	37,798	23	*

Die beschriebene Prävalenz bestimmter monogener Merkmale bei verschiedenen Krankheiten ist übrigens ein überzeugender Hinweis darauf, daß ein und dasselbe Gen in verschiedenen multifaktoriellen Systemen eine Rolle spielen kann, was aus dem überdurchschnittlich häufigen Zusammentreffen bestimmter Krankheiten und Symptomgruppen bereits in klinischer Sicht durchaus zu vermuten war.

Ein Argument gegen die Annahme eines multifaktoriellen Systems, das in Zweifelsfällen nützlich sein dürfte, kann die Feststellung bedeuten, daß es sich bei einem Teil sporadischer Fälle in der in Frage stehenden Stichprobe von Krankheiten um vom Alter des Vaters abhängige Neumutationen handelt[23]. Es ist nämlich, worauf TÜNTE, BECKER u. VON KNORRE (1967) aufmerksam gemacht haben, „kein anderer Mechanismus bekannt, durch den das Alter des Vaters auf die Beschaffenheit der Nachkommen einwirken kann".

Das gilt nicht für das Alter der Mutter. Es werden z. B. von älteren Müttern wesentlich öfter Kinder mit Lippen-Kiefer-Gaumenspalten geboren als von jüngeren Frauen[24], während das Alter des Vaters bedeutungslos ist. Hier spielen sicherlich — entsprechend etwa dem Langdon-Down-Syndrom — Involutionsvorgänge eine Rolle.

2. Exogene Faktoren in ihrer Bedeutung für das multifaktorielle genetische System

Zu den genetischen Faktoren (Polygenie) treten in multifaktoriellen Systemen bei der Krankheitsmanifestierung oft *Umweltfaktoren* (Krankheitsrealisatoren) hinzu. Diese heben — bildlich gesehen — die genetisch determinierte Anlage ge-

[23] JÖRGENSEN 1968. [24] MACMAHON u. MCKEOWN 1953, MAZAHERI 1958.

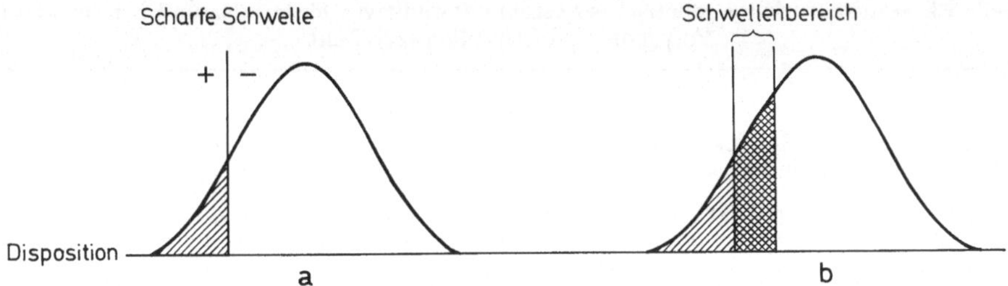

Abb. 6. Gegenüberstellung eines scharfen Schwellenwertes (a) und eines Schwellenbereiches (b), innerhalb dessen die Krankheitsaktualisierung von exogenen Faktoren abhängig ist. Die Abszisse enthält die genetisch bedingte Variabilität. (Nach VOGEL, F.: Kongreßband 5. Europ. Allergiekongreß, Basel 1962)

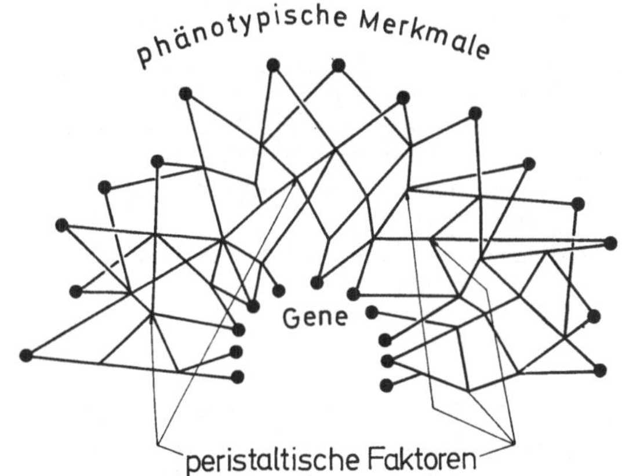

Abb. 7. Polygenes Reaktionsnetz. Vereinfachte Darstellung der komplexen Gen- und Umweltwechselwirkungen über verschiedene Reaktionsstufen vom Genotyp bis zum Phänotyp. (Nach MULLER, H. J., LITTLE, C. C., SNYDER, L. H.: Genetics, Medicine, and Man. Ithaca (N.Y.): Cornell Univ. Press 1947)

wissermaßen über die Schwelle in das Terrain ihrer spezifischen Wirksamkeit. Diese Schwelle kann scharf und eng begrenzt sein. Viel häufiger wird jedoch ein mehr oder minder breiter Schwellenbereich vorliegen, innerhalb dessen Grenzen ein Überschreiten der Schwelle schon von geringen Umwelteinflüssen abhängen kann (Abb. 6). Die Schwelle muß zudem nicht starr und im gleichen Niveau sein, sie kann sich mit der Stärke und Komplexität der peristatischen Einflüsse wandeln, worauf besonders Manifestationsdifferenzen bei eineiigen Zwillingen hindeuten. Da anzunehmen ist, daß auch die jeweilige Anzahl der in einem multifaktoriellen System wirksamen Gene, wenngleich in Grenzen, schwankt, kann man sich vorstellen, daß *exogene* und *genetische Faktoren* eine Art allerdings genetisch begrenzte komplementäre Funktionseinheit bei der Merkmalsausprägung bzw. Krankheitsentstehung bilden. In der schematischen Darstellung von MULLER, LITTLE u. SNYDER (1947) sind diese Wechselwirkungen stark vereinfacht dargestellt (Abb. 7). In Wirklichkeit muß man natürlich mit einem weit komplizierter zusammengesetzten Reaktionsnetz rechnen. Gelegentlich mögen auch „Haupt- oder Leitgene“, einzelne Gene besonderer Spezifität, einen bestimmenden Einfluß gewonnen haben. Diese *komplementäre Funktionseinheit* mit genetischer Begrenzung

Tabelle 13. Multifaktorielles genetisches System mit additiver fördernder und hemmender (?) Polygenie und Schwellenwerteffekt

Polygenie und exogene Faktoren

a) Große Variabilität des Merkmals mit kontinuierlicher Gaußscher Verteilung. Fließender Übergang von gesund zu krank.

b) Multifaktoriell bedingte Krankheiten in der Durchschnittsbevölkerung allgemein wesentlich *häufiger als monogene Erbleiden. Solitärfälle* — nichtfamiliär auftretende Fälle — weit überwiegend.

c) Zwillingsbefunde. Konkordanz der EZ ist oft vielfach höher als die der ZZ. Starker Hinweis auf multifaktorielles System, wenn Konkordanz der EZ mindestens 4mal größer als die der ZZ.

d) Familienbefunde. Merkmalshäufigkeit unter Geschwistern größer bei Belastung eines oder gar beider Elternteile.
Rasche Abnahme „familiärer" Fälle mit abnehmendem Grad der Verwandtschaft.
Häufigkeit von Blutsverwandtschaft der Eltern kann gegenüber der Durchschnittsbevölkerung leicht erhöht sein.

e) Geschlechtsverteilung. Wenn beide Geschlechter in der Bevölkerung unterschiedlich häufig von einer bestimmten Krankheit betroffen, höhere Belastung bei Blutsverwandten derjenigen Probanden, die dem in der Durchschnittsbevölkerung seltener erkrankten Geschlecht angehören gegenüber solchen des häufiger befallenen Geschlechts.

f) Monogene Merkmale (Blutgruppen etc.) können bei multifaktoriellen Leiden relativ häufiger vorkommen als in der Vergleichsbevölkerung.

g) Manifestation des Merkmals oder Leidens sehr oft von *Umweltfaktoren* (Merkmals- oder Krankheitsrealisatoren) abhängig.

bestimmt den Schwellenbereich und den wechselnden Schwellenwert (multifaktorielles genetisches System mit additiver Polygenie und Schwellenwerteffekt). Vielleicht wird das Gesagte am Beispiel der *Infektionskrankheiten* besonders deutlich. Für das Zustandekommen und den Verlauf von Infektionskrankheiten sind drei zusammenwirkende Grundfaktoren bedeutungsvoll (Abb. 8):

1. Die *Infektion*, die abhängig ist von Virulenz, Menge und Angriffspunkt der Erreger.

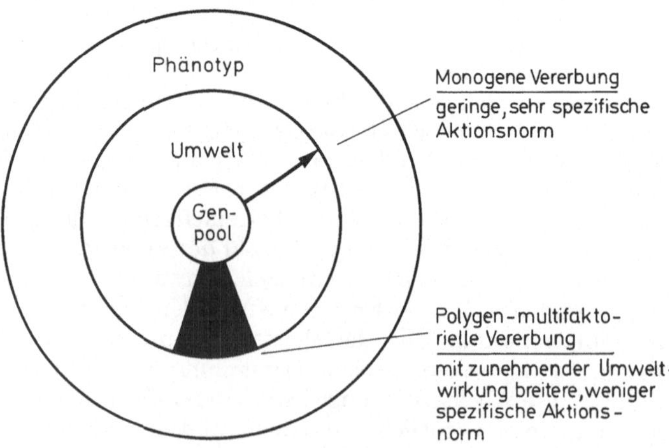

Abb. 8. Die monogene Vererbung ist durch eine geringe, sehr spezifische Aktionsnorm gekennzeichnet. Bei polygen-multifaktorieller Vererbung kommt es mit zunehmender Umweltwirkung zu breiterer, aber weniger spezifischer Aktionsnorm

2. Die *Kondition* (Kondition definiert als Gesamtheit aller durch die Umwelt erworbenen Eigenschaften) zum Zeitpunkt der Infektion, die abhängig ist von Ernährungs- und anderen Umwelteinflüssen wie mangelnder Schlaf, Körperpflege, zu starke Abkühlung, psychische Einflüsse usw.

3. Die *erbliche Determiniertheit* (Disposition), die im Hinblick auf den jeweiligen Erreger festliegt und nicht wie 1. und 2. eine variable Größe darstellt.

Von der Kondition und der erblichen Determiniertheit hängt es ab, ob beim Eindringen pathogener Erreger oder ihrer Toxine in den Organismus entweder A) keine Reaktion oder B) eine Reaktion a) ohne subjektives Krankheitsgefühl, b) eine unterschwellige lokale oder c) eine allgemeine Reaktion — eine Infektionskrankheit — eintritt.

Ein eindrucksvolles Beispiel bietet die Tuberkulose. Bei der Tuberkulose, die übrigens vor der Entdeckung des Tuberkelbacillus häufiger als Erbkrankheit angesehen worden ist, sind genetische Faktoren von Bedeutung, wie vor allem die Zwillingsuntersuchungen von DIEHL u. v. VERSCHUER (1933) u. a. ergeben haben. Man kann sich vorstellen, daß bei breiter polygener Bereitschaft zur Erkrankung schon eine wenig massive Infektion mit dem Erreger die Tuberkuloseentstehung bewirken kann. Auf der anderen Seite, bei schmälerer genetischer Basis, muß vielleicht neben einer massiven Infektion eine durch Hunger und Entbehrungen und anderes erhöhte Infektionsbereitschaft vorliegen, damit die Erreger die Oberhand gewinnen und den tuberkulösen Prozeß in Gang setzen können.

Bekanntlich wechselt die Erkrankungsbereitschaft des Organismus auf eine Infektion mit den verschiedenen Mikroben erheblich. Von den Erregern mit einem sehr hohen „*Kontagioseindex*"[25] wie Masern- und Pockenviren bis herab zu den nur fakultativ pathogenen Keimen wie Diphtherie- und Tuberkelbacillen gibt es wechselnde Stufen der Infektiosität. Man kann als Regel etwa sagen, je absoluter die Pathogenität der Erreger ist, eine desto geringere Rolle spielen die individuellen genetisch determinierten Unterschiede der infizierten Personen, je schwächer hingegen die Pathogenität der Erreger ist, um so mehr Bedeutung bekommt bei der Krankheitsrealisierung oder *Krankheitsaktualisierung* die persönliche, erblich geprägte Krankheitsbereitschaft. In der Tabelle 14 wird versucht, diese Abhängigkeit schematisch zu veranschaulichen.

Tabelle 14. (Aus JÖRGENSEN, G.: Untersuchungen zur Genetik der Sarkoidose. Heidelberg: Hüthig 1956)

		Infektiosität (% der Erkrankung in der Bevölkerung)
Masern[a], Variola[a]	↑	95
Pertussis[a]	│	70
Ruhr[a]	│	50
Scharlach[a]	│	35—40
Diphtherie[b]	│	10—20
Tuberkulose[c]	│	0,86—0,99
Poliomyelitis[a]	│	0,05—0,1
Sarkoidose[aa]	↓	0,006
	Erbanlagen	

[a] Nach DE RUDDER. [b] Nach GOTTSTEIN. [c] Nach E. SCHRÖDER. [aa] Nach JÖRGENSEN.

[25] DE RUDDER 1937, 1938.

Tabelle 15. Infektionskrankheiten bei Zwillingen

Krankheit	Gesamtzahl der Zwillinge	EZ			ZZ			EZ gegenüber ZZ erkrankt um das
		n	*k*	*k* (%)	*n*	*k*	*k* (%)	
Masern[a]	3645	1629	1586	97,4	2016	1901	94,3	1,03fache
Varicellen[b]	1013	496	461	92,8	517	461	89,2	1,04fache
Keuchhusten[a]	2334	1047	1014	97,1	1287	1174	92,0	1,06fache
Röteln[c]	390	199	183	91,9	191	157	82,2	1,12fache
Scharlach[a]	702	321	175	54,6	381	179	47,1	1,16fache
Mumps[b]	584	253	204	88,4	331	248	72,1	1,23fache
Angina tonsillaris[b]	513	309	158	51,1	204	90	39,7	1,30fache
Diphtherie[a]	622	282	141	50,0	340	128	37,7	1,32fache
Pneumonien[aa]	800	328	106	32,3	472	86	18,2	1,77fache
Appendicitis[b]	414	149	52	35,0	265	27	10,0	3,50fache
Tuberkulose[bb]	1316	386	204	52,8	930	192	20,6	2,56fache
Sarkoidose[cc]	15	4	2		11	1		5,5fache

[a] Nach Erhebungen von v. VERSCHUER, WEITZ u. Mitarb. (1937), CAMERER u. SCHLEICHER (1937), BÜHLER u. LENZ (1937), SCHILLER (1937), LAMY, POGMAN u. MAROTEAUX (1954), zusammengestellt von v. VERSCHUER (1964).
[b] Nach Erhebungen und Zusammenstellungen von WEITZ (1924, 1949), v. VERSCHUER (1927, 1937, 1954), CAMERER u. SCHLEICHER (1937), BÜHLER u. LENZ (1937), CLAUSSEN (1937), LAMY, POGNAN u. MAROTEAUX (1954), zusammengestellt von v. VERSCHUER (1964).
[c] Nach Erhebungen von BÜHLER u. LENZ (1937).
[aa] Nach Untersuchungen von P. E. BECKER (1938).
[bb] Nach Untersuchungen von DIEHL u. v. VERSCHUER (1936), UEHLINGER u. KÜNSCH (1938), KALLMANN u. REISNER (1943), VACCAREZZA u. DUTREY (1944), MIKAMI (1957), SIMONDS (1957), KOCH (1959), HARVALD u. HAUGE (1960), zusammengestellt von v. VERSCHUER (1964).

Außer den Infektionen kommen als *Krankheitsrealisatoren* eine Unzahl von Einflüssen verschiedenster Art in Betracht, so *Traumen*, *Strapazen*, *Witterungseinflüsse*, *Über- und Mangelernährung*, *Genuß- und andere Gifte*, *Arzneimittel*, *unzureichende körperliche Bewegung* und *andere Zivilisationseinflüsse*. Selbstverständlich können auch *Alter*, *Geschlecht*, *hormonelle Situation*, *Schwangerschaft* usw. als Krankheitsrealisatoren zur Aktualisierung der genetischen Bereitschaft führen.

Nicht selten werden *exogene Faktoren in komplexer Weise wirksam*. Beispielhaft ist hier wieder der Diabetes mellitus, bei dem besonders Ernährungs- und Zivilisationseinflüssen, körperlicher Untätigkeit und hormonellen Störungen eine wichtige Rolle beim Krankheitsausbruch zukommt. Es sei nur auf die eindrucksvolle gleichlaufende Zunahme von Fettleibigkeit und Diabetes mellitus nach Hungerzeiten, wie nach dem letzten Kriege, hingewiesen. Übermäßige Ernäh-

Tabelle 16. Familienuntersuchungen über Erkrankungen an Appendicitis[a]

Betroffensein der Eltern	Zahl der Familien	Zahl der Kinder	Zahl der erkrankten Kinder	Prozentzahl der erkrankten Kinder
Beide Eltern nicht betroffen	455	1282	113	8,8
Ein Elter erkrankt	181	510	57	11,2
Beide Eltern erkrankt	25	66	12	18,2

[a] Umfrage-Ergebnis bei württembergischen Ärzten über das Betroffensein von Appendicitis bei Eltern und Kindern ($n = 611$ Antworten). (Aus WEITZ, W.: Vererbung innerer Krankheiten. Hamburg: Nölke 1949.)

Tabelle 17. Familienuntersuchungen über Erkrankungen an Diphtherie[a]

Betroffensein der Eltern	Zahl der Familien	Zahl der Kinder	Zahl der erkrankten Kinder	Prozentzahl der erkrankten Kinder
Beide Eltern nicht betroffen	345	954	81	8,5
Ein Elter erkrankt	224	586	90	15,4
Beide Eltern erkrankt	49	148	29	19,6

[a] Umfrage-Ergebnis bei württembergischen Ärzten über das Betroffensein von Diphtherie bei Eltern und Kindern ($n = 618$ Antworten). (Aus WEITZ, W.: Vererbung innerer Krankheiten, Hamburg: Nölke 1949.)

Tabelle 18. Familienuntersuchungen bei Erkrankungen an Scharlach[a]

Betroffensein der Eltern	Zahl der Familien	Zahl der Kinder	Zahl der erkrankten Kinder	Prozentzahl der erkrankten Kinder
Beide Eltern nicht betroffen	353	903	102	11,3
Ein Elter erkrankt	223	618	100	16,1
Beide Eltern erkrankt	53	160	52	32,5

[a] Umfrage-Ergebnis bei württembergischen Ärzten über das Betroffensein von Scharlach bei Eltern und Kindern ($n = 629$ Antworten). (Aus WEITZ, W.: Vererbung innerer Krankheiten, Hamburg: Nölke 1949.)

rung kann eine diabetische Anlage manifest werden lassen, was auch im Tierexperiment nachgewiesen worden ist. Andererseits kann Nahrungsknappheit, wie der letzte Krieg ebenfalls gezeigt hat, sich auf die Krankheitshäufigkeit und auf den individuellen Krankheitsablauf günstig auswirken. Ähnliches gilt für den hohen Blutdruck, der ja in engerem pathogenetischen sowie ätiologischen und damit genetischen Zusammenhang mit dem Diabetes mellitus, der Atherosklerose, dem Herzinfarkt sowie besonders der Fettleibigkeit steht (Abb. 10).

Weitere Faktoren, die eine diabetische Anlage zur Äußerung bringen können, sind hormonelle Störungen, wie sie etwa wirksam werden zu Zeiten hormoneller Umstellungen in der Menopause usw. Der Zuckerstoffwechsel ist ja eingebettet in die Komplexität der vegetativ-endokrinen Regulationssysteme, die in ihrem Wechsel- und Zusammenspiel insgesamt seine Homöostase gewährleisten. So ist es verständlich, daß die künstliche Zufuhr von Hormonen in Form etwa von Glucocorticoiden eine mehr oder minder schwere diabetische Stoffwechselstörung nach sich ziehen kann. Ein derartiger „Steroiddiabetes" tritt jedoch keineswegs

Tabelle 19. Familienuntersuchungen bei Probanden mit steroidbedingter Glucosurie. [Aus JÖRGENSEN, G.: Dtsch. med. J. **17**, 393 (1966)]

	Probanden n	Durchschnittsdosis in g Cortison	Verwandte 1. Grades (Eltern, Geschwister)	Darunter Diabetes n	%
Steroidbedingte Glucosurie	18	6,3	65	3	$4{,}6 \pm 1{,}53$
Kontrollen	16	7,4	61	2	$3{,}3 \pm 2{,}28$

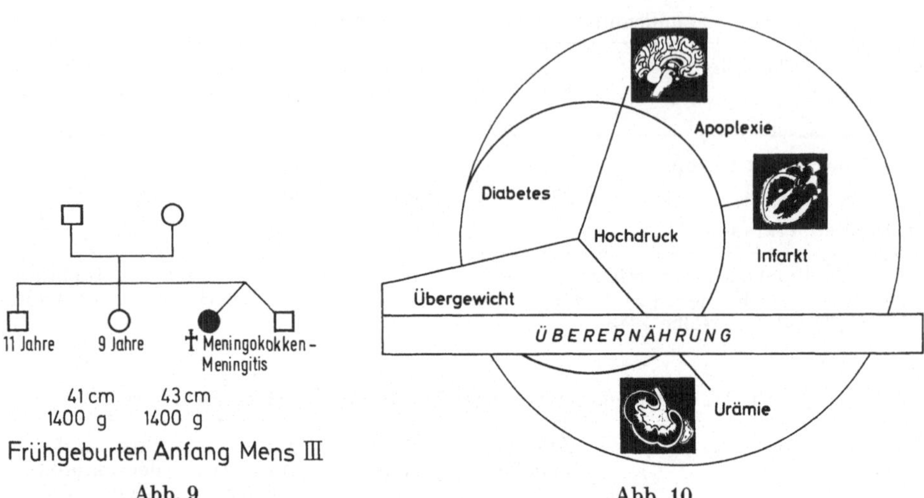

Abb. 9 Abb. 10

Abb. 9. Meningokokken-Meningitis bei Säuglingen ist extrem selten. Die erste Beobachtung publizierte JÖRGENSEN (1953). Die Diskordanz der Pärchenzwillinge, die HARTMANN (1954) beschrieben hat, ist vermutlich auf eine unterschiedliche, genetisch determinierte Disposition zurückzuführen

Abb. 10. Schematische Darstellung der engen pathogenetischen Zusammenhänge zwischen Fettleibigkeit, Diabetes mellitus, Bluthochdruck und Atherosklerose. [Aus DEMLING, L.: Fortschr. Med. 85, 613 (1967)]. Vermutlich haben diese Krankheiten zum Teil eine gemeinsame genetische Basis. Man kann sich vorstellen, daß in den ihnen zugrunde liegenden multifaktoriellen Systemen einzelne oder mehrere Gene in den jeweiligen Systemen gleichzeitig wirksam werden

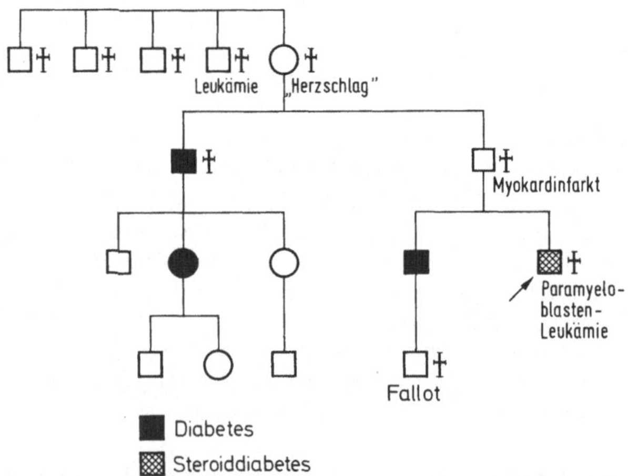

Abb. 11. Sippe eines Probanden, der wegen einer Paramyeloblasten-Leukämie mit Steroiden behandelt wurde und einen Steroiddiabetes bekam. Drei Angehörige haben einen echten Diabetes mellitus. Außerdem ist der Bruder der Großmutter an einer Leukämie verstorben. [Aus JÖRGENSEN, G.: Dtsch. med. J. 17, 393 (1966)]

immer auf. HECKNER (1961) beobachtete z.B. bei der Behandlung von Hämoblastosen mit hohen bis excessiv hohen Dosen von Prednison nur in 20% eine komplizierende Störung des Zuckerstoffwechsels. Es scheint, daß bei diesen Kranken eine latente Anlage zum Diabetes vorliegt, die erst durch die Steroid-

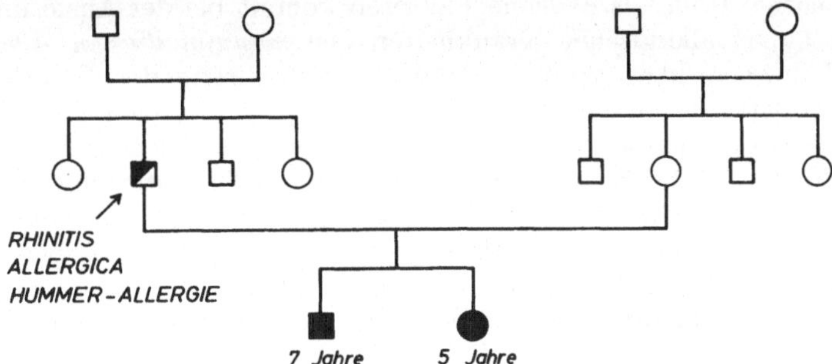

Abb. 12. Scarlatiformes Arzneimittelexanthem nach Luminaletten, das zur vorübergehenden Einweisung auf eine Scharlachstation führte. [Aus Jörgensen, G.: Med. Mschr. **20**, 242 (1966)]

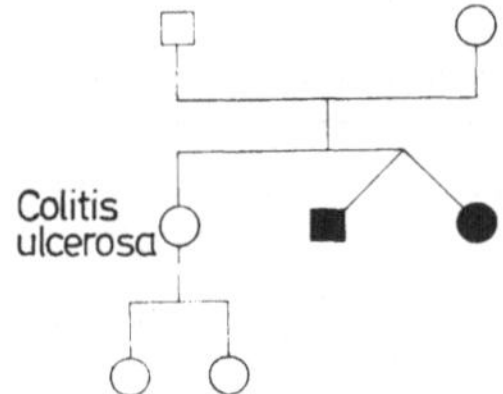

Abb. 13. Pärchenzwillinge, bei denen es nach Eleudron-Medikation und anderen Arzneimitteln sowie nach Zucker zu dyspeptischen Durchfällen kommt. Eine ältere Schwester leidet an einer Colitis ulcerosa

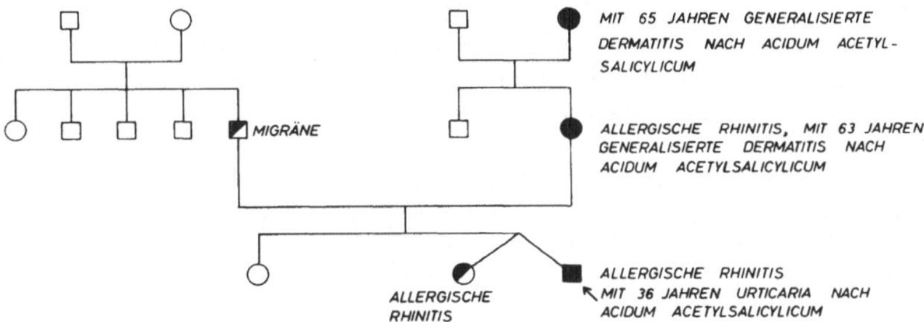

Abb. 14. Allergie gegen Acidum acetylsalicylicum. [Aus Jörgensen, G.: Med. Mschr. **20**, 242 (1966)]

behandlung offenkundig wird. Eigene, gemeinsam mit Hartmann durchgeführte Untersuchungen der Familien der Hecknerschen Patienten haben allerdings, vermutlich aufgrund der geringen absoluten Zahlen, noch keine statistische Signifikanz gegenüber der unter gleichen Bedingungen behandelten Vergleichsgruppe, in der keine Glucosurie aufgetreten war, ergeben (Tabelle 19). Die Abb. 9 zeigt die Sippe eines unserer Probanden mit Steroiddiabetes, in der drei Angehörige einen echten Diabetes mellitus haben (Abb. 11).

Kurz daran erinnert sei, daß Schwangerschaften, vor allem wiederholte Schwangerschaften, der Manifestation einer diabetischen Anlage ebenfalls Vorschub leisten können, was kürzlich von Gärtner (1967) auch an Hündinnen nachgewiesen worden ist.

Eine wichtige Rolle als exogene Faktoren kommt bei der Auslösung der verschiedenen Typen allergischer Krankheiten den *mannigfaltigsten Allergenen* zu, deren Zahl unübersehbar groß ist und bei fortschreitender Entwicklung der Kunststoffindustrie sowie der chemischen Industrie ganz allgemein rasch wächst. Zunehmende Bedeutung als Krankheitsrealisatoren gewinnen weiterhin pharmazeutische Produkte. Die Erfahrung, daß es individuelle Unterschiede in der Ansprechbarkeit des Organismus auf Medikamente und deren Um- und Abbau in Abhängigkeit von genetischen Faktoren gibt, hat zum neuen Arbeitsgebiet der „*Pharmakogenetik*“[26] geführt. Es sind nicht nur seltene oder relativ seltene monogene Defekte, die durch Arzneigaben sichtbar werden und somit pharmakogenetisches Interesse gewinnen, sondern man sollte mehr als bisher daran denken, daß auch häufigere multifaktoriell bedingte Krankheiten durch Drogen und chemische Substanzen ausgelöst werden können[27]. Als Beispiel sei auf die gelegentliche Auslösung des Lupus erythematodes, besonders der akuten Verlaufsform, durch verschiedene Medikamente hingewiesen (Tabelle 20). Da am Zustande-

Tabelle 20. Lupus erythematodes auslösende Medikamente

Hydrazilin	Griseofulvin	Phenylbutazon	Thiouracelderivate
Anticonvulsiva	Streptomycin	PAS	Procainamid
Sulfonamide	Tetracyclin	Isoniazid	u.a.
Penicillin			

kommen des Lupus erythematodes multifaktorielle genetische Einflüsse von Bedeutung sind[28], empfiehlt es sich, im Familienkreis von Erythematodes-Kranken mit der Applikation der aufgeführten Medikamente wie überhaupt mit jeder nicht streng indizierten Arzneimitteltherapie zurückhaltend zu sein.

Auch die *phenothiazin-bedingten extrapyramidalen Störungen* wären hier zu nennen. Darauf deutet ihr Auftreten vor allem bei Probanden aus solchen Familien hin, in denen der Parkinsonismus häufiger vorkommt als in der Durchschnittsbevölkerung[29].

Der Gruppe der multifaktoriellen Störungen muß wohl auch die übermäßige *Gelbverfärbung der Haut nach Atebrin-Prophylaxe* zugeordnet werden[30]. Dieser über das normale Maß hinausgehende Pseudo-Ikterus mit Speicherung des Atebrins in der Haut sowie in inneren Organen ist vermutlich die Folge eines genetisch bedingten besonders langsamen Arzneimittelabbaus oder/und übermäßig verzögerter Ausscheidung durch die Nieren.

Den *Nebenwirkungen des medikamentösen Hypercorticismus* (Pseudo-Cushing, Steroiddiabetes, Steroidulcus) liegt vermutlich ebenfalls eine multifaktoriell bedingte genetische Determiniertheit zugrunde[31].

Es kann, besonders im Einzelfall, natürlich schwer oder unmöglich sein, mit einiger Sicherheit zu entscheiden, ob und in welchem Umfang ein oder gar mehrere *exogene Faktoren* an der Auslösung eines Leidens, d.h. an der *Aktualisierung eines multifaktoriellen genetischen Systems*, ursächlich beteiligt sind. Die umfangreiche Literatur der *Begutachtungsmedizin* legt hierfür ein beredtes Zeugnis ab. Es wäre sicherlich vorteilhaft, wenn häufiger als üblich genetische Erfahrungen und Überlegungen bei der Lösung von Zusammenhangsfragen herangezogen würden. Mancher Fall würde bei Berücksichtigung genetischer Kenntnisse sicherlich zu-

[26] VOGEL 1958. [27] JÖRGENSEN 1964, 1966, 1967. [28] JÖRGENSEN 1962.
[29] MYRIANTHOPOULOS, KURLAND u. KURLAND 1962, DENBER u. Mitarb. 1962.
[30] JÖRGENSEN 1966. [31] JÖRGENSEN 1963, 1966.

rückhaltender beurteilt werden, wie z.B. die eigenen Erfahrungen über das Auftreten von Sarkoidose nach Traumen gelehrt haben[32]. So verfügt der Referent hinsichtlich der Zusammenhangsfrage zwischen einem vorausgegangenen Trauma und der Sarkoidose über zwei eindrucksvolle Beobachtungen bei Brüder/Schwesterpaaren, bei denen jeweils nur der Boeckschen Erkrankung des Bruders eine Lungensteckspitterverletzung vorausgegangen war. Im ersten Fall erkrankten die Geschwister 3 Jahre nach der Lungensteckspitterverletzung des Bruders zunächst gleichzeitig an einer Iritis, dann an einer Lungensarkoidose (Abb. 15). Im zweiten Fall traten bei dem 44 Jahre alten Bruder 10 Jahre nach seiner Verwundung durch einen Stecksplitter in der oberen rechten Lungenregion eine Schwellung der Hiluslymphknoten und Nierensymptome auf. Er starb 4 Monate später an einer durch Sektion bestätigten generalisierten Sarkoidose mit Beteiligung von Hiluslymphknoten, Lungen, Milz, Nieren und Myokard. Eine 59 Jahre alte Schwester litt schon seit über 25 Jahren an einer histologisch gesicherten Sarkoidose der Augen und der Haut, und eine weitere 52jährige Schwester ist ebenfalls schon vor der Erkrankung des Bruders an einer sarkoidotischen Iridocyclitis erkrankt gewesen (Abb. 16). In beiden Fällen sprechen u.a. neben der langen Latenzzeit zwischen Trauma und Auftreten der Sarkoidose vor allem die gleichartigen Erkrankungen der Geschwister für die entscheidende Bedeutung genetischer Faktoren am Zustandekommen der Sarkoidose. Die Anerkennung eines ursächlichen Zusammenhanges zwischen Wehrdienst und Granatsplitterverletzung im ersten Fall ist offensichtlich zu Unrecht erfolgt.

Ein weiteres Beispiel, in dem die Berücksichtigung genetischer Gesichtspunkte wiederum gegen einen Zusammenhang zwischen exogener Noxe und Krankheit sprechen dürfte, sei ebenfalls den eigenen Untersuchungen über die Sarkoidose entnommen.

Die Entstehung der Sarkoidose ist in zahlreichen Arbeiten[33] mit der BCG-Impfung in Zusammenhang gebracht worden, nachdem zuerst Berg (1940) eine Syntropie vermutet hat.

Löfgren u. Lundbäck haben unter 212 Patienten mit primärer Lungensarkoidose 25 BCG-Geimpfte gefunden. Sie halten es für möglich, daß die Impfung mit BCG — wie bei anderen Vaccinationen — das Auftreten der Sarkoidose provozieren oder zur Manifestation einer bis dahin latenten Erkrankung führen kann. Fried (1957), der selbst 5 Fälle von BCG-geimpften Patienten unter eigenen 20 Sarkoidose-Kranken festgestellt und später mit Genz (1958) weitere 7 Fälle publiziert hat, gibt dagegen zu bedenken, daß der zeitliche Abstand zwischen Impfung und Krankheitsbeginn zu groß sei, um die Provokation einer latenten Erkrankung anzunehmen. Er stellte sich unter Anführung des Interferenzphänomens von Freerksen (1957) vor, daß die Resistenzerhöhung der Geimpften bei besonderer Disposition zwar nicht die Entstehung einer „banalen" Tuberkulose, wohl aber histiocytär-hyperergische Reaktionen bei Superinfektion mit Tuberkelbacillen zuläßt, wodurch es zur Entwicklung einer Sarkoidose kommt. Ellman u. Andrews halten es für möglich, daß die geimpften Patienten, wenn sie nicht mit BCG-Bacillen geimpft worden wären, anstatt der Sarkoidose eine Tuberkulose bekommen hätten. Der Referent selbst verfügt bei 15 Sarkoidose-Patienten über sichere Angaben über den Zeitpunkt der BCG-Impfung und des ersten Auftretens der Sarkoidose sowie über Form und Ablauf der Erkrankung. Die Zeitspannen zwischen Vaccination und Beginn der Erkrankung betragen $2^1/_2$, 3, 3, $3^1/_2$, 6, 6,

---

[32] Jörgensen 1961, 1967.

[33] Glanzmann 1948, Larsen 1950, Löfgren u. Lundbäck 1952, Richards u. Steingold 1952, Stäubli 1953, Pfisterer, Wespi u. Herzog 1954, Törnell 1954, Ganguin 1956, Birkhäuser 1957, Ellman u. Andrews 1959 u. a., Lit. bei Jörgensen 1964.

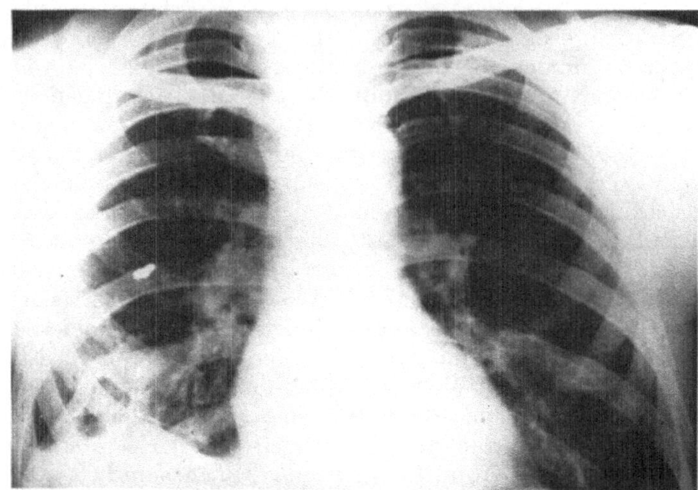

a

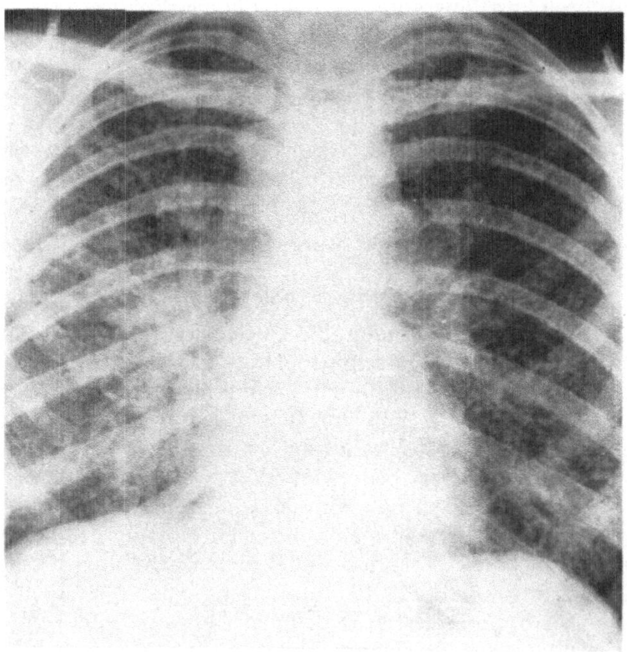

b

Abb. 15. Röntgenbilder von zwei an Lungensarkoidose erkrankten Geschwistern, bei denen nur der Erkrankung des Bruders (a) eine Lungensteckssplitterverletzung vorausgegangen war. Lungensteckssplitter im rechten dorsalen Mittelfeld. (Aus Jörgensen, G.: Proc. II. Internat. Congr. Human Genet., Rom 1961)

7, 8, 8, 8, 8, 10, 10, 10, 14 Jahre, im Mittel 7,1 Jahre. In allen Fällen handelt es sich um relativ leichte Erkrankungen; zumindest ist kein Fall mit ausgedehnter Generalisierung darunter. Das kann bei der geringen Zahl der Beobachtungen

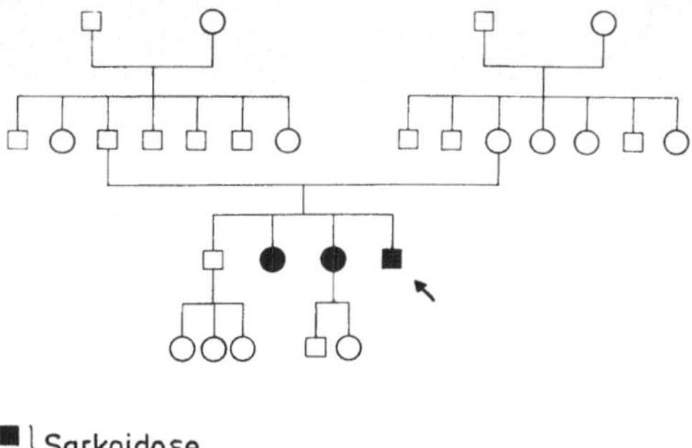

Abb. 16. Augensarkoidose bei zwei Schwestern, deren Bruder an einer generalisierten Sarkoidose verstorben ist. Eine 10 Jahre zuvor erlittene Stecksplitterverletzung der Lungen steht bei dem Verstorbenen in keinem Zusammenhang mit seiner Hilus- und Lungensarkoidose

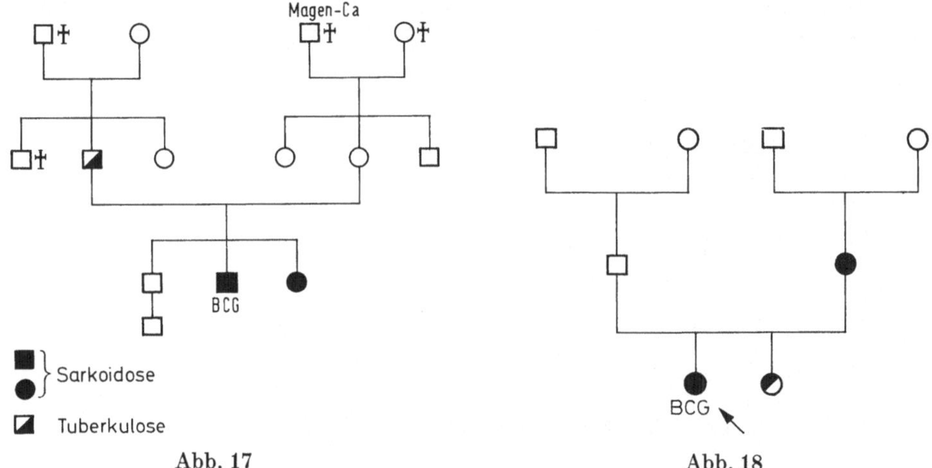

Abb. 17 Abb. 18

Abb. 17. Gemeinsame Erkrankung von Bruder und Schwester an Sarkoidose, jedoch war nur der Bruder $2^1/_2$ Jahre zuvor mit BCG-Vaccine geimpft worden. [Aus JÖRGENSEN, G.: Praxis Pneum. 18, 25 (1964)]

Abb. 18. Mutter und Tochter an Sarkoidose erkrankt. Es war aber lediglich bei der Tochter 5 Jahre vor Krankheitsbeginn eine BCG-Impfung vorgenommen worden. [Aus JÖRGENSEN, G.: Praxis Pneum. 18, 25 (1964)]

natürlich Zufall sein, vielleicht aber auch als Hinweis dafür gelten, daß — falls man überhaupt die Sarkoidose in irgendeinen Zusammenhang mit der BCG-Impfung bringen darf — eine Erklärung etwa im Sinne von FRIED sowie ELLMAN u. ANDREWS einiges für sich haben könnte.

Zwei Familienbeobachtungen[34] sprechen ebenfalls gegen einen ätiologischen Zusammenhang. In einem Fall erkrankten Bruder und Schwester an Sarkoidose; jedoch war nur der Bruder $2^1/_2$ Jahre zuvor mit BCG-Vaccine geimpft worden (Abb. 17). In der anderen Familie waren Mutter und Tochter an Sarkoidose erkrankt. Aber lediglich bei der Tochter war eine BCG-Impfung vorgenommen worden (Abb. 18). In diesem Zusammenhang ist weiterhin erwähnenswert, daß

[34] JÖRGENSEN 1964.

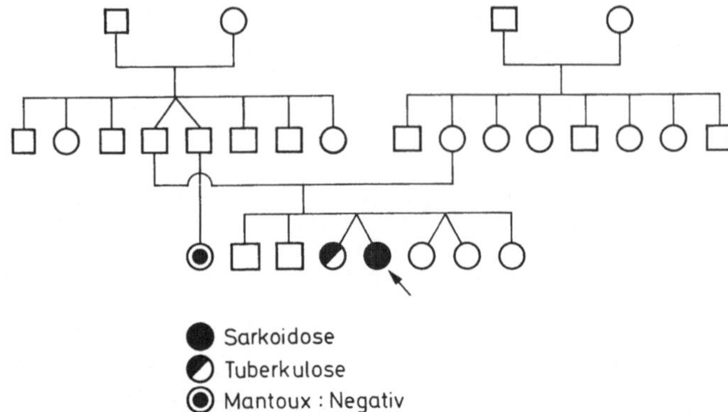

Abb. 19. Kusine einer Sarkoidose-Kranken mit negativem Mantoux-Test. Es scheint nicht abwegig, in dem negativen Verhalten der Tuberkulinreaktion bei gesunden Angehörigen von Sarkoidose-Patienten einen Hinweis auf die familiäre Besonderheit in den Reaktionen auf den Tuberkelbacillus bzw. seine Stoffwechselprodukte zu sehen. Es liegt eine Art „subklinische" Sarkoidose-Erkrankungsbereitschaft vor. [Aus Jörgensen, G.: Praxis Pneum. 18, 25 (1964)]

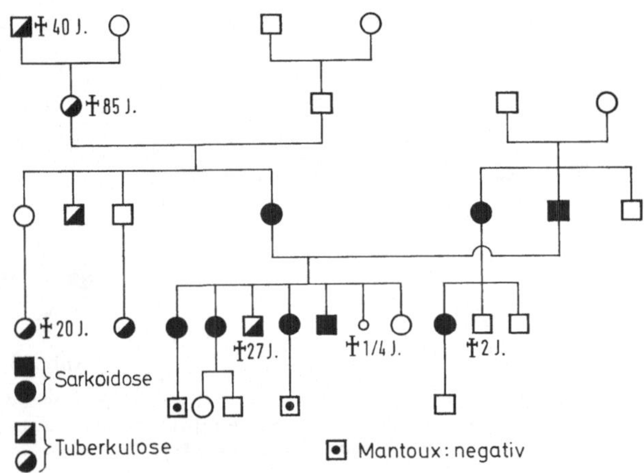

Abb. 20. Sarkoidose-Sippe mit 8 erkrankten Mitgliedern. Bei zwei Kindern dieser Sippe ist die Mantoux-Reaktion, obwohl die Kinder nach der Geburt geimpft worden sind, bisher negativ geblieben. (Aus Jörgensen, G.: Untersuchungen zur Genetik der Sarkoidose. Heidelberg: Hüthig 1965)

eine Kusine väterlicherseits unserer Sarkoidose-Patientin ZZ 7a ein negatives Ergebnis des Mantoux-Testes gezeigt hat, ohne bisher an einer Sarkoidose oder Tuberkulose erkrankt zu sein (Abb. 19). Auch bei zwei kleinen Kindern der großen Sarkoidose-Sippe mit insgesamt 8 erkrankten Mitgliedern (Abb. 20) ist die Mantoux-Reaktion, obwohl die Kinder nach der Geburt mit BCG geimpft worden sind, bisher negativ geblieben. Es scheint nicht abwegig, in dem negativen Verhalten der Tuberkulinreaktion bei gesunden Angehörigen von Sarkoidose-Patienten einen Hinweis auf die familiäre Besonderheit in den Reaktionen auf den Tuberkelbacillus bzw. seine Stoffwechselprodukte zu sehen. Es liegt gewissermaßen eine subklinische Sarkoidose-Erkrankungsbereitschaft vor.

3. Praktische Folgerungen und Probleme

Die in den vorhergehenden Abschnitten geschilderten Kriterien lassen erkennen, daß es bereits einige Ansätze für die genetische Analyse multifaktoriell bedingter Krankheiten gibt. Vor allem ist durch die genannten Kriterien eine *Abgrenzung monogener Merkmale und Leiden in den meisten Fällen möglich;* zum anderen muß für manche Krankheiten und Merkmale, die früher als monogen betrachtet worden sind, nach den jetzigen Kenntnissen ein multifaktorielles genetisches System angenommen werden, wie für den Diabetes mellitus, die Atopien, die Gicht, die essentielle Hypertonie, den Morbus Bechterew, die Psoriasis vulgaris usw. Voraussetzung für die Analyse ist selbstverständlich, daß sich die nötigen Angaben auf *gründliche, auslesefreie Familien- und Zwillingsuntersuchungen* und nicht nur auf anamnestische Angaben stützen. Hier werden häufig Fehler gemacht. So ist es z.B. *wenig ergiebig, prozentuale „familiäre" Häufigkeiten* zu errechnen, wie ich am Beispiel der Spondylarthritis ancylopoetica gezeigt habe[35]. Sie sind ohne wesentlichen Wert für die Prüfung von Erbgangshypothesen, da sie meist auf einem nicht auslesefreien und häufig ungenügend untersuchten Material beruhen. Zudem ist zu berücksichtigen, daß nicht immer erkennbar ist, ob nur nahe Verwandte (Eltern, Geschwister, Kinder) oder außerdem solche entfernteren Grades erfaßt sind, ob jede Familie, ohne Rücksicht auf die Anzahl der in ihr Betroffenen, nur einmal gezählt oder jeder Kranke für sich gezählt worden ist. Auch müssen Gefährdungszeit und Erkrankungsalter hinreichend Berücksichtigung finden. So schwanken denn auch die Angaben über die „familiäre Häufigkeit" der Spondylarthritis ancylopoetica zwischen 0,1 und 19,5% (Tabelle 21), während die Erkrankungshäufigkeit, wie hinreichend auslesefreie Untersuchungen verschiedener Autoren ergeben haben, bei 2,49 $\pm$0,82% für die Eltern und bei 2,85 $\pm$ 0,66% für die Geschwister der Probanden liegt (Tabelle 22).

Tabelle 21. Familiäre Häufigkeiten von Spondylarthritis ancylopoetica

Autor	Gesamtzahl der Probanden	„Familiäre Häufigkeit" %
POLLEY 1947	1035	0,1
DAWSON u. RAGAN 1946	221	0,9
SIMPSON u. STEVENSON 1949	200	1,0
KOCH 1958	665	1,2
SCOTT 1942	300	1,7
TREIBER 1962	994	3,7
v. SWAAY 1950	200	4,0
CAMPBELL 1947	25	4,0
FORESTIER, JAQUELINE u. ROTÈS-QUÉROL 1951	200	5,0
KARTEN, DITATA, MCEWEN u. TANNER 1962	58	5,2
ROMANUS 1953	117	5,9
TALKOW 1948	230	5,9
DEBLÉCOURT 1949	116	6,0
WILKINSON u. BYWATERS 1958	222	6,0
BÖNI u. HAUTMANN 1950	70	10,0
PARR, WHITE u. SHIPTON 1951	100	11,0
BLUMBERG u. RAGAN 1956	93	11,0
WEST 1948	83	12,0
STECHER u. HERSH 1955	56	12,5
DEBLÉCOURT u. MEINDERSMA 1957	296	19,5

[35] JÖRGENSEN 1965.

Tabelle 22. Erkrankungen von Eltern und Geschwistern bei 184 Probanden mit Spondylarthritis ancylopoetica. [Aus JÖRGENSEN, G.: Dtsch. Arch. klin. Med. **210**, 71 (1965)]

Probanden n	Erkrankte Eltern n	Eltern n	Erkrankte Geschwister n	Geschwister n
184	9	361	18	632
	2,49% ±0,82		2,85% ±0,66	

Häufiger begegnet man dem *Fehler*, daß bei „familiärem" Vorkommen eines Leidens von einem „*erblichen*", bei Solitärfällen von einem „*nicht-erblichen*" *Typ* gesprochen wird. Wie bereits erwähnt (S. 585), ist schon bei recessiven Merkmalen beim gegenwärtig vorherrschenden Zwei- bis Drei-Kind-System in rund zwei Drittel der Fälle mit isoliertem Auftreten zu rechnen. Das gilt für multifaktorielle Krankheiten, wo eine polygene Genkombination — gewissermaßen ein ganzes „Gen-Bündel" — Voraussetzung für die Manifestation ist, im Prinzip ebenfalls.

Schwierigkeiten in der praktischen genetischen Analyse häufiger Krankheiten und Anomalien ergeben sich vielfach schon allein aufgrund ihres häufigen Vorkommens. Je häufiger nämlich eine Erkrankung in einer Bevölkerung auftritt, um so schwerer ist im allgemeinen der Nachweis eines bestimmten Erbganges. Ein gutes Beispiel für die Schwierigkeit in der Klärung der formalen Genetik bei einer häufigen Anomalie scheint mir die Verbiegung der Nasenscheidewand. Daß bei den idiopathischen Septumdeviationen erbliche Einflüsse von Bedeutung sind, hat SCHWARZ schon 1928 an insgesamt 84 Zwillingspaaren (53 EZ, 31 ZZ) festgestellt. Er fand bei den EZ eine Konkordanz von 52,4% gegenüber einer Konkordanz von nur 22,6% bei den ZZ. LEICHER (1928), der Familienuntersuchungen durchführte, fand zwischen zweimal 100 Eltern mit und ohne Septumdeformität und 288 Kindern eine Korrelation ($r = 0{,}43 \pm 0{,}03$). Von 28 Kindern, deren Eltern beide ein gerades Septum aufwiesen, hatten 26 Kinder wiederum eine gerade Nasenscheidewand und nur 2 eine Deformierung. Unter 60 Kindern, deren beide Eltern mit einer Scheidewandverbiegung behaftet waren, wurde bei 49 eine Leistenbildung, bei 11 ein gerades Septum gefunden. Bei 200 Kindern, bei denen nur ein Elter eine Septumleiste hatte, sah LEICHER in 138 Fällen eine Deformität, in 62 keine. Man darf aus diesen Untersuchungen schließen, daß bei der Entstehung der idiopathischen Septumverbiegungen erbliche Einflüsse von Bedeutung sind. Das diskordante Verhalten von immerhin 47,2% der EZ spricht jedoch für die Mitwirkung auch paratypischer Einflüsse.

Welcher Erbmodus liegt vor? LINDENOV (1953) nimmt z.B. einen dominanten Erbgang an. Ich habe die Untersuchungsergebnisse über die Häufigkeit der Nasenscheidewandverbiegungen mehrerer Autoren[36] an insgesamt 3625 Personen beiderlei Geschlechts zusammengezogen und die Häufigkeit der Septumverbiegung in der Bevölkerung mit 74% errechnet. Auch die Untersuchungen von POST (1966) haben ergeben, daß etwa $^2/_3$ der Europäer eine mehr oder minder ausgeprägte Nasenscheidewandverbiegung aufweisen (Tabelle 52 u. 53, S. 652f.). Daraus ergibt sich, daß eine Entscheidung zugunsten einer bestimmten Erbgangshypothese nur schwer möglich ist. Bei einem derartig häufigen Merkmal kann nämlich eine *Dominanz infolge Anhäufung heterozygoter Gen-Träger in der Bevölkerung vorgetäuscht* sein (Pseudodominanz), und eine recessive Vererbung wäre ebensogut

[36] THEILE 1855, ZUCKERKANDL 1882, MACKENZIE 1884, SCHWARZ 1928.

möglich. Sehr wahrscheinlich liegt jedoch auch gar kein monogener Erbgang, sondern Polygenie vor. Es fragt sich überhaupt, wieweit eine Septumverbiegung etwa Teilsymptom einer normal variierenden Gesichtsasymmetrie ist und damit eine Normvariante darstellt, die erst unter bestimmten Bedingungen — Verlegung der Nasenatmung — den Charakter des Pathologischen annimmt. Im übrigen deutet das häufige Vorkommen von Nasenscheidewandanomalien bei Europiden und das seltene Vorkommen bei Negriden und Indianiden darauf hin, daß selektive Vorgänge Ursache der unterschiedlichen Häufigkeiten sind (vgl. S. 652f.).

In wissenschaftlichen Arbeiten mit Fallbeschreibungen von Krankheiten, die genetisch von Interesse sind, sollten kurze *Angaben über alle Geschwister*, auch die nicht betroffenen, über deren Gesundheitszustand, Alter usw. nicht vergessen werden. Manche Irrtümer bei der genetischen Interpretation klinischer Befunde könnten auf diese Weise von vornherein vermieden werden.

Auch *Angaben und Untersuchungen*, die *Ehegatten* und andere *nahestehende, nicht-blutsverwandte Personen* betreffen, können wünschenswert und für die genetische Interpretation nützlich sein. So konnte der Referent bei seinen *Sarkoidose*-Untersuchungen[37] darauf hinweisen, daß Ehepartner aufgrund des engen Zusammenlebens öfter gemeinsam von Sarkoidose betroffen sein müßten, wenn für die Erkrankung etwa nur eine Infektion ausschlaggebend wäre und Erbanlagen keine oder nur geringe Bedeutung hätten. Jedoch ist eine gemeinsame Erkrankung von Ehegatten in der Literaturkasuistik nur von TEN HAVE (1958) mitgeteilt worden, der ein Ehepaar selbst beobachtet hat und eine weiteres, ihm von BROUWER persönlich mitgeteiltes Ehepaar kurz erwähnt. Über Sarkoidose-Erkrankungen bei Kontaktpersonen (Ehefrau/Schwägerin sowie zwei Freundinnen) haben BAAS u. VAN VOORST VADER (1957) in zwei Fällen berichtet. Vermutlich handelt es sich in diesen Fällen genauso um ein zufälliges Zusammentreffen wie bei den Erkrankungen von nur drei Kontaktpersonen — bei denen die Möglichkeit, nicht jedoch die Wahrscheinlichkeit, einer Kontaktinfektion gegeben ist —, die JÖRGENSEN (1963, 1965) trotz ausgedehnter Nachforschungen unter seinen 2471 Sarkoidose-Probanden in der Bundesrepublik Deutschland und in West-Berlin gefunden hat (Tabelle 23). Von besonderem Interesse ist die

Tabelle 23. Sarkoidose bei Kontaktpersonen. Zusammenstellung der Beobachtungen unter 2471 Sarkoidose-Patienten der Bundesrepublik Deutschland und West-Berlins. (Aus JÖRGENSEN, G.: Untersuchungen zur Genetik der Sarkoidose. Heidelberg: Hüthig 1965)

Kontaktverhältnis	Zahl der Beobachtungen
Ehemann/Ehefrau	1
Onkel/nicht-erbverwandte Nichte	1
Bekannter/Bekannter	1

Beobachtung von JÖRGENSEN bei Eheleuten. Nicht nur sind von deren sieben Kindern vier ebenfalls an Sarkoidose erkrankt, sondern auch die Schwester des Ehemannes und deren Tochter (Abb. 20, S. 606). Diese Beobachtung ist wohl nur so zu erklären, daß zwei für die Sarkoidose disponierte Menschen die Ehe geschlossen haben. Das bisher einmalige Vorkommen von vier an Sarkoidose erkrankten Kindern hat vermutlich darin seine Ursache.

Entsprechendes wie für die Sarkoidose gilt für die *Lymphogranulomatose*, bei der sowohl die Literaturkasuistik (61 „familiäre" Fälle, JÖRGENSEN 1964) (Ta-

[37] JÖRGENSEN 1961, 1965.

Tabelle 24. Morbus Hodgkin bei Blutsverwandten. Zusammenstellung der Literaturkasuistik ohne die Fälle aus den systematischen Untersuchungsreihen von DEVORE, DOAN; TORRIOLI-RIGGIO; RAZIS, DIAMOND u. CRAVER. [Aus JÖRGENSEN, G.: Dtsch. Arch. klin. Med. **209**, 307—330 (1964), ergänzt durch je einen weiteren Bruder/Bruder-Fall von SALVATI (1957), von ENGLARO (1960) und von MOLL (1963) und durch je einen weiteren Bruder/Schwester-Fall von GRANDESSO (1961) sowie MANIGAND, MACREZ u. Mitarb. (1964)]

Verwandtschaftsverhältnis	Zahl der Beobachtungen
Geschwister	
Bruder/Bruder	13
Bruder/Schwester	9
Schwester/Schwester	2
Halbbruder/Halbbruder	1
1 Bruder/3 Schwestern	1
2 Brüder/1 Schwester	1
3 Brüder/1 Schwester	1
Schwester/4 weitere Geschwister	1
2 Brüder/Neffe	1
2 Schwestern/Kusine	1
2 Schwestern/Kusine/Großonkel	1
Insgesamt	32
Elter/Kind	
Vater/Sohn	3
Vater/Tochter	5
Mutter/Sohn	1
Mutter/Tochter	14
Vater/Sohn/Neffe	1
Mutter/2 Söhne	1
Insgesamt	25
Entferntere Blutsverwandte	
Vetter/Vetter	1
Onkel/Neffe	1
Onkel/Neffe/Tochter des Neffen	1
Neffe/Großonkel/Vetter 2. Grades	1
Insgesamt	4

belle 4) als auch drei systematische Untersuchungsreihen[38] an insgesamt 1657 Probanden mit 31 „familiären" Fällen (Tabelle 25, 26) auf die Mitwirkung genetischer Faktoren in Form multifaktorieller genetischer Einflüsse am Zustandekommen der Erkrankung hinweisen[39]. Auch bei der Lymphogranulomatose finden sich in der Literaturkasuistik nur drei entsprechende Angaben über gemeinsame Erkrankungen von Ehegatten[40], unter denen die von GOW zudem von zweifelhaftem Wert ist. Zu diesen Beobachtungen kommt dann noch diejenige von DE VORE u. DOAN, die unter ihren 440 Patienten mit Morbus Hodgkin die gleiche Krankheit zwar 15mal bei Blutsverwandten, jedoch nur einmal bei Ehepartnern feststellen konnten.

Der Umfang, den genetische Faktoren bei der *Leukämie*-Entstehung haben, ist noch nicht sicher abzuschätzen. Immerhin gibt es über 60 Beobachtungen mit

[38] DE VORE u. DOAN 1957, TORRIOLI-RIGGIO 1957, RAZIS, DIAMOND u. CRAVER 1959.
[39] JÖRGENSEN 1964, 1965. [40] GOW 1934, MAZAR u. STRAUS 1951, BRENNAN 1956.

Tabelle 25. Morbus Hodgkin bei Blutsverwandten. [Zusammenfassung der Ergebnisse aus den systematischen Untersuchungsreihen von DE VORE und DOAN (1957), TORRIOLI-RIGGIO (1957), RAZIS, DIAMOND und CRAVER (1959) an 1675 Patienten.] [Aus JÖRGENSEN, G.: Dtsch. Arch. klin. Med. **209**, 307 (1964)]

Verwandtschaftsverhältnis	Zahl der Beobachtungen
Geschwister	
Bruder/Bruder	5
Bruder/Schwester	7
Schwester/Schwester	2
Bruder/Schwester/Kusine mit Sohn	1
Insgesamt	15
Elter/Kind	
Vater/Sohn	3
Vater/Tochter	6
Mutter/Sohn	7
Mutter/Tochter	4
Vater/2 Söhne	1
Sohn/Vater/Sohn eines Großonkels väterlicherseits/Vetter mütterlicherseits	1
Insgesamt	22
Entfernte Blutsverwandte	
Vetter/Vetter	2
Kusine/Kusine	2
Onkel/Neffe	1
Onkel/Nichte	2
Tante/Neffe	2
Großvater/Enkel	1
Großmutter/Enkel	1
Großtante/Neffe	1
Tante/Neffe (Brudersohn)/Großneffe (Enkel des 2. Bruders)	1
Insgesamt	13

Tabelle 26. Häufigkeit von Familien mit zwei- oder mehrfachem Auftreten von Lymphogranulomatose. Zusammenfassung der Untersuchungsreihen von DEVORE und DOAN (1957), TORRIOLI-RIGGIO (1957) sowie RAZIS, DIAMOND und CRAVER (1959). [Aus JÖRGENSEN, G.: Med. Klin. **60**, 404 (1965)]

Probanden n	Familien mit Sekundärfällen n	%	Sekundärfälle unter Ehegatten n	%
1675	51	$3{,}11 \pm 0{,}75$	1	$0{,}066 \pm 0{,}062$

zwei- oder mehrfachem Auftreten in ein und derselben Familie; außerdem mindestens 22 EZ-Paare mit konkordantem Auftreten von Leukämie verschiedenen Typs[41]. Dagegen ist das gemeinsame Vorkommen bei Eheleuten nur in zwei Fällen bekannt geworden[42].

[41] JÖRGENSEN 1967. [42] STREET u. ALLEN 1950, AMOS, WELLMAN, BOWLE u. LINMAN 1967.

Tabelle 27. Lupus erythematodes bei Blutsverwandten. [Aus JÖRGENSEN, G.: Arch. klin. exp. Dermat. **214**, 445 (1962)]

Geschwister	Zahl der Beobachtungen	darunter akut verlaufende familiäre Fälle	darunter beide Formen in einer Familie
Geschwister			
Bruder/Bruder	10	1	1
Bruder/Schwester	9	2	1
Schwester/Schwester	14	3	1
Insgesamt	33	6	3
Eltern/Kind			
Vater/Tochter	3	1	—
Mutter/Sohn	4	2	1
Mutter/Tochter	17	7	1
Insgesamt	24	10	2
Mehrfache Erkrankungen in einer Familie und bei Verwandten entfernteren Grades			
3 Brüder	2	—	—
2 Brüder/1 Schwester	2	1	—
1 Bruder/2 Schwestern	2	—	1
1 weibliches ZZ-Paar/ältere Schwester	1	1	—
3 Schwestern	6	4	—
4 Schwestern	1	1	—
5 Schwestern	1	—	—
3 „Geschwister“	1	—	—
Vater/2 Söhne/1 Tochter	1	—	—
Tochter/Vater/Bruder/Kusine/Tante	1	—	1
Bruder/Mutter/Schwester	1	—	—
Schwester/Schwester/Mutter/Tante/Tante	1	—	—
Nichte/Tante	1	1	—
Insgesamt	21	8	2
Lupus erythematodes bei nicht blutsverwandten Angehörigen			
Beobachtungen bei nicht-blutsverwandten Angehörigen			2
Braut/Bräutigam			1
Ehefrau/Ehemann			1

Das Auftreten von *Lupus erythematodes*, bei dem der Referent in der Literatur bis 1962 insgesamt 78 Fälle „familiären“ Auftretens gefunden hat, ist bisher in zwei Fällen bei nicht-blutsverwandten Angehörigen beschrieben worden (Tabelle 27).

Nicht selten findet man in Veröffentlichungen Hinweise auf das Vorhandensein oder Fehlen einer sog. „*familiären Belastung*“. Diese „familiäre Belastung“ wird zweifellos erheblich überschätzt, insbesondere dann, wenn es sich um Leidenszustände, Merkmale und Anomalien handelt, die mit der in Frage stehenden Krankheit des Probanden selbst in keinem Zusammenhang stehen. Wenn man nicht nur Eltern und Geschwister eines Kranken untersucht, sondern darüber hinaus auch die Verwandten 2. oder gar 3. Grades erfaßt, wird man kaum eine Familie finden, in der nicht irgendwelche besonderen Krankheiten auftreten wie

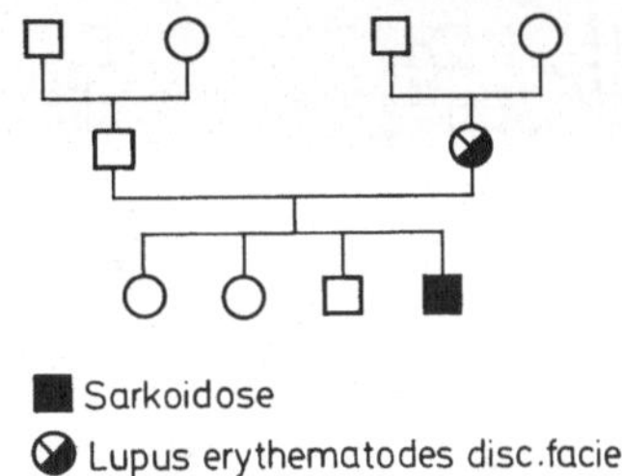

Abb. 21. Familie, in der die Mutter an einem klassischen Lupus erythematodes discoides faciei, der Sohn an einer typischen Hilus- und Lungensarkoidose leiden. Es bestehen zwar eine Reihe von klinischen und histologischen Ähnlichkeiten zwischen der Sarkoidose und der Gruppe der sog. Kollagenosen. Dennoch handelt es sich in der abgebildeten Sippe vermutlich um ein zufälliges Zusammentreffen. [Aus JÖRGENSEN, G.: Arch. klin. exp. Dermat. **214**, 445 (1962)]. Das gilt auch für eine weitere von JÖRGENSEN (1965) beschriebene Familie, in der Mutter und Sohn an einer Sarkoidose, eine Tochter (bzw. Halbschwester) an einer Spondylitis ancylopoetica leiden

etwa Carcinome, apoplektische Insulte, Herzinfarkte, Atopien, Diabetes mellitus, Tuberkulose, Geisteskrankheiten usw. Diese Leiden sind ebenso häufig, daß sie mehr oder weniger in der Verwandtschaft eines jeden Menschen vorkommen. Man sollte deshalb auch in der Beurteilung von *Koinzidenzen* verschiedener Erkrankungen, mögen nun zwei Krankheiten bei ein und demselben Probanden oder in einer einzigen Sippe gleichzeitig auftreten, kritische Zurückhaltung üben.

Wie häufig werden Krankheiten aufgrund klinischer oder pathogenetischer Ähnlichkeiten unter gemeinsamen Oberbegriffen usw. zusammengefaßt, wie häufig ungewöhnliche Kombinationen von Krankheitssymptomen oder gar von seltenen Krankheiten in „Beziehung" zueinander gebracht und als „Übergänge" beschrieben, obwohl sie ätiologisch keinerlei Berührungspunkte haben. Es sei nur an Begriffe wie „Retikulosen", „Kollagenosen", „lymphatische Konstitution" usw. erinnert, gegen die von genetischer Seite mancherlei Vorbehalte gemacht werden müssen, wenngleich nicht verkannt wird, daß diese Begriffe durchaus vorteilhafte Gedächtnis- und manchmal Denkhilfen sein können. Für die ätiologische Forschung — und darum bemüht sich auch die Humangenetik — muß das *Ziel der Klassifizierung von Krankheiten* jedoch *ätiologische Differenzierung* bedeuten. Der Referent hat sich verschiedentlich aus genetischer Sicht, ausgehend von den mehrfach zitierten Sarkoidose-Untersuchungen, mit den Problemen der *Koinzidenz von Krankheiten* befaßt[43]. So sei beispielhaft kurz auf zwei Erkrankungen eingegangen, die gelegentlich mit der Sarkoidose in Zusammenhang gebracht werden: den Lupus erythematodes und die Lymphogranulomatose.

Seit 50 Jahren werden wegen des vermuteten gleichzeitigen Vorkommens von *Lupus erythematodes und Sarkoidose* bei ein und demselben Patienten immer wieder Zusammenhänge zwischen beiden Erkrankungen diskutiert. Unter 32 Literaturangaben habe ich jedoch keinen eindeutig belegten Fall gefunden. Es mag durch den Umstand, daß der Lupus erythematodes gelegentlich eine granulomatöse bzw. sarkoidähnliche Phase in seiner morphologischen Entwicklung durchlaufen kann, zu einer Fehldiagnose in dieser oder jener Richtung gekommen sein. Ich verfüge selbst über drei Beobachtungen, bei denen solche Fehlinterpretationen der tatsächlichen Diagnose einer Sarkoidose vorausgegangen sind[44]. Ich möchte deshalb auch das bisher anscheinend nicht beschriebene Vorkommen beider Erkrankungen in der gleichen Familie, in der die Mutter an einem klassischen Lupus erythematodes des Gesichts und der Sohn an einer typischen Lungensarkoidose leidet, als ein rein zufälliges Ereignis ansehen (Abb. 21).

[43] JÖRGENSEN 1961, 1962, 1964, 1965. [44] JÖRGENSEN 1962.

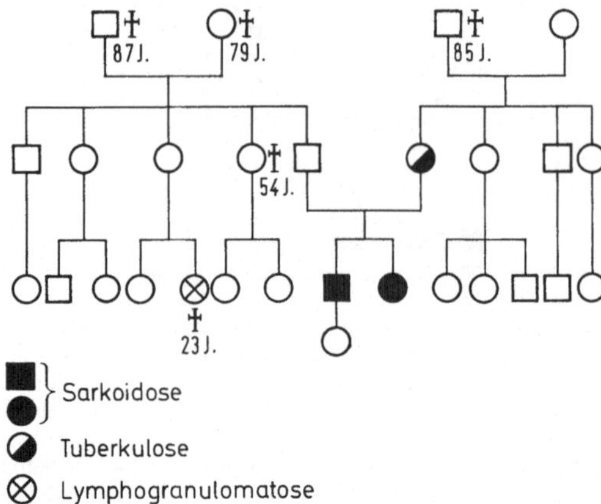

Abb. 22. Sippe, in der Bruder und Schwester an Sarkoidose, eine Kusine väterlicherseits an einer Lymphogranulomatose erkrankt sind. [Aus JÖRGENSEN, G.: Dtsch. Arch. klin. Med. **209**, 307 (1964)]

Anders liegen die Verhältnisse vielleicht bei der *Sarkoidose und der Lymphogranulomatose*[45]. Unter 2471 Probanden mit Sarkoidose, die ja gelegentlich als Lymphogranulomatosis benigna bezeichnet wird, fanden sich drei Patienten, deren einer Elter an einer histologisch nachgewiesenen Lymphogranulomatose verstorben war. Außerdem ist die Kusine zweier an Sarkoidose erkrankten Geschwister ebenfalls an einem Morbus Hodgkin erkrankt gewesen (Abb. 22). Hier kann man derzeit Zusammenhänge nicht sicher ausschließen, da ja auch die Sarkoidose bevorzugt das lymphatische System befällt und zwischen beiden Erkrankungen eine ganze Reihe gleichartiger oder ähnlicher klinischer Symptome bestehen[46] (Tabelle 25).

Die bisherigen Beobachtungen sind jedoch noch kein hinreichender Beweis für eine gemeinsame genetische Grundlage beider Leiden, da es sich auch um ein zufälliges Zusammentreffen handeln kann. Immerhin sollte man vielleicht künftig auf das gleichzeitige Vorkommen beider Erkrankungen in ein und derselben Familie achten.

Probleme der Koinzidenz ergeben sich weiterhin bei den verschiedenen *angeborenen Mißbildungen*. So sollen z.B. *Lippen-Kiefer-Gaumenspalten* sowohl bei den Probanden als auch in deren Familien überdurchschnittlich häufig mit Hydrocephalus, Augencolobom, Ohrverbildungen, Syndactylie, Klumpfußbildung, Spina bifida, verschiedenen Hernien, Kryptorchismus, Hypogenitalismus, angeborenen Herzfehlern usw. vorkommen. Die Angaben über die Häufigkeiten schwanken allerdings außerordentlich, für das gemeinsame Vorkommen bei den Spaltträgern selbst zwischen 5 und 35%[47]. In eigenen Erhebungen fanden sich unter 565 Patienten mit LKG-Spalten 8 Behaftete mit gleichzeitigem Vorhandensein eines angeborenen Herzfehlers. Der Erwartungswert beträgt 5,6 (Tabelle 29). In der Gegenprobe stellten wir unter 2427 Probanden mit angeborenen Herzfehlern 14 mit einer gleichzeitigen LKG-Spalte bei einem Erwartungswert von 2,5 fest (Tabelle 30). Diese Ergebnisse sprechen für ein überzufällig häufiges Zusammentreffen von LKG-Spalten mit einer anderen Mißbildung. Die Ursache hierfür ist allerdings nicht klar. Es kann sich um das Zusammentreffen

[45] JÖRGENSEN 1964. [46] FALCK 1959. [47] SCHULZE 1964.

Tabelle 28. Klinische Beziehungen zwischen der Lymphogranulomatosis maligna und der Sarkoidose. (Nach I. FALCK 1959)

	Lymphogranulomatosis	
	maligna	benigna
	Morbus Hodgkin	Morbus Boeck
Organmanifestationen		
Lymphknoten	+	+
Milz	+	+
Leber	+	+
Knochen	+	+
Lungen	+	+
Herz	+	+
Haut	+	+
Magen	+	+
Retina	+	+
Iris	+	+
Muskeln	+	+
Nieren	+	+
Polyarthritis	∅	+
Polyneuritis	+	+
ZNS	+	+
Meningoencephalitis	+	+
Manifestationen der Hyperergie		
Negative Tbc-Hautreaktionen	+	+
Fehlender Titeranstieg gegen Brucellose und Typhus	+	+
Antikörperbedingte Thrombocytopenie	+	+
Antikörperbedingte hämolytische Anämie	+	+
Leukopenie	+	+
Eosinophilie	+	+
γ-Globulinämie	+	+
Hypercalcämie	+	+
Übergang in banale Tb.	+	+
Ansprechen auf Nebennierenrindenhormone	+	+
Amyloidoseentwicklung möglich	+	+

+ bezeichnet das Vorkommen einer Organmanifestation oder einer hyperergischen Reaktion.
∅ bezeichnet das Fehlen einer Organmanifestation oder einer hyperergischen Reaktion.

Tabelle 29. Häufigkeit von angeborenen Herzfehlern unter Probanden mit LKG-Spalten[a]. [Aus JÖRGENSEN, G.: Med. heute 18, 293 (1969)]

Probanden	Angeborene Herzfehler	
	n	%
565	8	1,41
Erwartet	5,6	1,0

[a] Operativ behandelte Fälle (!).

zweier verschiedener angeborener Defekte durch soziale Auslese handeln. Man muß jedoch auch daran denken, daß zum Teil *genetisch selbständige* Typen von Lippen-Kiefer-Gaumenspalten im Rahmen von Mißbildungssyndromen vorliegen können. Wie die Tabelle 31 zeigt, lassen sich von den LKG-Spalten vom häufigen

Tabelle 30. Häufigkeit von LKG-Spalten unter Probanden mit angeborenen Herzfehlern. [Aus JÖRGENSEN, G.: Med. heute 18, 293 (1969)]

Probanden	LKG	
	n	%
2427	14	0,57
Erwartet (1:900)	2,5	0,1

Tabelle 31. Einige genetische Sondertypen von LKG-Spalten. [Aus JÖRGENSEN, G.: Med. heute 18, 293 (1969)]

1. LKG-Spalte vom häufigen Typ.
2. LKG-Spalte mit Unterlippenfistel.
3. LKG-Spalte mit Steißbeinfistel.
4. LKG-Spalte bei „mangelhaftem Spaltenschluß“ [Spina bifida, Meningocele, Hydrocele(?), Kryptorchismus(?), verzögerter Fontanellenschluß(?)].
5. LKG-Spalte bei Grauhan-Syndrom (Dysphalangien, Spaltbildung der Niere, der Blase und des Genitale).
6. LKG-Spalte bei Ullrich-Feichtiger-Syndrom (Dyscranio-Pygo-Phalangie). Genetisch einheitlich ?
7. LKG-Spalte bei Pterygium der Kniekehlen und Anomalien des äußeren Genitale.
8. LKG-Spalte mit Spalthand und Spaltfuß.
9. LKG-Spalte bei dystrophischem Zwergwuchs.
10. LKG-Spalte bei D-Trisomie (13/15).
11. LKG-Spalte bei nicht balancierter C/D-Translokation.

Typ, wie man das Gros der Spaltbildungen bezeichnen kann, nämlich eine Fülle weiterer, allerdings seltener Sondertypen abgrenzen. Die Zahl derzeit bekannter genetisch eigenständiger Sondertypen liegt bei über 100.

Die auslesefreie, systematische Gewinnung einer Untersuchungsreihe, mag es sich nun um Familien- oder um Zwillingsuntersuchungen handeln, ist im allgemeinen Voraussetzung einer wissenschaftlichen Ansprüchen genügenden genetischen Analyse. Dennoch können *kasuistische Mitteilungen besonderer Sippen- und Zwillingsbefunde* durchaus einmal nützlich sein, auch dann oder gerade dann, wenn es sich um Krankheiten mit multifaktorieller Basis handelt.

Sie können z.B. einerseits auf *familiäre Sondertypen und Verlaufsformen einer Krankheit* hinweisen oder andererseits in der Beschreibung *intrafamiliärer Variabilitäten* die symptomatische Vielfalt demonstrieren.

Als Beispiel für den familiären Sondertyp eines Leidens möchte ich ein Brüderpaar mit Sarkoidose anführen, bei dem neben einer pulmonalen Beteiligung und einer Iridocyclitis eine ausgedehnte sehr ähnlich verlaufende Sarkoidose des peritendinösen Gewebes und der Knochen ganz im Vordergrund der Erkrankung stand[48] (Abb. 23). Eine weitere Sippe mit oculärer Sarkoidose bei drei Schwestern könnte hier ebenfalls genannt werden (Abb. 24).

Für die intrafamiliäre Variabilität ist das gleichzeitige Vorkommen der akuten und chronischen Verlaufsform des Lupus erythematodes in einer und derselben

[48] JÖRGENSEN 1965.

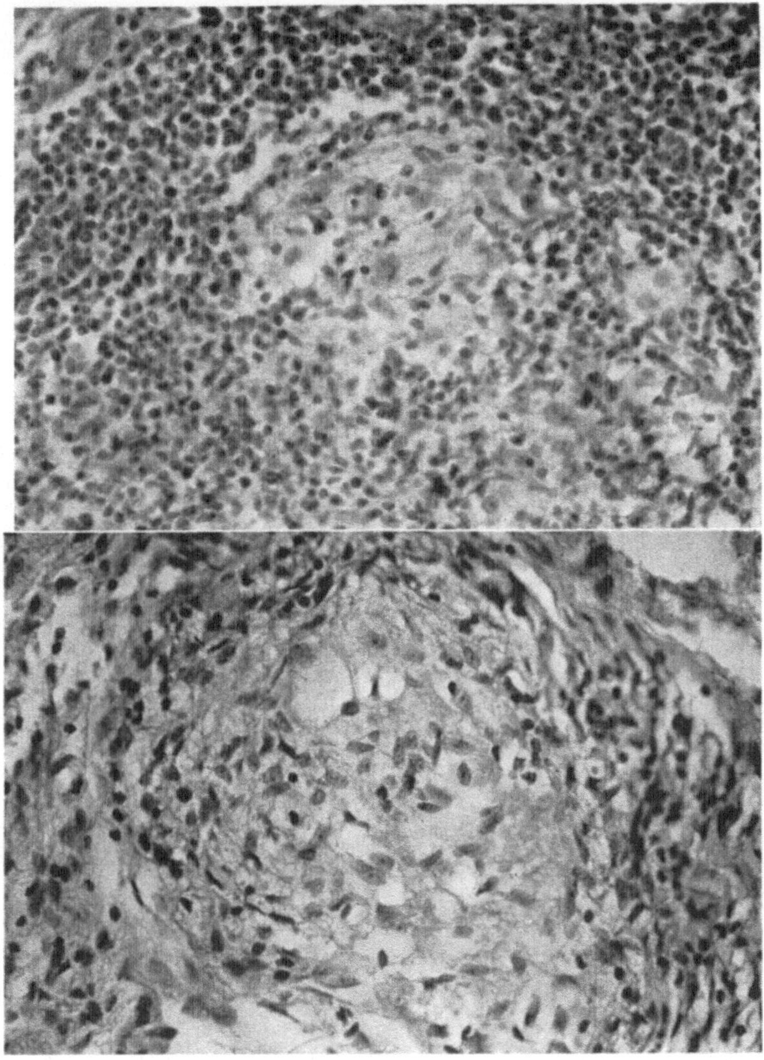

Abb. 23. Histologisches Bild (Vergr. 1:100) nach Probeexcision aus peritendinösem Gewebe von zwei Brüdern, bei denen neben der pulmonalen Sarkoidose und einer Iridocyclitis eine ausgedehnte, sehr ähnliche verlaufende Sarkoidose der Gelenke und Knochen ganz im Vordergrund der Erkrankung steht. (Aus JÖRGENSEN, G.: Untersuchungen zur Genetik der Sarkoidose. Heidelberg: Hüthig 1965)

Familie in mindestens 7 Sippen der Literatur ein eindrucksvolles Beispiel, das übrigens als ein weiterer von genetischer Seite erbrachter Beweis dafür gelten darf, daß beide Verlaufsformen als eine Krankheitseinheit angesehen werden müssen und nicht, wie vielfach angenommen, gänzlich unabhängige Leiden darstellen[49] (Tabelle 32).

---

[49] JÖRGENSEN 1962.

Tabelle 32. Akute und chronische Verlaufsform des Lupus erythematodes bei Blutsverwandten. [Aus JÖRGENSEN, G.: Arch. klin. exp. Dermat. **214**, 445 (1962)]

Autor	Verwandtschaftsverhältnis, Alter	Diagnose	Bemerkung
GRÜTZ 1924	a) Bruder, 17 Jahre b) Bruder, 42 Jahre	a) L.e. disseminatus acutus b) L.e. discoides chronicus	a) Beginn 6 Monate vor Exitus, Biopsie b) Seit Jahren krank
LEGOBBE 1937	a) Tochter, 33 Jahre b) Vater c) Bruder d) Kusine von a) u. c) 21 Jahre e) Tante von a) u. c) väterlicherseits, 70 Jahre	a) L.e. disseminatus acutus b) L.e. chron. (Verdacht) c) L.e. chron. (Verdacht) d) L.e. disseminatus acutus e) L.e. chronicus	a) u. d) im Abstand von 2 Jahren nach etwa gleicher Krankheitsdauer an L.e. verstorben. Biopsie b) u. c) Verdächtige Rötungen an Wangen, Nasenspitze und Ohren
ZEISLER u. BLUEFARB 1944	a) Bruder b) Schwester	a) L.e. subacutus b) L.e. discoides chronicus	a) u. b) und weitere Familienmitglieder leiden an Thyreotoxikose b) Keine akuten Symptome
MCCUISTON u. SCHOCH 1954	a) Mutter, 38 Jahre b) Sohn, 6 Wochen	a) L.e. disseminatus b) L.e. chronicus der Kopfhaut und des Gesichtes	a) LE-Zellen nachgewiesen b) Zurückgebildet. Keine Zeichen einer Generalisierung
VANNUCHI u. DONI 1958	a) Schwester, 37 Jahre b) Schwester, 33 Jahre	a) L.e. discoides chronicus b) L.e. systematicus	a) 1954 erkrankt. Nach verschiedenen Rückfällen 1958 ausgeheilt. Außerdem Gesichtsfeldeinschränkung infolge Retinitis pigmentosa b) LE-Zellen im Blut nachgewiesen. Infolge Retinitis pigmentosa erblindet
BECKETT u. LEWIS 1959	a) Mutter, 61 Jahre b) Tochter, 32 Jahre	a) Zunächst L.e. discoides chronicus b) L.e. discoides chronicus	a) 9 Jahre später Entwicklung eines akuten system. L.e.
HEERES 1961	a) Schwester, 42 Jahre b) Schwester, jünger c) Bruder	a) L.e. disseminatus b) L.e. chronicus c) L.e.-Nephritis	a) Beginn 1954. Biopsie. LE-Zellen-Nachweis b) Seit Jahren erkrankt. Nur kurz erwähnt c) Verstorben. Unklare Diagnose. Nur kurz erwähnt

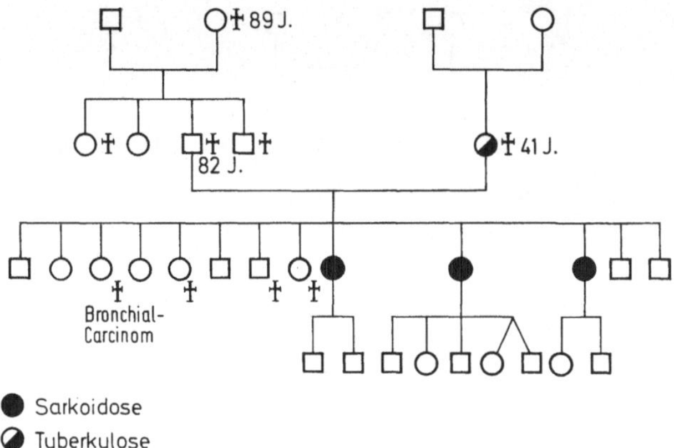

Abb. 24. Ähnliche ophthalmologische Manifestation einer Sarkoidose bei drei Schwestern. (Aus JÖRGENSEN, G.: Untersuchungen zur Genetik der Sarkoidose. Heidelberg: Hüthig 1965)

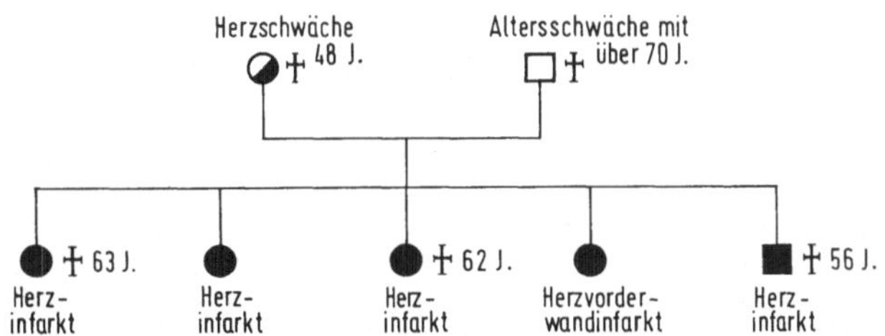

Abb. 25. Sippe mit Herzinfarkt. Die Disposition zum Herzinfarkt ist genetisch determiniert. Träger der Blutgruppe A haben gegenüber Personen der Gruppe 0 eine um rund 18% größere Wahrscheinlichkeit ischämische Herzerkrankungen zu erleiden. (VOGEL u. KRÜGER 1968, vgl. Tabelle 10)

Wichtige Informationen können unter Umständen *sorgfältige Untersuchungen großer Sippen* mit gleichartigen Krankheiten und Anomalien liefern. Sie können auf einzelne spezifische Gene innerhalb eines multifaktoriellen Systems („Leit- oder Hauptgene", vgl. S. 589) hinweisen. So führt FUHRMANN (1967) eine von PITT (1962) untersuchte große Sippe mit 268 erfaßten Personen an, in der sich eine Fallotsche Tetralogie in nahezu 5% gegenüber einer allgemeinen Erwartungshäufigkeit von 0,04% feststellen ließ (Abb. 25, 26, 27, 28).

Auch der Erkenntniswert der *Zwillingskasuistik* ist unter kritischer Beachtung ihrer Grenzen, besonders natürlich bei seltenen Erkrankungen, nicht so gering, wie manche Autoren meinen, vermag sie doch a) *Hinweise auf das Vorliegen von Erbeinflüssen* ganz allgemein zu geben und evtl. zu größeren systematischen Untersuchungsreihen anzuregen. Der Wert der Zwillingskasuistik wächst, wenn nicht nur über die konkordanten, sondern auch über die diskordanten Beobachtungen berichtet wird. Gerade letztere können evtl. einen Einblick in die Manifestationsbedingungen eines Merkmals geben, und somit liegt heute der Wert der Zwillingskasuistik vor allem auf dem Gebiet der b) *Diskordanzanalyse*[50].

[50] WEITZ 1942, 1943, P. E. BECKER 1948.

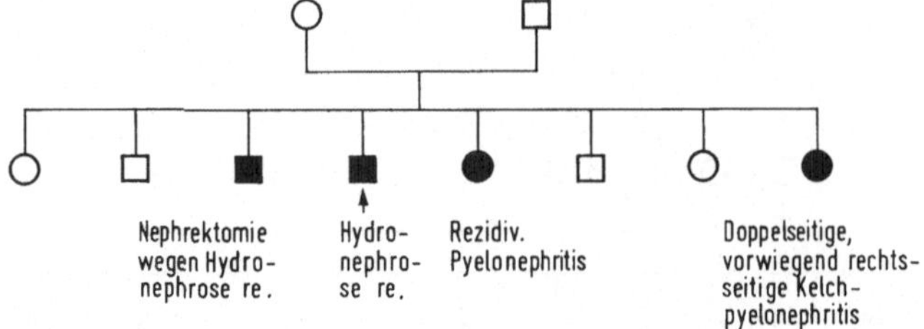

Abb. 26. Hydronephrose und Pyelonephritis bei vier Geschwistern. Ursächlich ist ein kompliziertes Wechselspiel von genetischen und exogenen Faktoren im Sinne eines multifaktoriellen Systems anzunehmen. [Aus JÖRGENSEN, G.: Landarzt **43**, 18 (1967)]

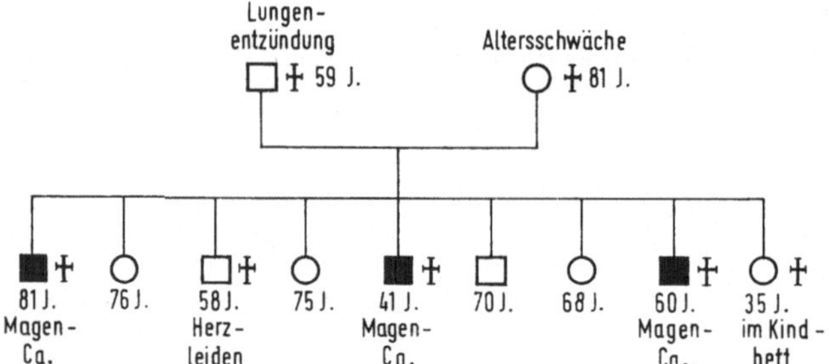

Abb. 27. Sippe mit Magencarcinom. Die genetische Anlage zur Carcinomerkrankung äußert sich eher im Befall gleicher Organe als in genereller Krebsneigung. Die für eine Reihe von Carcinomen (Magen-Carcinom, Dickdarm- und Rectum-Carcinom, Carcinoma colli uteri, Carcinoma corpus uteri) festgestellte Prävalenz von Trägern der Blutgruppe A (vgl. Tabelle 10) läßt jedoch — wie das gehäufte Auftreten von Spontantumoren in zahlreichen Versuchstierstämmen — vermuten, daß genetische Faktoren vielleicht doch einen etwas größeren Einfluß auf die Carcinomentstehung nehmen, als derzeit angenommen wird

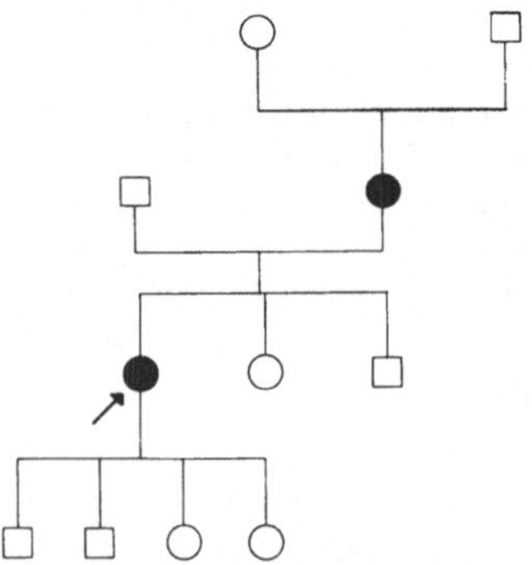

Abb. 28. Malignes Melanom bei Mutter und Tochter. Die bisherigen Beobachtungen ($n = 39$ Familien, JÖRGENSEN u. KLOSTERMANN 1968) mit zwei- oder mehrfachem Auftreten der Geschwulst in einer und derselben Sippe mit z.T. bemerkenswerter lokalisatorischer Übereinstimmung sprechen für die Mitbeteiligung genetischer Faktoren bei der Tumorentstehung. Bei dem gegenüber anderen Krebstypen relativ seltenen Vorkommen von malignen Melanomen (1,8 auf 100000) ist ein zufälliges familiäres Zusammentreffen dagegen weniger wahrscheinlich. Auch weisen phylogenetische Gesichtspunkte — es sterben z.B. Schimmel, wenn sie über 20 Jahre alt werden, zu 80% an einem Melanom — auf die Bedeutung des genotypischen Hintergrundes hin

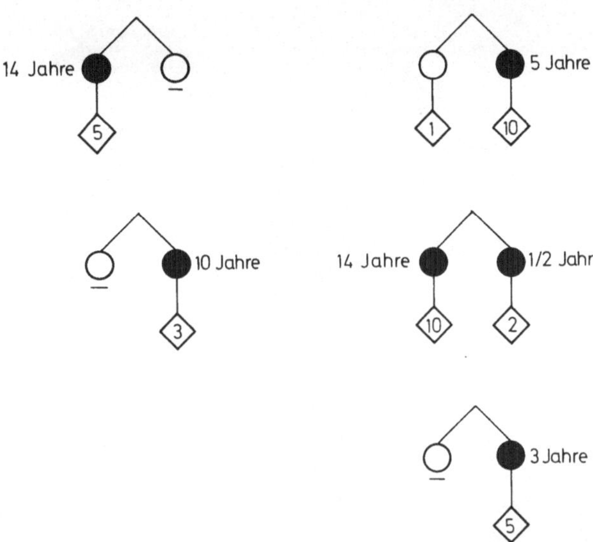

Abb. 29. Eineiige Zwillingsschwestern mit diskordantem Diabetes mellitus. Die Zahlen neben den Kreisen geben an, wie lange der Diabetes bestanden hatte, die Zahlen in den Rauten geben die Anzahl der Kinder an (nach LEMSER 1938). (Aus LENZ, W., LENZ, F.: Grundlinien der Humangenetik. In: BECKER, P. E. (Hrsg.): Hdb. d. Humangenetik, Band I/1. Stuttgart: Thieme 1968)

Als wertvolles Beispiel einer Diskordanzanalyse sei hier die Kenntnis von der vorwiegenden Umweltbedingtheit der Syringomyelie angeführt. WEITZ (1942) ist zu dieser Auffassung aufgrund der bis dahin bekannten 4 diskordanten Zwillingsbeobachtungen gekommen.

Ein weiteres Beispiel einer Diskordanzanalyse: In der Diabetesforschung haben Zwillingsuntersuchungen in eindrucksvoller Weise gezeigt, daß auch Schwangerschaften, namentlich wiederholte Schwangerschaften die Manifestierung einer diabetischen Anlage fördern können. Es tritt häufig nur bei derjenigen Zwillingsschwester ein Diabetes auf, die bereits mehrere Geburten hinter sich hat (Abb. 29)[51].

Es sind aber nicht immer die Umwelteinflüsse im engeren Sinne, die die Diskordanzen bei eineiigen Zwillingen verursachen. Es kann, wie P. E. BECKER (1948) an einem Beispiel eines eineiigen diskordanten Paares mit Pickscher Krankheit eingehend analysiert hat, die „*Entwicklungslabilität*" (ein Ausdruck von F. LENZ) ebenso die Ursache einer Diskordanz sein. Da es im *Organischen keine Gleichheit, sondern nur Ähnlichkeiten* gibt — ich folge hier P. E. BECKER —, so gibt es auch keine wirkliche Identität bei EZ, sondern in einem gewissen Spielraum *nur sehr ähnliche und weniger ähnliche Zwillingspaare. EZ* sind zwar *erbgleich*, jedoch im strengen Sinne *nicht eigentlich identisch*, wie man vielleicht aus der angelsächsischen Beziehung „identical twins" schließen möchte. Die Identität in der Anlage — also im Genbestand — kann als Folge *unmerklicher Entwicklungsdifferenzen in einer frühen Phase* im weiteren Fortschreiten der Entwicklung zu merklichen Unterschieden führen. Auf diese Weise müssen wir uns das Zustandekommen von Unterschieden normaler Eigenschaften sowie das Auftreten oder Nichtauftreten von Erbkrankheiten oder Krankheiten, bei denen genetische Einflüsse von Bedeutung sind, erklären.

[51] LEMSER 1938.

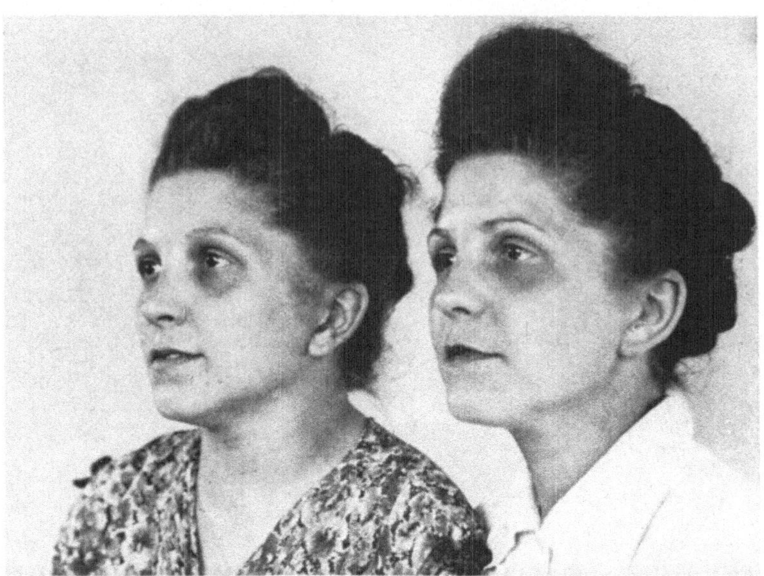

Abb. 30. Eineiige Zwillingsschwestern mit konkordanter Erkrankung an histologisch einwandfrei nachgewiesener Lymphogranulomatose. Tödlicher Ausgang nach 13 Jahren in einem, rezidivfreie Heilung nach bisher 27jähriger Beobachtung im anderen Fall. Gut- und bösartiger Verlauf sind offensichtlich auf eine in Grenzen schwankende Differenz in der zwar genetisch determinierten, aber peristatisch modifizierten besonderen Reaktionsweise des Organismus der erbgleichen Zwillinge zurückzuführen. [Aus JÖRGENSEN, G.: Med. Klin. **60**, 404 (1965)]

Ein Beispiel möge dies erläutern, das vielleicht geeignet ist, eine umstrittene Frage in der *Lymphogranulomatose-Forschung* ihrer Klärung näher zu bringen[52].

Bei der Lymphogranulomatose (Morbus Hodgkin) werden heute nach den eingehenden Untersuchungen von JACKSON (1937, 1939) sowie JACKSON u. PARKER (1944, 1947) im allgemeinen folgende drei Formen unterschieden und gegeneinander abgegrenzt:

1. Die Paragranulome mit gutartigem Verlauf.
2. Die eigentliche klassische Lymphogranulomatose.
3. Die sehr bösartigen Hodgkin-Sarkome.

Wenn man ätiologische Einteilungsprinzipien zugrunde legt, erwachsen m.E. starke Zweifel an der Richtigkeit dieser Einteilung, und zwar aufgrund der Beobachtung eines eineiigen weiblichen Zwillingspaares mit klinisch und histologisch einwandfrei gesicherter Lymphogranulomatose bei beiden Zwillingen, aber tödlichem Ausgang nach 13 Jahren in einem und bisheriger 27jähriger rezidivfreier Heilung im anderen Fall (Abb. 30).

Gut- und bösartiger Verlauf sind offensichtlich auf eine in Grenzen schwankende Differenz in der zwar genetisch determinierten, aber peristaltisch modifizierten besonderen Reaktionsweise des Organismus der erbgleichen Zwillinge zurückzuführen.

Im übrigen stützen Mitteilungen in der Literatur über das Auftreten von maligner Lymphogranulomatose und Hodgkin-Sarkom in ein und derselben Familie in mindestens 10 Sippen (Tabelle 30) die Zweifel an der Richtigkeit der heute allgemeingültigen Klassifizierung der Lymphogranulomatose[53].

[52] JÖRGENSEN 1965. [53] JÖRGENSEN 1965.

Tabelle 33. Lymphogranulomatose und Hodgkin-Sarkome in derselben Familie. Ergebnisse der systematischen Untersuchungsreihe von Razis, Daimond und Craver (1959), ausgehend von 1102 Probanden. [Aus Jörgensen, G.: Med. Klin. 60, 404 (1965)]

Verwandtschaftsverhältnis	Jahre	Autopsie/Histologie
	a) Lymphogranulomatose und Lymphosarkom	
a) Mutter	60	a) Lymphogranulomatose
b) Sohn	43	b) Lymphosarkom
a) Sohn	59	a) Lymphogranulomatose
b) Mutter	73	b) Lymphosarkom
a) Schwester	22	a) Lymphogranulomatose
b) Bruder		b) Lymphosarkom
a) Sohn	43	a) Lymphosarkom
b) Mutter	60	b) Lymphogranulomatose
a) Bruder	54	a) Lymphosarkom
b) Bruder	38	b) Lymphogranulomatose
a) Schwester	38	a) Lymphosarkom
b) Schwester		b) Lymphogranulomatose
c) Neffe	17	c) Lymphogranulomatose
a) Proband		a) Lymphosarkom
b) Onkel väterlicherseits		b) Lymphogranulomatose
	b) Lymphogranulomatose und Reticulumzellsarkom	
a) Tochter	19	a) Lymphogranulomatose
b) Mutter		b) Reticulumzellsarkom
a) Bruder	61	a) Reticulumzellsarkom
b) Bruder	47	b) Lymphogranulomatose
a) Proband	a	a) Reticulumzellsarkom
b) Onkel		b) Lymphogranulomatose

Neuerdings könnte man Zwillingsdiskordanzen im weiblichen Geschlecht — wie im genannten Fall der Lymphogranulomatose — vielleicht auch mit der sog. Lyon-Hypothese erklären, d.h. mit der *abwechselnden genphysiologischen Inaktivierung jeweils eines der beiden X-Chromosomen.* Ohno u. Hauschka (1960) bzw. Ohno u. Makino (1961) konnten bei Säugetieren die Verschiedenheit der beiden im weiblichen Geschlecht vorhandenen X-Chromosomen feststellen. Eines der X-Chromosomen erweist sich als heteropyknotisch und chromatinkörperchenbildend, während sich das andere genphysiologisch wie die Autosomen verhält. Diese Beobachtung führte Lyon (1961) zu der Annahme, daß das heteropyknotische X-Chromosom genetisch inaktiv ist. Die Inaktivierung erfolgt schon zu einem sehr frühen Zeitpunkt der Embryonalperiode (12.—18. Tag) und betrifft immer abwechselnd eines der beiden X-Chromosomen. Auf diese Weise wird also im Wechsel einmal das väterliche und das mütterliche X-Chromosom inaktiviert. Diese in der genannten frühen Embryonalphase stattgefundene Inaktivierung ändert sich im Laufe der weiteren Individualentwicklung nicht mehr. Die *Entstehung einer Diskordanz bei weiblichen EZ* könnte man sich so erklären, daß unterschiedliche Wachstumsgeschwindigkeiten der beiden Zelltypen in den beiden EZ zu einer Verschiebung des anzunehmenden 50:50-Verhältnisses führen und so eine quantitativ unterschiedliche Genmanifestation zur Folge haben könnten.

Als wertvoll oder gar besonders wertvoll kann sich unter Umständen auch eine *planmäßige Zwillingssammelkasuistik* erweisen. Erlaubt sie auch keinen Rück-

Tabelle 34. Zwillinge in der Thalidomid-Ära. [Aus JÖRGENSEN, G., LENZ, W., PFEIFFER, R. A., SCHAAFHAUSEN, CH.: Acta Genet. med. (Roma) **19**, 205 (1970)]

	EZ		ZZ		Zwillinge mit ungeklärter oder nicht sicher geklärter Eiigkeit	
	konkordant	diskordant	konkordant	diskordant	konkordant	diskordant
Ausreichend dokumentierte Fälle ($n = 49$)	6	1	21	5	15	1
Fälle mit kurzer bzw. unvollständiger Dokumentation ($n = 11$)	3	—	1	—	6	1
Zusammengefaßt ($n = 60$)	9	1	22	5	21	2

schluß auf die Manifestationswahrscheinlichkeit einer Krankheit, so hat sie doch ihre Bedeutung in der Beurteilung von *Krankheitsverläufen*, der *Organmanifestation, Generalisierungstendenz, therapeutischen Beeinflußbarkeit* usw. Als Beispiel, das den gelegentlichen besonderen Wert einer planmäßigen Zwillingssammelkasuistik vielleicht zu unterstreichen vermag, seien eigene vorläufige Erhebungen an Zwillingen mit Thalidomid-Embryopathie angeführt.

Zwillinge mit Thalidomid-Embryopathie verdienen besonders deshalb stärkere Aufmerksamkeit, weil eine *hohe Konkordanz auch der zweieiigen Zwillinge* ein weiteres wichtiges Indiz für die Bedeutung des Thalidomids bei der Entstehung der Mißbildung, also für ihre *Exogenese*, wäre, die von mancher Seite noch immer angezweifelt wird.

Zwillingserhebungen[54] sind hier wichtig und erfolgversprechend. Leider stehen der auslesefreien Sammlung einer entsprechenden Zwillingsserie eine Reihe von größeren Schwierigkeiten entgegen. Da sich die Zahl der Thalidomidfälle jedoch auf etwa 5000 begrenzt — es gibt Schätzungen, die sowohl niedriger als auch höher liegen —, scheint auch eine planmäßige Sammelkasuistik schon von einigem Wert. Durch Sammlung der Literaturkasuistik, vor allem durch intensive Umfragen, haben wir, legt man eine Häufigkeit von 5000 Beobachtungen zugrunde, rund 90% der zu erwartenden Zwillingsgeburten erfaßt (Tabelle 34, 35). Es stehen allerdings nur 49 gut dokumentierte Fälle einer korrekten Auswertung zur Verfügung. 11 weitere Beobachtungen an Zwillingen mit Dysmelie-Syndrom sollen wegen zu kurzer oder unvollständiger Dokumentation nur mit Vorbehalt in die Auswertung genommen werden. Außerdem sind 10 weitere deutsche

Tabelle 35. Zwillinge in der Thalidomid-Ära. [Aus JÖRGENSEN, G., LENZ, W., PFEIFFER, R. A., SCHAAFHAUSEN, CH.: Acta Genet. med. (Roma) **19**, 205 (1970)]

	n	Konkordanz		Unklare Eiigkeit	Gesamtzwillingsfälle
		EZ %	ZZ %	%	%
Ausreichend dokumentierte Fälle	49	86	81	94	86
Gesamtfälle	60	90	81	91	87

[54] JÖRGENSEN 1966, 1967, 1968, JÖRGENSEN, LENZ, PFEIFFER u. SCHAAFHAUSEN 1969.

Zwillingspaare mit „facialem Thalidomid-Syndrom“ zu erwähnen, deren Dokumentation noch unvollkommen ist, die jedoch bei der Diskussion zum Problem der Zwillingserfassung und Mißbildungshäufigkeit nicht unberücksichtigt bleiben dürfen.

Wie der Tabelle 35 zu entnehmen ist, verhalten sich unter den insgesamt 49 Fällen 6 EZ-Paare konkordant und 1 EZ-Paar diskordant, unter den 26 ZZ-Paaren 21 ZZ-Paare konkordant sowie 5 diskordant, unter den 16 Zwillingspaaren mit ungeklärter oder nicht sicher geklärter Eiigkeit 15 konkordant und 1 Paar diskordant.

Nimmt man noch die Fälle mit kurzer bzw. unvollständiger Dokumentation in die Auswertung ($n = 11$), so ergibt sich folgende Konkordanz/Diskordanz-Verteilung: Unter den 10 EZ-stehen 9 konkordante Paare einem diskordanten Paar gegenüber. Von den 27 ZZ verhalten sich 22 konkordant und 5 diskordant. Unter den 23 Zwillingspaaren mit ungeklärter Eiigkeit sind 21 konkordant und 2 diskordant. Bemerkenswert ist bei der Betrachtung der prozentualen Häufigkeit, sowohl unter den gut dokumentierten Fällen ($n = 49$) als auch unter den Gesamtfällen ($n = 60$), nicht nur die hohe Konkordanz der EZ, sondern vor allem auch die bei der Zwillingsforschung ungewöhnlich hohe, über 80% liegende Konkordanz der zweieiigen Zwillinge. Diese hohe Konkordanz der ZZ, die nur wenig geringer ist als die der EZ, spricht eindeutig für die große Bedeutung der Exogenese bei der Mißbildungsentstehung und ist ein Beweis dafür, daß genetische Faktoren zumindest keinen wesentlichen Anteil an der Mißbildungsentstehung nehmen.

Ist die Konkordanz unter den EZ und ZZ auch fast gleich hoch, so sind die intrapaarigen Differenzen in Typ und Ausprägung der Mißbildung unter den zweieiigen Zwillingen größer als unter den eineiigen. Letztere zeigen im Typ der äußeren Mißbildungen hohe Übereinstimmung. Die größeren intrapaarigen Differenzen bei den zweieiigen Zwillingen lassen zwei Deutungsmöglichkeiten zu:

1. Genetische Faktoren nehmen einen gewissen Einfluß auf die Ausprägung der Mißbildung, stellen also einen modifizierenden Faktor in der Genese des Mißbildungsmusters dar.

2. Die quantitativen Diskordanzen sind Folge zeitlicher Verschiebungen in der Entwicklung der beiden Zwillingspartner.

Unter diesen beiden Deutungsmöglichkeiten sprechen die bisherigen Kenntnisse eher für die zweite Möglichkeit. Die Entstehung sowohl vollständiger Diskordanz als auch quantitativ unterschiedlicher Mißbildungsmuster ist in gleicher Weise mit schon leichteren Verschiebungen sensibler Phasen in der Organentwicklung erklärbar. So ist z.B. auf diese Weise besonders die Diskordanz eines Falles mit Triphalangie bei nur einem ZZ-Paarling gut zu erklären, denn es ist wahrscheinlich, daß Triphalangien erst bei einer Schädigung am Ende der sensiblen Phase eintreten. Auch die Diskordanz der eineiigen Zwillinge in einem Fall — „faciales Thalidomid-Syndrom“ bei nur einem Paarling — könnte darin seine Erklärung finden, daß nach den bisherigen Erfahrungen das reine faciale Thalidomid-Syndrom in den frühen Stadien der sensiblen Phase entsteht (Abb. 31).

In über 70% der betroffenen Zwillingsgeburten ist in der Frühschwangerschaft von den Müttern mit Sicherheit Thalidomid genommen worden. Das ist ein Prozentsatz positiver Anamnesen, der unter Berücksichtigung der Schwierigkeiten retrospektiver Erhebungen von Schwangerschaftsanamnesen als sehr hoch angesehen werden darf und den Schluß zuläßt, daß Thalidomid auch bei den Zwillingsbeobachtungen die gemeinsame und entscheidende Noxe für die Mißbildungsentstehung gewesen ist.

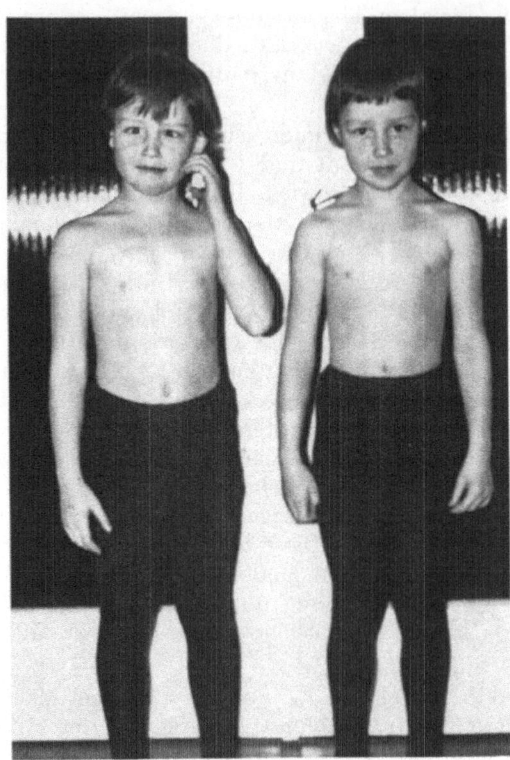

Abb. 31. Diskordantes faciales Thalidomidsyndrom bei eineiigen weiblichen Zwillingen. Betroffener Zwilling: Mißbildungen der gesamten Ohranlage mit praktischer Taubheit; zweiter Zwilling: unauffällig. [Aus JÖRGENSEN, G.: Arch. Ohr.-, Nas.- u. Kehlk.-Heilk. **202**, 1 (1972)]

Untersuchungen an Serien von nur eineiigen Zwillingen können u. U. ebenfalls zweckmäßig sein und genetische Probleme lösen, so etwa in der Blutgruppenserologie. Ein Beispiel, das methodisch besonders eindrucksvoll ist, sei wiederum der Diabetesforschung entnommen, und zwar handelt es sich um die Untersuchungen von TATTERSALL u. PYKE (1972) an eineiigen Zwillingen (Tabelle 36). Unter ihren 96 Probanden mit idiopathischem Diabetes mellitus waren 65 konkordant, 31 diskordant erkrankt. Bedeutungsvoll an den Ergebnissen ist, daß sich bei der Erkrankung des Probanden vor dem 40. Lebensjahr nur die Hälfte der Paare konkordant verhielt, bei Auftreten des Diabetes nach dem 40. Lebensjahr hingegen fast alle Paare (95%) konkordant waren. Weiterhin ist bemerkenswert, daß im Gesamtkollektiv in 75% die Konkordanz innerhalb von 3 Jahren in Erscheinung trat, unter den diskordanten Paaren sich jedoch die Hälfte noch nach 10 Jahren als diskordant erwies und zumeist auch einen normalen Glucosetoleranztest hatte.

Die hohe Diskordanz in der jüngeren Gruppe weist auf die wichtige Bedeutung exogener Faktoren beim Zustandekommen der Erkrankung hin und zeigt, daß keineswegs jeder Partner eines eineiigen Zwillings mit Diabetes mellitus als Prädiabetiker anzusehen ist, wie man bisher angenommen hat. Es läßt sich vielmehr sagen, daß der gesunde Partner eines diabetischen eineiigen Zwillings, der vor dem 40. Lebensjahr erkrankt ist, nach 3 Jahren nur mehr noch eine Wahrschein-

Tabelle 36. Erkrankungsalter der Probanden an Diabetes bei 96 Paaren eineiiger Zwillinge. (Nach TATTERSALL, R. B., PYKE, D. A.: Lancet **1972 II**, 1120)

Erkrankungs-alter	Konkordant				Diskordant			
	männlich	weiblich	zusammen		männlich	weiblich	zusammen	
0—10	4	7	11	31	3	4	7	28
11—20	6	5	11		2	6	8	
21—30	2	2	4		4	4	8	
31—40	3	2	5		3	2	5	
41—50	5	6	11	34	0	3	3	3
51—60	6	7	13		0	0	0	
61—70	1	4	5		0	0	0	
70+	3	2	5		0	0	0	
Zusammen	30	35	65		12	19	31	

Tabelle 37. Zahl der Zwillinge mit einem diabetischen Elternteil. (Nach TATTERSALL, R. B., PYKE, D. A.: Lancet **1972 II**, 1120)

Erkrankungsalter	Konkordant	Diskordant
Alle Altergruppen	21/65	1/31
Probanden unter 40 Jahre alt	6/30	1/28
Probanden über 40 Jahre alt	15/35	0/30

lichkeit von 25% und nach 10 Jahren nur noch von 5% hat, ebenfalls zu erkranken. Auf der anderen Seite hat ein Zwilling, dessen Partner nach dem 50. Lebensjahr erkrankt, eine sehr hohe Wahrscheinlichkeit, gleichfalls diabetisch zu werden.

Auch ein letztes Ergebnis der Untersuchungen von TATTERSALL u. PYKE ist von hohem Interesse (Tabelle 37). Unter den 65 konkordant erkrankten Zwillingen aller Altersklassen hatten 21 einen gleichfalls befallenen Elternteil, unter den 31 diskordanten Paaren war dagegen nur einmal ein Elter betroffen. In der jüngeren Altersgruppe waren in 30 konkordanten Fällen nur 6mal ein Elternteil, in der älteren Gruppe unter 35 Beobachtungen hingegen 15 Elter erkrankt. Insgesamt fanden sich in den Familien der 65 konkordanten Paare des Gesamtkollektivs 31 Diabetiker unter den Blutsverwandten ersten Grades (Eltern, Geschwister), in den Sippen der 31 diskordanten Paare jedoch nur 3 Kranke.

Die Untersuchungen von TATTERSALL u. PYKE, die dringend der Bestätigung durch andere Autoren bedürfen, lassen den Schluß zu, daß eine diabetische Erkrankung in jüngeren Jahren weniger stark genetisch determiniert ist als das Auftreten der Glucoseintoleranz in späteren Jahren, eine Erkenntnis, die im Gegensatz steht zu früheren Ansichten. Für die genetische Familienberatung würde die Allgemeingültigkeit der Befunde von TATTERSALL u. PYKE große Bedeutung gewinnen.

Man kann jetzt schon sagen, daß der Partner eines bereits an Diabetes mellitus erkrankten eineiigen Zwillings nicht unbedingt als Prädiabetiker, sondern nur noch als potentieller Diabetiker bezeichnet werden kann.

Im übrigen stützen die Untersuchungen von TATTERSALL u. PYKE die Vorstellungen, daß es sich beim juvenilen und adulten Typ des Diabetes mellitus um genetisch heterogene Typen handelt. Da sowohl der jugendliche als auch der

Tabelle 38. Zwillingsuntersuchungen bei Hüftluxation und Klumpfußbildung. (Nach IDELBERGER 1939 u. 1951)

	EZ		ZZ		Erkrankungshäufigkeit unter den Geschwistern der Kranken
	n	konkordant %	n	diskordant %	%
Hüftluxation	29	41,4	109	2,8	2,8
Klumpfuß	35	22,9	133	2,3	2,9

Tabelle 39. Zwillingsuntersuchungen bei LKG-Spalten. [Aus JÖRGENGEN, G.: Med. heute 18, 293 (1969)]

	n	Konkordant	Diskordant	p
EZ	6	3	3	~0,03
ZZ	9	—	9	

Ausgangsprobanden $n = 540$

Z Erwartet: 1:45
Z Gefunden: 1:36 $\Big\}$ $\chi^2_{(m=1)} = 1{,}8000$, $p \sim 0{,}19$

Altersdiabetes als multifaktoriell bedingt angesehen werden müssen (vgl. JÖRGENSEN 1973, im Druck), läge dann ein Beispiel für Heterogenie in voneinander zu differenzierenden multifaktoriellen Systemen vor. Dabei wäre allerdings zu diskutieren, in welchem Umfang zwischen den getrennten Systemen Überschneidungen vorlägen.

Bei *Zwillingsuntersuchungen* kann es durchaus nützlich sein, die an den Paarlingen erhobenen Befunde durch *Untersuchung an Familienmitgliedern zu ergänzen.* Auf diese Weise konnte z.B. IDELBERGER (1939, 1951) zeigen (Tabelle 38), daß die Zwillingsschwangerschaft mit ihren gegenüber einer Einlingsschwangerschaft veränderten intrauterinen Bedingungen usw. als solche auf die Entstehung der Hüftluxation bzw. des Klumpfußes ohne merklichen Einfluß ist. Wäre nämlich letzteres der Fall, müßte man erwarten, daß zweieiige Zwillinge häufiger konkordant betroffen wären als ihre nicht als Zwillinge geborenen Einlingsgeschwister. Wie der Tabelle 32 zu entnehmen ist, entsprechen jedoch die Erkrankungshäufigkeiten beider Gruppen einander recht genau.

Ist, wie eben ausgeführt, auch bei der Hüftgelenksluxation und bei der Klumpfußbildung die intrauterine Umwelt vermutlich ohne wesentlichen mißbildungsauslösenden Effekt, so darf diese Erfahrung nicht ohne weiteres auf andere Mißbildungen übertragen werden. Für die Lippen-Kiefer-Gaumenspalten hat SCHULZE (1964) die Vermutung ausgesprochen, daß schon *kleine Verschiedenheiten der intrauterinen Umweltbedingungen* die Ursache der hohen Diskordanzquote unter den eineiigen Zwillingen sind (Tabelle 39). Er vermutet, daß bei gleicher erblicher Disposition zur Spaltbildung die ungünstigere intrauterine Entwicklung des einen Paarlings den letzten Anstoß zur Krankheitsentstehung gibt, indessen der Zwillingspartner aufgrund der besseren Entwicklungsbedingungen von der Merkmalsbildung frei bleibt. Eine Beobachtung aus der eigenen Zwillingsserie[55] scheint in diesem Zusammenhang mitteilungswert: Die beiden *EZ-Brüder verhalten sich zwar diskordant, die Behaftung eines älteren Bruders mit einer Lippenspalte* weist jedoch auf die genetische Basis der Spaltbildung auch in dieser Familie hin (Abb. 32).

[55] JÖRGENSEN 1968.

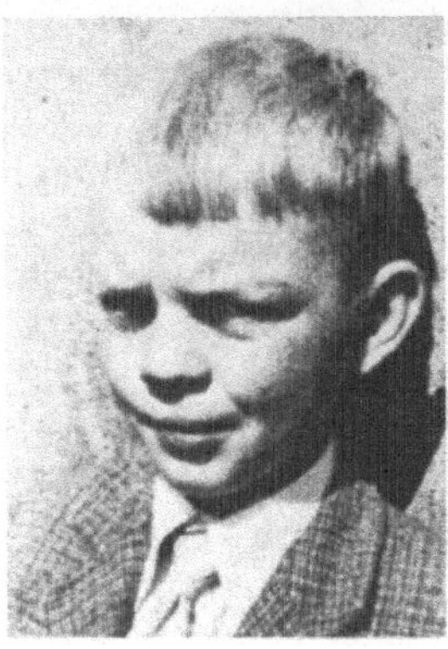
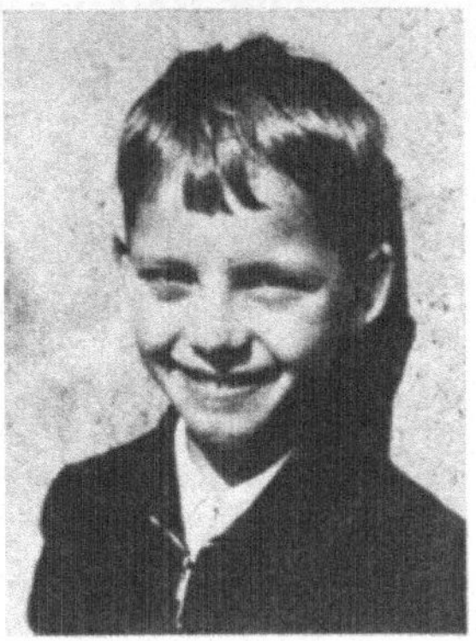
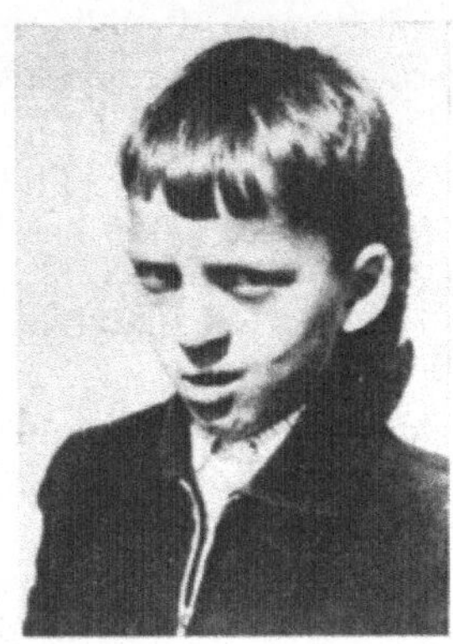

Abb. 32. Diskordantes Auftreten einer Lippen-Kiefer-Gaumenspalte bei eineiigen Zwillingen. Die Behaftung des älteren Bruders mit einer Lippenspalte weist jedoch auf die genetische Basis der Spaltbildung auch in dieser Familie hin

Möglicherweise sind *Zwillingsschwangerschaften insgesamt von der LKG-Spaltbildung häufiger betroffen* als der Bevölkerungsdurchschnitt. In der eigenen Serie (Tabelle 39) ist die Zahl der gefundenen Zwillinge mit Spaltbildung größer als zu erwarten war. Auch ist der Anteil der EZ größer als erwartet, obwohl mit Sicherheit Auslesefreiheit vorliegt. Allerdings sind die Ergebnisse bei der geringen Zahl der Beobachtungen nicht signifikant. Immerhin erscheinen sie ergänzungs- und nachprüfenswert.

II. Häufige (multifaktorielle) Krankheiten und Selektion

Selektive und *mutative Effekte* sind bekanntlich die entscheidenden Faktoren bei der phylogenetischen Entwicklung aller Lebewesen unserer Erde. An dieser Erkenntnis — der *Evolutionstheorie* —, an deren Schwelle und alles überragend das Werk DARWINs steht, gibt es für den naturwissenschaftlich gebildeten Menschen keine vernünftigen Zweifel mehr. Die großen Zusammenhänge sind klar überschaubar und in dem von HEBERER herausgegebenen Werk „Die Evolution der Organismen" (1959) von berufenen Fachvertretern umfassend dargestellt. Auch über die chromosomalen Grundlagen der phylogenetischen Entwicklung bestehen schon recht gute Vorstellungen (vgl. EBERLE 1966). So sind heute zumeist nur noch Details zu klären, wobei allerdings die solide Ausfüllung der Mosaike vielfach nicht einfach und oft mit großem Aufwand verbunden ist.

Unter Mutation verstehen wir schlechthin eine Erbänderung der kleinsten Erbeinheit (Gen-Mutation) (vgl. Abschnitt I). Eine derartige Mutation kann sich günstig bis ungünstig auswirken, je nach der phänischen Eigenschaft, die durch sie bedingt wird, und den Umweltbedingungen, die diese phänische Eigenschaft vorfindet und mit denen sie sich auseinandersetzen muß. Die weitaus größte Zahl von Mutationen (Mutanten) wirkt sich — wie wir wissen — ungünstig aus und führt entweder zu vorzeitigem Fruchttod (Letalmutation) oder zu einer „krankhaften", die Lebenstüchtigkeit (Fortpflanzungstüchtigkeit) mehr oder weniger herabsetzenden, auf die Nachkommen vererbbaren Erbänderung. Wenn eine einzige Gen-Mutation eine sichtbare Anomalie oder klinisch erfaßbare Krankheit verursacht, liegt ein monogenes Erbleiden, eine Erbkrankheit im engen Sinne vor. Derartige typische Erbkrankheiten machen jedoch höchstens 1% der Gesamtmorbidität einer Bevölkerung aus, und Mutationsrate und natürliche Ausmerzungsrate infolge herabgesetzter Nachkommenschaft befinden sich in genetischem Gleichgewicht (vgl. S. 582). Nur unter Ausnahmebedingungen können sich monogene Defekte in einer Population einmal besonders stark ausbreiten, wenn, wie etwa der Heterozygote bei der Sichelzellenanämie oder beim Glucose-6-Phosphat-Dehydrogenase-Defekt in malariaverseuchten Gebieten einen erheblichen Erhaltungsvorteil darstellt (vgl. S. 582). Das ist jedoch, wie gesagt, eine seltene Ausnahme.

Bedeutet diese Schlußfolgerung, daß Mutationen bei den häufigen Krankheiten ohne Einfluß sind? Ganz im Gegenteil, wie die meisten „normalen" phänotypische Merkmale, z.B. Haut-, Haar- und Augenfarbe, Körperhöhe, Blutdruckregulation, psychische und intellektuelle Eigenschaften usw. auf der Wirkung von mehreren bis zahlreichen Genen sowie mehr oder minder starken Umwelteinflüssen beruhen (multifaktorielles genetisches System), so gilt das ganz entsprechend auch für die meisten Krankheiten. Man kann durchaus annehmen, daß einzelne Gen-Mutationen nicht sogleich zu einer eigenständigen Erbkrankheit führen müssen, sondern erst dann in pathogener Hinsicht phänisch wirksam werden, wenn ihnen in einem „polygenen Reaktionsnetz" (vgl. S. 595) eines multifaktoriellen genetischen Systems eine Rolle zufällt. Als Beweis hierfür können m.E. die Mutanten der AB0-Blutgruppen, des Schmeckens bzw. Nichtschmeckens von Phenylthiocarbamid (PTC) usw. (vgl. S. 593) angesehen werden, die ja — worauf seit Jahren hingewiesen worden ist[56] — in den multifaktoriellen Systemen zahlreicher Krankheiten von Bedeutung sind und einen ersten isolierten Faktor unter bisher noch unbekannten Faktoren darstellen können. Derartige Mutanten in multifaktoriellen Systemen sind, wie schon in der Einleitung angedeutet worden ist, namentlich unter zivilisatorischen Lebensbedingungen weit weniger der Ausmerze (Fruchtbarkeitsausmerze) unterlegen und können sich in den ökologischen Nischen, die die Zivilisation geschaffen hat, zum Teil in nicht unwesentlichem Maße ausbreiten. Nachfolgend soll über die Selektionssituation, die bei einigen besonders häufigen Krankheiten heute gegeben ist, berichtet und diskutiert werden.

Entscheidende selektive Wirkungen sind im Laufe der Menschheitsentwicklung zweifellos von den *Infektionskrankheiten* ausgegangen. Heute haben jedoch für die unter günstigen zivilisatorischen Bedingungen lebenden Völker, insbesondere die europiden, die großen Weltseuchen wie Pest, Pocken, Cholera, Syphilis usw. sowie die vielen „banalen" Staphylokokken- und Streptokokken-Infektionen (Kindbettfieber usw.!) ihre Schrecken verloren, und auch Krankheiten wie Tuberkulose, Poliomyelitis, Typhus, Malaria, Diphtherie, Scharlach usw. sind deutlich im Rückgang begriffen, da ihnen Hygiene, Therapie und Impfprophylaxe mit steigendem Erfolg begegnen. Somit wird der Selektionsdruck durch diese Krankheiten — vorausgesetzt natürlich Fortbestand und Weiterentwicklung unserer zivilisatorischen Lebensverhältnisse — zunehmend bedeutungsloser werden und schließlich wegfallen. Das wiederum wird auch genetische Konsequenzen nach sich ziehen. Soweit sich natürliche Resistenzen gegenüber den genannten Infektionen entwickelt hatten (vgl. S. 597), wird die Zahl resistenter Individuen mit der Zeit mehr und mehr abnehmen, und die Menschheit wird insgesamt „infektionsanfälliger" werden. Das muß nun keineswegs, wenn es gelingt, die Infektionskrankheiten für alle Zeit zu beherrschen, nachteilig sein. Im Gegenteil, es ist durchaus möglich, daß andere, bisher unterdrückte Selektionsvorteile wirksam werden können. Als Beispiel sei zunächst an den Hetero-

[56] JÖRGENSEN 1963—1967.

zygotenvorteil der Sichelzellenanämie und des Glucose-6-Phosphat-Dehydrogenase-Defektes erinnert. In malariaverseuchten Gebieten bedeutet, wie schon weiter oben ausgeführt, der heterozygote Zustand, ein an sich pathologisches Merkmal also, einen Erhaltungsvorteil gegenüber den Nicht-Genträgern. Fällt die Notwendigkeit des Heterozygotenvorteils wieder fort, wie es etwa bei amerikanischen Farbigen, deren Vorfahren den afrikanischen Malaria-Gegenden entstammen, der Fall ist, geht auch der Anteil der Heterozygoten entsprechend zurück. Ein noch weit bedeutungsvolleres Beispiel bieten die selektiven Wirkungen im AB0-Blutgruppensystem.

1. Unterschiedliche Selektionswertigkeiten monogener Merkmale in multifaktoriellen genetischen Systemen

a) Unterschiedliche Selektionswertigkeit im AB0-Blutgruppensystem

Seit der Entdeckung der Blutgruppen durch LANDSTEINER im Jahre 1900 sind unzählbare Blutgruppenbestimmungen durchgeführt worden. So kennen wir heute die *Verteilung der drei „klassischen" Blutgruppengene 0, A und B in den verschiedenen Populationen der Weltbevölkerung* recht genau (Abb. 33). Es haben, wie aus den Abbildungen hervorgeht,

West- und Nordeuropäer:	eine relativ hohe *A-Frequenz;*
Slawen und Osteuropäer:	eine relativ hohe *B-Frequenz;*
Kelten:	eine hohe *0-Frequenz;*
Indianer:	fast ausschließlich *0.*

Es ist zu vermuten, daß der Mensch ursprünglich die Blutgruppe 0 hatte' während die Eigenschaften A und B als Mutationen des Gens der Blutgruppe 0 anzusehen sind[57]. Irgendwann ist dann eine *Nordmutation A* sowie eine *Ostmutation B* (Zentralasien) aufgetreten (Abb. 34).

Wodurch sind diese zum Teil großen Unterschiede zustande gekommen? Sind sie die Folge von *„random genetic drift"* (Zufall und Isolation) oder das Ergebnis *selektiver Vorgänge* im wechselhaften Ablauf der Menschheitsgeschichte? Wären sie rein durch Zufall und ohne Mitwirkung von Selektionsvorgängen bedingt, so müßte man eigentlich erwarten, daß alle möglichen Kombinationen in der Häufigkeit der Gene, A, B und 0 vorkommen. Das ist — wie die Weltkarten zeigen — jedoch nicht der Fall. So hat man auch schon bald nach Entdeckung der AB0-Blutgruppen ihre *Beziehungen zu Krankheiten* untersucht. Nicht geeignetes Untersuchungsgut und unzureichende Methodik wurden den Untersuchungen jedoch zum Verhängnis. Erst mit der Arbeit von AIRD, BENTALL u. FRASER ROBERTS (1953), in der die Korrelation zwischen der Blutgruppe A und der Häufigkeit des Magenkrebses mit modernen statistischen Methoden nachgewiesen worden ist, hat die Forschung über die natürlichen selektiven Wirkungen im AB0-Blutgruppensystem neuen Auftrieb und ein stabileres Fundament bekommen.

Unter den möglichen Methoden hat sich die von WOOLF (1955) angegebene, besonders anschauliche Methode durchgesetzt. Verglichen werden die Häufigkeiten der Patienten- und Kontrollstichproben. Der Wert

$$x = \frac{\text{A Patient} \cdot \text{0 Kontrolle}}{\text{0 Patient} \cdot \text{A Kontrolle}}$$

muß gleich 1 sein, wenn das Verhältnis A zu 0 in den beiden Stichproben gleich ist. Andernfalls resultiert ein Wert, der größer oder kleiner ist als 1 und der als *relative Häufigkeit* (x) bezeichnet wird. Zur *Prüfung auf statistische Signifikanz*

[57] HIRSZFELD u. AMZEL 1940.

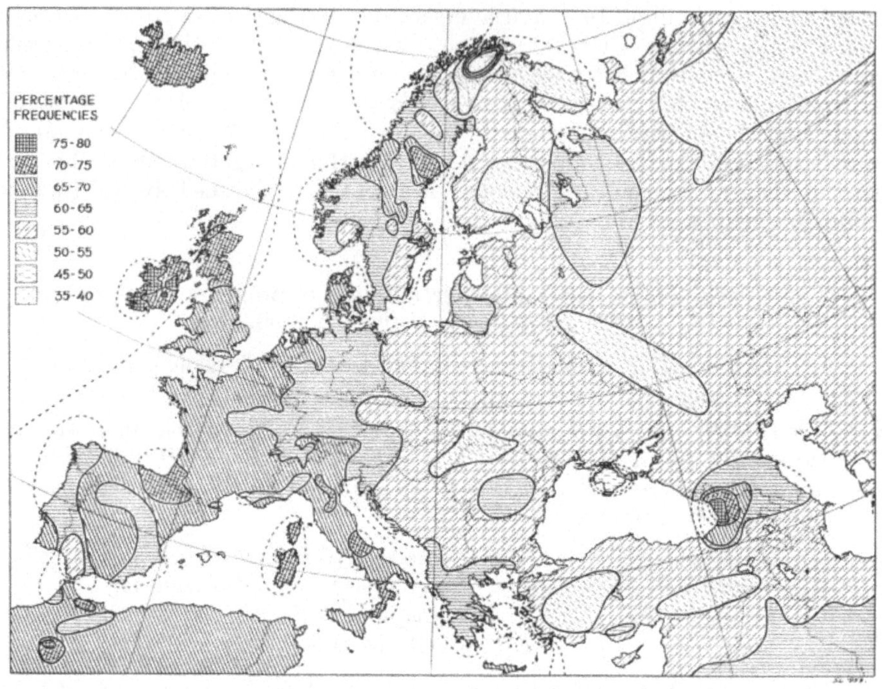

Abb. 33a—c. Häufigkeiten der Blutgruppen-Gene. a Häufigkeit des Gens 0 in Europa. b Häufigkeit des Gens 0 in der Weltbevölkerung. c Häufigkeit des Gens B in der Weltbevölkerung. (Nach MOURANT, A. E.: The distribution of human blood groups, Oxford, Blackwell 1954; MOURANT, A. E., KOPEC, A. C., DOMANIEWSKA-SOBCZAK: The AB0 blood groups. Oxford: Blackwell 1958)

wird dann die Abweichung des erhaltenen x-Wertes (relative Häufigkeit) von 1 bzw. aus mathematischen Gründen die Abweichung des natürlichen Logarithmus $x(=y)$ von Null untersucht. Bezüglich der methodischen Einzelheiten sei auf die Zusammenstellung von VOGEL u. KRÜGER (1968) sowie von VOGEL u. HELMBOLD (1969) verwiesen.

Mittlerweile gibt es eine Fülle von Untersuchungen über die Verteilung der AB0-Blutgruppen bei den verschiedensten Krankheiten. VOGEL u. KRÜGER (1968) sowie VOGEL u. HELMBOLD (1972) haben das bisherige, kaum mehr übersehbare Material der Weltliteratur zusammengetragen und statistisch ausgewertet. Dabei hat sich ergeben, daß es eine ganze Anzahl von Krankheiten gibt, bei denen das hochsiginifikante Überwiegen einer der klassischen Blutgruppen ($p < 0{,}0027$) vernünftigerweise nicht mehr in Zweifel gezogen werden kann. So überwiegt die Blutgruppe A beim *Magencarcinom*, *Dickdarm-* und *Rectumcarcinom*, den *weiblichen Genitalcarcinomen* (Carcinom colli uteri, Carcinom corpus uteri, Carcinom ovarii), dem *Mammacarcinom* (Tabelle 12, S. 594), dem *Diabetes mellitus*, der *perniziösen Anämie*, *Cholecystitis* und *Cholelithiasis*, *Nephrolithiasis*, den *ischämischen Herzerkrankungen*, *rheumatischen Leiden* usw. (Tabelle 10, S. 592). Eine Prävalenz der Blutgruppe 0 hingegen findet sich beim *Ulcus duodeni* und *ventriculi* (Tabelle 10, S. 592) und vielleicht bei den *malignen Melanomen*[58].

[58] JÖRGENSEN u. KLOSTERMANN 1968.

DISTRIBUTION OF BLOOD GROUP GENE O IN THE ABORIGINAL POPULATIONS OF THE WORLD

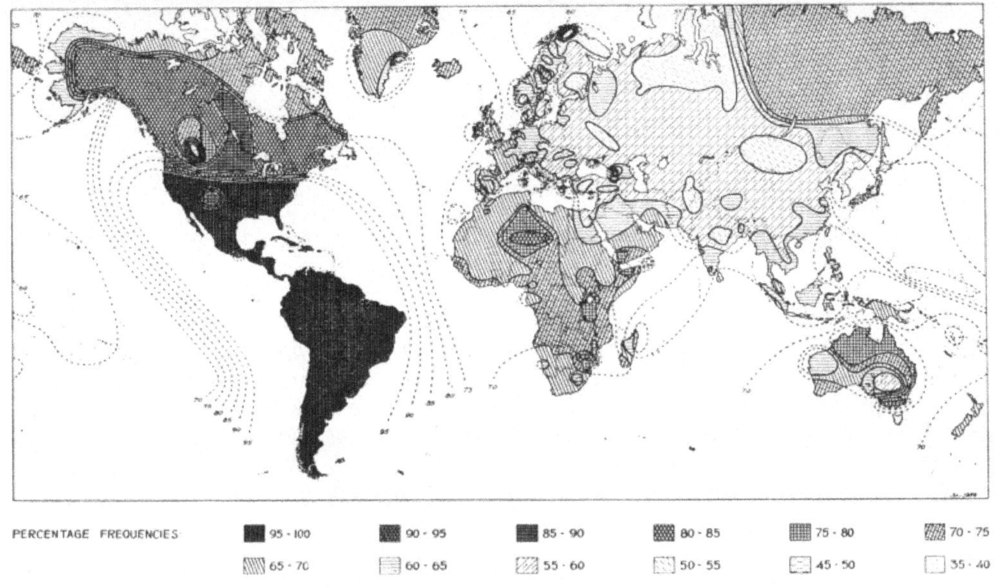

MAP 6

Abb. 33b

DISTRIBUTION OF BLOOD GROUP GENE B IN THE ABORIGINAL POPULATIONS OF THE WORLD

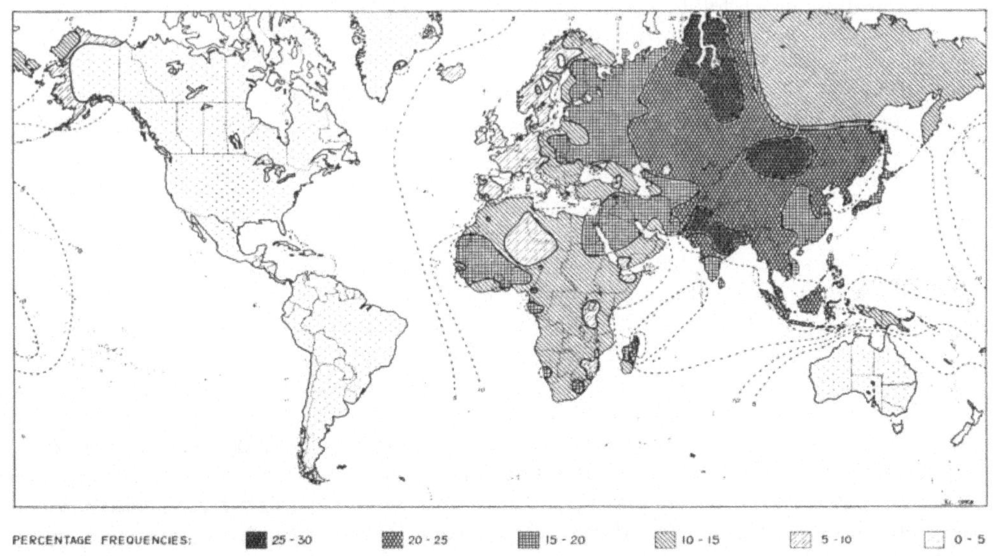

MAP 5

Abb. 33c

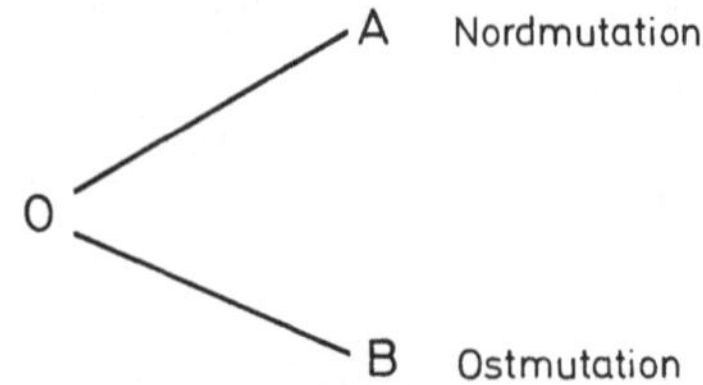

Abb. 34. Vermutlich hat der Mensch ursprünglich die Blutgruppe 0 gehabt, während die Eigenschaften A und B als Mutationen des Gens der Blutgruppe 0 anzusehen sind. Irgendwann ist dann eine Nordmutation A und eine Ostmutation B (Zentralasien) aufgetreten

Damit dürfte die Ansicht, die Blutgruppengene seien selektionistisch neutral, nicht mehr haltbar sein. Die *Beziehungen zwischen Blutgruppen und den genannten inneren Krankheiten reichen jedoch nicht aus*, um die großen Unterschiede der Blutgruppenverteilung bei den Völkern hinreichend zu erklären.

So entwickelte VOGEL mit seinen Mitarbeitern HELMBOLD u. PETTENKOFER (1960) die Vorstellung, daß es vor allem die *Infektionskrankheiten in den früheren Jahrhunderten* gewesen sind, die selektiv den AB0-Polymorphismus gesteuert haben.

Es findet sich z.B. das *Gen der Blutgruppe 0* häufig in Bevölkerungen, die vom *Weltverkehr relativ abseits* und isoliert lebten; in Europa z.B. Iren, Isländer, Basken, Bewohner Korsikas und Sardiniens, die Walser der Schweiz. Diese isolierten Gebiete wurden von Seuchen, besonders von den *Pestzügen* der vergangenen Jahrhunderte weniger heimgesucht.

Dagegen ist auf der anderen Seite die *Blutgruppe 0 selten* in den uralten *Pestzentren:* Indien, Mongolei, Türkei, Unterägypten. Der Gehalt von H-Antigen in Pestbacillen, der ein Nachteil für die Blutgruppe 0 bedeutet, spricht in diesem Sinne.

Auch die *Pocken* haben offenbar, wie VOGEL mit HELMBOLD u. PETTENKOFER vermutet und später an größeren Patientenzahlen nachgewiesen hat[59], selektiv gewirkt.

So ist die *Blutgruppe A* in den Gegenden relativ seltener, in denen die Pocken endemisch sind: Indien, Arabien, tropisches Afrika. Ursache ist vermutlich ein A-Antigen oder eine Substanz mit entsprechender Antigeneigenschaft des Pockenvirus.

Vaccinations-Encephalitiden kommen dementsprechend auch tatsächlich bei Trägern der Blutgruppe A signifikant häufiger vor (Abb. 35)[60].

Interessant ist, daß Träger der Blutgruppe 0 und A sich zwar in gleicher Weise mit der *Lues* infizieren können, die Träger der Blutgruppe 0 indessen unter spezifischer Behandlung schneller seronegativ werden[61].

Über die Herkunft der Syphilis gehen die Ansichten der Autoren auseinander. Nach Meinung einiger Autoren gibt es jedoch Hinweise dafür, daß die Syphilis durch die ersten spanischen Entdecker von Mittelamerika nach Europa gebracht worden ist. Trifft diese Auffassung zu — und dafür spricht, daß zwei verwandte Spirochäten (Treptonema pertenue und carateum) in Mittelamerika heimisch waren —, dann könnte die große Häufung des Gens 0 bei den Indianern dieser Gebiete durch einen Vorteil dieses Gens gegenüber der Syphilis bedingt bzw. mitbedingt sein.

[59] CHAKRAVARTTI, VERMA, HANURAV u. VOGEL 1966, VOGEL u. CHAKRAVARTTI 1966.
[60] HELMBOLD unveröff., zit. nach VOGEL 1963.
[61] Vgl. HELMBOLD u. PETTENKOFER 1960.

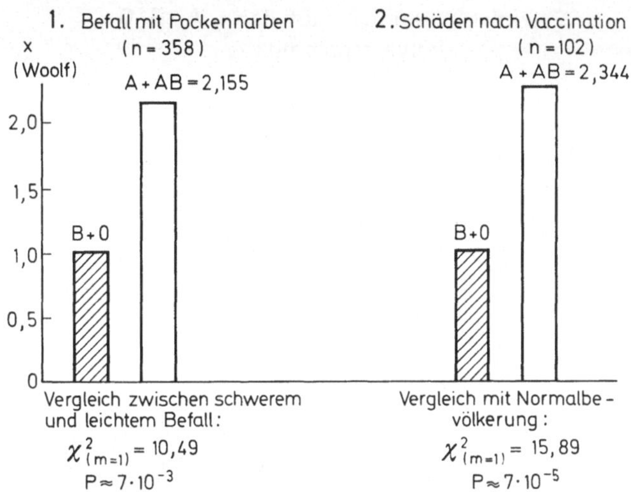

Abb. 35. Beziehungen zwischen AB0-Blutgruppen und Pocken: 1. Beim Vergleich von Personen mit schwerem und leichtem Befall mit Pockennarben zeigt sich ein hochsignifikant schwerer Befall von Individuen mit den Blutgruppen A und AB gegenüber B und 0. 2. Des weiteren haben Personen mit Blutgruppe A und AB eine doppelt so hohe Chance, einen Impfschaden davonzutragen wie Träger der Gruppen B und 0. (Nach Helmbold, unveröffentlicht, aus Vogel, F.: Bericht 8. Tagung Deutsche Ges. Anthrop. 1963. Göttingen; Musterschmidt 1963)

Auch bei der *Tuberkulose*[62], der *Sarkoidose*[63] sowie bei der *Lepra*[64] deutet eine leichte Prävalenz der Blutgruppe A auf den Einfluß selektiver Faktoren hin.

Gegen die Interpretation der Zusammenhänge zwischen Blutgruppen und Krankheiten sind auch kritische Stimmen, sachliche und unsachliche, laut geworden. Vogel u. Helmbold (1972) haben sich mit den Kritikern eingehend auseinandergesetzt, auf sie sei hier verwiesen. Zu den entscheidenden Voraussetzungen der Untersuchungen — und hier ist Kritik besonders wichtig — gehört die *Wahl eines geeigneten repräsentativen Kontrollkollektivs*. Nach den Untersuchungen von Buckwalter u. Mitarb. (1958), von Beckmann u. Mitarb. (1958) sowie Jörgensen (1963, 1967) sind Bedenken gegen die Heranziehung bzw. alleinige Heranziehung von *Blutspendern* als Kontrollen geäußert worden. Jörgensen fand z. B. bei den Spendern der Göttinger Blutbank eine Überwiegen der Gruppe 0 von ca. 3—4% in zwei voneinander unabhängigen Stichproben (Tabelle 40). Der erhöhte 0-Anteil unter Blutspendern wird derzeit zumeist als Folge der früher und vielleicht noch immer verbreiteten Ansicht vom „*Null-Universalspender*" angesehen. Es ist jedoch fraglich, ob diese Hypothese noch haltbar ist. Jörgensen ist heute aufgrund verschiedener Argumente vielmehr der Ansicht, daß ein relatives Überwiegen von 0-Spendern vermutlich damit zusammenhängt, daß Personen mit der Blutgruppe A durchschnittlich etwas krankheitsanfälliger und somit weniger spendebereit sind als die der Blutgruppe 0. Es fällt nämlich auf, daß unter den bisher untersuchten Krankheiten mit überdurchschnittlich häufigem Vorkommen einer Blutgruppe — und die häufigeren Krankheiten sind praktisch alle untersucht — die Gruppe A öfter eine Rolle spielt als die Gruppe 0[65]. Eine Prävalenz der Blutgruppe 0 findet sich bei den häufigen Krankheiten praktisch

[62] Jörgensen 1963, Vogel u. Helmbold 1969. [63] Jörgensen 1963.
[64] Vogel u. Chakravartti 1966. [65] Jörgensen 1966, 1967, Vogel u. Krüger 1968.

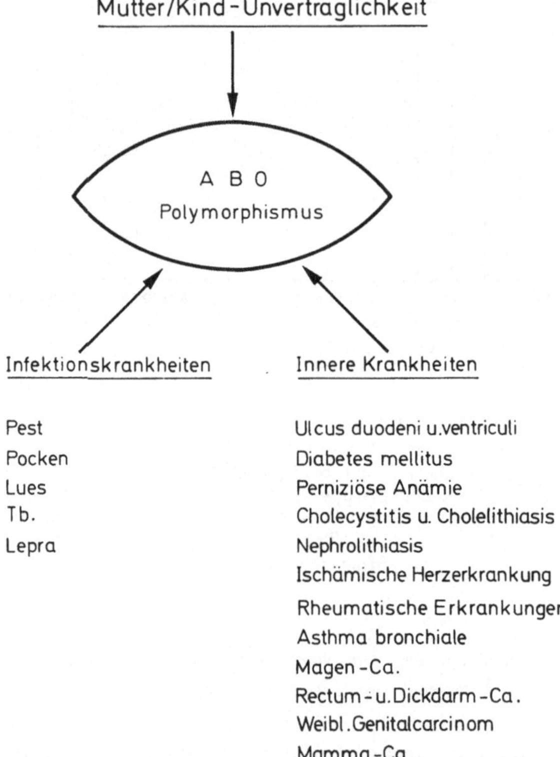

Abb. 36. Neben Mutter/Kind-Unverträglichkeiten, die es nicht nur im Rhesus-, sondern auch im AB0-Blutgruppensystem gibt, sind es Infektionskrankheiten, insbesondere die großen Seuchen, wie Pest und Pocken sowie zahlreiche innere Krankheiten, die selektive Wirkungen auf den AB0-Blutgruppenpolymorphismus haben bzw. gehabt haben

nur beim *Ulcus duodeni* und *ventriculi*. Es ist zu vermuten, daß Träger der Blutgruppe 0 insgesamt eine etwas größere „fitness" zeigen als die Gruppe A. Für seine *Hypothese der „little more fitness" von 0-Trägern* führt Jörgensen aufgrund seiner eigenen Untersuchungen vor allem folgende Fakten an:

1. Bei *über 75jährigen Greisen* kommt die Blutgruppe 0 signifikant häufiger vor als die Blutgruppe A. Die relative Häufigkeit beträgt rund 1,6, was bedeutet, daß Träger der Blutgruppe 0 eine um 60% gesteigerte Wahrscheinlichkeit haben, 75 Jahre und älter zu werden als Träger der Gruppe A (Tabelle 41). In einer Stichprobe von 473 gesunden über 75 Jahre alten Ärzten haben sich entsprechende Verhältnisse ergeben[66] (Tabellen 41, 42).

2. Bemerkenswert ist, daß bei *über 75jährigen chirurgisch behandelten Greisen* die Verhältnisse dagegen umgekehrt liegen. Bei ihnen kommt die Blutgruppe A signifikant häufiger vor als die Gruppe 0, und zwar gegenüber der Normalbevölkerung um ca. 20% (schwach signifikant), gegenüber gesunden über 75jährigen Greisen sogar um ca. 90% (hoch signifikant) (Tabelle 42). Dieser Befund erklärt sich dadurch, daß sich unter den 614 Patienten allein 201 mit

[66] Jörgensen 1973, unveröffentlicht.

Tabelle 40

Stichprobe	Pro-banden	Phänotypen								Genfrequenzen			
	n	A	A (%)	B	B (%)	0	0 (%)	AB	AB (%	p(A)	q(B)	r(0)	$p+q+r$
Südniedersachsen (Durchschnittsbevölkerung)[a]	694	311	44,8	71	10,2	273	39,3	39	5,6	0,2960	0,0827	0,6272	1,0059
Deutsche Durchschnittsbevölkerung[b]	81985	35943	43,84	10123	12,34	31773	38,75	4146	5,05	0,2851	0,0911	0,6625	0,9987
Blutspender[c] (Göttingen)	2000	877	43,8	166	8,3	859	43,0	98	4,9	0,2841	0,0683	0,6554	1,0078
Sportler unter 40 Jahren[c]	683	287	42,0	73	10,7	273	40,0	50	7,3	0,2880	0,0944	0,6325	1,0149
(unter 30 Jahren)	(542)	(230)	(42,4)	(60)	(11,1)	(214)	(39,5)	(38)	(7,0)	(0,2887)	(0,0950)	(0,6285)	(1,0122)
Sportler über 40 Jahre[c]	340	134	39,4	32	9,4	159	46,8	15	4,4	0,2503	0,0716	0,6840	1,0059
Aktive Soldaten[c]	484	181	37,4	56	11,6	219	45,2	28	5,8	0,2464	0,0911	0,6723	1,0098
Wehrpflichtige Soldaten[c]	1005	447	44,5	96	9,5	419	41,7	43	4,3	0,2845	0,0716	0,6458	1,0019
Über 75jährige gesunde Greise[aa]	556	193	34,71	62	11,15	274	49,28	27	4,86	0,2225	0,0835	0,7030	1,0090
Über 75jährige chirurgisch[aa] behandelte Greise (Univ.-Klinik)	614	296	48,2	66	10,8	216	35,3	36	5,8	0,3218	0,0868	0,5933	1,0019
Über 75jährige chirurgisch[aa] behandelte Greise (Gesamtheit)[c]	1260	573	45,48	137	10,87	476	37,78	74	5,87	0,3025	0,0865	0,6146	1,0036
Über 75jährige gesunde Ärzte[aa]	473	172	36,36	39	8,25	236	49,89	26	5,50	0,2375	0,0713	0,7062	1,0150
Über 75jährige gesunde Greise und gesunde Ärzte zusammengefaßt[aa]	1029	365	35,47	101	9,82	510	49,56	53	5,15	0,2294	0,0779	0,7040	1,0113

[a] Nach JÖRGENSEN, G.: Hum. Genet. **3**, 264 (1967).
[b] Nach FISCHER, W.: Veröffentl. a. d. Geb. d. Volksgesundheit **54**, 173 (1942).
[c] Nach JÖRGENSEN, G., SCHWARZ, G.: Hum. Genet. **5**, 254 (1968).
[aa] Nach JÖRGENSEN, G.: unveröffentlicht.

Tabelle 41. Relative Blutgruppenhäufigkeiten im Vergleich zu zwei Stichproben der Durchschnittsbevölkerung

Stichprobe	n	Vergleich	Kontrollgruppe		p	Kontrollgruppe		p
			relative Häufigkeit x	I $n=$ 694[a] $\chi^2(m=1)$		relative Häufigkeit x	II $n=$ 81985[b] $\chi^2(m=1)$	
Sportler unter 40 Jahre (unter 30 Jahre)[c]	683 (542)	0:A	1,08	0,3336	~0,6	1,08	0,7378	~0,4
Sportler über 40 Jahre[c]	340	0:A	1,35	7,5013	~0,005	1,34	9,9368	~0,001
Aktive Soldaten[c]	484	0:A	1,38	6,0826	~0,014	1,36	9,7852	~0,001
Wehrpflichtige Soldaten[c]	1005	0:A	1,07	0,3745	~0,6	1,07	0,1074	~0,75
Über 75jährige gesunde Greise[aa]	556	0:A	1,62	14,7873	~0,0001	1,61	25,7120	$\sim 10^{-7}$
Über 75jährige chirurgisch behandelte Greise (Univ.-Klinik)[aa]	614	A:0	1,20	2,2948	~0,08	1,21	4,5719	~0,035
Über 75jährige chirurgisch behandelte Greise (Gesamtheit)[aa]	1260	A:0	1,06	0,2835	~0,6	1,07	1,3897	~0,26
Über 75jährige gesunde Ärzte[aa]	473	0:A	1,56	9,3870	~0,0027	1,55	18,4082	$\sim 10^{-4}$
Über 75jährige gesunde Greise und gesunde Ärzte zusammengefaßt[aa]	1029	0:A	1,59	18,7548	$\sim 10^{-4}$	1,5806	40,0845	$\sim 10^{-10}$

[a] Nach JÖRGENSEN, G.: Hum. Genet. **3**, 164 (1967).
[b] Nach FISCHER, W.: Veröffentl. a. d. Geb. d. Volksgesundheit **54**, 173 (1942).
[c] Nach JÖRGENSEN, G., SCHWARZ, G.: Hum. Genet. **5**, 254 (1968).
[aa] Nach JÖRGENSEN, G.: unveröffentlicht.

Tabelle 42. Relative Blutgruppenhäufigkeiten bei über 75jährigen Ärzten ($n=473$) im Vergleich zu Kontrollgruppen und chirurgisch behandelten Greisen

Stichprobe	n	Vergleich	Relative Häufigkeit x	χ^2 $(m=1)$	p
Gesunde Greise	556	0:A	1,0346	0,0615	~0,82
Südniedersachsen (Durchschnittsbevölkerung)	694	0:A	1,5630	9,3870	~0,0027
Deutsche Durchschnittsbevölkerung	81985	0:A	1,5521	18,4082	$\sim 10^{-4}$
Chirurgisch behandelte Greise (Univ.-Klinik)	614	A:0	1,8802	22,2760	$\sim 10^{-5}$
Gesamtheit aller chirurgisch behandelten Greise	1029	A:0	1,6517	18,347	$\sim 10^{-4}$

bösartigen Tumoren, 57 mit Prostataadenomen und 63 mit Schenkelhalsfrakturen sowie weitere Probanden mit Krankheiten finden, bei denen eine Prävalenz der Blutgruppe A bekannt ist.

Tabelle 43. Relative Blutgruppenhäufigkeiten bei über 75jährigen Greisen (einschließlich über 75jährigen Ärzten) ($n = 1029$) im Vergleich zu Kontrollgruppen und chirurgisch behandelten Greisen

Stichprobe	n	Vergleich	Relative Häufigkeit x	$\chi^2(m=1)$	p
Südniedersachsen (Durchschnittsbevölkerung)	694	0:A	1,5917	18,7548	$\sim 10^{-4}$
Deutsche Durchschnittsbevölkerung	81985	0:A	1,5806	40,0845	$\sim 10^{-10}$
Chirurgisch behandelte Greise	614	A:0	1,9147	33,5561	$\sim 10^{-8}$
Gesamtheit aller chirurgisch behandelten Greise	1260	A:0	1,6819	31,8203	$\sim 10^{-8}$

Tabelle 44. Relative Blutgruppenhäufigkeit bei aktiven Soldaten. Vergleich: Aktive Soldaten ($n = 484$)/wehrpflichtige Soldaten ($n = 1005$). [Aus: Jörgensen, G., Schwarz, G.: Hum. Genet. 5, 254 (1968)]

Kontrolle	n	Vergleich	Relative Häufigkeit x	$\chi^2(m=1)$	p
Wehrpflichtige Soldaten	1005	0:A	1,29	4,4365	$\sim 0{,}03$

3. Unter *Sportlern* — Sportstudenten, aktiven, leistungsfähigen Angehörigen von Sportvereinen sowie Inhabern des Bundessportabzeichens — ist die Blutgruppe 0 ebenfalls häufiger als in der Durchschnittsbevölkerung. Für die Sportler unter 40 Jahren ist dieser Befund, möglicherweise aufgrund der zu geringen Beobachtungszahlen, nicht signifikant. Für die *Sportler von 40 Jahren und älter*, die sicherlich eine Auslese nach langjährig bewahrter körperlicher Leistungsfähigkeit darstellen, ist das um ca. 35% häufigere Vorkommen von 0-Trägern gegenüber A-Individuen hingegen hochsignifikant.

4. Auch unter *aktiven Soldaten*, die in ähnlicher Weise wie die Sportler eine Auslese überdurchschnittlicher körperlicher Leistungsfähigkeit repräsentieren, findet sich nach den Untersuchungen von Jörgensen u. Schwarz (1968) gleichfalls ein Überwiegen von Trägern der Blutgruppe 0, die gegenüber der deutschen Durchschnittsbevölkerung hochsignifikant, gegenüber den wehrpflichtigen Soldaten derselben Einheiten schwach signifikant gesichert ist (Tabelle 44).

Auch Thorsøe (1960) hat in zwei altersverschiedenen Gruppen (vgl. Tabelle 45) eine Prävalenz der Blutgruppe 0 im älteren Kollektiv gefunden. Der Unterschied ist allerdings nicht so evident wie in unseren Untersuchungen. Das hängt vermutlich damit zusammen, daß die untere Grenze im Alterskollektiv schon bei 65 angesetzt wurde. Auch wird für die Berücksichtigung in der Serie nicht ausdrücklich „Gesundheit“ genannt.

Bisher wurden brauchbare Vergleiche fast ausschließlich zwischen den beiden häufigen Blutgruppen A und 0 angestellt; die *Gruppen B und AB* hingegen konnten aufgrund ihrer meist geringen Anzahl in den einzelnen Stichproben selten in die Auswertung genommen werden. Diese Kleinheit der Einzelserien haben Vogel u. Krüger (1968) in ihrer schon genannten umfangreichen Arbeit durch

Tabelle 45. Blutgruppenverteilung in zwei Serien von Kontrollen aus der gleichen Bevölkerung. (Nach THORSØE 1960)

Altersverteilung	n	Gruppe (in Prozent)			
		A	B	0	AB
15—70	14304	44,0	10,9	40,6	4,5
65—102	609	42,0	9,2	44,0	9,8

Tabelle 46. Relative Häufigkeit des Rhesus-Faktors bei verschiedenen Krankheiten (hohe statistische Signifikanz) $p<0{,}0027$. (Aus der Literaturzusammenstellung von CHAKRAVARTTI 1967)

Diagnose	Stichproben n	Patienten n	Kontrollen n	Relative Häufigkeit Rh/rh	χ^2	$p<$ 0,0027	χ^2 der Heterogenität	p
Magen-Carcinom	7	1531	11558	0,7736	10,623	+++	8,429	(6 d.f.) —
Lungen-Carcinom	10	7260	24631	0,8511	16,021	+++	132,376	(6 d.f.) ++
Oesophagus-Carcinom	1	54	6653	0,6415	13,570	+++	—	—
Poliomyelitis	1	452	3522	2,1681	17,579	+++	—	—

Zusammenfassung nicht auswertbarer Einzelergebnisse zu größeren, nunmehr statistischer Bearbeitung zugänglichen Kollektiven mehrfach eindrucksvoll überwunden. Dabei hat sich gezeigt, daß die Blutgruppe B häufiger in ihrer „Selektions-Wertigkeit", wie man vielleicht sagen könnte, zwischen der Gruppe A und 0 liegt (vgl. Tabelle 10, S. 592 sowie Tabelle 12, S. 594). So findet sich z.B. beim Vergleich von B:0 beim *Magencarcinom* ein leichtes, signifikantes Überwiegen von B, wobei sich die Gruppe B allerdings gegenüber 0 ähnlicher verhält als gegenüber der Gruppe A. Auch bei der *perniziösen Anämie* liegt B zwischen A und 0, sich dabei wiederum 0- als A-ähnlicher verhaltend. Beim *Asthma* scheint B stark, A schwächer benachteiligt. Träger der Gruppe 0 scheinen einen definitiven Vorteil in Zusammenhang mit gewissen allergischen Reaktionen zu haben, ein vielleicht bemerkenswerter Befund, wenn man die vermutliche Zunahme derartiger Reaktionen im heutigen Industriezeitalter in Rechnung stellt.

Überschauen wir die genannten Ergebnisse und Fakten zusammenfassend, so läßt sich die Schlußfolgerung ziehen, daß unter den heutigen Lebensbedingungen mit ihrer erhöhten Lebenserwartung und dem Fortfall des Selektionsdrucks vor allem durch die klassische seuchenhafte Infektionskrankheit — die Pest[67] — sich ein Selektionsvorteil zugunsten der Blutgruppe 0 und zuungunsten der Blutgruppe A herauszubilden scheint. Die Blutgruppe B nimmt in der Selektionswertigkeit wahrscheinlich eine Zwischenstellung ein. Da die meisten derjenigen Krankheiten, bei denen Beziehungen zur Blutgruppe A bestehen, erst im fortgeschrittenen Lebensalter auftreten, werden sich allerdings die Unterschiede

[67] Vgl. die Hypothese von VOGEL, PETTENKOFER u. HELMBOLD 1960.

in der Selektionswertigkeit zwischen den Phänotypen im AB0-System vermutlich erst in größeren Zeiträumen auswirken können. Dabei ist natürlich vorauszusetzen, daß sich die Selektionsbedingungen nicht wiederum grundsätzlich ändern.

Die bisher umfassendste Darstellung der Selektion infolge von Korrelationen der Blutgruppen mit bestimmten Krankheiten stammt von VOGEL u. HELMBOLD (1972). In ihrem Beitrag im Handbuch für Humangenetik findet sich nicht nur eine sehr ausführliche Bearbeitung der Methodik, sondern auch die Dokumentation und die statistisch zusammenfassende kritische Auswertung praktisch aller einschlägigen Publikationen der Weltliteratur.

b) Unterschiedliche Selektionswertigkeit im Rhesussystem

Im Unterschied zur Kenntnis der AB0-Blutgruppenverteilung bei den verschiedenen Krankheiten (S. 591ff.) sind entsprechende Untersuchungen, die sich mit den zahlreichen anderen Blutgruppensystemen befassen, spärlich und lückenhaft. Am ehesten sind Aussagen über unterschiedliche Selektionswertigkeiten im Rhesussystem möglich. CHAKRAVARTTI (1967) hat erstmalig eine größere Übersicht über die bisher erschienenen Arbeiten veröffentlicht. In der Tabelle 38 sind diejenigen Krankheiten zusammengestellt, bei denen eine statistisch hochsignifikante relative Häufigkeit einen Zusammenhang zwischen Rhesusfaktoren (D-System) und Krankheit vermuten läßt. Beim *Magencarcinom*, *Lungencarcinom* sowie beim *Oesophaguscarcinom* besteht eine Minderung, bei der *Poliomyelitis* eine Zunahme Rh-positiver Phänotypen gegenüber den jeweiligen Kontrollen. Bei einer Reihe weiterer Krankheiten hat CHAKRAVARTTI schwache Signifikanzen (0,05—0,01) errechnet, beim *Pankreascarcinom* ($n = 198$) und bei der *Mitralstenose* ($n = 213$) zugunsten eines Überwiegens rh-negativer Phänotypen, beim *Brustkrebs* ($n = 941$), bei der *Lepra* ($n = 4138$) und *venerischen Leiden* ($n = 2045$) zugunsten Rh-positiver Probanden. Die Berechnungen bei der *Tuberkulose* ($n = 1832$) haben eine relative Häufigkeit beim Vergleich Rh:rh von 0,821 und einen χ^2-Wert von 8,856, also einen p-Wert zwischen 0,005 und 0,0027 ergeben, was einer deutlichen Signifikanz entspricht. In den Untersuchungen von JÖRGENSEN u. KALLENBACH (1968) (Tabelle 39), die kürzlich eigene umfangreiche Untersuchungen über die Verteilung der Rhesusfaktoren bei den verschiedenen häufigen Krankheiten veröffentlicht haben, nähert sich bei 1034 Tuberkulosekranken die relative Häufigkeit Rh:rh mit 0,881 zwar dem Wert von CHAKRAVARTTI, doch fehlt die statistische Signifikanz. Bemerkenswert ist in den Untersuchungen von JÖRGENSEN u. KALLENBACH die hochsignifikante Minderung Rh-positiver Phänotypen bei der *allergischen Rhinitis* sowie bei der *Pollinosis*. Eine Minderung Rh-positiver Typen liegt auch beim *atopischen Asthma* und dem *atopischen Formenkreis* insgesamt sowie beim *Prostataadenom* vor, doch sind diese Befunde nur durch eine schwache Signifikanz abgesichert. Soweit bei den Krankheiten eine statistisch gesicherte Prävalenz einer der beiden Rhesus-Phänotypen nachgewiesen ist, kann man vermuten, daß die jeweiligen Genotypen in den diesen Krankheiten zugrunde liegenden multifaktoriellen Systemen ähnlich den AB0-Blutgruppengenen[68] eine Rolle spielen.

c) Unterschiedliche Selektionswertigkeit in den Serumgruppen

Im Unterschied zu den zum Teil recht eindrucksvollen Ergebnissen über die Selektionswertigkeit der klassischen AB0-Blutgruppen sowie neuerdings auch der Rhesusfaktoren[69] sind entsprechende Ergebnisse auf dem Gebiet der Serum-

---

[68] JÖRGENSEN 1963—1967. [69] CHAKRAVARTTI 1967, JÖRGENSEN u. KALLENBACH 1968.

Tabelle 47. Rhesusfaktoren bei Gesunden und Kranken. Vergleich Rh/rh

Diagnose	Probanden n	Rh	rh	Phänotypen Rh%	Phänotypen rh%	Genotypen Rh	Genotypen rh	Relative Häufigkeit	χ^2	p $(m=1)$
Göttingen	694	592	102	85,3	14,7	0,6166	0,3834	—	—	—
Göttingen, Blutspender	2000	1688	312	84,4	15,6	0,6050	0,3950	0,932	1,1480	~0,28
Über 75jährige gesunde Greise	300	254	46	84,7	15,3	0,6091	0,3909	0,952	0,0668	~0,9
Über 75jährige chirurgisch behandelte Greise	614	524	90	85,3	14,7	0,6168	0,3832	1,003	0,0010	~0,79
Göttingen, Sportler unter 40 Jahre	651	567	84	87,1	12,9	0,6410	0,3590	1,163	0,6778	~0,6
Göttingen, Sportler über 40 Jahre	254	216	38	85,1	14,9	0,6140	0,3860	0,979	0,0102	~0,92
Wehrpflichtige Soldaten	1005	863	142	85,8	14,2	0,6231	0,3769	1,047	0,1077	~0,74
Aktive Soldaten	461	389	72	84,4	15,6	0,6050	0,3950	0,930	0,1835	~0,66
Berufsfeuerwehrleute ($n=68$), Polizeibeamte ($n=75$)	143	123	20	86,0	14,0	0,6260	0,3740	1,059	0,0481	~0,82
Tuberkulose	1034	865	169	83,6	16,3	0,5962	0,4038	0,881	0,8517	~0,4
Sarkoidose	495	416	79	84,0	16,0	0,6000	0,4000	0,907	0,3566	~0,55
Prostataadenom	1079	896	201	81,7	18,3	0,5722	0,4278	0,768	3,9746	~0,048
Prostatacarcinom	130	111	19	85,4	14,6	0,6180	0,3820	1,0065	0,0005	~0,98
Melanome	84	75	9	89,3	10,7	0,6730	0,3270	1,435	0,2691	~0,6
Leukämie (akuter Typ)	78	67	11	85,9	14,1	0,6245	0,3755	1,049	0,0198	~0,68
Leukämie (chronischer Typ)	104	88	16	84,6	15,4	0,6076	0,3924	0,947	0,0333	~0,84
Zusammen	182	155	27	85,2	14,8	0,6154	0,3846	0,989	0,0021	~0,96
Gurartige Knochentumoren	197	171	26	86,8	13,2	0,6367	0,3633	1,3248	0,2804	~0,8
Bösartige Knochentumoren	224	199	25	88,8	11,2	0,6654	0,3346	1,371	1,7769	~0,2
Schenkelhalsfrakturen	226	200	26	88,5	11,5	0,6610	0,3390	1,325	0,9292	~0,35
Lippen-Kiefer-Gaumenspalten[a]	565	471	94	83,4	16,6	0,5925	0,4075	0,863	0,8916	~0,34
Zahncaries[a]	251	225	26	89,6	10,4	0,6775	0,3225	1,4910	2,9633	~0,08

Psoriasis vulgaris	206	168	38	81,6	18,4	0,5710	0,4290	0,761	1,6998	~0,19
Cholelithiasis	396	332	64	83,8	16,2	0,5976	0,4024	0,893	0,4187	~0,5
Nephrolithiasis	280	240	40	85,7	14,3	0,6119	0,3781	1,0337	0,0027	~0,79
Pylorospasmus	198	162	36	81,8	18,2	0,5734	0,4266	0,775	1,4302	~0,24
Asthmatischer Formenkreis	374	308	66	82,4	17,6	0,5926	0,4074	0,804	1,5951	~0,12
Exogen-allergisches Asthma	125	97	28	77,6	22,4	0,5267	0,4733	0,596	4,7061	~0,03
Infekt-allergisches Asthma	57	47	10	82,5	17,5	0,5817	0,4183	0,809	0,3363	~0,6
Atopisches Asthma	137	106	31	77,4	22,6	0,5246	0,4754	0,589	5,3524	~0,02
Nicht klassifizierbares Asthma	133	115	18	86,5	13,5	0,6326	0,3674	1,100	0,1218	~0,73
Allergische Rhinitis	141	103	38	73,1	26,9	0,4814	0,5186	0,467	12,6076	~0,0004
Pollinosis (Heuschnupfen), Heuasthma	119	88	31	73,9	26,1	0,4899	0,5101	0,489	9,5688	~0,002
Atopischer Formenkreis	205	161	44	78,5	21,5	0,5364	0,4636	0,630	5,3258	~0,02
Offener Ductus Botalli	325	270	55	83,1	16,9	0,5889	0,4111	0,845	0,8412	~0,36
Vorhofseptumdefekt	296	247	49	83,5	16,5	0,5949	0,4051	0,868	0,5533	~0,6
Ventrikelseptumdefekt	612	508	104	83,0	17,0	0,5877	0,4123	0,841	1,2905	~0,2
Valvuläre Aortenstenose	242	209	33	86,4	13,6	0,6314	0,3686	1,091	0,1636	~0,69
Aortenisthmusstenose	127	110	17	86,6	13,4	0,6340	0,3660	1,114	0,1388	~0,74
Pulmonalstenose	211	178	33	84,4	15,6	0,6050	0,3950	0,929	0,1132	~0,3
Fallots Tetralogie	316	269	47	85,1	14,9	0,6140	0,3860	0,986	0,0053	~0,94
Verschiedene seltene Typen angeborener Herzfehler	298	245	53	82,2	17,8	0,5781	0,4219	0,796	1,5077	~0,14
Zusammenfassung aller angeborenen Herzfehler	2427	2036	391	83,9	16,1	0,5999	0,4001	0,897	0,8101	~0,45

[a] Die Ergebnisse bei Lippen-Kiefer-Gaumenspalten und Zahncaries sind auch in der Arbeit von Chakravartti aufgeführt. Sie werden dort als nach Vogel und Krüger zitiert angegeben, denen wir unsere Werte zur Verfügung gestellt hatten. [Aus: Jörgensen, G., Kallenbach, H.-H.: Hum. Genet. 5, 261 (1968)].

gruppen — insbesondere der Haptoglobine und Gc-Faktoren — bisher nicht zu verzeichnen.

α) *Haptoglobine*

Die *unterschiedliche Häufigkeit der Haptoglobingene* in verschiedenen Populationen — bei Europäern kommt z. B. das Hp^1-Gen in etwa 40%, in afrikanischen Populationen dagegen wesentlich häufiger, teilweise bis zu 70% vor — läßt vermuten, daß auch hier selektive Kräfte wirksam gewesen sind.

Wir wissen, daß das *Haptoglobinmolekül* vom Typus 2-1 und besonders das vom Typus 2-2 weniger freies Hämoglobin zu binden vermögen als das vom Typus 2-1. So ist die Hypothese von ALLISON (1959) einleuchtend, daß Individuen mit dem Allel Hp^2 vielleicht einen Selektionsnachteil besitzen, wenn sie an einer Krankheit leiden — wie in Afrika häufig —, die infolge *hämolytischer Prozesse* zu einem erhöhten Verbrauch an Haptoglobin führt.

Andererseits ist es möglich, daß auch die Träger des Haptoglobintyps 1-1 unter bestimmten Bedingungen einen Selektionsnachteil erleiden. So könnten z.B. die kleineren Hp 1-1-Moleküle bei erhöhter Durchlässigkeit der Nieren für Plasmaproteine schneller und leichter verloren gehen, wodurch früher und häufiger ein Defizit an Haptoglobin bei den Trägern des homozygoten Allels Hp^1 eintritt als bei den anderen Typen. Wenn nun in einer Population beide Selektionsmechanismen zusammentreffen, so müßte im Haptoglobinsystem ein *Selektionsnachteil der beiden homozygoten Typen* und ein *Selektionsvorteil für den heterozygoten Typ 2-1* vorliegen, wodurch die *Balance des Polymorphismus* aufrecht erhalten bliebe. Zur Sicherung der beiden genannten Hypothesen reichen allerdings die bisher vorliegenden Ergebnisse noch nicht aus. Untersuchungen über die Verteilung der Haptoglobinphänotypen sind bei einer ganzen Reihe von Krankheiten durchgeführt worden[70]. Die Mehrzahl dieser Forschungen, darunter eigene Untersuchungen bei der Sarkoidose[71]m, beim Diabetes mellitus[72], bei Leberparenchymschäden[73], bei verschiedenen Atopien[74] sowie malignen Melanomen[75] haben eine statistisch signifikante Bevorzugung eines Haptoglobintyps nicht erkennen lassen. Bemerkenswert ist das Ergebnis von HEVÉR (1966), der unter 866 *Tuberkulose*-Patienten ein statistisch signifikantes Überwiegen des Hp^2-Gens gefunden hat. JÖRGENSEN u. RÜBBERDT (1968) haben ebenfalls Untersuchungen an Tuberkulosekranken durchgeführt ($n = 670$), wobei sie die Ergebnisse von HEVÉR nicht bestätigen konnten. Auch bei der *Leukämie* liegt möglicherweise nach den Ergebnissen von GALATIUS-JENSEN (1960), LATNER u. ZAKI (1960) sowie PEACOCK (1966) ein Selektionseffekt mit Häufung des Hp^1-Gens vor.

Künftige Untersuchungen müßten vor allem *hämolytische Erkrankungen*, die ja nach der genannten Hypothese von ALLISON vermutlich von Bedeutung sind, *Nierenerkrankungen*, die nach SMITHIES (1956) einen Selektionsnachteil für die kleineren Hp 1-1-Moleküle darstellen könnten sowie *Infektionskrankheiten*, vor allem die großen Weltseuchen, in größerem Umfang in die Forschungen einbeziehen. Im übrigen sollte nicht übersehen werden, daß sich schon innerhalb von relativ kleinen Populationen bezüglich des Hp-Merkmals vermutlich weit größere Inhomogenitäten zeigen können als im AB0- und Rh-System, wie BAITSCH u. Mitarb. (1959, 1961) schon in ihren ersten Untersuchungen gefunden haben. Auch dieser Befund bietet möglicherweise den Ansatz einer Klärung. Nicht zuletzt ist an den Effekt *vorgeburtlicher Selektion* zu denken[76].

[70] Übersicht bei WENDT, KRÜGER u. KINDERMANN 1968. [71] JÖRGENSEN 1963.
[72] JÖRGENSEN u. HOPFER 1967. [73] JÖRGENSEN u. HOPFER 1967.
[74] FRIEDRICH, JÖRGENSEN u. HOPFER 1970. [75] JÖRGENSEN u. LAL 1972.
[76] RITTER u. HINKELMANN 1966.

β) *Gc-Faktoren (group specific component)*

Noch geringer als bei den Haptoglobinen sind unsere Kenntnisse über eine mögliche Selektionswertigkeit bei den *Gc-Faktoren*, deren funktionelle Bedeutung bisher noch völlig ungeklärt ist.

Die *Verteilung der Gc-Frequenzen im deutschen Sprachgebiet* ist in der Tabelle 48 dargestellt. In *Europa* schwanken die Gc-Frequenzen für das Gen Gc^1 zwischen 0,615 und 0,873, im Mittel liegen sie bei 0,737. Werte innerhalb der europäischen Variationsbreite finden wir in Asien, bei nordafrikanischen Juden, bei kanadischen Eskimos, bei Weißen und Chinesen in den USA, in Japan und bei einem Teil der australischen Ureinwohner. Auffällig ist, daß sämtliche Untersuchungen an *Negern* eine etwa homogene Phänotypenverteilung ergeben haben, deren *Gc^1-Frequenz mit 0,892—0,938* weit über der der Europäer liegt.

Tabelle 48. Verteilung der Gc-Genfrequenzen im deutschen Sprachgebiet. [Aus: JÖRGENSEN, G., GABRIEL, G.: Hum. Genet. **1**, 602 (1965)]

Bevölkerung	Gc^1	Gc^2	n	Gc 1—1	Gc 2—1	Gc 2—2	Autor
Schleswig-Holstein	0,705	0,295	400	200	164	36	HALLERMANN u. STÜRNER 1963
Südwest-deutschland	0,7055	0,2945	958	522	367	69	BAITSCH u. RITTER 1963
Bern	0,713	0,287	200	107	71	22	HESS u. BÜTLER 1962
Bonn	0,714	0,286	639	333	246	60	HEIFER 1964
Südnieder-sachsen	0,7185	0,2815	1733	901	688	144	JÖRGENSEN u. GABRIEL 1965
Wien	0,720	0,280	56	31	19	6	SPEISER u. JANCIK 1963
Wien	0,7215	0,2785	1000	514	415	71	HERBICH 1963
Berlin	0,7225	0,2775	854	447	340	67	SCHLESINGER, VOGT u. PROKOP (1963
Hamburg	0,727	0,273	745	393	297	55	HENNIG u. HOPPE 1964
Berlin	0,7295	0,2705	1068	496	467	105	BUNDSCHUH, MAREK u. GESERICK 1963
Hessen	0,732	0,268	769	408	310	51	WENDT u. THEILE 1963
Bayern	0,736	0,264	208	119	68	21	BAITSCH u. JENSSEN 1962
Südbayern	0,7365	0,2635	4403	2355	1738	310	KLOSE 1962
Freiburg	0,748	0,252	485	270	186	29	BAITSCH, RITTER, GOEDDE u. ALTLAND 1963
Leipzig	0,750	0,250	736	413	278	45	HOLZHAUSEN, DÜRWALD u. HUNGER 1964
Rheinland-Pfalz	0,778	0,222	747	452	258	37	WALTER, ARNDT-HANSEN, BERNHARD u. HEYDE 1963
	0,7277	0,2723	15001	7961	5912	1128	

Die Ursache der teilweise großen Unterschiede in der Verteilung der Gc-Phänotypen und Gc-Allele in den verschiedenen Populationen der Erdbevölkerung ist unbekannt. In erster Linie ist wohl an *selektive Wirkungen häufiger, insbesondere infektiöser Krankheiten* zu denken[77], des weiteren an *vorgeburtliche Selektion*[78]. Bisher sind allerdings nur bei relativ wenigen Krankheiten entsprechende Untersuchungen durchgeführt worden, ohne daß sich, ausgenommen vielleicht bei der Psoriasis vulgaris, eindeutige Beziehungen hätten nachweisen lassen[79]. Im eigenen Arbeitskreis wurden Untersuchungen bei der Tuberkulose[80], beim Diabetes mellitus[81], bei der Psoriasis vulgaris[82], bei Leberparenchymschäden[83], bei verschiedenen Atopien[84] sowie bei malignen Melanomen[85] durchgeführt, wobei wir sichere Korrelationen nicht festgestellt haben.

Normale Durchschnittsbevölkerung, Blutspender und Sportler unterschieden sich ebenfalls nicht signifikant voneinander[86].

γ) Gm-Gruppen

Auch bei den Gm-Gruppen liegen nur wenige Untersuchungen vor, die einen möglichen Zusammenhang zwischen den Serumfaktoren und Krankheiten vermuten lassen[87]. Eine Prävalenz für den Gm (1)-Faktor sowie Gm (b)-Faktor besteht möglicherweise bei der lymphatischen Leukämie[88], für den Gm (2)-Faktor bei der Psoriasis[89] sowie malignen Melanomen[90].

2. Zum Selektionswert zivilisatorischer Entwicklungen

In den vorhergehenden Seiten wurde versucht, die unterschiedlichen Selektionswertigkeiten einiger monogener Merkmale — AB0-Blutgruppen, Rhesusfaktoren, Haptoglobine und Gc-Faktoren — in den multifaktoriellen genetischen Systemen, die sehr verschiedenen, häufigen Krankheiten zugrunde liegen, darzustellen. In diesem Abschnitt soll versucht werden, den Selektionswert unterschiedlicher zivilisatorischer Entwicklungen auf die Krankheitsanfälligkeit zu beleuchten, wie er sich in einigen besonders eindrucksvollen Beispielen darbietet, so dem *Bluthochdruckleiden*, dem *Diabetes mellitus*, der *Fettleibigkeit*, der *Zahncaries* und einigen häufigen *Mißbildungen oder körperlichen Anomalien* wie den *Gesichtsspaltenbildungen*, dem *Pylorospasmus*, der *Klumpfußbildung* und *angeborenen Hüftluxationen*, den *Nasenscheidewandverbiegungen*, der *Farbenblindheit* und der *Kurzsichtigkeit*.

a) Hypertonie

In europäischen Bevölkerungen bekommen bis zu 20—30% der Menschen im Laufe ihres Lebens eine gewöhnlich als pathologisch bewertete Blutdruckerhöhung. So ist die Hypertonie bei Europiden das häufigste Leiden im mittleren und höheren Lebensalter. Eine noch größere Krankheitsanfälligkeit weist die Negerbevölkerung Westindiens und vor allem der Vereinigten Staaten von Nordamerika auf. Entsprechend den Feststellungen der National Health Survey bekommen die Farbigen afrikanischer Abkunft in den USA etwa doppelt so häufig einen Bluthochdruck wie die Weißen. Auch liegt das durchschnittliche Blutdruckniveau bei nordamerikanischen Negern beiderlei Geschlechts höher als das des europiden Durchschnitts[91] (Abb. 37). Bemerkenswerterweise finden sich in Westafrika, den Herkunftsgebieten der heutigen USA-Neger, Blutdruckwerte, die

[77] JÖRGENSEN u. HOPFER 1967. [78] BAITSCH, RITTER u. SOMMER 1964.
[79] Übersicht bei WENDT, KRÜGER u. KINDERMANN 1968. [80] JÖRGENSEN u. HEMPEL 1968.
[81] JÖRGENSEN u. HOPFER 1967. [82] JÖRGENSEN u. HOPFER 1967.
[83] JÖRGENSEN u. HOPFER 1967. [84] FRIEDRICH, JÖRGENSEN u. HOPFER 1970.
[85] JÖRGENSEN u. LAL 1972. [86] JÖRGENSEN, unveröffentl.
[87] Übersicht bei WENDT, KRÜGER u. KINDERMANN 1968.
[88] Zusammenfassung der Ergebnisse von EYQUEM, DAUSSET u. PODLIACHOUK 1962, ROPARTZ, AUDRAN, RIVAT, ROUSSEAU u. FINE 1963, HUNGER, GÖHLER u. HELWIG 1965.
[89] WENDT 1968. [90] JÖRGENSEN u. LAL 1972.

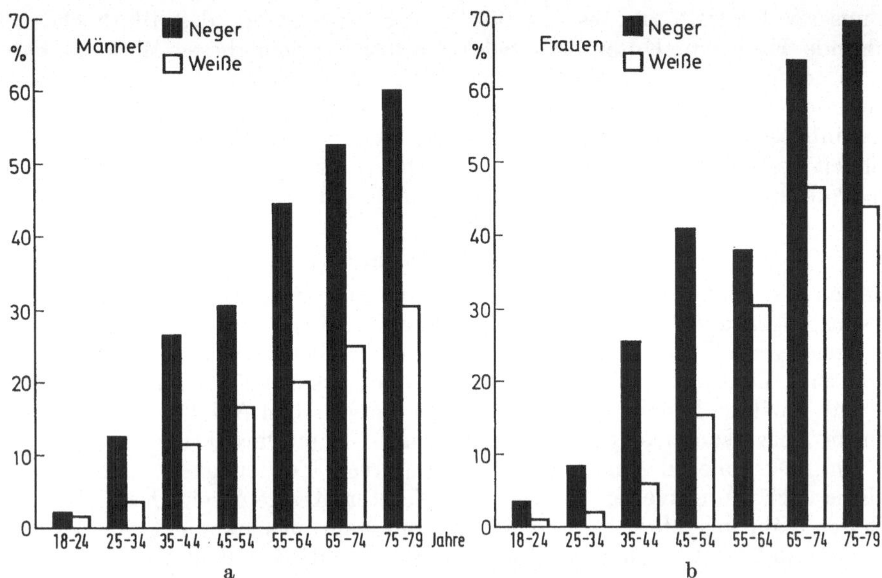

Abb. 37. a Häufigkeit von Hypertonie und hypertensiver Herzkrankheit bei der weißen Bevölkerung der USA. b Hypertoniehäufigkeit bei Weißen und Negern in den USA (National Health Survey). [Aus Pflanz, M.: Naturwissenschaft und Medizin **4**, 55 (1967)]

nicht nur deutlich niedriger als bei den nordamerikanischen Farbigen, sondern auch noch unter den Durchschnittswerten der europiden USA-Bevölkerung liegen. Westafrikanische Neger dagegen, die sich im Lebensstil europäischen Lebensgewohnheiten angepaßt haben und sozial besser gestellt sind, weisen ebenfalls auffällig häufig hohe Blutdruckwerte auf. Welche Ursachen liegen den ethnographischen Verschiedenheiten der afrikanischen und nordamerikanischen Negerbevölkerung zugrunde? Abgesehen davon, daß vielleicht bei diesem oder jenem Untersuchungsergebnis eine Nachprüfung durch weitere Untersucher die Sicherheit der Aussage erhöhen würde, stehen die geschilderten Gegebenheiten in widerspruchslosem Einklang mit der Annahme einer multifaktoriellen Entstehung des essentiellen Bluthochdrucks. Man kann aus ihnen sowohl Umweltwirkungen als auch genetische Faktoren ablesen.

Die Umweltfaktoren sind in erster Linie Ernährungseinflüsse, die sich in wohlhabenden Sozialschichten in einem erhöhten Konsum an Fleisch, Eiern und tierischen Fetten äußern, aber auch in einer mehr sitzenden Lebensweise bei unzureichender körperlicher Tätigkeit usw. Es sei hier wiederum an die gleichlaufende Zunahme von Fettleibigkeit, Diabetes mellitus, Bluthochdruck, erhöhter Arterioskleroseanfälligkeit und allgemeiner Kreislaufgefährdung nach Hungerzeiten — wie etwa nach dem letzten Kriege („Eßwelle") — erinnert (Abb. 38, S. 648).

Hunger und chronische Unterernährung führen zu einem starken Absinken des Blutdrucks. Dies kann für das Individuum gefährlich werden. Gene, welche dem Blutdruckabfall entgegenwirken, dürften somit unter den Bedingungen chronischer oder wiederholter Unterernährung unmittelbar erhaltungsfördernd sein. Erst unter den Bedingungen reichlicher bis übermäßiger Nahrungszufuhr, wie etwa im heutigen Industriezeitalter, entfalten die unter primitiven Lebensbedingungen günstigen Gene ihre krankmachenden Eigenschaften. Neel (1958) stellt für den Bluthochdruck speziell folgende hypothetische Überlegungen an:

[91] Comstock 1957.

In unserer Umwelt gibt es spezifische, die Entstehung des Bluthochdrucks fördernde Faktoren. Unter dem Selektionsdruck gegen dieses Merkmal haben sich in den europiden Populationen in jahrhundertelangen Zeitabläufen resistenzfördernde Anlagen angehäuft. Eine Bevölkerung hingegen, die hypertoniefördernden Einflüssen erst kurze Zeit ausgeliefert ist, hat eine geringere Widerstandsfähigkeit gegenüber derartigen Faktoren und reagiert dementsprechend mit der Anpassungsreaktion bzw. dem Anpassungsleiden Hochdruck.

b) Diabetes mellitus

Auch der Diabetes mellitus ist ein Beispiel für den Einfluß zivilisatorischer Entwicklungen auf die unterschiedliche Krankheitsanfälligkeit in verschiedenen Bevölkerungen. Beim Zustandekommen des Diabetes mellitus spielen neben genetischen Faktoren auch Umweltfaktoren ein Rolle (vgl. S. 587). So kann vor allem übermäßige Ernährung einer latenten diabetischen Anlage — was übrigens auch im Tierversuch nachgewiesen worden ist — zum Durchbruch verhelfen, wie die eindrucksvolle gleichlaufende Zunahme von Fettleibigkeit und Diabetes mellitus nach Hungerzeiten wie nach dem letzten Kriege gezeigt hat („Eßwelle" nach der Währungsreform). Andererseits kann Nahrungsknappheit, wie der letzte Krieg ebenfalls gelehrt hat, sich auf die Krankheitshäufigkeit und auf den individuellen Krankheitsverlauf günstig auswirken (Abb. 38). Diese Beobachtungen lassen vermuten, daß die Anlage zum Diebetes mellitus ihren Trägern einen Erhaltungs- bzw. Selektionsvorteil bieten, wenn — wie in primitiveren Kulturen häufig — die Nahrungsaufnahme nicht nur knapp, sondern vor allem unregelmäßig erfolgt („thrifty" genotype, Neel 1962). Erst unter den Bedingungen regelmäßiger reichlicher bis übermäßiger Ernährung, wie in der modernen Industriegesellschaft, wirken nach der Hypothese von Neel (1962) die unter primitiven Lebensbedingungen günstigen Gene schädlich. Dabei ist erwähnenswert, daß in Populationen, die bis nahe an die Gegenwart heran unter primitiven Lebensbedingungen leben mußten, unter zivilisatorischen Einflüssen die Diabeteshäufigkeit die der europiden, besser angepaßten Bevölkerungen sogar deutlich übersteigen kann. Die interessante Hypothese vom „sparsamen Genotyp" hat durch die Beobachtung an der Sand- oder Wüstenratte (Psammomys obesus Cretschmer) eine bemerkenswerte Stütze gefunden. Diese Ratte, die in ihrem natürlichen Lebensraum in den Wüstengebieten Palästinas und Nordafrikas nur knappe Lebensbedingungen vorfindet, bekommt nämlich unter „normaler" Laboratoriumskost fast regelmäßig einen Diabetes mellitus.

c) Fettleibigkeit

Im Prinzip ähnliche Überlegungen wie beim Bluthochdruckleiden und beim Diabetes mellitus lassen sich auch bei anderen Zivilisationskrankheiten anstellen, so etwa bei der krankhaften Fettleibigkeit. Die Fähigkeit, Fettdepots anzulegen, kann in Perioden zeitweiser Nahrungsknappheit durchaus einen gewissen Erhaltungsvorteil bedeuten. Erst die übermäßige Nahrungsaufnahme in Zeiten reichlichen Nahrungsangebotes kehrt den Vorteil in das Gegenteil um.

d) Körperliche Anomalien und Mißbildungen

Es ist verständlich, daß körperliche Anomalien und Mißbildungen in der frühen Menschheitsgeschichte, namentlich natürlich zu Zeiten der Jäger- und Sammlerkulturen (Hordenkulturen) für ihre Träger entscheidende Selektionsnachteile mit sich brachten. Ein Säugling mit einer *Lippen-Kiefer-Gaumenspalte* etwa konnte nicht an der Mutterbrust gestillt werden nnd mußte verhungern.

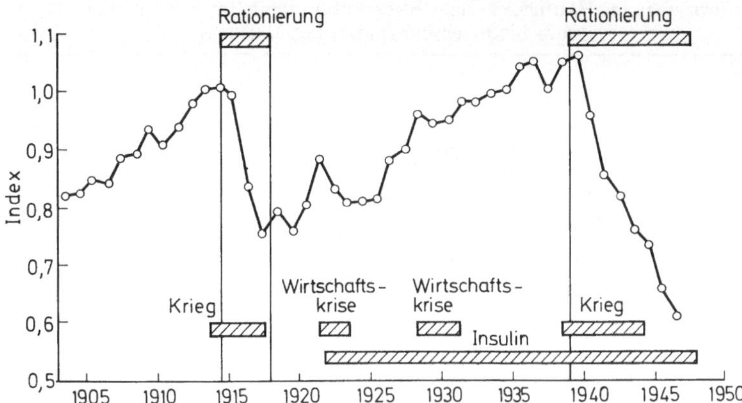

Abb. 38. Die Diabetes-Morbilität in England und Wales: Vergleichende Morbilität-Indices (Basis 1938). Deutlicher Einfluß der Ernährungseinschränkungen in den Weltkriegs- und Nachweltkriegsjahren. (Nach HIMSWORTH, H. P., ZIEGLER, R., PFEIFER, E. F. In: Handb. d. Diabetes mellitus, Bd. II. München: Lehmann 1971)

Auch ein Kind mit *Pylorospasmus* hatte schwerlich Aussicht, zu überleben. *Farbenblindheit, Kurzsichtigkeit* und körperliche Defekte wie angeborene *Hüftluxation, Klumpfußbildung* usw. bedeuteten ebenfalls erhebliche Nachteile im Kampf ums Dasein. Dieser Selektionsnachteil wurde mit zunehmender Seßhaftwerdung gemildert, da die mit Defekten Behafteten gleich den Frauen häusliche Arbeiten verrichten konnten, wenn die Gesunden der Jagd, Fischerei usw. nachgingen. Möglicherweise waren die ersten Spezialisten in der Waffen-, Geräte- und Bekleidungsherstellung körperlich Behinderte, die in „*ökologischen Nischen*" ihr spezialisiertes Handwerk ausüben konnten. Mit fortschreitender zivilisatorischer Entwicklung entstanden in zunehmender Zahl derartige ökologische Nischen, und ärztliche Kunst ist unablässig dabei, durch Ersinnen neuer Operationsmethoden und anderer Hilfsmittel dem „*Prothesen-Dasein*" des Menschen weiteren Raum zu geben. Zumindest in älteren Lebensjahren ist in der zivilisierten Welt kaum ein Mensch frei von irgendeiner Prothese, seien es Augengläser, künstlicher Zahnersatz, Hörhilfen usw.

Da wir über die Häufigkeit körperlicher Anomalien und Mißbildungen in der Frühzeit des Menschen nichts oder nur wenig wissen, seien, um einigermaßen durch Zahlen belegte Größenvorstellungen zu gewinnen, Häufigkeitsangaben in hochzivilisierten Populationen mit solchen rezenter primitiver Bevölkerungen bzw. Bevölkerungen verglichen, die noch vor nicht allzu langer Zeit unter primitiven Lebensbedingungen leben mußten. Mag dabei diese oder jene Zahl aus verschiedenen Gründen dringend der Nachprüfung bedürfen, so zeigen dennoch alle Angaben, daß die verschiedenen Anomalien und Defekte in den hochzivilisierten europiden Populationen durchweg erheblich häufiger vorkommen.

α) *Rotgrünblindheit*

Besonders eindrucksvoll kann die Hypothese, daß *Parallelen zwischen der Merkmalshäufigkeit einerseits und dem zivilisatorischen Niveau andererseits* bestehen, durch Zahlenangaben über das Vorkommen der *recessiv-X-chromosomal vererbten Rotgrünblindheit* in den verschiedenen Populationen belegt werden. Wie man den Tabellen 49 und 50 entnehmen mag, kommt diese Farbsinnstörung in europiden Völkern in einer Häufigkeit von ca. 8% vor, während sie bei Australasiaten mit nur knapp 2% am niedrigsten liegt. Interessant ist, daß der Wert

Tabelle 49. Prozentuale Häufigkeit der Rotgrünblindheit im männlichen Geschlecht in verschiedenen europiden Populationen

Population	Untersuchte n	Rotgrünblindheit	Autoren
US-Amerikaner	883	6,91 ± 0,85	Schmidt 1955
Deutsche	6863	7,75 ± 0,31	Schmidt 1936
Schweizer	2000	7,95 ± 0,60	von Planta 1928
Norweger	9049	8,01 ± 0,29	Waaler 1927
Schweizer	1036	8,20 ± 0,85	Wieland 1933
Belgier	1243	8,61 ± 0,79	Francois, Verriest, Mortier u. Vanderdonck 1957
Schweizer	1000	9,00 ± 0,90	Bally 1954
Europide insgesamt	22074	7,92 ± 1,7	Klein u. Franceschetti 1964

Tabelle 50. Prozentuale Häufigkeit der Rotgrünblindheit im männlichen Geschlecht in verschiedenen nicht-europiden Populationen. (Nach Kherumian u. Pickford 1959 und Klein u. Franceschetti 1964)

Population	Untersuchte n	Rotgrünblindheit %
Australasiaten	4455	1,98 ± 0,21
Indianer (Amerika)	1646	2,31 ± 0,37
Negride (Afrika)	3873	2,35 ± 0,24
Negride (Amerika)	997	3,50 ± 0,58
Eskimos	279	2,79 ± 0,99
Japaner	249014	3,90 ± 0,001
Malaien	959	4,28 ± 0,65
Türken-Tartaren	8645	5,73 ± 0,25
Semiten	1424	6,95 ± 0,67

für Negride aus Afrika 2,35% beträgt, während sich unter den Negriden in Amerika, die zu einem nicht geringen Teil Mischlingscharakter haben und sich somit von den Afrikanern ihrer Ursprungsländer genetisch bereits recht deutlich unterscheiden, 3,5%, also über 1% mehr Rotgrünblinde finden.

β) Gesichtsspaltenbildungen

Auch für die *Lippen-Kiefer-Gaumenspalten* gilt offensichtlich, daß sie in zivilisatorisch primitiveren Populationen weniger häufig beobachtet werden. So sollen sie nach Murray (1904) in Zentralafrika und auf den Südseeinseln weit seltener vorkommen als in europiden Populationen, in denen man mit einer durchschnittlichen Häufigkeit von mindestens 1:900[92], vermutlich deutlich weniger rechnen muß, 1:656[93] (Tabelle 51). Unter den farbigen Amerikanern sind Lippen-Kiefer-Gaumenspalten mit 1:1788 noch immerhin um rund 50% seltener als bei Amerikanern europäischer Abkunft. Milles (1928), Grace (1943) sowie Strean u. Peer (1956) haben später erneut auf das seltene Vorkommen der Mißbildungen unter den Kindern der Negerbevölkerung hingewiesen. Beder, Coc, Branflad u. Houle (1956) fanden unter 433 Spaltträgern nur einen Neger

[92] Gabka 1962. [93] Neel 1958.

Tabelle 51. Häufigkeit von Lippen-Kiefer-Gaumenspalten in verschiedenen Populationen

Population	n	Häufigkeit	Autor
Dänen	128306	1:665	FOGH-ANDERSEN 1942
Schweden	2700	1:964	EDBERG 1939
Schweden	44109	1:573	BÖÖK 1951
Deutsche	100000	1:935	HAYM 1950
Deutsche (West-Berlin)		1:650	GABKA 1968
Deutsche (Hessen)	4010	1:440	SCHADE 1940
Holländer	15270	1:954	SANDERS 1934
Franzosen	100889	1:952	PERON-VEAU 1929
Schweizer	50147	1:677	EHRAT 1948
Engländer	13964	1:821	MALPAS 1937
US-Amerikaner:			
Europide	28085	1:895	DAVIS 1924
Farbige		1:1788	
US-Amerikaner	11881	1:787	LUCY 1949
Japaner	49645	1:528	MITANI 1943
Japaner	63796	1:373	NEEL 1958

und nach LORETZ, WESTMORELAND u. RICHARDS (1961) waren unter 368 betroffenen Neugeborenen Kaliforniens 92,7% Weiße und nur 3,5% Neger und 3,8% andere Farbige. Möglicherweise kommen Lippen-Kiefer-Gaumenspalten bei Japanern noch häufiger vor als bei Europäern. Bei Zusammenfassung zweier Stichproben aus Japan[94] ($n = 113441$) beträgt die Häufigkeit unter Neugeborenen 1:428.

γ) *Angeborene Hüftluxation*

Eine der schweren Mißbildungen des Menschen, die unter primitiven Lebensbedingungen sicherlich einen erheblichen Erhaltungsnachteil bedeutet bzw. bedeutet hat, ist die sog. *angeborene Hüftgelenksluxation*. Die Zahlenangaben über ihre Häufigkeit in den verschiedenen Ländern variieren stark. Schon in relativ nahen geographischen Bezirken können größere Häufigkeitsunterschiede auftreten, wie z.B. ISIGKEIT (1928) in Sachsen und ZIMMERMANN (1937) in Bayern festgestellt haben. ISIGKEIT fand unter 1000 Lebendgeborenen im Kreise Zwickau 3,0, Dresden 2,2, Bautzen 2,1, Chemnitz 1,4 und Leipzig 0,8 Fälle von Luxatio coxae congenita. In Bayern beträgt nach ZIMMERMANN die Häufigkeit der angeborenen Hüftverrenkung 0,8—1,0 auf 1000 Einwohner. Es bestehen jedoch auch hier erhebliche geographische Unterschiede. Während z.B. in Oberfranken auf 1000 Geburten 1,35 Fälle kommen, sind es in Oberbayern/Schwaben nur 0,33.

Trotz der unterschiedlichen Häufung in verschiedenen einander nahe liegenden Gegenden scheinen jedoch auch echte Unterschiede zwischen den Großrassen zu bestehen. BAUER u. BODE (1940) haben darauf hingewiesen, daß die angeborene Hüftgelenksluxation bei Mongoliden 10mal, bei Negriden 100mal seltener als bei Europiden vorkommen soll. Sie berufen sich dabei auf Arbeiten von LE DAMANY aus den Jahren 1908 und 1923. Demgegenüber hat MOHING (1958) hervorgehoben, daß bei seltenem Auftreten in China nach Angaben von SHIGEON sowie NAGURA (1938) und TAKAGI die Luxationshüfte in Japan ebenso häufig beobachtet wird

[94] MITANI 1943, NEEL 1958.

wie unter Europäern. In der Orthopädischen Klinik in Rio de Janeiro sind nach Grebe (1964) unter 10000 Patienten aller Rassen und Gegenden nur 10 Fälle von angeborener Hüftgelenksverrenkung beobachtet worden. Unter diesen waren allein 8 Weiße (4mal Kinder eingewanderter Europäer). In Nordamerika soll, wie Grebe schreibt, die sog. Hüftgelenksluxation häufiger sein als in Südamerika mit seiner lateinamerikanisch-europiden-indianid-negriden Mischbevölkerung.

δ) *Nasenscheidewandverbiegungen*

Wie bei der angeborenen Hüftgelenksverrenkung, so bieten auch die älteren Angaben über die sicherlich häufigste Anomalie in europiden Populationen, die *Nasenscheidewandverbiegung*, nur grobe Hinweise darauf, daß unter Europäern offensichtlich die Mehrzahl der Menschen eine mehr oder minder starke Verbiegung (deviatio septi) oder partielle Verdickung in Form von Leisten und Dornen (christae oder spinae septi) und nur die Minderzahl ein gerades, median gelegenes Septum aufweist[95], während Nasenscheidewandverbiegungen bei Negriden und Indianern selten sein sollen[96]. Neuerdings hat jedoch Post (1966) im U.S. National Museum und im American Museum of Natural History insgesamt 2353 Schädel aus 22 verschiedenen Populationen untersuchen können. Die wichtigsten Ergebnisse sind in den Tabellen 52 und 53 dargestellt. Wie man sieht, findet sich bei Europäern die größte Anzahl von Nasenscheidewandverbiegungen, während solche in Völkern mit primitiveren Lebensbedingungen wie z.B. den Papuas und den Eskimos selten sind. Der Vergleich zwischen Europiden

Tabelle 52. Normale bzw. anomale Konfiguration der oberen knöchernen Nasenscheidewandregion in verschiedenen Populationen. [Nach Post, R. H.: Eug. Quart. **13**, 101 (1966)]

Population	n	Normal %	Leichte Abweichung %	Auffallende Abweichung %	Stark auffallende Abweichung %
Montana-Indianer	35	57	29	14	—
Mongolen[a]	91	73	18	3	—
Europäer	443	77	12	10	1
Hawaiianer[a]	101	76	16	8	—
Eskimos	231	83	14	3	—
Dakota-Indianer[a]	68	76	20	4	—
Europäer[a]	37	78	11	8	3
Australier	24	83	—	17	—
Kwakiutl-Indianer	42	83	12	5	—
Kalifornische Indianer	93	84	12	4	—
Alaska-Indianer	26	85	15	—	—
Ägypter[a]	90	86	11	3	—
E. Algonkin-Indianer	58	86	7	7	—
Chinesen	31	87	3	10	—
Papuaner	119	88	4	8	—
Pueblo-Indianer	85	88	9	2	—
Eskimos[a]	30	90	10	—	—
Chinesen[a]	56	91	9	—	—
Aleuten	27	92	7	—	—
Illinois-Indianer[a]	69	93	3	4	—
Aleuten[a]	182	94	3	2	1

[a] Schädel aus dem US National Museum, die anderen aus dem American Museum of Natural History.

[95] Zuckerkandl 1882, Mackenzie 1884, Schwarz 1928.

[96] Delevan, zit. nach Stupka 1938.

Tabelle 53. Normale bzw. anomale Konfiguration der unteren knöchernen Nasenscheidewandregion in verschiedenen Populationen. [Nach POST, R. H.: Eug. Quart. **13**, 101 (1966)]

Population	n	Normal %	Leichte Abweichung %	Auffallende Abweichung %	Stark auffallende Abweichung %
Europäer[a]	42	36	36	16	12
Ägypter	204	56	16	22	6
Ägypter[a]	102	63	30	9	—
Dakota-Indianer[a]	72	64	25	9	1
Europäer	437	68	14	18	1
Chinesen	37	70	8	19	3
Mongolen[a]	112	70	15	5	10
Pueblo-Indianer	86	72	16	11	1
Illinois-Indianer[a]	77	73	12	15	—
Chinesen[a]	62	73	21	6	—
Australier	27	74	15	11	—
Hawaiianer[a]	109	82	14	4	—
Kalifornische Indianer[a]	100	82	12	6	—
Kwakiutl-Indianer	45	89	—	11	—
Montana-Indianer	48	90	4	6	—
Eskimos	271	90	8	2	—
Eskimos[a]	30	90	10	—	—
E. Algonkin-Indianer	63	90	5	3	2
Papuaner	153	91	6	3	—
Aleuten	36	92	5	3	—
Aleuten[a]	213	92	7	1	—
Alaska-Indianer	27	96	—	4	—

[a] Schädel aus dem US National Museum, die anderen aus dem American Museum of Natural History.

und Eskimiden ist im Material von POST deutlich signifikant ($\varkappa^2 = 10{,}4$, $p_{(m=2)} < 0{,}01 > 0{,}005$). Der Interpretation einer gemilderten Selektion kann man unschwer folgen, ist es doch verständlich, daß auch der Nasenscheidewandverbiegung ein nicht zu unterschätzender Selektionsnachteil innewohnt. Eine behinderte Nasenatmung wirkt sich bei Dauerleistung sicherlich ungünstig aus und macht den mit einer Septumdeviation Behafteten infolge der Mundatmung darüberhinaus anfälliger für Infekte der oberen Luftwege.

ε) *Kurzsichtigkeit*

Als weiteres Beispiel einer Anomalie, die selektiver Wirkung unterlegen ist, wäre die *Kurzsichtigkeit* — in niederer bis mäßiger Ausprägung meist multifaktoriell bedingt[97] — zu nennen. Es ist einleuchtend, daß bei herabgesetzter Sehschärfe Menschen, die von der Jagd leben, benachteiligt sind. Beim Übergang zur Ackerbaukultur schwindet dagegen dieser Nachteil im wesentlichen dahin. Hierin liegt vermutlich die Erklärung, daß bei einem uralten Bauernvolk wie den Chinesen die Kurzsichtigkeit so häufig ist[98]. Bezüglich weiterer Einzelheiten sei auf WAARDENBURG (1963) verwiesen.

Bei den genannten Anomalien und Defekten, denen bis auf die recessiv-X-chromosomal vererbte Rotgrünblindheit ein multifaktorielles Erbgefüge (Polygenie) zugrunde liegt, handelt es sich um vergleichsweise häufige Fehlbildungen. Zu diesen kommt jedoch eine große Zahl weiterer Mißbildungen, die zwar — jede für sich gesehen — selten sind, deren Gesamtzahl dennoch nicht unbeträchtlich

[97] VOGEL 1961. [98] VOGEL 1961.

ins Gewicht fällt. Für die Mehrzahl der Träger derartiger Mißbildungen haben ärztliches und chirurgisches Können nicht nur verbesserte persönliche Lebenschancen gebracht, sondern auch die Aussichten der Fortpflanzung nicht unerheblich erhöht. Es ist einleuchtend, daß es auf diese Weise zur Anhäufung ungünstiger Gene in den Populationen kommen muß und daß *medizinischer Fortschritt und der Anstieg genetischer Anomalien* eng gekoppelt sind. Bezüglich der theoretischen Grundlagen der Selektion derartiger polygen-multifaktoriell bedingter Merkmale sei auf die Darstellungen von FISHER (1930), LI (1955), KEMPTHORNE (1957), LE ROY (1950), FALCONER (1960) sowie VOGEL (1961) verwiesen.

Für die *praktische genetische Familienberatung* wird man wie FUHRMANN u. VOGEL (1968) nach genauer Prüfung des Einzelfalles zumeist die Folgerung ziehen müssen, daß für die Kinder eines Probanden aus einer besonders belasteten Familie zwar wiederum ein erhöhtes Risiko für das in Frage stehende Leiden vorliegt — vor allem wenn der potentielle Elternteil selbst betroffen ist —, man jedoch von — allerdings begrenzter — Nachkommenschaft nur in gesondert gelagerten Fällen abraten darf. Hingegen sollte man einer ehelichen Verbindung zweier in entsprechender Weise belasteter Partner dann nachdrücklich widerraten, wenn das betreffende Leiden schwer und sowohl prophylaktisch als auch therapeutisch nicht oder nur wenig beeinflußbar ist.

Literatur

Aird, I., Bentall, H. H., Roberts, J. A. F.: A relationship between cancer of stomach and the AB0 blood groups. Brit. med. J. **1953 I**, 799.

Åkesson, H. O.: Epidemiology and genetics of mental deficiency in a Southern Swedish population. Uppsala: Almquist & Wiksells 1961.

Albrecht, Th.: Zur Familienpathologie von Asthma bronchiale und Rhinitis pollinosa. Arch. Klaus-Stift. Vererb.-Forsch. **34**, 1 (1959).

Allison, A. C.: Genetic control of human haptoglobin synthesis. Nature (Lond.) **183**, 1312 (1959).

AMOS, D. A., WELLMAN, W. E., BOWIE, E. J. W., LINMAN, J. W.: Acute leukemia in a husband and wife. Proc. Mayo Clin. **42**, 468 (1967).

BAAS, M. A., VAN VOORST VADER, P. J. A.: Epidemiologisch onderzoek bij het syndroon van Besnier-Boeck (sarcoidosis). Ned. T. Geneesk. **101**, 1111 (1957)

BAITSCH, H., JENSSEN, W.: Zur Populationsgenetik des Gc-Systems: Allelenhäufigkeit in einer Stichprobe bayrischer Blutspender. Anthrop. Anz. **25**, 185 (1962).

BAITSCH, H., LIEBRICH, K. G.: Die Haptoglobintypen. Methodik ihrer Bestimmung: Allelen-Häufigkeiten in einigen Stichproben. Blut **7**, 27, 69 (1961).

BAITSCH, H., MAIER, G.: Zur Verteilung der Haptoglobintypen in Bayern. Blut **5**, 302 (1959).

BAITSCH, H., MAIER, G., SCHOELLER, L., KAHLICH-KOENNER, D.: Frequencies of haptoglobin serum groups among blood donors from Austria and Germany. Nature (Lond.) **186**, 975 (1960).

BAITSCH, H., RITTER, H.: Untersuchungen zur Genetik der Serumproteine: Der Gc-Faktor nach HIRSCHFELD und seine Allelenhäufigkeit in Südwestdeutschland. Blut **9**, 278 (1963).

BAITSCH, H., RITTER, H., GOEDDE, H. W., ALTLAND, K.: Zur Genetik der Serumproteine: Hp-Serumgruppen, Gc-Faktor, Gm-Serumgruppen und Pseudocholinesterase-Varianten in europäischen Populationen. Vox Sang. (Basel) **8**, 594 (1963).

BAITSCH, H., RITTER, H., SOMMER, R.: Zur formalen Genetik des Gc-Polymorphismus; Untersuchungen an 339 Familien. Anthrop. Anz. **27**, 63 (1964).

BALLY, C.: Untersuchungen über die Verkehrstüchtigkeit farbensinngestörter Knaben. Z. Unfallmed. Berufskr. **47**, 100 (1954).

BATSCHELET, E., KLUNKER, W., SCHNYDER, U. W., STORCK, H.: Die Häufigkeit atopischer Erkrankungen in Zürich. Ergebnisse einer Populationsstatistik. Schweiz. med. Wschr. **90**, 1109 (1960).

BAUER, K. H., BODE, W.: Erbpathologie der Stützgewebe beim Menschen. In: Handbuch der Erbbiologie des Menschen (Hrsg. G. JUST). Berlin: Springer 1940.

BECKER, E.-G.: Pneumonien bei Zwillingen. Z. menschl. Vererb.- u. Konstit.-Lehre **22**, 77 (1938).

BECKER, P. E.: Genetische und klinische Fragen bei Pickscher Krankheit (Mitteilung eines diskordanten eineiigen Zwillingspaares). Nervenarzt **19**, 355 (1948).

BECKER, P. E.: Myopathien. In: Handbuch der Humangenetik (Hrsg. P. E. BECKER), Bd. III/1. Stuttgart: Thieme 1964.

BECKETT, A. G., LEWIS, J. G.: Familial lupus erythematosus. A report of two cases. Brit. J. Derm. **71**, 360 (1959).

BEDER, O. E., COC, H. E., BRANFLAD, R. R., HOULE, J. D.: Factors associated with congenital cleft lip and cleft palate in the Pacific Northwest. Oral Surg. **9**, 1267 (1956).

BEIGUELMAN, B.: Reação gustativa á fenil-tiocarbamida (PTC) e lepra. Rev. bras. Leprol. **30**, 111 (1962).

BERG, G.: Tuberculose anergique ou maladie de SCHAUMANN. Acta med. scand. **103**, 8 (1940).

BETSCH, A.: Über die menschliche Refraktionskurve. Klin. Mbl. Augenheilk. **82**, 365 (1929).

BIRKHÄUSER, H.: Fünf weitere Fälle von Morbus Boeck-artigen Läsionen nach BCG-Impfung. Schweiz. med. Wschr. **47**, 1434 (1957).

BLÉCOURT, J. J., DE: Familiair voorkomen van spondyl-arthritis ankylopoetica (ziekte van Bechterew). Ned. T. Geneesk. **93**, 3814 (1949).

BLÉCOURT, J. J., DE: MEINDERSMA, T.: Hereditary factors in some rheumatic diseases. Acta genet. (Basel) **7**, 144 (1957).

BLUMBERG, B., RAGAN, C.: Natural history of rheumatoid spondylitis. Medicine (Baltimore) **35**, 1 (1956).

BÖNI, A., HAUTMANN, F.: Familiäres Vorkommen von Morbus Bechterew in der Schweiz. Z. Rheumaforsch. **9**, 273 (1950).

BÖÖK, J. A.: The incidence of congenital diseases and defects in a South Swedish population. Acta genet. (Basel) **2**, 289—311 (1951).

BRAND, N.: Taste sensitivity and endemic goitre in Israel. Ann. hum. Genet. **26**, 321 (1963).

BRENNAN, M. J.: Persönliche Mitteilung an J. W. DE VORE und C. A. DOAN, 1956.

BUCKWALTER, J. A., KARK, A. E., KNOWLER, L. A.: Blood donner controls for blood group disease researches. Amer. J. hum. Genet. **10**, 164 (1958).

BÜHLER, E., LENZ, F.: Über die Frage der Erblichkeit der Disposition bzw. Immunität bei Kinderkrankheiten. Z. indukt. Abstamm.- u. Vererb.-Lehre **73**, 536 (1937).

BUNDSCHUH, G., MAREK, Z., GESERICK, G.: Untersuchungen über die Anwendbarkeit menschlicher Gc-Komponente in der forensischen Serologie. Ärztl. Lab. **6**, 181 (1963).

CAMERER, J. W., SCHLEICHER, R.: Die Bedeutung der Erbveranlagung für die Entstehung einiger häufig vorkommender Krankheiten nach Anamnese von 1500 Zwillingspaaren. Erbarzt **2**, 75 (1935).

CAMPELL, A. M. G.: Ankylosing spondylitis. Lancet **1947** I, 406.

CARTER, C. O.: The genetics of common malformations. Proc. II. Int. Conf. on Congenital Malformations, Int. Med. Congr. Ltd., p .306, 1964.

CARTER, C. O.: The inheritance of common congenital malformations. Progr. med. Genet. **4**, 59 (1965).

CHAKRAVARTTI, M. R.: Statistical appraisal on the relationship between non-AB0 blood group systems and diseases. Hum. Genet. **5**, 1 (1967).

CHAKRAVARTTI, M. R., VERMA, B. K., HANURAV, T. V., VOGEL, F.: Relation between smallpox and the AB0 blood groups in a rural population of West Bengal. Hum. Genet. **2**, 78 (1966).

CHUNG, C. S., WITKOP, C. J., HENRY, J. L.: A genetic study of dental caries with special reference to PTC taste sensitivity. Amer. J. hum. Genet. **16**, 231 (1964).

CLAUSSEN, F.: Über Erblichkeit innerer Krankheiten. Zbl. inn. Med. **58**, 897 (1937).

CLAUSSEN, F., KOBER, E.: Über die Veranlagung zu Bechterewscher Krankheit und ihr Wesen. Z. menschl. Vererb.- u. Konstitl.-Lehre **22**, 268 (1939).

CLEVE, H.: Die Verteilung der Gc-Typen und Gc-Allele bei Kranken mit Diabetes mellitus und chronischer Polyarthritis. Hum. Genet. **2**, 355 (1966).

CLEVE, H., VIERUCCI, A.: Distribution of Gc-types in Northern Italy. Acta genet. (Basel) **15**, 243 (1965).

COMSTOCK, G. W.: An epidemiologic study of blood pressure levels in a biracial community in the southern United States. Amer. J. Hyg. **65**, 271 (1957).

LE DAMANY, P.: Die angeborene Hüftverrenkung. Ihre Ursachen, ihr Mechanismus, ihre anthropologische Bedeutung. Z. orthop. Chir. **21**, 129 (1908).

LE DAMANY, P.: La luxation de la hanche. Paris: 1923.

DAVENPORT, G. C., DAVENPORT, C. B.: Heredity of skin pigmentation in man. Amer. Nat. **44**, 641 (1910).

DAWSON, M. H., RAGAN, C.: Nelson Loose-leaf Medicine **5**, 628 (1946). Zit. STEPHENS and NUNEMAKER.

DELEVAN, zit. nach STUPKA, W.: Die Mißbildungen und Anomalien der Nase und des Nasenrachenraumes. Wien: Springer 1938.

DEMLING, L.: Stoffwechsel- und Verdauungskrankheiten als Folge des industriellen Fortschrittes. Fortschr. Med. **15**, 613 (1967).

DENBER, H. C. B., BENTE, D., RAJOTTE, M. D.: Comparative analysis of the action of butyrylperazine at Manhattan State Hospital and the University Psychiatric Clinic at Erlangen. Amer. J. Psychiat. (in press); zit. nach KALOW, W.: Pharmacogenetics. Philadelphia-London: Saunders 1962.

DE VORE, J. W., DOAN, CH. A.: Studies in Hodgkin's syndrome. XII. Hereditary and epidemiologic aspects. Ann. intern. Med. **47**, 300 (1957).

DIEHL, K., v. VERSCHUER, O.: Zwillingstuberkulose. Jena: G. Fischer 1933.

DIEHL, K., v. VERSCHUER, O.: Der Erbeinfluß bei der Tuberkulose (Zwillingstuberkulose, Bd. II). Jena: G. Fischer 1936.

DOLL, R., JONES, A.: Occupational factors in the aetiology of gastric and duodenal ulcers. Med. Res. Council, Spec. Rep. Ser. Nr. 276, London 1951.

EBERLE, P.: Die Chromosomenstruktur des Menschen in Mitosis und Meiosis. Stuttgart: Fischer 1966.

EDBERG, E.: Erfarenheter frän värden av löpp-och gommissbildade barn. Nord. Med. **1**, 89 (1939).

EDGREN, G.: Prognose und Erblichkeitsmomente bei Ekzema infantum. Dissertation, Uppsala 1943.

EDSTRÖM, G.: Klinische Studien über den chronischen Gelenkrheumatismus. Acta med. scand. C **8**, 398 (1941).

EDWARDS, J. H.: The simulation of mendelism. Acta genet. (Basel) **10**, 63 (1960).

EHRAT, R.: Die Mißbildungen der Neugeborenen an der Universitätsfrauenklinik Zürich, 1921—1944. Zürich: Villiger and Cie. 1948.

ELLMANN, P., ANDREWS, L. G.: B.C.G. sarcoidosis. Brit. med. J. **1959 I**, 1433.

EYQUEM, A., DAUSSET, J., PODLIACHOUK, L.: Les facteurs Gm (a), Gm (b), Gm (x) au cours des leucoses. Vox Sang. (Basel) **7**, 362 (1962).

FALCK, I.: Beziehungen der Lymphogranulomatosis maligna (M. Hodgkin) zur Lymphogranulomatosis benigna (M. Boeck oder Sarkoidose) unter besonderer Berücksichtigung der Beteiligung des ZNS. Med. Mschr. **13**, 627 (1959).

FALCONER, D. S.: Introduction to quantitative genetics. Edinburgh and London: Oliver & Boyd 1960.

FISCHER, W.: Veröffentl. a. d. Geb. d. Volksgesundheit **54**, 173 (1942).

FISHER, R. A.: The correlation between relatives on the supposition of Mendelian inheritance. Trans. roy. Soc. Edinb. **52**, 399 (1918).

FISHER, R. A.: The genetical theory of natural selection. Oxford: University Press 1930; unveränderter Neudruck 1958.

FOGH-ANDERSEN, P.: Inheritance of hare lip and cleft palate. Med. Diss. Kopenhagen 1941; Kopenhagen: Nyt Nordisk Forlag, Arnold Busik 1942.

FORESTIER, J., JAQUELINE, F., ROTÈS-QUÉROL, J.: La spondylarthrite ankylosante. Paris: Masson 1951.

FRANCOIS, J., VERRIEST, G., MORTIER, V., VANDERDONCK, R.: De la fréquence des dyschromatopsies congénitales chez l'homme. Ann. Oculist. (Paris) **190**, 6 (1957).

FREERKSEN, E.: Angeborene und erworbene Widerstandskraft bei der Tuberkulose. Tuberk.-Arzt **11**, 65 (1957).

FRIED, K. H.: Über familiäres Vorkommen von Sarkoidose (Morbus Besnier-Boeck-Schaumann). Dtsch. med. J. **8**, 15 (1957).

FRIED, K. H., GENZ, H.: Sarkoidose (Morbus Besnier-Boeck-Schaumann) bei BCG-Geimpften. Tuberk.-Arzt **12**, 558 (1958).

FRIEDRICH, H., JÖRGENSEN, G., FELDER, U.: AB0-Blutgruppen, Rhesus-Faktoren und Serumproteine bei Asthma bronchiale und beim atopischen Formenkreis. In: Allergie- und Immunitätsforschung (Hrsg. E. LETTERER, W. GRONEMEYER). Stuttgart-New York: Schattauer 1970.

FUHRMANN, W.: Taschenbuch der allgemeinen und klinischen Humangenetik. Stuttgart: Wissenschaftl. Verlagsanstalt 1965.

FUHRMANN, W.: Erbeinflüsse bei Herz- und Nierenerkrankungen. Med. Welt Stuttg. **1967**, 754.

FUHRMANN, W., VOGEL, F.: Genetische Familienberatung. Heidelberger Taschenbücher, Bd. 42. Berlin-Heidelberg-New York: Springer 1968.

GABKA, H.-J.: Hasenscharten und Wolfsrachen. Berlin: Walter de Gruyter 1962.

GABKA, H.-J.: Persönl. Mitteilung 1968.

GAHAN, E.: Incidence of psoriasis among the population at large. Arch. Derm. Syph. (Chic.) **48**, 305 (1943).

GALATIUS-JENSEN, F.: The use of serum haptoglobin patterns in cases of disputed paternity. Meth. forensic Sci. **1**, 497 (1962).

GANGUIN, H. G.: Beitrag zur Ätiologie und Pathogenese des Morbus Boeck. Allergie u. Asthma 2, 88 (1956).
GESENIUS, H.: Gegenwirkungen und Umwelteinflüsse. Anat. Anz. (Jena) 98, H. 16/17 (1951).
GLANZMANN, E.: Ärztl. Mh. berufl. Fortb. 4, 621 (1948).
GOTTLIEB, M. S., ROOT, H. F.: Diabetes mellitus in twins. Diabetes 17, 693 (1968).
GOW, E. A.: Recent advances in the pathology and treatment of lymphadenoma. Proc. roy. Soc. Med. 27, 1039 (1934).
GRACE, L. G.: Frequency of occurrence of cleft palates and harelips. J. dent. Res. 22, 495 (1943).
GRANDESSO, R.: Familiarità de Morbo di Hodgkin (Descrizioni di due osservazioni). (Bruder und Schwester.) Proc. II. Intern. Kongr. Hum. Genet., Rom 1961; Instituto G. Mendel, Rome 1963, Bd. 2, S. 1319.
GREBE, H.: Mißbildungen der Gliedmaßen. In: Kurzgefaßtes Handbuch der Humangenetik (Hrsg. P. E. BECKER), Bd. II. Stuttgart: Thieme 1964.
GRÜNEBERG, H.: Quasi-continuous variations in the mouse. Symp. Genetica 3, 215 (1952).
GRÜTZ, O.: Beiträge zur Klinik und Histologie des Lupus erythematodes acutus. Arch. Derm. Syph. (Berl.) 147, 524 (1924).
GRUNNET, J.: Hereditary in Diabetes mellitus. Acta genet. (Basel) 7, 97 (1957).
GUTZEIT, K., LEHMANN, W.: Erbpathologie des Verdauungsapparates. In: Handbuch der Erbbiologie des Menschen, Bd. 4/1, S. 581 Springer: Berlin 1940.
HALLERMANN, W., STÜRNER, K. H.: Die Verteilung der Gc-(Postalbumin) Typen in Schleswig-Holstein. Blut 9, 185 (1963).
HARRIS, H.: The familial distribution of diabetes mellitus: a study of the relatives of 1241 diabetic propprositi. Ann. Eugen. (Lond.) 15, 95 (1950).
HARRIS, H., KALMUS, H.: Genetical differences in taste sensitivity to phenylthiourea and to antithyroid substances. Nature (Lond.) 163, 878 (1949).
HARRIS, H., KALMUS, H., TROTTER, W. R.: Taste sensitivity to phenylthiourea in goitre and diabetes. Lancet 1949 II, 1039.
HARVALD, B., HAUGE, M.: Selection in diabetes in modern society. Acta med. scand. 173, 459 (1963).
HAUGE, B.: Briefliche Mitteilungen 1960, 1961 an v. VERSCHUER, O.: Infektionskrankheiten. In: Handbuch der Humangenetik (Hrsg. P. E. BECKER), Bd. II. Stuttgart: Thieme 1964.
HAVE, H. TEN: Klinische Aspecten van de Ziekte van Besnier-Boeck-Schaumann. Proefschrift, Groningen 1958.
HAYM, J.: Über die Häufigkeit der Lippen- und Gaumenspalten. Zahnärztl. Rdsch. 59, 360 (1950).
HEBERER, G. (Hrsg.): Die Evolution der Organismen, Bd. I u. II, 2. erw. Aufl. Stuttgart: G. Fischer 1959.
HECKNER, F.: Persönl. Mitteilung an JÖRGENSEN 1961.
HEERES, P. A.: Erythema exsudativum multiforme und Lupus erythematodes disseminatus. Dtsch. med. Z. 86, 349 (1961).
HEIFER, U.: Untersuchungen über die gruppenspezifischen Komponenten (Gc) von HIRSCHFELD. Münch. med. Wschr. 103, 108 (1964).
HELMBOLD, W.: Über den Zusammenhang zwischen AB0-Blutgruppen und Krankheiten. Blut 5, 7 (1959).
HELMBOLD, W.: Über den Zusammenhang zwischen AB0-Blutgruppen und bestimmten Erkrankungen. Bundesgesundheitsblatt 5, 65 (1960).
HENNING, W., HOPPE, H. H.: Häufigkeitsverteilung und Mutter-Kind-Kombinationen bei den Hp-, Gm- und Gc-Serumgruppen am Hamburger Material und ihre Brauchbarkeit im Blutgruppengutachten. Blut 10, 361 (1964).
HERBICH, J.: Häufigkeit der Gc-Gruppen in der Bevölkerung von Wien und Umgebung; Brauchbarkeit dieses Systems in der forensischen Serologie. Wien. klin. Wschr. 75, 803 (1963).
HESS, M., BÜTLER, R.: Untersuchungen über die Gc-Gruppen von HIRSCHFELD. Schweiz. med. Wschr. 92, 1351 (1962).
HEVÉR, Ö.: Die Verteilung der genetisch bedingten Haptoglobintypen bei Geschwulstkrankheiten. Experientia (Basel) 22, 41 (1966).
HEVÉR, Ö.: Örökletes haptoglobin tipusok megoszlása tüdögümökóros beteganyagban. Orv. Hetil. 501 (1966).
HIRSZFELD, L., AMZEL, R.: Sur les pléiades „isosériques" du sang. Ann. Inst. Pasteuer 65, 251 (1940).
HOEDE, K.: Umwelt und Erblichkeit bei der Entstehung der Schuppenflechte. Würzb. Abh. Med. 27, 211 (1931).
HOLZHAUSEN, G., DÜRWALD, W., HUNGER, H.: Untersuchungen zum Gc-System. Dtsch. Z. ges. gerichtl. Med. 55, 307 (1964).

Hunger, H., Göhler, W., Helwig, W.: Das Verhalten der Haptoglobine und Gm-Faktoren sowie deren Beziehungen zu den quantitativen α_2- und γ-Globulinwerten bei Blutkrankheiten. Klin. Wschr. **43**, 1255 (1965).

Hutton, A. C., Smith, G. F.: Haptoglobins and transferrins in patients with Down's syndrome. Ann. hum. Genet. **27**, 413 (1964).

Idelberger, K. H.: Die Zwillingspathologie des angeborenen Klumpfußes. Stuttgart: F. Enke 1939.

Idelberger, K.: Die Erbpathologie der sogenannten angeborenen Hüftverrenkung. Brun's Beitr. klin. Chir. (1951).

Ihm, P., Wendt, G. G.: Statistische Betrachtung über die Häufigkeit der Haptoglobin-Typen bei verschiedenen Krankheiten. Hum. Genet. **2**, 186 (1966).

Isigkeit, E.: Untersuchungen über die Heredität orthopädischer Leiden. II. Die angeborene Hüftverrenkung. Arch. orthop. Unfall-Chir. **26**, 659 (1928).

Isigkeit, E.: Untersuchungen über die Heredität orthopädischer Leiden. III. Der angeborene Schiefhals. Arch. orthop. Unfall-Chir. **30**, 459 (1931).

Jackson, H.: The classification and prognosis of Hodgkin's disease and allied disorders. Surg. Gynaec. Obstet. **64**, 465 (1937).

Jackson, H.: Hodgkin's disease and allied disorders. New Engl. J. Med. **220**, 26 (1939).

Jackson, H., Parker, F.: Hodgkin's disease. New Engl. J. Med. **230**, 1 (1944); **231**, 35 u. 639 (1944).

Jackson, H., Jr., Parker, F.: Hodgkin's disease and allied disorders. New York: Oxford University Press 1947.

Jörgensen, G.: Meningokokken-Meningitis bei einem 36 Stunden alten Säugling. Kinderärztl. Prax. **21**, 309 (1953).

Jörgensen, G.: Sarkoidose (Morbus Besnier-Boeck-Schaumann) und Trauma. Dtsch. Arch. klin. Med. **207**, 431 (1961).

Jörgensen, G.: Gibt es ätiologische Zusammenhänge zwischen der Sarkoidose (Morbus Besnier-Boeck-Schaumann) und dem Lupus erythematodes? Arch. klin. exp. Dermat. **214**, 445 (1962).

Jörgensen, G.: Sarkoidose und Schwangerschaft. Beitr. Klin. Tuberk. **127**, 605 (1963).

Jörgensen, G.: Sarkoidose und Bronchialkarzinom. Tuberk.-Arzt **17**, 708 (1963).

Jörgensen, G.: Pharmakogenetik. Med. Welt (Stuttg.) **1**, 1 (1964).

Jörgensen, G.: Die Genetik der Sarkoidose. Acta med. scand. **176**, 209 (1964).

Jörgensen, G.: Untersuchungen zur Genetik der Sarkoidose (Morbus Besnier-Boeck-Schaumann). Medizinische Habilitationen (2); Fortschr. Med. **82**, 453 (1964).

Jörgensen, G.: Die Blutgruppen bei der Sarkoidose. Acta med. scand. **176**, 213 (1964).

Jörgensen, G.: Pharmakogenetik. Med. Welt (Stuttg.) **1**, 16 (1964).

Jörgensen, G.: Sarkoidose und BCG-Impfung. Praxis Pneumol. **1**, 25 (1964).

Jörgensen, G.: Zur Frage des genetischen Zusammenhanges zwischen der Sarkoidose (Lymphogranulomatosis benigna, Morbus Besnier-Boeck-Schaumann) und der Lymphogranulomatosis maligna (Morbus Hodgkin). Dtsch. Arch. klin. Med. **209**, 307 (1964).

Jörgensen, G.: Sarkoidose (Morbus Besnier-Boeck-Schaumann) und Spondylarthritis ankylopoetica (Morbus Bechterew). (Zugleich ein Beitrag zur Genetik der Spondylarthritis ankylopoetica.) Dtsch. Arch. klin. Med. **210**, 71 (1965).

Jörgensen, G.: Untersuchungen zur Genetik der Sarkoidose. Habil.-Schrift, Göttingen 1963, als Monographie erschienen in Heidelberg: Hüthig 1965.

Jörgensen, G.: AB0 blood-groups in leukaemia. Nature (Lond.) **207**, 108 (1965).

Jörgensen, G.: Zur heutigen Klassifizierung der Lymphogranulomatose in genetischer Sicht. Med. Klin. **60**, 404 (1965).

Jörgensen, G.: Blutgruppen und alkalische Phosphatase. Dtsch. med. Wschr. **91**, 507 (1966).

Jörgensen, G.: The importance of the AB0 blood groups polymorphism in the multifactorial genetic system. Third Intern. Congr. of Human Genetics, Abstracts of Contributed Papers, Chicago, Sept. 5—10, 1966.

Jörgensen, G.: Was ist Pharmakogenetik? Med. Mschr. **20**, 242 (1966).

Jörgensen, G.: Zur Genetik des idiopathischen Diabetes mellitus. Dtsch. med. J. **17**, 393 (1966).

Jörgensen, G.: Thalidomid-Embryopathie bei Zwillingen. Kongreßber. der 68. Tag. der Nordwestdtsch. Ges. f. innere Med. Hamburg 1967, S. 104.
Hamburg: Hansisches Verlagskontor 1967.

Jörgensen, G.: Genetische Analyse von Krankheiten mit multifaktorieller (polygener) Basis. Landarzt **43**, 852 (1967).

Jörgensen, G.: The AB0 blood group-polymorphism in the multifactorial genetic system. Hum. Genet. **3**, 264 (1967).

Jörgensen, G.: Laboratory animals and pharmacogenetics in man. Symp. Series immunobiol. Standard, Bd. 5, S. 149. Basel: Karger 1967.

JÖRGENSEN, G.: Vergleichende Pharmakogenetik des Menschen und der Säugetiere. Med. Welt (Stuttg.) **32**, 84 (1967).

JÖRGENSEN, G.: Weitere Untersuchungen zur Frage der unterschiedlichen Selektionswertigkeit im AB0-Blutgruppensystem. Hum. Genet. **5**, 254 (1968).

JÖRGENSEN, G.: Untersuchungen zur Frage der statistischen Beziehungen zwischen Rhesusfaktoren (D-System) und Krankheiten. Hum. Genet. **5**, 261 (1968).

JÖRGENSEN, G.: Untersuchungen über die Verteilung der AB0-Blutgruppen bei angeborenen Herzfehlern. Hum. Genet. **5**, 266 (1968).

JÖRGENSEN, G.: Schmecken und Riechen. In: Handbuch der Humangenetik (Hrsg. P. E. BECKER). Stuttgart: Thieme 1969.

JÖRGENSEN, G.: Zur Ätiologie der Lippen-, Kiefer- und Gaumenspalten. Med. heute **18**, 293 (1969).

JÖRGENSEN, G.: Zur Genetik der ankylosierenden Spondylitis. Verhdlg. deutsch. Ges. Rheumatologie, Bd. 1. Darmstadt: Steinkopf 1969.

JÖRGENSEN, G.: Genetik des hohen Blutdrucks. In: HEINTZ, R., und LOSSE, H.: Arterielle Hypertonie. Stuttgart: Thieme 1969.

JÖRGENSEN, G.: Genetik und moderne Industriegesellschaft. Deutsche Apoth. **22**, H. 4. (1970).

JÖRGENSEN, G.: Twin studies in congenital heart diseases. Acta Genet. med. (Roma) 251 (1970).

JÖRGENSEN, G.: Genetik des Diabetes mellitus. Therapiewoche **2030**, 1476 (1970).

JÖRGENSEN, G.: Pharmakogenetik. In: Klinische Pharmakologie und Pharmakotherapie (Hrsg. H. P. KÜMMERLE, F. R. GARRETT, K. H. SPITZY). München-Wien: Urban & Schwarzenberg 1970.

JÖRGENSEN, G.: Die Bedeutung von Mutanten und genetisch determinierten Krankheiten für die medizinische Forschung. Med. Mschr. **24**, 190 (1970).

JÖRGENSEN, G.: Zwillingsuntersuchungen bei Lippen-, Kiefer-, Gaumenspalten. Med. Mschr. **25**, 447 (1971).

JÖRGENSEN, G.: Zur Frage des Zusammenhangs von Sarkoidose und Tuberkulose aus genetischer Sicht. Med. Mschr. **25**, 254 (1971).

JÖRGENSEN, G.: Humangenetik in ihrer Bedeutung für die heutige ärztliche Praxis. Ärztl. Prax. **23**, 2493 (1971).

JÖRGENSEN, G.: Humangenetische Probleme in der industrialisierten Umwelt. Münch. med. Wschr. **113**, 585 (1971).

JÖRGENSEN, G.: Blutdruckkrankheiten. In: Handbuch der Humangenetik (Hrsg. P. E. BECKER), Bd. III/2. Stuttgart: Thieme 1972.

JÖRGENSEN, G.: Befunde bei speziellen angeborenen Angiokardiopathien. In: Handbuch der Humangenetik (Hrsg. P. E. BECKER), Bd. III/2. Stuttgart: Thieme 1972.

JÖRGENSEN, G.: Serogentic investigations on malignant melanomas with reference to the incidence of AB0 systems, Rh system, Gm, Inv, Hp and Gc systems. Gemeinsam mit V. B. LAL. Hum. Genet. **15**, 227 (1972).

JÖRGENSEN, G.: Befunde bei speziellen angeborenen Angiokardiopathien (II). In: Handbuch der Humangenetik (Hrsg. P. E. BECKER), Bd. III/2. Stuttgart: Thieme 1972.

JÖRGENSEN, G.: Genetik des idiopathischen Diabetes mellitus. In: Handbuch der inneren Medizin, Diabetes mellitus (Hrsg. K. OBERDISSE). Berlin-Heidelberg-New York: Springer (im Druck).

JÖRGENSEN, G., BEUREN, A. J.: Genetische Untersuchungen bei supravalvulären Aortenstenosen. Hum. Gen. **1**, 497 (1965).

JÖRGENSEN, G., GABRIEL, P.: Über die Verteilung der Gc-Typen in Südniedersachsen. Hum. Genet. **1**, 602 (1965).

JÖRGENSEN, G., HEMPEL, D.: Die Verteilung der Gc-Phänotypen und Gc-Allele bei der Tuberkulose. Hum. Genet. **6**, 74 (1968).

JÖRGENSEN, G., HEUCK, F.: Familiäres Auftreten der Sarkoidose (Morbus Besnier-Boeck-Schaumann). Z. menschl. Vererb.- u. Konstit.-Lehre **36**, 74 (1961).

JÖRGENSEN, G., HOPFER, A.: Die Verteilung der Gc-Phänotypen und Gc-Allele bei einigen Krankheiten. (Diabetes mellitus, Leberparenchymschaden, Psoriasis vulgaris). Hum. Genet. **3**, 273 (1967).

JÖRGENSEN, G., HOPFER, U.: Die Verteilung der Haptoglobinphänotypen und Haptoglobinallele bei einigen Krankheiten (Diabetes mellitus, Leberparenchymschaden, Psoriasis vulgaris). Hum. Genet. **3**, 277 (1967).

JÖRGENSEN, G., KALLENBACH, H.-H.: Untersuchungen zur Frage der statistischen Beziehungen zwischen Rhesusfaktoren (D-System) und Krankheiten. Hum. Genet. **5**, 261 (1968).

JÖRGENSEN, G., KLOSTERMANN, G. F., KORTÜM, U.: Blutgruppen und Psoriasis vulgaris. Arch. klin. exp. Derm. **227**, 280 (1966).

JÖRGENSEN, G., KLOSTERMANN, G. F.: Zur Genetik der malignen Melanome. Wegweiser f. d. fachärztl. Praxis **16/5**, 138 (1968).

JÖRGENSEN, G., LAL, V. B.: Serogenetic investigations on malignant melanomas with reference to the incidence of AB0 system, Rh system, Gm, Inv, Hp and Gc systems. Hum. Genet. **15**, 227 (1972).

JÖRGENSEN, G., LENZ, W., PFEIFFER, R. A., SCHAAFHAUSEN, CH.: Thalidomide-embryopathie in twins. Acta Genet. med. (Roma) **19**, 205 (1970).

JÖRGENSEN, G., RÜBBERDT, D.: Die Verteilung der Haptoglobin-Phänotypen und Haptoglobin-Allele bei der Lungentuberkulose. Hum. Genet. **6**, 340 (1968).

JÖRGENSEN, G., SCHWARZ, G.: Weitere Untersuchungen zur Frage der unterschiedlichen Selektionswertigkeit im AB0-Blutgruppensystem. Hum. Genet. **5**, 254 (1968).

JÖRGENSEN, G., SCHWARZ, M., BECKER, P. E.: Anomalien und Fehlbildungen der Nase. In: Humangenetik. Kurzes Handbuch (Hrsg. P. E. BECKER), Bd. IV, S. 248. Stuttgart: Thieme **1964**.

KALLMANN, F. J., REISNER, D.: Twin studies on the significance of genetic factors in tuberculosis. Amer. Rev. Tuberc. **47**, 549 (1943).

KAMEL, K., DAVIES, S. H., CUMMING, R. A.: A comparison of haptoglobin phenotypes in haemophilics and normals in Scotland. Vox Sang. (Basel) **8**, 219 (1963).

KANZOW, U., ULBRICH, P.: Die gruppen-spezifischen Komponenten (Gc) in paraproteinämischen Seren. Klin. Wschr. **43**, 1237 (1965).

KARTEN, I., DI TATA, D., MCEWEN, C., TANNER, M.: A family study of rheumatoid (ankylosing) spondylitis. Arthr. and Rheum. **5**, 131 (1962).

KEMPTHORNE, O.: An introduction to genetic statistics. New York: John Wiley & Sons 1957.

KHERUMIAN, R., PICKFORD, R. W.: Hérédité et fréquence des dyschromatopsies. Paris: Vigot 1959.

KLEIN, D., FRANCESCHETTI, A.: Mißbildungen und Krankheiten des Auges. In: Handbuch der Humangenetik (Hrsg. P. E. BECKER), Bd. IV. Stuttgart: Thieme 1964.

KLOSE, I.: Untersuchungen zur Populationsgenetik der gruppenspezifischen Komponente (Gc) in Südbayern. Inaug.-Diss. Naturw. Fak., München 1962.

KOCH, G.: Interne Befunde aus der Nachuntersuchung der Berliner Zwillingsserie nach 20—25 Jahren. Verh. dtsch. Ges. inn. Med. **64**, 273 (1959).

KOCH, W.: Entzündliche Wirbelsäulenerkrankungen. In: Handbuch der Orthopädie (Hrsg. G. HOHMANN, M. HACKENBROCH, K. LINDEMANN), Bd. II, S. 632. Stuttgart: Thieme 1958.

KREBS, W., WURM, H.: Die Bechterew-Krankheit (entzündliche Wirbelsäulenversteifung). Dresden: 1937.

KRIES, I. VON: Beitrag zur Genetik des Diabetes mellitus. Z. menschl. Vererb.- u. Konstit.-Lehre **31**, 406 (1953).

KRÜGER, J.: Zur Unterscheidung eines multifaktoriellen Erbgangs mit Schwellenwerteffekt von einem einfachen Erbgang. Bericht über 9. Tag. Dtsch. Ges. f. Anthropologie, 7.—9. Okt. Freiburg 1965, S. 306—307.

KRÜGER, J.: Zur Unterscheidung zwischen multifaktoriellem Erbgang mit Schwellenwerteffekt und einfachem diallelen Erbgang. Hum. Genet. **17**, 181 (1973).

KRÜGER, J., VOGEL, F.: Ergänzende Blutgruppen-Selektionsmodelle. Hum. Genet. **1**, 264 (1965).

LAMY, M., FREZAL, J., REY, J.: Heredité du diabète sucré. J. Ann. Diabet. Hôtel Dieu **2**, 5 (1961).

LAMY, M., POGNAN, C., MAROTEAUX, P.: Etude de quelques caractères normaux et pathologiques chez les jumeaux. Confrontation de mille paires. Caryologia (Firenze) **6**, 797 (1954) Suppl.

LARSEN, A. K.: Kann doppelseitige Hilusadenitis durch Calmetteimpfung verursacht werden? Nord Med. **43**, 170 (1950).

LARSSON, T., SJÖGREN, T.: A methodological, psychiatric and statistical study of a large Swedish rural population. Acta psychiat. scand., Suppl. **89**, 1 (1954).

LATNER, A. L., ZAKI, A. H.: Clinical uses of starch gel electrophoresis with special reference to leukaemia. Clin. chim. Acta **5**, 22 (1960).

LEGOBBE, E.: Familiärer Erythematodes (zwei Todesfälle, bei einer Beobachtung tuberkulöser Organbefunde). Derm. Wschr. **105**, 1145 (1937).

LEICHER, H.: Vererbung anatomischer Variationen der Nase, ihrer Nebenhöhlen und des Gehörorganes. München: J. F. Bergmann 1928.

LEMSER, H.: Zur Erb- und Rassenpathologie des Diabetes mellitus. Arch. Rassenbiol. **32**, 481 (1938).

LENZ, F.: Die krankhaften Erbanlagen. In: Menschliche Erblehre (E. BAUR, E. FISCHER, F. LENZ), 4. Aufl. München: J. F. Lehmann 1938.

LENZ, W.: Medizinische Genetik. Stuttgart: Thieme 1961.

LENZ, W., LENZ, F.: Grundlinien der Humangenetik. Zu Definition, Terminologie und Methoden. In: Handbuch der Humangenetik (Hrsg. P. E. BECKER), Bd. I/1, S. 1. Stuttgart: Thieme 1968.

LE ROY, H. L.: Statistische Methoden in der Populationsgenetik. Basel-Stuttgart: Birkhäuser 1960.

LI, C. C.: Population genetics. Chicago: The University of Chicago Press 1955.

LINDENOV, H.: The respiratory organs. In: Clinical genetics (Hrsg. A. SORSBY), p. 423. London: Butterworth 1953.

LÖFGREN, S., LUNDBÄCK, H.: The bilateral hilar lymphoma syndrome. Acta med. scand. **142**, 259 (1952).

LOMHOLT, G.: Psoriasis. Prevalence, spontaneous course, and genetics. A census study on the prevalence of skin diseases on the Faroe Islands. Kopenhagen: G. E. C. Gad 1963.

LORETZ, W., WESTMORELAND, W. W., RICHARDS, L. F.: A study of cleft lip and cleft palate birth in California 1955. Amer. J. publ. Hlth **51**, 873 (1961).

LOVEGROVE, T. D., NICHOLLS, D. M.: Haptoglobin subtypes in a schizophrenic and control population. J. nerv. ment. Dis. **141**, 195 (1965).

LUCY, R. E.: A study of congenital malformations. Lancet **69**, 80 (1949).

LUXENBURGER, H.: Erblichkeit des manisch-depressiven Irreseins und Entstehung der krankhaften Anlage. In: Handbuch der Erbkrankheiten, Bd. 4. Leipzig: Thieme 1942.

MACKENZIE, M.: Die Krankheit des Halses und der Nase, Bd. II. August Hirschwald 1884.

MACMAHON, B., MCKEOWN, TH.: The incidence of hareip and cleft palate related to birth rank and maternal age. Amer. J. hum. Genet. **5**, 176 (1953).

MACMAHON, B., MCKEOWN, TH.: Infantile hypertrophic pyloric stenosis: Data on 81 pairs of twins. Acta Genet. med. (Roma) **4**, 320 (1955).

MALPAS, P.: The incidence of human malformations and the significance of changes in the maternal environment in their causation. J. Obstet. Gynaec. Brit. Emp. **44**, 434 (1937).

MANIGAND, G., MACREZ, C., CHOME, J., BOSSON, CH., DELAMARE, J., DEPARIS, M.: Maladie de Hodgkin familiale (Bruder u. Schwester). Presse méd. **72**, 1871 (1964).

MAZAHERI, M.: Statistical analysis of patients with congenital cleft lip and or palate at the Lancester cleft palate clinic. Plast. reconstr. Surg. **21**, 193 (1958).

MAZAR, S. A., STRAUS, B.: Marital Hodgkin's disease. A review of ten familial incidence and view of etiological factors. Arch. intern. Med. **88**, 819 (1951).

MCCUISTON, C. H., SCHOCH, E. P., JR.: Possible discoid lupus erythematosus in newborn infant. Report of a case with subsequent development of acute systemic lupus erythematosus in mother. Arch. Derm. Syph. (Chic.) **70**, 782 (1954).

MIKAMI, R.: A study of pulmonary tuberculosis in twins. Observation of native resistance. Suppl. Jap. J. hum. Genet. **2**, 3 (1957).

MILLES, B. L.: The inheritance of human skeletal anomalies. J. Hered. **19**, 28 (1928).

MITANI, S.: Malformations of newborns. Sanka to Fujinka **11**, 345 (1943).

MOHING, W.: Die sogenannte angeborene Hüftgelenksverrenkung. In: Die Morphologie der Mißbildungen (Hrsg. E. SCHWALBE, G. B. GRUBER), Bd. 3. Jena: G. Fischer 1958.

MOLL, F.: Lymphogranulomatose (2 Brüder). In: Hämatologische Bildkarten. Ingelheim: C. H. Boehringer 1963.

MOURANT, A. E.: The distribution of human blood groups. Oxford: Blackwell 1954.

MOURANT, A. E., KOBEĆ, A. C., DOMANIEWSKA-SOBCZAK, K.: The AB0 blood groups. Oxford: Blackwell 1958.

MULLER, H. J., LITTLE, C. C., SNYDER, L. H.: Genetics, medicine, and man. Ithaca (N.Y.): Cornell Univ. Press 1947.

MURRAY, R. F.: Geographical distribution of harelip and cleft palate. Lancet **1904 I**, 1423.

MURRAY, R. F., ROBINSON, J. C., DUBLIN, T. C., PITT, E. L.: Haptoglobins and rheumatic fever. Brit. med. J. **1966 II**, 762.

MYRIANTHOPOULOS, N. C., KURLAND, A. G., KURLAND, L. T.: Hereditary predisposition in drug induced Parkinsonism. Arch. Neurol. (Chic.) **6**, 5 (1962).

NAGURA, S.: Über die Entstehung und das Wesen der Femurkopfdeformation nach Einrenkung von angeborener Hüftverrenkung. Z. Orthop. **68**, 187 (1938).

NEEL, J. V.: A study of major congenital defects in Japanese infants. Amer. J. human Genet. **10**, 398 (1958).

NEEL, J. V.: Diabetes mellitus: A "thrifty" genotype rendered detrimental by "progress"? Am. J. hum. Genet. **14**, 353 (1962).

NEWCOMBE, H. B.: Tests for polygenic inheritance. Proc. II. Int. Conf. on Congenital Malformations, Int. Med. Congr. Ltd., p. 348.

NILSSON, S. E.: Genetic and constitutional aspects of diabetes mellitus. Stockholm: Almqvist & Wiksell 1962.

NILSSON, S. E.: On the heredity of diabetes mellitus and its interrelationship with some other diseases. Acta genet. (Basel) **14**, 97 (1964).

Ohno, S., Hauschka, T. S.: Allocycly of the X-chromosome in tumors and normal tissues. Cancer Res. **20**, 541 (1960).

Ohno, S., Makino, S.: The single-X nature of sex chromatin in man. Lancet **1961 I**, 78.

Parr, L. J. A., White, P., Shipton, E.: Some observations on 100 cases of ankylosing spondylitis. Med. J. Aust. **38**, 544 (1951).

Peacock, A. C.: Serum haptoglobin type and leukemia: an association with possible etiological significance. J. nat. Cancer Inst. **36**, 631 (1966).

Penrose, L. S.: The genetical background of common diseases. Acta genet. (Basel) **4**, 257 (1953).

Peron-Veau: Zit. nach Gabka, H.-J.: Hasenscharten und Wolfsrachen. Berlin: Walter-de Gruyter 1962.

Pfisterer, R., Wespi, H., Herzog, H.: Beobachtung einiger Fälle von Morbus Boeck nach BCG-Impfung. Helv. med. Acta **21**, 439 (1954).

Pincus, G., White, P.: On the inheritance of diabetes mellitus. III. The blood sugar values of the relatives of diabetics. Amer. J. med. Sci. **188**, 782 (1934).

Planta, P. von: Die Häufigkeit der angeborenen Farbensinnstörungen und ihre Feststellung durch die üblichen Proben. Albrecht v. Graefes Arch. klin. exp. Ophthal. **120**, 253 (1928).

Polley, H. F., Slocumb, C. H.: Rheumatoid spondylitis. Ann. intern. Med. **26**, 240 (1947).

Post, R. H.: Deformed nasal septa and relaxed selection. Eugen. Quart. **13**, 101 (1966).

Ratner, B., Silbermann, D. E.: Allergy — its distribution and the hereditary concept. Ann. Allergy **10**, 1 (1952).

Razis, D. V., Diamond, H. D., Craver, L. F.: Familial Hodgkin's disease: its significance and implications. Ann. intern. Med. **51**, 933 (1959).

Richards, L. D., Steingold, L.: Enlarged hilar and paratracheal glands following B.C.G. vaccination. Brit. J. Tbc. **46**, 163 (1962).

Ritter, H., Hinkelmann, K.: Zur Balance des Polymorphismus der Haptoglobine. Hum. Gen. **2**, 21 (1966).

Ritter, R.: Die Prophylaxe der Kieferdeformitäten vor und nach Lippen-Kiefer-Gaumen-Spaltoperationen. Fortschr. Kiefer- u. Gesichtschir. 1 (1955).

Roberts, J. A. Fr.: An introduction to medical genetics, 2. ed. London: Oxford Univ. Press 1959.

Roberts, J. A. Fr.: Multifactorial inheritance and human disease. In: Progress in medical genetics, vol. III (Eds. Steinberg, A. G., Bearn, A. G.). New York, London: Grune & Stratton 1964.

Romanus, R.: Pelveo-spondylitis ossificans in the male (ankylosing Spondylitis, Morbus Bechterew-Marie Strümpell) and genito-urinary infection. Acta med. scand. **280** (1953).

Ropartz, C., Audran, R., Rivat, L., Rousseau, P.-Y., Fine, J. M.: Leucoses et groupes des gamma-globulines Gm et Inv. Vox Sang. (Basel) **8**, 627 (1963).

De Rudder, B.: Erblichkeitsfragen bei akuten Infektionskrankheiten. Fortschr. Erbpath. **1**, 135 (1938).

Saldanha, P. H.: Apparent pleiotropic effect of genes determining taste tresholds for phenylthiourea. Lancet **1956 II**, 74.

Salzano, F. M., Hirschfeld, H.: The dynamics of the Gc polymorphism in a Brazilian population. Acta genet. (Basel) **15**, 116 (1965).

Sanders, J.: Inheritance of harelip and cleft palate. Genetica **15**, 433 (1933).

Schade, H.: Beitrag zur Feststellung der Häufigkeit von Erbkrankheiten. Erbarzt **7**, 126 (1940).

Schade, H.: Allergische Krankheiten. In: Handbuch der Humangenetik (Hrsg. P. E. Becker), Bd. III/1, S. 551. Stuttgart: Thieme 1964.

Schade, H.: Rheumatische Krankheiten. In: Handbuch der Humangenetik (Hrsg. P. E. Becker), Bd. III/1, S. 607. Stuttgart: Thieme 1964.

Schade, H.: Vererbungs- und Konstitutionsprobleme. In: Lehrbuch der klinischen Allergie (Hrsg. K. Hansen, M. Werner). Stuttgart: Thieme 1967.

Scheerer, R.: Zur entwicklungsgeschichtlichen Auffassung der Brechungszustände des Auges. Ber. ophthal. Ges. **47**, 118 (1928).

Schiller, M.: Zwillingsprobleme, dargestellt aufgrund von Untersuchungen an Stuttgarter Zwillingen. Z. menschl. Vererb.- u. Konstit.-Lehre **20**, 284 (1937).

Schlesinger, D., Vogt, A., Prokop, O.: Die Methodik der Gc-Bestimmung. Dtsch. Gesundh.-Wes. 18, 332 (1963).

Schmidt, I.: Ergebnis einer Massenuntersuchung des Farbensinns mit dem Anomaloskop. Z. Bahnarzt **31**, 44 (1936).

Schmidt, I.: a) A sign of manifest heterozygosity in carriers of colour deficiency. Amer. J. Optometr. **32**, 404 (1955).

Schnyder, U. W.: Neurodermitis, Asthma-Rhinitis. Eine genetisch-allergologische Studie. Acta genet. (Basel) **10**, 1 (1960) suppl.

SCHULZ, W., Untersuchungen über Assoziationen zwischen Carcinomen und Gruppenspezischen Blutmerkmalen. Vortrag 10. Tag. Ges. Anthropologie u. Humangenetik, Königstein i. Ts. 22.—25. Oktober 1967, Kurzfassung der Vorträge.

SCHULZE, CH.: Anomalien, Mißbildungen und Krankheiten der Zähne, des Mundes und der Kiefer. In: Handbuch der Humangenetik (Hrsg. P. E. BECKER), Bd. II. Stuttgart: Thieme 1964.

SCHWANTES, A. R., SALZANO, F. M., DE CASTRO, I. V., TONDO, C. V.: Haptoglobins and leprosy. Acta genet. (Basel) **17**, 127 (1967).

SCHWARZ, M.: Die Formverhältnisse der Nasenscheidewand bei 84 Zwillingspaaren (53 eineiigen und 31 zweieiigen). Arch. Ohr.-, Nas.- u. Kehlk.-Heilk. **119**, 291 (1928).

SCOTT, S. G.: Adolescent spondylitis or ankylosing spondylitis. London: Oxford University Press 1942.

SIMONDS, B.: The collection of 300 twin index cases for a study of tuberculosis in twins and their families. Acta genet. (Basel) **7**, 42 (1957).

SIMPSON, N. E.: The genetics of diabetes: a study of 233 families of juvenile diabetics. Ann. hum. Genet. **26**, 1 (1962).

SIMPSON, N. E.: Multifactorial inheritance a possible hypothesis for diabetes. Diabetes **13**, 462 (1964).

SIMPSON, N. R. W., STEVENSON, C. J.: An analysis of 200 cases of ankylosing spondylitis. Brit. med. J. **1949** 214.

SMITHIES, O.: Zone electrophoresis in starch gels: Group variations in the serum proteins of normal human adults. Biochem. J. **61**, 629 (1955).

SØBYE, P.: Heredity in essential hypertension and nephrosclerosis. A genetic-clinical study of 200 propositi suffering from nephrosclerosis. Opera ex domo Biol. Hered. Human Univ. Hafniensis. Kopenhagen: Munksgaard 1948.

SPEISER, P., JANCIK, W.: Diskussionsbeitrag, Tag. d. Gesellschaft d. Ärzte in Wien. Wien. klin. Wschr. **4**, 75 (1963).

STÄPS, R., BUNDSCHUH, G., FALK, H.: Über Haptoglobinbefunde an Kranken der Berliner Universitäts-Hautklinik. Dtsch. Gesundh.-Wes. **16**, 59 (1961).

STÄUBLI, C.: Beobachtung zur BCG-Impfung. Praxis 1006 (1953).

STECHER, R. M.: Das Problem der Vererbung bei Gelenkerkrankungen. Doc. Rheumatol. **12** (1957).

STECHER, R. M., HERSH, A. H.: Familial occurrence of ankylosing spondylitis. Brit. J. phys. Med. **18**, 176 (1955).

STEINBERG, A., JR., BECKER, S. W., FITZPATRICK, TH. B., KIERLAND, R. R.: A genetic and statistical study of psoriasis. Amer. J. hum. Genet. **3**, 267 (1951).

STEINBERG, A. G., WILDER, R. M.: A study of the genetics of diabetes mellitus. Amer. J. hum. Genet. **4**, 113 (1952).

STERN, C.: Model estimates of the frequency of white and near-white segregants in the American negro. Acta genet. (Basel) **4**, 281 (1953).

STERN, C.: Grundlagen der Humangenetik. Stuttgart: G. Fischer 1968.

STREAN, L. P., PEER, L. A.: Stress as an etiologic factor in the development of cleft palate. Plast. reconstr. Surg. **18**, 1 (1956).

STREET, W. W., ALLEN, E. G.: Leukemia occurring in man and wife. N.Y. St. J. Med. **50**, 1621 (1950).

SWAAY, H. VAN: Spondylosis ancylopoetica. Een pathogenetische Studie. Proefschrift, Leiden 1950.

TALKOV, R. H.: Discussion of family incidence of rheumatoid spondylitis, by ROGOFF and FREYBERG. Ann. rheum. Dis. **7**, 40 (1948).

TATTERSALL, R. B., PYKE, D. A.: Diabetes in identical twins. Lancet **1972 II**, 1120.

TEN BERGH, H.: Die Erbbiologie des Diabetes mellitus. Vorläufiges Ergebnis der Zwillingsuntersuchungen. Arch. Rassenbiol. **32**, 289 (1938).

TERRY, M. C., SEGAL, G.: The association of diabetes and taste blindness. J. Hered. **38**, 135 (1947).

THOMAS, K., HOFMANN, F.: Die Serumgruppen-Systeme Lp(a), Gm(a), Gc und Hp bei Cerebralsklerotikern. Hum. Gen. **4**, 18 (1967).

THOMPSON, M. W., WATSON, E. M.: The inheritance of diabetes mellitus; an analysis of the family history of 1631 diabetics. Diabetes **1**, 268 (1952).

THORSØE, H.: AB0-blood groups and fracture of the femoral neck. Dan. med. Bull. **7**, 75 (1960).

TÖRNELL, E.: Morbus Besnier-Boeck-Schaumann (sarcoidosis). Diskussionsbemerkung Svenska Läkaresällskapet Sammankomst 9. 2. 1954. Nord. Med. **1954**, 996.

TORRIOLI-RIGGIO, G.: Esiste una familiarità neoplastica nei linfomi maligni. Genet. della Tubercol. e dei Tumori. Atti del Simposi Internaz. Analecta Genet. 6, Torino 1957.

Treiber, W.: Spondylarthritis ankylopoetika und Kriegsbeschädigung. Münch. med. Wschr. 48, 2335 (1962).
Tünte, W., Becker, P. E., v. Knorre, G.: Zur Genetik der Myositis ossificans progressiva. Hum. Gen. 4, 320 (1967).
Uehlinger, E., Künsch, M.: Über Zwillingstuberkulose. Untersuchungen an 46 Paaren. Beitr. Klin. Tuberk. 98, 275 (1938).
Vaccarezza, R. F., Dutrey, J.: El factor genetico en la patogenia de la tuberculosis. Su studio en 286 pares de gemelos. An. Cat. Pat. Tuberc. (B. Aires) 6, 181 (1944).
Vannuchi, V., Doni, A.: Akuter systematischer Erythematodes und chronischer discoider Erythematodes bei zwei Schwestern mit gleichem vorangehenden Erbleiden (Dystrophia pigmentaria retinica). Riv. crit. Clin. med. 58, 387 (1958).
Verschuer, O. von: Die vererbungsbiologische Zwillingsforschung. Grundlegende Fragen und ihre praktische Auswirkung. Med. Welt 42, 1554 (1927).
Verschuer, O. von: Die vererbungsbiologische Zwillingsforschung. Ihre biologischen Grundlagen. Studien an 102 eineiigen und 45 gleichgeschlechtlichen zweieiigen Zwillings- und an 2 Drillingspaaren. Ergebn. inn. Med. Kinderheilk. 31, 35 (1927).
Verschuer, O. von: Erbpathologie, 3. Aufl. Leipzig: Th. Steinkopff 1937.
Verschuer, O. von: Wirksame Faktoren im Leben des Menschen. Beobachtungen an ein- und zweieiigen Zwillingen durch 25 Jahre. Wiesbaden: Steiner 1954.
Verschuer, O. von: Die Zwillingsforschung im Dienste der inneren Medizin. Verh. dtsch. Ges. inn. Med. 64, 262 (1958).
Verschuer, O. von: Die Häufigkeit von krankhaften Erbmerkmalen im Bezirk Münster. Hektographierte Mitteilung 1961.
Verschuer, O. von: Infektionskrankheiten. In: Handbuch der Humangenetik (Hrsg. P. E. Becker), Bd. III/1, S. 649. Stuttgart: Thieme 1964.
Vogel, F.: Bedeutung der Phänogenetik für die innere Medizin. Verh. dtsch. Ges. inn. Med. 64, 91 (1958).
Vogel, F.: Moderne Probleme der Humangenetik. Ergebn. inn. Med. Kinderheilk. 12, 52 (1959).
Vogel, F.: Zur Theorie der natürlichen Auslese im AB0-Blutgruppen-System. Proc. of the Second. Int. Congr. of Human Genetics. Roma 1961, p. 803—811.
Vogel, F.: Lehrbuch der allgemeinen Humangenetik. Berlin-Göttingen-Heidelberg: Springer 1961.
Vogel, F.: Die genetische Grundlage der atopischen Erkrankungen, insbesonders der atopischen Dermatitis. Kongreßband des 5. Europ. Allergiekongr., Basel 1962.
Vogel, F.: Blood groups and natural selection. Proc. 10th Congr. int. Soc. Blood Transf., Stockholm 1964, p. 268—279.
Vogel, F.: Multifactorial determination of genetic affections. Referat III. Internat. Congr. of Human Genetics, Chicago 5.—10. Sept. 1966.
Vogel, F., Chakravartti, M. R.: AB0 blood groups and smallpox in a rural population of West Bengal and Bihar (India). Hum. Genet. 3, 166 (1966).
Vogel, F., Helmbold, W.: Blutgruppen — Populationsgenetik und Statistik. In: Humangenetik (Hrsg. P. E. Becker), Bd. I/4. Stuttgart: Thieme 1972.
Vogel, F., Krüger, J.: Multifactorial determination of genetic affections. In: Proc. IIIrd Internat. Congr. of Human Genetics 1966. Baltimore: John Hopkins Press 1966.
Vogel, F., Krüger, J.: Statistische Beziehungen zwischen den AB0-Blutgruppen und Krankheiten mit Ausnahme der Infektionskrankheiten. Blut 16, 351 (1968).
Vogel, F., Krüger, J.: Statistische Beziehungen zwischen den AB0-Blutgruppen und Krankheiten mit Ausnahme der Infektionskrankheiten. Blut 16, 351 (1968).
Vogel, F., Pettenkofer, H. J., Helmbold, W.: Über die Populationsgenetik der AB0-Blutgruppen. Acta genet. (Basel) 10, 267 (1960).
Vogel, F., Strobel, D.: Über die Populationsgenetik der AB0-Blutgruppen. Acta genet. (Basel) 10, 247 (1960).
Waaler, G. H. M.: Über die Erblichkeitsverhältnisse der verschiedenen Arten von angeborener Rotgrünblindheit. Acta ophthal. (K'hvn.) 5, 309 (1927).
Waardenburg, P. J.: Genetics and ophthalmology, vol. II. Assen (Niederlande): Van Gorcum & Comp. 1963.
Walter, H., Arndt-Hanser, A., Bernhard, W., Heyde, G.: Über die Häufigkeit der Serumgruppen Hp, Gc und Gm in Südwestdeutschland. Blut 10, 225 (1964).
Weitz, W.: Zur Ätiologie der genuinen und vasculären Hypertension. Z. klin. Med. 36, 151 (1923).
Weitz, W.: Studien an eineiigen Zwillingen. Z. klin. Med. 101, 115 (1924).
Weitz, W.: Zur Methodik der Erbforschung bei inneren Krankheiten unter besonderer Berücksichtigung der Zwillingsforschung. Z. menschl. Vererb.- u. Konstit.-Lehre 26, 289 (1942/43).

WEITZ, W.: Die Vererbung innerer Krankheiten. Hamburg: Nölke 1949.

WENDT, G. G.: Blood groups, serum factors, and psoriasis vulgaris. Dermatologica (Basel) **136**, 1 (1968).

WENDT, G. G., KRÜGER, J., KINDERMANN, I.: Serumgruppen und Krankheit. Hum. Genet. **6**, 281 (1968).

WENDT, G. G., THEILE, U.: Untersuchungen über den Gc-Faktor. Dtsch. med. Wschr. **88**, 696 (1963).

WEST, H. F.: A study of ankylosing spondylitis. Thesis Bristol (England) 1948.

WIELAND, N.: Untersuchungen über Farbenschwäche bei Konduktorinnen. Albrecht v. Graefes Arch. klin. exp. Ophthal. **130**, 441 (1933).

WILKINSON, M., BYWATERS, E. G. L.: Clinical features and course of ankylosing spondylitis, as seen in a follow-up of 222 hospital referred cases. Ann. rheum. Dis. **17**, 209 (1958).

WOOLF, B.: On estimating the relation between blood group and disease. Ann. hum. Genet. **19**, 251 (1955).

ZEISLER, E. P., BLUEFARB, S. M.: Association of lupus erythematosus and thyrotoxicosis in brother and sister. Arch. Derm. Syph. (Chic.) **49**, 111 (1944).

ZIMMERMANN, M.: Beitrag zur erbbiologischen Bestandsaufnahme des deutschen Volkes. Die regionäre Verteilung der angeborenen Hüftgelenksverrenkung in Bayern. Erbarzt **4**, 7 (1937).

ZUCKERKANDL, E.: Normale und pathologische Anatomie der Nasenhöhle und ihrer pneumatischen Anhänge. Wien: W. Braumüller 1882.

Populationsgenetik

Von

G. FLATZ, Hannover

Mit 2 Abbildungen

I. Einleitung

Die binäre Struktur des Chromosomensatzes höherer Organismen und die sexuelle Fortpflanzung, die in der Nachkommenschaft eines Paares zu Aufspaltungen führen, die den Mendelschen Gesetzen folgen, bedingen in einer Population solcher Organismen Gesetzmäßigkeiten der Verteilung von allelen Genen, deren Erforschung die Hauptaufgabe der Populationsgenetik ist. Die Populationsgenetik nahm ihren Ursprung in der Entdeckung ihres ,,Grundgesetzes" durch HARDY[1] und WEINBERG[2], das die Verteilung zweier Allele an einem genetischen Locus in einer idealen, zahlenmäßig unbegrenzten Bevölkerung beschreibt. Man kann sagen, daß der größte Teil der Populationsgenetik sich damit befaßt, das durch das Hardy-Weinbergsche Gesetz gegebene Prinzip durch Modifikation und Erweiterung an theoretisch konzipierte oder im Experiment gefundene Abweichungen anzupassen. Im folgenden soll versucht werden, die Grundlagen der Populationsgenetik mit einem Minimum an mathematischen Ableitungen darzustellen und ihre Bedeutung für menschliche Bevölkerungen an verschiedenen Beispielen aus der Humangenetik zu demonstrieren.

II. Das Hardy-Weinbergsche Gesetz

Der Darstellung von LI[3] folgend, betrachten wir eine Bevölkerung, in der an einem bestimmten genetischen Locus zwei Allele, A und a, auftreten. Bei einer Gesamtzahl der Individuen von n sei die Zahl der Homozygoten $AA = D$, die der Heterozygoten $Aa = H$ und die der Homozygoten $aa = R$. Da jedes Individuum zwei der Gene besitzt, ist die Gesamtzahl der Gene an diesem Locus $2n$, die Zahl der Gene A $2D + H$ und die Zahl der Gene a $H + 2R$. Hieraus berechnet sich das Verhältnis der Gene A zur Gesamtzahl nach

$$p(A) = \frac{2D + H}{2n}$$

und das der Gene a nach

$$q(a) = \frac{H + 2R}{2n}.$$

Dieses Verhältnis bezeichnet man als Genhäufigkeit oder Genfrequenz. Die Verhältniszahlen der Genotypen (Genotypfrequenzen) werden oft in Prozent angegeben. Einfacher ist die Angabe in Anteilen von 1, das die gesamte Population

---

[1] HARDY 1908. [2] WEINBERG 1908. [3] LI 1955.

Tabelle 1. Das Hardy-Weinbergsche Gesetz. Genfrequenzen in der Filialgeneration einer panmiktischen Bevölkerung (autosomaler Locus mit zwei Alleln, A und a)

Paarungstyp	Häufigkeit des Paarungstyps	Filialgeneration Genotypfrequenzen		
		AA	Aa	aa
$AA \times AA$	p^4	p^4	—	—
$AA \times Aa$	$4p^3q$	$2p^3q$	$2p^3q$	—
$Aa \times Aa$	$4p^2q^2$	p^2q^2	$2p^2q^2$	p^2q^2
$AA \times aa$	$2p^2q^2$	—	$2p^2q^2$	—
$Aa \times aa$	$4pq^3$	—	$2pq^3$	$2pq^3$
$aa \times aa$	q^4	—	—	q^4
Summe	1	p^2	$2pq$	q^2

darstellt, also $D + H + R = 1$. Das Verhältnis von A- und a-Genen berechnet sich dann nach

$$p = D + {}^1/_2 H \qquad q = {}^1/_2 H + R.$$

Hieraus geht hervor, daß auch die Summe von p und $q = 1$ ist.

Die Frage, die durch das Hardy-Weinbergsche Gesetz beantwortet wird, lautet: Unter welchen Bedingungen ist in einer Bevölkerung mit zwei Allelen (z.B. A und a) an einem genetischen Locus, die in der Häufigkeit p und q auftreten, ein Gleichgewichtszustand, d.h. von Generation zu Generation gleichbleibende Genfrequenzen, möglich? Nach dem Hardy-Weinbergschen Gesetz ist dies der Fall, wenn $D = p^2$, $H = 2pq$ und $R = q^2$. Auf eine theoretische Ableitung des Gesetzes soll hier verzichtet werden. In Tabelle 1 ist die Gültigkeit empirisch dargestellt.

Die Gültigkeit des Hardy-Weinbergschen Gesetzes ist durch die binäre Struktur des Genbestandes höherer Organismen und durch die freie Vereinigung haploider Gameten bei der sexuellen Fortpflanzung bedingt. Bei der Bildung der Ei- und Samenzellen wird unabhängig von der genotypischen Zusammensetzung der Elterngeneration durch die Haploidisierung der Gameten das Verhältnis $p + q$ für zwei Allele hergestellt, die dann bei auswahlfreier Vereinigung zu diploiden Zygoten zum Verhältnis $p^2 + 2pq + q^2$ der drei möglichen Genotypen in der Tochtergeneration führt. Die auswahlfreie Vereinigung der Gameten bewirkt auch, daß das Hardy-Weinbergsche Gleichgewicht unabhängig von der Zusammensetzung der Ausgangsgeneration schon in der ersten Filialgeneration erreicht wird. Analog zu Tabelle 1 ist dies in Tabelle 2 dargestellt. Hieraus geht

Tabelle 2. Einstellung des genetischen Gleichgewichts in der ersten Filialgeneration einer panmiktischen Ausgangsbevölkerung mit beliebigen Genotypfrequenzen

Paarungstyp	Häufigkeit des Paarungstyps	Genotypfrequenzen in der Filialgeneration		
		AA	Aa	aa
$AA \times AA$	D^2	D^2	—	—
$AA \times Aa$	$2DH$	DH	DH	—
$Aa \times Aa$	H^2	${}^1/_4 H^2$	${}^1/_2 H^2$	${}^1/_4 H^2$
$AA \times aa$	$2DR$	—	$2DR$	—
$Aa \times aa$	$2HR$	—	HR	HR
$aa \times aa$	R^2	—	—	R^2
Summe	1	$(D + {}^1/_2 H)^2$	$2(D + {}^1/_2 H)({}^1/_2 H + R)$	$({}^1/_2 H + R^2)$
	oder	p^2	$2pq$	q^2

hervor, daß jede beliebig zusammengesetzte Ausgangsbevölkerung mit den Frequenzen $p = 0{,}8$ und $q = 0{,}2$ für zwei Allele, also z.B. $(D + H + R) = (0{,}61,\ 0{,}38,\ 0{,}01)$, $(0{,}78,\ 0{,}04,\ 0{,}18)$, $(0{,}65,\ 0{,}30,\ 0{,}05)$ oder $(0{,}80,\ 0{,}00,\ 0{,}20)$, schon in der ersten Filialgeneration die Zusammensetzung $(p^2 + 2pq + q^2) = (0{,}64,\ 0{,}32,\ 0{,}04)$ haben wird. Dies ist von praktischer Bedeutung, weil es die Anwendung des Hardy-Weinbergschen Gesetzes auf die meisten natürlichen Bevölkerungen, für die auswahlfreie Paarung mit gewissen Einschränkungen angenommen werden darf, erlaubt. Trotz dieser Anwendbarkeit, die im folgenden auch demonstriert werden soll, ist das Hardy-Weinbergsche Gesetz streng genommen der Sonderfall des genetischen Gleichgewichts in einer idealen Population. Seine Gültigkeit ist einer Reihe von Einschränkungen unterworfen:

1. In einer zahlenmäßig begrenzten Bevölkerung sind Zufallsabweichungen zu erwarten. Das Hardy-Weinbergsche Gesetz gilt deshalb strikt nur für eine unendlich große Bevölkerung. Einfache statistische Methoden erlauben aber die Anwendung des Gesetzes auf endliche Bevölkerungen.

2. Die Paarungen müssen unabhängig vom Genotyp der sich paarenden Individuen erfolgen, ein Zustand, der mit dem Ausdruck Panmixie bezeichnet wird. Wenn aus irgendwelchen Gründen gleichartige Genotypen bevorzugt zur Paarung kommen, ergeben sich Abweichungen von der nach dem Hardy-Weinbergschen Gesetz erwarteten Verteilung.

3. Das Auftreten neuer Allele durch Mutation ist nicht berücksichtigt. Wenn bei zwei Allelen die Mutationsraten in beiden Richtungen gleich sind, führt dies zu keiner Abweichung. Ist aber die Mutationsrate in einer Richtung größer als in der anderen, so gilt das Hardy-Weinbergsche Gesetz nicht. Da die in der Natur beobachteten Mutationsraten sehr klein sind, kann dieser Faktor meist vernachlässigt werden.

4. Die Überlebenschancen und die Fortpflanzungseignung müssen für alle Genotypen gleich sein, d.h. es darf nicht durch Selektion zur Bevorzugung oder Benachteiligung eines Genotyps kommen.

5. Das Hardy-Weinbergsche Gesetz gilt in der angegebenen Form nur für autosomale Gene. Bei X-chromosomalen Genen herrschen besondere Verhältnisse, weil beim männlichen Geschlecht die Verteilung der Genotypen den Genfrequenzen entspricht, da ja eine Monosomie in bezug auf das X-Chromosom besteht. Bei einer Ausgangsbevölkerung, die sich nicht im Gleichgewicht befindet, wird das Hardy-Weinbergsche Gleichgewicht auch bei Panmixie nicht in der ersten Generation, sondern in schrittweiser Annäherung erst nach einer Reihe von Generationen erreicht.

6. Die angegebene Form des Gesetzes gilt nur für ein System von zwei Allelen. Eine allgemeine Form des Gesetzes für eine beliebige Anzahl, k, von Allelen ergibt sich wie folgt: q_i sei die Frequenz des Gens A_i, dann ist $\sum q_i = 1$, $i = 1, 2, 3, 4, \ldots, k$; das Verhältnis der Genotypen in einer panmiktischen Bevölkerung ist gegeben durch

$$\left(\sum_i q_i A_i\right)^2 = \sum_i q_i^2 A_i A_i + 2 \sum_{i \neq j} q_i q_j A_i A_j\,.$$

In einem System von drei Allelen (A, a', a) mit den Frequenzen p, q, r ergibt sich für die Verteilung der Genotypen:

$$(p + q + r)^2 = p^2 + 2pq + 2pr + q^2 + 2qr + r^2$$

für die Genotypen AA Aa' Aa $a'a'$ $a'a$ aa.

III. Anwendung des Hardy-Weinbergschen Gesetzes auf menschliche Bevölkerungen

1. Erstes Beispiel: Autosomale codominante Gene

Wir betrachten die MN-Blutgruppen des Menschen. Die beiden allelen Gene M und N bedingen die Phänotypen (Blutgruppen) M, MN und N, die sich durch entsprechende Antiseren bestimmen lassen und Rückschluß auf den Genotyp des Untersuchten, in diesem Falle MM, MN oder NN ermöglichen.

In einer Stichprobe von 2578 Personen aus Württemberg[4] fanden sich 733 mit Blutgruppe M, 1286 mit Blutgruppe MN und 559 mit Blutgruppe N.

Nach der Formel $p=\frac{2D+H}{2n}$ ergibt sich für $p(M)=\frac{1466+1286}{5156}=0{,}53375$

und nach $q=\frac{H+2R}{2n}$ für $q(N)=\frac{1286+1118}{5156}=0{,}46625.$

Die Varianz s^2 von p und q errechnet sich nach $\frac{pq}{2n}$; und die Standardabweichung s entsprechend nach $\sqrt{\frac{pq}{2n}}$.

Nach dem Hardy-Weinbergschen Gesetz müßten die Blutgruppen M, MN und N in dieser Bevölkerung im Verhältnis $p^2+2pq+q^2$ auftreten. Man kann also die Erwartungswerte berechnen: für die Blutgruppe M ergibt sich $np^2=734{,}5$, für MN $2npq=1283{,}0$ und für N $nq^2=560{,}5$.

Nach der in der Einleitung besprochenen χ^2-Methode ergibt sich für

$$\chi^2=\frac{(734{,}5-733)^2}{734{,}5}+\frac{(1283{,}0-1286)^2}{1283{,}0}+\frac{(560{,}5-559)^2}{560{,}5}=0{,}014.$$

Die Zahl der Freiheitsgrade ist 1; aus der Tabelle für die p-Werte ergibt sich ungefähr 0,9, d.h. die Abweichung von den Erwartungswerten ist so gering, daß Abweichungen bis zu dieser Größe bei 90% aller gleich großen Stichproben aus der untersuchten Bevölkerung erwartet werden. Ähnliche gute Übereinstimmungen werden bei vielen anderen codominanten Merkmalen, z.B. Haptoglobinen, Hämoglobinen, verschiedenen Isoenzymen u.a., beobachtet.

2. Zweites Beispiel: Autosomale dominante Gene

Wenn im Zweiallelensystem ein Gen dominante Wirkung zeigt, ist es nicht möglich, die drei Genotypen zu unterscheiden. Die Homozygoten für das dominente Gen und die Heterozygoten bilden phänotypisch eine Gruppe. Als Beispiel sei das Blutgruppensystem Duffy angeführt. Es gibt einen Antikörper anti-Fy^a, mit dem über die Hälfte der Europäer positiv reagiert. Diesen Phänotyp (Blutgruppe) nennt man Fy(a+), den der negativ reagierenden Fy(a—). Aus Familienuntersuchungen geht hervor, daß eine den Mendelschen Gesetzen folgende Vererbung vorliegt und daß zwei Allele, Fy^a und Fy^b, anzunehmen sind. Den Genotypen Fy^a/Fy^a und Fy^a/Fy^b entspricht der Phänotyp Fy(a+) und dem Genotyp Fy^b/Fy^b der Phänotyp Fy(a—)*. Fy^a ist also dominant über Fy^b. In diesem Fall steht zur Schätzung der Genfrequenzen nur die Zahl der Personen, die Fy(a—) sind, zur Verfügung. Da dieser Phänotyp dem Genotyp Fy^b/Fy^b ent-

[4] Nach MOURANT 1954.

* Es bleibt unberücksichtigt, daß seit der Entdeckung der Duffy-Blutgruppen der Antikörper anti-Fy^b in einigen wenigen Fällen entdeckt worden ist und daß in Westafrika ein drittes Allel vorzukommen scheint.

spricht, ist seine Häufigkeit mit q^2 (Genfrequenz $Fy^b = q$) gleichzusetzen. Von 1035 Engländern[5] waren 680 Fy(a+) und 355 Fy(a−). Die relative Häufigkeit von Fy(a−) ist also 0,3430. Hieraus errechnet sich die Genfrequenz Fy^b zu

$$q(Fy^b) = \sqrt{0{,}3430} = 0{,}5857.$$

Da $p + q = 1$, ist die Frequenz von Fy^a $1 - q$, also

$$p(Fy^a) = 1 - 0{,}5857 = 0{,}4143.$$

Weil in diesem Fall p nicht unabhängig von q errechnet werden kann, gilt für die Berechnung der Varianz und der Standardabweichung

$$s^2 = \frac{1 - q^2}{4n}.$$

Die Nachteile der Berechnung nur aus den recessiven Homozygoten liegen darin, daß die Durchmischungshypothese nicht geprüft werden kann und daß die Varianz größer ist als bei der Bestimmung der Genfrequenzen nach der „Genzählmethode“ bei codominanten Genen. $\frac{q(1-q)}{2n}$ (Varianz der Frequenz nach der Genzählmethode, Beispiel 1) ist kleiner als $\frac{1-q^2}{4n}$. Dies läßt sich demonstrieren, wenn man in einem codominanten System, z.B. bei den MN-Blutgruppen, die Genfrequenzen und die Varianz einmal nach dem Genzählverfahren und zum Vergleich nur aus der Häufigkeit einer Gruppe von Homozygoten berechnet.

3. Drittes Beispiel: Multiple Allele

Die Erweiterung des Hardy-Weinbergschen Gesetzes auf multiple Allele und insbesondere auf ein Dreiallelensystem wurde bereits besprochen. Wenn Codominanz vorliegt, d.h. wenn alle Genotypen, drei Homozygote und drei Heterozygote, aus dem Phänotyp erschließbar sind, bereitet die Berechnung der Genfrequenzen, Varianzen und die Prüfung der Durchmischungshypothese keine Schwierigkeiten.

Als Beispiel sollen die menschlichen Hämoglobintypen A, S und C dienen, die sich voneinander durch verschiedene Aminosäuren in ein und derselben Position (Nr. 6 vom N-terminalen Ende) der β-Kette des Hämoglobins unterscheiden. Es handelt sich also um Allelie im strengsten Sinne des Wortes. Pathologische Zustände, die bei Trägern der Hämoglobine S und C besonders im zweiten Lebensjahrzehnt auftreten können und die zu einer Selektion gegen die entsprechenden Gene führen, bleiben im angegebenen Beispiel unberücksichtigt, da es sich um Untersuchungen in einer Gruppe von Kindern handelt. Die verschiedenen Hämo-

Tabelle 3. Verteilung der Hämoglobintypen in einer Gruppe von 840 Kindern aus Ghana

Phänotyp Genotyp	HbA $Hb\beta A/Hb\beta A$	HbAS $Hb\beta A/Hb\beta S$	HbAC $Hb\beta A/Hb\beta C$	HbS $Hb\beta S/Hb\beta S$	HbSC $Hb\beta S/Hb\beta C$	HbC $Hb\beta C/Hb\beta C$	Summe
Zahl	593	123	101	4	12	7	840
Erwartung	p^2	$2pq$	$2pr$	q^2	$2qr$	r^2	1
relativ	0,70442	0,14285	0,12690	0,00724	0,01287	0,00572	1,00000
absolut	591,7	120,0	106,6	6,1	10,8	4,8	840,0

Bestimmung der Genfrequenzen und Prüfung der Übereinstimmung mit dem Hardy-Weinbergschen Gesetz im Text.

[5] Zit. nach RACE u. SANGER 1958.

globintypen lassen sich nebeneinander bestimmen, so daß also bei Homozygoten nur ein Typ, bei Heterozygoten dagegen zwei Typen nachweisbar sind. Bei Kindern von Polizisten in Ghana fanden sich die in Tabelle 3 angegebenen Häufigkeiten[6]. Nach der Genzählmethode lassen sich die Genfrequenzen wie folgt berechnen:

$$p(Hb\beta A) = \frac{2 \times 593 + 123 + 101}{2 \times 840} = 0{,}8393,$$

$$q(Hb\beta S) = \frac{123 + 2 \times 4 + 12}{2 \times 840} = 0{,}0851,$$

$$r(Hb\beta C) = \frac{101 + 12 + 2 \times 7}{2 \times 840} = 0{,}0756.$$

Hieraus lassen sich die nach dem Hardy-Weinbergschen Gesetz erwarteten Werte errechnen (s. Tabelle 3). Die Signifikanz der Abweichungen von den Erwartungswerten wird wieder mit der χ^2-Methode geprüft. Es ergibt sich

$$\chi^2 = \frac{(593 - 591{,}7)^2}{591{,}7} + \frac{(123 - 120{,}0)^2}{120{,}0} + \frac{(101 - 106{,}6)^2}{106{,}6} + \frac{(4 - 6{,}1)^2}{6{,}1} + \frac{(12 - 10{,}8)^2}{10{,}8} + \frac{(7 - 4{,}8)^2}{4{,}8} = 2{,}24.$$

Die Zahl der Freiheitsgrade beträgt 2; das entsprechende p liegt zwischen 0,4 und 0,3. Die beobachteten Abweichungen liegen also im Bereich des als zufällig zu Erwartenden.

Schwieriger ist die Berechnung von Genfrequenzen und ihre Prüfung im Falle von Dominanz in einem System multipler Allele. Das wichtigste Beispiel eines solchen Systems sind die AB0-Blutgruppen. Die drei Gene I^A, I^B und I^0 treten in den Häufigkeiten p, q und r auf. Es gibt, wie in jedem Dreiallelensystem sechs Genotypen, von denen aber je zwei nicht unterscheidbar sind: Die Genotypen I^A/I^A und I^A/I^0 manifestieren sich phänotypisch als Blutgruppe A, die Genotypen I^B/I^B und I^B/I^0 als Blutgruppe B. Es ergibt sich das in Tabelle 4 dargestellte System.

Zur exakten Berechnung von Genfrequenzen ist das komplizierte Maximum-Likelihood-Verfahren anzuwenden. Ebenso gute Werte ergeben sich nach dem von Bernstein[7] angegebenen Verfahren. Die Häufigkeit der einzelnen Blutgruppen in der Stichprobe wird mit $\overline{\mathrm{A}}$, $\overline{\mathrm{B}}$, $\overline{\mathrm{AB}}$ und $\overline{0}$ bezeichnet. Aus Tabelle 4 läßt sich ablesen, daß $\overline{\mathrm{A}} + \overline{0} = p^2 + 2pr + r^2 = (p + r)^2$, $\overline{\mathrm{B}} + \overline{0} = q^2 + 2qr + r^2 = (q + r)^2$ und $\overline{0} = r^2$ sein muß. Da $p = 1 - (q + r)$ und $q = 1 - (p + r)$ ist, ergibt sich

$$p' = 1 - \sqrt{\overline{\mathrm{B}} + \overline{0}}$$

$$q' = 1 - \sqrt{\overline{\mathrm{A}} + \overline{0}}$$

$$r' = \sqrt{\overline{0}}.$$

Tabelle 4. Verteilung der Genotypen und Phänotypen im AB0-Blutgruppensystem

Genotyp	I^A/I^A I^A/I^0	I^B/I^B I^B/I^0	I^0/I^0	I^A/I^B
Phänotyp (Blutgruppe)	A	B	0	AB
Erwartete Häufigkeit in einer panmiktischen Bevölkerung	$p^2 + 2pr$	$q^2 + 2qr$	r^2	$2pq$

[6] Thompson 1962. [7] Bernstein 1930a.

Die Symbole p, q und r wurden mit dem Zeichen $'$ versehen, weil es sich nicht um die wirksamste Schätzung der Genfrequenzen handelt. Die Summe von p', q' und r' ergibt nämlich fast nie 1. Ein Teil der Information aus der Blutgruppenbestimmung, die Häufigkeit AB, blieb ja unberücksichtigt. Auch die Methode zur Adjustierung der Genfrequenzen stammt von BERNSTEIN[8]. Man berechnet zunächst $D = 1 - (p' + q' + r')$ und ermittelt die adjustierten Genfrequenzen nach

$$p = p'\left(1 + \frac{D}{2}\right)$$

$$q = q'\left(1 + \frac{D}{2}\right)$$

$$r = \left(r' + \frac{D}{2}\right)\left(1 + \frac{D}{2}\right).$$

Aus $p' + q' + r' + D = 1$ ergibt sich $p' + q' + r' + \frac{D}{2} = 1 - \frac{D}{2}$.

Die Summe der adjustierten Genfrequenzen ist also

$$p + q + r = \left(1 + \frac{D}{2}\right)\left(1 - \frac{D}{2}\right) = 1 - \frac{D^2}{4}.$$

Die auf diese Weise errechneten Werte stimmen in praxi mit denen überein, die nach dem Maximum-Likelihood-Verfahren bestimmt wurden. Wenn $D^2/4$ sehr klein ist, kann man deshalb die nach dem ML-Verfahren bestimmten Varianzen auf die nach der Bernsteinschen Methode berechneten Genfrequenzen anwenden[9].

Zur Prüfung der Gleichgewichtshypothese verwendet man zweckmäßigerweise die von STEVENS[10] angegebene Formel:

$$\chi^2_{1\,\text{F.G.}} = 2n\left(\frac{1 + r'}{p'\,q'}\right) D^2.$$

Als Beispiel diene die Verteilung der AB0-Blutgruppen in der Bevölkerung von Berlin[11]. Von 21104 untersuchten Personen gehörten 9123 der Blutgruppe A, 2987 der Gruppe B, 1269 der Gruppe AB und 7725 der Gruppe 0 an. Es ergibt sich für $\overline{\text{A}}$ 0,43229, für $\overline{\text{B}}$ 0,14154 und für $\overline{0}$ 0,36604. Nach den angegebenen Formeln ist

$$\begin{aligned} p' &= 1 - \sqrt{0{,}50758} = 0{,}28755 \\ q' &= 1 - \sqrt{0{,}79833} = 0{,}10651 \\ r' &= \sqrt{0{,}36604} = 0{,}60501 \\ p' + q' + r' &= 0{,}99907 \\ \text{und} \quad D &= 0{,}00093. \end{aligned}$$

Die nach der Bernsteinschen Methode adjustierten Genfrequenzen sind

$$\begin{aligned} p &= 0{,}28768 \\ q &= 0{,}10656 \\ r &= 0{,}60576 \\ p + q + r &= 1{,}00000. \end{aligned}$$

Die adjustierten Genfrequenzen weichen also in diesem Fall auf fünf Stellen nicht von den nach dem ML-Verfahren zu erwartenden ab. Zur Prüfung der Über-

---

[8] BERNSTEIN 1930b. [9] Berechnung nach DEGROOT 1956. [10] STEVENS 1950.
[11] HELMBOLDT u. PROKOP 1958.

einstimmung mit dem Hardy-Weinbergschen Gesetz verwendet man die nicht adjustierten Frequenzen:

$$\chi^2 = 2 \times 21104 \left(\frac{1 + 0{,}60501}{0{,}28755 \times 0{,}10651}\right) 0{,}00093^2 = 1{,}913.$$

Der zugehörige p-Wert liegt zwischen 0,2 und 0,1. Die gefundenen Blutgruppenhäufigkeiten sind also mit der genetischen Hypothese eines Dreiallelensystems mit teilweiser Dominanz und mit einem Gleichgewicht nach dem Hardy-Weinbergschen Gesetz vereinbar.

IV. Erweiterung des Hardy-Weinbergschen Gesetzes für X-chromosomale Gene

Wie schon erwähnt, gelten für X-chromosomale Gene besondere Bedingungen, weil beim hemizygoten männlichen Geschlecht im Zweiallelensystem nur zwei Genotypen in den Genfrequenzen entsprechenden Häufigkeiten auftreten. Die Allele A und a (Frequenz p und q) verteilen sich also wie folgt:

	Männer		Frauen		
Genotyp	$A-$	$a-$	AA	Aa	aa
Häufigkeit	p	q	p^2	$2pq$	q^2

In diesem Fall gibt es nur sechs Paarungstypen, die mit den zu erwartenden Häufigkeiten und den Erwartungswerten in der Filialgeneration in Tabelle 5 aufgeführt sind. In einer Bevölkerung, die sich im Gleichgewicht befindet, stellt sich also in jeder folgenden Generation das Gleichgewicht wieder ein. Dies ist jedoch nicht der Fall, wenn in der Ausgangsbevölkerung bei den beiden Geschlechtern unterschiedliche Genfrequenzen vorhanden sind.

Die Allele A und a seien in der männlichen Bevölkerung mit der Frequenz p und q vertreten; dann sind p und q gleichzeitig die Häufigkeiten der beiden Genotypen $A-$ und $a-$. In der weiblichen Bevölkerung hingegen treten die Genotypen AA, Aa und aa in der Häufigkeit $r + 2s + t$ auf, wobei $p + q = r + 2s + t = 1$ ist. Die weiblichen Individuen bilden Gameten (Eizellen) im Verhältnis $(r + s)A$ zu $(s + t)a$. Männliche Nachkommen treten im gleichen Verhältnis auf, weil sie das X-Chromosom von der Mutter erhalten müssen. Die weiblichen Nachkommen

Tabelle 5. X-chromosomale Gene: Verteilung der Genotypen in der Filialgeneration einer panmiktischen Bevölkerung

Paarungstyp			Häufigkeit	Genotypfrequenz in der Filialgeneration				
männlich		weiblich		männlich		weiblich		
				$A-$	$a-$	AA	Aa	aa
$A-$	$\times$	AA	p^3	p^3	—	p^3	—	—
$A-$	$\times$	Aa	$2p^2q$	p^2q	p^2q	p^2q	p^2q	—
$A-$	$\times$	aa	pq^2	—	pq^2	—	pq^2	—
$a-$	$\times$	AA	p^2q	p^2q	—	—	p^2q	—
$a-$	$\times$	Aa	$2pq^2$	pq^2	pq^2	—	pq^2	pq^2
$a-$	$\times$	aa	q^3	—	q^3	—	—	q^3
Summe			1	p	q	p^2	$2pq$	q^2

erhalten aber ihr zweites X-Chromosom von den Vätern, also im Verhältnis pA zu qa. Die Filialgeneration besteht also aus

$$(r+s)A- + (s+t)a- \qquad \text{männlich}$$

und

$$p(r+s)AA + q(r+s)Aa + p(s+t)Aa + q(s+t)aa \qquad \text{weiblich.}$$

Aus der Verteilung in der Eltern- und Filialgeneration lassen sich folgende Gesetzmäßigkeiten ableiten:

1. Es gilt $q_X = q'_{XX}$ und $q_{XX} = \frac{q'_X + q'_{XX}}{2}$ (das Apostroph indiziert die Elterngeneration). Die Genfrequenz bei den Männern einer Generation ist also gleich der Genfrequenz bei Frauen in der vorhergehenden Generation. Die Genfrequenz bei Frauen einer Generation ist gleich der Hälfte der Summe der Genfrequenzen bei Männern und bei Frauen der vorhergehenden Generation.

2. Wenn d die Differenz zwischen den Genfrequenzen bei Männern und Frauen in einer Generation ist, gilt

$$d = q_{XX} - q_X = -\frac{q'_{XX} - q'_X}{2} = -\frac{d'}{2},$$

d.h. der Unterschied der Genfrequenzen bei den beiden Geschlechtern wird in jeder Generation halbiert, das Vorzeichen ändert sich aber in jeder Generation; die Angleichung an den Gleichgewichtszustand ($d \to 0$) erfolgt also oscillatorisch

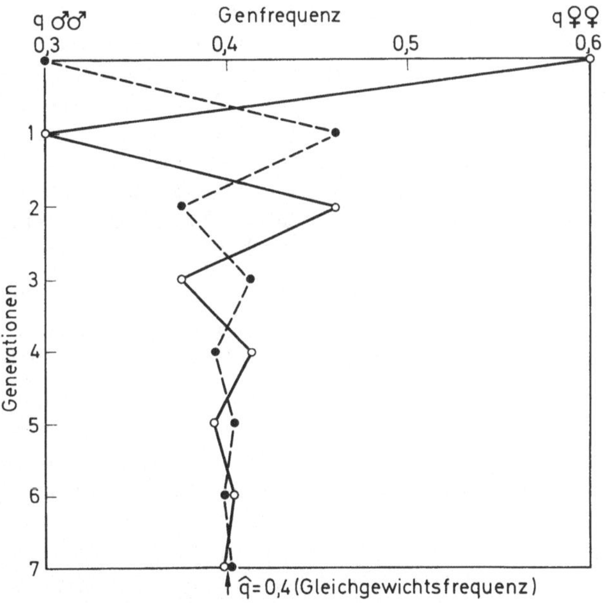

Abb. 1. Oscillatorische Angleichung der Frequenzen eines X-chromosomalen Gens an die Gleichgewichtsfrequenz bei unterschiedlicher Frequenz in beiden Geschlechtern in der Ausgangsgeneration

(s. Abb. 1). Die Gleichgewichtsfrequenz wird theoretisch erst nach unendlich vielen Generationen erreicht, in endlichen Bevölkerungen aber schon nach wenigen Generationen. Die Gleichgewichtsfrequenz errechnet sich nach

$$\hat{q} = \frac{q_X + 2q_{XX}}{3} = \frac{q'_X + 2q'_{XX}}{3}.$$

In gewissen Fällen könnte diese allmähliche Angleichung der Genfrequenzen bei Männern und Frauen von Vorteil bei der Untersuchung rezenter Bevölkerungsmischungen sein. Die Schwierigkeiten bei der Erkennung heterozygoter Trägerinnen X-chromosomaler Gene, bedingt durch die vom Zufall bestimmte Inaktivierung väterlicher oder mütterlicher X-chromosomaler Gene in somatischen Zellen weiblicher Individuen, setzt diesem Vorgehen jedoch Grenzen.

V. Mutation

Für die Populationsgenetik sind Mutationen insofern von Bedeutung, als sie der einzige Faktor sind, durch den „neue" Gene in eine Species eingeführt werden können. Sie sind das Substrat, auf das die Selektion einwirkt und neue Varianten entweder ausmerzt oder ihnen zur Zunahme innerhalb einer Bevölkerung verhilft. Wir betrachten Mutation nur unter folgenden zwei Gesichtspunkten:

1. das Schicksal einer einzelnen neuen Mutante und
2. wiederkehrende, gleichartige Mutationen an einem genetischen Locus.

1. Wenn eine neue Mutante in eine Bevölkerung von bisher an dem entsprechenden Locus homozygoten Individuen eingeführt wird, sind die Chancen für ihr Verbleiben in der Bevölkerung gering, wie aus folgenden Überlegungen hervorgeht[12]. Aus der Neumutation resultiert eine Heterozygote, die sich, da wir annehmen, daß sie nur einmal aufgetreten ist, mit einer Homozygote paaren muß. Die Chance für das „Überleben" der Neumutation hängt von der Zahl der Nachkommen des Paares ab. Ist die Zahl der Nachkommen 0, so ist die Überlebenschance ebenfalls 0. Ist die Zahl der Nachkommen 1, so ist die Überlebenschance $^1/_2$; allgemein für eine Zahl der Nachkommen k: $(^1/_2)^k = l_k$. Um die allgemeine Wahrscheinlichkeit des Überlebens einer einzelnen Mutation zu berechnen, muß die Zahl der Paare mit 0, 1, 2, 3, ..., k Nachkommen in der Bevölkerung bekannt sein. Nach FISHER nehmen wir an, daß die Größe der Bevölkerung konstant bleibt, daß also die durchschnittliche Zahl der Nachkommen eines Paares 2 ist und daß die Verteilung von k einer Poissonschen Reihe folgt. Die Häufigkeit von Paaren mit k Nachkommen ist dann $p_k = e^{-2} \frac{2^k}{k!}$, und die Wahrscheinlichkeit, daß eine neue Mutante schon in der ersten Generation wieder verlorengeht, ist $l = \sum_k p_k l_k$. Es läßt sich zeigen, daß dieser Wert gleich $e^{-1} = 0{,}3679$ ist. Die Überlebenschance ist $1 - l = 0{,}6321$. In jeder folgenden Generation ist das mutierte Gen derselben Chance ausgesetzt, so daß $l_2 = e^{-(1-l)} = e^{-0{,}6321} = 0{,}5315$ ist. Durch Wiedereinsetzen des l-Wertes aus der vorhergehenden Generation läßt sich berechnen, daß schon nach 15 Generationen die Überlebenschance nur mehr etwa 0,1 beträgt.

Hierbei wird angenommen, daß es sich um eine gegenüber der Selektion neutrale Mutation handelt, d.h. der Selektionswert des Trägers unterscheidet sich nicht vom durchschnittlichen Selektionswert der Gesamtbevölkerung. Es besteht aber Grund anzunehmen, daß die meisten Mutationen keineswegs neutral, sondern schädlich sind; sie mindern also den Selektionswert des Trägers. Das wird verständlich, wenn man bedenkt, daß das menschliche Genom durch Selektion über viele Generationen fast optimal an die herrschenden Umweltbedingungen angepaßt ist. Von einem blinden Zufall, und ein solcher ist eine Mutation, ist kaum zu erwarten, daß er die Anpassung an die Umwelt verbessert. Dies wird nur in einer verschwindend kleinen Anzahl der Fälle vorkommen. Ein Selektions-

[12] Nach FISHER 1930.

nachteil muß aber die Wahrscheinlichkeit für das Überleben einer Mutation gegenüber dem oben errechneten erheblich verringern, während ein Selektionsvorteil die Chancen gegenüber dem Zufall verbessern würde.

2. Es ist anzunehmen, daß im Verlauf mehrerer Generationen ein und dieselbe Mutation immer wieder auftritt, und zwar in einer Häufigkeit und Folge, die von der Mutationsrate und der Größe der Bevölkerung abhängt. Es läßt sich zeigen, daß bei wiederkehrender Mutation nur in einer Richtung letztlich das ursprünglich vorhandene Gen durch die Mutante ersetzt wird. Die Geschwindigkeit dieses Prozesses ist von der Mutationsrate abhängig. Da diese in der Größenordnung von $<10^{-4}$ liegen, ist der Wechsel der Genfrequenz langsam. Dies hat nur theoretische Bedeutung, denn in Wirklichkeit dürften Mutationen kaum nur in einer Richtung erfolgen. Es ist deshalb realistischer, die Situation zu betrachten, in der Mutationen $A \rightarrow a$ mit der Häufigkeit (= Mutationsrate) μ und Mutationen $a \rightarrow A$ mit der Rate ν auftreten. Der Unterschied in der Häufigkeit von a in der Filialgeneration ist dann

$$\Delta q = \mu p - \nu q.$$

Wenn q anfangs klein ist, so wird es — wenn der Unterschied zwischen μ und ν nicht allzu groß ist — zunehmen, bis ein Gleichgewicht zwischen Zunahme μp und Abnahme νq erreicht ist. Wenn man in der obigen Gleichung $\Delta q = 0$ setzt, wird $\mu p = \nu q$, und die Gleichgewichtswerte, bei denen keine Änderung von p und q erfolgt, sind

$$\hat{p} = \frac{\nu}{\mu + \nu} \text{ und } \hat{q} = \frac{\mu}{\mu + \nu}.$$

Die Gleichgewichtsfrequenzen der beiden Allele sind also von den ursprünglichen Genfrequenzen unabhängig und beruhen ausschließlich auf dem Verhältnis der beiden Mutationsraten.

Ein ähnliches Gleichgewicht stellt sich ein, wenn man annimmt, daß der Verlust an mutierten Genen, im angeführten Fall $\nu q(a)$, nicht durch Mutation $(a \rightarrow A)$, sondern durch Selektion verursacht wird, eine Situation, die im folgenden Abschnitt besprochen wird.

VI. Selektion

Selektion im genetischen Sinn kommt dadurch zustande, daß die Fähigkeit der verschiedenen Individuen einer Population, ihren Genbestand an die nächste Generation weiterzugeben, unterschiedlich ist und daß diese Unterschiede vom Genotyp der Individuen abhängen. Wenn ein bestimmter Genotyp zu phänotypischen Veränderungen prädisponiert, die die Fortpflanzung unmöglich machen, z.B. durch Tod vor Erreichen des Fortpflanzungsalters, so ist die Selektion gegen diesen Genotyp total, d.h. numerisch 1. Man kann die Wirkung der Selektion auf Genotypen auch von der anderen Seite her betrachten und kann fragen, wie groß die Eignung eines bestimmten Genotyps ist, seinen Genbestand an die nächste Generation weiterzugeben. So kommt man zum Begriff der genetischen „Fitness", die nicht unbedingt mit den körperlichen Kräften oder den intellektuellen Fähigkeiten korreliert ist. Da es sich um die Weitergabe des Genbestandes handelt, gibt der deutsche Ausdruck „Fortpflanzungseignung" den Sinn des Begriffs „genetische Fitness" am besten wieder.

Die Selektion wird durch verschiedene Mechanismen wirksam. Zunächst ist zu unterscheiden, daß die Selektion einerseits die Zygoten (nach erfolgter Befruchtung), andererseits aber auch die Gameten (vor der Befruchtung) betreffen kann. Diese letztere, germinale Selektion ist beim Menschen nicht mit Sicherheit nachgewiesen worden. Dieser Nachweis ist auch schwierig, weil sich bei Aufspaltungsziffern, wenn es sich um autosomale Loci handelt, germinale und pränatale zygotische Selektion nicht unterscheiden lassen. Die Unterscheidung von pränataler und postnataler Selektion hingegen ist von praktischer Wichtigkeit. Im Falle pränataler Selektion wird sich schon eine Abweichung der Aufspaltungsverhältnisse von der Erwartung bei den Neugeborenen und außerdem eine verminderte Fekundität der Paare bemerkbar machen, bei denen einer oder beide der Partner Träger des der pränatalen Selektion unterworfenen Gens sind. Man spricht von Differentialfekundität (oft auch nicht ganz korrekt von Differentialfertilität). Die postnatale Selektion hingegen macht sich als Differentialmorbidität oder Differentialmortalität der Träger des der Selektion unterworfenen Gens bemerkbar.

An einigen Beispielen soll das Prinzip der Selektion für verschiedene Vererbungstypen erläutert werden. Wir unterscheiden totale Ausschaltung von partieller, wobei die letztere bedeuten kann, daß nur ein Teil der Merkmalsträger ganz ausgeschaltet wird, oder aber daß die Fortpflanzungseignung aller Merkmalsträger um einen bestimmten Betrag gegenüber der der Gesamtbevölkerung oder auch gegenüber der des „normalen“ Genotyps herabgesetzt ist. Bei totaler Ausschaltung spricht man von Letalität (Selektionswert 0, Selektionsnachteil 1) des entsprechenden Genotyps. Ist die Selektion schwer, aber nicht total, wird der Ausdruck Subletalität verwendet (Selektionswert etwa $< 0{,}5$). Selektion geringeren Ausmaßes wird auch als Subvitalität (etwa: $1 >$ Selektionswert $> 0{,}5$) bezeichnet.

1. Selektion gegen Dominante

Bei totaler Ausschaltung von autosomal Dominanten ist der Nachweis der Vererbbarkeit nicht möglich, weil jede Mutation eliminiert wird, bevor die betroffene Zygote zur Fortpflanzung kommt. Partielle Selektion gegen Dominante liegt bei vielen Erbkrankheiten vor, bei denen die Fortpflanzungseignung der Genträger herabgesetzt ist. Konstante Genfrequenzen vorausgesetzt, darf man annehmen, daß die Verluste an mutierten Genen durch Neumutation in jeder Generation ausgeglichen werden, eine Annahme, die man bei der Schätzung von Mutationsraten zu Hilfe zieht.

2. Selektion gegen Recessive

In diesem Fall richtet sich die Selektion gegen Homozygote. Eine große Zahl von menschlichen Erbkrankheiten sind Beispiele für totale oder partielle Selektion gegen Recessive. Es ergeben sich folgende Gesetzmäßigkeiten.

An einem Locus treten die Allele A („normales“ Allel) und a (Mutante, die in homozygotem Zustand der Selektion unterliegt) in den Häufigkeiten p und q auf. Tabelle 6 zeigt die Verteilung der Genotypen in aufeinanderfolgenden Generationen bei völliger Ausschaltung der Recessiven. Hieraus läßt sich ein allgemeiner Ausdruck für die Änderung von q nach einer beliebigen Anzahl von Generationen (n) ableiten:

$$q_n = \frac{q_0}{1 + n q_0},$$

wobei q_0 die ursprüngliche Frequenz des der Selektion unterliegenden Gens ist. Die Änderung von q pro Generation ist

$$\Delta q = \frac{q}{1+q} - q = -\frac{q^2}{1+q}.$$

Tabelle 6. Selektion durch völlige Ausschaltung der Recessiven

	Genotypfrequenz			Genfrequenz	
	AA	Aa	aa	A	a
1. Generation					
vor der Selektion	p^2	$2pq$	q^2	p	q
nach der Selektion	$\frac{p^2}{p^2+2pq}$	$\frac{2pq}{p^2+2pq}$	0	$\frac{1}{1+q}$	$\frac{q}{1+q}$
2. Generation					
vor der Selektion	$\frac{1}{(1+q)^2}$	$\frac{2q}{(1+q)^2}$	$\frac{q^2}{(1+q)^2}$	$\frac{1}{1+q}$	$\frac{q}{1+q}$
nach der Selektion	$\frac{1}{1+2q}$	$\frac{2q}{1+2q}$	0	$\frac{1+q}{1+2q}$	$\frac{q}{1+2q}$
3. Generation					
vor der Selektion	$\frac{(1+q)^2}{(1+2q)^2}$	$\frac{2q(1+q)}{(1+2q)^2}$	$\frac{q^2}{(1+2q)^2}$	$\frac{1+q}{1+2q}$	$\frac{q}{1+2q}$
nach der Selektion	$\frac{1+q}{1+3q}$	$\frac{2q}{1+3q}$	0	$\frac{1+2q}{1+3q}$	$\frac{q}{1+3q}$

Man kann ableiten, daß $q_n = {}^1/_2 q_0$ ist, wenn $nq_0 = 1$ ist, d.h. die Genfrequenz wird in $1/q_0$ Generationen halbiert. Hieraus geht hervor, daß die Abnahme der Genfrequenz rasch vor sich geht, wenn q_0 groß ist, und daß sie sich mehr und mehr verlangsamt. je kleiner q wird. Da die Häufigkeit der meisten menschlichen Erbleiden und damit auch die Frequenz der entsprechenden Gene gering ist, können eugenische Maßnahmen, z.B. Sterilisierung der Merkmalsträger (künstliche Herbeiführung der genetischen Letalität), auch wenn sie vollständig durchgeführt würden, nur einen begrenzten Effekt haben. Das folgende Beispiel soll dies demonstrieren[13]: Die Träger eines bestimmten Erbleidens treten in einer Häufigkeit von 4 zu 10000 auf, q^2 ist also 0,0004 und die Genfrequenz $q = 0{,}02$. Nachdem mit der Sterilisierung aller Merkmalsträger begonnen wird, nimmt die Genfrequenz in $1/q_0 = 1/0{,}02 = 50$ Generationen um die Hälfte ab. Auf menschliche Verhältnisse bezogen, heißt das, daß die Genfrequenz nach 1000—1500 Jahren auf 0,01 abgesunken ist. Homozygote Erkrankte treten immer noch in einer Häufigkeit von 1 zu 10000 auf.

Bei teilweiser Ausschaltung der Recessiven sind die Verhältnisse komplizierter. Zunächst ist festzustellen, daß für die Berechnung nicht das Individuum, sondern der Durchschnitt der Gesamtheit der Individuen eines bestimmten Genotyps interessiert. Wenn die Fortpflanzungseignung der Dominanten, im Beispiel (Tabelle 6) also der Genotypen AA und Aa als 1 angenommen wird, dann ist bei partieller Selektion gegen die Recessiven die Fortpflanzungseignung des Genotyps aa um einen gewissen Betrag s gegenüber 1 herabgesetzt. Wenn die durchschnittliche Zahl der Nachkommen der Dominanten als 1 angenommen wird, ist also die durchschnittliche Zahl der Nachkommen bei den Recessiven (und damit ihre Fitness) auf $1-s$ vermindert. Tabelle 7 zeigt den Effekt der partiellen Ausschaltung Recessiver. Hieraus ergibt sich für die Häufigkeit des Gens a in der folgenden Generation:

$$q_1 = \frac{pq + q^2(1-s)}{1-sq^2} = \frac{q(1-sq)}{1-sq^2}\,.$$

[13] Nach VOGEL 1961.

Tabelle 7. Selektion durch partielle Ausschaltung der Recessiven

	Genotypfrequenzen			Summe
	AA	Aa	aa	
Vor der Selektion	p^2	$2pq$	q^2	1
Selektionswert	1	1	$1-s$	—
Nach der Selektion	p^2	$2pq$	$q^2(1-s)$	$1-sq^2$

Die allgemeine Beziehung zwischen den Genfrequenzen zweier aufeinanderfolgenden Generationen ist

$$p_{n+1}=\frac{p_n}{1-sq_n^2} \text{ und } q_{n+1}=\frac{q_n(1-sq_n)}{1-sq_n^2}.$$

Eine allgemeine Lösung gibt es nur, wenn $s=1$ ist, d.h. bei totaler Ausschaltung der Recessiven. Die Änderung der Frequenz von q pro Generation ist

$$\Delta q=q_1-q=\frac{-sq^2(1-q)}{1-sq^2}.$$

Δq ist am größten bei mittleren Genfrequenzen ($p\approx q\approx 0{,}5$) und wird bei niedrigen Werten von q sehr klein. Wenn s sehr klein ist, kann man im Nenner der Gleichung für Δq $1-sq^2\approx 1$ setzen. Dann wird $\Delta q=-sq^2(1-q)$. Bei konstantem s liegt der Maximalwert für Δq bei $q={}^2/_3$. Gegen $q=0$ und $q=1$ hin sinkt die Geschwindigkeit der Änderung von q allmählich gegen 0 hin ab.

Als Sonderform der Selektion gegen Recessive soll der Fall erwähnt werden, bei dem die Stärke der Selektion (Selektionsdruck) bei den beiden Geschlechtern verschieden ist. Der Selektionswert der männlichen Recessiven sei $1-s_M$, der der weiblichen $1-s_F$. Wenn die Zahl der männlichen und weiblichen Individuen in der Population gleich ist, ergibt sich pro Generation eine Abnahme der Recessiven um

$$q^2\left(1-\frac{s_M+s_F}{2}\right).$$

Alle Berechnungen können mit dem Selektionsfaktor $s=\frac{s_M+s_F}{2}$ durchgeführt werden.

Auch bei Selektion gegen X-chromosomale Gene ergeben sich unterschiedliche Verhältnisse bei den beiden Geschlechtern. Beim männlichen Geschlecht entspricht die Selektion einer germinalen, da sie gegen alle Träger des mutierten X-chromosomalen Gens gerichtet ist. Beim weiblichen Geschlecht hingegen betrifft die Selektion nur die Recessiven, d.h. die homozygoten Trägerinnen des mutierten Gens.

3. Selektion gegen die Heterozygoten

In diesem Fall sind die Selektionswerte der Genotypen AA und aa mit 1, der des Genotyps Aa mit $1-s$ anzunehmen. Tabelle 8 gibt die Verhältnisse in zwei aufeinanderfolgenden Generationen wieder. Die Häufigkeit von a in der Filialgeneration ist

$$q_1=\frac{pq(1-s)+q^2}{1-2spq}=\frac{q-spq}{1-2spq}$$

und die Änderung von q pro Generation

$$\Delta q=\frac{q-spq-q(1-2spq)}{1-2spq}=\frac{spq(2q-1)}{1-2spq}\approx 2spq(q-{}^1/_2).$$

Tabelle 8. Selektion gegen Heterozygote

	Genotypfrequenzen			Summe
	AA	*Aa*	*aa*	
Vor der Selektion	p^2	$2pq$	q^2	1
Selektionswert	1	$1-s$	1	—
Nach der Selektion	p^2	$2pq(1-s)$	q^2	$1-2spq$

Hieraus geht hervor, daß $\Delta q=0$ ist, wenn $q=0{,}5$ ist. Wenn $q>0{,}5$ ist, ist Δq positiv und q nimmt gegen 1 zu, d.h. das zugehörige Allel wird das andere aus der Bevölkerung verdrängen. Ist hingegen $q<0{,}5$, so wird Δq negativ; das zugehörige Allel wird aus der Bevölkerung verdrängt.

Ein Sonderfall der Selektion gegen die Heterozygoten besteht bei feto-materneller Blutgruppenunverträglichkeit, insbesondere beim Rhesus-Blutgruppensystem. Die Selektion richtet sich hier nicht gegen alle Heterozygoten, sondern nur gegen solche, die von recessiven, also rhesus-negativen Müttern geboren werden. Aber auch in diesem Fall ist die Ausschaltung keineswegs vollständig, weil ja die ersten und oft auch zweiten und dritten rhesus-positiven Kinder rhesus-negativer Mütter nicht betroffen sind. Wir nehmen einen durchschnittlichen Selektionsfaktor s gegen rhesus-positive Kinder rhesus-negativer Mütter an (seine Bestimmung in praxi ist exakt kaum möglich) und bezeichnen vereinfachend Gene, die die Ausbildung der rhesus-positiven Eigenschaften steuern, als *Rh*, solche, die sich als rhesus-negativer Phänotyp manifestieren, als *rh*. *Rh* und *rh* sollen in den Häufigkeiten p und q auftreten. Die verschiedenen Paarungstypen und die Auswirkung der Selektion auf die Filialgeneration sind in Tabelle 9 dargestellt. Der Anteil der Kinder aus Paarungen recessiver Mütter ist

$$(1-s)\,(p^2q^2+pq^2)+pq^3+q^4=q^2-spq^2.$$

Die Frequenz des Gens *rh* in der Filialgeneration ist

$$q_1=\frac{pq-{}^1/_2spq^2+q^2}{1-spq^2}=\frac{q-{}^1/_2spq^2}{1-spq^2}\,,\quad \text{und}$$

$$\Delta q=q_1-q=\frac{q-{}^1/_2spq^2-q(1-spq^2)}{1-spq^2}=\frac{spq^2(q-{}^1/_2)}{1-spq^2}\,.$$

Wenn s sehr klein ist, kann man spq^2 im Nenner vernachlässigen:

$$\Delta q\approx spq^2(q-{}^1/_2).$$

Auch hier ist also bei $p=q=0{,}5$ ein instabiler Gleichgewichtspunkt. Wird $q<0{,}5$, nimmt es fortlaufend ab, wird $q>0{,}5$, nimmt es zu.

Hieraus ergibt sich eine Frage bei der Beurteilung der Häufigkeit der rhesusnegativen Blutgruppen in menschlichen Bevölkerungen. Mit Ausnahme der Basken (im französisch-spanischen Grenzgebiet am Golf von Biskaya), bei denen die Gene *rh* Frequenzen zwischen 0,5 und 0,6 erreichen, wurden bisher keine Bevölkerungen mit Genfrequenzen über 0,5 beschrieben. In europäischen Bevölkerungen liegt die Frequenz meist zwischen 0,3 und 0,4, in afrikanischen und asiatischen Bevölkerungen noch niedriger. Wenn auch bei der obigen Berechnung zusätzliche Faktoren, z.B. der Schutz durch AB0-Unverträglichkeit gegen Rhesus-Immunisierung, der Einfachheit halber unberücksichtigt blieben, so wäre doch zu erwarten, daß die Gene *rh* nach einer genügenden Anzahl von Generationen aus der Bevölkerung eliminiert werden. Es ist auch schwer erklärlich, wie ein benach-

Tabelle 9. Selektion im Rhesus-Blutgruppensystem: Ausschaltung heterozygoter Kinder, die von recessiven Müttern geboren wurden. (Nach LI 1953)

Paarungstyp		Häufigkeit	Filialgeneration Genotypfrequenzen			Summe
Mutter	Vater		AA	Aa	aa	
Rh/Rh	beliebig	p^2	p^3	p^2q	0	p^2
Rh/rh	beliebig	$2pq$	p^2q	pq	pq^2	$2pq$
rh/rh	Rh/Rh	p^2q^2	0	$p^2q^2(1-s)$	0	
rh/rh	Rh/rh	$2pq^3$	0	$pq^3(1-s)$	pq^3	q^2-spq^2
rh/rh	rh/rh	q^4	0	0	q^4	
		1	p^2	$2pq-spq^2$	q^2	$1-spq^2$

teiligtes Gen hohe Frequenzen (z.B. bei europäischen Bevölkerungen) erreichen konnte. Hierfür sind verschiedene Erklärungen angeführt worden:

1. Die hohe Frequenz von *rh* in europäischen Bevölkerungen soll auf der Mischung einer Rasse mit geringem Anteil an *rh* (etwa den heutigen Asiaten entsprechend) mit einer hypothetischen „rhesus-negativen Rasse", als deren Überrest die heutigen Basken anzusehen wären, beruhen[14].

2. In der weißen Bevölkerung der USA gibt es Hinweise für eine Kompensation des Verlustes von rhesus-positiven Kindern[15]. Rhesus-negative Mütter, die Kinder durch Morbus haemolyticus neonatorum verloren haben, scheinen — im Falle, daß der Vater heterozygot ist — mehr rhesus-negative Kinder zu gebären, als der Erwartung entspricht. Hierdurch könnte der Verlust von *rh*-Genen sogar überkompensiert werden. Es ist aber sehr fraglich, ob dieser Kompensationsmechanismus auch in früheren Generationen, in denen Frauen eine fast maximale Zahl von Schwangerschaften zu haben pflegten, wirksam gewesen sein kann.

3. Die dritte Möglichkeit der Kompensation läge in einem Selektionsvorteil der Heterozygoten, der den Nachteil aufhebt. Dies kann zu einem stabilen Gleichgewicht führen[16]. Wenn der Vorteil der Heterozygoten über die Homozygoten als h bezeichnet wird, ihr Selektionswert nach der perinatalen Selektion durch Morbus haemolyticus also $1+h$ ist, ergibt sich folgende Forderung für ein Gleichgewicht:

$$(2pq - spq^2)(1+h) = 2pq;$$

hieraus berechnet sich

$$h = \frac{sq}{2-sq} \text{ und } \hat{q} \approx \frac{2h}{s}, \text{ wenn } s \text{ klein ist.}$$

Wenn man s mit 0,05 annimmt (eine sehr hohe Schätzung, da ja nur ein Teil der Heterozygoten von rhesus-negativen Müttern geboren werden, manche rhesusnegative Frauen auch von rhesus-positiven Feten nicht immunisiert werden und bei immunisierten Müttern das erste, oft auch zweite und dritte Kind nicht betroffen ist), errechnet sich der für ein Gleichgewicht notwendige Selektionsvorteil der Heterozygoten bei $q=0{,}4$ zu $h \approx 0{,}01$. Eine nur um 1% höhere Fortpflanzungseignung der überlebenden Heterozygoten würde also ausreichen, um den Verlust an *rh*-Genen zu kompensieren. Der Nachweis eines solch geringen Selektionsvorteil ist bei menschlichen Bevölkerungen kaum möglich. Physiologische Hinweise für einen solchen Vorteil sind nicht bekannt.

[14] HALDANE 1942. [15] GLASS 1950. [16] PENROSE 1949.

Dies leitet über zur Besprechung der Selektion zugunsten der Heterozygoten und dem damit verbundenen Prinzip der Heterosis.

4. Selektion zugunsten der Heterozygoten

Bei den bisher besprochenen Selektionsmechanismen besteht die Tendenz, das benachteiligte Gen zu eliminieren. Stabile Gleichgewichte sind nicht möglich. Schon früh wurde erkannt[17], daß die höhere Fortpflanzungseignung der Heterozygoten einer der wenigen plausiblen Mechanismen ist, durch die ein stabiles Gleichgewicht und damit das dauernde Vorhandensein zweier (oder mehrerer) Allele in einer Bevölkerung erreicht werden kann. In der Natur spielt das Prinzip der Heterosis (Selektionsvorteil der Heterozygoten) eine große Rolle. Es wird vor allem im Pflanzenbau züchterisch ausgenutzt. Auf seine Bedeutung für die Evolution wurde im einleitenden Beitrag (MAINX) hingewiesen.

Wenn man den Selektionswert der Heterozygoten (Aa) als Einheit nimmt, und den Selektionsnachteil der Homozygoten AA als s_1, den der Homozygoten aa als s_2 bezeichnet, ergeben sich die in Tabelle 10 aufgeführten Verhältnisse. Die Frequenz von a in der Filialgeneration ist

$$q_1 = \frac{pq + q^2(1-s_2)}{1 - s_1 p^2 - s_2 q^2} = \frac{q - s_2 q^2}{1 - s_1 p^2 - s_2 q^2},$$

und die Änderung von q pro Generation

$$\Delta q = \frac{pq(s_1 p - s_2 q)}{1 - s_1 p^2 - s_2 q^2}.$$

Tabelle 10. Selektion zugunsten der Heterozygoten

	Genotypfrequenzen			Summe
	AA	Aa	aa	
Vor der Selektion	p^2	$2pq$	q^2	1
Selektionswert	$1-s_1$	1	$1-s_2$	—
Nach der Selektion	$p^2(1-s_1)$	$2pq$	$q^2(1-s_2)$	$1-s_1p^2-s_2q^2$

Hieraus geht hervor, daß $\Delta q = 0$ ist, d.h. also, daß ein Gleichgewicht besteht, wenn $s_1 p = s_2 q$. Wenn wir diese Gleichung nach p und q auflösen, erhalten wir die Bedingungen für ein Gleichgewicht

$$\hat{p} = \frac{s_2}{s_1 + s_2}, \quad \hat{q} = \frac{s_1}{s_1 + s_2}.$$

Die Gleichgewichtsfrequenzen sind also von den ursprünglichen Genfrequenzen in einer Bevölkerung unabhängig. Da s_1 und s_2 Konstanten sind, ist das Gleichgewicht stabil und stellt sich nach einer Störung (z.B. Mutation, Wanderung, Zufallsabweichung) im Verlauf weniger Generationen wieder ein.

5. Fitness

Nach WRIGHT[18] kommt man zu einer allgemeinen Formulierung der Wirkung der Selektion auf eine Bevölkerung, wenn man den Begriff der Fitness der Gesamtbevölkerung ($\overline{W}$) und der Fitness des Genotyps (W) einführt. Die Fitness

[17] FISHER 1922, 1930, HALDANE 1926, WRIGHT 1931.
[18] WRIGHT 1942, 1945.

der Heterozygoten sei 1, dann ist im Zweiallelensystem die Fitness der Homozygoten AA: $W_{AA}=1+s_{AA}$, und die Fitness der Homozygoten aa: $W_{aa}=1+s_{aa}$, wobei s sowohl ein Selektionsvorteil als auch ein Selektionsnachteil (mit negativem Vorzeichen) sein kann. Die Fitness der Gesamtbevölkerung errechnet sich dann aus der Summe der Fitnesswerte der einzelnen Genotypen (fW):

$$\overline{W}=\sum f W=1+s_{AA}p^2+s_{aa}q^2.$$

Es ist wichtig, darauf hinzuweisen, daß in natürlichen Bevölkerungen, $\overline{W}$ nahe bei 1 liegen muß. Ist es niedriger als 1, so muß die Gesamtzahl der Bevölkerung abnehmen, ist es wesentlich über 1, kommt es zu einer fortschreitenden Zunahme. Da $\overline{W}$ aus Stärke und Richtung der Selektion resultiert, ist es umweltabhängig. Obwohl keine Möglichkeit zu numerischer Berechnung besteht, darf man sagen, daß die genetische Fitness menschlicher Bevölkerungen im letzten Jahrhundert, zuerst in Europa und den USA, stark zugenommen und damit die plötzliche starke Zunahme der Bevölkerungszahl verursacht hat. Die Einschränkung der Geburtenzahl ist eine natürliche Anpassung an die vermehrte Fitness.

Man kann auch die Gleichgewichtsbedingungen bei Selektion zugunsten der Heterozygoten über die Fitness formulieren. Wenn man, wie im obigen Beispiel annimmt, daß die Fitness der Heterozygoten $W_{Aa}=1$ ist, wird $s_{AA}=W_{AA}-W_{Aa}$ und $s_{aa}=W_{aa}-W_{Aa}$. Die Gleichgewichtsbedingung für das Allel a lautet dann

$$\hat{q}=\frac{W_{AA}-W_{Aa}}{(W_{AA}-W_{Aa})+(W_{aa}-W_{Aa})}=\frac{W_{AA}-W_{Aa}}{W_{AA}+W_{aa}-2W_{Aa}}.$$

Diese Formel gilt allgemein, auch wenn $\overline{W}$ als Einheit angenommen wird, und die Fitness der Genotypen relativ zur Gesamtbevölkerung angegeben wird.

Entsprechend der Erweiterung des Hardy-Weinbergschen Gesetzes auf ein System mehrerer Allele, kann man den Effekt der Selektion im Multiallelensystem wie folgt ansetzen:

$$\Delta q_i=\frac{\sum\limits_{j=1}^{n} W_{ij}q_i q_j}{\sum\limits_{i=1}^{n}\sum\limits_{j=1}^{n} W_{ij}q_i q_j}-q_i.$$

Hierbei ist q_i die Häufigkeit des Allels i in der Elterngeneration, W die Genotyp-Fitness und n die Zahl der Allele an dem Locus unter Selektion. In einem System von drei Allelen A, a' und a ergibt sich demnach folgende Gleichung

$$\Delta q_a=\frac{W_{aa}q_a^2+W_{Aa}q_A q_a+W_{a'a}q_{a'}q_a}{W_{AA}q_A^2+2W_{Aa'}q_A q_{a'}+2W_{Aa}q_A q_a+W_{a'a'}q_{a'}^2+2W_{a'a}q_{a'}q_a+W_{aa}q_a^2}-q_{ai}.$$

Die Bedingungen für ein Gleichgewicht sind im Multiallelensystem nicht so eindeutig anzugeben, wie im Zweiallelensystem. Für drei Allele gibt Li relativ einfache Formeln an, doch lassen sich daraus keine Rückschlüsse auf die Stabilität des Systems ableiten. Die Bedingungen der Stabilität im Dreiallelensystem wurden im Hinblick auf humangenetische Fragen vor allem von Vogel u. Mitarb.[19] (AB0-Blutgruppen) und Penrose u. Mitarb.[20] (Hämoglobin-Polymorphismus) untersucht. Die Frage, ob ein drittes Allel (a), das in ein Zweiallelensystem (A, a') eingeführt wird (z.B. durch Mutation oder Migration), ansteigt oder eliminiert wird, läßt sich durch folgende Berechnung beantworten[21]:

$$k=\frac{W_{Aa}(W_{Aa'}-W_{a'a'})+W_{a'a}(W_{Aa'}-W_{AA})}{W_{Aa'}^2-W_{AA}W_{a'a'}}.$$

[19] Vogel u. Strobel 1960, Krüger u. Vogel 1965. [20] Penrose, Smith u. Sprott 1956.
[21] Bodmer u. Parsons 1960.

Wenn k größer als 1 ist, nimmt das Allel a zu. Man sieht, daß das Schicksal des neu eingeführten Allels nur von der Fitness der beiden Heterozygoten abhängt, da die Fitness der Homozygoten W_{aa} in der Formel nicht auftritt. Selbst bei Letalität der Homozygoten (Fitness 0) kann ein im heterozygoten Zustand vorteilhaftes Gen also zu relativ hohen Gleichgewichts-Frequenzen aufsteigen.

In ähnlicher Weise lassen sich auch Gleichgewichtsbedingungen für X-chromosomale Gene unter Selektion festlegen.

VII. Genetischer Polymorphismus

Das Prinzip des genetischen Polymorphismus, von FORD[22] vor mehr als 30 Jahren theoretisch konzipiert, hat neuerlich für die Erklärung der großen Häufigkeit einiger deletärer Gene in menschlichen Bevölkerungen große Bedeutung gewonnen. Nach FORD ist ein genetischer Polymorphismus definiert als „das gemeinsame Auftreten von zwei oder mehreren, genetisch bedingten, diskontinuierlichen Formen einer Species im gleichen Habitat in einem Zahlenverhältnis, das Mutation als Faktor zur Aufrechterhaltung der Häufigkeit der seltensten Form ausschließt“. Es ist offensichtlich, daß die meisten Erbkrankheiten, bei denen ein Gleichgewicht zwischen Mutation und Selektion angenommen wird, nicht unter den Begriff des Polymorphismus fallen. Andererseits sind auch Subspecies, Rassen und andere geographische Varianten einer Species nicht als Polymorphismen zu bezeichnen, weil sie die Voraussetzung des gleichen Wohngebiets nicht erfüllen.

Beim Menschen sind als einer der ersten Polymorphismen die AB0-Blutgruppen entdeckt worden. Weitere genetische Polymorphismen beim Menschen sind die übrigen Blutgruppen, die Hämoglobintypen, viele Enzymvarianten, vor allem der Erythrocyten, Haptoglobine, Transferrine und andere Serumproteine, Farbenblindheit, Bitterschmeckvermögen (Thioharnstoff) u.v.a. Das Übergewicht von Merkmalen, die im Blutserum oder an den Erythrocyten feststellbar sind, in dieser Liste ist wahrscheinlich nur durch die günstigen technischen Bedingungen der Untersuchung verursacht und es ist anzunehmen, daß in anderen Organen und anderen Zelltypen eine ähnliche Vielfalt herrscht. Diese Polymorphismen treten mit einer Regelmäßigkeit auf, die zur Annahme zwingt, daß sie relativ stabil sind und sich deshalb lange in den betroffenen Bevölkerungen gehalten haben. Es gibt verschiedene theoretische Möglichkeiten, die Aufrechterhaltung eines solchen Polymorphismus zu erklären. Die häufigste und dazu auch die plausibelste Ursache eines stabilen Gleichgewichts dürfte ein Selektionsvorteil der Heterozygoten sein. Die Gleichgewichtsbedingungen eines solchen Systems wurden im vorhergehenden Abschnitt besprochen. Hier soll als Beispiel einer der besterforschten menschlichen Polymorphismen, die Hämoglobinanomalien, insbesondere das Sichelzellenhämoglobin, besprochen werden.

Die Sichelzellenanämie ist eine schwere, hereditäre Erkrankung, die mit chronischer Anämie und schmerzhaften Krisen, die durch Gefäßverschlüsse durch sichelförmige Erythrocyten hervorgerufen werden, einhergeht. Die meisten Patienten sterben im ersten und zweiten Lebensjahrzehnt, nur ein sehr kleiner Prozentsatz erreicht das Erwachsenenalter und bei diesen ist die Fortpflanzungsfähigkeit sehr stark reduziert, so daß man eine fast vollständige Letalität annehmen darf. Die Sichelzellenanämie wird durch Homozygotie für ein Gen verursacht, das eine Änderung der Struktur der β-Kette des Hämoglobins bewirkt, und zwar wird in Position Nr. 6 vom N-Terminus der β-Kette anstatt der Aminosäure Glutamin die Aminosäure Valin eingebaut. Dies führt zu tiefgreifenden

[22] FORD 1940.

Veränderungen der physikalischen Eigenschaften des Hämoglobinmoleküls. Bei Homozygoten für das „Sichelzellengen" kann nur das abnorme Hämoglobin, Hämoglobin S, gebildet werden, es resultiert die schwere Krankheit Sichelzellenanämie. Bei Heterozygoten wird Hämoglobin A (normales Hb) und HbS gebildet, etwa im Verhältnis 60:40. Die heterozygoten „Sichelzellen-Anlageträger" sind phänotypisch gesund, die Verhältnisse entsprechen also denen bei vielen recessiv vererblichen Krankheiten. Der Unterschied zur Sichelzellenanämie besteht darin, daß das Sichelzellengen (im folgenden wird das Gensymbol *HbβS*, „normales" Allel *HbβA*, verwandt) in manchen Bevölkerungen im tropischen Afrika, in Arabien, Indien und im Mittelmeergebiet in sehr hohen Frequenzen auftritt. Bei vielen Bevölkerungen in Afrika wurden Genfrequenzen von 0,2 und mehr festgestellt. Nach dem Hardy-Weinbergschen Gesetz bedeutet das, daß bei den Neugeborenen einer Bevölkerung die drei Genotypen im Verhältnis 64% *HbβA*/*HbβA*, 32% *HbβA*/*HbβS* und 4% *HbβS*/*HbβS* (Genfrequenz 0,2) auftreten müssen. Die Fitness der 4% mit Sichelzellenanämie ist aber praktisch Null, in jeder Generation gehen also 20% der *HbβS*-Gene verloren. Daraus folgt, daß die Genfrequenz fortlaufend abnehmen müßte, wenn nicht ein Kompensationsmechanismus vorhanden ist. Unter der Annahme, daß ein Gleichgewicht besteht und daß bei der Sichelzellenanämie wie bei anderen recessiven Erbleiden die Kompensation durch Mutation erfolgt, ergibt sich folgende Berechnung:

Wie im Abschnitt über Selektion gegen Recessive dargelegt, ist die Gleichgewichtsbedingung $\mu = sq^2$. Da $s = 1$ gesetzt werden kann, muß $\mu = q^2$ sein, im Falle einer Genfrequenz von 0,2 also 0,04 oder 4×10^{-2}. Man kann sich dies veranschaulichen, wenn man sich aus der Gesamtbevölkerung eine repräsentative Gruppe von 100 Individuen herausgegriffen denkt. Vier haben Sichelzellenanämie und fallen für die Fortpflanzung aus. In der nächsten Generation würde die Genfrequenz *HbβS* auf 0,16 abfallen, wenn nicht auf 100 Individuen (mit 200 *Hbβ*-Genen) 8 Neumutationen $Hb\beta A \rightarrow S$ stattfinden würden: $8/200 = 4 \times 10^{-2}$. Diese Mutationsrate liegt weit über den höchsten Werten, die bei irgendeiner Species unter natürlichen Bedingungen beobachtet worden sind. Man muß auch berücksichtigen, daß die Mutation $Hb\beta A \rightarrow S$ eine Punktmutation ist, für die eine wesentlich geringere Häufigkeit zu erwarten ist als für die Mutationsraten klinisch definierter Anomalien, die möglicherweise durch eine mehr oder weniger große Anzahl von verschiedenen Punktmutationen hervorgerufen werden können. Außerdem ist nicht einzusehen, warum in einigen menschlichen Bevölkerungen der unterschiedlichsten rassischen Zuordnung eine bestimmte Mutation mit einer Rate von 4×10^{-2} auftreten sollte, in anderen Bevölkerungen, z.B. in Mitteleuropa, dagegen mit einer unbestimmbar niedrigen Rate. Eine direkte Untersuchung im Kongo[23] ergab überdies, daß selbst bei einer sehr großzügigen Schätzung der in der untersuchten Bevölkerung aufgetretenen Neumutationen $Hb\beta A \rightarrow S$ der Wert nicht ausreicht, um Mutation als einzigen, nicht einmal als hauptsächlichen Faktor bei der Erhaltung des *Hbβ*-Polymorphismus zu bestätigen. Die einzige plausible Erklärung für das Bestehen des *Hbβ*-Polymorphismus in vielen tropischen Bevölkerungen ist die Annahme, daß in diesen Gebieten eine Selektionsvorteil für die Heterozygoten *HbβA*/*HbβS* besteht. Wenn man Mutationen als insignifikant im Vergleich zu den hohen Genfrequenzen von *HbβS* vernachlässigt, ergibt sich nach der im vorhergehenden Abschnitt aufgeführten Gleichung für die Gleichgewichtsfrequenz

$$\hat{q}_S = \frac{s_{AA}}{s_{AA} + s_{SS}} = \frac{W_{AA} - W_{AS}}{W_{AA} + W_{SS} - 2\,W_{AS}}\,.$$

[23] VANDEPITTE, ZUELZER, NEEL u. COLAERT 1955.

Aus der zweiten Formel läßt sich die für eine bestimmte Gleichgewichtsfrequenz bei bekannter Fitness der Homozygoten notwendige Fitness der Heterozygoten berechnen:

$$W_{AS} = \frac{W_{AA} - \hat{q}\,(W_{AA} + W_{SS})}{1 - 2\hat{q}}.$$

Im vorliegenden Fall nehmen wir die Fitness des „normalen“ Homozygoten als Einheit an, die Fitness der *HbβS*-Homozygoten kann mit Null eingesetzt werden. Hierdurch vereinfacht sich die Formel für Gene mit vollständiger Ausschaltung der Homozygoten:

$$W_{\text{het.}} = \frac{1 - \hat{q}}{1 - 2\hat{q}}.$$

Unter der Annahme einer Gleichgewichtsfrequenz von 0,2 ergibt sich für

$$W_{AS} = \frac{1 - 0{,}2}{1 - 0{,}4} = 1{,}3\dot{3}.$$

Die Fitness der Heterozygoten *HbβA/HbβS* muß also um ein Drittel höher sein als die der „normalen“ Homozygoten *HbβA/HbβA*, wenn der Polymorphismus im Gleichgewicht gehalten werden soll. Es ist vor allem das Verdienst ALLISONS[24], durch eingehende Untersuchungen in Afrika und durch Zusammenfassung anderer Befunde gezeigt zu haben, daß der Selektionsvorteil der Heterozygoten *HbβA/HbβS* durch eine im Vergleich zu dem „normalen“ Genotyp erhöhte Resistenz gegenüber Infektion und der Schwere des Verlaufs der Malaria tropica verursacht wird. Sichelzellen-Anlageträger haben niedrigere Infektionsraten, wenn infiziert niedrigere Parasitendichte, und weniger Todesfälle an cerebraler Malaria als Personen mit normalem Hämoglobin. Dieser Unterschied läßt sich allerdings nur in den ersten drei Lebensjahren nachweisen, weil in endemischen Gebieten nach dem dritten Lebensjahr der Einfluß der erworbenen Teilimmunität bemerkbar wird. Der *HbAS*-Polymorphismus wird also wahrscheinlich durch Differentialmortalität, erhöhte Mortalität der *HbβS/HbβS*-Homozygoten durch Sichelzellenanämie und erhöhte Mortalität der *HbβA/HbβA*-Homozygoten durch Malaria aufrecht erhalten. Es gibt allerdings auch Hinweise auf eine Differentialfertilität[25]. Die Zahlenverhältnisse in einer Bevölkerung in Ostafrika sind in Tabelle 11 dargestellt. Die Fitness-Werte in der Tabelle sind

Tabelle 11. Erhaltung einer hohen Frequenz des Sichelzellengens (*HbβS*) durch Differentialmortalität (Selektion zugunsten der Heterozygoten *HbβA/HbβS*). (Nach ALLISON 1965.) Beobachtung im Bezirk Musoma (Tanzania): Häufigkeit der Heterozygoten in der Erwachsenenbevölkerung 38,4%. Daraus ergibt sich eine Genfrequenz von 0,192. In der Tabelle werden die Erwartungswerte der Frequenzen der Genotypen vor und nach Selektion mit den beobachteten Werten verglichen

Genotyp	Erwartete Zygotenhäufigkeit	Erwartete Häufigkeit bei Erwachsenen	Fitness
HbβA/HbβA	0,6529	0,616	0,943
HbβA/HbβS	0,3103	0,384	1,238
HbβS/HbβS	0,0367	0	0

Genotyp	Beobachtete Häufigkeit bei		Fitness
	Säuglingen	Erwachsenen	
HbβA/HbβA	0,659	0,616	0,935
HbβA/HbβS	0,310	0,384	1,239
HbβS/HbβS	0,031	0	0

[24] ALLISON 1964 (Zusammenfassung). [25] FIRSHEIN 1961.

absolute Werte, d.h. die Fitness der Gesamtbevölkerung ist als 1 gesetzt. Eine Berechnung der Fitness der *HbβA/HbβS*-Heterozygoten relativ zum „normalen" Genotyp ergibt den Wert von 1,324.

Aus der Malariaschutz-Hypothese ergeben sich mehrere Forderungen:

1. Das Sichelzellengen sollte in größerer Häufigkeit nur in Gebieten auftreten, die noch oder bis vor wenigen Generationen mit Malaria tropica verseucht waren. Dies trifft nach den bisher vorliegenden Untersuchungen zu[26]: Es wurde keine Bevölkerung mit polymorpher Häufigkeit von *HbβS* gefunden, in der nicht Malaria tropica endemisch ist oder war.

2. Es ist hingegen durchaus möglich, daß Bevölkerungen in Malariagebieten *HbβS* nicht besitzen. Dies kann daran liegen, daß es in isolierte Gruppen weder durch Migration noch durch Mutation eingeführt wurde, aber auch daran, daß ein drittes oder viertes Allel am *Hbβ*-Locus vorhanden ist, das aufgrund der Fitnessbedingungen *HbβS* am Aufstieg zu polymorphen Genfrequenzen hindert.

3. Wegen der besseren Überlebenschancen der *HbβA/HbβS*-Heterozygoten sollte mit zunehmendem Lebensalter der Anteil an Sichelzellen-Anlageträgern zunehmen. Dies ist z.B. bei der in Tabelle 11 aufgeführten Bevölkerung der Fall, und auch in vielen anderen Untersuchungen wurden ähnliche Zunahmen der Heterozygoten mit steigendem Lebensalter beobachtet[27], [28]. Als weiteres Beispiel betrachten wir die Bevölkerung in Tabelle 3. Es handelt sich um Kinder von Polizisten aus Ghana. Die Verteilung der drei Allele *HbβA*, *HbβS* und *HbβC* in dieser Gruppe weicht nicht von der nach dem Hardy-Weinbergschen Gesetz zu erwarteten ab. Gleichzeitig wurden jedoch auch die Väter dieser Kinder untersucht (Tabelle 12)[29]. Bei den Vätern ergibt sich eine signifikante Abweichung von der Erwartung; und zwar tritt der Genotyp *HbβS/HbβS* gar nicht auf, während die Heterozygoten *HbβA/HbβS* gegenüber der Erwartung deutlich vermehrt sind.

4. Wenn eine Bevölkerung mit hoher Frequenz von *HbβS* aus einem Malariagebiet in ein von der Seuche freies Gebiet gebracht wird, sollte die Häufigkeit von *HbβS* abnehmen, weil der Selektionsvorteil der Heterozygoten wegfällt, der Selektionsnachteil der Homozygoten *HbβS/HbβS* aber bestehen bleibt. Nach Smith[30] läßt sich berechnen, mit welcher Geschwindigkeit dieser Abfall erfolgt. Ein solches „Experiment" wurde nun in der Tat duchgeführt: Die Verbringung von westafrikanischen Negern als Sklaven nach Nord- und Südamerika. Das Experiment ist insofern unvollkommen, als wir die Genfrequenz von *HbβS* in der Ausgangsbevölkerung nicht kennen. Wenn man aber die Frequenz von *HbβS* in der heutigen Bevölkerung der westafrikanischen Ursprungsgebiete substituiert,

Tabelle 12. Verteilung der Hämoglobintypen bei 278 Polizisten in Ghana (vgl. Tabelle 3)

Phänotyp Genotyp	HbA *HbβA/HbβA*	HbAS *HbβA/HbβS*	HbAC *HbβA/HbβC*	HbS *HbβS/HbβS*	HbSC *HbβS/HbβC*	HbC *HbβC/HbβC*	Summe
Zahl	189	52	30	0	4	3	278
Erwartung	p^2	$2pq$	$2pr$	q^2	$2qr$	r^2	1
relativ	0,68449	0,16666	0,11904	0,01014	0,01449	0,00518	1,00000
absolut	190,3	46,3	33,1	2,8	4,0	1,5	278,0

Nach der Genzählmethode errechnet sich $p(Hb\beta A) = 0{,}82734$
$q(Hb\beta S) = 0{,}10072$
$r(Hb\beta C) = 0{,}07194$

[26] Umfassend dokumentiert in Livingstone 1967. [27] Allison 1956.
[28] Rucknagel u. Neel 1961. [29] Thompson 1962. [30] Smith 1954.

findet man, daß die Frequenz von *HbβS* bei amerikanischen Negern tatsächlich wesentlich niedriger liegt, für die relativ kleine Anzahl von Generationen, die seit der Überführung nach Amerika vergangen sind, sogar zu niedrig. Dies ist wahrscheinlich durch eine beträchtliche Beimischung „weißer" Gene zu erklären, die zu einer zusätzlichen Senkung der *HbβS*-Frequenz führen muß. Auch in Südamerika gibt es ähnliche Befunde. Besonders auffallend ist der Unterschied der Häufigkeit von *HbβS* bei der Negerbevölkerung der niederländischen Gebiete in Südamerika[31]. Auf den Inseln, vor allem Curacao, die fast malariafrei waren, ist das HbS wesentlich seltener als bei den sog. Buschnegern im Dschungel von Surinam, wo die Malaria tropica endemisch war. Diese Befunde sprechen dafür, daß das Nachlassen des Selektionsdrucks (selection relaxation) vom erwarteten Rückgang der Genfrequenz gefolgt ist.

Bisher wurden an die 150 anomale Hämoglobine beim Menschen beschrieben. Nur wenige von ihnen, hauptsächlich HbS, HbC und HbE haben populationsgenetische Bedeutung. Die Zahl der Träger dieser anomalen Hämoglobine geht in die Millionen. Eine weitere erbliche Anomalie, die Wechselwirkung mit den anomalen Hämoglobinen zeigt, ist die Thalassämie, die nach der Hämoglobin-Polypeptidkette, deren Produktion vermindert ist, in α- und β-Thalassämie und seltenere Sonderformen eingeteilt wird. Alle diese Anomalien treten in tropischen und subtropischen Gebieten mit großer Häufigkeit auf. Der Zusammenhang mit der Malaria liegt nahe, ist aber bisher nicht so klar erwiesen wie beim HbS. In manchen Bevölkerungen ist der *Hbβ*-Polymorphismus ein Dreiallelensystem, z.B. in Griechenland (*HbβA*, *HbβS* und *HbβT* = β-Thalassämie), Westafrika (*HbβA*, *HbβS*, *HbβC*) und in Südostasien (*HbβA*, *HbβE* und *HbβT*)[32].

Ein genetischer Polymorphismus, der durch Heterozygotenvorteil aufrecht erhalten wird, ist ein relativ unökonomisches System, weil im Falle zweier Allele höchstens 50%, im Falle dreier Allele höchstens $^2/_3$ der Bevölkerung den vorteilhaften Genotypen angehören können. Die Bedeutung solcher Polymorphismen liegt darin, daß sie es einer Bevölkerung erlauben, auch unter extrem ungünstigen Umweltbedingungen als Gruppe zu überleben. In der Evolution dürften ähnliche Polymorphismen eine große Rolle gespielt haben, bis sie nach einer Änderung der Umweltbedingungen (Fortfall des Heterozygotenvorteils) durch Homozygotierung des jetzt vorteilhaften Gens eliminiert wurden. Es ist durchaus möglich, daß einige relativ seltene Erbkrankheiten die letzten Überreste solcher Polymorphismen sind, z.B. die cystische Pankreasfibrose (Mucoviscidosis). Diese Krankheit, die zu einer progressiven Pulmonalfibrose führt und in den meisten Fällen vor dem Erreichen des Fortpflanzungsalters zum Tode führt, tritt in europäischen Bevölkerungen in einer Häufigkeit von etwa 1:2000 auf. Die Genfrequenz errechnet sich nach $\sqrt{q^2}$ zu $\approx 0{,}022$. Da die Homozygoten fast vollständig ausgeschaltet werden, müßte man eine Mutationsrate von etwa 5×10^{-4} annehmen, ein Wert, der auffällig hoch liegt. Es ist deshalb wahrscheinlicher, daß es sich um einen im Reduktionsstadium befindlichen Polymorphismus handelt. Bisher ist es allerdings nicht gelungen, einen Vorteil der Heterozygoten nachzuweisen. Die Schwierigkeit könnte darin liegen, daß dieser Selektionsvorteil heute nicht mehr besteht und daß die Genfrequenz im Rückgang begriffen ist, bis sich ein neues Gleichgewicht zwischen Selektion und Mutation einstellt. Unter Berücksichtigung bekannter Mutationsraten darf man annehmen, daß die Häufigkeit der Erkrankung dann auf weniger als ein Zehntel ihrer heutigen zurückgehen wird.

---

[31] Jonxis 1961.

[32] Literatur zu diesen Polymorphismen: Allison 1956, Barnicot u.a. 1963, Rucknagel u. Neel 1961, Flatz 1967, Livingstone 1967, Penrose u.a. 1956.

VIII. Isolation

Im Vorhergehenden wurde das Hardy-Weinbergsche Gesetz auf Bevölkerungen angewandt, in denen Panmixie vorausgesetzt wurde. Nun sind aber menschliche Bevölkerungen keineswegs panmiktisch. Mehrere Faktoren tragen dazu bei, die Panmixie zu beschränken:

1. Die allgemeine Paarungssiebung, die darauf beruht, daß eine Paarung von Individuen mit gleichen oder ähnlichen Anlagen häufiger ist als die von stark divergierenden Personen (positive Paarungssiebung);

2. führt die Inzucht, also Ehen unter nahen Verwandten, zu einem überzufälligen Zusammentreffen gleicher Erbanlagen, und

3. kann die Isolation, die aus geographischen, religiösen, rassischen und anderen Gründen zustande kommen kann, die Zahl einer Fortpflanzungsgruppe soweit reduzieren, daß die Gültigkeit des Hardy-Weinbergschen Gesetzes beeinträchtigt wird.

Alle drei Faktoren bewirken eine Verminderung der Variabilität durch Zunahme der Homozygotie. Da es sich bei der allgemeinen Paarungssiebung um polygenisch bedingte Merkmale handelt (z.B. Intelligenz, Hautfarbe, Körpergröße), ist die mathematische Erfassung der zu erwartenden Effekte auf die Genverteilung kompliziert. Für die Isolation lassen sich aber einige Gesetzmäßigkeiten einfach ableiten. Eine Population von N-Individuen kann als das Produkt der freien Wahl von $2n$-Gameten aus der Elterngeneration angesehen werden. Wenn die Frequenz des Gens a in der Elterngeneration q war, dann wird sie in der Filialgeneration durch Zufall innerhalb der durch die binomiale Expansion gegebenen Grenzen schwanken:

$$[p(A)+q(a)]^{2N},$$

d.h. es gibt $2n+1$ mögliche Werte für q, und zwar

$$0, \frac{1}{2N}, \frac{2}{2N}, \frac{3}{2N}, \frac{4}{2N}, \ldots, \frac{j}{2N}, \ldots, \frac{2N-2}{2N}, \frac{2N-1}{2N}, 1.$$

Man verwendet hier das Symbol N (anstatt n), weil es sich nicht um die Gesamtzahl der Individuen in der Bevölkerung handelt, sondern um die sog. „effektive Größe" der Bevölkerung. Von der Gesamtzahl bleiben zunächst diejenigen Individuen unberücksichtigt, die aus irgendwelchen Gründen nicht zur Fortpflanzung gelangen. Die verbleibende Zahl wird als die für die Fortpflanzung bestimmende Größe der Bevölkerung („breeding size") bezeichnet. Mehrere Faktoren, hauptsächlich Unterschiede in der Zahl der Männer und Frauen und zufällige Unterschiede in der Fortpflanzungsleistung verursachen eine weitere Einengung der Zahl, die als „effektive Größe" der Bevölkerung gilt.

Die Schwankung der Frequenz q unterliegt dem Zufall und ist von der effektiven Größe der Bevölkerung abhängig. Man bezeichnet im Gegensatz zu Δq, das eine systematische Abweichung, z.B. durch Mutation oder Selektion indiziert, die zufällige Abweichung von q als δq. Die Varianz von δq in einer Generation ist dann

$$\sigma^2_{\delta q} = \frac{q(1-q)}{2N}.$$

Um dies anschaulich zu machen, wird eine Elterngeneration mit der Frequenz q eines beliebigesn Gens von 0,5 angenommen. Aus dieser Elterngeneration wird eine Filialpopulation von 50 Individuen entnommen. Die Standardabweichung von q in dieser Bevölkerung ist

$$\sigma_{\delta q} = \sqrt{\frac{0{,}5\cdot 0{,}5}{2\cdot 50}} = 0{,}05.$$

Tabelle 13. Wahrscheinlichkeitswerte für die Verteilung von q in Filialgenerationen der Größe $n = 50$, die aus einer Elterngeneration mit einer Frequenz $q = 0{,}5$ hervorgingen. (Nach LI 1955)

q	$< 0{,}35$	0,35—0,40	0,40—0,45	0,45—0,50	0,50—0,55	0,55—0,60	0,60—0,65	$> 0{,}65$	Summe
p	0,002	0,021	0,136	0,341	0,341	0,136	0,021	0,002	1,000

Tabelle 13 gibt die Erwartungswerte für verschiedene Abweichungen von q vom Ausgangswert 0,5 in der Elterngeneration wieder. Diese Gesetzmäßigkeit läßt sich auf zweierlei Weise interpretieren:

1. Wir betrachten eine Bevölkerung von 50 Individuen, die einer Elterngeneration mit $q = 0{,}5$ für eine große Zahl von Loci mit zwei Allelen entstammen. Dann ist zu erwarten, daß in der Filialgeneration für etwa 68% dieser Loci q zwischen 0,45 und 0,55 liegt, für etwa 96% der Loci zwischen 0,4 und 0,6 (s. Tabelle 13).

2. Es wird nur ein Locus mit zwei Allelen in einer großen Anzahl von Populationen mit je 50 Individuen, die alle aus einer Elterngeneration mit $q = 0{,}5$ für ein Allel an diesem Locus entstammen, berücksichtigt. Dann ist zu erwarten, daß die Frequenz q bei etwa 68% dieser Gruppen zwischen 0,45 und 0,55 bei etwa 96% zwischen 0,4 und 0,6 usw. liegt. Die zufälligen Abweichungen der Genfrequenz in begrenzten Populationen werden oft als Gendrift bezeichnet, weil sie nicht systematisch sind und keinem berechenbaren Endwert zustreben. Solange q in einer solchen Population zwischen $\frac{1}{2N}$ und $\frac{2N-1}{2N}$ liegt, ist Gendrift in beiden Richtungen, Zunahme und Abnahme, möglich. Wenn allerdings der Zufall dazu führt, daß in einer Generation q die Werte 0 oder 1 erreicht, dann ist in weiteren Generationen keine Variation mehr möglich (wenn man von systematischen Änderungen absieht). Dies wird als Extinktion oder Fixation eines Gens bezeichnet. Da in einer genügend langen Zeit (in Generationen gemessen) an allen Loci einer endlichen Bevölkerung durch Zufall der Punkt der Extinktion oder Fixation erreicht wird, ist das Schicksal kleiner Bevölkerungen komplette Homozygotie an allen Loci. Dieses Prinzip wird als „Verfall der Variabilität" bezeichnet. Es läßt sich ableiten[33], daß dieser Verfall der Variabilität mit einer Rate von $\frac{1}{2N}$ pro Generation erfolgt, daß also für jeden Locus die Chance der Fixierung oder Extinktion eines Allels pro Generation $\frac{1}{4N}$ ist. Die praktische Bedeutung der Gendrift liegt darin, daß in Isolaten auch deletäre Gene entgegen dem Selektionsdruck eine bedeutende Häufigkeit erreichen können. Die Häufung von Erbkrankheiten in geographischen Isolaten dürfte zum großen Teil durch Gendrift bedingt sein.

Zufällige Abweichungen haben aber wahrscheinlich auch bei der Evolution eine nicht unbedeutende Rolle gespielt. Um dies zu verdeutlichen, soll die stationäre Verteilung von Genfrequenzen in kleinen Populationen kurz beschrieben werden. Auf eine Ableitung der Verteilungsformel sei verzichtet, sie lautet:

$$\phi q = \frac{C}{q(1-q)} e^{4N \left(\frac{\Delta q}{q(1-q)}\right) dq}.$$

Hierbei ist C eine Konstante, die die Gesamtwahrscheinlichkeit der Verteilung von q zwischen 0 und 1 auf den Wert 1 bringt. Die Formel besagt, daß die Verteilung von q von der effektiven Größe der Bevölkerung und von der Größe der

[33] WRIGHT 1931.

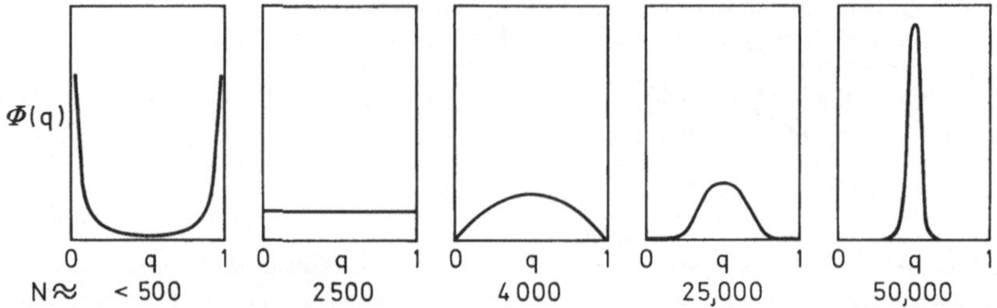

Abb. 2. Stationäre Verteilung der Genfrequenz unter Mutationsdruck in Abhängigkeit von der effektiven Größe der Bevölkerung N. Für die Berechnung wurden gleiche Mutationsraten (10^{-4}) in beiden Richtungen angenommen. (Nach Li 1955)

systematischen Änderung der Genfrequenz $\left(\frac{\Delta q}{q(1-q)}\right)$ abhängig ist. Durch Einsetzen der verschiedenen besprochenen Faktoren, z. B. Mutation, verschiedene Arten der Selektion, in die Gleichung kann die Wahrscheinlichkeit für verschiedene Werte von q in Abhängigkeit von der Bevölkerungsgröße berechnet und graphisch dargestellt werden.

Abb. 2 zeigt die Verteilung unter Mutationsdruck. Es sind gleiche Mutationsraten in beiden Richtungen angenommen. In einer unendlich großen Bevölkerung würde man nach $\hat{q} = \frac{\mu}{\mu + \nu}$ eine Gleichgewichtsfrequenz von 0,5 erwarten. Wie Abb. 2 zeigt, ist die Verteilung in einer kleinen Population ($N = 250$) selbst bei der relativ hohen Mutationsrate von 10^{-4} U-förmig, d. h. das Schicksal der meisten Gene in dieser Bevölkerung ist Fixation oder Extinktion. Mit zunehmender Bevölkerungsgröße nimmt die Verteilungskurve mehr und mehr die Form einer Gausschen Verteilung an, bis bei einer effektiven Größe von 50000 die erwartete Verteilung der Genfrequenz in einem engen Bereich um den theoretischen Gleichgewichtswert schwankt.

Für andere Modelle, z. B. Selektion oder Selektion und Mutation ergeben sich ähnliche Verteilungskurven. Allgemein gilt, daß ein reziprokes Verhältnis zwischen den systematischen Faktoren und der Bevölkerungsgröße besteht, d. h. bei starker systematischer Änderung pro Generation, z. B. starker Selektion (Beispiel: Sichelzellenanämie) stabilisiert sich die Genfrequenz schon bei einer relativ geringen effektiven Größe um den Gleichgewichtswert, während bei kleiner systematischer Änderung pro Generation (z. B. niedriger Mutationsrate) der Stabilisierungseffekt erst bei relativ großen Populationen eintritt.

IX. Migration

Bei der Besprechung der Isolation wurde die Annahme gemacht, daß die einzelnen Gruppen vollständig voneinander getrennt sind. Dies ist jedoch nur in seltenen Fällen realistisch, weil in der Natur durch Wanderung einzelner Individuen ein Genaustausch zwischen den Bevölkerungsgruppen stattfindet. Wir betrachten[34] eine große Bevölkerung mit der durchschnittlichen Frequenz $\bar{q}$ eines Allels an einem autosomalen Locus, die in viele kleine Untergruppen (relative Isolate) aufgeteilt sei. Die Frequenz des Gens in einer dieser Gruppen sei q und in jeder Generation erfolge ein Austausch von m Individuen durch Aus- und Zuwanderung und die Genfrequenz bei den Zuwanderern entspreche $\bar{q}$, der durch-

[34] Nach Li 1955.

schnittlichen Frequenz in der Gesamtbevölkerung. Dann ergibt sich für die nächste Generation:

$$q_1 = (1-m)q + m\bar{q} = q - m(q-\bar{q}), \quad \text{und}$$
$$\Delta q = q_1 - q = -m(q-\bar{q}).$$

Die Änderung von q ist also proportional dem Unterschied zwischen der Frequenz des Gens im Isolat und der Frequenz in der Gesamtpopulation. Bei fortgesetzter Wanderung werden die Unterschiede eingeebnet, bis alle Gruppen die Frequenz $\bar{q}$ erreicht haben. In Wirklichkeit liegen die Verhältnisse wahrscheinliche meist etwas komplizierter, weil benachbarte Gruppen dazu tendieren, ähnliche Genfrequenzen zu haben. Deshalb ist die Annahme von $\bar{q}$ als Frequenz in der zuwandernden Bevölkerung eine Abstraktion. Die Gleichung gilt aber auch für Wanderung zwischen Isolaten mit unterschiedlicher Genfrequenz.

Bei manchen der Selektion unterliegenden Genen taucht die Frage auf, ob durch Zuwanderung von Genträgern aus einer anderen Population, z.B. einer Bevölkerung, die in einer Umgebung lebt, die heterozygoten Trägern eines Gens einen Vorteil verleiht, ein Gleichgewicht zwischen Selektion und Migration möglich ist. Wenn man im Zweiallelensystem die Fitness der einen Homozygoten und der Heterozygoten gleich 1 setzt und einen Selektionsnachteil der anderen Homozygoten von s annimmt, ist die Änderung der Frequenz des deletären Gens in einer Generation $\Delta q \approx -sq^2$. Die Genfrequenz würde also kontinuierlich abnehmen. Nun erfolge zusätzlich eine Wanderung in der Größe m aus einer Bevölkerung mit der Frequenz $\bar{q}$ des deletären Gens (die in dieser Bevölkerung durch einen Vorteil der Heterozygoten aufrecht erhalten wird). Dann ist

$$\Delta q = -sq^2 + m(\bar{q} - q).$$

Wenn $\Delta q = 0$ gesetzt wird, ergibt sich für die Gleichgewichtsfrequenz

$$\hat{q} = \frac{-m \pm \sqrt{m^2 + 4ms\bar{q}}}{2s}.$$

Als Beispiel sei der Fall angenommen, daß $s = 1$ ist. Dann vereinfacht sich die obige Gleichung wie folgt:

$$\hat{q} = -\frac{m}{2} \pm \sqrt{m\left(\frac{m}{4} + \bar{q}\right)}$$

Wir nehmen nun an, eine Bevölkerung, in der ein letales recessives Gen auftritt, erhalte in jeder Generation Zuwanderer in der Häufigkeit $m = 1/2\bar{q}$ aus einer Bevölkerung mit einer Frequenz $\bar{q} = 0{,}2$ des deletären Gens. Dann ist die Gleichgewichtsfrequenz dieses Gens nach der zuletzt angegebenen Formel $= 0{,}1$. Unter diesen Umständen kann also auch ohne Heterozygotenvorteil eine beträchtliche Frequenz des benachteiligenden Gens durch Migration aufrechterhalten werden.

X. Inzucht

Isolation führt zwangsläufig zu einem gewissen Grade von Inzucht, weil die Wahrscheinlichkeit, daß sich verwandte Individuen paaren, vergrößert wird. In vielen menschlichen Bevölkerungen gibt es aber eine über das zufällige Vorkommen hinausgehende Häufigkeit der Inzucht, die meist soziale, vor allem sozioökonomische Gründe hat. Welche Wirkung hat die Inzucht auf die Verteilung von Genen in der Bevölkerung? Nach dem Hardy-Weinbergschen Gesetz ist die Wahrscheinlichkeit, daß in einer Bevölkerung mit $p(A)$ und $q(a)$ Genen

Tabelle 14. Inzucht in einer ländlichen

Paarungstyp		Bruder/ Schwester	Halbgeschwister	Onkel/ Nichte	Doppelte Kusinen 1. Grades
Zahl	m	1	5	1	5
Inzuchtkoeffizient des Paarungstyps	ϕ	1/4	1/8	1/8	1/8
Anteil an der Inzucht in der Gesamtbevölkerung	m ϕ	0,25	0,625	0,125	0,625

Schätzung von F: $f = \frac{\sum m\phi}{n} = \frac{2{,}8907}{160} \approx 0{,}018.$

sich zwei Gameten A vereinigen gleich p^2. Wenn Inzucht vorherrscht, wird diese Wahrscheinlichkeit erhöht, weil sich vermehrt Individuen paaren, die die gleichen Allele von einem gemeinsamen Vorfahren erhalten haben. Auf der Stufe der Gameten gilt, daß für einen Gamet (z.B. Eizelle) mit dem Allel A unter den Bedingungen der Panmixie die Chance von einer Samenzelle mit dem Gen A befruchtet zu werden p, von einer solchen mit dem Gen a q ist. Bei Inzucht ist die Chance, von einer Samenzelle mit dem gleichen Allel befruchtet zu werden, aus dem angeführten Grund um einen gewissen Betrag, der F genannt wird, erhöht. Die Wahrscheinlichkeit der Befruchtung durch A ist $p+Fq$, die Chance der Befruchtung durch a ist $q-Fp$. Die Größe F wird als Inzuchtkoeffizient bezeichnet. Das Hardy-Weinbergsche Gesetz, das nur als Sonderfall für eine Bevölkerung ohne systematische Abweichungen, wie Mutation, Selektion, Inzucht u.a. anzusehen ist, gilt unter Bedingungen der Inzucht mit folgender Abänderung: Im autosomalen Zweiallelensystem (A, a) findet man die drei Genotypen mit der Häufigkeit

$$\begin{array}{ccc} AA & Aa & aa \\ p^2+Fpq & 2pq(1-F) & q^2+Fpq. \end{array}$$

Inzucht ändert also die Genfrequenzen nicht, sondern nur die Verteilung auf die Genotypen; es treten vermehrt Homozygote auf.

Nach Wright[35] kann man die Bevölkerung mit Inzucht auch als als zwei verschiedenen Abteilungen, eine panmiktisch, eine mit totaler Inzucht bestehend auffassen, und die Verteilung der Genotypen wie folgt ausdrücken:

$$\begin{array}{ccc} AA & Aa & aa \\ p^2(1-F)+Fp & 2pq(1-F) & q^2(1-F)+Fq. \end{array}$$

Die Hardy-Weinbergsche Formel ist dann

$$(p^2+2pq+q^2)\,(1-F)+(p+q)F,$$

wobei das Pluszeichen außerhalb der Klammern den panmiktischen und den Inzuchtteil der Bevölkerung verbindet.

Es sei erwähnt, daß man auch den Genbestand eines Individuums unter diesen Gesichtspunkten auf den Inzuchtgrad untersuchen kann. Unter den Bedingungen der Panmixie besteht für ein Individuum aus einer Bevölkerung mit den Frequenzen p und q für ein Paar autosomaler Allele die Wahrscheinlichkeit von $2pq$ für diesen Locus heterozygot zu sein. Stammt das Individuum aber aus einer

[35] Wright 1951.

Bevölkerung in Südostasien

Onkel/Halbnichte	Kusinen 1. Grades	Kusinen $1^1/_2$. Grades	Kusinen 2. Grades	Nicht oder nur weitläufig verwandt	Summe n
3	10	11	7	117	160
1/16	1/16	1/32	1/64	0	—
0,1875	0,625	0,3438	0,1094	0	$\sum m\phi = 2{,}8907$

Verwandtenehe mit dem Inzuchtkoeffizienten F, so ist die Wahrscheinlichkeit der Heterozygotie auf $2pq(1-F)$ vermindert. Die Bestimmung des Inzuchtkoeffizienten eines Individuums oder eines Paarungstyps erfolgt nach den Methoden von WRIGHT[36]. Der Inzuchtkoeffizient der Bevölkerung kann nicht nur aus dem Heterozygotiegrad nach der Formel $f = 1 - \frac{H_F}{H_O}$ errechnet werden (f bezeichnet die Schätzung von F, H_F den beobachteten und H_O den nach dem Hardy-Weinbergschen Gesetz erwarteten Anteil der Heterozygoten). Er setzt sich nach BERNSTEIN[37] aus der Summe der Inzuchtkoeffizienten der Paare in der Bevölkerung zusammen. Als Beispiel sei die Berechnung bei einer ländlichen Bevölkerung in Südostasien aufgeführt (Tabelle 14)[38]. Man sieht, daß auch unter für menschliche Bevölkerungen extremer Inzucht der Inzuchtkoeffizient relativ niedrig ist. In den meisten Bevölkerungen lag er auch in den vergangenen Jahrhunderten unter 0,01. Durch das Aufbrechen der Isolate in den technisch hochentwickelten Ländern hat sich der Inzuchtkoeffizient weiter verringert. Auch bei starker Inzucht ist in menschlichen Bevölkerungen nicht mit einer nennenswerten Vermehrung des Homozygotiegrades zu rechnen. Deshalb ist die Schätzung des Koeffizienten aus dem Heterozygotenanteil bei menschlichen Bevölkerungen kaum möglich. Inzucht als Ursache des vermehrten Auftretens von Erbkrankheiten, die durch seltene Gene mit recessiver Wirkung verursacht werden, ist dagegen von großer Bedeutung.

Eine solche Erbkrankheit (z.B. Phenylketonurie) trete in einer Häufigkeit von q^2 auf. Wenn die Häufigkeit des deletären Gens durch Mutation im Gleichgewicht gehalten wird, gelten bei völliger Ausmerzung der Homozygoten folgende Bedingungen

$$\mu = q^2, \quad q = \sqrt{\mu}\,.$$

Wenn jedoch in der Bevölkerung Inzucht herrscht, gilt für das Gleichgewicht

$$\mu = q^2 + Fpq.$$

Die Genfrequenz des deletären Gens liegt deshalb bei Inzucht niedriger als in einer panmiktischen Bevölkerung. Bei gleichem Selektionsdruck und gleicher Mutationsrate ist die Zahl der Homozygoten (Kranken) in beiden Bevölkerungen gleich. Wegen $q^2 + Fpq > q^2$ genügt aber in der Bevölkerung mit Inzucht eine niedrigere Genfrequenz, um den gleichen Anteil an Homozygoten hervorzu-

[36] Siehe LI 1955. [37] Zit. nach VOGEL 1961. [38] Aus FLATZ 1967.

bringen. Was geschieht, wenn eine solche Bevölkerung (nahezu) panmiktisch wird, wie dies in den letzten 100 Jahren in vielen menschlichen Bevölkerungen geschehen ist? Anstatt $n(q^2+Fpq)$ Kranken treten jetzt in jeder Generation nur nq^2 Kranke auf, d.h. die Selektion gegen das deletäre Gen nimmt ab. Das vorher bestehende genetische Gleichgewicht ist aufgehoben. Da man aber annehmen muß, daß die Mutationsrate sich nicht ändert, stellt sich nach mehreren Generationen das Gleichgewicht durch Zunahme von q wieder her. Wenn man die Gleichgewichtsfrequenz des Gens in der panmiktischen Bevölkerung als q_* bezeichnet, gilt

$$q_*^2 = q^2 + Fpq \quad \text{und} \quad q_* = \sqrt{q^2 + Fpq}\,.$$

In europäischen Bevölkerungen geht diese Zunahme der Frequenz deletärer Gene nach dem Aufbrechen der Isolate langsam vor sich, so daß der eugenische Effekt zunächst beträchtlich ist.

XI. Genverteilung und Evolution

In großen Bevölkerungen stellt sich, wie im Abschnitt über Isolation dargelegt, an allen genetischen Loci ein hauptsächlich durch Mutation und Selektion bedingtes Gleichgewicht ein. Alle Genfrequenzen liegen in einem engen Bereich um die nach dem Hardy-Weinbergschen Gesetz erwartete Gleichgewichtsfrequenz. Wohl kann die genetische Anpassungsfähigkeit einer solchen Bevölkerung dadurch teilweise aufrecht erhalten werden, daß genetische Polymorphismen den vorhandenen Vorrat an Genen vermehren. Im allgemeinen herrscht aber eine Tendenz zur Homozygotie, die die genetische „Plastizität“ der Bevölkerung vermindert. Neue Gene, durch Mutation oder Migration eingeführt, haben keine Chance durch Zufall zu höheren Frequenzen aufzusteigen, selbst dann nicht, wenn sie einen Selektionsvorteil verursachen.

In sehr kleinen Gruppen, effektive Größe etwa unter 200—1000 je nach Mutationsrate und Selektionsdruck an einem Locus, sind zufällige Abweichungen, Gendrift, der Hauptfaktor in der Bestimmung der Genfrequenzen. Die für die Evolution wichtigen Faktoren Mutation und Selektion haben kaum eine Chance, in sehr kleinen Bevölkerungen wirksam zu werden.

Aus den im Vorhergehenden gegebenen Beispielen geht hervor, daß für die Evolution eine Bevölkerung, die in zahlreiche, nicht völlig voneinander isolierte Gruppen mittlerer Größe unterteilt ist, die günstigsten Verhältnisse bietet. Hier können alle genannten Faktoren, die die genetische Zusammensetzung der Bevölkerung beeinflussen, wirksam werden. Man darf annehmen, daß sich die Evolution des Menschen unter diesen Bedingungen vollzogen hat. Diese Überlegung führt zum Schluß, daß sich die Voraussetzungen für die genetische Entwicklung des Menschen in der Zukunft in den letzten Jahrzehnten radikal zu wandeln begonnen haben und sich täglich wandeln. Die Niederlegung der Zeitbarriere zwischen Landschaften, Staaten und Kontinenten und die fortschreitende Angleichung der Umweltbedingungen muß zu einer allmählichen Nivellierung der Unterschiede in der genetischen Zusammensetzung menschlicher Bevölkerungen führen. Diese Angleichung braucht nicht von Schaden zu sein, solange es gelingt, die günstigen, aber künstlichen Umweltbedingungen aufrecht zu erhalten. Im Falle eines Kulturverfalls oder der Einführung von bisher unbekannten Selektionsfaktoren könnte sich die mangelnde Anpassungsfähigkeit, die als Folge der Nivellierung zu erwarten ist, als gefährlich erweisen.

Literatur

ALLISON, A. C.: The sickle-cell and haemoglobin C genes in some African populations. Ann. hum. Genet. **21**, 67 (1956).

ALLISON, A. C.: Polymorphism and natural selection in human populations. Cold Spr. Harb. Symp. quant. Biol. **29**, 137 (1964).

ALLISON, A. C.: Population genetics of abnormal haemoglobins and glucose-6-phosphate dehydrogenase deficiency. In: Abnormal haemoglobins in Africa (ed.: J. H. P. JONXIS). Oxford: Blackwell 1965.

BARNICOT, N. A., ALLISON, A. C., BLUMBERG, B. S., DELIYANNIS, G., KRIMBAS, C., BALLAS, A.: Haemoglobin types in Greek populations. Ann. hum. Genet. **26**, 229 (1963).

BERNSTEIN, F.: Über die Erblichkeit der Blutgruppen. Z. indukt. Abstamm.- u. Vererb.-L. **54**, 400 (1930a).

BERNSTEIN, F.: Fortgesetzte Untersuchungen aus der Theorie der Blutgruppen. Z. indukt. Abstamm.- u. Vererb.-L. **56**, 233 (1930b).

BODMER, W. F., PARSONS, P. A.: The initial progress of new genes with various genetic systems. Heredity **15**, 283 (1960).

DEGROOT, E.: Efficiency of gene frequency estimates for the AB0 system. Amer. J. hum. Genet. **8**, 39 (1956).

FIRSCHEIN, L. I.: Population dynamics of the sickle-cell trait in the Black Caribs of British Honduras. Amer. J. hum. Genet. **13**, 233 (1961).

FISHER, R. A.: On the dominance ratio. Proc. roy. Soc. Edinb. B **42**, 321 (1922).

FISHER, R. A.: The genetical theory of natural selection. Oxford: Clarendon Press 1930.

FLATZ, G.: Hemoglobin E: distribution and population dynamics. Hum. Genet. **3**, 189 (1967).

FORD, E. B.: Polymorphism and taxonomy. In: The new systematics (ed.: J. HUXLEY). Oxford: Clarendon Press 1940.

GLASS, B.: The action of selection on the principal Rh alleles. Amer. J. hum. Genet. **2**, 269 (1950).

HALDANE, J. B. S.: A mathematical theory of natural and arteficial selection. Proc. Cambridge Philos. Soc. **23**, 363, 607 (1926).

HALDANE, J. B. S.: Selection against heterosis in man. Ann. Eugen. (Lond.) **11**, 333 (1942).

HARDY, G. H.: Mendelian proportions in a mixed population. Science **28**, 49 (1908).

HELMBOLD, W., PROKOP, O.: Die Bestimmung der AB0-Genfrequenzen mittels der Maximum-Likelihood-Methode und anderer Verfahren anhand forensischer Blutgruppenbestimmungen in Berlin. Blut **4**, 190 (1958).

JONXIS, J. H. P.: The frequency of haemoglobin S and C carriers in Curacao and Surinam. In: Symposium on abnormal haemoglobins (ed.: J. H. P. JONXIS, J. F. DELAFRESNAYE). Oxford: Blackwell 1959.

KRÜGER, J., VOGEL, F.: Ergänzende Blutgruppen-Selektionsmodelle. Hum. Genet. **1**, 264 (1965).

LI, C. C.: Is Rh facing a crossroad? A critique of the compensation effect. Amer. Naturalist **87**, 257 (1953).

LI, C. C.: Population genetics. Chicago: Univ. Chicago Press 1955.

LIVINGSTONE, F. B.: Abnormal hemoglobins in human populations. Chicago: Aldine Publishing 1967.

MOURANT, A. E.: The distribution of the human blood groups. Oxford: Blackwell 1954.

PENROSE, L. S.: The meaning of "fitness" in human populations. Ann. Eugen. (Lond.) **14**, 301 (1949).

PENROSE, L. S., SMITH, J. M., SPROTT, D. A.: On the stability of allelic systems, with special reference to haemoglobins A, S and C. Ann. hum. Genet. **21**, 90 (1956).

RACE, R. R., SANGER, R.: Die Blutgruppen des Menschen (Übers.: O. PROKOP). Stuttgart: Thieme 1958.

RUCKNAGEL, D., NEEL, J. V.: The hemoglobinopathies. Progr. med. Genet. **1**, 158 (1961).

SMITH, J. M.: Notes on sickle-cell polymorphism. Ann. hum. Genet. **19**, 51 (1954).

STEVENS, W. L.: Statistical analysis of the AB0 blood groups. Hum. Biol. **22**, 191 (1950).

THOMPSON, G. R.: Significance of haemoglobins S and C in Ghana. Brit. med. J. **1962 I**, 682.

VANDEPITTE, J. M., ZUELZER, W. W., NEEL, J. V., COLAERT, J.: Evidence concerning the inadequacy of mutation as an explanation of the frequency of the sickle-cell gene in the Congo. Blood **10**, 341 (1955).

VOGEL, F.: Lehrbuch der allgemeinen Humangenetik. Berlin-Göttingen-Heidelberg: Springer 1961.

VOGEL, F., STROBEL, D.: Über die Populationsgenetik der AB0-Blutgruppen. 1. Mathematische Blutgruppen-Selektionsmodelle. Acta genet. (Basel) **10**, 247 (1960).
WEINBERG, W.: Über den Nachweis der Vererbung beim Menschen. Jahreshauptvers. d. Vereins f. vaterl. Naturk. in Württemberg **64**, 368 (1908).
WRIGHT, S.: Evolution in Mendelian populations. Genetics. **16**, 97 (1931).
WRIGHT, S.: Statistical genetics and evolution. Bull. Amer. math. Soc. **48**, 223 (1942).
WRIGHT, S.: The differential equation of the distribution of gene frequencies. Proc. nat. Acad. Sci. (Wash.) **31**, 382 (1945).
WRIGHT, S.: The genetical structure of populations. Ann. Eugen. (Lond.) **15**, 323 (1951).

Namenverzeichnis

Die kursiven Seitenzahlen beziehen sich auf die Literatur

Sachverzeichnis

Band VI: Teil 4:

Entwicklung, Wachstum, Geschwülste
Altern

Redigiert von G. Holle
Bearbeitet von A. Arendt, R. Bertolini, H. Bredt, G. Holle, Z. Hruza, H. Krug, J. Lindner, A.J. Linzbach, W. Ries, G. Ruhenstroth-Bauer, D. Schlettwein-Gsell, R. Schmidt

183 Abbildungen. XIX, 745 Seiten. 1972
Gebunden DM 405,–; US $165.30
Subskriptionspreis Gebunden DM 324,–; US $132.20
ISBN 3-540-05555-X

Ausführliche Darstellung der bisherigen Ergebnisse der theoretischen Gerontologie und ihre Bedeutung für die Allgemeine und die Spezielle Krankheitslehre.

Band VII: Teil 3:

Reaktionen
Immunreaktionen/Immune Reactions

Redigiert von A. Studer, H. Cottier
Bearbeitet von H. Bürki, K. Bürki, H. Cottier, E. Diener, H. Gerster, M.W. Hess, P. Koldovský, J. Laissue, B. Roos, A. Schauer, J.L. Turk

129 Abbildungen. XIV, 557 Seiten (219 Seiten in Englisch)
1970. Gebunden DM 295,–; US $120.40
Subskriptionspreis Gebunden DM 236,–; US $96.30
ISBN 3-540-05129-5

Das Werk ist ein Fortschrittsbericht, in dem Wissenschaftler aus dem deutschen und englischen Sprachbereich die neuesten Ergebnisse auf ihrem Arbeitsgebiet schildern und diskutieren. Es werden Themen behandelt, die in den Bänden „Entzündung und Immunität" (1956) und „Überempfindlichkeit und Immunität" (1967) bereits besprochen sind. Jetzt werden besonders die Forschungsgebiete berücksichtigt, die wertvolle Erweiterungen erfahren haben. Bei der Darstellung der neuen Erkenntnisse in zusammenfassender Form wurde Wert auf persönliche Meinungsäußerung gelegt, auch dort, wo unkonventionelle Auffassungen vertreten werden.

Band VIII: Teil 1:

Regulationen
Endokrine Regulations- und Korrelationsstörungen

Redigiert von G. Seifert
Bearbeitet von W. Bargmann, J. Kühnau, R.E. Siebenmann, H. Steiner, E. Uehlinger

148 Abbildungen. XII, 603 Seiten. 1971
Gebunden DM 360,–; US $146.90
Subskriptionspreis Gebunden DM 288,–; US $117.50
ISBN 3-540-05379-4

Preisänderungen vorbehalten

Grundlagen der Morphologie und Pathophysiologie der endokrinen Regulationsstörungen unter Berücksichtigung neuester Forschungsergebnisse aus Klinik, Biochemie und Elektronenmikroskopie.

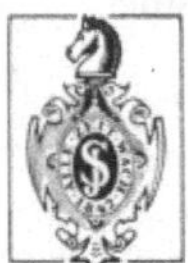

Springer-Verlag Berlin Heidelberg New York
München Johannesburg London Madrid New Delhi
Paris Rio de Janeiro Sydney Tokyo Utrecht Wien